"十三五"国家重点图书出版规划项目

上海高校服务国家重大战略出版工程

毕业后医学教育出版工程

General Practice

CASE STUDY

名誉总主编　王振义　汤钊猷
总　主　编　黄　红　李宏为
执行总主编　张　勘

 住院医师规范化培训示范案例丛书

住院医师规范化培训
全科医学科 示范案例

本册主编：祝墡珠

副主编：江孙芳　潘志刚

组织编写：上海市卫生与计划生育委员会
　　　　　上海市医药卫生发展基金会
　　　　　上海市住院医师规范化培训事务中心

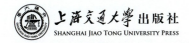
上海交通大学出版社
SHANGHAI JIAO TONG UNIVERSITY PRESS

内容提要

本书以全科医学专业住院医师规范化培训细则要求为纲,针对全科医疗临床实践过程中遇到的真实病例为切入点,详细介绍了社区常见病和多发病的标准诊疗过程和处理规范。与此同时,本书希望通过139例典型的病例讨论,培养全科医生"基础联系临床,举一反三"的诊疗能力。

本书的读者对象除了全科医学专业住院医师规范化培训学员,也可供医学院的本科生、研究生、从事全科临床工作以及其他专业的医师使用。

图书在版编目(CIP)数据

住院医师规范化培训全科医学科示范案例/祝墡珠主编. —上海:上海交通大学出版社,2016(2020 重印)

(住院医师规范化培训示范案例丛书)

ISBN 978-7-313-14916-9

Ⅰ.①住… Ⅱ.①祝… Ⅲ.①家庭医学-岗位培训-自学参考资料 Ⅳ.①R4

中国版本图书馆 CIP 数据核字(2016)第 110536 号

住院医师规范化培训全科医学科示范案例

主　　编：祝墡珠			
出版发行：上海交通大学出版社		地　　址：上海市番禺路 951 号
邮政编码：200030		电　　话：021-64071208
印　　制：苏州市越洋印刷有限公司		经　　销：全国新华书店
开　　本：889mm×1194mm　1/16		印　　张：41
字　　数：1201 千字			
版　　次：2016 年 5 月第 1 版		印　　次：2020 年 12 月第 4 次印刷
书　　号：ISBN 978-7-313-14916-9			
定　　价：188.00 元			

版权所有　侵权必究

告读者：如发现本书有印装质量问题请与印刷厂质量科联系

联系电话：0512-68180638

"住院医师规范化培训示范案例"丛书编委会名单

名誉总主编 王振义 汤钊猷
顾　　问 戴尅戎 王一飞 李宣海 彭靖
总 主 编 黄红 李宏为
执行总主编 张勘
副总主编 王吉耀 沈柏用

编委名单（按汉语拼音顺序）

陈生弟　陈云芳　迟放鲁　顾琴龙　胡兵　　华克勤
黄钢　　黄国英　黄红　　李宏为　李明华　陆惠华
陆一鸣　倪黎冬　邵洁　　沈柏用　沈立松　施榕
孙兴怀　田红　　万兴旺　王华祖　王吉耀　吴毅
谢斌　　徐金华　许淼　　于布为　袁明　　张勘
郑珊　　郑玉英　周蓉　　朱虹光　朱亚琴　祝墡珠

本书编委会名单
（以姓氏笔画为序）

于晓峰　（复旦大学附属华东医院）

于德化　（同济大学附属杨浦医院）

王天浩　（复旦大学附属中山医院）

方宁远　（上海交通大学医学院附属仁济医院）

史　玲　（上海长风社区卫生服务中心）

曲　毅　（复旦大学附属徐汇区中心医院）

刘　瑶　（复旦大学附属中山医院）

江孙芳　（复旦大学附属中山医院）

江　萍　（上海长宁区卫生计划和生育委员会）

寿　涓　（复旦大学附属中山医院）

杜兆辉　（复旦大学附属潍坊社区卫生服务中心）

杨　华　（复旦大学附属中山医院）

吴克明　（上海斜土街道社区卫生服务中心）

汪志良　（上海徐家汇街道社区卫生服务中心）

张　玉　（复旦大学附属华山医院）

张　韬　（上海惠南社区卫生服务中心）

陈书艳　（上海交通大学医学院附属新华医院）

陈冬冬　（上海社区卫生工作者协会）

陈　倩　（复旦大学附属中山医院）

易春涛　（复旦大学附属枫林社区卫生服务中心）

周　敬　（复旦大学附属中山医院）

宗文红　（上海闸北区卫生科技信息中心）
俞　群　（上海天平街道社区卫生服务中心）
祝墡珠　（复旦大学附属中山医院）
夏燕萍　（复旦大学附属华山医院）
顾　杰　（复旦大学附属中山医院）
徐　秀　（复旦大学附属儿科医院）
郭东风　（第二军医大学附属公利医院）
韩一平　（第二军医大学附属长海医院）
童建菁　（上海交通大学附属瑞金医院）
潘志刚　（复旦大学附属中山医院）

学术秘书　王天浩

序

Forword

住院医师规范化培训是毕业后医学教育的第一阶段,是医生成长的必由之路,是提高医疗技术和服务水平的需要,也是提升基层医疗机构服务能力,为基层培养好医生,有效缓解"看病难"的重要措施之一,是深化医药卫生体制改革的重要基础性工作。

自2010年以来,在市政府和国家卫计委的大力支持和指导下,上海根据国家新一轮医改精神,坚持顶层设计,探索创新,率先实施与国际接轨的住院医师规范化培训制度,并把住院医师规范化培训合格证书作为全市各级公立医院临床岗位聘任和晋升临床专业技术职称的必备条件之一。经过6年多的探索实践,上海市已构建了比较完善的组织管理、政策法规、质控考核、支撑保障等四大体系,在培养同质化、高水平医师队伍方面积累了一定的经验,也取得了初步成效。

因一直立足于临床一线,对医生的培养特别是住院医师规范化培训工作有切身体验,我曾希望编写一套关于"住院医师规范化培训"的教材。如今,由上海市卫生计生委牵头组织编写的这套"住院医师规范化培训示范案例"丛书书稿已出炉,不觉欣然。丛书以住培期间临床真实案例为载体,按照诊疗流程展开,强调临床思维能力的培养,病种全、诊疗方案科学严谨、图文并茂,是不可多得的临床诊疗参考读物,相信会对住院医师临床思维能力和技能培训有很大帮助。这套图书是上海医疗界相关专家带教经验的传承,也是上海6年来住院医师培养成果的集中展示。我想这是上海住院医师规范化培训工作向国家交出的一份阶段性答卷,也是我们与其他兄弟省市交流的载体;它是对我们过去医学教育工作的一种记录和总结,更是对未来工作的启迪和激励。

借此机会,谨向所有为住院医师规范化培训工作做出卓越贡献的工作人员和单位,表示衷心的感谢,同时也真诚希望这套丛书能够得到学界的认可和读者的喜爱。我期待并相信,随着时间的流逝,住院医师规范化培训的成果将以更加丰富多彩的形式呈现给社会各界,也将愈发彰显出医学教育功在当代、利在千秋的重大意义。

是为序。

2016年3月

前言

2013年7月5日,国务院7部委发布《关于建立住院医师规范化培训制度的指导意见》,要求全国各省市规范培训实施与管理工作,加快培养合格临床医师。到2020年,在全国范围内基本建立住院医师规范化培训制度,形成较为完善的政策体系和培训体系,所有新进医疗岗位的本科及以上学历临床医师均接受住院医师规范化培训,使全国各地新一代医师的临床诊疗水平和综合能力得到切实提高与保障,造福亿万人民群众。

上海自2010年起在全市层面统一开展住院医师规范化培训工作,在全国先试先行,政府牵头、行业主导、高校联动,进行了积极的探索,积累了大量的经验,夯实了上海市医药卫生体制改革的基础,并积极探索上海住院医师规范化培训为全国服务的途径,推动了全国住院医师规范化培训工作的开展。同时,上海还探索住院医师规范化培训与临床医学硕士专业学位研究生教育相衔接,推动了国家医药卫生体制和医学教育体制的联动改革。上海的住院医师规范化培训制度在2010年高票入选年度中国十大最具影响力医改新举措,引起社会广泛关注。

医疗水平是关系国人身家性命的大事,而住院医师规范化培训是医学生成长为合格医生的必由阶段,这一阶段培训水平的高低直接决定了医生今后行医执业的水平,因此其重要性不言而喻,它肩负着为我国卫生医疗事业培养大批临床一线、具有良好职业素养的医务人员的历史重任。要完成这一历史重任,除了构建合理的培养体系外,还需要与之相配套的文本载体——教材,才能保证目标的实现。目前国内关于住院医师规范化培训方面的图书尚不多见,成系统的、以临床能力培养为导向的图书基本没有。为此,我们在充分调研的基础上,及时总结上海住院医师规范化培训的经验,编写一套有别于传统理论为主的教材,以适应住院医师规范化培训工作的需要。

本套图书主要围绕国家和上海市出台的《住院医师规范化培训细则》规定的培训目标和核心能力要求,结合培训考核标准,以《细则》规定的相关病种为载体,强调住院医师临床思维能力的构建。

本套图书具有以下特点:

(1) 体系科学完整。本套图书合计23册,不仅包括内、外、妇、儿等19个学科(影像分为超声、放射、核医学3本),还包括《住院医师法律职业道德》和《住院医师科研能力培养》这两本素质教育读本,体现了临床、科研与医德培养紧密结合的顶层设计思路。

(2) 编写阵容强大。本套图书的编者队伍集聚了全上海的优势临床医学资源和医学教育资源，包括瑞金医院、中山医院等国家卫生计生委认定的"住院医师规范化培训示范基地"，复旦大学"内科学"等15个国家临床重点学科，以及以一批从医30年以上的医学专家为首的、包含1000多名临床医学专家的编写队伍，可以说是上海各大医院临床教学科研成果的集中体现。

(3) 质量保障严密。本套图书编写由上海市医师协会提供专家支持，上海市住院医师规范化培训专家委员会负责审核把关，构成了严密的质量保障体系。

(4) 内容严谨生动，可读性强。每本图书都以病例讨论形式呈现，涵盖病例资料、诊治经过、病例分析、处理方案和基本原则、要点与讨论、思考题以及推荐阅读文献，采取发散性、启发式的思维方式，以《住院医师规范化培训细则》规定的典型临床病例为切入点，详细介绍了临床实践中常见病和多发病的标准诊疗过程和处理规范，致力于培养住院医师"密切联系临床，举一反三"的临床思维推理和演练能力；图书彩色印刷，图文并茂，颇具阅读性。

本套图书的所有案例都来自参编各单位日常所积累的真实病例，相关诊疗方案都经过专家的反复推敲，丛书的出版将为广大住院医师提供实践学习的范本，以临床实例为核心，临床诊疗规范为基础，临床思维训练为导向，培养年轻医生分析问题、解决问题的能力，培养良好的临床思维方法，养成人文关怀情操，必将促进上海乃至国内住院医师临床综合能力的提升，从而为我国医疗水平的整体提升打下坚实的基础。

本套图书的编写得到了国家卫生与计划生育委员会刘谦副主任、上海市浦东新区党委书记沈晓明教授的大力支持，也得到了原上海第二医科大学校长王一飞教授，王振义院士，汤钊猷院士，戴尅戎院士的悉心指导，上海市医药卫生发展基金会彭靖理事长和李宣海书记为丛书的出版给予了大力支持，此外，上海市卫生与计划生育委员会科教处、上海市住院医师规范化培训事务中心以及各住院医师规范化培训基地的同事都为本套图书的出版做出了卓越贡献，在此一并表示感谢！

本套图书是上海医疗卫生界全体同仁共同努力的成果，是集体智慧的结晶，也是上海多年住院医师规范化培训成效的体现。在住院医师规范化培训已全国开展并日渐广为接受的今天，相信这套图书的出版会在培养优秀的临床应用型人才中发挥应有的作用，为我国卫生事业发展做出积极的贡献。

"住院医师规范化培训示范案例"编委会

编写说明

全科医学于20世纪80年代后期传入中国,迄今已有近30年的历史。经过全科医学专业人员的不懈努力和推动,全科医学作为一门新兴的学科已经走过了发展初期,步入了快速发展期。近年来,随着我国新一轮医疗改革的推行,政府要求疾病下沉到社区卫生服务中心,以改变当前医疗资源配置失当和医疗费用过快增长的状态。因此,各级政府对全科医学高度关注,并给予大力支持。全科医学正面临着一个跨时代的发展机遇,急需大量经规范化培训的全科医生,以满足当前社会对全科医生的需求。

我国全科医师的培训工作始于20世纪90年代,当时的全科医生大多是从其他医学专业转岗到全科医学专业的。而后,对年轻医生采用师傅带徒弟的方式进行培养,这也是国外全科医师的一种常见培养模式。但这种培训模式存在一定的缺陷与不足,主要表现为:不同生源的医学生接受的全科医学教育不规范,缺乏标准的专业教学和临床技能训练;缺乏全科医学住院医师规范化培训基地,培训的数量有限,层次不一。因此,从2000年起我国就开始探索全科医师规范化培训工作,当时复旦大学附属中山医院全科医学科成功申请到美国中华医学基金会(CMB)关于"全科医学在中国的发展"课题,旨在为中国免费培养200名大学本科毕业的全科医生。随着中山医院全科规范化培训工作的经验累积和效果逐步显现,2004年上海市卫生和计划生育委员会把全科规范化培养项目列入"上海市社区全科医生培养3年行动计划"中。2010年起全科医师规范化培训正式纳入上海市住院医师规范化培训体系,位列19个临床类培训专业之中,这标志着上海地区的全科医学住院医师培养工作进入了一个新的阶段。

在这种全科医学住院医师规范化培训模式中,学员进入到全科医学培训基地统一接受培训,加强全科医学基础知识和临床技能的学习和考核。再经过统一考核合格后,学员返回社会后再就业,这是培养合格全科医生的主要途径,整体上可为社会输送大批优秀的全科人才。但与其他专业不同的是,全科住院医师的培训基地分为临床基地和社区教学基地。学生有相当长的一部分时间在社区轮转,因为学员毕业后最终是要返回到社区工作的,这就迫切需要一本以社区常见病、多发病为切入点的教材,以规范学员在社区全科临床实践中的诊疗思路和处理过程,从而进一步提高全科医学住院医师规范化培训质量。

本书作为全科医学住院医师规范化培训配套教材，具有以下特点：一是参编作者以上海地区全科住院医师培训基地的主任或高资历的医生为主，均来自全科临床医疗实践的第一线，各位编者具有丰富的全科临床工作经验和教学经验；二是全书以病例讨论形式呈现，选自临床上典型的社区全科病例，涵盖社区全科医疗实践中常见病和多发病种，临床思维成熟，全科诊疗思路清晰，处理规范，转诊指征明确，健康宣教内容清楚；三是编写方式上与现有的教学工具书不同，本书采取发散性、启发式的思维方式，以典型临床病例为切入点，详细介绍了全科医学中常见病和多发病的标准诊疗过程和处理规范，这些病例涉及内科疾病、外科疾病、妇科疾病、儿科疾病和其他疾病等。病例讨论包括病例资料、诊疗经过、病例分析、处理方案和依据（特别包括社区转诊指征、社区随访）、要点和讨论、思考题和推荐阅读文献等 7 个部分；四是本书采用单一病例讨论独立成章节的编写方法，相关同类疾病又相对集中，致力于培养读者"密切联系临床，举一反三"的临床思维推理和演练能力。

临床全科思维的基本原则以人为本，为社区居民提供持续性、综合性、协调性的照顾，兼顾疾病的诊治和预防。全科医生的工作场所在基层，为社区居民提供疾病"首诊"服务，通过全科医生的正确诊治，居民 80% 的疾病在全科医疗中得到解决，另外一些需要转诊的疾病将由全科医生及时转诊给专科医生，如此社区居民通过全科医疗将得到方便而有效的医疗保健服务。按上海市全科医学专业住院医师规范化培训的大纲要求，经培训的学员能掌握全科医学常见病和多发病的临床诊疗思维和技能操作。考核采用客观结构式临床考核的方式，其中包括临床思维考核和临床操作技能考核两部分，涵盖综合知识、基本辅助检查、病史采集、体格检查、病例分析、临床操作、医患沟通等多个站点。本书的编写初衷是希望培养读者掌握正确的全科医学临床诊疗和思维方法，以顺利完成全科住院医师规范化培训。读者阅读时应从临床推演的视角去思考，而不能用习惯性的定式思维方式来阅读。

本书的读者对象比较广，本书编写虽然主要为配合上海市住院医师规范化培训工作，供全科医学专业规范化培训学员使用，但是本书也可供准备报考本专业住院医师培训的本科生、研究生，以及相关临床专业的住院医师和研究生，或是本专业相关临床医务人员使用。

希望本书的出版能够给广大热爱全科医学事业的医务人员带来一定的帮助，为上海地区乃至全国其他地区全科医学专业住院医师规范化培训工程提供规范化培训教材，为我国蓬勃发展的全科医学事业的人才培养尽一份力，从而造福于千千万万的社区患者。

由于时间仓促，错漏和不当之处难免，如能由此引起学术争鸣，让更多的热心人士来参与本专业的全科临床教学工作，此乃本书出版之幸事！敬请读者不吝指教！

本书的出版得到了上海市住院医师规范化培训工作联席会议办公室和上海交通大学出版社的资助，特此致谢！

祝墡珠

复旦大学上海医学院全科医学系

复旦大学附属中山医院全科医学科

2016 年 3 月

目 录
Contents

一、症状学

案例 1 发热 / 1
案例 2 头痛 / 6
案例 3 胸痛 / 11
案例 4 腹痛 / 16
案例 5 腹泻 / 21
案例 6 头晕 / 26
案例 7 昏迷 / 30
案例 8 贫血 / 34
案例 9 呕吐 / 38
案例 10 黄疸 / 42
案例 11 血尿 / 46
案例 12 便血 / 51
案例 13 咯血 / 56
案例 14 腰腿痛 / 61
案例 15 水肿 / 65
案例 16 抽搐 / 70
案例 17 咳嗽 / 75
案例 18 疲乏 / 80
案例 19 消瘦 / 85
案例 20 肥胖 / 90
案例 21 便秘 / 96
案例 22 失眠 / 101

二、内科学

1. 心脑血管系统

案例 23 高血压 / 106
案例 24 冠心病 / 112
案例 25 充血性心力衰竭 / 118
案例 26 心律失常 / 123
案例 27 短暂性脑缺血发作 / 128
案例 28 缺血性脑卒中 / 133
案例 29 出血性卒中 / 139

2. 呼吸系统

案例 30 急性上呼吸道感染 / 144
案例 31 哮喘 / 148
案例 32 慢性阻塞性肺疾病 / 153
案例 33 肺炎 / 158
案例 34 肺癌 / 163

3. 消化系统

案例 35 慢性胃炎 / 169
案例 36 消化性溃疡 / 173
案例 37 肝硬化 / 178
案例 38 上消化道出血 / 183
案例 39 胃食管反流 / 188
案例 40 胃癌 / 192
案例 41 肝癌 / 196
案例 42 食管癌 / 201

案例 43　肠癌 / 206

4. 泌尿系统

案例 44　泌尿系统感染 / 210
案例 45　急性肾功能不全 / 215
案例 46　慢性肾功能不全 / 220
案例 47　肾小球肾炎 / 225

5. 内分泌系统

案例 48　糖尿病 / 230
案例 49　高脂血症 / 236
案例 50　痛风 / 241
案例 51　甲状腺功能亢进 / 245
案例 52　甲状腺功能减退 / 250

6. 血液系统

案例 53　原发免疫性血小板减少症 / 255
案例 54　白血病 / 260

7. 老年病

案例 55　骨质疏松 / 265
案例 56　痴呆 / 271

三、儿科

案例 57　新生儿肺炎 / 276
案例 58　新生儿黄疸 / 280
案例 59　小儿呼吸道感染 / 286
案例 60　小儿哮喘 / 290
案例 61　小儿腹痛 / 295
案例 62　小儿腹泻 / 298
案例 63　小儿白血病 / 303
案例 64　小儿糖尿病 / 307
案例 65　小儿高热惊厥 / 312
案例 66　小儿气道异物 / 317
案例 67　麻疹 / 322
案例 68　水痘 / 325
案例 69　风疹 / 328
案例 70　流行性腮腺炎 / 331
案例 71　猩红热 / 334
案例 72　小儿营养不良 / 338
案例 73　佝偻病 / 342

四、外科

案例 74　外科软组织感染 / 346

案例 75　破伤风 / 350
案例 76　甲状腺结节 / 354
案例 77　乳腺增生 / 359
案例 78　乳腺癌 / 363
案例 79　腹外疝 / 369
案例 80　阑尾炎 / 373
案例 81　肠梗阻 / 378
案例 82　胆囊炎、胆石症 / 383
案例 83　急性胰腺炎 / 387
案例 84　胰腺癌 / 392
案例 85　痔疮 / 396
案例 86　下肢静脉曲张 / 401
案例 87　烧伤 / 405
案例 88　泌尿系结石 / 410
案例 89　良性前列腺增生 / 415
案例 90　骨关节炎 / 419

五、妇产科

案例 91　白带异常 / 423
案例 92　阴道异常出血 / 427
案例 93　盆腔肿块 / 432
案例 94　更年期保健 / 436
案例 95　围生期保健 / 440
案例 96　计划生育 / 443

六、传染病科

案例 97　流行性脑脊髓膜炎 / 447
案例 98　肾综合征出血热 / 451
案例 99　细菌性痢疾 / 454
案例 100　艾滋病 / 458
案例 101　病毒性肝炎 / 462
案例 102　结核病 / 466

七、急诊科

案例 103　心脏骤停 / 471
案例 104　休克 / 476
案例 105　癫痫持续状态 / 480
案例 106　有机磷中毒 / 484
案例 107　细菌性食物中毒 / 488
案例 108　苯二氮䓬类药物中毒 / 492

案例109　中暑 / 496
案例110　淹溺 / 500
案例111　电击伤 / 504
案例112　一氧化碳中毒 / 508
案例113　多发创伤 / 512
案例114　动物咬伤 / 518

八、皮肤科

案例115　湿疹 / 522
案例116　接触性皮炎 / 526
案例117　药疹 / 530
案例118　荨麻疹 / 534
案例119　银屑病 / 538
案例120　癣 / 544
案例121　带状疱疹 / 549
案例122　疣 / 554
案例123　性传播疾病 / 559
案例124　日光性皮炎 / 565
案例125　寻常痤疮 / 569

九、眼科

案例126　白内障 / 573

案例127　青光眼 / 577
案例128　屈光不正 / 581
案例129　眼外伤 / 585

十、耳鼻喉科

案例130　鼻出血 / 589
案例131　中耳炎 / 593
案例132　变应性鼻炎 / 597
案例133　鼻窦炎 / 601
案例134　扁桃体炎 / 605
案例135　神经性耳聋 / 609

十一、精神科

案例136　焦虑症 / 613
案例137　抑郁症 / 618

十二、康复医学科

案例138　脑卒中康复 / 623
案例139　腰椎间盘突出症 / 628

常用医学缩略语 / 632

案例 1

发 热

一、病历资料

1. 现病史

患者,男性,65岁,因"反复发热、咳嗽1月余"就诊。患者1月前无明显诱因出现发热,体温在37.5～38.5℃,咳嗽,咯少许白痰,无咯血、盗汗、头痛、畏寒,无黄染,无咽痛,无恶心、呕吐,无腰酸、腰痛,无血尿,无尿频、尿急,无关节痛。在社区卫生服务中心就诊检查发现血常规:WBC 12.6×10^9/L,N 82.0%。胸片检查提示:左下肺少许斑片状影,诊断"左下肺炎"。给予头孢呋辛3.0 g一天两次静滴治疗及复方甘草合剂等对症治疗。用药3天后,体温略有下降,37.0～37.5℃,继续给予头孢呋辛静滴治疗1周后,咳嗽症状略有改善,但患者再次出现发热,37.5～38.0℃,伴有咳嗽,无咯血、咳痰,发热时伴有下肢乏力。为进一步诊治来社区卫生服务中心就诊。

发病以来,睡眠欠佳,食欲一般,精神尚可,二便正常,体重明显减轻,半年内体重减轻4 kg左右。

2. 既往史

否认结核病、伤寒、肝炎等传染病史,否认重大手术史,否认药物食物过敏史。否认高血压、糖尿病等慢性疾病史。否认冶游史,已婚已育,育1子,有烟酒史30年,20支/3天,少量饮酒,以饮黄酒为主。否认家族中存在糖尿病、高血压、结肠癌等遗传家族病史。

3. 体格检查

T 38.0℃,P 91次/min,R 18次/min,BP 126 mmHg/74 mmHg。神清,气平,皮肤、结膜无明显瘀点、瘀斑。浅表淋巴结未及明显肿大。咽无充血。双肺呼吸音粗,左下肺闻及少量干湿啰音。HR 91次/min,律齐,各瓣膜听诊区未闻及杂音。腹平软,无压痛,未及明显包块,肝、脾肋下未及,移动性浊音(一),肠鸣音3～5次/min。四肢关节无明显肿大及畸形,可见杵状指,四肢肌力肌张力正常,生理反射存在,病理反射未引出。

4. 实验室和辅助检查

血常规检查:RBC 4.2×10^{12}/L, Hb 135 g/L, PLT 161×10^9/L, WBC 12.6×10^9/L, N 82%, LY 12%, MO 3.1%, E 1.9%。

尿常规检查:RBC(一), WBC(一),蛋白(一)。

肝功能检查:TB 9.5 μmol/L, DB 4 μmol/L, IB 5.3 μmol/L, ALB 40 g/L, GLB 28 g/L, ALT 35 IU/L, AST 36 IU/L。

肾功能检查:BUN 4.9 mmol/L, Cr 46 μmol/L, UA 300 μmol/L。

ESR 79 mm/h, CRP 26.7 mg/L。

抗O(−)，RF(−)，TB-Ab(−)。

乙肝标志物：HBsAb(+)，其余阴性，HAV及HCV抗体(−)。

肿瘤标志物：CA125 45 IU/ml，CA153 35 IU/ml，CEA、AFP正常。

腹部B超检查：肝、胆、胰、脾、双肾、后腹膜未见明显异常。

胸片检查：左下肺少许斑片状影，未见占位性病变征象。

二、诊疗经过

初步诊断：发热待查，阻塞性肺炎？

诊治经过：全科医生结合患者反复发热病1月，病程初期有咳嗽，从症状、体格检查及辅助检查考虑诊断为肺部感染，但是抗生素治疗后病情有反复，发热的根本原因无法确定，考虑为不明原因发热（fever of unknown origin, FUO）。考虑该患者发热的原因为肿瘤性疾病，结缔组织病也不能除外，为进一步检查建议患者至上级医院诊治。患者至上级医院进行胸部CT扫描提示"左肺下叶结节，早期肺癌可能"。纤维支气管镜检查下肺活检病理示"腺癌，细支气管肺泡癌可能"。结合患者的病情及辅助检查，最终诊断为弥漫性细支气管肺泡癌。因此更正诊断为：左下肺癌。

三、病例分析

1. 病史特点

（1）患者，男性，65岁。反复发热、咳嗽1月余。

（2）1月前无明显诱因出现发热，最高达38.5℃，咳嗽，咯少许白痰。胸片检查：左下肺少许斑片状影，诊断"左下肺炎"，给予抗感染治疗1周，体温略有下降，1周后体温再次升高，半年内体重减轻4 kg左右。

（3）吸烟史30年，20支/3天，少量饮酒。

（4）查体：T 38.0℃，全身浅表淋巴结无肿大。左下肺可闻及少许干湿啰音。HR 91次/min，律齐，各瓣膜区未闻及杂音。腹平软，无压痛，肝、脾肋下未及，移动性浊音(−)。四肢关节无肿大，双手十指呈杵状指，肌力、肌张力正常。

（5）辅助检查：

胸片检查：左下肺少许斑片状影。

肺部CT增强扫描：左肺下叶结节，直径0.5~1.0 cm，不规则形，早期肺癌可能。

纤维支气管肺活检：腺癌，细支气管肺泡癌可能。

肿瘤标志物：CA125 45 IU/ml，CA153 35 IU/ml。

2. 诊断和诊断依据

诊断：弥漫性细支气管肺泡癌。

诊断依据：老年男性患者，反复发热1个月，伴有咳嗽，有吸烟史及体重下降。体格检查见杵状指并闻及左下肺干湿啰音，给予抗菌药物治疗效果不明显。胸部CT检查提示"左肺下叶结节，早期肺癌可能"，纤维支气管肺活检及病理学检查示"腺癌，细支气管肺泡癌"，故结合临床及辅助检查诊断为弥漫性细支气管肺泡癌。

3. 鉴别诊断

常见鉴别疾病：

（1）感染性疾病：引起发热一般起病较急，最常见的是病毒感染或者细菌感染，伴有全身不适感、肌痛或关节痛。血常规白细胞计数高于12.0×10^9/L或低于5.0×10^9/L，体格检查或者影像学检查有相应的感染病灶,根据相应的抗生素或者抗病毒治疗,体温有明显下降。肺结核一般发热病程较长,有盗汗、体重下降等病史,咳嗽咳痰症状明显,实验室检查痰找结核杆菌阳性、结核抗体阳性,影像学检查X线片、CT有影像学改变。

(2) 淋巴瘤:以发热为主要症状或首发症状者占16%~30%,病变在深部者居多,周期热最具特征,CT、B超、MRI等检查可发现腹腔、胸腔肿大的淋巴结。

(3) SLE:长期发热并且伴有两个以上器官损害,血象白细胞计数减少者应考虑本病。多见于青年女性。临床特点是首先以不规则发热,伴关节痛,多形性皮疹(典型者为对称性面颊鼻梁部蝶形红斑,60%~80%)多见。伴日光过敏、雷诺现象、浆膜炎等。ESR增快,丙种球蛋白升高,尿蛋白阳性。血狼疮细胞阳性,抗核抗体(ANA)阳性,抗双链去氧核糖核酸(ds-DNA)抗体阳性,抗Sm(Smith抗原)抗体阳性。

四、处理方案及基本原则

1. 处理方案

根据患者反复发热1月,病程初期有咳嗽,但是抗生素治疗效果不明显,且病情反复,故考虑为不明原因发热。结合患者有肺部阳性体征,分析该患者发热的原因除感染外,也存在肺部肿瘤性疾病可能,为进一步检查明确诊断,建议患者至上级医院诊治。对于不明原因发热的病例在病史收集与体格检查时应做到全面细致,同时需坚持"有的放矢"和"重复原则"。"有的放矢"是指带着问题去询问病史和查体,还需关注其他伴随症状,寻找"定位定性"线索。"重复原则"是指采集病史、查体、重要检查随着病情变化有时需要重复进行。

原因不明发热的病史询问思路如表1-1所示,体格检查重点如表1-2所示。

表1-1 原因不明发热病史询问思路

病史询问	
发热症状	重点询问是否发热?热型?热程与热度?
发病过程	发病急缓与轻重
伴随症状	各系统常见症状
病程中的检查结果	有关医院的实验室检查、影像检查等
治疗经过	是否使用退热药,是否使用抗生素等
既往史	详尽的职业史;是否接触过动物、毒物等;流行病学史等

表1-2 原因不明发热体格检查重点

体格检查	
原则	不放过任何可疑体征;不放过任何部位
需重视的重要体征	皮疹、出血点
	淋巴结、肝、脾肿大
	关节肿大、畸形、功能障碍
	新出现的心脏杂音
要重视	新出现的尤其是一过性的症状和体征

2. 根据病史、体格检查及初步诊断进行相应辅助检查

原因不明发热的实验室检查常用项目如表1-3所示。

表1-3 原因不明发热实验室检查常用项目

可能原因	检查项目
感染性疾病	血、尿、粪常规；血沉（ESR）
	胸片、B超检查
	血、中段尿、粪等病原体培养
	冷凝集试验、嗜异性凝集反应等
	中性粒细胞碱性磷酸酶积分、C反应蛋白等
结缔组疾病	自身抗体、类风湿因子（RF）等
	蛋白电泳、免疫球蛋白定量
	皮肤肌肉或肾组织活检
肿瘤性疾病	CT、MRI、同位素扫描
	支气管镜、胃镜等内镜检查
	骨髓、淋巴结等穿刺活检

3. 转诊及社区随访

社区门诊中对于发热病程大于3周、经验治疗效果不明显的患者，经完整的病史询问、体格检查及常规的实验室检查不能明确诊断者，应注意及时转诊，并跟踪转诊的结果。

五、要点与讨论

不明原因发热（FUO）的病因诊断是一个世界性难题。有研究表明，近10%的FUO始终不能明确病因，已报道可引起FUO的病因超过200种。不同时期、不同地区其疾病谱有所不同。特殊人群的FUO病因构成也有其特殊性。根据病因，FUO可分为4类：感染性疾病、肿瘤性疾病、结缔组织病及其他疾病，约囊括了80%～90%的FUO病因，但仍有5%～10%的病例始终原因不明，具体鉴别思路和鉴别诊断要点见前。

在患者未能找到发热原因或由于条件限制无法进行深入的检查，对于一些高度怀疑的疾病可以进行相应的治疗，但应注意：①应选择广谱抗菌药物，且不良反应应尽可能小；②给药剂量必须能达到疗效所需，否则无法评价；③坚决反对无原则、轻率、不进行严密观察的诊断性治疗；④坚决反对无明确指征应用糖类皮质激素作为诊断性治疗；⑤充分认识到在诊断性治疗过程中可能出现的问题，包括药物不良反应、病情恶化等，并积极采取相应对策。

对于不明原因的发热患者，社区医生在诊断时应遵循以下原则：①优先考虑典型常见疾病；②考虑典型的少见疾病；③考虑不典型的常见病；④最后考虑不典型的少见病；⑤掌握转诊指征。

对于发热患者的鉴别诊断，总体上应把握两个要点：①即使是疑难患者，非特征性表现的常见病仍较罕见病常见；注意把握一些常见病的非特征性表现。②注意发现"定位"线索，对可疑诊断作初步分类；无论是感染或非感染性疾病，往往具有其常见的受累部位，即具有一定特征性的"定位"表现。

六、思考题

1. 全科医生对于不明原因发热应如何进行病史询问及体格检查?
2. 全科医生对于不明原因发热应如何选择合理的检查?
3. 对于社区医院就诊的不明原因发热患者考虑细菌感染引起的发热如何进行规范性的抗生素治疗?

七、推荐阅读文献

1. 翁心华.疑难发热病例精选与临床思维[M].上海:上海科学技术出版社,2012:1-8.
2. 戚可名.感染性疾病诊疗常规[M].北京:人民卫生出版社,2004:177-179.
3. 刘正印.发热原因待查的诊断思路及处理原则[J].中国临床医生,2012,40(10):3-5.

(白朝晖　江　萍)

案例 2
头 痛

一、病历资料

1. 现病史

患者,女性,30岁,因"反复左侧头痛5年,再发4h"就诊。5年前患者每次劳累后出现左侧头痛,以颞部搏动性跳痛为主,疼痛程度较重,每次头痛发作前无闪电、偏瘫等先兆症状,常伴有恶心呕吐,活动后可使头痛的程度加重,每次发作时间持续5h左右,口服克感敏或止痛药后头痛也可缓解。近年来每月平均发作3~4次,患者发作间期无恶心、呕吐及其他明显不适。4h前患者左侧头痛再次发作,休息并自行口服克感敏后头痛症状无明显好转,遂至社区卫生服务中心就诊。

2. 既往史

无高血压病史,无心脑血管病、头部外伤、眼耳鼻喉科疾病、齿科及精神疾病史,无颈椎病史;未服用引起头痛的药物。睡眠好,无烟酒不良嗜好。无头痛家族史。

患者已婚已育,育有1子,体健。

3. 体格检查

T 36.8℃, P 72 次/min, R 20 次/min, BP 120 mmHg/80 mmHg, Ht 165 cm, Wt 60 kg, BMI 22 kg/m^2。神清,对答切题,无视觉、听觉障碍,鼻甲无充血、水肿、肥大、畸形,上颌窦、额窦、筛窦无压痛,心、肺和腹部检查无异常。神经系统检查:无感觉和运动异常,病理征及脑膜刺激征阴性,脑神经检查阴性。眼底镜检查视网膜未见异常,眼压正常。头部无压痛点。

4. 实验室和辅助检查

血常规检查:RBC 4.5×10^{12}/L, Hb 120 g/L, Hct 42%, MCB 86 fl, MCH 28 pg, MCHC 32%, WBC 6.2×10^9/L, N 61%, PLT 190×10^9/L, ESR 11 mm/h。

肝功能检查:TB 7.9 μmol/L, DB 1.7 μmol/L, TP 69 g/L, ALB 46 g/L, ALT 21 IU/L, AST 23 IU/L, γ-GT 32 IU/L。

肾功能检查:BUN 4.9 mmol/L, Cr 81 μmol/L。

FBG 5.6 mmol/L。

血脂:TC 4.26 mmol/L, TG 1.24 mmol/L, HDL 1.32 mmol/L, LDL 3.01 mmol/L。

心电图检查:窦性心律,正常心电图。

二、诊治经过

初步诊断：偏头痛。

诊治经过：全科医生根据患者头痛发作、缓解等有关情况，初步诊断为偏头痛，给予患者布洛芬胶囊（芬必得）口服，每日2次，每次1粒，同时将患者转诊至上级医院进一步检查（头颅CT扫描、脑血管造影检查）排除了颅内占位性疾病和颅内血管畸形。社区全科医生诊断为偏头痛，给予生活行为干预指导及药物治疗（生活要规律，注意劳逸结合，避免过度劳累，保证充足的睡眠；避免可能诱发偏头痛的食物如巧克力、酒类、柑橘；注意调节情绪，保持心态平和；给予麦角胺口服治疗），定期随访。

三、病例分析

1. 病史特点

（1）女性，30岁，反复左侧头痛5年，再发4h。

（2）患者每次劳累后出现左侧头痛，以颞部搏动性跳痛为主，无前驱症状，常伴有恶心、呕吐，每次发作时间持续4h左右，口服克感敏或止痛药后头痛可缓解。

（3）无高血压病史，无心脑血管病、头部外伤、眼耳鼻喉科疾病史、齿科及精神疾病史，无颈椎病史，未服用可能引起头痛的药物；睡眠好，无偏头痛病史及家族史，无精神病家族史，无烟酒不良嗜好。

（4）体格检查：T 36.8℃，P 72次/min，R 20次/min，BP 120 mmHg/80 mmHg，Ht 165 cm，Wt 60 kg，BMI 22 kg/m^2。神清，对答切题，无视觉、听觉障碍，鼻甲无充血、水肿、肥大、畸形，上颌窦、额窦、筛窦无压痛，心、肺和腹部检查无异常体征。神经系统检查无感觉和运动异常，无病理征及脑膜刺激征。眼底镜检查视网膜未见异常，视乳盘无水肿。

（5）实验室和辅助学检查：血常规、肝肾功能、血脂、心电图检查均未见异常。

2. 诊断和诊断依据

诊断：偏头痛。

诊断依据：患者，女性，30岁，反复左侧头痛5年，再发4h。患者每次劳累后出现左侧头痛，以颞部搏动性跳痛为主，常伴有恶心呕吐，每次发作时间持续4h左右，口服克感敏或止痛药后头痛可缓解，诊断为偏头痛。

3. 鉴别诊断

引起头痛的原因很多，一般临床上按有无基础疾病将头痛分为原发性头痛和继发性头痛，原发性头痛是指无器质性病因的功能性头痛，如偏头痛、紧张性头痛、丛集性头痛等；继发性头痛则多由器质性疾病引起，如鼻旁窦炎、脑膜炎、脑肿瘤、蛛网膜下腔出血等。具体如表2-1、表2-2所示。

表2-1 原发性头痛的鉴别

项目	偏头痛	紧张性头痛	丛集性头痛
好发年龄	20~40岁	各年龄段，尤其是在中年以后	30~40岁
性别	女性多见	男女发病比例相近	男性多见
诱因	劳累，进食巧克力、酒类、柑橘等，睡眠不足或过多，情绪因素和月经等	劳累、紧张、情绪障碍、头颈部肌肉紧张、口腭部功能异常等	饮酒、摄入巧克力或牛奶、服用硝酸甘油等血管扩张剂、体温升高等
头部疼痛	多单侧	多双侧或全头部	多单侧

(续表)

项目	偏头痛	紧张性头痛	丛集性头痛
头痛性质	呈搏动性跳痛	压迫感或紧缩感(非搏动性)	刀剜样或锥刺样,可呈搏动性
头痛程度	中~重度	轻~中度	重~极重度
持续时间	4~72 h	30 min~7 天	15~180 min,每日 1 次到数次
伴随症状/加重因素	恶心和(或)呕吐,畏光及畏声,可伴先兆症状,可因步行、上下楼等日常活动加重	可有畏光及畏声,或伴食欲减退,不因步行、上下楼等日常活动加重	同侧结膜充血、流泪、流涕、眼睑水肿、额面部出汗、瞳孔缩小或眼睑下垂、烦躁不安

表 2-2 继发性头痛的识别

疾病种类	代表性疾病	临 床 特 点
脑血管病变	脑出血、脑梗死	起病急,多伴不同程度的意识障碍和脑局灶损害定位体征,如偏瘫、偏身感觉障碍、失语等
脑肿瘤	蛛网膜下腔出血	蛛网膜下腔出血时头痛剧烈,持续时间长,脑膜刺激征(+)头痛缓慢发生并呈进行性加重,可伴恶心、呕吐、视盘水肿等颅内压增高症,也可表现癫痫发作、肢体瘫痪等脑局灶损害征
颅内感染	脑膜炎、脑炎、脑脓肿	起病较急,表现弥漫的全头部痛,程度较剧烈,常伴发热、恶心、呕吐,脑膜炎者脑膜刺激征阳性,脑炎可出现感觉或运动障碍、意识障碍、癫痫发作、精神异常等
颅脑外伤		发生于颅脑创伤后,呈局部或弥漫性的胀痛、跳痛,可伴意识障碍及颅内压增高征象
头面部神经痛	三叉神经痛	呈电击样或火烙样剧痛,每次持续数秒至数十秒,有原发性和继发性之分
五官疾病	急性青光眼	头痛剧烈,并有眼痛、结膜充血、视力障碍和眼压增高
	鼻旁窦炎	头痛位于近病窦处,可伴鼻塞、脓血涕或局部压痛,额窦炎的疼痛以晨起重,午后渐轻,上颌窦炎反之,鼻腔检查可见黏膜充血肿胀、鼻甲肥大或鼻道脓性分泌物
感染	急性上呼吸道感染	病毒或细菌引起,有头痛、头晕、鼻塞、流涕、咳嗽,可伴发热、全身酸痛
心血管疾病	高血压	常有头痛、头晕、颈项板紧、心悸、疲乏,血压升高,病因可分原发性和继发性
精神疾病	抑郁症、神经衰弱、焦虑	头痛漫长迁延,程度轻至中度,可伴有头晕、心悸、气短、耳鸣、失眠、腰背痛等躯体不适,无神经系统阳性体征,精神检查可发现患者存在精神问题

摘自:《全科医生临床实践》(祝墡珠主编,人民卫生出版社)。

四、处理方案及基本原则

1. 处理方案

偏头痛的治疗包括非药物和药物性治疗:

(1) 非药物治疗:包括行为调整,避免触发因素(如特定食品及食物添加剂、强烈气味、炫光等),饮食规律,充足的睡眠等。

(2) 药物治疗:非类固醇消炎药(NSAID)和麦角胺既可用于发作,也可用于预防。

轻型发作:可用简单镇痛剂如扑热息痛 500~1 000 mg、阿司匹林 900~1 000 mg、布洛芬 1 000~1 200 mg;麦角胺口服一次 1 mg,如 0.5 h 后无效,隔 0.5~1 h 再服 1~2 片,每次发作一日总量不超过

6片,皮下或肌内注射一次0.25~0.5 mg,必要时隔1 h重复一次;对妊娠期间轻至中度发作也可用扑热息痛治疗。

中度头痛:扑热息痛(非类固醇消炎药)/布洛芬1 000~1 200 mg和二氯醛比林(弱镇静剂)/水合氯醛10%溶液5~10 ml联合应用。

中至重度头痛:可用巴比土酸盐类如布他比妥,并佐以咖啡因、阿司匹林或扑热息痛。

急性发作的严重头痛:可静脉或肌肉注药治疗如二氢麦角胺,肌注:1次1~2 mg,1日1~2次;对严重或持续偏头痛发作可用静脉注射精神抑制药如氯丙嗪10 mg静注,如无效,1 h后再给1剂。

2. 转诊及社区随访

对于起病急,伴不同程度的意识障碍和脑局灶损害定位体征者,如偏瘫、偏身感觉障碍、失语等体征,应在给予相应处理基础上及时转诊。对伴随出现恶心、呕吐等颅内压升高及(或)有突发视物障碍的患者也要转诊至上级医院,除外颅内占位性病变。

五、要点与讨论

头痛是指头颅额、顶、颞及枕部的疼痛,是很常见的一个症状,不但社区全科医生经常面对此症,几乎所有内、外科专业医务人员都能接触到这样的患者,90%以上居民一生中至少经历过一次某种类型的头痛。由于头痛极为常见,因此对其作为一种症状的潜在重要性有时反倒估计不足,虽然头痛可能是轻微外伤和一般感染性疾病引起,但也可能是中枢神经系统疾病所致,有潜在生命威胁。

头痛的病理生理:近年来的临床和实验研究提示,头痛发生前,颅内血管收缩引起皮质释放出伤害性物质(如钾、质子、花生四烯酸代谢产物),进入组织间隙,使其细胞外水平增高,物质的释放使脑膜中的三叉神经纤维激活或致敏,直接或间接引发头痛。

头痛的表现,往往根据病因的不同而有其特点。例如,全身感染发热性疾病往往伴有头痛,精神紧张、过度疲劳也可有头痛;但反复发作或持续的头痛,可能是某些器质性疾病的信号。

1. 发病情况

急性起病并有发热者常为感染性疾病所致。急剧的头痛,持续不减,并有不同程度的意识障碍而无发热者,提示颅内血管性疾病。

2. 头痛的部位

偏头痛及丛集性头痛多在一侧,颅内病变的头痛常为深在性且较弥散,高血压的头痛多在额部或整个头部。

3. 头痛的程度

剧烈的头痛多见于脑膜炎、偏头痛、颅内压增高、青光眼、高血压危象等,脑肿瘤引起的头痛多为中度或轻度。

4. 头痛的性质

高血压性、血管性及发热性疾病的头痛往往是搏动性头痛。神经性头痛多呈电击样痛或刺痛。

5. 头痛出现的时间与持续时间

颅内占位性病变往往清晨加剧,鼻旁窦炎的头痛也常发生于清晨和上午,丛集性头痛常在夜间发生,女性偏头痛常与月经期有关。

6. 头痛的伴随症状

(1) 头痛伴剧烈呕吐者提示颅内压增高,头痛在呕吐后减轻者见于偏头痛。

(2) 头痛伴眩晕者见于小脑肿瘤、椎-基底动脉供血不足。

(3) 头痛伴发热者常见于感染性疾病。

(4) 慢性进行性头痛伴精神症状者应注意颅内肿瘤。

（5）头痛伴脑膜刺激征者提示有脑膜炎或蛛网膜下腔出血。

（6）头痛伴视力障碍者可见于青光眼或脑肿瘤。

（7）头痛伴癫痫发作者可见于脑血管畸形或脑肿瘤。

（8）头痛伴神经功能紊乱症状者可能是神经功能性头痛。

7. 头痛的治疗原则

（1）应用镇痛剂缓解或终止疼痛。

（2）避免或消除诱发因素：如受寒，劳累，饮酒，进食巧克力等，睡眠不足或过多，情绪因素和药物因素等。

（3）积极寻找并治疗原发疾病。

（4）特殊情况的处理：颅内压增高者，予甘露醇、呋塞米等脱水、降颅压治疗；如患者生命体征不稳，应予基本生命支持。

六、思考题

1. 头痛问诊的要点有哪些？
2. 如何鉴别原发性头痛与继发性头痛？
3. 哪些头痛发作时，全科医生应及时转诊至上级医院诊治？

七、推荐阅读文献

1. 欧阳钦.临床诊断学［M］.2版.北京：人民卫生出版社，2010：12-14.
2. 祝墡珠.全科医生临床实践［M］.北京：人民卫生出版社，2013：42-50.
3. Goldman, and Bennett. CECIL Textbook of Medicine［M］. 21th ed. Elsevier (Singapore) Pte. Ltd, 2003:s111～s121.

（洪春荣　王永鹏）

案例 3 胸 痛

一、病历资料

1. 现病史

患者,女性,67岁,因"**左侧胸痛伴活动后呼吸困难 2 天**"就诊。患者 2 天前无明显诱因出现左侧持续胸痛伴活动后呼吸困难,胸闷,疼痛尚能忍受,偶有心悸,自服硝酸异山梨酯片后 15 min 后稍缓解。无夜间阵发性呼吸困难,无喘憋,无发热、头晕、头痛,无咳嗽、咳痰及咯血,无下肢肿痛及腹痛等,今晨起胸痛加重,遂来社区卫生服务中心就诊。病程中饮食、睡眠尚可,二便正常。

2. 既往史

高血压病 10 年,最高达 170 mmHg/110 mmHg,自行口服复方降压片等药物,血压控制不佳,(140～150)mmHg/(80～90)mmHg 之间,因为经济原因拒绝高血压药物调整;既往体检心电图检查均在正常范围。

3. 个人史

否认烟酒嗜好,否认规律活动锻炼史,偏好腌制饮食,否认疫源疫地冶游史。生育史 2-0-0-2。

4. 家族史

否认家族中高血压病、糖尿病、冠心病、恶性肿瘤病史。

5. 体格检查

神清,BP 100 mmHg/60 mmHg,R 23 次/min,Ht 169 cm,Wt 65 kg。口唇无发绀,左肺呼吸音粗,可闻及少量湿性啰音,未及哮鸣音。心界无扩大,HR 90 次/min,律不齐,各瓣膜听诊区未闻及杂音,$P_2 > A_2$。肝脾未触及肿大。双下肢轻度水肿。

6. 实验室和辅助检查

社区卫生服务中心:

血常规检查:RBC 4.35×10^{12}/L,Hb 115 g/L,PLT 249×10^9/L,WBC 6.72×10^9/L,N 70.4%。

随机血糖检查:6.6 mmol/L。

胸部 X 线检查:肺纹理略增粗,余未见异常。

心电图检查:房颤律,肺型 P 波,右心室肥大、电轴右偏。

外院:

血气分析:$PaCO_2$ 34 mmHg(35～45 mmHg),PaO_2 73(80～100 mmHg),SaO_2 95%(91.9%～99%),TNI 0.281 ng/ml。

D-二聚体:97 mg/L;血浆纤维蛋白原(Fb):2.0 g/L。

下肢静脉彩超检查:双下肢腘静脉、肌间静脉流速减低,自发显影。

超声心动图检查:右心室扩大,肺动脉高压(41 mmHg)。

螺旋CT肺动脉造影示:①左肺动脉主干及其分支栓塞;②主动脉弓前内侧水样密度影考虑心包上隐窝积液。

二、诊治经过

初步诊断:胸痛待查,肺梗死可能。

诊疗经过:老年女性,急性胸痛、呼吸困难,患者既往无慢支病史,此次肺部体征,胸片大致正常,心电图提示房颤,新出现肺型P波、右心肥大、电轴右偏,高度怀疑肺梗死,遂将患者转区中心医院进一步诊疗。实验室检查:D-二聚体 97 mg/L,血浆纤维蛋白原 2.0 g/L,血气分析 $PaCO_2$ 34(35~45 mmHg),PaO_2 73 mmHg(80~100 mmHg), SaO_2 95%(91.9%~99%),TNI 0.281 ng/ml,心肌酶谱正常。下肢静脉彩超检查:双下肢腘静脉、肌间静脉流速减低,自发显影。螺旋CT肺动脉造影示:①左肺动脉主干及其分支栓塞;②主动脉弓前内侧水样密度影考虑心包上隐窝积液。诊断急性肺动脉栓塞,遂给予尿激酶200 IU(30 IU/kg),静脉点滴2 h溶栓后,复查螺旋CT肺动脉造影血流通畅,溶栓后患者胸痛及呼吸困难减轻。7天后转回我中心全科门诊继续治疗,目前患者规律使用华法林并定期检查凝血功能。

三、病例分析

1. 病史特点

(1) 患者,老年女性,左侧胸痛伴活动后呼吸困难2天。

(2) 既往有高血压病10年,最高达170 mmHg/110 mmHg,自行口服复方降压片等药物,血压控制不佳,既往体检心电图检查均正常,此次心电图检查提示房颤;否认慢性支气管炎、糖尿病史;否认规律活动锻炼习惯。

(3) 体格检查:神清,BP 100 mmHg/60 mmHg,呼吸23次/min,口唇无紫绀,左肺呼吸音粗,可闻及少量湿啰音,未及哮鸣音。心界无扩大,心率90次/min,律不齐,各瓣膜听诊区未闻及杂音,$P_2 > A_2$。肝、脾未触及肿大。双下肢轻度水肿。

(4) 辅助检查:

凝血功能检查:D-二聚体 97 mg/L,Fb 2.0 g/L。血气分析:$PaCO_2$ 34(35~45 mmHg),PaO_2 73 mmHg(80~100 mmHg), SaO_2 95%(91.9%~99%),TNI 0.281 ng/ml。肿瘤标志物检测:正常。胸部X线检查:肺纹理略增粗,余未见异常。心电图检查:房颤律,肺型P波,右心肥大、电轴右偏。下肢静脉彩超检查:双下肢腘静脉、肌间静脉流速减低,自发显影。螺旋CT肺动脉造影示:①左肺动脉主干及其分支栓塞;②主动脉弓前内侧水样密度影考虑心包上隐窝积液。

2. 诊断依据

诊断:①急性肺动脉栓塞(左肺和右肺上下叶动脉栓塞);②双下肢深静脉血栓形成(肌间和腘静脉血栓)下腔静脉血栓形成;③高血压病3级(很高危)。

急性肺动脉栓塞(左肺和右肺上下叶动脉栓塞):患者老年女性,本次起病突然,以胸痛及呼吸困难为主诉,体检左肺呼吸音粗,可闻及少量湿啰音。血D-二聚体明显升高(97 mg/L),血气分析示低氧血症(PaO_2 73 mmHg),SaO_2 95%,肌钙蛋白TnI升高(0.281 ng/ml),胸部X线检查未见明显异常,心电图检查示房颤及新出现的肺型P波,右心肥大、电轴右偏并房颤;结合超声心动图检查所示右心室扩大,肺动脉高压(41 mmHg),肺动脉CT造影明确左肺动脉主干及其分支栓塞;故该患者诊断为急性肺栓塞。结合患者病史特点、外院检查结果,栓子来源不支持癌性栓塞及心脏赘生物,并可排除手术及羊水栓塞可能。

双下肢深静脉血栓形成(肌间和腘静脉血栓),下腔静脉血栓形成:患者老年女性,血 D-二聚体明显升高(97 mg/L),下肢血管彩超检查示下肢、下腔静脉血栓形成;故该患者诊断成立。

高血压病 3 级(很高危):患者老年女性,67 岁,高血压病 10 年,最高达 170 mmHg/110 mmHg,自行口服复方降压片等药物,血压控制不佳,平时无规律活动锻炼,偏食腌制食品,心电图检查提示房颤;故诊断成立。

3. 鉴别诊断

(1) 胸壁病变:胸壁病变所引起的胸痛是各类胸痛中最常见的一种,如胸壁外伤、细菌感染、病毒感染、肿瘤等引起的局部皮肤、肌肉、骨骼及神经的病变。其共同特征:①疼痛的部位固定于病变处,且局部有明显压痛;②深呼吸、咳嗽、举臂、弯腰等动作使胸廓活动疼痛加剧。本例患者胸痛与活动无明显相关,故可基本排除。

(2) 肺及胸膜炎症:肺和脏层胸膜对疼痛觉不敏感,肺炎、肺结核等,由于病变累及壁层而发生胸痛。其共同特点为:①多伴咳嗽或咳痰;②常因咳嗽、深呼吸而胸痛加重,其他胸壁活动并不引起疼痛;③胸壁局部无压痛;④常伴有原发疾病之病征,X 线或 CT 检查可发现病变。本例患者胸片检查未提示炎症性改变,故可基本排除。

(3) 心血管系统疾病:心绞痛、心肌梗死、主动脉瓣疾病及心肌病引起胸痛是由于心肌缺血所致;心包炎是由于病变累及第 5 肋水平以下的心包壁层和邻近胸膜而出现疼痛。其共同特征为:①疼痛多位于胸骨后或心前区,少数在剑突下,可向左肩放射;②疼痛常因体力活动诱发加重,休息后好转。患者心电图检查未提示心肌缺血性改变,故可基本排除。

(4) 纵隔及食管病变:较少见,常见原因有急性纵隔炎、纵隔肿瘤、纵隔气肿、急性食管炎、食管癌等。其共同特征为:胸痛位于胸骨后,呈持续进行性隐痛或钻痛,常放射至其他部位;吞咽时疼痛加剧,伴有吞咽困难。患者胸痛与吞咽活动及进食无关,故可基本排除。

(5) 横膈病变:横膈病变引起的胸痛是由于膈神经受到刺激引起,常见为膈胸膜炎、膈下脓肿、膈疝、肝炎、肝脓肿、肝癌等。其共同特征为:一般疼痛位于胸廓及胸骨下部,膈肌中央受刺激时,疼痛可放射至肩部及颈部。患者胸痛伴有血氧饱和度下降,与之似不相关,可待完善腹部 B 超检查以排除。

四、处理方案及理由

1. 处理方案

本病例急性起病,BP 100 mmHg/60 mmHg(较基础血压下降明显),R 23 次/min,社区医生及时识别此患者病情危重程度是关键。因此,在稳定患者生命体征的前提下将患者紧急转入上级医院救治,溶栓成功病情稳定后再转回社区卫生服务中心进行后续治疗。

(1) 常规治疗:恢复和维持循环血量及组织供氧,并防止复发。绝对卧床保持大便通畅,避免用力;烦躁、惊恐者可予镇静剂,疼痛者给止痛剂;吸氧,必要时行机械通气;改善心功能,尽可能不用或少用洋地黄类药物;抗休克治疗。严密监护,监测呼吸、心率、血压、静脉压、心电图、血气变化。

(2) 溶栓治疗:溶解肺动脉内血栓,迅速降低肺动脉压,改善右心功能;减少或消除对左室舒张功能影响,改善左心功能及心源性休克;改善肺灌注,预防慢性肺动脉高压及远期预后;溶解深静脉血栓、防止反复栓塞。

① 适应证:经 V/Q、CT、MRI、肺动脉造影确诊的大面积或次大面积肺栓塞,本次症状加重或证实栓子脱落在 14 天之内,年龄≤75 岁,无溶栓禁忌证。

② 绝对禁忌证:6 个月内有活动性内出血或自发性颅内出血。相对禁忌证:近期有创手术史、创伤史;2 个月内的缺血性脑卒中;10 天内胃肠道出血;收缩压>180 mmHg 或舒张压>110 mmHg;心肺复

苏术后;PLT低于$100×10^9/L$;妊娠、感染性心内膜炎、严重肝肾功能不全等。

③ 主要并发症:皮肤出血,内脏出血,颅内出血。

④ 治疗方案常用药物为:尿激酶、链激酶及组织型纤维蛋白溶酶原激酶(rtPA)。

(3) 抗凝治疗:目的防止血栓发展和形成新血栓。适合经 V/Q、CT、MRI、肺动脉造影确诊的非大面积、非次大面积肺栓塞,本次症状加重或证实栓子脱落在2月之内,年龄≤75岁,无溶栓禁忌证;临床疑诊肺部血栓栓塞(PTE)时也可先应用。

(4) 经静脉导管碎解和抽吸血栓,球囊血管成形术,局部小剂量溶栓。

(5) 下腔静脉静脉滤器植入术。

(6) 肺动脉血栓摘除术:适用于经积极的保守治疗无效的紧急情况。

2. 转诊及社区随访

此类患者病情危重,应就地处理后,立即转上级医院进一步诊治,转诊前社区处理主要是保持患者生命体征的稳定。

急性肺栓塞的社区随访包括基础疾病治疗及华法林的抗凝治疗。若华法林剂量不足,将导致抗凝效应不充分,血栓栓塞性疾病的风险增高,若华法林过量,则可能导致严重出血,甚至死亡,因此必须重视华法林治疗的相关注意事项。

(1) 需定期监测凝血功能,具体复查的时间间隔由主管医生确定,根据凝血功能的国际标准比值调整华法林用量,使国际标准化比值(INR)控制在2.0~3.0之间。

(2) 如若出现不明原因的齿龈出血、鼻出血不止,无外伤情况下皮下淤血、瘀斑,黑便,呕血(或呕咖啡色液体)等情况时,请立即就诊,由医生决定华法林是否需减量或停药。

(3) 避免剧烈运动,避免外伤磕碰,可能导致严重的出血。

(4) 合并高血压的患者需严格控制血压。

(5) 因为其他疾病到医院就诊时,需及时告知医生服用华法林的情况。

(6) 饮食均衡,注意某些食物、药物与华法林的相互作用。如头孢霉素由于抑制肠道产生维生素K的细菌,使维生素K吸收减少妨碍凝血因子的合成;如食物中的大蒜、生姜与华法林合用可使华法林抗凝作用增强。

五、要点与讨论

胸痛是临床上常见的症状,原因颇多,且胸痛的部位和严重程度,并不一定和病变的部位和严重程度相一致。外伤、炎症、肿瘤及某些理化因素所致组织损伤刺激肋间神经,膈神经,脊神经后根和迷走神经分布在食管、支气管、肺脏、胸膜、心脏及主动脉的神经末梢,均可引起胸痛。社区全科门诊中胸痛的患者并不少见,病情各不相同,因此对病情的判断尤为重要。

胸痛的诊断思路要点:

(1) 详细了解病史。向患者及其家属了解既往有无胸痛的病史,此次胸痛的特点,性质,有无伴随症状等。

(2) 仔细查体。除注意生命体征及意识外,重点检查患者有无发绀(中心性或周围性),呼吸的频率、节律。双肺有无啰音,详细检查心脏大小、杂音、心率、心律。

(3) 通过检查迅速判断危及患者生命的疾病。如气胸、肺栓塞、主动脉夹层、不稳定性心绞痛、心肌梗死等。

(4) 根据患者的具体情况合理选择相应的辅助检查。对于急性胸痛,为明确胸痛的病因,常用的检查手段包括:心电图;生化指标:肌酸激酶及其同工酶,肌钙蛋白,D-二聚体,必要时可考虑血气分析,胸部X线等。具体可结合患者的实际情况而决定,有些检查如CT、心脏超声等还须转诊至二级医院以上的医疗机构进行。

六、思考题

1. 急性胸痛的鉴别诊断有哪些？
2. 华法林使用指征及注意事项是什么？
3. 社区医生对胸痛患者的处理原则是什么？

七、参考文献

1. 2014ESC 急性肺栓塞诊断和管理指南[EB/OL]. http://heart.dxy.cn/article/93913
2. 葛均波,徐永健. 内科学[M]. 8 版. 北京:人民卫生出版社,2013:11-156.
3. 祝墡珠. 全科医生临床实践[M]. 北京:人民卫生出版社,2013:632-648.

（蔡定颖　王　洁）

案例 4
腹 痛

一、病历资料

1. 现病史

患者,女性,68岁,因"右上腹隐痛3月,进食后加重伴恶心、呕吐1天"就诊。患者3个月前出现间断性右上腹隐痛,进油腻食物后明显,当时未予治疗。1天前进油煎食物后出现右上腹阵发性绞痛,伴恶心、呕吐,呕吐3次胃内容物,总量约500 ml。发病以来,精神萎,胃纳差,睡眠欠佳,大、小便正常,近期体重无明显减轻。为进一步诊治来社区服务卫生中心就诊。

2. 既往史

2型糖尿病12年,目前使用诺和灵30R,早18 IU、晚12 IU皮下注射,空腹血糖控制在6~7 mmol/L,餐后2 h血糖控制在8~9 mmol/L。高血压病史7年,血压最高达180 mmHg/100 mmHg,氨氯地平(络活喜)5 mg qd控制血压(140~150)mmHg/(80~90)mmHg。2012年有脑梗死史,无遗留症状。既往B超检查提示胆囊炎、胆囊多发结石。育有两女,长女45岁有高血压,幼女42岁,有冠状动脉粥样硬化性心脏病史。无吸烟饮酒史,无消化道溃疡病史。父母均有高血压病,母有糖尿病。

3. 体格检查

T 38.3℃, P 90次/min, R 20次/min, BP 160 mmHg/100 mmHg, BMI 24.5 kg/m^2。急性病面容,皮肤、巩膜无黄染,HR 90次/min,律齐,未及心脏杂音。双肺呼吸音粗,未及干湿啰音。腹部稍隆起,无肠型及蠕动波,腹软,右上腹压痛(+),无反跳痛,无肌紧张,肝、脾肋下未及,Murphy征(+),肠鸣音3~4次/min。四肢肌力及肌张力正常,生理反射存在,病理反射未引出。

4. 实验室和辅助检查

血常规检查:RBC 2.9×10^{12}/L, Hb 110 g/L, PLT 100×10^9/L, WBC 5.0×10^9/L, N 93.9%, Ret 0.8%。

CRP 93 mg/L。随机血糖:17 mmol/L。AMS 173 IU/L。

肝功能检查:TB 20.9 μmol/L, DB 12.9 μmol/L, ALT 24 IU/L, AST 26 IU/L, γ-GT 16 IU/L, ALB 36 g/L, AKP 164 IU/L。

B超检查:肝脂肪浸润,胆囊多发结石。

二、诊治经过

初步诊断:胆囊结石合并急性胆囊炎。

诊治经过：全科医生予患者以卧床、胃肠减压，静脉补充营养、水及电解质；山莨菪碱(654-2)5 mg 肌注解痉、镇痛治疗；静脉注射甲硝唑 500 mg，静脉注射头孢替安 2 g 抗感染；辅以针刺疗法。患者右上腹痛未缓解，体温升至 39℃，立即转上级医院。上级医院 CT 扫描示胆囊多发结石，考虑胆囊结石合并急性胆囊炎，由于患者年老，且系统疾病较多，暂时采取保守治疗，体温 39℃时采集血标本进行细菌培养和体外药敏试验，根据细菌学检查血培养出革兰阴性杆菌，体外药敏试验结果对头孢曲松敏感，遂予头孢曲松钠 2.0 g 静脉抗感染、制酸、抑制胰酶活性、静脉补充白蛋白 10 g、增加诺和灵 30R 剂量至早 22 IU、晚 16 IU，支持治疗 13 天后，病情好转出院。

三、病例分析

1. 病史特点
(1) 患者，女性，68 岁，间断性右上腹隐痛 3 月余，阵发性绞痛伴恶心呕吐 1 天。
(2) 进食油腻食物后右上腹阵发性绞痛。
(3) 既往有糖尿病、高血压、脑梗死病史。
(4) 体格检查：T 38.3℃，BP 160 mmHg/100 mmHg，心肺检查无异常体征。腹软，右上腹压痛(+)，无反跳痛，无肌紧张，肝脾肋下未及，Murphy 征(+)。
(5) 实验室和辅助检查：WBC 5.0×10^9/L，N 93.9%，Hb 110 g/L，PLT 100×10^9/L，Ret 0.8%，CRP 93 mg/L，ALP 164 IU/L，随机血糖 21 mmol/L。B 超检查：肝脂肪浸润，胆囊多发结石。腹部 CT 扫描：胆囊炎伴结石。

2. 诊断和诊断依据
诊断：胆囊结石合并急性胆囊炎。
患者为老年女性，有进食油腻食物的诱因，表现腹痛、恶心、呕吐及发热等临床症状。查体右上腹压痛(+)，既往 B 超检查提示胆囊炎、胆囊多发结石，上级医院腹部 CT 扫描示胆囊多发结石。故结合患者病史特点、体征及辅助检查诊断明确。

3. 鉴别诊断
(1) 胃、十二指肠溃疡：好发于中青年，腹痛以中上腹部痛为主，大多为隐痛，可反复发作，胃溃疡引起的腹痛多于餐后，十二指肠溃疡腹痛常于餐前发生，进食或服抑酸剂可以缓解为其特点，体格检查可有中上腹压痛，但无肌紧张亦无反跳痛，可伴粪隐血试验阳性，内镜检查可明确诊断。
(2) 急性阑尾炎：大多患者起病时先感中上腹持续性隐痛，数小时后转移至右下腹，呈持续性隐痛，多逐渐加剧，也有少数患者起病时即感右下腹痛，转移性右下腹痛为急性阑尾炎的疼痛特点。可伴发热与恶心。体格检查可在麦氏点有压痛，并可有肌紧张，为阑尾炎的典型体征。结合白细胞总数及中性粒细胞比例升高，诊断明确。
(3) 急性胰腺炎：多在饱餐或饮酒后突然发作，为中上腹持续性痛，可呈渐进性加重，常伴恶心、呕吐及发热。上腹部深压痛，肌紧张及反跳痛不甚明显，血清淀粉酶、CT 检查有助于诊断。
(4) 肠梗阻：腹痛多位于脐周，呈阵发性绞痛，伴呕吐与停止排便、排气。体格检查时可见肠型，腹部压痛明显，肠鸣音亢进(麻痹性肠梗阻时减弱或消失)，甚至可闻及"气过水声"。如腹痛持续性加剧，腹部压痛明显伴肌紧张及反跳痛或发现腹水，并迅速呈现休克者则提示为绞窄性肠梗阻，X 线检查若发现肠腔充气，并有多个液平时肠梗阻的诊断即确立。
(5) 输尿管结石：腹痛常突然发生，多在左或右侧腰腹部呈阵发性绞痛，可向会阴部放射。腹部压痛不明显，疼痛发作后可见血尿为本病特征，腹部 X 线、B 超、静脉肾盂造影可协助明确诊断。
(6) 肠易激综合征：是一种包括腹痛、腹胀、排便习惯和大便性状异常，常伴有黏液便，持续存在或反复发作，而又缺乏形态学和生化学异常的功能性胃肠病，腹痛部位常在左下腹与下腹部，情绪激动、劳累可诱发腹痛发作,排气排便后症状可缓解。

(7) **克罗恩病**:常累及末端回肠及邻近结肠。多数患者有腹痛,多位于右下腹(与末端回肠病变有关)或脐周。一般为中等程度疼痛,呈典型的腹痛-排便-缓解规律,当病变发展至肠腔狭窄时,即出现不同程度的气胀、腹部绞痛等肠梗阻症状。如炎症波及腹膜或急性肠穿孔时可出现全腹疼痛,呈腹膜炎表现。克罗恩病的临床诊断需要综合临床、结肠镜、X线钡剂检查及病理学活检等进行分析。

四、处理方案及基本原则

1. 处理方案及理由

(1) 一般治疗:卧床休息,宜进食流质或半流质等清淡易消化的食物,根据具体病情决定是否需禁食,必要时胃肠减压;另外予静脉补液及营养支持,维持水、电解质的平衡。

(2) 解痉、镇痛药物治疗:阿托品 0.5 mg 或山莨菪碱(654-2)2.5~10 mg 肌注。

(3) 抗菌治疗:①按照抗生素使用的原则,能用窄谱的不用广谱的;能用低级的不用高级的;用一种能解决问题的就不用联合。②对病情严重或细菌性感染不能排除者,可针对性地选用抗生素,并密切注意病情变化,一旦确认为非细菌性感染者,应立即停用抗生素。③对重症细菌感染、医院感染或难治性感染,应力争采集标本进行细菌培养和体外药敏试验,根据细菌学检查结果,结合临床选用敏感的抗生素。

(4) 针刺疗法:①体针:针刺,电针,水针;②耳针。作用:解痉止痛、利胆排石、降逆止呕。

(5) 饮食治疗:①控制脂肪的摄入量,由于脂肪能促使病变的胆囊收缩而引起剧烈疼痛,故在发作期应对其严加限制。每日脂肪供给量应低于 40 g 或禁食,病情好转后可适量进食。②在食用碳水化合物的流质饮食时,主要的营养物质是糖。可给充足的碳水化合物,每日供给 300~350 g,特别是在发作期应予静脉补给。

2. 转诊及社区随访

以下几种情况需及时转诊:①解痉、抗生素治疗后腹痛不缓解,且体温升高者须及时转上级医院。②腹痛患者诊断明确需要手术治疗时须立即转往上级医院。③腹痛不能明确诊断时,应及时转往上级医院。④疑有危及生命情况的腹痛如主动脉瘤破裂、心肌梗死、腹腔内出血等,应进行必要处理,维护生命体征,并尽快安全转运至上级医院。⑤当患者有休克征象时,或有呼吸困难、意识改变等,均应及时转诊。

五、要点与讨论

腹痛是一种临床症状,也是全科医生经常会碰到一种主诉,临床一般将腹痛按起病缓急、病程长短分为急性与慢性腹痛。由于腹痛的部位及性质有时不典型,以至一些急性疾病可能被忽视与漏诊。而引起腹痛的疾病常常比较紧急,可能引起生命危险,这就需要我们在临床工作中详细的询问病史结合仔细的查体和可及的辅助检查及时做出诊断。

1. 社区医生在问诊时的着手点

(1) 患者的一般情况:急性阑尾炎、急性胰腺炎、消化性溃疡穿孔多有急性病容,多见于中青年人群。宫外孕破裂腹痛见于停经后腹痛的育龄期女性;中老年慢性腹痛需警惕肿瘤的可能,但也不能忽视慢性腹痛急性发作的可能。

(2) 既往史与诱因:进食油腻食物可诱发胆囊炎;酗酒、暴饮暴食可引起胰腺炎、溃疡穿孔等;消化性溃疡多有节律性上腹痛病史;胆囊炎、胆道结石、肾或输尿管结石引起的腹痛多有反复类似发作史。

(3) 腹痛的部位:右上腹痛多见于胆囊炎、胆石症、肝癌、肝破裂等。

(4) 腹痛的性质和程度:胆绞痛、肾绞痛一般为疼痛逐渐加重,直至剧烈疼痛,患者常辗转不安、大汗淋漓,但持续若干时间后可缓解,之后又逐渐加重。

(5) 腹痛的伴随症状:伴发热寒战应考虑炎症性疾病如腹腔脏器脓肿、胆道系统感染、急性腹膜炎等。

在体格检查方面,最为重要的是检查基础生命体征,注意有无休克、脱水的征象。注意患者姿势表情,观察患者腹部有无切口、瘢痕及肠型及蠕动波。触诊时应重点检查腹膜刺激征的部位、范围和程度。叩诊注意鼓音区的范围、移动性浊音、肝浊音界的改变。听诊注意肠鸣音是否活跃/亢进、减弱/消失,有无振水音等。

2. 全科医生应充分利用社区辅助检查

(1) 三大常规及血液生化检查:包括血、粪常规和尿液检查。育龄期女性出现下腹痛时,应行尿妊娠检查,以除外宫外孕可能。肝肾功能、血淀粉酶、血糖及酮体检测,可判断有无胰腺炎、胆道疾病、糖尿病酮症酸中毒。

(2) 心电图检查:老年患者较多有合并症,腹痛有时不典型,应常规做心电图检查排除急性心肌梗死及胆心综合征的可能。

(3) B超检查:可以了解有无胆道梗阻及泌尿道结石,有无肝脏脓肿、肿瘤,有无胰腺肿瘤等。

(4) X线检查:部分患者需要做X线检查,以了解有无肠梗阻、消化道穿孔,有无泌尿系结石等。

在社区工作中遇到的更多的是慢性腹痛,疼痛性质不典型,程度不剧烈,多数可以忍受,有些甚至没有急性发作的病史,但是引起慢性腹痛的病因不容忽视。这些症状有可能是某些疾病的前期表现,若不重视,可能会引起急性发作,甚至危及生命。如腹痛起病缓慢,反复发作,疼痛部位常与脏器病变位置相符,程度较轻,疼痛为阵发性加剧或持续性钝痛多提示炎症或溃疡性病变,可行B超或胃肠镜检查明确;有些伴有贫血、纳差、消瘦等,疼痛程度进行性加重,需考虑肿瘤的可能,应及时行全面检查;还有一些慢性腹痛多与精神因素相关,疼痛缺乏规律性,部位不固定,病程较长但一般情况良好,无器质性病变,此时多考虑肠功能紊乱所致。对于急性和慢性腹痛的治疗有很大的不同。急性腹痛,应以稳定生命体征为主要任务,在稳定生命体征的同时应尽可能利用查体及可及的辅助检查明确病因,针对病因治疗。对于已明确病因的急性腹痛患者,如腹痛剧烈,患者无法忍受,可适当予以止痛剂。对需要手术的患者应尽早转至上级医院。对于慢性腹痛,在社区除了一般的病因治疗外,我们还可以进行中医适宜技术应用,根据患者的体质及一般情况,选择适宜的技术减轻患者的腹痛发作,提高患者的生活质量。尤其是对于一些慢性腹痛因一般情况较差不能耐受手术的患者,适宜技术显得格外重要,适当的技术既可以减轻腹痛的症状,也可以避免急性发作。

急腹症患者的社区诊疗流程如图4-1所示。

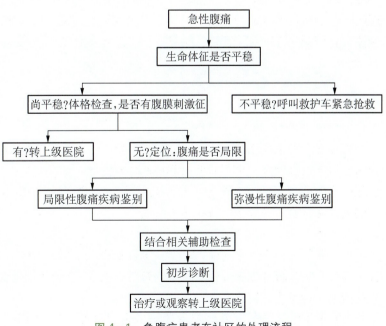

图4-1 急腹症患者在社区的处理流程

六、思考题

1. 作为社区医生如何做好急腹症的鉴别诊断?
2. 在腹痛病例转诊前,社区医生应该做好哪些检查和治疗?
3. 患者回归社区后,社区医生应怎样进行管理?

七、推荐阅读文献

1. 祝墡珠,江孙芳.社区全科医师诊疗手册[M].上海:华东师范大学出版社,2010:25-28.
2. 祝墡珠.全科医生临床实践[M].北京:人民卫生出版社,2013:112-118.
3. 万学红,卢雪峰.诊断学[M].6版.北京:人民卫生出版社,2013:42-45.
4. 陈孝平,汪建平.外科学[M].7版.北京:人民卫生出版社,2013:573-581.
5. 易莉炜.腹痛伴恶心20天[J].中国医学论坛报,2015(7):4-5.

(陈 华 江 萍)

案例 5 腹 泻

一、病历资料

1. 现病史

患者,男性,42岁,因"反复腹泻1年余,加重4月"到社区卫生服务中心就诊。患者1年多前无明显诱因下出现大便次数增多,2~3次/天,有时不成形,未予重视。近4个月来患者自觉工作压力大,精神较为紧张,夜间睡眠差,排便频率较前明显增多,3~4次/天,多为糊状或黄色稀水样便,有时可伴脐周或下腹部不适,便后可缓解,无里急后重,无黏液血便,无发热、盗汗、消瘦。胃纳佳。曾自行服用诺氟沙星等抗菌药物,症状无明显改善。

2. 既往史

既往体健,否认高血压、糖尿病等慢性疾病史,否认药物、食物过敏史,否认外伤、手术史,否认传染性疾病史。否认烟、酒嗜好。否认家族性遗传性疾病史。

3. 体格检查

T 36.6℃,P 76次/min,R 16次/min,BP 120 mmHg/80 mmHg。营养中等,无贫血貌。心、肺检查无特殊。腹平软,无压痛、反跳痛、肌卫。全腹未扪及包块,肝脾肋下未及。肠鸣音不亢。移动性浊音(一)。双下肢不肿。足背动脉搏动可及。

4. 实验室和辅助检查

血常规检查:WBC $8.2×10^9$/L,N 70.2%,Hb 119 g/L。

CRP 2.9 mg/L,ESR 9 mm/h。

肝功能检查:ALT 28 IU/L,AST 16 IU/L,γ-GT 32 IU/L,TB 10.0 μmol/L,DB 6.8 μmol/L,ALB 36 g/L。

肾功能检查:BUN 5.0 mmol/L,Cr 46 μmol/L。

FBG 4.8 mmol/L。

粪常规、粪隐血试验:阴性。粪便细菌培养×3次:阴性。

心电图检查:窦性心律。

腹部B超检查:肝胆胰脾肾未见异常。

二、诊治经过

初步诊断:腹泻原因待查。

诊治经过：全科医生根据病史及实验室检查，考虑慢性腹泻，腹泻原因待查。为明确诊断，全科医生建议患者尽快行结肠镜检查及其他相关检查，并将患者转诊至上一级医疗机构消化专科进一步诊治。

经专科医生安排，患者进一步行肿瘤标志物、血清甲状腺功能检查、中性粒细胞胞质抗体等血清免疫学指标检测，以及胃镜、肠镜和小肠CT三维重建检查，均未见异常改变，基本除外器质性疾病引起的腹泻可能。结合患者近期因工作压力大，精神较为紧张，夜间睡眠差，导致腹泻症状加重，故诊断为肠易激综合征(irritable bowel syndrome，IBS)。专科医生给予匹维溴铵、米雅对症治疗。患者回到全科医生处继续随访，腹泻症状逐渐减轻，大便1~2次/天，有时仍不成形，但较前好转，定期复查血常规、粪便常规和隐血试验均无异常发现。

三、病例分析

1. 病史特点

(1) 男性，42岁，反复腹泻1年余，加重4个月，大便3~4次/天，多为糊状或黄色稀水样便，有时可伴脐周或下腹部不适，便后可缓解。

(2) 否认特殊疾病及用药史。近4个月来因工作压力较大，精神较为紧张，夜间睡眠差。

(3) 体格检查：HR 76次/min，BP 120 mmHg/80 mmHg，无贫血貌。心、肺和腹部检查无异常体征。肠鸣音不亢。移动性浊音(一)。

(4) 实验室和辅助检查：血常规检查：WBC 8.2×10^9/L，N 70.2%，Hb 119 g/L，CRP 2.9 mg/L，ESR 9 mm/h。粪常规、粪隐血试验、粪便细菌培养均为阴性。空腹血糖、肝肾功能、肿瘤标志物、血清甲状腺功能检查、中性粒细胞胞质抗体等血清免疫学指标均在正常范围。

(5) 腹部B超、胃镜、肠镜、小肠CT三维重建检查：均未见异常改变。

2. 诊断与诊断依据

诊断：肠易激综合征(腹泻型)。

诊断依据：患者中青年男性，反复腹泻1年余，加重4个月，主要表现为大便频率增多，3~4次/天，多为糊状或黄色稀水样便，有时可伴脐周或下腹部不适，便后可缓解。曾自行服用诺氟沙星等抗菌药物，症状无好转。近日来患者工作压力较大，精神较为紧张，夜间睡眠差，排便频率较前明显增多。根据患者临床症状，符合《2006年修订的罗马Ⅲ关于IBS腹泻型(IBS-D)基于症状学的诊断标准》，即反复发作的腹痛或腹部不适，最近3个月内每月发作至少3天，伴有以下2项或2项以上：①排便后症状改善；②发作时伴有排便频率的改变；③发作时伴有粪便性状的改变。结合该患者的实验室和辅助检查结果，包括粪常规、粪隐血试验、粪便细菌培养、血常规、血沉、C反应蛋白、血清生化检查、肿瘤标记物、血清甲状腺功能、中性粒细胞胞质抗体等血清免疫学指标均在正常范围；腹部B超、胃镜、肠镜和小肠CT三维重建检查未见异常改变，可排除器质性疾病。故IBS诊断成立。

3. 鉴别诊断

引起腹泻的病因有很多，比较常见的有细菌性肠炎、寄生虫感染、炎症性肠病、抗生素相关性腹泻、结直肠肿瘤等，全科医生应根据患者不同的病史特点以及血常规、粪便常规、粪便隐血试验、血清免疫学指标等进行鉴别诊断，必要时需将患者转诊至上一级医院行钡剂灌肠或者结肠镜检查以明确诊断。肠镜是目前诊断腹泻的最好方法，通过肠镜对可疑病灶进行活组织或细胞学检查，进一步提高诊断的准确性。

(1) 急性感染性肠炎：各种细菌感染如志贺菌、空肠弯曲菌、沙门菌、产气单胞菌、大肠埃希菌、耶尔森菌等均可引起腹泻。患者常有不洁饮食史或疫区接触史等流行病学特点，急性起病可伴发热和腹痛、腹泻，严重者致黏液血便。鉴别有赖于粪便细菌培养检出病原菌，抗菌药物治疗有效。

(2) 寄生虫感染:常见的有阿米巴肠病和血吸虫病。阿米巴肠病主要表现为果酱样大便,结肠镜下见溃疡较深,边缘潜行,溃疡间的黏膜多属正常。粪便或肠镜取溃疡渗出物检查可找到溶组织阿米巴滋养体或包囊,非流行区患者血清抗阿米巴抗体阳性有助于诊断,高度疑诊病例抗阿米巴治疗有效。血吸虫病多有疫水接触史,肝脾大,粪便检查找到血吸虫卵或孵化毛蚴阳性;急性期肠镜检查可见结肠黏膜黄褐色颗粒,活检黏膜压片或组织病理检查可发现血吸虫卵。

(3) 炎症性肠病:包括溃疡性结肠炎(ulcerative colitis,UC)和克罗恩病(Crohn disease,CD)。UC临床上可表现为持续或反复发作的腹泻、黏液脓血便伴腹痛和里急后重,可有皮肤、关节、眼和肝胆系统受累等肠外表现。肠镜检查及病理活检是 UC 诊断的主要依据,肠镜下可见弥漫性、多发性糜烂或溃疡,黏膜粗糙,呈细颗粒状,结肠袋变浅或消失以及假息肉、黏膜桥等征象。CD 以右下腹或脐周疼痛多见,可伴腹块、肛周病变、瘘管形成,肠镜检查可见节段性、非对称性黏膜炎症、鹅卵石样改变、纵行或阿弗他溃疡、裂沟,病理组织学检查可见典型的非干酪性肉芽肿。血清中性粒细胞胞浆抗体和酿酒酵母菌抗体检测有助于鉴别 UC 和 CD。

(4) 肠结核:可有腹泻、腹痛等表现,大多数患者同时伴有发热、盗汗等结核毒血症状。X 线钡餐检查可见回盲部激惹、肠腔狭窄、肠段缩短变形等征象。肠镜和(或)小肠 CT 三维重建、小肠镜及病理活组织检查可明确诊断。

(5) 抗生素相关性腹泻:主要表现为使用抗生素后发生的反复腹泻,在排除基础疾病或其他相关原因所致的腹泻后,诊断可成立。

(6) 结直肠癌:可有腹泻、便血等排便习惯改变,部分患者可表现消瘦、胃纳减退等全身症状,肠镜及病理活检可确诊。

(7) 其他肠道疾病:包括真菌性肠炎、放射性肠炎、嗜酸细胞性肠炎、白塞病、结肠憩室炎等,鉴别有赖于肠镜检查及病理活检。

(8) 全身性疾病:如甲状腺功能亢进症、糖尿病、胃泌素瘤、胰腺炎等疾病,也可引起慢性腹泻症状,相应的实验室检查指标以及 B 超、CT 等影像学检查可明确诊断。

四、处理方案及基本原则

肠易激综合征的治疗目标是消除患者顾虑,改善症状,提高生活质量。治疗原则是在建立良好医患关系的基础上,根据主要症状类型进行对症治疗和根据症状严重程度进行分级治疗。全科医生要注意治疗措施的个体化和综合运用。

1. 饮食治疗

健康、平衡的饮食有助于减轻腹泻患者的胃肠功能紊乱症状。《IBS 共识意见》指出:以腹泻为主的 IBS 患者应尽量避免过度饮食、高脂饮食、咖啡因、大量饮酒、山梨醇及果糖、某些不耐受的食物(因不同个体而异)以及某些具有"产气"作用的蔬菜、豆类等。

2. 药物治疗

已证实不少药物可不同程度、有针对性地改善以腹泻为主的 IBS 症状。

(1) 解痉剂:抗胆碱能药物如阿托品、东莨菪碱等能改善腹痛等症状,但全科医生要注意该类药物的不良反应。目前较为普遍使用的有选择性肠道平滑肌钙离子通道拮抗剂如匹维溴铵等,或离子通道调节剂马来酸曲美布汀,均具有较好的安全性。

(2) 止泻药物:轻度腹泻者可选用吸附剂,如双八面体蒙脱石等。洛哌丁胺或复方地芬诺酯等可改善腹泻,但要注意药物引起的便秘、腹胀等不良反应。

(3) 益生菌:是一类具有调整宿主肠道微生物群生态平衡而发挥生理作用的微生物制剂,对改善

IBS多种症状具有一定疗效。

（4）抗抑郁药物：对腹痛症状较为严重而上述治疗无效，尤其对伴有较明显精神症状者可试用。

（5）中医中药治疗：IBS共识意见指出，中药、针灸等治疗对IBS有一定疗效，但缺乏设计良好的平行随机对照研究，有待今后进一步研究应用。

3. 心理和行为治疗

经一般治疗和药物治疗效果欠佳者应考虑给予心理行为治疗，包括心理治疗、认知治疗、生物反馈治疗等。

4. 转诊及社区随访

慢性腹泻患者在社区需要进行定期随访，随访有助于发现隐匿的器质性疾病，特别是对没有经过检查的患者。对已经排除其他肠道器质性疾病的慢性腹泻患者，全科医生应酌情进行健康宣教，解除患者的顾虑，祛除病因，放松心态。建立良好的医患关系是有效、经济的治疗方法，也是所有治疗方法得以有效实施的基础。

全科医生应指导患者根据病情调整饮食结构，保证营养摄入，避免劳累，保证充足的睡眠。强调按时服药的重要性及必要性，向患者解释药物的治疗剂量、服用方法和可能出现的不良反应。如果患者在随访及维持治疗过程中出现腹痛或腹泻症状加重、黏液血便、消化道出血等征象，或者出现可疑药物不良反应及其他在社区无法处理的情况时，都需要及时将患者转诊至上一级医疗机构做进一步的检查和诊治。

对于病程较长的IBS-D患者，全科医生应充分认识到随着患者年龄的增长，以及病程的延长，不能除外合并器质性肠道疾病的可能，包括结直肠癌、炎症性肠病等。因此，在随诊过程中全科医师应积极督促患者密切随访血常规、粪常规、粪隐血等实验室常规检查，定期进行肠镜复查以了解病情的活动情况，调整治疗方案。

五、要点与讨论

腹泻是一种常见的消化道临床症状，分急性和慢性两类。急性腹泻发病急剧，病程在2～3周之内，慢性腹泻指病程在2个月以上或间歇期在2～4周内的复发性腹泻。对慢性腹泻患者，详细的病史询问和细致的体格检查，对诊断和鉴别诊断至关重要。全科医生应详细询问腹泻的有关病史，包括从首发症状开始的各项细节，特别要注意腹泻的病程，近期有无旅游史、聚餐史、脂肪餐史、用药史（特别是NSAIDs类药物和抗菌药物）、阑尾手术切除史、吸烟史和家族史等。体格检查时要注意患者的一般情况，营养状态，仔细进行腹部体检以及肛周、直肠指检。

根据《2007年中国肠易激综合征诊断和治疗共识意见》，当患者出现警报征象，如发热、不明原因的体重下降、便血或黑粪、贫血、腹部包块及其他不能用功能性疾病来解释的症状和体征时，应进行相关的检查以明确排除器质性疾病。对新近出现症状的患者或症状逐步加重、近期症状与以往发作形式有不同、有结直肠癌家族史、年龄≥40岁者，建议将结肠镜或钡剂灌肠X线检查列为常规检查。如无上述情况，年龄在40岁以下，一般情况良好，具有典型IBS症状者，可行粪便常规（红、白细胞和隐血试验、寄生虫）检查，根据结果决定是否需要进一步检查。全科医生可以在社区卫生服务中心进行的检查主要包括血常规、粪便常规、粪便隐血试验、血清白蛋白、电解质等常规检查，对检查方法的选择，要求既不漏诊器质性疾病，又尽可能减少不必要的检查，以免加重患者的经济和精神负担。肠镜检查是建立诊断的关键，因此对慢性腹泻的患者，全科医生应及时联系并转诊至上一级医疗机构，以免漏诊。

六、思考题

1. 慢性腹泻患者需要考虑哪些疾病？
2. IBS 腹泻型的诊断依据是什么？
3. 慢性腹泻的治疗原则有哪些？

七、推荐阅读文献

1. 中华医学会消化病学分会胃肠动力学组.肠易激综合征诊断和治疗的共识意见(2007)[J].中华消化杂志.2008,28(1):38-40.
2. 中华医学会消化病学分会炎症性肠病学组.炎症性肠病诊断与治疗的共识意见(2012年)[J].中华内科杂志.2012,51(10):818-831.

（张　颖　于晓峰）

案例 6
头 晕

一、病历资料

1. 现病史

患者,女性,53岁,因"发作性头晕伴行走不稳1年余,再发1天"至社区卫生服务中心就诊。患者1年前清晨起床后突发头晕,有自身晃动感,伴行走不稳,持续数秒后自行缓解。此后类似症状发作过数次,均为清晨或午睡起床时发作。1天前夜间就寝时,躺下片刻即感头晕伴视物旋转、恶心呕吐,静卧休息数十秒后症状缓解。病程中无发热、头痛、听力下降、耳鸣、肢体无力;无胸闷、胸痛、心悸、黑矇等症状;无头部外伤和特殊药物应用史。

2. 既往史

否认高血压、糖尿病等慢性疾病史。3年前因胆囊结石,行胆囊切除术。否认烟酒不良嗜好。育有一女,丈夫和女儿体健,母亲患高血压病。

3. 体格检查

T 36.8℃,P 78次/min,R 18次/min,BP 132 mmHg/70 mmHg。神志清楚,右利手,言语清晰,查体合作,对答切题。心、肺查体无异常体征,右上腹见陈旧性手术瘢痕。双眼视力、视野粗测正常;双侧眼裂等大,双侧瞳孔等大等圆,直径3 mm,直、间接对光反射灵敏;双眼球各方向运动正常,未引出复视,水平性眼震(+)。双耳听力粗测正常,气导>骨导,Weber试验居中。双侧额纹、鼻唇沟纹正常对称,伸舌居中,双侧软腭上抬可,咽反射存在,腭垂居中。颈软,脑膜刺激征阴性。抬头、耸肩、转颈肌力Ⅴ度,四肢肌力Ⅴ度,肌张力正常。面部及四肢针刺觉、位置觉、音叉振动觉正常、对称。双侧指鼻试验、轮替试验、跟膝胫试验稳准。双侧病理征(一)。

4. 实验室和辅助检查

血清学检查无异常。

彩超检查:左侧颈总动脉分叉处内膜局部轻度增厚,胆囊切除术后,肝、胰、脾、肾未见异常。

心电图检查:窦性心动过缓(HR 58次/min)。

二、诊治经过

初步诊断:①头晕待查(良性发作性位置性眩晕?);②胆囊切除术后;③窦性心动过缓。

诊治经过:全科医生通过详尽的病史询问和认真的体格检查后,了解到患者近半月来工作繁忙、压力较大,症状发作时伴随自身晃动感及视物旋转,考虑为"眩晕"。患者病程中无发热、头痛、肢体无力等症状,神经系统体征阴性,故为周围性眩晕。其眩晕症状反复发作,且均与体位相关,持续时间短,无耳鸣、听力下降等耳蜗受损症状,初步诊断为"良性发作性位置性眩晕"。为进一步明确诊断,将其转至上一级医院神经内科医生处。专科医生进一步对患者行听力检测、头颅 MRI 等检查,无异常发现;Dix-Hallpike 试验为阳性,最终确诊为"良性发作性位置性眩晕"。患者接受耳石手法复位治疗后,眩晕症状明显改善。

1 周后患者至社区卫生服务中心全科医生处随访。全科医生嘱其保证充足的睡眠,保持心情舒畅,复位后 1 月内避免剧烈运动如跑步、游泳等,避免频繁转颈、抬头等动作;并告知患者眩晕症状反复,或症状加重,或出现神经系统症状和(或)体征如:头痛、黑矇、肢体无力、言语含糊等,应及时就诊。

三、病例分析

1. 病史特点
(1) 女性,53 岁,发作性头晕伴行走不稳 1 年余,再发 1 天。
(2) 症状发作时伴自身晃动感或视物旋转、恶心呕吐,发作与体位改变相关,持续时间短暂。病程中无发热、头痛、听力下降、耳鸣、肢体无力,无胸闷、胸痛、心悸、黑矇等症状,发病前无头部外伤和药物应用史。
(3) 否认高血压、糖尿病等慢性疾病史。3 年前因胆囊结石,行胆囊切除术。有高血压病家族史。
(4) 体格检查:BP 132 mmHg/70 mmHg。神志清楚,言语清晰。心、肺和腹部查体(一)。双侧瞳孔等大等圆,对光反射存在、正常;双眼球各方向运动正常,未引出复视,水平性眼震(+)。双耳听力粗测正常,气导>骨导,Weber 试验居中。双侧额纹、鼻唇沟纹正常对称,伸舌居中,双侧软腭上抬可,咽反射存在,腭垂居中。颈软,脑膜刺激征阴性。抬头、耸肩、转颈肌力 V 度,四肢肌力 V 度,肌张力正常。面部及四肢针刺觉、位置觉、音叉振动觉正常、对称。双侧指鼻试验,轮替试验稳准,双侧跟膝胫试验稳准。双侧病理征(一)。
(5) 实验室和辅助检查:血清学检查无异常;彩超检查:左侧颈总动脉分叉处内膜局部轻度增厚,胆囊切除术后;心电图检查:窦性心动过缓;听力检测正常;Dix-Hallpike 试验阳性。

2. 诊断和诊断依据
诊断:①良性发作性位置性眩晕;②胆囊切除术后;③窦性心动过缓。
良性发作性位置性眩晕:患者中年女性,反复发作性眩晕 1 年,发作与体位变化相关,持续时间短,无发热、头痛、听力下降、耳鸣、肢体无力等症状。查体无神经系统阳性体征,听力、头颅 MRI 检查正常;Dix-Hallpike 体位诱发试验阳性。故良性发作性位置性眩晕诊断明确。
胆囊切除术后:患者 3 年前因胆囊结石,行胆囊切除术,诊断明确。
窦性心动过缓:心电图检查提示窦性心动过缓(HR 58 次/min),诊断明确。

3. 鉴别诊断
(1) 中枢性眩晕:小脑或脑干的病变如出血、梗死、肿瘤、感染等,椎-基底动脉系统短暂性脑缺血发作(TIA),颅颈交界区畸形也可表现为眩晕。但患者病程中无发热、头痛、听力下降、耳鸣、肢体无力等中枢神经系统损害症状,查体未见神经系统局灶性损害体征,头颅 MRI 检查未见异常;该诊断暂不考虑。
(2) 前庭神经炎:可表现为不伴听力障碍的周围性眩晕,但常在发病前数天或数周内有上呼吸道感染或腹泻史,眩晕常持续 24 h 以上,同时伴随剧烈的呕吐、心悸、出汗等自主神经反应;耳鼻喉科检查可见一侧前庭功能低下。该患者临床表现和体征与之不符。
(3) 梅尼埃病:患者中年女性,有反复发作性眩晕伴恶心、呕吐等自主神经紊乱症状,需考虑该疾病可能。但病程中患者眩晕症状持续时间短暂,无耳鸣、听力下降等,因此梅尼埃病诊断依据不足。
(4) 迷路炎:骨迷路或膜迷路感染后可造成眩晕,但症状常持续数分钟到数小时,瘘管试验多为阳性,伴前庭功能正常或亢进和听力损害。与该患者不符。

(5) 精神疾患及其他全身疾患相关性头晕:主要表现为自身不稳感,常伴有头脑不清晰感,出现入睡困难、早醒、易疲劳、兴趣下降等焦虑、抑郁表现,或心悸、纳差、疼痛等躯体化症状。全身性疾病如贫血、低血糖、甲状腺疾病等相关性头晕也主要表现为自身不稳感,当病变损伤前庭系统时可引发眩晕。该患者无上述疾病的相关症状和体征,故此类疾病可除外。

四、处理方案及基本原则

良性发作性位置性眩晕诊断明确后,即可采用耳石复位法进行治疗,有效率常达90%以上。

1. 健康指导

复位后1周内尽量避免诱发眩晕的体位及剧烈的转颈动作;该疾病与骨钙代谢关系密切,故患者饮食宜清淡、易消化、富含维生素和钙质,忌酒、辛辣和刺激类食物;保证充足的睡眠和休息,保持乐观的情绪。

2. 社区转诊及随访

(1) 良性发作性眩晕患者的社区随访:复位后1周即应来院随访,了解症状有无反复或加重,是否伴随有头痛、黑矇、肢体无力、言语含糊等其他中枢神经系统症状的发生等。

(2) 头晕患者的社区转诊:①考虑系中枢神经系统疾病如脑血管意外、肿瘤、感染、血管畸形、脱髓鞘疾病等所致的头晕患者;②伴有听力或前庭功能受损的头晕患者;③考虑为全身疾病相关性头晕,或诊断不明的头晕患者;④治疗效果不佳或治疗后病情无改善甚至恶化者,均应转诊至上一级医疗机构进一步检查。

五、要点与讨论

头晕是一组笼统的、非特异的症状,它既包括眩晕,也包括晕厥前、失衡和头重脚轻感。眩晕是特异性症状,是有旋转感的运动幻觉,典型者表现为视物旋转或明显的自身旋转感。眩晕占总体头晕的40%~50%,其病因可分为前庭周围性和前庭中枢性,前者是后者的4~5倍。在前庭周围性病因中,良性发作性位置性眩晕(占1/2)、前庭神经元炎(占1/4)和梅尼埃病是最主要的病因。通过仔细的病史询问可以区分90%以上的症状是头晕或是眩晕,也能明确70%~80%的头晕与眩晕的病因。

在确定是眩晕症状后,需进一步询问眩晕的严重程度、持续时间、发作次数、诱发因素等;并了解相关伴随症状如恶心、呕吐等自主神经系统症状,还应特别注意有无神经系统或耳蜗症状。若患者伴随神经系统症状表现,在排除了常见的前庭周围性眩晕病因后,应考虑为前庭中枢性病变。若患者无神经系统症状表现,却有耳鸣、耳聋等耳蜗症状,应考虑为前庭周围性病变。

在确定为非眩晕的头晕症状后,除询问神经系统及耳部症状外,还应注意了解患者的全身系统性疾病(如高血压或低血压、心律失常、糖尿病、贫血、急性感染等)、服用药物(如降压药、神经安定剂、抗癫痫药、抗生素、化疗药、大剂量阿司匹林等)、饮酒及精神状态(抑郁、焦虑、失眠等)等方面的情况。

对头晕与眩晕患者的体格检查,除了基本的心肺腹部体征外,神经系统和耳科检查很重要,尤其应注意对生命体征、心脏、脑神经、听力及共济运动的检查。对所有眩晕患者均必须行Dix-Hallpike检查,以便迅速地识别最常见的眩晕病因。目前不推荐对未加选择的头晕或眩晕患者进行辅助检查。

头晕与眩晕的诊断应该是全面地分析患者临床表现,结合患者的人口学、个人疾病史和各种辅助检查特点来实现综合评估的过程,绝非仅仅依赖于对主诉或症状的分析。因此,必须对患者的临床表现予以全面的分析,特别要重视对头晕与眩晕症状持续时间、诱发因素和其他伴随症状的分析。

头晕与眩晕的治疗主要包括:①病因治疗。对病因明确的患者应行针对性治疗,如良性发作性位置性眩晕给予手法复位,缺血性脑卒中可行溶栓治疗等。②对症治疗。对症状发作持续数小时或频繁发作者,可给予前庭抑制剂治疗,如抗组胺药物:异丙嗪、苯海拉明等,抗胆碱能药物如东莨菪碱、苯二氮䓬类,以及止吐药物胃复安等。③心理治疗。对存在恐惧心理和焦虑、抑郁症状的患者应进行心理疏导,必要时使用抗抑郁、抗焦虑药物。④手术治疗。对药物难以控制的持续性重症周围性眩晕患者,可考虑内耳手术治疗。⑤前庭康复训练。针对因前庭功能低下或前庭功能丧失而出现平衡障碍的患者可行前庭康复训练。

六、思考题

1. 针对头晕患者,如何进行问诊?
2. 头晕患者的社区转诊指征有哪些?
3. 简述头晕的治疗。

七、推荐阅读文献

1. 头晕诊断流程建议专家组. 头晕的诊断流程建议. 中华内科杂志[J],2009,48(5):435-437.
2. 中华医学会神经病学分会. 眩晕诊治专家共识. 中华神经科杂志[J],2010,43(5):369-374.
3. 祝墡珠. 全科医生临床实践[M]. 北京:人民卫生出版社,2013:61-68.

(周 敬)

案例 7

昏 迷

一、病历资料

1. 现病史

患者,男性,68 岁,因"神志不清 1 h"于 2015 年 4 月 26 日 19 时就诊。1 h 前其妻发现患者卧于床,面色苍白、呼之不应、皮肤湿冷,遂将其送至急诊。无发热、肢体抽搐、双眼上翻、口吐白沫、呕吐和两便失禁等。追问病史,患者有 2 型糖尿病史 10 年,曾先后服用二甲双胍、格列喹酮、格列苯脲等药物。近半年来因血糖控制不佳,2 周前改为胰岛素治疗(诺和灵 30R 早 20 IU,晚 16 IU 皮下注射),监测空腹血糖在 7.0 mmol/L 左右,餐后 2 h 血糖 8.0~9.0 mmol/L。近 2 天来因牙痛进食较前明显减少。

2. 既往史

高血压病 3 年,血压最高 160 mmHg/100 mmHg,服用缬沙坦 40 mg qd,美托洛尔 25 mg bid,血压控制在 130 mmHg/80 mmHg 左右。1 年前发现血肌酐升高,为 180 μmol/L,尿蛋白(＋)~(＋＋)。否认烟酒嗜好。妻和一子体健,母亲及其姐姐有 2 型糖尿病,父母均有高血压病。

3. 体格检查

T 36.8℃, P 110 次/min, R 22 次/min, BP 150 mmHg/92 mmHg。全身皮肤苍白、湿冷,神志不清,压眶反射存在,双侧瞳孔等大等圆,对光反射存在。颈软,无抵抗,四肢肌力检查欠合作,肌张力降低,腱反射减弱,Babinski 弱阳性,脑膜刺激征(－)。双肺呼吸清,未闻及干湿啰音;心律齐,无病理性杂音;腹软,肝脾肋下未及。双下肢不肿。

4. 实验室和辅助检查

指尖血糖:1.4 mmol/L。

电解质:N^+ 138 mmol/L, K^+ 4.0 mmol/L, Cl^- 106 mmol/L。

肝肾功能:TB 17.4 μmol/L, DB 5.2 μmol/L, TP 56 g/L, ALB 38 g/L, GLB 27 g/L, A/G 1.2, ALT 42 IU/L, AST 23 IU/L, γ-GT 58 IU/L, BUN 12.6 mmol/L, Cr 196 μmol/L, UA 368 μmol/L。

血常规检查:WBC 8.2×10^{12}/L, N 72%, Hb 136 g/L, PLT 345×10^9/L。

血酮体:阴性。

尿常规检查:尿蛋白(＋＋),其余正常。

心电图检查:窦性心动过速(HR 110 次/min),T 波改变。

头颅 CT 扫描:双侧基底节腔隙性梗死灶。

二、诊治经过

初步诊断：①昏迷原因待查（低血糖症？）；②高血压病2级（很高危）；③慢性肾功能不全。

诊治经过：患者就诊时意识丧失，无自发言语及目的性活动，压眶有反应，瞳孔对光反射存在。接诊医生考虑其处于浅昏迷期，根据既往2型糖尿病史，发病前曾注射胰岛素，近日来胃纳差等病史，结合指尖血糖检测的结果，初步诊断为"低血糖症性昏迷"。接诊医生立即给予患者50%葡萄糖20 ml静脉注射，继之10%葡萄糖持续静脉滴注，15 min后复测指尖血糖为3.7 mmol/L，再次予50%葡萄糖60 ml静脉注射，30 min后复测指尖血糖为6.2 mmol/L，患者神志逐渐转清。1 h后，患者言语清楚，四肢肌力、肌张力恢复正常，Babinski征阴性。继续观察24 h后出院，嘱近期酌情减少胰岛素剂量为诺和灵30R早14 IU、晚8 IU，待牙痛缓解、饮食恢复正常后，根据血糖水平调整胰岛素用量，密切监测指尖血糖水平；并考虑患者同时服用β-受体阻断药，有增强降糖作用，建议停用美托洛尔，缬沙坦剂量增加为80 mg qd po，监测血压变化。

出院后患者定期至全科门诊随访。监测空腹血糖在5.58～7.26 mmol/L，无低血糖症状发生。由于患者存在慢性肾功能不全，对药物清除迟缓，较无慢性肾功能不全者更易发生低血糖性昏迷，全科医生建议其短期内可适当放宽血糖控制的目标值，并加强糖尿病健康教育，建议其经常进行自我血糖监测，携带糖尿病急救卡，随访血压和肾功能。

三、病例分析

1. 病史特点

（1）男性，68岁，神志不清1 h。

（2）伴面色苍白、呼之不应、皮肤湿冷，无发热、肢体抽搐、双眼上翻、口吐白沫、呕吐、两便失禁等。有2型糖尿病10年，现胰岛素治疗（诺和灵30R早20 IU，晚16 IU皮下注射）。发病前因牙痛进食明显减少。

（3）有高血压病史3年，血压最高160 mmHg/100 mmHg，血压控制可。1年前发现血肌酐180 μmol/L，尿蛋白（+）～（++）。有高血压、糖尿病家族史。

（4）体格检查：P 110次/min，BP 150 mmHg/92 mmHg。全身皮肤苍白、湿冷，神志不清，压眶反射存在，双侧瞳孔等大等圆，对光反射存在。四肢肌张力降低，腱反射减弱，Babinski征弱阳性，脑膜刺激征（−）。肺部、腹部查体无特殊。

（5）实验室和辅助检查：指尖血糖1.4 mmol/L，血酮阴性，Cr 186 μmol/L，肝肾功能、电解质正常；心电图检查示窦性心动过速，T波改变；头颅CT扫描示双侧基底节腔隙性梗死灶。

2. 诊断和诊断依据

诊断：①低血糖症性昏迷；②高血压病2级（很高危）；③慢性肾功能不全。

（1）低血糖症性昏迷：患者老年男性，突发意识障碍，伴面色苍白、全身湿冷。既往有糖尿病史，现胰岛素治疗，近2日进食少。结合指尖血糖1.4 mmol/L，低血糖症性昏迷诊断明确。

（2）高血压病2级（很高危）：患者有高血压病家族史，发现血压升高3年，血压最高160 mmHg/100 mmHg，服用缬沙坦40 mg qd，美托洛尔25 mg bid，血压控制可；高血压病2级诊断明确。患者合并糖尿病，根据高血压病危险性分层为很高危组。

（3）慢性肾功能不全：患者1年前发现Cr升高，尿蛋白阳性，慢性肾功能不全诊断明确。结合其多年的糖尿病史，考虑糖尿病肾病可能性大。

3. 鉴别诊断

（1）脑血管意外：患者老年男性，既往有高血压、糖尿病史，突发意识障碍，需考虑脑血管意外可能。

但患者无明确中枢神经系统定位体征,结合头颅 CT 扫描的报告,该诊断可除外。

(2) 糖尿病酮症酸中毒性昏迷:糖尿病患者突发意识障碍,需考虑糖尿病酮症酸中毒性昏迷可能。此类患者常伴有恶心、呕吐、面色潮红、口中烂苹果气味,实验室检查可见血糖显著升高,血酮体阳性。与该患者不符。

(3) 高血糖非酮症糖尿病性昏迷:糖尿病患者突发意识障碍,还需考虑高血糖非酮症糖尿病性昏迷可能。此类患者常伴有恶心、呕吐、脱水、皮肤弹性差等症状和体征,实验室检查可见血糖显著升高,血钠和血浆渗透压升高,血酮体阴性。与该患者不符。

四、处理方案及基本原则

昏迷患者的治疗,首要任务是保证患者血压、心率、呼吸等生命体征的稳定。对严重威胁患者生命的紧急情况给予优先处理,其次是针对病因进行治疗。

1. 一般治疗

对昏迷患者进行心电监护,注意患者的神志、血压、心率、血氧饱和度等生命体征变化,并建立静脉通路,保证呼吸道通畅。对伴有脑水肿的患者,视病情给予 20% 甘露醇或高渗糖降低颅内压,减轻脑水肿。对伴有高热者,可采用物理或药物降温。对伴有抽搐者,在防止舌咬伤和窒息等伤害外,可给予安定等药物治疗。同时需监测水、电解质、酸碱平衡,并保证必要的营养支持。

2. 病因治疗

针对导致昏迷的不同疾病进行治疗。如低血糖者,应立即给予高渗糖水静脉注射,继之高渗糖水静脉滴注,直至患者意识转清。糖尿病酮症酸中毒和高血糖非酮症糖尿病性昏迷患者,给予补液和小剂量胰岛素静脉滴注降糖等治疗。脑血管意外患者,给予控制血压、脱水降颅压、改善脑循环等治疗。肺性脑病患者,及时给予低流量吸氧、辅助通气治疗并积极控制肺部感染。急性中毒患者应先进行洗胃和导泻,并给予特效解毒剂治疗。

3. 健康指导

待昏迷患者神志转清,病情稳定后可进行相关健康知识的咨询和指导。如糖尿病性昏迷患者多为不合理使用降糖药物、饮食不规律或合并感染等所致;脑血管意外患者多有血压控制欠佳等。

4. 转诊及社区随访

(1) 昏迷患者的社区转诊:昏迷患者生命体征尚平稳者,原则上均应转至上一级医疗机构进一步检查和治疗。

(2) 昏迷患者的社区随访:昏迷患者经上一级医院诊断明确、治疗,病情好转出院后,均应至社区卫生服务中心就原发疾病进行随访。

五、要点与讨论

昏迷是最严重的意识障碍,表现为意识持续的中断或完全丧失,对内外界刺激均不能做出有意识的反应。按程度可分为三级:①浅昏迷:意识大部分丧失,无自主运动,对声、光刺激无反应,对疼痛刺激尚可做出痛苦的表情或肢体退缩等防御反应,角膜反射、瞳孔对光反射、眼球运动等脑干反射可存在,可出现病理性反射。②中度昏迷:对周围事物及各种刺激均无反应,对重度疼痛刺激可有反应,防御反射、角膜反射减弱,瞳孔对光反射迟钝,眼球无转动。③重度昏迷:意识全部丧失,全身肌肉松弛,对各种刺激全无反应,深、浅反射均消失。评价患者的昏迷程度可通过格拉斯哥昏迷评分(见表 7-1)来判断,得分值越高,提示意识状态越好;最高分为 15 分,表示意识清楚;12~14 分为轻度意识障碍;9~11 分为中度意识障碍;8 分以下为昏迷。选评判时的最好反应计分(注:运动评分左右两侧可能不同,选取分数较高的进行评分)。

表 7-1 格拉斯哥昏迷评分

分值	肢体运动	语言反应	睁眼反应
6	服从命令动作	—	—
5	因局部疼痛而动	能定向说话	—
4	因疼痛而屈曲回缩	说话不能定向	自发睁眼
3	因疼痛而呈屈曲反应	语言不当	语言刺激时睁眼
2	因疼痛而呈伸展反应	语言难以解释	疼痛刺激时睁眼
1	无运动反应	无语言反应	刺激后无睁眼反应

昏迷的病因较为复杂,很多器官和系统的疾病均可导致昏迷。包括脑血管疾病、颅内感染、颅内占位性病变、颅脑外伤等中枢神经系统疾病,糖尿病相关性昏迷、肝性脑病、肺性脑病、甲亢危象等代谢性脑病,中毒性肺炎、药物中毒、农药中毒、有害气体中毒、金属中毒等中毒性脑病。社区全科医生若能在较短时间内明确昏迷的诊断及其病因,对开始有效的治疗和改善患者预后十分有利。

昏迷患者的诊断,首先须与癔症、木僵状态、失语、晕厥、去皮质综合征等类昏迷状态进行鉴别,确定是否为昏迷。其次,应迅速确定昏迷的程度,同时评估患者的生命体征。再进一步明确昏迷的病因,病史是协助病因诊断的关键。详细询问送诊者,患者的发病过程,如诱因、起病缓急、昏迷持续时间、昏迷前症状、被发现的过程及既往病史等。快速、仔细地完成主要的体格检查,可发现昏迷病因的其他临床表现,如皮肤颜色、气味、瞳孔检查、眼球位置、脑神经检查、脑膜刺激征、病理征及重要的心、肺、腹部体征等。根据病史、体征,紧急完成必要的实验室检查,如血常规、尿常规、血糖、血酮、电解质和心电图,必要时选择性给予血气分析、头颅CT、X线片、B超、脑脊液检查等,以协助明确昏迷病因。

昏迷患者的治疗原则是:维持患者的生命体征,强调诊断和治疗同步进行;一旦病因明确,应尽快针对病因治疗;并避免各器官尤其是脑部功能的进一步损害。

六、思考题

1. 面对昏迷患者,诊断时需注意哪些方面?
2. 如何利用格拉斯哥昏迷评分来判定患者的意识程度?
3. 昏迷患者的治疗包括哪些?

七、推荐阅读文献

1. 陈灏珠,林果为,王吉耀.实用内科学[M].14 版.北京:人民卫生出版社,2013:1033-1040.
2. 祝墡珠.全科医生临床实践[M].北京:人民卫生出版社,2013:76-81.
3. 葛均波,徐永健.内科学[M].8 版.北京:人民卫生出版社,2013:757-760.
4. 万学红,卢雪峰.诊断学[M].8 版.北京:人民卫生出版社,2013:60-62.

(周 敬)

案例 8

贫 血

一、病历资料

1. 现病史

患者，女性，33岁，因"头晕、乏力1年余，加重伴纳差2周"至社区卫生服务中心就诊。患者1年余前无明显诱因下出现头晕、乏力，常于活动时发生，休息后稍缓解，未予重视。近2周来感头晕、乏力较前加重，伴胃纳减退、面色苍白。病程中无发热、头痛、黑矇、心悸、活动后气短、胸闷胸痛、眼花、耳鸣；无恶心、呕吐、腹痛、黑便及便血等症状。

2. 既往史

否认高血压、糖尿病等慢性疾病史。否认烟酒嗜好。丈夫和一子体健，父母体健。

3. 体格检查

T 37℃，P 80次/min，R 20次/min，BP 92 mmHg/60 mmHg。神志清楚，轻度贫血貌，睑结膜及甲床稍苍白；心相对浊音界正常，HR 80次/min，律齐。双肺及腹部检查无异常体征。

4. 实验室和辅助检查

血常规检查：RBC 6.0×10^{12}/L，Hb 90 g/L，Hct 30.9%，MCV 62.3 fl，MCH 18.8 pg，MCHC 268 g/L，PLT 313×10^9/L，WBC 4.9×10^9/L。

粪常规检查：正常，隐血（一）。

尿常规检查：正常。

肝肾功能检查：TB 8.7 μmol/L，DB 2.8 μmol/L，TP 63 g/L，ALB 41 g/L，ALT 11 IU/L，AST 14 IU/L，γ-GT 14 IU/L，BUN 3.7 mmol/L，Cr 59 μmol/L，UA 217 μmol/L。

心电图检查：正常心电图（HR 80次/min）。

腹部彩超检查：子宫肌瘤（后壁见 52 mm×45 mm 低回声区）。

二、诊治经过

初步诊断：①贫血待查（小细胞低色素性贫血）；②子宫肌瘤。

诊治经过：全科医生通过详尽的病史询问和认真的体格检查后，了解到患者平素月经量偏多，近1月来为控制体重，刻意节食且以素食为主。结合血常规检查结果，全科医生初步诊断为"贫血待查（小细胞低色素性贫血）"，考虑贫血原因系月经过多和营养因素相关。为进一步明确诊断，将患者转至上一级医院血液科医生处。专科医生进一步检查，发现其网织红细胞百分比1.2%，血清铁3.5 μmol/L，总铁结合力 82 μmol/L,铁蛋白 4.2 ng/mL,不饱和铁结合力 76 μmol/L,转铁蛋白饱和度 5%;最终确诊为"缺铁性贫血;子宫肌瘤",给予口服铁剂治疗,并建议择期行腹腔镜下子宫肌瘤剥除术。

1 周后患者至社区卫生服务中心全科医生处随访,复查血常规:RBC $3.92×10^{12}$/L, Hb 106 g/L, Hct 36%, MCV 84 fl, MCH 28 pg, MCHC 324 g/L;头晕、乏力等症状明显改善。全科医生嘱其继续优化饮食结构,确保铁剂服足疗程,定期随访血常规和妇科彩超。

三、病例分析

1. 病史特点

(1) 女性,33 岁,头晕、乏力 1 年余,加重伴纳差 2 周。

(2) 反复活动后头晕、乏力 1 年余,休息后能缓解。近 2 周症状加重,伴胃纳减退、面色苍白。病程中无发热、头痛、黑矇、心悸、活动后气短、胸闷、胸痛、眼花、耳鸣、恶心、呕吐、腹痛、黑便及便血等症状。平素月经量偏多,近 1 月来进食量少,以素食为主。

(3) 否认高血压、糖尿病等慢性疾病史。家人体健。

(4) 体格检查:神志清楚,轻度贫血貌,心肺腹查体(一)。

(5) 实验室和辅助检查:RBC $6.0×10^{12}$/L, Hb 90 g/L, Hct 30.9%, MCV 62.3 fl, MCH 18.8 pg, MCHC 268 g/L, PLT $313×10^9$/L, WBC $4.9×10^9$/L。RET% 1.2%,血清铁 3.5 μmol/L,总铁结合力 82 μmol/L,铁蛋白 4.2 ng/mL,不饱和铁结合力 76 μmol/L,转铁蛋白饱和度 5%。腹部彩超检查示:子宫肌瘤。粪隐血(一)。

2. 诊断和诊断依据

诊断:缺铁性贫血;子宫肌瘤。

缺铁性贫血:患者青年女性,以头晕、乏力起病,伴胃纳减退、面色苍白。查体见轻度贫血貌,实验室检查提示小细胞低色素性贫血,伴血清铁、铁蛋白降低,总铁结合力增高,转铁蛋白饱和度降低。故缺铁性贫血诊断明确,血红蛋白 90 g/L,为轻度贫血。结合病史,考虑患者缺铁性贫血与月经量偏多、子宫肌瘤相关。

子宫肌瘤:患者青年女性,腹部彩超提示子宫肌瘤,诊断明确。

3. 鉴别诊断

(1) **慢性病性贫血**:常为结核病、肺脓肿、骨髓炎等慢性感染,结缔组织病、炎症性肠病等非感染性炎症,或淋巴瘤等恶性肿瘤所致。一般为正细胞正色素性贫血,约 1/3~1/2 的患者可表现为小细胞低色素性贫血。实验室检查见血清铁降低,但总铁结合力降低或正常,转铁蛋白饱和度正常或轻度下降,血清铁蛋白常增高。

(2) **海洋性贫血**:又称地中海贫血,是常染色体显性遗传的一种溶血性贫血。血液学特征为小细胞低色素性贫血,红细胞大小不一,靶形细胞多见,红细胞脆性明显减低。血清铁、铁蛋白及转铁蛋白饱和度均增高,总铁结合力下降,发作时可有脾大、网织红细胞增高及黄疸等其他溶血表现。

(3) **铁粒幼细胞性贫血**:是一组由不同原因引起的血红素合成障碍和铁利用不良所致的贫血。可由遗传引起,也可继发于药物、慢性炎症或肿瘤。部分患者表现为小细胞低色素性贫血,血清铁和铁蛋白增高,总铁结合力降低或正常,血清转铁蛋白饱和度异常增高,骨髓细胞内、外铁均增多,并出现环形铁粒幼细胞。

(4) **遗传性转铁蛋白缺乏症**:系遗传缺陷致患者血浆中缺少或缺失转铁蛋白,导致骨髓内无法利用铁合成血红素。实验室检查提示小细胞低色素性贫血,血清铁、铁蛋白降低,总铁结合力显著降低。铁剂治疗无效,输注正常人血浆或缺铁性贫血患者血浆有效。

四、处理方案及基本原则

缺铁性贫血诊断明确后,应针对病因进行治疗,同时补充铁剂。

1. 病因治疗

这是贫血治疗的关键,只有针对病因进行治疗,才能有效治愈贫血,并防止其复发。该患者贫血系月经量过多所致,应择期行子宫肌瘤剥除术。

2. 口服铁剂

缺铁性贫血在补充铁剂后贫血将会得到显著改善。首选口服亚铁硫酸盐,常用药物有富马酸亚铁 200~400 mg/次,一日 3 次;琥珀酸亚铁 100~200 mg/次,一日 3 次等。常见的不良反应为恶心呕吐、便秘、腹泻和腹痛等消化道症状,与食物同食可以减少不良反应。

3. 肠道外补铁

对不能耐受口服铁剂或因消化道吸收不良的患者,可采用肠道外制剂补铁,包括肌肉注射铁剂和静脉输注铁剂治疗。目前常采用不良反应较低的蔗糖铁和葡萄糖酸钠铁复合物。

4. 输血治疗

对于 Hb＜30 g/L 的极重度贫血患者应立即进行输血,需采取少量多次的方法,或输入浓缩红细胞,并避免输血速度过快、量过大。

5. 健康指导

在病因治疗和充分补铁治疗后还应维持合理的饮食结构,注意营养搭配,指导患者多吃含铁丰富的食物如红色瘦肉类、红色内脏和动物血,同时食用富含维生素 C 的蔬果如油菜、花菜、包菜、红枣等以促进铁的吸收。饭后避免饮用浓茶,影响铁的吸收等。

6. 社区转诊及随访

(1) 贫血患者的社区随访:治疗后 1~2 周、1 月、2 月患者均应至社区卫生服务中心随访,了解血常规及临床症状变化;直至血红蛋白恢复正常,贫血症状好转为止。

(2) 贫血患者的社区转诊:①就诊时生命体征不稳定的患者,应给予基本生命支持及处理后及时转诊;②经相关检查,贫血原因仍不明确的患者;③治疗效果不佳或需要特殊治疗如造血干细胞移植等;④考虑为某些严重疾病所致贫血的患者,如急性白血病、再生障碍性贫血、骨髓增生异常综合征等;或需要进一步行特殊检查,而社区卫生服务中心无相关检查项目如胃肠镜等,均需要转诊至上一级医疗机构进一步检查和治疗。

五、要点与讨论

贫血的临床症状往往是非特异性的,与贫血的程度、发生速度及患者基础情况密切相关。轻度贫血的患者可以没有任何临床症状,或只有轻微乏力、头晕等表现,而严重者则会有明显的心悸、气短,甚至心力衰竭、肾衰竭等。需要注意的是,如果是由其他疾病继发贫血者,常常会伴有相关疾病的临床表现:如消化性溃疡出血所致贫血,可能伴有周期性中上腹疼痛、反酸、黑便等症状。因此,详尽的病史采集对贫血的诊断尤为重要。

某些特征性的体征也能给贫血的诊断和鉴别诊断提供重要线索。如皮肤巩膜黄染常提示溶血性贫血的存在;舌乳头萎缩多见于维生素 B_{12} 缺乏症;重型 β 地中海贫血具有特征性面容;浅表淋巴结肿大多见于炎症、免疫系统疾病或肿瘤;皮肤出血点可见于急性白血病、再生障碍性贫血等。故针对贫血患者需要进行全面而又细致的体格检查。

缺铁性贫血患者在铁剂治疗后,除了观察贫血症状的改善以外,还应特别关注血清学检查指标的变化。铁剂治疗有效,可表现为外周血网织红细胞比例和绝对值的增加,7~10 天达到高峰,2 周后血红蛋白浓度上升,治疗 1~2 月后血红蛋白恢复正常,临床症状逐渐得以改善,但此时仍需小剂量铁剂维持治疗 3~6 月以补充体内储存铁。此外,由维生素 B_{12}、叶酸缺乏所导致的巨幼细胞性贫血,治疗期间除了补充叶酸外,还应同时补充维生素 B_{12},以免加重神经系统的损害。

六、思考题

1. 简述小细胞低色素性贫血的鉴别诊断。
2. 缺铁性贫血如何治疗?
3. 贫血患者的社区转诊指征有哪些?

七、推荐阅读文献

1. 祝墡珠.全科医生临床实践[M].北京:人民卫生出版社,2013:155-162.
2. 葛均波,徐永健.内科学[M].8 版.北京:人民卫生出版社,2013:549-552.
3. 陈灏珠,林果为,王吉耀.实用内科学[M].14 版.北京:人民卫生出版社,2013:2323-2328.
4. 江燕.缺铁性贫血的诊治进展.医学综述[J],2011(17)10:1505-1507.

(周 敬)

案例 9

呕　吐

一、病历资料

1. 现病史

患者，男性，72 岁，因“中上腹胀痛伴呕吐、纳差 3 月，加重 1 周”至社区卫生服务中心就诊。3 月前患者无明显诱因下出现反复中上腹胀痛不适，多为隐痛，常于餐后出现。伴呕吐及纳差，呕吐胃内容物，量少，呕吐后腹部不适可减轻。近 1 周来自觉腹部胀痛较前明显加重，每餐后均有呕吐，非喷射性，呕吐物伴酸臭味、量多，进食明显减少，伴乏力。近 3 月来体重下降 8 kg。病程中无发热、呕血或咖啡色样物、腹泻、黑便、鲜血便和肛门停止排便排气。患者 40 余年前因胃部不适，消化道钡餐检查提示“胃溃疡”，药物治疗后好转。

2. 既往史

否认高血压病、糖尿病等慢性疾病史。否认烟酒嗜好。妻和一子体健。

3. 体格检查

T 36.8℃，P 76 次/min，R 20 次/min，BP 128 mmHg/72 mmHg。神清，消瘦，轻度贫血貌，皮肤、巩膜无黄染，全身浅表淋巴结未及肿大。双肺呼吸音清，未闻及干湿啰音。心律齐，各瓣膜区未闻及病理性杂音。中上腹饱满感伴压痛，无反跳痛及肌卫，可见胃型，振水音(+)，肝脾肋下未及，肝肾区叩痛(−)，移动性浊音(−)。双下肢无水肿。病理征(−)。

4. 实验室和辅助检查

肝肾功能检查：TB 3.8 μmol/L，DB 1.9 μmol/L，TP 59 g/L，ALB 36 g/L，GLB 29 g/L，ALT 22 IU/L，AST 44 IU/L，AKP 385 IU/L，γ-GT 42 IU/L，BUN 16.3 mmol/L，Cr 66 μmol/L，UA 234 μmol/L。

粪隐血检查：阳性。

血常规检查：WBC 7.77 $\times 10^{12}$/L，N 79.4%，Hb 110 g/L，Hct 34.4%，MCV 72.0 fl，MCV 24.3 pg，MCHC 288 g/L，PLT 263 $\times 10^{9}$/L。

电解质分析：Na^{+} 138 mmol/L，K^{+} 3.2 mmol/L，Cl^{-} 106 mmol/L。

腹部 B 超检查：肝、胆、胰、脾、肾未见明显异常。

二、诊治经过

初步诊断：①呕吐待查(幽门梗阻，胃癌？消化性溃疡?)；②轻度贫血(小细胞低色素性)；③低钾血症。

诊治经过:全科医生通过详细的病史询问,体格检查中可见胃型、振水音(+)。考虑患者系幽门梗阻所致呕吐,结合患者高龄,伴有贫血、消瘦和粪隐血阳性,高度怀疑胃恶性肿瘤的可能。为进一步明确诊断,将其转诊至上一级医院普外科。普外科医生立即安排患者行胃镜检查,内镜下所见:胃内大量食物残渣及液体潴留。胃窦小弯侧可见 2.0 cm×3.0 cm 新生物,表面浅溃疡,面覆白苔,周围不规则隆起,致幽门狭窄,胃镜无法通过。肿瘤标志物:CEA 68.2 ng/ml;腹部增强 CT 扫描:胃窦壁(小弯侧)增厚伴强化-胃癌可能。胃镜病理扫描:腺癌。最终诊断为"胃窦腺癌"。予禁食、胃肠减压、补液、补钾等对症支持治疗后,限期行根治性胃大部切除术。术后病理学检查为:(远端胃)隆起型腺癌,分化Ⅱ级,癌组织侵犯浆膜层,神经束见癌侵犯,两切缘未见癌累及;检出淋巴结共 31 枚,均未见癌转移。术后给予 6 个疗程的全身化疗。

出院后 1 月,患者至社区卫生服务中心全科门诊就诊。复查血常规正常,CEA 18.2 ng/ml。全科医生嘱其少食多餐,进清淡、易消化食物;2 年内每隔 3 月复查一次,2 年至 5 年内每半年复查一次,5 年后每年复查一次。复查内容包括:体格检查、血常规、肝肾功能、维生素 B_{12} 水平、肿瘤相关标志物(CEA)、胸片、腹部超声、腹盆腔增强 CT(半年至 1 年)、胃镜(每年一次)等。

三、病例分析

1. 病史特点
(1) 男性,72 岁,中上腹胀痛伴呕吐、纳差 3 月,加重 1 周。
(2) 腹痛常于餐后出现,非喷射性,呕吐物伴酸臭味,量多,胃纳明显减退。近 3 月来体重下降 8 kg。无发热、呕血或咖啡色样物、腹泻、黑便、鲜血便和肛门停止排便排气。有"胃溃疡"病史。
(3) 无高血压、糖尿病等慢性疾病史。
(4) 体格检查:神清,消瘦,轻度贫血貌,浅表淋巴结未及肿大。心肺查体无特殊。中上腹饱满感伴压痛,无反跳痛及肌卫,可见胃型、振水音(+),移动性浊音(−)。双下肢不肿。
(5) 实验室和辅助检查:WBC $7.77×10^{12}$/L,N 79.4%,Hb 110 g/L,Hct 34.4%,MCV 72.0 fl,MCV 24.3 pg,MCHC 288 g/L,PLT $263×10^9$/L。粪隐血(+);K^+ 3.2 mmol/L。胃镜:胃内大量食物及液体潴留,胃窦小弯侧可见 2.0 cm×3.0 cm 新生物,幽门狭窄。CEA 68.2 ng/ml;腹部增强 CT 扫描:胃窦壁(小弯侧)增厚伴强化提示胃癌可能。胃镜病理学检查示:腺癌。

2. 诊断和诊断依据
诊断:①胃窦癌(幽门梗阻);②轻度贫血(小细胞低色素性);③低钾血症。
诊断依据:
(1) 胃窦癌(幽门梗阻):患者老年男性,3 月前出现进食后中上腹胀痛不适,伴呕吐胃内宿食、乏力、消瘦。体格检查见胃型,振水音(+),考虑呕吐系幽门梗阻所致。结合肿瘤标志物 CEA 显著升高,腹部 CT 扫描增强结果、胃镜所见,以及病理结果,胃窦癌诊断明确。
(2) 轻度贫血(小细胞低色素性):患者 Hb 为 110 g/L,为轻度贫血;Hct、MCV 及 MCH 均低于正常,故小细胞低色素性贫血诊断明确。结合粪隐血阳性及患者病史,考虑贫血病因为消化道慢性失血所致。
(3) 低钾血症:患者血清学检查提示 K^+ 3.2 mmol/L,故低钾血症诊断明确。考虑与幽门梗阻所致频繁呕吐及进食差相关。

3. 鉴别诊断
(1) 消化性溃疡:发生在胃、幽门、十二指肠球部的慢性消化性溃疡可引起幽门梗阻,临床表现为周期性节律性中上腹疼痛、频繁呕吐、消瘦、脱水、贫血等症状。患者既往有胃溃疡病史,需考虑消化性溃疡可能,但胃镜所见及病理学检查结果均不支持消化性溃疡的诊断。
(2) 肠梗阻:多为炎症、肿瘤、肠套叠或肠扭转等所致,临床表现为呕吐频繁,呕吐胃内容物、胆汁或肠内容物，伴腹痛、腹胀和肛门停止排便排气。腹部体征可见肠型、蠕动波，肠鸣音减弱、消失或亢进，腹部压痛（＋）。该患者呕吐物无粪臭味，未见肠型，无肛门停止排便排气，肠梗阻诊断依据不足。

（3）**胆囊炎**、**胆石症**：也可表现为腹痛、腹胀、呕吐胃内容物，但发病前多有高脂饮食、饮酒等诱因，起病急，常伴发热、寒战、黄疸等，查体可有右上腹压痛，Murphy征阳性等体征。

（4）**中枢性呕吐**：中枢神经系统疾病如感染、脑血管病、外伤、药物或化学毒物等均可导致患者呕吐。但中枢性呕吐常伴颅内高压症状如头痛、喷射性呕吐、视乳盘水肿或神经系统定位体征等。

四、处理方案及基本原则

呕吐的治疗主要分为对症治疗和病因治疗。

1. 对症治疗

主要是针对患者出现的呕吐症状，给予药物止吐，达到缓解症状的目的。常用的药物包括：多潘立酮（吗丁啉）、莫沙比利口服，胃复安肌肉注射或静脉滴注，恩丹司琼静脉滴注等。

2. 病因治疗

治疗的关键。需针对不同病因引起的呕吐，选择相应的治疗方案。如药物所致呕吐，应停用相关药物。胃肠道急性炎症性病变引起的呕吐，应积极抗感染治疗。胃肠动力障碍引起的呕吐，可使用莫沙必利等促胃肠动力剂。胃肠道痉挛所致的呕吐，可使用东莨菪碱等抗胆碱能药物。急性胆囊炎患者的呕吐症状，在有效抗感染、解痉、镇痛治疗后可好转。急性胰腺炎伴随的呕吐，在胃肠减压、抑制胰酶分泌、抗炎治疗后能得以缓解。中枢神经系统病变可在降低颅内压、减轻脑细胞水肿等治疗后，明显改善呕吐症状。而消化道良恶性病变造成管腔的狭窄或梗阻所致的呕吐，需手术或支架置入等治疗，解除狭窄或梗阻后，方可好转。

该病例患者系胃窦癌引起幽门梗阻所致的呕吐，应予禁食、胃肠减压解除胃潴留、静脉输液、补钾，纠正水、电解质和酸碱平衡紊乱等治疗，并积极完善相关术前检查，尽早施行胃癌根治术。

3. 转诊及社区随访

（1）呕吐患者的社区转诊：①中枢性呕吐需立即转诊至上一级医院；②由良恶性疾病所致的消化道机械性梗阻，需手术或侵入性治疗的呕吐患者；③呕吐原因复杂，经初步检查诊断不明者；④呕吐症状严重，伴随水、电解质及酸碱平衡紊乱者；⑤治疗效果不佳或治疗后病情无改善甚至恶化者，应转诊至上一级医疗机构进一步检查和治疗。

（2）呕吐患者的社区随访：呕吐患者经上一级医院诊断明确、治疗，病情好转出院后，均应至社区卫生服务中心就原发疾病进行随访。

五、要点与讨论

呕吐（vomiting）是指胃内容物或一部分小肠内容物，通过食管逆流出口腔的一种复杂的反射动作。呕吐可将胃内的有害物质吐出，从而起到反射性保护作用；而频繁剧烈的呕吐可引起水、电解质紊乱、酸碱平衡失调和营养障碍等。

引起呕吐的常见病因如表9-1所示。

表 9-1 呕吐的常见病因

分　类	代　表　疾　病
反射性呕吐	咽刺激、胃肠道疾病，肝、胆、胰与腹膜疾病，来自胃肠道外的刺激如休克、青光眼、肾绞痛及各种急性传染病
中枢性呕吐	中枢神经系统感染、脑血管病、颅内高压、偏头痛、颅脑外伤，药物或化学毒物的作用，代谢障碍（如糖尿病酮症酸中毒、尿毒症）及妊娠反应
前庭障碍性呕吐	迷路炎、梅尼埃病、良性位置性眩晕
神经官能性呕吐	胃神经官能症、癔病

对呕吐患者进行诊断时，需首先明确是否系真正的呕吐。某些食管疾病，如反流性食管炎、食管裂孔疝也有酸性液体或食物反流到口腔吐出，但无呕吐动作。病史询问时，应注意了解呕吐发生的时间、是否为喷射性呕吐、呕出胃内容物的性质和量，以往有无类似发作史，呕吐与进食、饮酒、药物、精神刺激的关系，有无发热、恶心、腹痛、腹泻与便秘、头晕、眩晕及头痛等伴随症状。妊娠呕吐常发生于清晨；胃源性呕吐常与进食、饮酒、服用药物等有关，常伴有恶心、呕吐后感轻松；呕吐宿食常提示幽门梗阻、胃潴留；呕吐物带有粪臭者，提示低位小肠梗阻；呕吐伴发热者，须考虑感染性疾病；伴耳鸣、眩晕的呕吐患者，须注意迷路疾病或晕动病。

不同病因所致的呕吐患者，可出现相应的体征。在体格检查时，需注意患者的血压、呼出气味，腹部有无压痛、反跳痛，有无胃肠蠕动波与胃肠型、腹块、振水音和肠鸣音等；必要时还需进一步行神经系统体征的检查和眼科检查。

根据患者病情，选择相应的实验室检查，协助明确呕吐病因。如：血常规、尿常规、尿酮体、血糖、血酮、电解质、血气分析、脑脊液常规、呕吐物的毒理学分析等。特殊情况下还可行腹部平片、心电图、B超、CT、胃肠钡餐造影或胃肠镜等检查。

此外，对出现与进食无关的恶心、呕吐，尤其是 40 岁以上的患者，应警惕心肌梗死的可能。需结合患者的既往病史、体格检查、心电图和心肌标志物等共同判断，以明确或排除急性心肌梗死，以免漏诊和（或）误诊。

六、思考题

1. 简述呕吐常见的病因。
2. 呕吐患者的社区转诊指征有哪些？
3. 简述呕吐的治疗原则。

七、推荐阅读文献

1. 祝墡珠. 全科医生临床实践[M]. 北京：人民卫生出版社，2013：108-112.
2. 葛均波，徐永健. 内科学[M]. 8 版. 北京：人民卫生出版社，2013：375-378.
3. 陈孝平，汪建平. 外科学[M]. 8 版. 北京：人民卫生出版社，2013：360-365.
4. 万学红，卢雪峰. 诊断学[M]. 8 版. 北京：人民卫生出版社，2013：26-27.

（周　敬）

案例 10

黄 疸

一、病历资料

1. 现病史

患者,男性,41岁,因"皮肤巩膜黄染伴乏力、纳差 1 周"至社区卫生服务中心就诊。患者 1 周前无明显诱因下出现皮肤巩膜黄染,伴乏力、胃纳减退、尿色加深,无发热、恶心、呕吐、腹痛、腹泻、腹胀、皮肤瘙痒,无白陶土样大便、黑便、便血等。发病前无不洁饮食、接触毒物、特殊用药史,无输血、酗酒史。追问病史,患者 2 年前单位体检时发现 HBsAg(+)、HBeAg(−)、HBeAb(+)、HBcAb(+),肝功能正常,未进一步检查和治疗。

2. 既往史

否认高血压、糖尿病等慢性疾病史。否认烟酒嗜好。妻和一子体健,母亲有慢性乙型肝炎、肝硬化史,父亲患高血压病。

3. 体格检查

T 36.8℃,P 70 次/min,R 20 次/min,BP 130 mmHg/78 mmHg。神清,一般可,全身皮肤、巩膜轻度黄染,肝掌、蜘蛛痣(−)。双肺呼吸音清,未闻及干湿啰音;心律齐,各瓣膜区未闻及病理性杂音;腹平软,肝肋下 1 指,质中,无触痛;脾肋下未及,肝肾区叩痛(−),移动性浊音(−)。双下肢无水肿。病理征(−)。

4. 实验室和辅助检查

肝肾功能检查:TB 65.4 μmol/L, DB 24.2 μmol/L, TP 65 g/L, ALB 40 g/L, GLB 27 g/L, A/G 1.2, ALT 136 IU/L, AST 120 IU/L, AKP 123 IU/L, γ-GT 78 IU/L, ChE 5 378 IU/L, PAB 0.16 g/L, BUN 3.2 mmol/L, Cr 61 μmol/L, UA 180 μmol/L。

血常规检查:WBC 6.2×10^{12}/L, N 71%, Hb 140 g/L, PLT 338×10^9/L。

尿常规检查:胆红素(+),余正常。

凝血功能检测:PT 11.9 s, TT 17.5 s, APTT 30.2 s, INR 1.03, Fib 314 mg/dL。

肝炎病毒标志物检测:HBsAg(+), HBsAb(−), HBeAg(−), HBeAb(+), HBcAb(+),其余甲、丙、戊肝炎病毒标志物均阴性。

腹部 B 超检查:肝脏稍肿大,胆、胰、脾、肾均未见异常,腹水(−)。

二、诊治经过

初步诊断:黄疸原因待查(HBeAg 阴性慢性乙型肝炎?)。

诊治经过：全科医生仔细询问病史，了解到患者近半年来工作压力大，作息不规律，熬夜较多。2年前体检发现 HBsAg(＋)、HBeAg(－)、HBeAb(＋)、HBcAb(＋)，肝功能正常，但未进一步检测 HBV DNA，也未行抗病毒治疗。结合本次肝功能异常和肝炎病毒标志物检测结果，考虑该患者的初步诊断为"黄疸原因待查(HBeAg 阴性慢性乙型肝炎？)"。为进一步明确诊断，将其转诊至上一级医院的肝炎门诊专科医生处，专科医生接诊后，将患者收治入院。实验室检查提示：HBV DNA 2×10^4 拷贝/ml；外周血网织红细胞正常；自身免疫性肝炎全套(－)；巨细胞病毒抗体、EB 病毒抗体(－)；AFP 8.7 ng/ml。腹部 CT 扫描：肝脏体积稍肿大，未见明确占位性病变，肝内外胆管无扩张，胆、胰、脾无异常。最终诊断为"HBeAg 阴性慢性乙型肝炎"，给予恩替卡韦 0.5 mg qd 口服抗病毒治疗，同时予甘草酸二胺(天晴甘平)、必需磷脂(易善复)、甘胱甘肽(阿拓莫兰)等静脉滴注保肝治疗。患者症状显著好转，复查肝功能正常后出院。

出院后 1 月，患者至社区卫生服务中心全科门诊就诊。复查肝功能正常，HBV DNA：2×10^3 拷贝/ml。乙肝病毒标志物：HBsAg(＋)，HBeAg(－)，HBeAb(＋)，HBcAb(＋)。全科医生建议其继续口服抗病毒、保肝药物治疗，并加强健康宣教，嘱其注意休息，定期随访肝功能、血常规、乙肝病毒标志物、HBV DNA 等指标。

三、病例分析

1. 病史特点
(1) 男性，41 岁，皮肤巩膜黄染伴乏力、纳差 1 周。

(2) 病程中无发热、恶心、呕吐、腹痛、腹泻、腹胀、皮肤瘙痒，无白陶土样大便，无黑便、便血。发病前无不洁饮食、接触毒物、特殊用药史，无输血、酗酒史。2 年前发现 HBsAg(＋)、HBeAg(－)、HBeAb(＋)，未抗病毒治疗。

(3) 既往无高血压、糖尿病等慢性疾病史。有慢性乙型肝炎、肝硬化家族史。

(4) 体格检查：神志清楚，全身皮肤、巩膜轻度黄染，肝掌、蜘蛛痣(－)。心、肺检查无异常。腹平软，肝肋下 1 指，质中，无触痛；脾肋下未及，肝肾区叩痛(－)，移动性浊音(－)。双下肢无水肿。

(5) 实验室和辅助检查：HBsAg(＋)，HBsAb(－)，HBeAg(－)，HBeAb(＋)，HBcAb(＋) TB 65.4 μmol/L，DB 24.2 μmol/L，TP 65 g/L，ALB 40 g/L，GLB 27 g/L，A/G 1.2，ALT 136 IU/L，AST 120 IU/L，AKP 123 IU/L，γ-GT 78 IU/L，尿胆红素(＋)，HBV DNA 2×10^4 拷贝/ml，自身免疫性肝炎全套(－)，巨细胞病毒抗体、EB 病毒抗体(－)，AFP 8.7 ng/ml。腹部 CT 扫描：肝脏体积稍肿大，余未见异常。

2. 诊断和诊断依据
诊断：HBeAg 阴性慢性乙型肝炎。

诊断依据：患者有慢性乙型肝炎家族史，2 年前发现 HBsAg(＋)、HBeAg(－)、HBeAb(＋)。1 周前出现皮肤巩膜黄染伴乏力、纳差，查体肝脏肋下 1 指。血常规、网织红细胞计数正常，血清胆红素以非结合胆红素升高为主，尿胆红素(＋)，影像学检查未见胆道系统扩张，考虑为肝细胞性黄疸。结合 HBsAg(＋)，HBeAg(－)，HBeAb(＋)，HBV DNA(＋)，转氨酶升高，HBeAg 阴性慢性乙型肝炎诊断明确。

3. 鉴别诊断
(1) 溶血性黄疸：患者有皮肤巩膜黄染，血清胆红素升高，需考虑溶血性黄疸可能。但溶血性黄疸常见于儿童或青少年，可有家族史及类似发作史。查体可见肝脾大。血清总胆红素一般小于 85 μmol/L，尿胆红素阴性。该患者尿胆红素(＋)，血常规正常，无贫血表现，网织红细胞计数正常，可基本排除溶血性黄疸的可能。

(2) 阻塞性黄疸：患者有皮肤巩膜黄染，病程中无大便颜色变浅等症状，血清胆红素以非结合胆红素升高为主,腹部影像学检查未见肝内外胆管的扩张。故阻塞性黄疸诊断依据不足。

(3) 其他病因所致的肝细胞性黄疸:患者为中年男性,无特殊服药、输血、化学毒物接触、嗜酒史。实验室检查提示自身免疫性肝炎全套(-),巨细胞病毒抗体、EB病毒抗体(-)。故先天性非溶血性黄疸、自身免疫性肝炎、药物性、酒精、化学毒物及巨细胞病毒、EB病毒等所致的肝损可基本除外。

四、处理方案及基本原则

慢性乙型肝炎治疗的总体目标是:最大限度地长期抑制HBV,减轻肝细胞炎症坏死及肝纤维化,延缓和减少肝脏失代偿、肝硬化、肝细胞肝癌及其并发症的发生,从而改善患者的生活质量和延长存活时间。其治疗主要包括抗病毒、免疫调节、抗炎和抗氧化、抗纤维化和对症治疗。在开始治疗前应对患者进行全面的评估,并排除由药物、酒精或其他因素所致的ALT升高,也应排除应用降酶药物后ALT暂时性正常。

1. 抗病毒治疗

抗病毒治疗是慢性乙型肝炎治疗的关键。只要有适应证且条件允许,就应进行规范的抗病毒治疗。该患者为HBeAg阴性慢性乙型肝炎,此类患者复发率高,抗病毒治疗疗程宜长,最好选用干扰素类或耐药发生率低的核苷(酸)类药物治疗,并根据HBV DNA、肝功能的检测结果决定具体的疗程。

2. 抗炎、保肝治疗

抗炎保肝治疗只是慢性乙型肝炎综合治疗的一部分,并不能取代抗病毒治疗。对于ALT明显升高者或肝组织学明显炎症坏死者,在抗病毒治疗的基础上可适当选用抗炎、保肝类药物如甘草酸制剂、水飞蓟素制剂、多不饱和卵磷脂制剂等。但不宜同时应用多种抗炎、保肝药物,以免加重肝脏负担和因药物间相互作用而引起不良反应。

3. 健康指导

对慢性乙型肝炎患者进行相关知识的咨询和指导也是非常重要甚至是关键性的,内容主要包括:HBV的传染性、传播方式,家庭成员和(或)性伙伴的预防措施(疫苗接种)等情况;对慢性乙型肝炎患者运动、饮食、饮酒等生活方式以及如何预防其他肝炎病毒重叠感染的建议;严密随访和长期监测肝功能、肝炎病毒标志物和HBV DNA等血清学指标;坚持长期治疗的重要性和必要性等。

4. 转诊及社区随访

1) 慢性乙型肝炎患者的随访

(1) 开始抗病毒治疗后应每个月检测1次肝功能,连续3次,此后随病情改善可每3个月检测1次肝功能;每1~3个月检测1次HBV DNA和HBeAg、HBeAb,此后每3~6个月检测1次;根据病情需要定期检测血常规、血清Cr和肌酸激酶等指标。

(2) 治疗结束后,不论有无治疗应答,停药后半年内至少每2个月检测1次ALT、AST、血清胆红素(必要时)、HBV血清学标志和HBV DNA,此后每3~6个月检测1次,至少随访12个月。随访中如有病情变化,应缩短随访间隔。

(3) 对年龄>40岁、男性、嗜酒、肝功能不全或已有AFP增高者,应每3~6个月检测甲胎蛋白和腹部彩超(必要时行腹部CT或MRI扫描),以早期发现原发性肝细胞肝癌。

2) 社区黄疸患者的转诊

(1) 当血清学检查发现患者存在肝功能明显异常,或提示梗阻性黄疸或溶血性黄疸时。

(2) 影像学检查提示胆石症或肝、胆、胰占位,或胆囊炎经药物治疗效果不佳时。

(3) 病因不明的黄疸等,均需要及时转诊至上一级医疗机构进一步检查和治疗。

五、要点与讨论

引起黄疸的疾病繁多。临床上遇到黄疸患者应仔细找寻病因,以期达到早诊断、早治疗的目的。诊断黄疸的病因应从详尽地病史询问,仔细地体格检查,从一些常规的血清学检查入手,并注意结合影像学检查的结果,必要时辅以有创性手段(如肝脏组织穿刺、经内镜逆行性胰胆管造影术等)协助诊断。一般先从临床常见疾病如慢性病毒性肝炎、胆石症、自身免疫性肝炎等入手,同时需除外药物、酒精、化学毒物等所致的肝功能异常。

对绝大多数黄疸患者而言,明确病因可以针对病因进行特异性治疗,改善患者的预后。对于那些诊断困难的病例,行肝脏组织穿刺,并增加电镜、免疫组化等检查能有助于明确诊断。

六、思考题

1. 试述溶血性黄疸、肝细胞性黄疸和梗阻性黄疸的鉴别。
2. 简述慢性乙型肝炎的治疗原则。
3. 慢性乙型肝炎的社区随访内容包括哪些?

七、推荐阅读文献

1. 中华医学会肝病学分会,中华医学会感染学分会.慢性乙型肝炎防治指南(2010版)[J].胃肠病学,2011,16(6):351-362.
2. 祝墡珠.全科医生临床实践[M].北京:人民卫生出版社,2013:92-97.
3. 陈灏珠,林果为,王吉耀.实用内科学[M].14版.北京:人民卫生出版社,2013:424-437.
4. 万学红,卢雪峰.诊断学[M].8版.北京:人民卫生出版社,2013:36-40.

(周 敬)

案例 11

血 尿

一、病历资料

1. 现病史

患者,女性,68岁,因"自觉右侧腰酸、腰痛加重,伴肉眼血尿"就诊。患者7年前无明显诱因下出现右侧腰酸、腰痛,腰痛未向其他部位放射,无尿频、尿痛,无腹痛、恶心、呕吐,多次至社区卫生服务中心查尿常规提示有少量红细胞,查B超提示右肾结石。后长期在某中西医结合医院就诊,服用中药治疗(具体用药不详),症状时隐时作。3天前因外出旅游劳累及饮水量少,自觉症状加重,并有肉眼血尿,要求检查及进一步治疗而就诊。近来精神可,睡眠可,胃纳可,体重无明显变化。

2. 既往史

患者既往无高血压、糖尿病等慢性疾病史,无吸烟及饮酒史,已婚已育,1女体健,丈夫两年前车祸去世。父母均有高血压史,控制良好。

3. 体格检查

T 36.5℃,P 80次/min,R 18次/min,BP 130 mmHg/80 mmHg,Ht 165 cm,Wt 65 kg。神清,一般情况可,心、肺体检无异常体征。腹平软,无压痛,腹部无肿块,右侧肾区叩击痛(+),左肾区无叩击痛。膀胱区无触痛,腹部血管无杂音。双下肢无凹陷性水肿。

4. 实验室和影像学检查

血常规检查:WBC 6.68×10^9/L,N 65%,RBC 4.18×10^{12}/L,PLT 182×10^9/L,Hb 115 g/L。

尿常规检查:尿比重 1.01,pH 6,WBC(++),RBC(++++),尿蛋白(-),亚硝酸盐(-),尿葡萄糖(-),尿酮体(-),尿胆原(-),胆红素(-)。

肝功能检查:TB 5.3 μmol/L,DB 1.8 μmol/L,TP 58 g/L,ALB 38 g/L,ALT 31 IU/L,γ-GT 43±1 IU/L。

肾功能检查:BUN 5.53 mmol/L,Cr 94 μmol/L,UA 378 μmol/L。

血电解质分析:K^+ 3.3 mmol/L,Na^+ 144 mmol/L,Cl^- 102 mmol/L。

B超检查:右输尿管末段结石伴右肾积水。

二、诊治经过

初步诊断:右输尿管结石。

诊治经过:社区全科医生仔细询问了患者目前的症状,本次发病前的作息及饮食、运动情况,给予血、尿常规及B超(肾、输尿管、膀胱)检查。并根据上述检查结果给予肌注阿托品0.5 mg缓解肾绞痛，疼痛有改善。家庭医生与患者进行了沟通，因患者病程较长，反复发作血尿及泌尿道感染，辅助检查提示有右输尿管末段结石伴右肾积水，长期服用汤药治疗，效果不明显，患者本人迫切希望能够通过积极的治疗，彻底解决问题，故家庭医生建议患者至三级医院泌尿外科就诊，后患者至某三级专科医院就诊，通过微创手术取出了结石。

三、病例分析

1. 病史特点

(1) 女性，68岁，反复右侧腰酸、腰痛伴血尿7年，加重3天。
(2) 社区卫生中心超声提示右肾结石，长期服用汤药治疗，腰酸腰痛症状反复。
(3) 既往无烟酒嗜好，无规律运动的习惯。
(4) 体格检查：BP 130 mmHg/80 mmHg, Ht 165 cm, Wt 65 kg。神清，一般情况可，心肺部检查无异常体征。腹平软，无压痛，腹部无肿块，右侧肾区叩击痛(+)，左肾区无叩击痛。膀胱区无触痛，腹部血管无杂音。双下肢无凹陷性水肿。
(5) 实验室及影像学检查：

血常规检查 正常范围。肾功能 正常。尿常规：尿比重1.01，pH 6，白细胞(++)，红细胞(++++)。B超检查：右输尿管末段结石伴右肾积水。

2. 诊断与诊断依据

诊断：右输尿管结石伴右肾积水。

诊断依据：患者7年前起反复出现右侧腰酸、腰痛伴血尿，发作时无少尿、水肿，无寒战、发热、尿频、尿急、尿痛，无贫血、消瘦，无夜尿多、排尿困难、尿失禁，无皮肤黏膜及牙龈部位出血，无面部蝶形红斑、关节痛、光过敏等症状，发病前也无上呼吸道感染史。多次查尿常规见红细胞及隐血，B检查超提示输尿管结石伴右肾积水。故本病例诊断明确。

3. 鉴别诊断

血尿的常见鉴别如表11-1及表11-2所示。

表11-1 血尿的常见病因识别

病因	常见疾病	临床特点
肾小球疾病	急性肾小球肾炎，慢性肾小球肾炎，急进性肾小球肾炎	血尿伴有少尿、水肿、高血压，部分患者可有肾功能异常，起病前常有上呼吸道感染病史
泌尿系统感染	上尿路感染：急性肾盂肾炎 下尿路感染：膀胱炎、前列腺炎	上尿路感染：血尿伴寒战、发热，腰痛 下尿路感染：血尿伴尿频、尿急、尿痛等膀胱刺激症状，严重时可伴有发热
泌尿系统肿瘤	肾癌、膀胱癌、前列腺癌	无痛性间歇性血尿，可伴有贫血、消瘦等全身症状，部分患者腰部可扪及肿块
泌尿系统结石	肾、输尿管、膀胱结石	血尿伴患侧腹部绞痛，并向会阴部及大腿内侧放射
前列腺增生性疾病	良性前列腺增生	中老年人多见，血尿伴夜尿增多、排尿困难及尿流中断
全身性疾病	血液病：血小板减少性紫癜，再生障碍性贫血 结缔组织病：系统性红斑狼疮	血尿伴皮肤黏膜、牙龈等身体其他部位出血； 血尿伴面部蝶形红斑、关节痛、光过敏

表 11-2 引起假性血尿的常见原因

分　类	病　因
污染血尿	邻近器官出血混进尿液，如月经、子宫阴道出血、直肠息肉、痔疮
药物性红色尿	利福平、酚红、苯妥英钠、氨基比林、大黄等
血红蛋白尿和肌红蛋白尿	急性溶血、挤压伤、重度烧伤、蛇咬等

根据患者的症状、体征、实验室检查及B超检查结果，右输尿管结石诊断明确，但应进一步了解结石的大小、数目、形状、可能的原发病因，估计结石的成分。

尿路X线平片是确诊泌尿系结石的重要方法，可以看到结石的大小、形态和部位。进一步检查可以进行静脉尿路造影，了解肾功能、有无积水和整个尿路情况。

肾结石引起的腹痛需与胆道结石、溃疡病、胰腺炎等疼痛进行鉴别，这些患者尿液检查均无红白细胞。血尿的鉴别主要是要区分肾小球疾病、泌尿系统感染、泌尿系统肿瘤、泌尿系统结石、前列腺增生性疾病、全身性疾病（血液病、结缔组织病）

四、处理方案及基本原则

1. 处理方案及基本原则

（1）患者本次发作时以肾绞痛为主要症状，故先予以阿托品0.5 mg肌肉注射缓解肾绞痛。

（2）实验室检查未提示有感染，故目前暂不考虑抗感染治疗。

（3）嘱患者注意观察尿液，看是否有结石排出。

（4）嘱患者大量饮水，保证尿量在每日2 000 ml以上。

（5）饮食调节：限制含钙高、含嘌呤高的食物。

（6）患者病程较长，且症状反复发作，中药治疗效果不明显，患者本人迫切希望能够通过积极的治疗，彻底解决问题。患者目前血糖、血压均控制得较好，对于开放性手术有恐惧感，对于冲击波碎石又担心不能解决问题，故家庭医生建议患者至三级医院泌尿外科就诊，咨询是否能通过微创手术取出结石。

（7）嘱患者密切监测血压及血糖。

（8）避免长期使用引起血尿的药物，当确实需要长期使用这些药物时，应定期进行肾功能及尿液检查。

2. 转诊及社区随访

对于以下情况的血尿患者，应及时转诊至专科医生处治疗：

（1）反复血尿诊断不明，须及时转诊上级医院进一步检查以明确病因。

（2）无痛性肉眼血尿，怀疑泌尿系统恶性肿瘤，须及时转诊至专科医院治疗。

（3）反复发作的泌尿系感染，应转诊作进一步检查。

（4）泌尿系结石较大，或伴肾脏积水、肾功能损害者，须转诊至专科医生处就诊。

（5）怀疑血尿为肾小球疾病引起时，应先转诊至上级医院明确诊断。

（6）怀疑血尿是由全身性疾病引起，应及时转诊上级医院以明确诊断。

患者在社区需进行各项指标的随访：尿液检查、肾功能、B超检查。

五、要点与讨论

血尿只是临床表征，某些造成血尿的原因并不需要治疗，如运动性血尿一般在停止运动后血尿消失；有些则可能是相当严重的疾病，需立即处置。因此，血尿的治疗原则是寻找病因，针对病因治疗。血尿常见疾病的治疗原则如表 11-3 所示。

表 11-3 血尿常见疾病的治疗原则

病 因	处 理 原 则
感染性血尿	选择有效的抗生素，如喹诺酮类或头孢类抗生素；对于反复发作泌尿道感染，先中段尿培养，针对病原菌选择敏感抗生素
泌尿系结石	对症治疗：如疼痛剧烈，可给予相应的止痛治疗，可肌肉注射山莨菪碱或哌替啶；结石引起的血尿一般都合并有尿路感染，可选择敏感的抗生素治疗；较小的结石，可口服排石冲剂或运动促进结石排出
肾小球疾病	卧床休息至肉眼血尿消失、水肿消退及血压恢复正常；低盐优质低蛋白饮食；少尿者应限制入液量。利尿：如经限水及限盐后，水肿仍明显者，可适当利尿治疗。降压：经利尿治疗后血压仍高者应加用降压药物，通常选择血管紧张素转化酶抑制剂（ACEI）及血管紧张素受体拮抗剂（ARB）类药物。抗感染：有感染病灶或伴发热者需用抗生素治疗，首选青霉素静脉滴注，青霉素过敏者可用林可霉素
前列腺增生	口服药物治疗：α-受体阻滞剂（多沙唑嗪）、5α-还原酶抑制剂（非那雄胺）、植物类药物（舍尼通）；必要时手术治疗
药物引起的血尿	立即停用相关药物
运动性血尿	停止运动及休息

临床上血尿按程度可分为肉眼血尿和镜下血尿两种。当 1 L 尿中含血量超过 1 ml 时，尿液即呈红色或洗肉水色，肉眼可辨，称"肉眼血尿"。健康人留取新鲜中段尿 10 ml，经离心沉淀后取其沉渣在显微镜下检查，每高倍视野不应超过 3 个红细胞；如果每高倍视野检出红细胞≥3 个，或 12 小时尿沉渣检查超过 50 万个，则称为"镜下血尿"。任何可以发生镜下血尿的疾病，当出血量较多时，都可以呈现肉眼血尿。

对血尿患者要详细询问病史，进行仔细的体格检查，选择合适的辅助检查，以尽早明确病因，实施治疗。血尿的常见原因如表 11-4 所示。

表 11-4 血尿的常见病因

病变部位	病 因	疾 病
泌尿系统疾病	肾小球疾病	急性肾小球肾炎，急进性肾小球肾炎，慢性肾小球肾炎，IgA 肾病
	感染	非特异性：肾盂肾炎，膀胱炎，前列腺炎，尿道炎，肾脓肿
		特异性：肾结核，膀胱结核，寄生虫感染
	结石	肾、输尿管结石、膀胱结石
	肿瘤	肾脏肿瘤，膀胱肿瘤，输尿管肿瘤，前列腺肿瘤
	损伤	外伤、手术、器械检查损伤
	其他病变或异常	先天性异常：多囊肾，先天性孤立肾
		血管异常：肾静脉血栓形成
		肾下垂，前列腺增生
尿路邻近器官疾病	炎症	急性阑尾炎，盆腔炎，输卵管炎
	肿瘤	直、结肠癌，宫颈癌，卵巢恶性肿瘤

(续表)

病变部位	病因	疾病
全身性疾病	血液病	过敏性紫癜,血小板减少性紫癜,白血病,再生障碍性贫血,血友病
	感染性疾病	流行性出血热,猩红热,钩端螺旋体病,亚急性感染性心内膜炎
	结缔组织疾病	系统性红斑狼疮,皮肌炎,结节性多动脉炎
	心血管疾病	高血压肾病,充血性心衰,肾动脉硬化
	内分泌、代谢性疾病	糖尿病,痛风,甲状旁腺功能亢进
其他	理化因素	抗凝药物、甘露醇,非类固醇消炎药,磺胺类药物,氨基糖苷类药物,环磷酰胺,铅、汞中毒,有机磷中毒等
	运动	运动后血尿
	原因未明	特发性血尿

六、思考题

1. 血尿的常见病因有哪些?
2. 血尿的诊断思路是什么?
3. 哪些情况下血尿患者需转诊至上级医院?

七、推荐阅读文献

1. 祝墡珠,王维民,杨业洲. 全科医生临床实践[M]. 北京:人民卫生出版社,2013:136-142.
2. John Murtagh. 全科医学[M]. 4版. 梁万年主译. 北京:人民军医出版社,2010:724-728.
3. 石美鑫,张延龄,张元芳. 实用外科学[M]. 2版. 北京:人民卫生出版社 2002:2405-2413.

(张 宁 俞 群)

案例 12

便 血

一、病历资料

1. 现病史

患者,女性,75岁,因"间歇性便血1年,加重1周"就诊。患者1年前开始出现间歇性便血,多于排便后发生。起初为大便干结后发生,色鲜红,量少,滴落于便器或附于粪便表面,约2、3日后可自行好转。无腹痛、呕吐、里急后重、发热、肛门停止排气等症状。近1周来大便干结再次出现便血,且症状未自行缓解,无胃纳减少、消瘦、乏力及晕厥。为进一步诊治来社区卫生中心就诊。

2. 既往史

高血压病史10年,血压最高160 mmHg/100 mmHg,服用络活喜5 mg qd,血压控制在140 mmHg/80 mmHg以内。否认糖尿病等其他慢性疾病史。无吸烟及饮酒史,已婚,育有2女,均体健,绝经25年。否认家族遗传性疾病史。

3. 体格检查

T 36.8℃, P 80次/min, R 20次/min, BP 130 mmHg/74 mmHg, Ht 156 cm, Wt 55 kg。神志清,发育正常,营养良好。胸廓无畸形,两肺叩诊清音,呼吸音清晰,未闻及干湿啰音。心前区无隆起,心界无扩大,HR 80次/min,律齐,无杂音。腹部平坦,肝、脾肋下未及,腹软,无压痛及反跳痛,双侧肾区无叩击痛,移动性浊音阴性,肠鸣音正常,5次/min。双下肢无水肿。肛指检查指套未染血,胸膝位3点扪及直径2 cm左右痔块。

4. 实验室和辅助检查

血常规:RBC 4.07×10^{12}/L, Hb 120 g/L, Hct 34.90%, MCV 29.5 pg, MCH 344 g/L, PLT 232×10^9/L, WBC 7.68×10^9/L, N 45.14%, LY 44.34%, MO 7.84%, E 2.3%, B 0.54%。

CRP<0.50 mg/L。

PT 12.50 s, INR 1.01, APTT 28.30 s, Fib 3.53 g/L, TT 17.80 s, D-二聚体 0.90 mg/L。

AFP 1.51 ng/L, CEA 3.05 ng/L, CA-199 30.45 IU/ml, CA 72-4 1.14 IU/ml, CA-125 8.95 IU/ml, CA-153 9.03 IU/ml。肺非小细胞癌原 2.14 ng/ml, 烯醇化酶(NSE)30.02 ng/ml, 铁蛋白 14.86 ng/ml。

肝功能:TB 10.6 μmol/L, DB 4.3 μmol/L, TP 69 g/L, ALB 41 g/L, GLB 28 g/L, ALT 18 IU/L, AST 24 IU/L, LDH 186 IU/L, AKP 80 IU/L, γ-GT 18 IU/L。

肾功能:BUN 4.5 mmol/L, Cr 73 μmol/L, UA 369 μmol/L。

血脂:TC 3.7 mmol/L, TG 0.90 mmol/L, HDL 1.22 mmol/L, LDL 1.80 mmol/L。

心电图:窦性心律,T波改变。
B超:肝胆脾胰肾输尿管未见明显异常,腹部未见包块,老年性子宫。
纤维肠镜检查:中度结肠松弛症。

二、诊治经过

初步诊断:①内痔伴下消化道出血;②高血压病2级(中危)。

诊治经过:全科医生仔细询问了患者便血发生的诱因,便血的颜色,与排便的关系,便血量多少以及伴随的症状,如腹痛、发热、里急后重等情况,结合肛指检查,发现胸膝位3点处扪及柔软痔块,考虑痔疮导致的下消化道出血可能,但老年患者要进一步排除肠道肿瘤,建议患者转诊上级医院行纤维肠镜检查。患者通过全科医生转诊至二级医院普外科门诊,外科检查及纤维肠镜检查后确诊为内痔出血,考虑到患者反复出血影响生活质量,后经住院行内痔切除术后痊愈。

三、病例分析

1. 病史特点

(1) 女性,75岁,间歇性便血1年,加重1周。

(2) 1年前开始出现间歇性便血,多于排便后发生,色鲜红,量少,滴落于便器或附于粪便表面,约2、3日后可自行好转。近1周来大便干结又出现便血加重,且症状未自行缓解。

(3) 既往有高血压病史10年,血压最高160 mmHg/100 mmHg,服用络活喜5 mg qd,血压控制在140 mmHg/90 mmHg以内。

(4) 体格检查:BP 130 mmHg/84 mmHg。心、肺和腹部检查无异常体征。双下肢无水肿。肛指检查指套未染血,胸膝位3点扪及直径2 cm左右痔块。

(5) 实验室和辅助学检查:AFP 1.51 ng/L,CEA 3.05 ng/L,CA-199 30.45 IU/ml,CA72-4 1.14 IU/ml,CA-125 8.95 IU/ml,CA-153 9.03 IU/ml,肺非小细胞癌原2.14 ng/ml,烯醇化酶30.02 ng/ml,PT 12.50 s,INR 1.01,APTT 28.30 s,Fib 3.53 g/L,TT 17.80 s,D-二聚体0.90 mg/L。纤维肠镜检查:中度结肠松弛症。

2. 诊断和诊断依据

诊断:①内痔伴下消化道出血;②高血压病2级(中危)。

诊断依据:

(1) 内痔伴下消化道出血:老年女性,间歇性便血1年,多于排便后发生,色鲜红,量少,滴落于便器或附于粪便表面,约2、3日后可自行好转。近1周来大便干结又出现便血加重。无腹痛、呕吐、里急后重、发热、肛门停止排气,无胃纳减少、消瘦、乏力及晕厥。体格检查腹部无包块、无压痛,肛指检查发现有痔块,且二级医院纤维肠镜检查提示中度结肠松弛症,排除了肠道肿瘤、息肉等,故诊断明确。

(2) 高血压病2级(中危):老年女性患者,发现血压升高10年,血压最高160 mmHg/100 mmHg,平时口服络活喜5 mg qd,血压控制平稳。故根据高血压病分级为高血压病2级。除老年女性外无其他危险因素,故高血压病的危险性分层为中危组。

3. 鉴别诊断

(1) 上消化道出血:上消化道出血一般指屈氏韧带以上的食管、胃、十二指肠、上段空肠以及胆胰管的出血,以呕血和黑便为主要症状。而下消化道出血是指屈氏韧带以下的空肠、回肠、结肠和直肠等部位的出血,以便血为主要症状。患者以间歇性便血为主诉,故可排除。便血的常见病因如表12-1所示。

表12-1 便血的常见病因

分 类		代 表 疾 病
下消化道疾病	小肠疾病	肠结核、Crohn病、小肠肿瘤、小肠血管瘤、空肠憩室炎或溃疡、Meckel憩室炎或溃疡、肠套叠、肠伤寒、急性出血性坏死性肠炎、钩虫病
	结肠疾病	急性细菌性痢疾、阿米巴痢疾、血吸虫病、溃疡性结肠炎、结肠憩室炎、结肠癌、结肠息肉、缺血性结肠炎
	直肠肛管疾病	直肠肛管损伤、直肠息肉、直肠癌、痔、肛裂、肛瘘
上消化道出血		食管、胃及十二指肠的病变也可表现为便血或黑便
肠道血管畸形		先天性血管畸形、血管退行性变、遗传性毛细血管扩张症
全身性疾病		白血病、血小板减少性紫癜、血友病、遗传性毛细血管扩张症、肝脏疾病、尿毒症、流行性出血热

(2) 直肠癌:临床上易将直肠癌误诊为内痔,也以无痛性便血为主要症状,但肛指检查多为高低不平的肿块或者边缘隆起的溃疡病灶,易伴有肠腔狭窄,中晚期患者还伴有消瘦、纳差、乏力、贫血等全身症状,纤维肠镜可确诊。而患者虽有便血,肛指检查发现较为柔软的痔块,纤维肠镜排除肿瘤,血液肿瘤指标均为阴性,故可排除。

(3) 直肠息肉:也可有便血,但直肠息肉多为圆形,呈实质性,多有蒂,肛指检查或直肠镜可明确。而患者肛指检查扪及柔软的痔块,而非有蒂的实质性息肉,故可排除。

(4) 肛裂:肛裂常见于中、青年人,通常表现为疼痛、便秘和便血,疼痛是肛裂的主要症状,且多发生在肛管后正中线上,体检发现肛管后正中位上的肛裂溃疡创面或肛裂"三联征"即可诊断。而患者虽有便血但无明显疼痛,肛指检查胸膝位3点发现痔块,故可排除。

四、处理方案及基本原则

1. 处理方案

全科医生针对患者的间歇性便血情况初步考虑为内痔出血,且出血量不大,首先予以心理安慰,让患者不要过分紧张,并嘱咐患者注意饮食结构,避免辛辣等刺激性食物摄入,保持大便通畅及肛门周围清洁,同时给予痔疮栓纳肛,一次一粒,一日两次,建议转诊上级医院行纤维肠镜检查。患者因反复出现便血,影响日常生活,转诊至二级医院外科后主动要求手术治疗,择期行痔切除术。术后社区随访恢复良好,未再出现便血症状。

便血的治疗原则:

(1) 一般治疗:卧床休息,记录血压、脉搏、出血量与每小时尿量;保持静脉通路并监测中心静脉压;大量出血者宜禁食,少量出血者可适当进流质饮食。

(2) 补充血容量:及时补充和维持血容量,改善周围循环,防止微循环障碍引起的脏器功能障碍;防止代谢性酸中毒是抢救失血性休克的关键,以输入新鲜全血最佳,在配血同时可予低分子右旋糖酐静脉滴注,同时适量滴注5%葡萄糖盐水及10%葡萄糖液;有酸中毒时可用碳酸氢钠静脉滴注;要避免过快、过多地输血、输液引起的急性肺水肿。

(3) 下消化道大出血的处理:基本措施是输血、输液,纠正血容量不足引起的休克,并针对下消化道出血的病因作出相应治疗。如有条件也可行内镜下止血治疗，如局部喷洒5％孟氏液、去甲肾上腺素、凝血酶复合物或电凝、激光、金属夹等治疗。

(4) 手术治疗：针对不同的病因选择相应的手术治疗。

2. 转诊及社区随访

出现以下情况需及时转诊至上级医院：

(1) 评估为出血量较大的消化道出血。

(2) 出血部位及病因不明者，转诊进一步检查以明确诊断。

(3) 在社区用药止血无效或效果不明显。

(4) 肠癌等肿瘤所致出血，需手术治疗者。

社区随访要点：患者经过二级医院手术治疗后，转回社区卫生服务中心门诊随访，全科医生应在饮食、生活、合理用药等方面给予正确的指导。如嘱咐患者应保持大便通畅，改变用力屏气排便习惯，有大便干结或便秘时，建议多食水果、谷物及纤维素含量高的食物，必要时使用轻泻剂。

五、要点与讨论

便血是社区全科医生接诊常见的症状之一。便血是指大便带血或从肛门排出鲜红或暗红色血液，一般来说，便血常提示下消化道出血，是指屈氏韧带以下的空肠、回肠、结肠和直肠等部位的出血。而上消化道出血则多表现为黑便，也可能表现为便血。其他如肠道血管畸形、全身性疾病也可出现便血的症状，因此便血的诊断思路尤为重要。

全科医生在接诊便血患者时首先要问清便血的颜色，它取决于出血部位、出血量及血液在肠道内停留的时间。鲜红色血便多来自左半结肠、直肠和肛管病变；暗红色、果酱色或咖啡色血便多来自小肠或右半结肠病变。其次是与排便的关系：排便后有鲜红色血液滴下或呈喷射状出血，多见于痔核肛裂；少量鲜红色血便或鲜红色血附于粪便表面者，多为肛管、直肠和左半结肠病变，如痔、肛裂、息肉、溃疡和癌等；血与粪便混合伴有黏液者，多为慢性结肠炎、息肉或癌；黏液血便或脓性黏液血便者应考虑溃疡性结肠炎、痢疾、肠道血吸虫病。还要询问伴随症状：便血伴腹痛者应考虑溃疡性结肠炎、出血性坏死性肠炎、憩室炎、肠系膜动脉栓塞、肠套叠；便血伴腹部包块者，应考虑肠道肿瘤、肠梗阻、肠套叠、肠结核；便血伴里急后重者见于痢疾、直肠癌；便血伴发热者见于急性传染病、急性出血性坏死性肠炎、溃疡性结肠炎、克罗恩病、肠道恶性肿瘤。最后还要估计便血量，这对判断病情十分重要。

体检时要注意便血患者血压、心率、有无贫血貌，出血量大时可出现面色苍白、心率增快、血压下降、甚至休克；如肿瘤引起的便血还要注意患者是否消瘦、恶病质，腹部有无包块，是否有腹水等；对于疑似直肠、肛管疾病肛指检查尤为重要，不能忽视和省略。

在实验室和辅助检查方面应注意血、尿、粪常规和生化检查，内镜检查是消化道出血定位、定性诊断的首选方法。

六、思考题

1. 便血的问诊要点有哪些？
2. 上、下消化道出血如何鉴别？
3. 便血的转诊原则？

七、推荐阅读文献

1. 祝墡珠,王维民,杨业洲.全科医生临床实践[M].北京:人民卫生出版社,2013:130-136.
2. John. Murtagh.全科医学[M].梁万年主译.4版.北京:人民军医出版社,2010.10:319-320.
3. 石美鑫,张延玲,张元芳.实用外科学[M].2版.北京:人民卫生出版社,2002:897-901.

(俞 群)

案例 13
咯 血

一、病历资料

1. 现病史

患者,男性,54岁,因"反复咳嗽、咳痰6年,加重3天,咯血1天"就诊。患者6年来无明显诱因下出现阵发性咳嗽、咳痰,痰黄脓,易咳出,晨起时明显,约30 ml/天,无发热。咳嗽加剧时自己服用"复方甘草剂"能好转,未明确诊治。3天前受凉后,咳嗽、咯痰加剧,约80 ml/天,痰黄,无发热、胸痛、气促,自服咳嗽药水无好转,未就诊。今晨起出现咯血,鲜红色,与痰液无混合,约20 ml。无胸痛、胸闷、气急,无发热。无恶心、腹胀、泛酸,无黑便、血便。皮肤无瘀斑。无阿司匹林、华法林使用史。来社区卫生服务中心门诊进一步诊治。

2. 既往史

患者吸烟15支/天×35年。无饮酒史。否认高血压、糖尿病、心脏病史,无肿瘤史。已婚,育有1女,体健。否认家族遗传性疾病史。

3. 体格检查

T 36.8℃,P 76次/min,R 18次/min,BP 132 mmHg/78 mmHg,Ht 172 cm,Wt 57 kg,BMI 19.3 kg/m²。(BMI对于慢阻肺患者有意义)。神志清,对答切题。未见二尖瓣面容,可见杵状指,鼻无畸形,双侧鼻黏膜充血,无鼻中隔偏曲,有下鼻甲肥大,副鼻窦无压痛,皮肤无瘀点瘀斑,唇无发绀,口腔黏膜未见出血点。胸廓未见畸形。两侧呼吸运动对称。两肺呼吸音粗,右下肺可及粗湿啰音。HR 76次/min,律齐,心脏各瓣膜区未闻及杂音。双下肢无水肿。

4. 实验室和辅助检查

血常规:Hb 129 g/L,WBC 11.2×10⁹/L,N 80%。PLT 188×10⁹/L。

肝功能:TB 16.6 μmol/L,DB 3.3 μmol/L,TP 70 g/L,ALB 42 g/L,GLB 28 g/L,ALT 18 IU/L,AST 24 IU/L,LDH 186 IU/L,AKP 80 IU/L,γ-GT 18 IU/L。

肾功能:BUN 4.5 mmol/L,Cr 73 μmol/L,UA 369 μmol/L。

凝血功能:PT 12 s,APTT 33 s。

胸片:两肺纹理增多、增粗、排列紊乱。

心电图:窦性心律。正常心电图。

二、诊治经过

初步诊断:支气管扩张。

诊治经过：全科医生结合年龄、性别、诱因、咯血的量、颜色及伴随症状、既往史、辅助检查，患者有杵状指的体征，考虑支气管扩张引起咯血。建议患者上级医院进一步诊治，患者因家庭原因拒绝转院。社区医院无法进行痰培养，故根据经验选用"头孢替安 2 g，每日两次静滴 10 天"进行抗感染治疗，根据咯血量予以安络血片 5 mg，每日三次口服止血治疗，治疗 3 天后，未再咯血，咳嗽咳痰好转。2 周后，全科医生结合患者年龄及长期吸烟史，转诊其至二级医院进行肺部 CT 检查明确诊断。肺部 CT 确诊为支气管扩张。全科医生建议患者戒烟，注射肺炎疫苗、流感疫苗，锻炼身体。

三、病例分析

1. 病史特点

(1) 男性，54 岁，反复咳嗽、咳痰 6 年，加重 3 天，咯血 1 天。

(2) 6 年来无明显诱因下时有咳嗽、咳痰，痰黄脓，易咳出，晨起时明显，约 30 ml/d。3 天前受凉后，咳嗽咳痰加剧，约 80 ml/d。今晨起出现咯血，鲜红色，与痰液无混合，约 20 ml。无胸痛、胸闷气急，无发热。

(3) 吸烟 15 支/天 × 35 年。

(4) 体格检查：BP 132 mmHg/78 mmHg，神志清，未见二尖瓣面容，杵状指，鼻腔未见血迹，口腔黏膜未见出血点。胸廓未见畸形。两侧呼吸运动对称。两肺呼吸音粗，右下肺可及粗湿啰音。HR 76 次/min，律齐，心脏各瓣膜区未闻及杂音。

(5) 实验室和辅助学检查：Hb 129 g/L，WBC 11.2 × 10^9/L，N 80%，PLT 188 × 10^9/L。肝功能：TB 16.6 μmol/L，DB 3.3 μmol/L，TP 70 g/L，ALB 42 g/L，GLB 28 g/L，ALT 18 IU/L，AST 24 IU/L，LDH 186 IU/L，AKP 80 IU/L，γ-GT 18 IU/L。肾功能：BUN 4.5 mmol/L，Cr 73 μmol/L，UA 369 μmol/L。凝血功能：PT 12 s，APTT 33 s。

胸片：两肺纹理增多、增粗、排列紊乱。心电图：窦性心律。

2. 诊断和诊断依据

诊断：支气管扩张。

诊断依据：患者中年，有吸烟史 35 年，慢性咳嗽咳黄脓痰 6 年，晨起明显，3 天前受凉后咳嗽咳痰加剧，1 天前出现咯血。体检可见杵状指，鼻无畸形，鼻黏膜充血，无鼻中隔偏曲，有下鼻甲肥大，副鼻窦无压痛。两肺呼吸音粗，右下肺可及粗湿啰音。血常规：WBC 11.2 × 10^9/L，N 80%。胸片：两肺纹理增多、增粗、排列紊乱。故诊断为支气管扩张。

3. 鉴别诊断

(1) 上消化道出血：患者无消化性溃疡、肝硬化等病史，近期无上腹胀痛、泛酸，目前无呕吐，无黑便。该患者咳嗽、咯血，色鲜红，非暗红色，无食物残渣等混合物。故可排除。

(2) 支气管肺癌：患者中年男性，有吸烟史，咳嗽，咯血，需考虑本病。但无胸痛，无刺激性干咳，胸片未提示块状阴影。故暂不考虑本病，可待 CT 等检查进一步排除。

(3) 肺结核：患者无低热、盗汗，胸片提示下肺病灶并非结核好发部位，故暂不考虑肺结核，建议行 PPD 试验、痰涂片检查进一步排除肺结核。

(4) 二尖瓣病变：患者平时无胸闷气急，体检未见二尖瓣面容，心脏各瓣膜未及杂音，无粉红色泡沫痰，故可排除二尖瓣病变引起的咯血，必要时可行心超检查。

四、处理方案及基本原则

1. 处理方案与原则

咯血治疗原则:制止出血,预防气道阻塞,维持患者的生命功能。根据患者的咯血量,咯血基础疾病,制定治疗方案。

(1) 一般治疗:对于咯血患者尽可能要求卧床休息,少量咯血一般无须特殊处理,适当减少活动量,对症治疗即可。

(2) 止血:该患者少量咯血,予以口服安络血。口服每次 2.5～5 mg,每日 3 次。

(3) 对症支持治疗:该患者考虑感染所致,给予头孢替安 2 g,每日两次静滴 10 天抗炎,氨溴索 90 mg 每日一次静滴化痰对症。

2. 转诊及社区随访

经过社区治疗后病情能够缓解,可继续社区门诊随访,2～4 周门诊随访一次,询问咳嗽咳痰症状,听诊注意肺部啰音变化。督促其戒烟。提醒天气变化对其的影响,注意空气质量的查询,雾霾天避免外出,如需外出,尽量选择中午时段,带好防尘口罩。在秋季提醒按时接种流感疫苗,5 年接种一次肺炎疫苗。也可以参加中医的呼吸道疾病康复活动,如保肺功能的锻炼,夏天中药贴敷的调理,冬季膏方的使用。如持续咯血,或咯血量增加,或有发热,咳嗽加剧,须及时转诊至上级医院就诊。

五、要点与讨论

咯血是内科常见急症,但在社区并不多见,但一旦遇到这些患者,首先必须有清晰的诊断处理思路。

咯血是指喉部以下的呼吸器官(即气管、支气管或肺组织)出血,并经咳嗽动作从口腔排出的过程。24 小时以内咯血量在 100 ml 以内为小量咯血;24 小时以内咯血量在 100～500 ml 为中量咯血;24 小时以内咯血量在 500 ml 以上为大咯血,或一次大于 100 ml 血量为大咯血。咯血不仅可由呼吸系统疾病引起,也可由循环系统疾病、外伤以及其他系统疾病或全身性因素引起。应与口腔、咽、鼻出血、呕血相鉴别(见表 13-1)。

表 13-1 咯血与呕血的鉴别

	咯 血	呕 血
病因	肺结核、支气管扩张症、肺脓肿、肿瘤、心脏病等	消化性溃疡、肝硬化、急性糜烂性胃炎、胆道出血等
出血前症状	喉部痒感、胸闷、咳嗽等	上腹不适、恶心、呕吐等
出血方式	咯出	呕出
血色	鲜红	棕黑、暗红、有时鲜红
血中混合物	痰、泡沫	食物残渣、胃液
反应	碱性	酸性
黑便	除非咽下,否则没有	有,可为柏油样便,呕血停止后仍持续
出血后痰性状	常有血痰数日	无痰

全科医生在接诊时,首先结合患者病史、症状、伴随症状、既往史、辅助检查,考虑患者咯血原因。咯血常见原因如表 13-2 所示。

表 13-2 咯血常见原因

咯血常见原因	
气管、支气管疾病	气道内新生物（支气管肺癌、支气管内转移癌、支气管良性肿瘤、支气管腺瘤、卡波西肉瘤）、支气管扩张、支气管内膜结核、支气管炎、支气管结石、支气管异物
肺部疾病	肺脓肿、肺炎、肺结核、肺曲菌病、肺转移瘤、肺寄生虫病、肺囊肿、肺隔离症、特发性肺含铁血黄素沉着症、韦格肉芽肿、肺挫伤、狼疮肺
原发性肺血管疾病	肺动静脉瘤、肺栓塞、肺静脉高压、动脉导管未闭、急性左心衰、二尖瓣狭窄、心房黏液瘤、纤维性纵隔炎伴肺静脉阻塞
其他或少见疾病	子宫内膜异位症、全身凝血障碍（血小板减少症、血友病、DIC、白血病）、应用抗凝剂、流行性出血热、肺出血型钩端螺旋体病、白塞病、遗传性毛细血管扩张症

同时根据伴随症状考虑相关疾病：发热，考虑肺炎、肺结核肺脓肿等疾病；胸痛，考虑大叶性肺炎、肺结核、肺栓塞、肺癌等疾病；呛咳，考虑支气管肺癌、支原体肺炎等疾病；脓痰，考虑支气管扩张、肺脓肿；皮肤黏膜出血，考虑血液病、风湿病；杵状指，考虑支气管扩张、肺脓肿、支气管肺癌等疾病。

体格检查中需注意有无发热、消瘦、皮肤黏膜出血、黄疸、发绀、颈部及其他部位浅表淋巴结肿大、肺部啰音、局限性哮鸣音、胸膜摩擦音、心脏体征如二尖瓣面容、心律失常、心脏或血管杂音，以及杵状指（趾）等。

在实验室及辅助检查方面要进行血液学检查、痰液检查、胸部 X 线等常规检查。对疑有肺门、纵隔淋巴结肿大，发现与心脏及肺门血管重叠的病灶及局部微小病灶应该进行肺 CT 检查；而对于支气管扩张的诊断，由于安全无创，肺部 CT 已基本取代以往的支气管碘油造影。但对于活动性大咯血患者，应在咯血停止后进行。对咯血病因不明，或经过内科保守治疗止血效果不佳者，可在咯血期间施行支气管镜检查。选择性支气管动脉造影和肺动脉造影不仅可以发现病变，明确出血部位，而且可以为进一步的治疗提供依据。其他检查，如 MRI 检查、同位素扫描、右心导管检查等亦可为明确咯血原因提供帮助，视病情需要作相应选择。

治疗中需掌握急诊原则：制止出血；预防气道阻塞；维持患者的生命体征。常用的止血药物有：

（1）垂体后叶素：本药为脑垂体后叶的水溶性成分，内含催产素与加压素，加压素有强烈的血管收缩作用，可使肺小动脉收缩，使血管破裂处血栓形成而止血，是大咯血的常用药。突然大量咯血时可予 5～10 IU，用 5%～25% 葡萄糖液 20～40 ml 稀释后缓慢静脉注射，5～20 min 注完，作用可维持 10 h 左右，必要时隔 6 h 以上重复注射。每次极量 20 IU。大量咯血停止后仍有反复咯血者，可将该药 10 IU 溶于生理盐水或 5% 葡萄糖 100～500 ml 静脉点滴，维持 3～5 日。用药后可有面色苍白、出汗、心悸、胸闷、腹痛、便意及过敏等不良反应，对高血压、冠心病、肺源性心脏病、心力衰竭、孕妇原则上禁用，如非用不可，宜从小剂量开始，并应在密切观察下进行。

（2）普鲁卡因：用于大量咯血不能使用垂体后叶素者。用法为：0.5% 普鲁卡因 10 ml（50 mg），用 25% 葡萄糖液 40 ml 稀释后缓慢静脉注射，1～2 次/d。或取该药 150～300 mg 溶于 5% 葡萄糖液 500 ml，静脉点滴。用药前必须先作皮试；用药量不能过高，注入速度不宜过快，否则可引起颜面潮红、谵妄、兴奋、惊厥，对出现惊厥者可用异戊巴比妥或苯巴比妥钠解救。

（3）安络血：能降低毛细血管渗透性，缩短出血时间。用法为肌注每次 10 mg，每日 2 次。口服每次 2.5～5 mg，每日 3 次。癫痫及精神病患者忌用。

（4）维生素 K：能促使肝脏合成凝血酶原，促进血凝。用法为维生素 K_1 每次 10 mg 肌注或缓慢静脉注射，每日 1～2 次；维生素 K_3 每次 4～8 mg，每日 2～3 次，肌注或口服。

（5）止血敏：能促使血小板循环量增加，增强血小板功能及血小板黏附性，增强毛细血管抵抗力，缩短凝血时间。用法为每次 0.25～0.75 g,肌注或静注,每日 2～3 次。静脉用药快时可发生休克,须密切观察。

(6) 氨已酸:能抑制纤维蛋白溶酶原的激活因子,使纤维蛋白溶酶原不能激活为纤维蛋白溶酶,从而抑制纤维蛋白的溶解,达到止血作用。每次 4～6 g,以 5%～10% 葡萄糖液或生理盐水 100 ml 稀释,15～30 min 内滴完,然后以 1 g/h 维持 12～24 h 或更长。

(7) 云南白药:每次 0.3～0.5 g,每天 3 次,口服。止血粉每次 0.5～1.0 g,每日 3 次,口服。

(8) 酚妥拉明:10～20 mg 加入 5% 葡萄糖或 5% 葡萄糖盐水 500 ml,静脉滴注,滴速每分钟 5～8 ml,每日一次,连用 5～7 天,亦有报道对大咯血者治疗有效。其止血机理推测是酚妥拉明为 α-肾上腺素能阻滞剂,有直接扩张血管平滑肌作用,使肺血管阻力降低,肺动静脉压降低,肺淤血减轻而使咯血停止。如大量咯血造成血流动力学不稳定,收缩压降至 90 mmHg 以下导致血红蛋白明显降低时,需考虑给予输血。

必要时转诊,原则:诊断不明,频繁发生的咯血;怀疑肺结核,需规范进行抗结核治疗;X 线提示肺部占位病变,需进一步检查和治疗;大量咯血,止血药物应用后仍有出血,需要进一步诊治;怀疑其他系统异常引起的咯血。

六、思考题

1. 咯血与呕血应如何鉴别?
2. 咯血常见病因有哪些?
3. 常用止血药有哪些?

七、推荐阅读文献

1. 祝善珠,王维民,杨业洲. 全科医生临床实践[M]. 北京:人民卫生出版社,2013. 87 - 92.
2. 文彬,潘祥林,康熙雄. 诊断学[M],6 版,人民卫生出版社. 2005. 27 - 29.
3. 陈灏珠,林果为. 实用内科学[M],13 版,人民卫生出版社. 2009. 1753 - 1756.
4. John. Murtagh. 全科医学[M]. 梁万年主译. 4 版. 北京:人民军医出版社,2010. 396 - 399.

(张 贤 俞 群)

案例 14

腰腿痛

一、病历资料

1. 现病史

患者,男性,34岁,因"右侧腰部疼痛2月,加重1天"到社区卫生服务中心就诊。患者近2个月来时感右侧腰痛,久坐后疼痛明显,平卧休息后可缓解。1天前搬重物后出现右侧腰痛加重,且放射至右侧臀部及下肢,咳嗽或屏气时加重,影响夜间睡眠。

2. 既往史

无高血压、糖尿病等慢性病史。

3. 体格检查

T 36.5℃,P 72次/min,R 18次/min,BP 112 mmHg/68 mmHg。痛苦面容,腰部活动受限,查体合作。心、肺和腹部检查无异常体征。$L_{4\sim5}$棘突间压痛,右侧旁开1 cm处压之感右侧臀部、下肢放射痛加重。右侧小腿外侧及足背感觉减退,右踇趾肌力减退,双侧膝腱反射正常。右侧直腿抬高试验和加强试验均阳性,左侧阴性。双下肢无水肿。

4. 实验室和辅助检查

腰椎X线片:脊柱侧弯,余未见异常。

二、诊治经过

初步诊断:腰腿痛待查。

诊治经过:全科医生通过病史询问和初步的体格检查,考虑为"腰腿痛,腰椎间盘突出症可能"。建议患者卧硬板床休息,起床活动时佩戴腰围支具。予以双氯芬酸钠缓释片75 mg qd 口服治疗,2周后患者疼痛逐渐缓解。患者对自己的疾病比较担心,自行到上级医院行腰椎MRI检查,提示$L_{4\sim5}$椎间盘向后突出,右侧硬膜囊受压。

三、病例分析

1. 病史特点

(1) 男性,34岁,右侧腰部疼痛2月,加重1天。

(2) 患者近2个月来时感右侧腰痛,久坐后疼痛明显,平卧休息后可缓解。1天前搬重物后出现右侧腰痛加重,放射至右侧臀部及下肢,咳嗽或屏气时加重,影响夜间睡眠。

(3) 查体:痛苦面容,腰部活动受限,查体合作。$L_{4\sim5}$棘突间压痛,右侧旁开1 cm处压之感右侧臀部、下肢放射痛加重。右侧小腿外侧及足背感觉减退,右踇趾肌力减退,双侧膝腱反射正常。右侧直腿抬高试验和加强试验均阳性,左侧阴性。双下肢无水肿。

(4) 辅助检查:

腰椎X线片:脊柱侧弯,余未见异常。

腰椎MRI:$L_{4\sim5}$椎间盘向后突出,右侧硬膜囊受压。

2. 诊断和诊断依据

患者中青年男性,右侧腰痛2个月,久坐后明显,平卧休息后可缓解。搬重物后出现右侧腰痛加重,伴右侧臀部及下肢放射痛,咳嗽或屏气时疼痛加重。查体发现$L_{4\sim5}$棘突间、棘旁压痛,右侧小腿外侧及足背感觉减退,右踇趾肌力减退,右侧直腿抬高试验和加强试验均阳性。X线摄片可见脊柱侧弯,腰椎MRI示$L_{4\sim5}$椎间盘向后突出,右侧硬膜囊受压。患者卧硬板床休息,服用非甾体消炎药治疗2周后,疼痛逐渐缓解。根据以上病史、症状、体征和影像学表现,考虑患者为腰椎间盘突出症。

3. 鉴别诊断

腰椎间盘突出症应与以下疾病鉴别:

(1) **腰肌劳损**:主要表现为无明显诱因的慢性腰部酸痛,劳累时加重,休息后减轻,呈反复发作。在骶棘肌处、骶骨后骶棘肌止点处、髂骨嵴后部、腰椎横突部有固定压痛点,可伴有单侧或双侧骶棘肌痉挛征。直腿抬高试验阴性,无下肢神经受累表现。

(2) **腰椎管狭窄症**:以下腰痛、马尾神经或腰神经受压,以及间歇性跛行为主要特征。腰痛不受咳嗽、喷嚏、屏气用力等增加腹压动作的影响,弯腰可减轻症状。腰部过伸试验阳性。CT、MRI检查可见椎间隙变窄,椎管内径变窄。

(3) **第三腰椎横突综合征**:疼痛主要在腰部,少数可沿骶棘肌向下放射。活动时加剧,但咳嗽、喷嚏时疼痛不加重。检查可见患侧骶棘肌痉挛,第三腰椎横突尖压痛,无神经受累体征。X线摄片有时可见第三腰椎横突过长。

(4) **梨状肌综合征**:患者以臀部和下肢痛为主要表现,活动后加重,休息后可明显缓解。体检时可见臀肌萎缩,臀部深压痛,直腿抬高试验阳性,但神经定位体征多不明确。影像学检查多无异常发现。

(5) **腰椎结核**:患者可有乏力、低热、盗汗等结核中毒症状,腰痛呈持续性加重。实验室检查可有血沉增快,X线片可见椎间隙变窄,椎体边缘和椎间盘破坏,椎体楔形塌陷,若有寒性脓肿形成还可见腰大肌影增宽。常有肺、腹腔、盆腔等部位结核的表现。

(6) **腰椎肿瘤**:腰部脊柱肿瘤可原发,亦可为别处转移,后者常累积多个椎体。可引起持续性、进行性加重的腰腿痛,平卧不能缓解,影像学检查可发现椎体破坏。

四、处理方案及基本原则

1. 健康教育

纠正不良姿势。预防危险因素,如卧床休息宜选用硬板床;提重物时不要弯腰,应先蹲下拿到重物,然后缓慢起身;锻炼时避免弯腰幅度过大。此外,要加强腰背部肌肉的力量训练,增强腰椎稳定性。针对患者存在的抑郁、焦虑情绪进行心理辅导、康复知识教育,促使其心理状况改善有助于减轻疼痛。

2. 非手术治疗

对于初次发病,病程较短;休息后症状可自行缓解;由于全身疾病或局部皮肤疾病,不能手术,以及不同意手术者,可采用非手术治疗的方法。

(1) 卧床休息:急性期的时候宜卧床休息,减少弯腰活动,佩戴腰围支具,避免一切损伤性因素。

(2) 牵引治疗:采用骨盆持续牵引可以增加椎间隙宽度,减少椎间盘内压,使椎间盘突出部分回纳,以减轻对神经根的刺激和压迫。牵引重量根据个体差异在 7~15 kg 之间。

(3) 理疗、推拿和按摩:可缓解肌肉痉挛,减轻椎间盘内压力,但应避免暴力推拿、按摩。

(4) 药物治疗:适当使用非甾体类消炎镇痛药物。

3. 手术治疗

对于腰腿痛症状严重,反复发作,经过半年以上非手术治疗无效,且病情逐渐加重,影响工作和生活,或有明显神经受累表现者,可手术治疗。

4. 转诊及社区随访

全科医生遇到以下情况时应及时转诊:①痛病因诊断不明者;②怀疑腰腿痛由脊椎肿瘤或脊柱结核所致;③由内脏疾病引起者;④严重的腰椎间盘突出症患者,采用保守疗法无明显好转。

腰腿痛具有病程长、易复发、康复慢的特点,因此全科医生的随访工作尤为重要。对于诊断明确的腰腿痛患者,全科医生应加强健康宣教,提高患者自我防护能力,降低再发率。在对手术后患者的随访过程中,应和专科医生积极沟通、协作,为患者提供术后治疗和康复指导,包括卧床时间、下床活动量和活动范围、下肢肌力和腰背部肌肉功能训练方法,以及合适的术后运动方法等,并根据病情需要督促患者专科复诊。

五、要点与讨论

1. 腰腿痛的病因

腰腿痛的病因复杂,既可以是腰部本身疾病引起,也可以是内脏疾病的表现,甚至可由心理因素所致。常见病因如下:

1) 腰部疾病

(1) 损伤:脊柱骨折和(或)脱位、腰椎滑脱、腰椎间盘突出症、腰扭伤、腰肌劳损、棘上和(或)棘间韧带损伤、第三腰椎横突综合征、椎管畸形及硬脊膜囊肿等。

(2) 退变:腰椎骨关节炎、小关节紊乱、骨质疏松症、椎体后缘骨赘、腰椎管狭窄及黄韧带肥厚等。

(3) 炎症:脊柱结核、骨髓炎、强直性脊柱炎、类风湿性关节炎、纤维织炎、筋膜炎、血管炎、神经炎、蛛网膜炎、硬膜外感染、脊髓炎及神经根炎等。

(4) 肿瘤及类肿瘤:转移性肿瘤、血管瘤、嗜酸性肉芽肿、骨巨细胞瘤、脊索瘤、脂肪瘤、纤维瘤、脊髓及神经根肿瘤等。

(5) 发育及姿势异常:脊柱裂、脊柱侧凸、后凸、脊膜膨出、血管畸形、神经根和神经节变异及神经根管发育性狭窄等。

2) 内脏疾病

(1) 消化系统疾病:消化性溃疡、胰腺炎及胰腺癌等。

(2) 泌尿系统疾病:肾炎、肾盂肾炎、上尿路结石、肾挫伤、游走肾、多囊肾、肾肿瘤及前列腺炎等。

(3) 妇科疾病:盆腔炎、盆腔肿瘤及子宫脱垂等。

(4) 其他:内脏下垂及腹膜后肿瘤。

3) 心理因素

疼痛与个性特征有一定的相关性。"神经质人格"特征的患者更多地把注意力集中于躯体的不适及相关的事件,增加了个体的精神紧张,导致其疼痛敏感性增高,更容易产生疼痛感觉。对于慢性腰腿疼痛患者而言,如患者疼痛的严重程度用临床常规体检、相关影像学和电生理检查无法解释时,需考虑心理因素引起的腰腿痛。

2. 不同节段腰椎间盘突出症的临床表现

腰椎间盘突出症绝大多数发生在 $L_{4\sim5}$ 或 $L_5\sim S_1$ 椎间隙，另有 1‰～2‰ 的腰椎间盘突出发生在 $L_{3\sim4}$ 椎间隙（见表 14-1）。

表 14-1　不同节段腰椎间盘突出症的临床表现

腰椎间盘突出部位	受累神经	疼痛部位	麻木部位	肌力	反射
$T_{12}\sim L_3$	$L_{1\sim3}$ 神经根	腹股沟区、大腿前部	腹股沟区、大腿前部	髋关节前屈、外展位内收时无力	下腹壁反射、提睾反射减弱或消失
$L_{3\sim4}$	L_4 神经根	腰背部、髋部、骶髂部、大腿外侧及小腿前侧	小腿前内侧及膝关节前部	伸膝无力	膝反射减弱或消失
$L_{4\sim5}$	L_5 神经根	腰背部、髋部、骶髂部、大腿及小腿后外侧	小腿前外侧及足背	踇趾背伸肌无力	无改变
$L_5\sim S_1$	S_1 神经根	腰背部、髋部、骶髂部，向下放射至大腿、小腿及足跟外侧	小腿后外侧及包括外侧 3 个足趾的足背	足的跖屈、屈踇无力	踝反射减弱或消失
中央型	马尾神经	腰背部、双侧大腿及小腿后侧	双侧大腿、小腿后侧、足底及会阴部	膀胱及直肠括约肌无力或麻痹，可有大小便功能障碍	肛门反射减弱或消失

六、思考题

1. 腰腿痛的常见病因有哪些？
2. 请叙述不同节段腰椎间盘突出症的临床特点。
3. 请叙述腰椎间盘突出症的治疗原则。

七、推荐阅读文献

1. 周谋望. 腰椎间盘突出症的康复治疗（专家共识讨论稿）[A]. 中国医师协会康复医师分会第二届骨科康复论坛论文集[C]. 2013.
2. 吴孟超,吴在德,吴肇汉. 外科学[M]. 8 版. 北京:人民卫生出版社,2013:730-732,753-757.
3. 祝墡珠. 全科医生临床实践[M]. 北京:人民卫生出版社,2013:211-215.

（杨　华　祝墡珠）

案例 15

水 肿

一、病历资料

1. 现病史

患者,女性,85岁,因"双下肢水肿1月"就诊。患者近1月来出现双下肢水肿,以胫前部、足背部、双足内踝部为明显,压之有凹陷,无尿少、泡沫尿、登楼气急、乏力、畏寒等情况,夜间可平卧,无阵发性呼吸困难,食纳正常,睡眠可,二便如常,体重无进行性下降。为进一步诊治来社区卫生中心就诊。

2. 既往史

患者有高血压病史45年,最高180 mmHg/100 mmHg,规律服用氯沙坦钾50 mg每日1次降压,近3个月来因血压控制不佳而加用氨氯地平5 mg每日1次,血压波动于(130~150)mmHg/(60~70)mmHg。有"冠心病"史23年,曾有"房性早搏"病史,平日生活可自理;2003年曾因头晕到某三级医院就诊,诊断为"腔隙性脑梗";无吸烟、饮酒史,无家族性遗传病史。

3. 体格检查

T 36.6℃,P 64次/min,R 18次/min,BP 124 mmHg/64 mmHg,Ht 156 cm,Wt 60 kg,神志清楚,对答切题,眼睑、颜面部无水肿,颈静脉无怒张,肝颈静脉回流征阴性,双肺叩诊清音,呼吸音清,未闻及干湿性啰音,心界不大,HR 64次/min,律齐,未闻及病理性杂音;腹平软,肝脾肋下未触及,双侧足背动脉搏动正常,双下肢胫前部、足背部、双足内踝部凹陷性水肿。

4. 实验室和辅助检查

肝功能:TB 5.6 μmol/L,DB 1.7 μmol/L,TP 60 g/L,ALB 36 g/L,ALT 21 IU/L,γ-GT 43 IU/L。
肾功能:BUN 3.8 mmol/L,Cr 70 μmol/L,UA 258 μmol/L。
FBG:4.1 mmol/L。
血脂:TC 5.93 mmol/L,TG 2.44 mmol/L,HDL 1.6 mmol/L,LDL 3.51 mmol/L。
心电图:窦性心律,T波改变。
胸片:两肺未见实质性病变。

二、诊治经过

初步诊断:①药物性水肿;②高血压病3级(很高危);③冠状动脉粥样硬化性心脏病,缺血性心肌病型,心功能Ⅱ级;④高脂血症。

诊治经过:全科医生仔细询问了患者出现下肢水肿的时间,期间尿量的变化,近期饮食、活动的情况,最近是否有活动后胸闷气促、劳累、感染等其他情况,发现患者目前规律服药,饮食、运动各方面近六个月无明显变化,也无咳嗽、咳痰、腹痛、腹泻、发热等情况。因血压控制不佳,近3个月来加服氨氯地平后,血压控制良好,经追问病史,患者既往服用氨氯地平时也曾经出现双下肢水肿。故考虑此次下肢水肿与服用氨氯地平有关。另实验室检查提示该患者有高脂血症,但因患者顾忌降脂药物不良反应,未接受调脂药物治疗。综合上述情况,全科医生建议患者停用氨氯地平,改予氯沙坦钾/氢氯噻嗪片(海捷亚)50 mg/12.5 mg qd 降压治疗,立普妥 20 mg qn 调脂治疗,继续门诊随访。

1月后,患者至全科门诊随访,复查肝功能正常,血脂较前期下降,血压 130 mmHg/64 mmHg,双下肢水肿明显消退。全科医生建议其继续目前降压、调脂等治疗方案,门诊随访。

三、病例分析

1. 病史特点

(1) 女性,85 岁,双下肢水肿 1 月。

(2) 有高血压病 45 年,长期服用降压药物,3 个月前因血压控制不稳定,加服氨氯地平。

(3) 在上级医院确诊"冠心病"23 年,有"腔隙性脑梗塞"病史;有"高脂血症"病史,未接受药物治疗。

(4) 体格检查:BP 124 mmHg/64 mmHg, Ht 156 cm, Wt 60 kg, BMI 24.65 kg/m², 神志清楚,对答切题,眼睑、颜面部无水肿,颈静脉无怒张,肝颈静脉回流征阴性,双肺叩诊清音,呼吸音清,未闻及干湿性啰音,心界不大,HR 64 次/min,律齐,未闻及病理性杂音;腹平软,肝脾肋下未触及,双侧足背动脉搏动正常,双下肢胫前部、足背部、双足内踝部凹陷性水肿。

(5) 实验室和辅助检查:TC 5.93 mmol/L, TG 2.44 mmol/L, HDL-c 1.6 mmol/L, LDL-c 3.51 mmol/L。

2. 诊断和诊断依据

诊断:①药物性水肿;②高血压病 3 级(很高危);③冠状动脉粥样硬化性心脏病,缺血性心肌病型,心功能Ⅱ级;④高脂血症。

诊断依据:

(1) 药物性水肿:患者双下肢水肿一月,查体:双下肢胫前部、足背部、双足内踝部凹陷性水肿;结合患者病史,既往服用氨氯地平曾出现双下肢水肿,近三个月因血压控制不佳加用氨氯地平治疗,综合上述情况,需要考虑药物性水肿可能。

(2) 高血压病 3 级(很高危):患者老年,有高血压病史 45 年,血压最高时达 180 mmHg/100 mmHg,服用降压药物治疗治疗有效,临床合并冠心病、脑梗塞,根据高血压病的危险性分层为很高危组。

(3) 冠状动脉粥样硬化性心脏病,缺血性心肌病型,心功能Ⅱ级:有反复胸闷、心悸病史 23 年,曾在中山医院行冠脉造影确诊为"冠状动脉粥样硬化性心脏病",心电图检查有"心肌缺血、房性早搏"等改变,平日生活可自理,登楼无气急;根据既往病史,诊断可明确。

(4) 高脂血症:患者既往有高脂血症病史,近期复查血脂胆固醇、甘油三酯、低密度脂蛋白均升高,诊断可明确。

3. 鉴别诊断

患者以水肿为主诉在社区卫生服务站就诊,全科医生需要充分鉴别患者出现水肿的可能原因。临床常见引起水肿的病因主要为:心源性水肿、肾源性水肿、肝源性水肿、黏液性水肿等,少见的病因有系统性红斑狼疮、硬皮病、皮肌炎、特发性水肿、妊娠高血压综合征、血清病、间脑综合征等,在排除常见引起水肿的病因之外,不能忽略常见用药引起的水肿。全科医生应全面问询病史,进行鉴别。

四、处理方案及基本原则

1. 处理方案与原则

水肿的治疗首先是病因治疗,根据不同病因采取相应治疗方法。

(1) 病因治疗:积极治疗引起水肿的基础疾病,如药物性水肿应立即停药。

(2) 非药物治疗:休息、适当控制钠盐摄入、限制水分摄入等。

(3) 药物治疗:利尿剂;营养不良性水肿和肝源性水肿可适当补充白蛋白;部分水肿可采用中药治疗。利尿剂与控制钠盐不可长期共同使用,特别是老龄患者,注意水电解质平衡,水肿好转后可以停用利尿剂。

该患者主要表现为下肢水肿呈双侧对称性、凹陷性,病程中无尿少、泡沫尿、登楼气急、乏力、畏寒等情况,无慢性肝病、大量饮酒史,可逐项排除心源性、肾源性、肝源性、黏液性等常见水肿病因,而患者近期服用氨氯地平后出现水肿和既往服用氨氯地平出现水肿可提供参考,综合分析因为药物不良反应导致水肿可能性较大。基于上述情况,全科医生对患者用药进行了适当调整,停用氨氯地平,将科素亚改为含有利尿剂的复方制剂以改善水肿,后期门诊随访的结果也证实推断的合理性。

2. 转诊及社区随访

全科医生在接诊以水肿为主诉的社区患者时,应重点鉴别导致水肿的病因,针对病因采取相应治疗,应嘱患者定期门诊随访,评估治疗的有效性,及观察是否有其他导致水肿的疾病基础,同时评估患者是否有转诊指征。

水肿患者如出现以下情况需转诊至专科医生:

(1) 严重的心力衰竭经治疗后呼吸困难或水肿无明显好转时。

(2) 肾源性水肿患者出现肾功能进行性恶化时。

(3) 肝硬化患者出现严重的水肿,伴有大量腹水或出现肝性脑病、肝肾综合征时。

(4) 水肿推测是由肿瘤、静脉血栓等原因引起,全科医生无法确诊或进一步治疗。

(5) 病因不明的水肿患者。

五、要点与讨论

水肿是指人体组织间隙有过多液体积聚使组织肿胀,可分为全身性与局限性,当液体在体内组织间隙呈弥漫性分布时呈全身性水肿;液体积聚在局部组织间隙时呈局部水肿。产生水肿的主要因素有:①水钠潴留;②毛细血管滤过压升高;③毛细血管通透性增高;④血浆胶体渗透压降低;⑤淋巴回流受阻;⑥组织压力降低。临床常见的水肿病因包括:心源性水肿、肾源性水肿、肝源性水肿、营养不良性水肿、黏液性水肿、经前期紧张综合征、特发性水肿等。

1. 临床常见水肿及特点

临床常见全身性水肿病因为心源性水肿、肾源性水肿、肝源性水肿、黏液性水肿等(见表15-1)。

表 15-1 临床常见水肿及特点

常见水肿病因	水肿部位	水肿特点	病程发展	伴随症状或体征
心源性水肿	低垂部位	凹陷性、坚实、移动性小	缓慢	黏膜发绀、颈静脉怒张、肝颈静脉回流征阳性、心脏增大、肝大等
肾源性水肿	眼睑和颜面	凹陷性、软、移动性大	迅速	常伴有高血压、血尿等

(续表)

常见水肿病因	水肿部位	水肿特点	病程发展	伴随症状或体征
肝源性水肿	踝部逐渐向上蔓延	凹陷性	缓慢	肝功能减退和门脉高压征
黏液性水肿	颜面部及下肢部	非凹陷性	缓慢	乏力、畏寒、嗜睡、反应迟钝、食欲、记忆力减退等
经前期紧张综合征	眼睑、手、踝部	凹陷性	与月经相关	乳房胀痛、下腹沉重感,可伴精神症状

2. 病史询问要点

（1）性别和年龄。

（2）部位：全身性或局部性；单侧或双侧，是否对称；与体位和活动的关系。

（3）出现的时间：早晨或傍晚。

（4）性质：持续性或间歇性。

（5）病程进展：发展迅速或缓慢；趋向好转或恶化。

（6）加重及缓解因素：是否存在劳累、感染、月经周期、药物使用、妊娠等因素。

（7）伴随症状或体征：尿量有无变化；是否合并胸水、腹水；与水肿伴发的躯体或精神症状/体征。

（8）服药史：有无使用钙离子拮抗剂、抗抑郁药物、肾上腺皮质激素、雌激素、胰岛素、甘草制剂等。

（9）既往史：有无心脏疾病、肾脏疾病、肝脏疾病、内分泌和代谢疾病、胃肠道疾病、精神疾病、营养不良；有无肿瘤、传染病史；有无手术或外伤史；分娩时是否合并大出血；有无过敏史；有无长期大量饮酒史。

（10）家族史：有无先天性心脏病、慢性肝炎、糖尿病等家族史。

3. 体格检查要点

（1）水肿局部体征：程度，部位是否对称，按压后是否出现凹陷，有无压痛，皮色，皮温，有无皮疹、皮肤破溃、色素沉着、浅表静脉曲张。

（2）全身检查：包括体重、腹围、血压、面容、毛发多少及分布、皮肤黏膜、颈静脉、甲状腺、淋巴结、心肺、腹部（肝、脾、肾、腹水）、神经系统、直肠指检、眼底等检查。

4. 必要的辅助检查

（1）血常规：血红蛋白降低可见于营养不良性水肿、肾源性水肿和甲状腺功能减退；白细胞减少可见于甲状腺功能亢进症；白细胞、中性粒细胞百分比升高见于炎症性病变；全血细胞减少提示肝源性水肿。

（2）尿常规：大量蛋白尿见于肾源性水肿。

（3）粪潜血：肝源性水肿、消化道肿瘤可见粪潜血阳性。

（4）血生化：

① 肝功能：仅有低白蛋白血症可见于肾源性水肿、营养不良性水肿；血清胆红素升高、转氨酶升高、白蛋白降低伴球蛋白升高有助于肝源性水肿的诊断。

② 肾功能：血尿素氮、肌酐持续性升高可能为肾源性水肿；血尿素氮、肌酐一过性升高可能为心源性水肿或肝源性水肿。

③ 电解质：心源性、肾源性、肝源性水肿者可有电解质紊乱。

④ 血脂：血脂升高多见于肾源性水肿；血脂降低可见于肝源性水肿、营养不良性水肿和甲状腺功能减退。

（5）甲状腺功能有助于甲状腺功能亢进或减退的诊断。

六、思考题

1. 全科医生分析患者水肿的原因时，主要从哪些方向思考？

2. 水肿患者的药物治疗方法有哪些?
3. 社区水肿患者的转诊指征有哪些?

七、推荐阅读文献

1. 祝墡珠,王维民,杨业洲. 全科医生临床实践[M]. 北京:人民卫生出版社,2013:148-155.
2. 陈文彬,潘祥林. 诊断学[M]. 8版. 北京:人民卫生出版社,2013:23-25.

(卢建雄　俞　群)

案例 16

抽　搐

一、病历资料

1. 现病史

患者,女性,74岁,因"右侧肢体活动障碍4年余,反复抽搐1月"到社区卫生服务中心就诊。患者于4年余前看电视时突然出现失语、右侧肢体活动不利,右手持物及站立行走不能,伴头晕,无头痛、呕吐、意识改变、抽搐、两便失禁,至某三级医院急诊,查头颅CT示"未见明显异常"。第二天出现意识不清、呕吐、两便失禁,查头颅磁共振呈现(MRI)示"左侧颞顶叶脑梗死,双侧脑室旁及半卵圆中心多发缺血灶,左侧小脑陈旧性腔梗",予"甘油果糖、醒脑静、脑苷肌肽、巴曲胺"等药物治疗,神志转清,言语表达障碍、口齿含糊不清,右侧肢体活动始终无改善。3年前突然出现意识不清、双眼向右上凝视、牙关紧闭、口吐白沫、两便失禁、右侧肢体不自主抽动,持续约3 min,自行缓解,此后1月又有类似抽搐发作4次,赴某三级医院就诊,查脑电图示"左侧颞部可见尖慢波综合,有时不同步,散在出现",确诊为"继发性癫痫",予"丙戊酸钠"0.2 g bid 口服,此后近2年无抽搐发作。1年余前无明显诱因下再次出现意识丧失,双眼向右上凝视,口角、四肢不自主小抽搐,症状持续3~4 min后自行缓解,继续口服"丙戊酸钠"0.2 g bid。近1月内有类似抽搐发作3次,每次持续约3~5 min后自行缓解。

2. 既往史

有高血压史6年余,血压最高180 mmHg/110 mmHg,目前口服科素亚50 mg qd,血压控制在140 mmHg/70 mmHg左右。否认吸烟、饮酒史。已婚,1-0-0-1,育1子,配偶及儿子均体健。

3. 体格检查

T 36.7℃,P 68次/min,R 20次/min,BP 116 mmHg/70 mmHg。神清,体型肥胖,认知功能障碍,被动体位,平车入病房,口齿不清,查体不能合作。双侧瞳孔等大等圆,对光反射存在。双肺呼吸音粗,未闻及干湿性啰音。心界无扩大,HR 68次/min,律齐,各瓣膜区未闻及杂音。腹软,肝脾肋下未及,未扪及腹块。双下肢无水肿。右上肢肌力0级,右下肢肌力Ⅱ级,左上、下肢肌力Ⅳ级。右侧肢体肌张力增高,左侧肢体肌张力正常。右腕下垂,呈握拳状。右侧巴氏征、奥本汉姆征、戈登征、查多克征(+)。左侧巴氏征、奥本汉姆征、戈登征、查多克征(-)。

4. 实验室和辅助检查

血常规:WBC 7.2×10^9/L, N 75%。

血糖:FBG 5.6 mmol/L。

肝功能:TB 5.1 μmol/L, DB 3.5 μmol/L, TP 59.9 g/L, ALB 33.6 g/L, ALT 11.7 IU/L, AST 14.5 IU/L, AST/ALT 1.2, γ-GT 17 IU/L, AKP 70 IU/L。

肾功能：BUN 8.8 mmol/L，Cr 79 μmol/L。

电解质：K⁺ 4.59 mmol/L，Na⁺ 137 mmol/L，Cl⁻ 106 mmol/L，Ca²⁺ 2.28 mmol/L。

血脂：TC 3.02 mmol/L，TG 2.51 mmol/L，HDL 0.96 mmol/L，LDL 1.46 mmol/L。

心电图：窦性心律（73 次/min），ST-T 变化。TCD：基底动脉血流速度增快，血管痉挛；双侧椎动脉、双侧颈内动脉血流速度正常。

颈动脉彩超：双侧颈动脉斑块形成，双侧颈总及右侧颈内动脉流速减低。

动态心电图：窦性心律（平均心率 72 次/min），房性早搏伴短阵房速，ST-T 改变。

脑电图：背景活动正常，左侧颞部可见尖慢波综合，有时不同步，散在出现。

二、诊治经过

初步诊断：①脑梗死后遗症，血管性痴呆，继发性癫痫；②高血压病 3 级（极高危）。

诊治经过：全科医生根据患者既往高血压史，4 年前突发失语、偏瘫症状，3 年前患者抽搐的发病情况以及 3 年前脑电图检查结果，初步诊断患者为脑梗死后遗症，血管性痴呆，继发性癫痫。在检查血常规、肝肾功能、电解质、血糖及心电图无明显异常后，建议患者转诊到上级医院神经科进一步诊治。上级医院行头颅 MRI 示"左侧小脑、颞顶叶陈旧性脑梗死（脑软化），脑干、右侧小脑及两侧半卵圆中心脑缺血，脑白质变性"。脑电图示"背景活动差，未见明显 α 节律，慢波大量。顶部、左侧颞部可见散在出现的尖慢综合"，仍维持原诊断。调整丙戊酸钠口服剂量为 0.2 g tid。考虑患者有高脂血症、双侧颈动脉斑块形成、脑梗死史，予立普妥 20 mg qn 口服降血脂、稳定血管斑块治疗。嘱 1 月后门诊复查肝功能、肌酸激酶。

此后门诊随访，患者复查肝功能、血脂、肌酸激酶正常，血压平稳，未再有抽搐发作。

三、病例分析

1. 病史特点

(1) 女性，74 岁，右侧肢体活动不利 4 年余，反复抽搐 1 月。

(2) 4 年余前在外院明确诊断"脑梗死"。3 年前突然出现意识不清、双眼向右上凝视、牙关紧闭、口吐白沫、两便失禁、右侧肢体不自主抽动，持续约 3 min，自行缓解，此后 1 月又有类似抽搐发作 4 次，赴某三级医院就诊，查脑电图确诊为"癫痫"，予"丙戊酸钠"0.2 g bid 口服 po。1 年余前有类似抽搐发作 1 次。近 1 月内有类似抽搐发作 3 次，前 2 次约 1～3 min 症状自行缓解，最后 1 次持续约 3 min 后在外院予"安定"10 mg 静推后 1 min 抽搐症状消失。

(3) 体格检查：BP 116 mmHg/70 mmHg。神清，体型肥胖，认知功能障碍，被动体位，平车入病房，口齿不清，查体不能合作。双侧瞳孔等大等圆，对光反射存在。双肺呼吸音粗，未闻及干湿性啰音。心界无扩大，HR 68 次/min，律齐，各瓣膜区未闻及杂音。腹软，肝脾肋下未及，未扪及腹块。双下肢无水肿。右上肢肌力 0 级，右下肢肌力 Ⅱ 级，左上、下肢肌力 Ⅳ 级。右侧肢体肌张力增高，左侧肢体肌张力正常。右腕下垂，呈握拳状。右侧巴氏征、奥本汉姆征、戈登征、查多克征（+）。

(4) 实验室和辅助检查：电解质：K⁺ 4.59 mmol/L，Na⁺ 137 mmol/L，Cl⁻ 106 mmol/L，Ca²⁺ 2.28 mmol/L。血脂：TC 3.02 mmol/L，TG 2.51 mmol/L，HDL 0.96 mmol/L，LDL 1.46 mmol/L。心电图：窦性心律（73 次/min），ST-T 变化。TCD：基底动脉血流速度增快，血管痉挛；双侧椎动脉、双侧颈内动脉血流速度正常。颈动脉彩超：双侧颈动脉斑块形成，双侧颈总及右侧颈内动脉流速减低。动态心电图：窦性心律（平均心率 72 次/min），房性早搏伴短阵房速，ST-T 改变。脑电图（3 年前）：背景活动正常，左侧颞部可见尖慢波综合，有时不同步，散在出现。头颅 MRI：左侧小脑、颞顶叶陈旧性脑梗死(脑软化),脑干、右侧小脑及两侧半卵圆中心脑缺血,脑白质变性"。脑电图(复查):背景活动差,未见明显α节律,慢波大量。顶部、左侧颞部可见散在出现的尖慢综合。

2. 诊断和诊断依据

诊断:①脑梗死后遗症,血管性痴呆,继发性癫痫;②高血压病3级(很高危);③高脂血症。

(1) **脑梗死后遗症,血管性痴呆,继发性癫痫**:患者有高龄、高血压、高血脂多种心脑血管疾病的易患因素,在安静状态起病,有头晕、言语障碍、右侧肢体活动不利的症状,经治疗后遗留言语含糊、右侧肢体活动不利的症状。3年前突然出现意识不清、双眼向右上凝视、牙关紧闭、口吐白沫、两便失禁、右侧肢体不自主抽动,持续约3 min,自行缓解。此后1年前、近1月有多次类似抽搐发作。查体:认知功能障碍,被动体位,口齿不清,右上肢肌力0级,右下肢肌力Ⅱ级,右侧肢体肌张力增高。右腕下垂,呈握拳状,双下肢屈髋屈膝位。右侧肱二头肌、肱三头肌反射强于左侧。右侧巴氏征、奥本汉姆征、戈登征、查多克征(+)。急性期头颅MRI示"左侧颞顶叶脑梗死,双侧脑室旁及半卵圆中心多发缺血灶,左侧小脑陈旧性腔梗",3年前查脑电图示"左侧颞部可见尖慢波综合,有时不同步,散在出现"。近期复查头颅MRI示"左侧小脑、颞顶叶陈旧性脑梗死(脑软化),脑干、右侧小脑及两侧半卵圆中心脑缺血,脑白质变性"。脑电图示"背景活动差,未见明显α节律,慢波大量。顶部、左侧颞部可见散在出现的尖慢综合"。故该诊断成立。

(2) **高血压病3级(很高危)**:患者老年起病,发现血压升高6年余,血压最高180 mmHg/110 mmHg,目前口服科素亚50 mg qd,血压控制在140 mmHg/70 mmHg左右。根据高血压病分级为高血压病3级。因患者有脑梗死史,根据高血压病的危险性分层为很高危组。

(3) **高脂血症**:患者既往无高脂血症史,此次查TG 2.51 mmol/L,高于正常范围,故该诊断明确。

3. 鉴别诊断

(1) **脑出血**:该症多有头痛,常在活动中或情绪激动时起病,起病相对较急,头颅CT或MRI明确有脑实质处出血,结合该患者病史、头颅CT及MRI结果,不支持此诊断。

(2) **短暂性脑缺血发作**:该症突然发病,可有局灶性神经功能缺失表现,临床表现为一过性头晕、短暂性意识改变、言语及肢体活动障碍等,但病程较短,一般24 h内完全恢复,不遗留神经功能缺失,头颅CT、MRI无异常发现。结合该患者病史、头颅MRI结果,不支持此诊断。

(3) **晕厥**:通常由精神紧张、精神受刺激、长时间过度疲劳、突然体位改变、闷热或者拥挤的环境和疼痛刺激等因素诱发,亦可见于其他情况,包括排尿(排尿中或排尿后,原因为迷走反射)、体位性低血压(神经源性或药物所致)和心率异常。表现为持续数分钟的意识丧失、抽搐,发作前后通常伴有出冷汗、面色苍白、恶心、头重脚轻和乏力等症状。

(4) **癔病性发作**:患者的描述通常比较模糊,缺乏明确的特征,每次发作也有不同。患者主诉较多,全身抽搐样发作而意识正常的情况在假性发作中比较常见。抽搐表现为躯干的屈伸运动、头部来回摇动或用力闭眼等,发作时EEG正常有助于诊断。

四、处理方案及基本原则

1. 处理方案及理由

(1) **改善生活方式**:戒烟、戒酒,低盐低脂饮食。

(2) **治疗脑梗死后遗症、血管性痴呆、继发性癫痫**:在全科医院行康复辅助治疗,防止患侧肢体肌肉萎缩及关节僵硬。改善脑功能(茴拉西坦),抗癫痫药物的调整:在原来规则口服丙戊酸钠0.2 g bid,近1月有类似抽搐发作,经转诊复查头颅MRI、脑电图仍维持继发性癫痫诊断后,调整丙戊酸钠剂量至0.2 g tid。

(3) 治疗高血压：脑梗死进入恢复期、后遗症期后，按高血压的常规治疗要求，口服病前所用的降血压药或重新调整降血压药物，使血压缓慢平稳下降，一般应使血压控制在正常范围以内或可耐受的水平，以尽可能预防脑梗死再次发生。患者平时口服血管紧张素Ⅱ受体抑制剂（ARB）科索亚 50 mg qd，血压控制平稳，继续原剂量口服。

(4) 调脂、稳定血管斑块治疗：患者为老年女性，有高血压病、脑梗死史，有高脂血症，颈动脉彩超提示双侧颈动脉血管斑块，予阿托伐他汀钙片 20 mg qn 口服。

(5) 抗血小板治疗：对于非溶栓的脑梗死患者，应尽早使用阿司匹林；对不能耐受阿司匹林的患者可用氯吡格雷。

2. 转诊及社区随访

(1) 抽搐患者如出现以下情况需转诊至专科医生：抗癫痫治疗后抽搐仍反复发作；抽搐呈持续状态；全科医生无法确诊抽搐病因或需进一步治疗；抗癫痫药物治疗失败。

(2) 社区随访需注意抽搐是否再发、发作频率、发作时的表现，抗癫痫药物治疗过程中注意随访血常规、肝功能、肾功能等。

(3) 全科医生社区随访时应注重对癫痫病人及家属的教育：①避免诱发因素：如疲劳、缺乏睡眠、过量饮酒、对光敏感者避免长期接触强光。②谨慎驾车；不应该从事高空或深水作业；避免危险的运动，如深潜、跳伞、攀岩、冲浪。③癫痫发作时，将病人转向一侧，防止呕吐物进入呼吸道，防止舌咬伤及摔倒。

五、要点与讨论

抽搐（hyperspasmia）是临床常见的症状之一，指全身或局部成群骨骼肌非自主的抽动或强烈收缩，常可引起关节运动和强直。强直性和阵挛性的肌肉群收缩称为惊厥，多为全身性、对称性，伴有或者不伴有意识丧失。临床上亦常见小块或功能关联的小组骨骼肌短促快速地抽动，动作刻板、重复，例如面肌抽搐、抽动秽语综合征及习惯性抽搐等。

1. 常见的可引起抽搐的病因

(1) 颅脑疾病，如脑血管疾病、颅内肿瘤、脑外伤。

(2) 全身性疾病、代谢性疾病、心血管疾病。

(3) 精神因素所致的抽搐，如癔症性抽搐、习惯性抽搐。

2. 在病史采集时应注意的一些问题

(1) 一个完整的病史有时需多次了解。当获得新信息时，癫痫发作类型和癫痫综合征的诊断应做改变；当获得的资料不全无法做出已列举的癫痫综合征诊断时，可按照发作类型做出诊断或归于"其他类型"癫痫。

(2) 同一患者随着年龄增加以及病情变化，其综合征的诊断有时须改变。如在婴儿期主要表现为点头发作的婴儿痉挛，随病情进展到了幼儿期，其主要表现为强直性发作、不典型失神发作等，这时应诊断为 Lennox-Gastaut 综合征。

(3) 对于病程长，抗癫痫药物治疗效果不好的患者，均应重新询问病史，以进一步明确诊断，指导治疗。

3. 抗癫痫药物的调整

(1) AEDs 对中枢神经系统的不良影响在治疗开始的最初几周明显，以后逐渐消退。减少治疗初始阶段的不良反应可以提高患者的依从性，而使治疗能够继续。

(2) 治疗过程中患者如果出现剂量相关的不良反应（如头晕、嗜睡、疲劳、共济失调等）可暂时停止增加剂量或酌情减少当前用量，待不良反应消退后再继续增加量至目标剂量。

(3) 合理安排服药次数，既要方便治疗，提高依从性，又要保证疗效。

(4) 如果 AEDs 治疗失败应转诊至专科医生就诊。

(5) 单一药物治疗是抗癫痫药物治疗应遵守的基本原则。

六、思考题

1. 对于社区卫生服务中心接诊的初诊抽搐患者,需要行哪些检查以明确诊断?
2. 抽搐患者需要立即转诊至上级医院的指征有哪些?
3. 抗癫痫药物的应用指征及药物剂量调整的原则是什么?

七、推荐阅读文献

1. 祝墡珠,王维民,杨业洲. 全科医生临床实践[M]. 北京:人民卫生出版社,2013:623-627.
2. 祝墡珠,江孙芳,彭靖. 社区全科医师临床诊疗手册[M]. 上海:华东师范大学出版社,2010:487-489.

(秦 怡 俞 群)

案例 17

咳 嗽

一、病历资料

1. 现病史

患者,男性,65岁,因"反复咳嗽、咳痰5年,加重两周"就诊。患者5年前受凉后出现咳嗽、咳痰,痰量中等,白黏痰为主,时有黄脓痰,无发热胸痛,无喘息咯血,服用抗生素(左氧氟沙星)及止咳药可缓解。此后5年反复出现上述症状,多于冬春季发作,咳嗽以晨起明显,咳白色黏痰,时有痰量增多、痰液变稠或呈黄色,每年发作3~4个月。近2周来患者上述症状加重,咳嗽伴咳黄脓痰,痰量较多且不易咳出,无发热气喘,无胸痛咯血,无乏力消瘦,无明显呼吸困难。自服"甘草口服液"未见明显缓解,遂至社区卫生服务中心就诊。本次发病来睡眠欠佳,食欲不振,未见明显体重减轻。

2. 既往史

否认高血压、冠心病、糖尿病病史,否认哮喘病史,否认过敏性鼻炎史,否认食物药物过敏史。有吸烟史40年,20支/天。否认酗酒史。父亲有冠心病史,母亲有高血压病史,否认哮喘家族史。

3. 体格检查

T 36.8℃,P 65次/min,R 18次/min,BP 120 mmHg/74 mmHg,神志清,精神略萎,口唇无发绀,无杵状指,颈静脉无充盈,胸廓正常,呼吸尚平稳,无"三凹征",双肺呼吸音粗,双肺底可闻及少量散在细湿啰音,HR 65次/min,律齐,各瓣膜区未及杂音。腹平软,肝脾肋下未及,无压痛反跳痛,双下肢不肿。

4. 实验室和影像学检查

血常规:WBC 12×10^9/L,N 78%。

X线胸片:双下肺纹理增粗、紊乱。

二、诊治经过

初步诊断:慢性支气管炎急性发作。

诊治经过:全科医师详细询问了患者咳嗽咳痰症状表现、伴随症状,以及既往类似病情发作和诊治情况,结合胸片检查结果,初步考虑为慢性支气管炎急性发作。同时血常规检查提示白细胞增高,以中性细胞为主,考虑细菌感染可能性大,予留取痰标本行细菌培养检查。根据患者既往用药经验暂予左氧氟沙星0.5 g每日一次口服治疗,待痰培养结果后再针对性地调整抗生素的使用。考虑患者痰多且黏稠,不易咳出,暂不予强力镇咳药物止咳,予复方甘草口服液10 ml每日三次,盐酸氨溴索30 mg每日三次口服止咳化痰治疗。同时对患者加强健康教育,督促其戒烟,养成良好生活习惯。

一周后患者咳嗽明显缓解,咳痰量较前明显减少,查体双下肺湿啰音显著减轻,复查血常规 WBC 8.6×10^9/L,N 68%,痰培养结果示肺炎克雷伯菌(+),莫西沙星敏感。继续予原方案巩固治疗一周后,患者症状体征缓解。

三、病例分析

1. 病史特点

(1) 男性,65 岁,反复咳嗽、咳痰 5 年,加重两周。

(2) 5 年来反复出现咳嗽、咳痰,多于冬春季发作,咳嗽以晨起明显,咳白色黏痰,时有痰量增多、痰液变稠或呈黄色,每年发作 3~4 个月。服用抗生素(左氧氟沙星)治疗有效。近 2 周来患者上述症状加重,咳嗽伴咳黄脓痰,痰量较多且不易咳出,无发热气喘,无胸痛咯血,无乏力消瘦,无明显呼吸困难。自服"甘草口服液"未见明显缓解。

(3) 既往有吸烟史 40 年,20 支/天。否认酗酒史。否认哮喘病史,否认过敏性鼻炎史,否认高血压、冠心病、糖尿病病史,否认食物药物过敏史,否认哮喘家族史。

(4) 体格检查:T 36.8℃,P 65 次/min,R 18 次/min,BP 120 mmHg/74 mmHg,口唇无发绀,无杵状指,呼吸尚平稳,无"三凹征",双肺呼吸音粗,双肺底可闻及少量散在细湿啰音,HR 65 次/min,律齐,各瓣膜区未及杂音。腹平软,肝脾肋下未及,无压痛反跳痛,双下肢不肿。

(5) 实验室和影像学检查:血常规:WBC 12×10^9/L,N 78%。X 线胸片:双下肺纹理增粗、紊乱。

2. 诊断与诊断依据

诊断:慢性支气管炎急性发作。

诊断依据:患者男性,65 岁,5 年来反复出现咳嗽、咳痰,多于冬春季发作,咳嗽以晨起明显,咳白色黏痰,时有痰量增多、痰液变稠或呈黄色,每年发作 3~4 个月。既往无哮喘、鼻炎病史,有吸烟史 40 年,服用抗生素(左氧氟沙星)治疗有效。故慢性支气管炎诊断明确。近 2 周来患者上述症状加重,咳嗽伴咳黄脓痰,痰量较多且不易咳出,无发热气喘,无胸痛咯血,无乏力消瘦,无明显呼吸困难,查体口唇不绀,无杵状指,呼吸尚平稳,无"三凹征",双肺底可闻及少量散在细湿啰音,结合血常规 WBC 12×10^9/L,N 78%;X 片示双下肺纹理增粗、紊乱,考虑为慢性支气管炎急性发作,且细菌感染可能性大。

3. 鉴别诊断

(1) **咳嗽变异性哮喘**:是一种特殊类型的哮喘,仅以刺激性咳嗽为主要临床表现,容易被油烟、灰尘、冷空气等刺激因素诱发,无明显喘息,常有家族或个人过敏史,且抗生素治疗无效。上述情况与该患者病史不符,故予排除。

(2) **支气管扩张**:典型的支气管扩张表现为反复咳大量脓痰或咯血,X 线胸片可表现为肺纹理粗乱或呈卷发状。该患者症状体征与上述情况不吻合,故不考虑此诊断。

(3) **支气管肺癌**:支气管肺癌患者多数有长期吸烟史,常有顽固性慢性咳嗽史,近期出现咳嗽性质改变、痰中带血等。可反复出现同一部位的阻塞性肺炎,且使用抗生素治疗后无法完全消退。患者发病情况与之并不相符,且 X 线胸片未提示相关改变,故予除外。

(4) **肺结核**:肺结核患者临床上常表现为慢性咳嗽,伴有低热、乏力、盗汗、消瘦等全身中毒症状,与该患者症状不吻合。且患者 X 线胸片未提示结核特征性改变,故可除外该诊断。

(5) **嗜酸粒细胞性支气管炎**:该病的临床表现与慢性支气管炎类似,X 线胸片检查常无明显改变或仅有肺纹理增多,且支气管激发试验常为阴性,因此十分容易误诊。必要时可行诱导痰细胞学检查,若嗜酸性粒细胞比例增加(≥3%)即可诊断。

(6) **特发性肺纤维化**:该病患者起病多缓慢,开始时仅表现为咳嗽、咳痰,偶有气短,晚期可出现缺氧和发绀,逐步进展为呼吸困难。查体可于胸部下后侧闻及高调的爆裂音(Velcro 啰音),可见杵状指/

趾,血气分析提示氧分压降低,二氧化碳分压可正常。必要可行胸部CT帮助诊断。

(7) 其他引起慢性咳嗽的疾病:除了上述疾病以外,慢性咽炎、鼻后滴漏综合征、胃食管反流以及某些心血管疾病同样也会引起慢性咳嗽症状,且在临床上并不少见,在诊断时不应忽视,必要时可行相应检查或转至相关专科进一步明确诊断(详见要点与讨论部分)。

四、处理方案及基本原则

1. 控制感染

感染因素是慢性支气管炎发生发展的重要原因之一。该患者血常规提示白细胞增高,中性粒细胞为主,考虑存在细菌感染可能。痰培养及药敏检测结果是合理选用抗生素的重要依据,但培养耗时较长,一般需要一周时间。故在留取痰标本送检的同时,可先行依据本社区常见病原菌经验性选用抗生素进行及时的治疗。本例患者予左氧氟沙星 0.5 g qd 口服治疗一周后,痰培养结果提示肺炎克雷伯菌(+),莫西沙星敏感,且患者症状体征明显好转,表明治疗有效,故维持原抗感染治疗方案。

2. 对症治疗

急性咳嗽原则上以镇咳祛痰等对症治疗为主。本例患者痰多且黏稠,不易咳出,故不应使用强力镇咳药物。予复方甘草口服液 10 ml tid po 止咳,同时予盐酸氨溴索 30 mg tid po 稀释痰液。

3. 健康教育

吸烟是慢性支气管炎最为重要的环境发病因素,烟草中的有害物质具有多种损伤效应。本例患者有40年吸烟史,平均20支/天,应对其加强教育,阐明吸烟危害,帮助其早日戒烟。同时待患者症状控制后,应鼓励其适当进行体育锻炼以增强体质。

4. 转诊及社区随访

本病例中患者慢性支气管炎诊断明确,且经治疗后很快好转,因此无需转诊治疗。我们在接诊咳嗽患者时,如若出现以下情况应及时转诊给专科医生:

(1) 诊断不明确或治疗效果欠佳的严重咳嗽。
(2) 症状明显加重或出现呼吸困难者。
(3) 出现新的体征或原有体征加重者,如发绀、外周水肿等。
(4) 慢性咳嗽怀疑为结核病者。
(5) 胸片发现肺内占位需进一步检查者。
(6) 有严重基础疾病需住院治疗者。
(7) 拟诊为后鼻滴漏综合征、胃食管反流、咳嗽变异型哮喘等需要进一步检查和专科治疗的疾病。

咳嗽尤其是慢性咳嗽患者的社区随访,应根据不同疾病组织本社区患者及其家属,开办学习班、俱乐部等,以多种形式集中进行系统的教育。可以通过讲座的形式宣传相关呼吸系统疾病防治知识,也可组织居民观看相关影音资料,阅读有关科普图书或文章等。让社区居民了解如慢性支气管炎、慢性阻塞性肺病等常见呼吸系统疾病的病因,特别是吸烟的危害以及大气污染、反复发生上呼吸道感染等因素的作用。帮助居民成立戒烟互助小组和健身锻炼小组,督促吸烟者尽快戒烟并坚持下去。同时适当进行体育锻炼以期增强体质,有效减少上呼吸道感染机会。

五、要点与讨论

咳嗽是一种反射性防御动作,其作用是可以清除呼吸道分泌物及气道内异物,是临床最常见的症状之一。根据其临床特点,咳嗽可分为急性咳嗽、亚急性咳嗽和慢性咳嗽。急性咳嗽常见于感冒和急性气管-支气管炎,根据其病史即可诊断。亚急性咳嗽常发生于呼吸道感染的恢复期,由炎症反应的持续存在和刺激所导致,常呈自限性。具体表现为呼吸道感染急性期症状消失后,仍有刺激性干咳迁延不愈,伴或不伴有咳少量白色黏液痰。而慢性咳嗽的病因则相对较为复杂,诊断相对不易,需结合患者病史、体格检查、辅助检查等综合判断,有时甚至还需采用实验性治疗手段以明确病因。

在对患者进行问诊时,全科医生需关注的要点包括性别、年龄、有无前期呼吸道感染、咳嗽的临床表现(发作时段、持续时间、咳嗽的性质等,如有咳痰需询问咳痰的量、性状和特点)、伴随症状(见表17-1)、既往史、过敏史、可吸入颗粒及放化学物质接触史、吸烟史等。对于合并高血压的患者,如果正服用血管紧张素转换酶抑制剂,且服药时间与咳嗽发病时间相吻合,则须考虑药物不良反应导致咳嗽的可能性。应予更换降压药物后,观察咳嗽是否好转。对于肺部X线摄片、CT等影像学检查结果阴性的慢性咳嗽患者,尤其是既往治疗效果欠佳者,应警惕咳嗽变异性哮喘或嗜酸细胞性支气管炎的可能。可分别行肺功能测定+支气管激发试验或诱导痰细胞学检查以鉴别。同时,除了呼吸系统疾病以外,还有一些诸如后鼻滴漏综合征、胃食管反流等疾病也会引起慢性咳嗽。若怀疑此类疾病,进一步行鼻窦摄片、鼻咽镜或食管pH测定等检查有助于明确诊断(见图17-1)。

表17-1 伴随症状及常见病因

伴随症状	常见病因
咳嗽伴发热	急性呼吸道感染、肺结核、胸膜炎等
咳嗽伴胸痛	肺炎、胸膜炎、支气管肺癌、肺栓塞、自发性气胸等
咳嗽伴呼吸困难	喉水肿、喉肿瘤、支气管哮喘、慢性阻塞性肺病、肺结核、重症肺炎、大量胸腔积液、肺水肿、气管或气管异物等
咳嗽伴咯血	支气管扩张、支气管肺癌、肺结核、肺脓肿、二尖瓣狭窄等
咳嗽伴大量脓痰	肺脓肿、支气管扩张、肺囊肿合并感染、支气管胸膜瘘等
咳嗽伴哮鸣音	支气管哮喘、心源性哮喘、慢性喘息性支气管炎、弥漫性细支气管炎、气管或支气管异物、支气管肺癌等
咳嗽伴杵状指(趾)	慢性阻塞性肺病、支气管扩张、慢性肺脓肿、支气管肺癌等

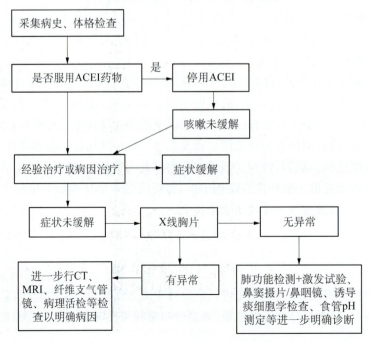

图17-1 咳嗽基本诊断流程

在治疗方面,急性、亚急性咳嗽以对症治疗为主。咳嗽剧烈者可使用镇咳剂,而痰多不易咳出者应使用祛痰药物,且不宜使用强力镇咳剂以免妨碍痰液排出。若合并细菌感染则应及时选用抗生素进行抗感染治疗。对于慢性咳嗽,除了积极对症治疗以外,还应根据不同病因进行对因治疗。如需相关专科检查或治疗手段,应及时转诊至相应专科医生处进一步诊治,待诊断明确或病因去除后可再转回全科医师处巩固治疗或随访。

六、思考题

1. 哪些情况下应将咳嗽患者转诊给专科医生?
2. 慢性咳嗽有哪些常见的病因?
3. 咳嗽的治疗原则是什么?

七、推荐阅读文献

1. 万学红,卢雪峰,刘成玉.诊断学[M].8版.北京:人民卫生出版社,2013:15-17.
2. 葛均波,徐永健,梅长林.内科学[M].8版.北京:人民卫生出版社,2013:19-21.
3. 祝墡珠,王维民,杨业洲.全科医生临床实践[M].北京:人民卫生出版社,2013:81-87.

(王 天 陈冬冬)

案例 18

疲 乏

一、病历资料

1. 现病史

患者，男性，50岁，因"反复心悸1年，乏力3周"到社区卫生服务中心就诊。患者1年前献血体检发现"心动过速"，多次后行心电图检查中有一次提示"窦性心动过速"，其余心电图未发现异常。1年来患者劳累或剧烈运动后有心悸感，休息后可缓解。3个月前发现高脂血症，未予药物治疗。近一个月来患者感心悸加重，自行口服倍他乐克 25 mg bid，心悸症状减轻。3周前起渐出现疲乏、乏力感，偶有头晕，休息后症状减轻但不能完全缓解，故到社区卫生服务中心就诊。病程中患者偶有咳嗽，偶咳白色黏痰，无痰血，无鼻塞、流涕，无胸闷、胸痛，无发热、盗汗，无言语异常，无头痛、视物旋转，无肢体麻木、无力，无恶心、呕吐、腹痛，无腰酸、腰痛，体重无明显减轻。饮食及二便均正常。睡眠时有打鼾。

2. 既往史

睡眠打鼾4年。否认高血压病史、糖尿病史、冠心病史、慢性阻塞性肺病史。无外伤史，无特殊药物服用史，否认家中有重大变故。吸烟20支/天×24年。已婚，妻和一子健康，否认家族遗传性疾病史。

3. 体格检查

T 36.7℃，P 82次/min，R 18次/min，BP 130 mmHg/84 mmHg，Ht 178 cm，Wt 86 kg，BMI 27.14 kg/m^2。自主体位，正常对答。皮肤和巩膜无黄染，口唇和结膜无苍白。浅表淋巴结未及肿大。口角无偏斜，伸舌居中，双侧扁桃体无肿大。颈软，甲状腺未及肿大。胸廓无畸形，肺部听诊无殊，心尖无异常隆起，心界无扩大，听诊 HR 82次/min，心律齐，无病理性杂音。腹部稍隆，无压痛，振水音(-)，移动性浊音(-)，肾区叩击痛(-)，听诊肠鸣音 4~5次/min。四肢无水肿，关节活动范围正常，四肢肌力和肌张力正常，膝跳反射等生理反射可以引出，巴宾斯基征、奥本汉姆征、戈登征等未引出，霍夫曼征(-)。

4. 实验室和辅助检查

血常规：WBC 7.33×10^9/L，RBC 4.76×10^{12}/L，Hb 151 g/L，PLT 215×10^9/L，LY 32.10%，N 57.20%，MO 7.40%，E 3.2%，ESR 5 mm/h；尿常规(-)；粪常规 无异常，粪隐血(-)。

肝、肾功能：TB 15.4 μmol/L，DB 7.6 μmol/L，TP 78 g/L，ALB 48 g/L，ALT 37 IU/L，AST 31 IU/L，γ-GT 37 IU/L，BUN 5.1 mmol/L，Cr 49 μmol/L，UA 324 μmol/L。

电解质：K$^+$ 4.3 mmol/L，Na$^+$ 141.0 mmol/L，Cl$^-$ 105.0 mmol/L，Ca^{2+} 2.06 mmol/L，Mg^{2+} 2.0 mg/L。

糖代谢：FBG 6.0 mmol/L，HbA1c 6.3%。

血脂：TC 5.13 mmol/L，TG 3.27 mmol/L，HDL 1.03 mmol/L，LDL 2.39 mmol/L。

甲状腺激素测定(上级医院):TSH 2.81 mIU/L，TT 31.71 μg/L，TT4 9.80 μg/L，FT3 3.51 ng/L，FT4 12.2 ng/L。

肿瘤标志物:AFP 0.9 ng/ml，CEA 2.9 IU/L，PSA 3.1 μg/L；CA199 8.5 IU/L，CA153 12.7 IU/L。

心电图:窦性心律。

胸片:两肺纹理略增多。

B超:肝胆胰脾肾未见异常，甲状腺未见占位和钙化。

多导睡眠监测(上级医院):轻度阻塞性睡眠呼吸暂停综合征。

二、诊治经过

初步诊断:药物性疲乏；阵发性窦性心动过速；睡眠呼吸暂停综合征；高脂血症。

诊治经过:全科医生通过全面的问诊，未发现患者有精神和言语异常，了解到患者最近没有重大的家庭变故和工作压力，无感染病史，无外伤史和生活方式改变，饮食和二便正常，睡眠常打鼾。体格检查未发现皮肤黄染和贫血等阳性体征，心肺听诊无殊，腰腹部未及异常，四肢无水肿，神经反射无异常，肌力和肌张力正常。三大常规检查无异常，血生化检查发现高甘油三酯血症，常见肿瘤标志物数值在正常范围，甲状腺功能无异常。心电图、胸片、B超无阳性发现。结合患者服药史及"倍他乐克"的药物不良反应，首先考虑是由服用"倍他乐克"引起的"疲乏"。患者目前检查未发现心律失常，考虑到患者驾车上下班，而驾驶人员慎用"倍他乐克"，与患者沟通后，建议"倍他乐克"逐渐减量，2周后停药。调整治疗方案，予"参松养心胶囊3粒 tid"控制心律失常。

考虑患者肥胖、高甘油三酯、夜间睡眠呼吸暂停，全科医生建议其戒烟，低脂、少盐饮食，3个月后复查血脂若仍未达标，需口服调脂药；适度有氧锻炼，控制体重(争取 BMI < 26 kg/m^2)；3个月复查心电图，建议必要时24 h动态心电图监测；嘱家属注意患者夜间打鼾情况，若症状加重，建议转诊至上级医院专科治疗。

1月后患者复诊，疲乏症状缓解，无阵发性心悸发作。

三、病例分析

1. 病史特点

(1) 男性，50岁，反复心悸1年，乏力3周。

(2) 近1月服用倍他乐克治疗。发现高脂血症3个月，未予药物治疗。有长期吸烟史，有夜间睡眠打鼾史，日常运动少。

(3) 体格检查:BP 130 mmHg/84 mmHg, BMI 27.14 kg/m^2。皮肤黏膜无异常，心、肺和腹部检查无异常体征，四肢和神经反射检查正常。

(4) 实验室和辅助检查:三大常规正常检查，肝肾功能指标正常，血糖和糖化血红蛋白正常，电解质正常，常见肿瘤标志物检测值在正常范围，血脂四项 TC 5.13 mmol/L, TG 3.27 mmol/L, HDL 1.03 mmol/L, LDL 2.39 mmol/L。心电图未发现异常，甲状腺和腹部B超无异常。多导睡眠监测:轻度阻塞性睡眠呼吸暂停综合征。

2. 诊断和诊断依据

诊断:①药物性疲乏；②阵发性窦性心动过速；③睡眠呼吸暂停综合征；④高脂血症。

诊断依据:

(1) 药物性疲乏:患者出现疲乏3周，生活环境和生活方式无改变，仅有可考虑因素，为1个月前自行服用"倍他乐克 25 mg bid"。药物"倍他乐克"属于β-受体阻滞剂,其药物说明提示可能出现"疲劳乏力"不良反应,结合患者停药后疲乏改善,故药物性疲乏诊断成立。

(2) 阵发性窦性心动过速:患者剧烈运动后有时有心悸感,献血体检和心电图检查曾发现"窦性心动过速",本次就诊心电图无异常,心脏听诊亦未发现心律失常,故考虑诊断为"阵发性窦性心动过速",必要时 24 h 动态心电图监测以明确诊断。

(3) 睡眠呼吸暂停综合征:患者中年男性,有长期吸烟史,肥胖(体重指数(BMI) 27.14 kg/m²)且夜间经常打鼾,外院多导睡眠监测提示轻度阻塞性睡眠呼吸暂停综合征,故诊断明确。

(4) 高脂血症:患者 3 个月前体检发现高甘油三酯,未用药,此次查血脂 TG 3.27 mmol/L,高于正常,血脂四项中其余三项正常,故诊断为高脂血症,具体分型为高甘油三酯血症类型。

3. 鉴别诊断

可以引起疲乏的原因很多,主要分为四类,生理性、心因性、药物或者中毒、躯体性疾病,如呼吸、消化、循环、血液、神经、泌尿、内分泌等多系统疾病均有可能伴随乏力。

(1) 生理性疲乏:患者近期无生活方式的改变,无工作过劳和运动过度,无睡眠不足,无外伤和其他应激状态,故可排除。

(2) 心因性疲乏:患者近 1 个月来无烦躁、易怒、焦虑或者抑郁等精神神志异常,也无食欲减退和张力性头痛发生,排除心因性疲乏。

(3) 躯体疾病性疲乏:该患者有阵发性心律失常、超重、睡眠呼吸暂停综合征和高脂血症,且长期吸烟,均有可能引起疲乏。结合病史得知,患者以上情况长期存在但并未出现明显的疲乏,而在服用倍他乐克药物后不久即出现疲乏症状并在停药后症状改善,故排除以上躯体性疾病引起的疲乏。综合患者病史、体格检查和辅助检查结果,排除慢性阻塞性肺病、肝病、糖尿病、甲状腺疾病、贫血、肾功能不全、感染性疾病(结核病、感染性心内膜炎、病毒性肝炎)等常见病,也未发现肿瘤,排除以上疾病引起的疲乏。因疲乏时间 3 周,亦不符合慢性疲劳综合征的诊断(情绪低落、记忆力减退、头晕、头痛、肢体乏力等症状反复发作持续 6 个月以上并在休息后不能缓解)。

(4) 中毒或药物撤停性疲乏:患者无嗜酒、吸食毒品病史及突然停药病史,无长期服用洋地黄药物、镇静催眠药物病史,亦未接触杀虫剂、有机溶剂和重金属等,故排除中毒和药物撤停反应所致的疲乏。

四、处理方案及基本原则

1. 疲乏的处理原则

包括一般治疗和病因治疗。一般治疗包括:嘱患者放松情绪避免紧张,如适当休息、保证睡眠;合理饮食,保证充足的热量及合适的维生素、微量元素摄入,适度锻炼身体,提高抵抗力。病因治疗主要是针对 4 大病因,躯体疾病给予对症处理,精神疾病予药物治疗并心理疏导,药物相关性应停用药物或调整相关药物剂量,生理性疲乏应避免接触或去除可能的生理因素。

2. 处理方案

(1) 停药:根据服用"倍他乐克药"2 月后出现了"乏力不足"的症状,需停用该药。考虑到"倍他乐克"突然停用可能引起的心律失常,故嘱咐患者在两周内缓慢撤药,每次剂量减半,直至停药。同时改用"参松养心胶囊"治疗。

(2) 改变生活方式:患者有睡眠呼吸暂停综合征,目前尚没有影响患者睡眠,其本人不愿治疗,故暂不予处理,嘱家属注意观察患者夜间睡眠情况。若发现打鼾加重、出现呼吸暂停次数增多或时间延长,应及时就诊。吸烟和肥胖都是该病的独立危险因素,故建议患者戒烟,规律有氧运动降低 BMI 至正常范围,如每周总计 150 min 的慢跑。阵发性窦性心动过速可能是睡眠呼吸暂停综合征引起,暂予口服药控制心律。为避免诱发更严重的心血管疾病,需保持情绪稳定,劳逸结合,避免加重心脏负担的活动。

(3) 调脂:患者为单纯高甘油三酯血症,虽然总胆固醇和低密度脂蛋白正常范围,但仍需要低脂低糖饮食,建议食用橄榄油或菜子油并减少饱和及不包和脂肪酸摄入,减少糖的摄入,每天食用至少五份水果或蔬菜,每周至少食用两份鱼类食物,每周至少 4～5 份无盐坚果和豆类。3 个月后复查血脂水平,若单纯的饮食控制和生活方式改变不能改善血脂水平(TG＜2.26 mmol/L),则加用调脂药,贝特类或者他汀类。仅从降低甘油三酯的角度可以选择贝特类调脂药。2014 年英国国家优化卫生与保健研究所(NICE)血脂管理指南建议,在 CVD 预防中勿常规使用贝特类,勿使用烟酸、胆酸螯合剂及 Ω-3 脂肪酸复合物,因无证据支持此类药物有治疗收益。鉴于患者同时有心律失常,2014 年 NICE 的血脂指南提出有循证医学证据表明他汀类对心血管病患者有益,可以选择瑞舒伐他汀、辛伐他汀和阿托伐他汀中的一种预防,用药期间注意随访肝功能和凝血功能。

3. 转诊及社区随访

引起疲乏的原因很多,引起疲乏的疾病多为慢性病,如慢性阻塞性肺病、心血管疾病、肝病、内分泌疾病、恶性肿瘤、精神心理疾病等,需要社区医生长期随访管理。有时疲乏不是单一因素引起的,经过初期处理后患者疲乏症状如果不能改善,全科医生需再次收集并分析病史、调整治疗方案,超出社区诊治范围时应及时转诊。

五、要点与讨论

疲乏是一个症状,不是一个诊断,也不是疾病名称,可以由很多原因引起。20%～60%是体力性的,40%～80%是疾病或者心理性的。Hickie 等人调查发现,在到一个全科诊所就医的人群内患有慢性疲乏者占 25%。疲乏可以出现于很多疾病过程中,甚至是一些严重的疾病,如肿瘤;也可能是专科性疾病,如内分泌疾病、精神疾病。因此明确疲乏的病因很重要。对于全科医生来说,要快速准确诊断出疲乏的原因,需要通过详细询问病史和伴随症状、认真体格检查、适当的辅助检查并借鉴规范的临床诊断步骤。

鉴于疲乏的病因多样,病史采集要尽可能全面详细。需要询问患者的职业(是否工作繁忙压力大)、饮食(不健康饮食或者营养不良)、体重变化、睡眠质量、言语行为变化、精神情绪状态、近期用药情况(抗高血压药物、β-受体阻滞剂、镇痛药、抗生素、肾上腺皮质激素、安眠药、非类固醇消炎药、酒精、精神科用药等)、诱发因素(感染、手术、慢性躯体疾病、外伤、退休等),女性患者需询问月经史、分娩史和有无更年期症状。

体格检查很重要,在常规体格检查基础上,需专项检查来诊断可能的专科疾病,如精神状态评估、神经反射检查等。

辅助检查对明确诊断不可或缺。建议的基础检查项目有:血常规、血沉、C-反应蛋白、甲状腺功能、肝功能、肾功能、电解质、血糖、血清铁、铁蛋白、转铁蛋白饱和度等。可选择的检查项目包括:心电图、尿常规、尿培养、粪常规、粪隐血、胸片、肿瘤标记物、睡眠障碍检查等。

诊断明确的患者在社区诊治范围内给予积极干预和治疗,包括病因治疗和对症治疗。超出社区诊治范围的患者及时转诊至上级医院,并依据不同疾病社区管理规范做好对患者的随访和规范管理工作。

六、思考题

1. 疲乏的可能原因包括哪些?
2. 全科医生接诊疲乏患者的诊断思路是什么?
3. 主诉疲乏患者的处理原则和社区综合管理措施有哪些?

七、推荐阅读文献

1. 潘祥林,王鸿利.实用诊断学[M].北京:人民卫生出版社,2014:16-17.
2. 梁万年,阴赪宏,杜忠东.全科医学[M].4版.北京:人民军医出版社,2010:709-715.
3. 祝墡珠,王仲,刘凤奎.全科医生临床能力培养[M].北京:人民卫生出版社,2013:59-64.
4. Wierzbicki A, et al. Lipid modification and cardiovascular risk assessme-nt for the primary and secondary prevention of cardiovascular disease: summary of updated NIC - E guidance [J]. BMJ, 2014;349:g4356.

(梁长秀 陈冬冬)

案例 19

消 瘦

一、病历资料

1. 现病史

患者,女性,58岁,因"反复反酸10年,加重伴体重下降4月"到社区卫生服务中心就诊。患者10年前无明显诱因下出现反复反酸不适,外院诊断为"胃食管反流病",不规律服用质子泵抑制剂和促胃肠动力药,症状可缓解。近4月反酸加重,出现烧灼感,伴吞咽时胸骨后隐痛不适,进食热、辛辣刺激性食物时明显,伴体重进行性下降、乏力,3月内体重下降约8 kg。无恶心、呕吐,无咽部异物感,无吞咽困难,无发热、咳嗽,无腹痛、腹泻,无怕热、多汗,无食欲减退,无焦虑、失眠等不适,患者未予重视,自服"泮托拉唑"和"达喜",症状未缓解,反而逐渐加重。病程中患者精神可,睡眠可,二便正常。

2. 既往史

患者外地胃镜检查诊断胃食管反流病10余年,反复发作反酸,好发于春秋季节,曾口服质子泵抑制剂和促胃肠动力药,症状可缓解。否认高血压、糖尿病、冠心病等慢性病史。否认吸烟、饮酒史,喜食热食。否认特殊药物应用史。丈夫和一子一女体健。月经史:月经周期规律,13岁初潮,4/30天,50岁,经量中等,颜色正常,无痛经。父母已亡,母亲死于食管癌,父亲死因不详。否认高血压、糖尿病等家族遗传性疾病史。

3. 体格检查

T 36.6℃,P 76次/min,R 18次/min,BP 126 mmHg/80 mmHg,Ht 160 cm,Wt 46 kg,BMI 17.97 kg/m²,消瘦貌,自主体位,对答正常。皮肤和巩膜无黄染,口唇和结膜无苍白。颈软,甲状腺未及肿大。浅表淋巴结未触及肿大。肺部听诊无殊,心前区无隆起,心界无扩大,听诊HR 76次/min,心律齐,无病理性杂音。腹部稍凹陷,无压痛及反跳痛,未扪及肿块。移动性浊音(一),听诊肠鸣音4~5次/min。四肢无水肿,关节活动范围正常,四肢肌力和肌张力正常,生理反射可引出,病理反射(一)。

4. 实验室和辅助检查

血常规:RBC 4.62×10^{12}/L,WBC 6.74×10^9/L,PLT 197×10^9/L,Hb 128 g/L。

肝功能:TB 5.3 μmol/L,DB 1.7 μmol/L,TP 70 g/L,ALB 45 g/L,ALT 76 IU/L,AST 12 IU/L,γ-GT 20 IU/L。

肾功能:BUN 5.4 mmol/L,Cr 59 μmol/L;估算GFR(根据MDRD方程):91.13;UA 209 μmol/L。

FBG 5.6 mmol/L,HbA1c 5.8%。

肿瘤标志物:CEA 8 ng/ml,CA199 5.9 IU/ml;细胞角蛋白19片段 1.9 ng/ml。

心电图:正常心电图。

二、诊治经过

初步诊断:胃食管反流病,食管癌可能。

诊治经过:全科医生进行了详细的问诊,患者胃食管反流病史10年,近期反酸加重、新出现吞咽时疼痛、烧灼感等症状,且口服质子泵抑制剂和胃黏膜保护剂疗效欠佳,生化检验肿瘤标志物:癌胚抗原升高为8 ng/ml,考虑患者食管癌可能,转诊至上级医院,胃镜检查示:食管黏膜糜烂;胆汁反流;慢性胃炎;食管黏膜糜烂处活检病理示:(食管)黏膜鳞状上皮呈上皮内瘤变高级别(根据WHO诊断标准,包括原位癌)。转胸外科行胸腹腔镜侧俯卧位三切口食管癌根治术,手术顺利,术后诊断:食管癌pT1aN0M0 Ⅰa期。予肌注胸腺肽提高免疫力,口服埃索美拉唑20 mg每日两次抑制胃酸分泌、吗丁啉10 mg每日3次,促进胃肠动力,半流质饮食逐渐向软食过度。术后回到全科医生处随访,全科医生指导患者规律用药、少食多餐、细嚼慢咽、注意营养、多食新鲜蔬菜和水果,定期至上级医院随访评估。

三、病例分析

1. 病史特点
(1) 女性,58岁,反复反酸10年,加重4月。
(2) 吞咽时胸骨后疼痛,口服药物治疗效果欠佳,伴有体重进行性下降4月,体重减轻约8 kg。
(3) 既往有胃食管反流病史10余年,喜食烫食,有食管癌家族史。
(4) 体格检查:T 36.6℃,BP 126 mmHg/80 mmHg,消瘦貌,浅表淋巴结未触及肿大,心、肺和腹部检查无异常体征。
(5) 实验室和辅助检查:肿瘤标志物:CEA 8 ng/ml。胃镜食管黏膜糜烂处活检病理示:(食管)黏膜鳞状上皮呈上皮内瘤变高级别。术后病理诊断:(食管)黏膜鳞状上皮呈上皮内瘤变高级别,局灶癌变pT1aN0M0 Ⅰa期。

2. 诊断和诊断依据
诊断:①食管癌pT1aN0M0 Ⅰa期;②胃食管反流病。
诊断依据:
(1) 食管癌pT1aN0M0 Ⅰa期:患者有食管癌家族史,胃食管反流病史10余年,近4月出现吞咽时胸骨后疼痛伴体重下降,胃镜检查示:食管黏膜糜烂;胆汁反流;慢性胃炎;食管黏膜糜烂处活检病理示:(食管)黏膜鳞状上皮呈上皮内瘤变高级别(根据WHO诊断标准,包括原位癌)。外科术后病理诊断:(食管)黏膜鳞状上皮呈上皮内瘤变高级别,局灶癌变pT1aN0M0 Ⅰa期,故食管癌pT1aN0M0 Ⅰa期诊断明确。
(2) 胃食管反流病:患者反复发作反酸不适10余年,春秋季易发,外院诊断胃食管反流病,不规律服用质子泵抑制剂和促胃肠动力药,症状可缓解。此次胃镜检查示:食管黏膜糜烂;胆汁反流。故此诊断明确。

3. 鉴别诊断
消瘦是由多种生理性因素或疾病引起的不良的营养状态,生理性消瘦的常见原因包括:生长发育、妊娠、哺乳或劳动量过大等。常见的病理性消瘦原因包括慢性化脓性感染、结核等感染性疾病,糖尿病、甲亢等内分泌代谢性疾病、恶性肿瘤等,消瘦还可见于神经性厌食、结缔组织病、遗传性疾病(如半乳糖代谢缺陷)等一些少见疾病。有些药物也可引起消瘦:如甲状腺制剂、泻药、双胍类口服降糖药、氨茶碱等。此患者有胃食管反流病史,新出现吞咽时胸骨后疼痛等症状,需与以下疾病鉴别:
(1) 贲门失迟缓症:因食管下括约肌松弛障碍引起,表现为间歇性吞咽困难、下端胸骨后不适或疼痛、食物反流等，多无进行性消瘦。食管钡剂造影检查可见贲门梗阻呈漏斗或鸟嘴状，食管下段扩张。此患者表现不符，不考虑此诊断，可进一步行钡剂造影检查排除。

(2) 食管良性狭窄：一般有腐蚀性或反流性食管炎所致，也可因长期留置胃管、食管手术或食管胃手术引起，主要表现为进餐后食物反流。根据患者胃镜检查结果可排除此诊断。

(3) 食管平滑肌瘤：多无症状，即使有症状也多轻微，表现为较轻的吞咽梗阻感或胸骨后钝痛，多呈间歇性发作，可伴有上腹部不适、反酸、嗳气及食欲不振等。镜检能见到突出在食管腔中的肿物，表面黏膜完整光滑，皱襞消失，呈淡红色半透明。根据患者病史特点、胃镜检查结果，此诊断可排除。

此患者根据病史、临床表现和组织病理，食管癌诊断明确。

四、处理方案及基本原则

1. 消瘦的处理原则

消瘦的诊断和治疗流程如图19-1所示，需首先明确病因，生理性消瘦患者，应重视缓解患者紧张情绪，指导合理饮食、补充营养、休息调整。由各系统疾病引起的消瘦，关键是病因治疗。如甲亢引起的消瘦，需用抗甲状腺药物或 ^{131}I、手术治疗，感染性疾病需根据病原菌抗感染治疗，恶性肿瘤患者则评估病情后进行个体化的手术、化疗或放疗。如果原发病因不能根除，则尽量改善患者营养状态，促进食欲、增加饮食，不能进食者可留置鼻饲管或选择静脉营养。

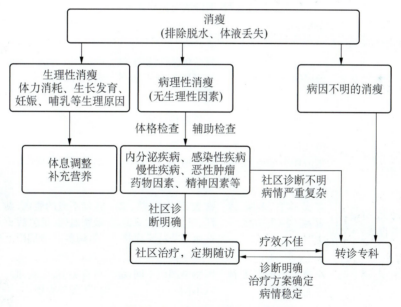

图19-1 消瘦的诊断和治疗流程

2. 处理方案

(1) 转诊：患者短时间内出现体重明显下降，且伴有乏力、吞咽时胸骨后疼痛等症状，有食管癌家族史，考虑患者消瘦可能为消化系统恶性肿瘤引起，及时转上级医院进一步行内镜检查，及时手术治疗。

(2) 辅助治疗：患者食管癌术后，易反酸，口服质子泵抑制剂抑制胃酸分泌、多潘立酮片促进胃肠动力，肿瘤术后抵抗力下降，予提高免疫力治疗。

(3) 生活方式指导：予少食多餐，进食软食，避免辛辣刺激性食物或过热的食物。

(4) 随访评估：建立完整病案，根据专科医师的建议定期随访：前两年每4个月1次，两年后每6个月1次，直到4年，以后每年1次。

(5) 此患者发现较早,手术效果较好,对晚期肿瘤患者可评估病情,适时建立临终关怀家庭病床或收入临终关怀病房,陪护患者有尊严地走完人生的最后一程。

3. 转诊及社区随访

引起消瘦的原因很多,病因不明的消瘦、考虑恶性肿瘤、结核等复杂或严重的疾病引起的消瘦、严重的进食障碍或心理疾病引起的消瘦等应及时转诊至专科治疗。随访治疗效果不佳、合并其他复杂疾病时,也需及时转诊,以免贻误病情。

五、要点与讨论

消瘦是一种不良的营养状态,可见于各年龄段,是社区医生常见的症状。体重下降一般都是进行性的,当体重减轻至低于正常的10%时即称为消瘦。目前国际上通用体重指数(Body Mass Index,简称BMI)<18.5为消瘦作为消瘦的诊断标准。

多种生理性和病理性因素均可引起消瘦,生理性消瘦的常见原因包括:生长发育、妊娠、哺乳或劳动量过大等,因消耗过大导致体内脂肪和蛋白质减少。病理性因素,包括营养不良、内分泌代谢性疾病、慢性感染、恶性肿瘤等,几种常见疾病及特点如表19-1所示。另外神经心理疾病(如神经性厌食、抑郁症)、结缔组织病、遗传性疾病(如半乳糖代谢缺陷等)、有些药物(甲状腺制剂、泻药、双胍类口服降糖药、氨茶碱等)也可引起消瘦。

表19-1 病理性消瘦的常见病因及特点

	内分泌代谢性疾病		感染性疾病	慢性疾病	慢性消耗性疾病
常见疾病	甲亢	糖尿病	慢性化脓性感染、结核、HIV、寄生虫等感染	炎症性肠病	恶性肿瘤:以肝癌、胃癌、肺癌或血液病多见
好发年龄	30—50岁	各年龄段	各年龄均可见	青壮年多见	多见于中老年
病理机制	基础代谢率增高,分解代谢增强	糖代谢异常,脂肪、蛋白质分解代偿性增加	消耗增加	消化吸收障碍	肿瘤生长消耗增加及继发感染出血
主要症状	甲状腺肿大、突眼及高代谢表现	多饮、多食、多尿、体重减轻("三多一少")	常表现为发热、盗汗、乏力、食欲减退、贫血等非特异症状	迁延不愈的腹泻、黏液脓血便、里急后重等,病多4～6周以上	食欲下降、疼痛、疲乏无力等非特异症状
伴随症状	易激动、心悸、腹泻等	全身大小血管及神经病变症状	因感染部位不同,症状不同	可有关节、皮肤、眼、口等肠外表现	可伴有全身系统症状、副肿瘤综合征等表现
体征	甲状腺肿大,突眼、血管杂音、心动过速等	临床上缺乏异常体征	因感染部位不同,体征各异	腹部肿块、口腔溃疡、发热、贫血等	局部肿块、淋巴结肿大等
辅助检查	甲状腺功能、甲状腺摄碘率等	根据临床症状及空腹、餐后2h血糖等	血常规、血沉、C反应蛋白、病原学检查、组织活检等	肠镜及组织病理学检查	肿瘤标志物、影像学及病理学依据
治疗	抗甲状腺药物、^{131}I、手术等	健康教育、口服降糖药、胰岛素、血糖监测等	针对性抗感染、对症支持治疗	控制炎症、手术、对症支持治疗	手术、放化疗、中医中药治疗

消瘦患者的诊治,首先需详细询问病史,包括年龄和性别、饮食情况等基本信息,有无食欲改变、发热、腹泻、精神神经症状等伴随症状及相关服药史;其次要进行全面的体格检查:如测量身高、体重、腰围、臀围,观察患者皮肤毛发及黏膜、面容、精神状态和性征等,检查甲状腺和浅表淋巴结有无肿大;然后选择合理的辅助检查:如三大常规、甲状腺功能、血糖、肿瘤标志物、彩超、CT或内镜等,必要时转诊,以明确引起消瘦的病因,从而能针对病因治疗。在病因治疗的同时,全科医生应重视心理疏导缓解患者的紧张情绪,进食困难者可予肠内外营养支持治疗,食欲减退者,予口服增强食欲、促进胃肠动力、助消化等药物。

消瘦是全科医生临床经常碰到的一种不良营养状态,应积极预防,避免不合理的饮食习惯,锻炼身体、劳逸结合,戒除烟酒等不良嗜好,规律作息、开朗乐观,定期体检,及时发现异常问题。恶性肿瘤早期临床表现多不典型,如出现乏力、倦怠、体重进行性下降,应引起重视,早期诊治。

六、思考题

1. 引起消瘦的常见生理性因素和病理性因素的识别?
2. 消瘦的诊断流程是什么?
3. 什么情况下消瘦患者应及时转诊?

七、推荐阅读文献

1. 祝墡珠,王仲,刘凤奎.全科医生能力培养[M].人民卫生出版社,2012:54-59.
2. 葛均波,徐永健,梅长林.内科学[M].8版.北京:人民卫生出版社,2013:769-774.
3. 祝墡珠,王维民,杨业州.全科医生临床实践[M].北京:人民卫生出版社,2013:170-176.
4. 万学红,卢雪峰.诊断学[M].8版.北京:人民卫生出版社,2012:52-55.

(毛秀英 陈冬冬)

案例 20 肥胖

一、病历资料

1. 现病史

患者,女性,28岁,因"三年内体重进行性增加18 kg"到社区卫生服务中心就诊。患者三年前起出现体重进行性增加,三年内体重增加18 kg,近半年出现睡眠时打鼾,怕热、多汗,无活动后呼吸困难,无月经紊乱、闭经,无多毛、脱发,无头晕、乏力,无关节酸胀、疼痛不适。病程中,患者精神可,二便正常。

2. 既往史

患者平素体健,否认高血压、糖尿病等各种慢性病史。否认吸烟饮酒史。否认特殊药物应用史。月经史:初潮13岁,周期规律,4/30天,经量中等,无痛经,末次月经时间为2014年10月2日。父母健在,家族中无肥胖者,否认家族遗传性疾病史。

3. 体格检查

T 36.8℃, P 72次/min, R 18次/min, BP 130/82 mmHg, Ht 160 cm, Wt 81 kg, BMI 31.64 kg/m², 腰围98 cm,臀围104 cm,腰臀比值0.94。神清、气平,体型肥胖,皮肤未见色素沉着、紫纹、白斑、脱屑,毛发分布正常。颈软,甲状腺未及肿大,肺部听诊未及异常,心前区无隆起,心界无扩大,HR 72次/min,心律齐,未闻及病理性杂音。腹部彭隆,无压痛及反跳痛,移动性浊音(一),肾区叩击痛(一),肠鸣音4~5次/min。四肢无水肿,关节活动范围正常,四肢肌力和肌张力正常,生理反射可以引出,病理反射未引出。

4. 实验室和辅助检查

肝肾功能:TB 5.3 μmol/L, DB 1.6 μmol/L, TP 66 g/L, ALB 40 g/L, ALT 25 IU/L, AST 26 IU/L, γ-GT 33 IU/L, BUN 4.8 mmol/L, Cr 71 μmol/L, UA 299 μmol/L。

糖耐量试验(OGTT)和胰岛素释放试验(标本送上级医院检测):

时间	空腹	30 min	60 min	120 min	180 min
血糖(mmol/L)	6.2	10.5	12.3	5.1	4.1
胰岛素(mIU/L)	15.1	85.67	160	160	54.9

糖化血红蛋白(HbA1c):5.4%。

血脂:TC 3.87 mmol/L, TG 1.76 mmol/L, HDL 1.21 mmol/L, LDL 3.14 mmol/L。

小剂量地塞米松抑制试验(标本送上级医院检测):

时间	d18 am	d14 pm	D28 am
ACTH(pg/ml)	20.7	19.3	10
游离皮质醇(μg/L)	309	193	193

甲状腺功能:FT3 6.27 pg/ml,FT 16.28 ng/dl,超敏促甲状腺激素 5.78 IU/ml。
性激素水平:雌二醇 230.42 pg/mL,T 0.34 ng/dL,LH 14.28 mIU/mL,FSH 5.56(标本送上级医院检测)。
尿常规和尿微量白蛋白:尿 pH 值 6.000,尿比重 1.025,尿蛋白质(-),尿酮体(-),尿微量白蛋白 5.6 mg/L。
腹部彩超:肝脾未见异常。
心电图:正常。

二、诊治经过

初步诊断:单纯性肥胖。
诊治经过:全科医生通过详细的问诊,了解到患者三年前参加工作后,体力活动缺乏,工作压力大,有睡眠障碍,饮食不规律,有时不进食,有时暴饮暴食,喜食油炸食品和甜食,喜饮可乐和雪碧等,因此摄入过量、运动量不足,无糖皮质激素等特殊药物应用史,无月经紊乱、怕冷、水肿等伴随症状。体格检查示:BMI 31.64 kg/m², 腰围 98 cm,臀围 104 cm,腰臀比值:0.94,皮下脂肪增厚,未见满月脸、皮肤紫纹、多毛、脱发等体征,实验室和辅助检查未发现继发性肥胖的相关阳性结果,故诊断为单纯性肥胖。

全科医生与患者沟通交流,告知患者目前肥胖Ⅰ度,经合理治疗可逐渐减重,让患者放松心情,给出干预方案:建议患者合理膳食:每天摄入能量约 1 000~1 200 千卡,三大营养物质占总热量的比例适当:碳水化合物(60%~65%)、脂肪(15%~20%)、蛋白质(15%~20%),其中饱和脂肪<10%的热量,胆固醇<300 mg/d;尤其注意少食或不食油炸食品和甜食,不喝碳酸饮料,适当增加粗粮、新鲜蔬菜和水果在膳食中的比重。同时嘱患者积极运动,可采取慢跑、骑车、爬山、打球、跳舞、游泳、划船、滑冰、滑雪及舞蹈等有氧运动,每日 30~45 min,逐渐减重,1 个月减重 2 kg。学会自我管理(如饮食、运动日记):记录每天的进食时间、进食量和种类,运动项目、时间等。

治疗后 1 个月、3 个月和 5 个月门诊随访,患者体重逐渐下降,减重 5 个月体重 66 kg,BMI 25.78 kg/m²,腰围 88 cm,臀围 96 cm,腰臀比值 0.91。全科医生告知患者治疗效果达到预期目标,鼓励患者坚持减重治疗,定期随访。

三、病例分析

1. 病史特点
(1) 女性,28 岁,3 年内体重进行性增加 18 kg,近半年伴睡觉时打鼾、怕热、多汗。
(2) 平时摄入甜食、油炸食品和碳酸饮料过多,运动量不足。
(3) 月经周期规律,经量中等,无痛经等。

(4) 否认高血压、糖尿病等各种慢性病史,否认特殊药物应用史。

(5) 家族中无肥胖者。

(6) 体格检查:T 36.8℃,P 72次/min,R 20次/min,BP 130 mmHg/82 mmHg,Ht 160 cm,Wt 81 kg,BMI 31.64 kg/m²,腰围 98 cm,臀围 104 cm,腰臀比值 0.94。体型肥胖,皮肤未见色素沉着、紫纹、白斑,毛发分布正常。心肺检查无异常体征。腹部彭隆,无压痛及反跳痛。四肢肌力和肌张力正常,生理反射正常,病理反射未引出。

(7) 实验室和辅助学检查:肝肾功能、OGTT、胰岛素激发试验及小剂量地塞米松抑制试验等均正常。腹部彩超:肝脾未见异常。

2. 诊断和诊断依据

诊断:单纯性肥胖Ⅰ度。

诊断依据:患者体重进行性增加三年,因暴饮暴食、油炸食品和碳酸饮料摄入过多和运动量不足引起,体格检查和实验室检查未发现内分泌、代谢疾病及药物等继发因素,根据超重和肥胖的判断标准(见表 20-1、表 20-2),该患者诊断为单纯性肥胖Ⅰ度。

表 20-1 成人超重和肥胖的体重指数

	中国(2003)	亚洲(2000)	WHO(1997)
正常	18.5~23.9	18.5~22.9	18.5~24.9
超重	≥24	≥23	≥25
肥胖前期	24~27.9	23~24.9	25.0~29.9
肥胖Ⅰ度	≥28	25.0~29.9	30.0~34.9
肥胖Ⅱ度		≥30	35.0~39.9
肥胖Ⅲ度			≥40

表 20-2 肥胖腰围的界值

	中国/cm	WHO/cm
男性	85	94
女性	80	80

腰臀比:(腰围/臀围,waist hip ratio,WHR)。正常成人 WHR:男性<0.90,女性<0.85。

3. 鉴别诊断

大多数(90%)肥胖患者为体质性或饮食过度、运动量不足所致,称为单纯性肥胖。少数肥胖由某些疾病引起,称为继发性肥胖,如皮质醇增多症、甲状腺功能减退症、下丘脑病、多囊卵巢综合征、性腺功能减退症、胰岛素瘤、颅骨内板增多症等疾病,某些药物如肾上腺糖皮质激素、胰岛素、抗精神病药物氯丙嗪、蛋白质合成剂苯丙酸诺龙等也可引起肥胖。部分继发性肥胖疾病的临床特点如表 20-3 所示。根据患者病史和体检,患者无满月脸、水牛背、皮肤紫纹、月经紊乱、多毛、怕冷、水肿、头痛等表现,且相关实验室及辅助检查无异常结果,故继发性因素可排除。患者体重进行性增加考虑主要为睡眠障碍、摄入过量和运动不足引起,且予控制摄入量、增加运动量和心理疏导干预治疗效果理想,故单纯性肥胖诊断明确。

表 20-3 部分继发性肥胖疾病的临床特点

疾病	临床特点
皮质醇增多症	满月脸、水牛背、向心性肥胖、皮肤紫纹、高血压、月经紊乱、骨质疏松等
原发性甲状腺功能减退	怕冷、水肿、脱发、贫血貌、月经过多等，发病女多于男
胰岛素瘤	发作性低血糖，发作时心悸、出冷汗、饥饿感、乏力等
多囊卵巢综合征	体重增加、多毛、痤疮、男性化、月经周期延长、闭经、不孕等
下丘脑肥胖	均匀性肥胖，伴睡眠障碍、尿崩症、月经紊乱、自主神经功能紊乱的症状
颅骨内板增生症	为遗传性疾病，多在女性绝经后期发病，以躯干和四肢近端肥胖明显，常伴有剧烈头痛
药物性肥胖	有相关用药史，如口服强的松、注射胰岛素等

四、处理方案及基本原则

1. 肥胖症的处理流程（图 20-1）

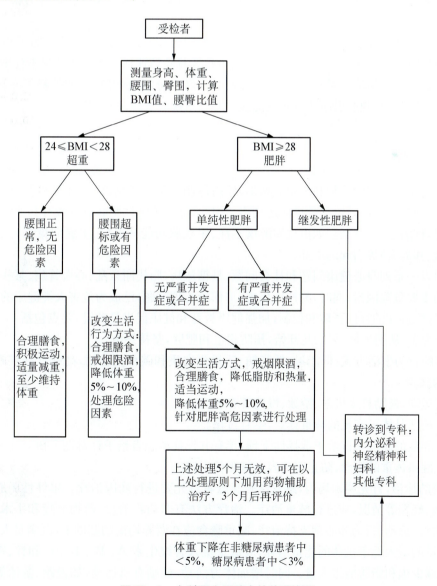

图 20-1 全科医生肥胖症的处理流程

注：肥胖的高危因素：指存在肥胖家族史、有肥胖相关性疾病、膳食不平衡、体力活动少等。

2. 处理方案

（1）心因治疗：对患者进行心理疏导，告知患者目前诊断为单纯性肥胖，病情处于肥胖Ⅰ度，放松心情，可通过控制饮食、增加运动等进行减重治疗。

（2）制定减重目标：指导患者制定合理减重计划，减重不宜过快，1个月减重2 kg。

（3）饮食治疗：该患者饮食时间不规律、摄入过量，建议规律三餐饮食时间，控制热能摄入，每天摄入能量约1 000~1 200千卡，尤其注意平衡膳食，注意三大营养物质占总热量的比例合适：碳水化合物(60%~65%)、脂肪(15%~20%)、蛋白质(15%~20%)，注意少食油炸食品和甜食，不喝碳酸饮料，饮用白水为主，增加新鲜蔬菜、水果、粗粮等的摄入。一日减肥食谱举例：早餐：豆浆200 ml，白煮蛋1个，花卷50 g；午餐：牛肉炒豆腐干(牛肉40 g，豆腐干60 g)炒小白菜(小白菜150 g)，米饭70 g；晚餐：肉片香干炒芹菜(瘦肉40 g，芹菜100 g，豆腐干50 g)，米饭70 g，全日用烹调油15 g。

（4）运动治疗：患者运动量明显不足，建议患者根据条件选择自己可长期坚持的项目：如慢跑、骑车、爬山、打球、跳舞、游泳、舞蹈等有氧运动方式，每天坚持30~45 min，并且鼓励患者增加家务劳动量。

（5）行为治疗：进食时细嚼慢咽，每餐七分饱，不暴饮暴食，相信减重目标是可以达到的，记录减重日记(如饮食、运动日记)：记录每天的进食时间、进食量和种类，运动项目、时间等，定期称重。

（6）定期随访评估，如遇到问题，及时与医生沟通，医生根据治疗效果调整治疗方案。

3. 转诊及社区随访

大多数的单纯性肥胖患者通过改变合理膳食、戒烟限酒、积极运动、心理疏导等干预治疗可有效减重，经3~5个月随访如可降低体重5%~10%，后可每3月随访评估一次。如效果不佳则需考虑药物辅助治疗，再随访3个月，如治疗无效，则需停药并进一步转内分泌、神经精神或外科等专科进一步诊治。另外怀疑继发性肥胖者、肥胖引起严重并发症或合并严重疾病者应及时转诊。

五、要点与讨论

肥胖指体内脂肪细胞的体积和细胞数增加，体内体脂含量异常增高，并在某些位置过多沉积，大多数(90%以上)肥胖症患者，因饮食过量或运动不足引起，称为单纯性肥胖。少数有其他疾病或药物等因素引起的肥胖，称为继发性肥胖，如由皮质醇增多症、甲状腺功能减退症、多囊卵巢综合征及药物(如肾上腺皮质激素、胰岛素)等引起的肥胖。

肥胖会引发一系列身心健康问题和社会问题，是糖尿病、脂代谢紊乱、心血管病、某些癌症和其他一些慢性疾病的重要危险因素；同时，易产生焦虑、抑郁等心理问题，已成为危害人类健康的一个重要公共卫生问题，做好肥胖症的社区预防和控制，加强健康教育和健康促进是关键，要点包括：

（1）预防为主，从围生期、婴幼儿开始，预防超重和肥胖，坚持终生。

（2）健康的行为生活方式：低能量、低脂肪、适量蛋白质和碳水化合物，高膳食纤维素、富含微量元素和维生素的膳食。

（3）积极运动，鼓励打太极拳、游泳、慢跑等有氧运动。

（4）制定长期具体可实现的减重计划，不宜过快。

（5）对肥胖症的高危人群给予选择性干预，伴有并发症的患者给予针对性干预。

（6）树立健康体重的概念，防止因美容而减肥的误区。

肥胖患者的诊治，首先明确病因，继发性肥胖患者首先要进行病因治疗。单纯性肥胖患者，除合并严重慢性疾病、妊娠等情况，应进行减重治疗。治疗方法有非药物治疗、药物治疗和手术治疗。非药物治疗主要指饮食、运动、行为和心理支持治疗，减重膳食应在营养均衡的基础上，既满足人体对营养素的需求，又使热量的摄入低于机体的能量消耗，应适量摄入含维生素 A、B_2、B_6、C 和锌、铁、钙等微量营养素补充剂，减少饱和脂肪酸摄入量。同时增加体力活动，鼓励有氧运动，如慢跑、游泳等，尽量创造更多的活动机会,尤其创造生活中的运动机会,例如,在城市,鼓励患者在1公里距离内用步行替代坐车;步行上下5层以内的楼梯;短途出行骑自行车等。鼓励患者记录减重日记,持之以恒。大多数肥胖症患者在医师的指导下通过合理膳食,增加体力活动等可有效减轻体重。

由于各种因素的影响,部分患者经过3~5个月非药物治疗效果不佳者,甚至体重仍有上升趋势者,或患者食欲旺盛,餐前饥饿难忍,合并血糖、血脂代谢异常、高血压、脂肪肝、负重关节疼痛、肥胖引起阻塞性睡眠呼吸暂停综合征等情况,可进一步药物辅助减重治疗。药物减重治疗禁用于婴幼儿及孕期、哺乳期。药物减重的目标:减重5%~10%,并逐步减轻至接近理想体重,减重后维持低体重不再反弹。常用的减重药物主要有两大类:①中枢性食欲抑制剂,如西布曲明,可抑制中枢对5-羟色胺和去甲肾上腺素的再摄取,增加饱腹感。可引起口干、失眠、乏力、便秘、月经紊乱、心率增快和血压升高等;②肠道脂肪酶抑制剂,如奥利斯他,可抑制肠道胰脂肪酶活性,阻断进食的脂肪在肠内吸收,可引起大便量增加,脂性腹泻。

对BMI>40的极度肥胖或因肥胖症引起严重心肺功能不全等并发症的患者,经非手术治疗效果不佳或无效者,可考虑外科手术辅助治疗。社区卫生服务中心全科医师应协助上级医院进行患者的后续健康管理,根据上级医院的治疗方案指导药物的使用,定期检测体重、腰围、臀围等,并做好记录以及心理疏导和健康教育,还要进行家庭成员尤其是负责三餐制作的家庭成员的健康教育。

六、思考题

1. 肥胖的预防要点有哪些?
2. 肥胖的非药物治疗包括哪些?
3. 肥胖的转诊原则有哪些?

七、推荐阅读文献

1. 卫生部疾病控制司.中国成人超重和肥胖症预防控制指南(试用).2003年3月.
2. 祝墡珠,王维民,杨业州.全科医生临床实践[M].北京:人民卫生出版社,2013:176-183.
3. 葛均波,徐永健,梅长林.内科学[M].8版.北京:人民卫生出版社,2013:769-774.
4. 中国医师协会外科医师分会肥胖和糖尿病外科医师委员会.中国肥胖和2型糖尿病外科治疗指南.糖尿病临床 2014,8(11):499-504.

(毛秀英　陈冬冬)

案例 21

便 秘

一、病历资料

1. 现病史

患者,男性,75岁,因"**排便费力2年**"就诊社区卫生服务中心。2年前患者因外伤左股骨颈骨折住院期间出现大便干硬及排便费力,予开塞露、通泰胶囊辅助通便后症状缓解。出院后患者时有排便费力,且大便干结,量少,间断服用"肠清茶",每2～3日解便一次。近半年来患者逐渐出现便意减少,每周排便1～2次,大便干硬,深褐色,为分散的硬块,似坚果,无脓血和黏液,无里急后重,无腹痛、恶心、呕吐,无发热、盗汗。时有腹胀,食欲减退,夜眠欠佳,近半年来体重下降约3 kg。

2. 既往史

有高血压病史20年,血压最高175 mmHg/95 mmHg,目前服用络活喜5 mg qd,代文80 mg qd降压治疗,血压控制在(120～140)mmHg/(60～70)mmHg。无输血史,否认药物及食物过敏史,无烟酒嗜好,否认糖尿病、甲状腺功能减退病史,无腹部手术史。育有一子,体健。父母已故,父亲死于结肠癌。

3. 体格检查

T 36.7℃,P 70次/min,R 19次/min,BP 130 mmHg/60 mmHg,神志清楚,对答切题。皮肤黏膜无苍白,毛发分布稀少,伸舌居中,颈软,甲状腺无肿大。双肺呼吸音清,未及明显干湿啰音,HR 70次/min,律齐。腹平软,未及包块,无压痛、反跳痛、肌紧张,肝脾肋下未及,Murphy's征(-),肠鸣音3次/min,双下肢不肿。四肢肌力、肌张力正常,双侧病理征阴性。肛门指诊:直肠黏膜光滑,未触及肿物,未触及直肠脱垂及粪块。做提肛和排便动作时肛门括约肌运动无明显异常。

4. 实验室和辅助检查

血常规:WBC 4.04×10^9/L,RBC 4.72×10^{12}/L,Hb 131 g/L,N 59.3%,PLT 183×10^9/L。

粪便常规、粪隐血筛查组合检验报告:阴性。

肝肾功能、血脂及电解质:Na^+ 143.0 mmol/L,K^+ 3.90 mmol/L,Cr 70.0 μmol/L,BUN 7.3 mmol/L,UA 401.0 μmol/L,ALB 41.1 g/L,ALT 11 IU/L,AST 15 IU/L,TB 7.5 μmol/L,DB 2.3 μmol/L,TG 1.43 mmol/L,HDL 1.65 mmol/L,LDL 1.45 mmol/L,TC 3.44 mmol/L。

FBG 5.04 mmol/L,餐后2小时血糖6.15 mmol/L,HbA1c 5.6%。

甲状腺功能:FT3 3.7 pmol/L,FT4 11.99 pmol/L,TSH 2.78 mIU/L。

肿瘤指标:AFP 0.95 ng/ml,CEA 0.97 μg/L,CA-199 6.39 IU/ml。

二、诊治经过

初步诊断:①功能性便秘;②高血压病2级(中危组)。

诊治经过:全科医生仔细询问患者饮食生活习惯、排便习惯、药物服用等情况,发现患者儿子常年在国外工作,妻子半年前因乳腺癌去世,目前处于独居状态,由钟点工照顾生活起居,很少外出,平日饮水较少,近半年来患者因义齿松脱影响咀嚼,多进食半流质,饮食中纤维素摄入不足,且未养成每日定时排便的习惯。全科医生建议患者口腔科就诊安装合适义齿,饮食中注意增加水分摄入,每日饮水1.5~2.0L,逐渐增加全麦食品和蔬菜等膳食纤维摄入量;适当起床活动,养成定时排便的习惯;加用杜密克(乳果糖)及开塞露协助排便。同时,全科医生予心理疏导并建议加用枣仁安神胶囊改善睡眠。两周后,患者配戴了合适的义齿,饮食恢复为普食,进食量较前增加,大便干结明显好转,每2日解便一次,为黄色质软成形便,但仍较费力。考虑患者高龄、近期体重减轻、并且有结肠癌家族史,为排除结肠器质性病变,建议患者转诊至上级医院行纤维结肠镜检查,检查结果:结肠直肠未见器质性病变。患者查体和辅助检查基本排除器质性疾病所致便秘的可能,因此目前诊断功能性便秘,但因患者年龄较大,仍需警惕器质性疾病所致便秘的可能性,建议定期随访粪常规及隐血、肿瘤指标。

三、病例分析

1. 病史特点
(1) 男性,75岁,排便费力2年。
(2) 既往有高血压病史,长期服用络活喜及代文降压治疗。
(3) 体格检查:T 36.7℃, P 70次/min, R 19次/min, BP 130 mmHg/60 mmHg,神志清楚,对答切题。皮肤黏膜无苍白,毛发分布稀少,伸舌居中,颈软,甲状腺无肿大。双肺呼吸音清,未及明显干湿啰音,HR 70次/min,律齐,腹平软,未及包块,无压痛、反跳痛、肌紧张,肝脾肋下未及,Murphy's征(一),肠鸣音2次/min,双下肢不肿。四肢肌力、肌张力正常,双侧病理征阴性。直肠指诊:直肠黏膜光滑,未触及肿物,未触及直肠脱垂及粪块。做提肛和排便动作时肛门括约肌运动无明显异常。
(4) 实验室和辅助检查:血常规及甲状腺功能正常,粪常规及隐血检查未见异常,结肠镜检查:结肠及直肠未见器质性病变。

2. 诊断与诊断依据
诊断:①功能性便秘;②高血压病2级(中危组)。

功能性便秘:患者老年男性,排便费力两年,其便秘的症状和病程符合罗马Ⅲ标准中功能性便秘的诊断标准,且经病史询问、体格检查及相关辅助检查排除器质性疾病和药物因素导致的便秘。

高血压病2级(中危组):有高血压病史20年,血压最高175 mmHg/95 mmHg,目前服用络活喜和代文降压治疗中,根据血压水平及相关危险因素分层为高血压病2级(中危组)。

3. 鉴别诊断
功能性便秘多发生于中老年人,尤其是经产妇女,多无特殊临床表现,部分患者有口苦、食欲减退、腹胀、下腹不适或头晕、疲乏等神经功能症状,但一般不重。如便秘伴呕吐、腹胀、肠绞痛等,可能为各种原因引起的肠梗阻;伴腹部包块者应注意结肠肿瘤、肠结核及克罗恩病;便秘与腹泻交替者应注意肠结核、溃疡性结肠炎、肠易激综合征。此外还应注意有无药物因素所导致的便秘,如吗啡、阿片类、抗胆碱能药物、钙离子拮抗剂等以及其他疾病情况,如代谢病、内分泌病等。

四、处理方案及基本原则

便秘的治疗应遵循个体化的综合治疗原则。具体包括调整生活方式、尽量去除病因及诱因、精神心理调节、药物治疗、生物反馈治疗及手术治疗。

1. 调整生活方式

调整生活方式是慢性便秘的基础治疗措施,应鼓励患者摄入足量的食物、水分和纤维素,适当地进行有规律的运动,养成定时排便的习惯。

2. 去除病因及诱因

尽量避免长期使用可能导致便秘的药物,对相应的器质性疾病进行治疗。

3. 精神心理调节

良好的心理状态和睡眠有助于改善便秘症状。通过对患者精神心理、睡眠状态和社会支持情况的评估,给予患者相应的心理指导,同时加用改善睡眠的药物。

4. 药物治疗

(1) 酌情使用泻药,常用泻药如表21-1所示。

表21-1 常用泻药

分类	机制	适用人群	常用药物	注意事项
容积性泻药	增加粪便的含水量及体积,刺激肠道平滑肌蠕动而增强排便	轻度便秘患者	欧车前、麦麸、甲基纤维素	服药时须多饮水
刺激性泻药	作用于肠神经系统,增强肠道动力,刺激肠道分泌	各型便秘患者	比沙可啶(便塞停)、番泻叶、酚酞、蓖麻油	长期应用出现结肠黑变病,建议短期、间断使用
渗透性泻药	在肠内形成高渗状态,吸收水分,增加粪便体积,刺激肠道蠕动	轻、中度便秘患者	乳果糖(杜密克)、聚乙二醇(福松)	老年人、肾功能减退者慎用
润滑性药物	润滑肠腔、软化粪便	老年人、心肌梗死后、肛周疾病手术后	甘油,液状石蜡	避免长期口服

(2) 促动力药:研究表明高选择性5-羟色胺受体激动剂普芦卡必利可通过刺激肠神经末梢,释放运动性神经递质或直接作用于平滑肌,增加肠道动力,缩短结肠运动时间,且安全性及耐受性较好,适用于便秘型的肠易激综合征患者。

(3) 益生菌:微生态制剂如双歧杆菌、乳酸菌、酪酸梭菌等益生菌能改善慢性便秘患者的症状。

(4) 综合序贯疗法:即通过清肠、服用泻剂并训练排便习惯的方法治疗便秘,具有较高的有效率。

5. 生物反馈治疗及手术治疗

适用于盆底肌功能障碍及慢传输型便秘患者。

6. 转诊及社区随访

慢性便秘患者在社区需要定期进行下列指标的检测和随访,包括血常规、血糖、甲状腺功能、粪常规、粪便潜血试验、血肿瘤标志物等。当患者出现顽固性便秘,药物治疗无效时;或怀疑存在器质性结肠病变需进一步肠镜检查;或出现肠梗阻、肠粘连;或发现肠道肿瘤需手术治疗等情况时,须转至上级医院诊治。

五、要点与讨论

便秘是社区初级医疗中的常见问题。流行病学调查显示,我国成人慢性便秘患病率为 4%~6%,并随年龄增长而升高。60 岁以上人群慢性便秘患病率高达 22%。便秘表现为排便次数减少,粪便干硬和(或)排便困难。排便次数减少指每周排便少于 3 次。排便困难包括排便费力、排出费力、排便不尽感,排便费时及需手法辅助排便。慢性便秘的病程至少为 6 个月。慢性便秘根据病因可分为三大类:功能性疾病、器质性疾病、药物。功能性便秘的诊断首先应排除器质性疾病和药物因素导致的便秘,且符合罗马Ⅲ标准中功能性便秘的诊断标准:①包括下列两项或两项以上:至少 25% 的排便感到费力,至少 25% 的排便为干球粪或硬粪,至少 25% 的排便有不尽感,至少 25% 的排便有肛门直肠梗阻感或堵塞感,至少 25% 的排便需手法辅助(如用手指协助排便、盆底支持),每周排便少于 3 次。②不用泻药时很少出现稀便。③不符合肠易激综合征的诊断标准。便秘诊断前症状至少出现 6 个月,且近 3 个月症状符合以上诊断标准。

根据患者肠道动力和肛门直肠功能改变特点可将功能性便秘分为四型:①慢传输型便秘(slow transit constipation,STC):结肠传输延缓,主要症状为排便次数减少,粪便干硬,排便费力;②排便障碍型便秘(defecatory disorder),即功能性排便障碍,主要表现为排便费力,排便不尽感,排便时肛门直肠堵塞感,排便费时,需要手法辅助排便等;③混合型便秘:患者存在结肠传输延缓和肛门直肠排便障碍的证据;④正常传输型便秘(normal transit constipation,NTC):多见于便秘型肠易激综合征,患者的腹痛、腹部不适与便秘相关。

老年人便秘的患病率较青壮年明显增高,主要是由于随着年龄增加,老年人的食量和体力活动明显减少,胃肠道分泌消化液减少,肠管的张力和蠕动减弱,腹腔及盆底肌肉乏力,肛门内外括约肌功能减弱,胃结肠反射减弱,直肠对内容物压力的感觉亦减退,食物在肠内停留过久,水分过度吸收引起便秘。此外,液体摄入不足、低纤维饮食、高蛋白高脂饮食、运动受限、神经系统或认知疾病、因慢性疾病服用多种药物等也是老年人发生便秘的重要原因。

初次接诊便秘患者时,应注意鉴别功能性便秘和器质性疾病或药物导致的便秘。首先是详细的病史采集,包括询问粪便性状、便秘的症状、严重程度及其对患者生活质量的影响、便秘的伴随症状、患者的饮食结构、精神心理状态、患者合并的慢性疾病和用药史等。其次是仔细查体,包括全身一般检查、腹部检查和肛门指检。全身检查要注意有无消瘦、贫血貌;腹部检查特别注意有无腹部压痛、腹部包块等;肛门直肠检查注意有无肛门口触痛及出血、有无肛门直肠肿物、有无耻骨直肠肌触痛以及患者模拟用力排便动作时肛门括约肌松弛情况。此外还有特定的实验室和辅助检查,包括血常规、血糖、甲状腺功能、粪常规、粪便潜血试验、血肿瘤标志物等。如患者存在以下报警征象:包括近期发生便秘或排便习惯改变,体重下降、贫血、腹痛、腹部包块、便血、粪便潜血阳性、结直肠肿瘤或息肉家族史等,应行结肠镜检查排除结肠器质性病变。

对于复诊的难治性便秘患者,在药物治疗无效或拟外科手术前应检测肠道动力和肛门直肠功能。可根据情况选做结肠传输试验、肛门直肠测压、结肠压力监测、球囊逼出试验、排粪造影等检查。

便秘的治疗是综合性的,个体化的治疗,具体包括下列几方面:

(1) 调整生活方式:包括合理膳食、多饮水、运动、养成良好排便习惯等。

(2) 病因及诱因治疗:对顽固性便秘者应全面了解患者用药史及有无胃肠道疾病和局部疼痛性疾病、机械梗阻、内分泌/代谢性疾病、神经系统疾病和肌肉疾病史、心脏疾病和退行性关节病等。长期使用单胺氧化酶抑制剂、抗抑郁药、抗癫痫药物、抗组胺药、抗帕金森药、抗精神病药、阿片类药物、拟交感神经药、利尿剂、止泻药、抗酸药(含铝、镁)非甾体消炎药、钙和铁补充剂等易导致药物性便秘。治疗相应的器质性疾病有助于改善便秘症状。

（3）精神心理治疗：心理指导和认知治疗有助于改善患者的心理状态和睡眠，缓解便秘症状。合并严重精神心理障碍者因及时转诊至精神心理科接受专科治疗。

（4）药物治疗：当患者经上述调整生活方式和改善膳食结构等治疗效果不佳时考虑药物治疗。常用的治疗药物包括：①泻药：a. 容积性泻药：代表药如欧车前、麦麸、甲基纤维素等，主要用于轻度便秘患者。b. 刺激性泻药：此类药物有比沙可啶（便塞停）、番泻叶、酚酞、蓖麻油等。建议短期、间断使用。c. 渗透性泻药：如乳果糖（杜密克），聚乙二醇（福松），硫酸镁等。d. 润滑性药物：此类制剂主要有甘油，液状石蜡，可以口服或灌肠。②促动力药。③益生菌：微生态制剂如双歧杆菌、乳酸菌、酪酸梭菌等。④综合序贯疗法：对于慢性便秘者，可先用生理盐水灌肠清洁肠道，然后口服泻药，每日晨起或早餐后定时排便。

（5）生物反馈治疗：对于盆底肌功能障碍所致的便秘，口服通便药治疗反应较差，可以考虑生物反馈治疗。目前常用的是肌电生物反馈法。

（6）手术治疗：慢传输型便秘患者当便秘症状严重影响到工作和生活，且经过一段时间的非手术治疗无效时，可考虑行全结肠切除和回直肠吻合，需严格掌握手术适应证。

六、思考题

1. 慢性便秘的定义？
2. 如何鉴别功能性便秘和器质性便秘？
3. 慢性便秘的治疗原则是什么？

七、推荐阅读文献

1. 中华医学会消化病学分会胃肠动力组中华医学会外科学分会结直肠肛门外科学组. 中国慢性便秘诊治指南（2013）. 中华消化杂志[J]，2013，33(5)：291-297.
2. 祝墡珠. 全科医生临床实践[M]. 北京：人民卫生出版社，2013：127-129.
3. Amy E, Foxx-Orenstein D. O., Sarah Umar. Chronic Constipation, Functional and Motility Disorders of the Gastrointestinal Tract [J]. Springer, 2015, 177-186.

（方宁远）

案例 22

失 眠

一、病历资料

1. 现病史

患者,男性,56岁,因"心情烦躁,夜眠欠佳3月"就诊。患者丧偶2年,独居,3个月前因是否再婚与家人产生矛盾,出现心情烦躁,对事物缺乏兴趣;有早醒、醒后无法再入睡,自觉整晚未睡,并出现对睡眠的恐惧,醒后感觉不适、疲乏。不规则服用安定等药物。自发病来精神萎靡,二便如常,胃纳不佳,体重减轻5 kg。

2. 既往史

患者有冠心病病史1年,半年前行冠状动脉造影,并置入支架一枚。目前服用拜阿司匹林100 mg qd;氯吡格雷75 mg qd;单硝酸异山梨酯50 mg qd;倍他乐克12.5 mg qd;阿托伐他汀20 mg qn。有高血压病史5年,血压最高170 mmHg/96 mmHg,目前服用福辛普利10 mg qd,血压控制在140 mmHg/90 mmHg左右。吸烟10支/天×30年,饮啤酒300 ml/天×20年。丧偶,一子一女健康,父母均有高血压。

3. 体格检查

T 36.5℃,P 98次/min,R 20次/min,BP 156 mmHg/96 mmHg。神清,精神欠佳,查体配合。双肺听诊呼吸音粗,未闻及干湿性啰音。HR 98次/min,律齐,未闻及病理性杂音。腹软,无压痛、反跳痛,未及包块,肠鸣音不亢。双下肢不肿。四肢肌力和肌张力均正常,病理征(一)。

4. 实验室和辅助检查

尿常规:黄色,微浊;比重1.018,pH 5.00,蛋白(一),葡萄糖(一),酮体(一),尿胆原正常,胆红素(一),红细胞(一),白细胞(一),透明管型未找到,颗粒管型未找到。

全血细胞分析:WBC 5.44×10^9/L,Hb 143 g/L,N 59.9%,PLT 186×10^9/L。

粪便常规、粪隐血筛查组合检验报告(一)。

CRP检测报告:3.48 mg/l。

其余项目:Na^+ 43.0 mmol/L,K^+ 3.90 mmol/L,Cr 70.0 μmol/L,ALB 41.1 g/L,ALT 11 IU/L,AST 15 IU/L,TB 14.5 μmol/L,DB 5.3 μmol/L,TG 1.53 mmol/L,FBG 5.44 mmol/L,HDL 1.15 mmol/L,LDL 1.45 mmol/L,TC 3.44 mmol/L。

血栓弹力图:氯吡格雷抑制率73.70%,阿司匹林抑制率28.50%。

头颅MRI:右侧小脑、双侧半卵圆中心及额顶叶皮质下多发腔梗。双侧副鼻窦轻度炎症。

动态脑电图:界限性脑电图。

二、诊治经过

初步诊断：①失眠；②冠状动脉粥样硬化性心脏病，心功能Ⅰ级；③高血压病2级（很高危）。

诊治经过：仔细询问病史，包括具体睡眠情况，用镇静类、精神类药物史以及可能存在的物质依赖情况。患者有高血压史多年；一年前因心肌梗塞行支架置入术，余无其他系统性疾病。患者长期吸烟、饮酒，以啤酒为主；睡眠出现障碍后，开始睡前饮用100 ml左右红酒。除不规则服用地西泮外，无抗抑郁药物、中枢兴奋药物、镇痛药、茶碱药物以及类固醇等精神活性药物应用史，亦无明显的打鼾史。患者受过良好的教育，对生活质量要求较高，遇事谨慎。多年高血压，对血压控制要求很高，血压不达标或有波动就出现情绪紧张，曾经因血压波动频繁换药。两年前丧偶后独居，近期因再婚问题与子女产生矛盾。失眠后，白天感到疲乏及注意力不集中，夜间对于睡觉有心理恐惧感，严重影响生活质量，近3月来体重明显减轻。

基于上述病情，在排除其他基础疾病后，全科医生对患者进行了睡眠质量评估，通过匹兹堡睡眠质量指数（Pittsburgh Sleep Quality Index，PSQI）的测量，发现患者存在睡眠障碍。对患者进行心理疏导；予以艾司唑仑1 mg qn。一周后，患者觉得效果不佳，且服药后日间出现明显宿醉感。

患者转至上级医院精神科行进一步的睡眠监测以及精神评估，并心理辅导。医生建议患者养成良好的睡眠习惯，睡前戒酒，规律运动。建议家属加强对于患者的关心。并予以唑吡坦5 mg qn，曲唑酮50 mg qn口服。

二周后，患者至社区全科门诊就诊，诉睡眠明显改善。复查肝肾功能，未见用药所致的脏器损伤和不良反应。

三、病例分析

1. 病史特点

（1）男性56岁，心情烦躁，夜眠欠佳3月。

（2）有早醒、醒后无法再入睡，自觉整晚未睡，并出现对于睡眠的恐惧，醒后感觉不适、疲乏。

（3）既往有冠心病病史1年，半年前行冠状动脉造影，并置入支架一枚。有高血压病史5年，血压最高170 mmHg/96 mmHg，血压控制在140 mmHg/90 mmHg左右。有吸烟饮酒史。父母均有高血压。

（4）体格检查：T 36.5℃，P 98次/min，R 20次/min，BP 156 mmHg/96 mmHg。神清，精神欠佳，查体配合。双肺听诊呼吸音粗，未闻及干湿性啰音。心率98次/min，律齐，未闻及病理性杂音。腹软，无压痛、反跳痛，未及包块，肠鸣音不亢。双下肢不肿。四肢肌力和肌张力均正常，病理征（一）。

（5）实验室和辅助检查：头颅MRI示右侧小脑、双侧半卵圆中心及额顶叶皮质下多发腔梗。双侧副鼻窦轻度炎症。动态脑电图：界限性脑电图。

2. 诊断和诊断依据

诊断：①原发性失眠（亚急性）；②冠状动脉粥样硬化性心脏病，PCI术后，心功能Ⅰ级；③高血压病2级（很高危）。

（1）原发性失眠（亚急性）：患者睡眠障碍3月，无抗抑郁药物、中枢兴奋药物、镇痛药、茶碱药物以及类固醇等精神活性药物滥用史。无明显心境障碍以及其他精神障碍。无其他同时发生的器质性疾病史。

（2）冠状动脉粥样硬化性心脏病，PCI术后，心功能Ⅰ级：冠心病病史1年，半年前行冠状动脉造影，并置入支架一枚。目前服用拜阿司匹林100 mg qd；波立维75 mg qd；单硝酸异山梨酯50 mg qd；倍他乐克12.5 mg qd；阿托伐他汀20 mg qn。目前日常生活运动无明显受限。

(3) 高血压病2级（很高危）：有高血压病史5年，血压最高170 mmHg/96 mmHg，根据血压水平分为2级。有冠状动脉粥样硬化，根据危险因素分层为很高危组。

3. 鉴别诊断

患者近期无头部外伤，也无癫痫，脑血管疾病等既往史，因脑部器质性疾病导致的睡眠障碍可排除。患者也无滥用药物史，也无慢性瘙痒、慢性疼痛以及其他明显躯体疾病等病史，可排除因药物、精神类物质、躯体疾病等导致的继发性睡眠障碍。患者睡眠时无打鼾，无睡眠时呼吸暂停，基本可排除睡眠呼吸紊乱所致的睡眠障碍。

四、处理方案及基本原则

治疗的目标为：改善睡眠质量，增加有效睡眠时间；恢复社会功能，提高生活质量；减少或消除与失眠相关的躯体疾病或与躯体疾病共病的风险；避免药物干预带来的负面效应。

1. 非药物治疗

改善生活方式以及心理干预。导致失眠最常见的原因是心理和环境因素，故要积极地改善生活方式，给予良好的睡眠环境。同时应有一定的心理干预，改正不良的睡眠习惯。主要包括睡前避免使用兴奋性物质；睡前勿饮酒；规律的体育锻炼，但睡前避免剧烈运动；睡前不应大量进食或进食不易消化的食物；勿在床上看电视、看手机；卧室环境应安静、舒适、光线及温度适宜；保持规律的作息时间。

2. 药物治疗

对于急性期失眠患者宜早期应用药物治疗。而亚急性期以及慢性期患者，在非药物治疗的基础上也应尽早开始药物治疗。目前临床治疗失眠的药物包括苯二氮䓬类受体激动剂（benzodiazepine receptor agonists，BZRAs）、褪黑素受体激动剂、具有催眠效果的抗抑郁药物以及其他（抗组胺药物、褪黑素等）。如表22-1所示。

表22-1　失眠治疗的常用药物

药物	半衰期	成年人用法用量	主要适应证
苯二氮䓬类			
三唑仑	1.5～5.5 h	0.25～0.50 mg，睡前口服	入睡困难
咪达唑仑	1.5～2.5 h	7.5～15.0 mg，睡前口服	入睡困难
地西泮	20～50 h	5～10 mg，睡前口服	入睡困难或睡眠维持障碍
艾司唑仑	10～24 h	1～2 mg，睡前口服	入睡困难或睡眠维持障碍
阿普唑仑	12～15 h	0.4～0.8 mg，睡前口服	入睡困难或睡眠维持障碍
氯硝安定	26～49 h	2～4 mg，睡前口服	入睡困难或睡眠维持障碍
非苯二氮䓬类			
唑吡坦	0.7～3.5 h	10 mg，睡前口服	入睡困难或睡眠维持障碍
佐匹克隆	5 h	7.5 mg，睡前口服	入睡困难或睡眠维持障碍
扎来普隆	1 h	5～10 mg，睡前口服	入睡困难
褪黑素受体激动剂			
雷美尔通	1～2.6 h	4～32 mg，睡前口服	入睡困难或睡眠维持障碍
阿戈美拉汀	1～2 h	25～50 mg，睡前口服	合并抑郁症的失眠

(续表)

药物	半衰期	成年人用法用量	主要适应证
抗抑郁药物			
阿米替林	31~46 h	10~50 mg,睡前口服	入睡困难,易觉醒合并抑郁症的失眠
曲唑酮	3~9 h	25~100 mg,睡前口服	睡眠维持障碍或合并抑郁症
帕罗西汀	24 h	20~50 mg,早晨口服	抑郁症的睡眠障碍,和唑吡坦联合使用效果更佳

3. 转诊及社区随访

要求社区医生需详细询问病史,排除其他基础疾病,并对患者进行简单的睡眠质量评估,明确诊断后,可给予患者简单的心理疏导以及一线药物治疗。若服用 1 周后,效果不佳,或出现药物不良反应,则需建议转至上级医院精神科行进一步的睡眠监测以及精神评估。

应告知患者每 1~3 月至社区全科门诊随访,了解睡眠情况,包括入睡时间,睡眠持续时间,日间生活质量是否改善。每半年重新用量表评估睡眠质量,同时定期复查肝肾功能,排除用药后出现的脏器损伤和不良反应。

五、要点与讨论

失眠是指无法入睡或无法保持睡眠状态,对睡眠的质和量长时间不满意并影响日间社会功能的一种主观体检。失眠表现为入睡困难(入睡时间超过 30 min)、睡眠维持障碍(整夜觉醒次数≥2 次)、早醒、睡眠质量下降和总睡眠时间减少(通常少于 6 h)。往往会给患者带来极大的痛苦和心理负担,一般人群患病率 10%~20%,老年患病率高于青年,女性多于男性。

1. 分类

根据病程:急性失眠(病程<1 个月);亚急性失眠(病程≥1 个月,<6 个月)和慢性失眠(病程≥6 个月)。

根据病因:原发性失眠和继发性失眠。

原发性失眠一般缺少明确的病因,或排除可能引起失眠的病因后仍遗留失眠症状,包括心理生理性失眠、特发性失眠和主观性失眠。如:

(1) 心理因素:生活和工作中的各种心理应激。

(2) 环境因素:环境杂乱,居住拥挤,睡眠环境的改变。

(3) 睡眠节律改变:夜班和白班频繁变动,时差改变。

(4) 生理因素:饥饿、疲劳、性兴奋等。

(5) 不良生活习惯:睡前吸烟、酒精、饱食及刺激性饮料。

继发性失眠包括躯体疾病、精神障碍、药物滥用等引起的失眠,以及与睡眠呼吸紊乱、睡眠运动障碍等相关的失眠。常与其他疾病同时发生。

2. 诊断

(1) 症状标准:失眠为唯一症状,包括入睡困难,多梦,易惊醒,早醒,醒后无法再入睡,醒后感觉疲乏、焦虑、白天困倦。

(2) 评估:

病史采集:①系统回顾明确是否存在神经系统、心血管系统等各系统疾病,以及排查是否存在皮肤瘙痒和慢性疼痛等躯体症状;②明确患者是否存在心境障碍、焦虑障碍、记忆障碍等精神障碍;③特殊药物使用史,包括抗抑郁药物、中枢兴奋性药物、镇痛镇静药物、茶碱类、类固醇以及酒精等;④询问过去1月内睡眠情况,包括入睡时间,觉醒系数,总睡眠时间;⑤进行睡眠质量评估,目前常用的量表为匹兹堡睡眠质量指数(PSQI);⑥通过问诊或量表评估日间功能;⑦针对日间嗜睡患者需进行Epworth嗜睡量表(Epworth Sleepiness Scale,ESS)评估,集合问诊筛查睡眠呼吸紊乱及其他睡眠障碍;⑧最好在首次评估前由患者和家人协助完成为期2周的睡眠日记,记录每日上床时间,入睡时间,夜间觉醒次数以及觉醒时间,总卧床时间,计算睡眠效率(实际睡眠时间/卧床时间×100%),记录其他异常症状,日间工作及社会功能影响程度,用药以及自我体检。

常用量表:Epworth嗜睡量表(ESS)、匹兹堡睡眠质量指数(PSQI)、失眠严重程度指数(Insomnia Severity Index,ISI)、Beck抑郁量表、生活质量问卷(SF-36);状态特质焦虑问卷(State Trait Anxiety Inventory,STAI)、睡眠信念和态度问卷等。

若睡眠障碍严重程度高以及患者存在神经心理症或认知行为的异常,自我评估偏差大,则需进一步转至综合性医院或精神类专科医院行专科检查,如整夜多导睡眠图(polysomnogram,PSG)、多次睡眠潜伏期实验(multiple sleep latency test,MSLT)、体动记录仪等。

不同类型的失眠有不同的治疗原则。对于一过性或急性失眠,应早期应用药物治疗;短期或亚急性失眠,除早期药物治疗外,还须联合认知、行为治疗;长期或慢性失眠,以迅速缓解症状为目的则只需临时或间断用药。服药8周后应评估患者状况。目前常用的治疗药物包括:苯二氮䓬类和非苯二氮䓬类。

六、思考题

1. 失眠的定义以及类型?
2. 失眠患者病史采集需要注意哪些方面?
3. 失眠的治疗策略以及常用药物?

七、推荐阅读文献

1. 中国成人失眠诊断与治疗指南[J].中华神经科杂志.2012,45(7):543-540.
2. 祝墡珠,江孙芳.社区全科医师临床诊疗手册[M].上海:华东师范大学出版社,2010:353-355.
3. Becker PM. Pharmacologic and nonpharmacologic treatments of insomnia [J]. Neurol Clin 2005;23:1149-1163.
4. Mendelson WB. Combining pharmacologic and nonpharmacologic therapies for insomnia [J]. J Clin Psychiatry 2007;68 Suppl 5:19-23.
5. NIH State of the Science Conference statement on Manifestations and Management of Chronic Insomnia in Adults statement [J]. J Clin Sleep Med 2005;1:412-421.

(方宁远)

案例 23

高 血 压

一、病历资料

1. 现病史

患者,男性,61岁,因"反复头晕10年加重1周"到社区卫生服务中心就诊。患者13年前无明显诱因下出现反复阵发性头晕,数次诊室测血压大于 140 mmHg/90 mmHg,最高为 210 mmHg/120 mmHg,诊断为"高血压病"。社区卫生服务中心全科医生给予降压药物治疗,并纳入社区高血压管理,每2周随访一次,患者规律服药,积极改变不良生活方式,已戒烟,无重度饮酒、失眠等其他危险因素,血压仍控制不佳,全科医生多次调整降压药物。最近1月的治疗方案为:拉西地平 4 mg qd,安博维 150 mg qd,康忻 2.5 mg qd,氢氯噻嗪 25 mg qd 联合降压,血压控制在 150 mmHg/90 mmHg。一周前患者旅游劳累后出现头晕症状加重,无恶心呕吐,无头痛晕厥,无视物旋转或耳鸣等伴随症状。本次就诊时,在诊室测血压达 220 mmHg/106 mmHg,全科医生即予以口服拜新同 30 mg,1 h 后血压降至 180 mmHg/100 mmHg,联系120将患者转诊到上级医院进一步诊治。

2. 既往史

10年前因活动后胸闷、气促行心肌灌注显像,提示心肌缺血,诊断为"冠心病"。高脂血症史七年。五年前曾有一过性尿微量蛋白升高史。吸烟20支/天×30年,已戒烟半年,否认饮酒史。无手术、过敏史。妻和一子健康,父母均有高血压、冠心病史。

3. 体格检查

T 37.0℃, P 88 次/min, R 21 次/min, BP 220 mmHg/106 mmHg, Ht 178 cm, Wt 88 kg, BMI 27.7 kg/m²。两肺呼吸音粗,未及干湿啰音;HR 88次/min,律齐,未及病理性杂音;腹平软,无压痛、反跳痛,肝脾肋下未及;双下肢无水肿;神经系统未及异常。眼底镜检查无视网膜血管的扭曲,无视乳头水肿。

4. 实验室和辅助检查

社区卫生中心检测指标:

肝功能:TB 14 μmol/L, DB 3.5 μmol/L, TP 66.8 g/L, ALB 41.9 g/L, ALT 27 IU/L, AST 19 IU/L, γ-GT 33 IU/L。

肾功能:BUN 5.88 mmol/L, Cr 71 μmol/L,估算 GFR(根据 MDRD 方程)78.98, UA 419 μmol/L。

FBG 5.02 mmol/L, HbA1c 5.9%。

TC 5.22 mmol/L, TG 2.9 mmol/L, HDL 0.97 mmol/L, LDL 3.05 mmol/L。

尿蛋白(-),尿酮体(-)。
上级医院检测指标:
卧位时肾素(PRA)0.10 ng/(ml·h),血管紧张素Ⅱ(ANG Ⅱ)25.65 pg/ml,醛固酮(ALD)214.16 pg/ml,ACTH-8am 7.77 pg/ml。
脑利钠肽前体(Pro-BNP):29.70 pg/ml。
MYO 24.30 ng/ml,CK-MB 0.8 ng/ml,Tn 0.0 ng/ml。
心电图:Ⅰ°房室传导阻滞,左心室高电压。
头颅磁共振:皮质下腔隙灶。
心脏彩超:主动脉根部及升主动脉增宽,主动脉右冠窦稍膨出;轻度二尖瓣反流;轻度三尖瓣反流;左室收缩功能正常。
腹部超声:双侧肾上腺区、腹主动脉旁未见明显肿块,双侧肾动脉未见明显狭窄。
颈部血管超声:双侧颈动脉内膜毛糙,内中膜局限性增厚,左侧颈总动脉窦斑块形成。
腹部血管超声:腹主动脉多发斑块形成,下腔静脉管腔通畅,未见明显栓塞。
下肢动脉超声:右侧股总动脉、股浅动脉、股深动脉、腘动脉多发斑块形成;左侧股浅动脉、股深动脉、腘动脉多发斑块形成。

二、诊治经过

初步诊断:高血压病3级(很高危);冠心病心功能Ⅱ级;高脂血症。

诊治经过:全科医生了解到患者近期因旅游比较劳累,无睡眠、运动、服药不规律、感染及情绪波动等其他情况。本次就诊时,在诊室测血压达220 mmHg/106 mmHg,头晕加重,需警惕发生急性脑血管意外,故全科医生立即予以口服拜新同30 mg,一小时后血压降至180 mmHg/100 mmHg,联系120将患者转诊到上级医院。转院后患者行头颅磁共振检查示皮层下腔隙灶,未见急性脑血管意外,诊断为高血压亚急症,于24~48 h内将血压缓慢降至160 mmHg/100 mmHg。患者联合服用四种降压药物,血压控制仍不佳,且醛固酮偏高,需除外继发性高血压可能,但患者ALD/PRA<10,PRA、ANG Ⅱ、ACTH-8 am均正常,且腹部超声示双侧肾上腺区、腹主动脉旁未见明显肿块,双侧肾动脉未见明显狭窄,故可排除原发性醛固酮增多症、肾动脉狭窄等继发性高血压,诊断为难治性高血压(顽固性高血压)。患者治疗效果不佳与其病程长,动脉粥样硬化程度严重,血管弹性减退相关,亦与药物剂量有关,故治疗上调整为拜新同30 mg qd,安博维300 mg qd,康忻5 mg qd口服;同时因醛固酮偏高,将利尿剂改为螺内酯片20 mg Bid口服治疗。24 h后,患者血压降至160 mmHg/96 mmHg,72 h后,血压降至140 mmHg/90 mmHg,加用阿司匹林100 mg qd抗血小板,立普妥20 mg qn调脂治疗。1周后患者血压控制平稳,出院。

1月后,患者至全科门诊就诊,复查肝、肾功能、心肌酶谱、电解质均正常,血压138 mmHg/88 mmHg,且无明显胸闷、气促,亦无心动过缓、下肢水肿等药物不良反应。全科医生嘱其继续目前降压、利尿、抗血小板及调脂治疗,对其加强高血压教育,建议体重指数控制在24 kg/m² 以下;戒烟,通过心理支持和行为指导治疗心理依赖,必要时可用尼古丁替代治疗相关制剂、安非他酮和伐尼克兰等戒烟药物减轻戒断症状;限盐,建议食盐量<6 g/d;合理膳食,控制总热量摄入,高纤维低脂饮食;增加体育锻炼,每次30 min左右,每周3~5次;同时注意心理调节,减轻精神压力,保持心理平衡;定期监测血压、血糖、血脂、肝肾功能、电解质(尤其是血钾)等指标。

三、病例分析

1. 病史特点

(1) 男性,61 岁,反复头晕十余年加重一周。

(2) 服用四种口服降压药物(包括利尿剂),血压控制未达标。

(3) 既往有高血压史 13 年,冠心病史 10 年。高脂血症史 7 年;5 年前曾有一过性尿微量蛋白升高史。有长期吸烟史,无规律运动习惯。

(4) 体格检查:BP 220 mmHg/106 mmHg,BMI:27.7 kg/m^2。心、肺和腹部检查无异常体征。双下肢无水肿;神经系统未及异常。眼底镜检查视网膜未见异常。

(5) 实验室和辅助学检查:PRA 0.10 ng/(ml·h),ANG ⅡB 25.65 Pg/ml,ALD 214.16 Pg/ml,ACTH-8 am 7.77 pg/ml,Pro-BNP 29.70 pg/ml,MYO 24.30 ng/ml,CK-MB 0.8 ng/ml,Tn 0.0 ng/ml,TG 5.22 mmol/L,TC 2.9 mmol/L,HDL 0.97 mmol/L,LDL 3.05 mmol/L,血管超声提示颈动脉、腹主动脉及下肢动脉多发斑块形成。头颅磁共振:皮质下腔隙灶。

2. 诊断和诊断依据

诊断:①高血压病 3 级(很高危);②冠状动脉粥样硬化性心脏病,心功能Ⅱ级;③高脂血症。

(1) 高血压病 3 级(很高危):患者男性,61 岁,有高血压家族史,发现血压升高 13 年,血压最高 210 mmHg/120 mmHg,故根据高血压病分级为高血压病 3 级。患者合并冠心病,高脂血症,故根据高血压病的危险性分层为很高危组。

(2) 冠状动脉粥样硬化性心脏病,心功能Ⅱ级:患者,男性,61 岁,有高血压及吸烟危险因素,十年前因活动后胸闷、气促行心肌灌注显像,提示心肌缺血,诊断为明确。平时一般活动后偶有气急,故诊断心功能Ⅱ级。

(3) 高脂血症:患者既往有高脂血症病史 7 年,此次查血脂示胆固醇、甘油三酯均明显升高,故诊断明确。

3. 鉴别诊断

患者为老年男性,高血压病程长,有高血压家族史,血压波动较大,需排除继发性高血压。

(1) **嗜铬细胞瘤**:典型发作表现为阵发性血压升高伴心动过速、头痛、多汗、面色苍白等,血和尿儿茶酚胺及其代谢产物的测定显著增高。该患者无出汗、心悸等表现,肾素、血管紧张素Ⅱ、ACTH-8 am 均正常,且腹部超声示双侧肾上腺区未见明显肿块,经降压治疗血压控制平稳,故可排除嗜铬细胞瘤。

(2) **原发性醛固酮增多症**:高血压患者伴肌无力、周期性瘫痪、烦渴、多尿等临床表现,并有低钾、高钠血症,同时血和尿醛固酮升高肾素降低时应考虑本病,血浆醛固酮/血浆肾素活性比值(ALD/PRA)有较高诊断敏感性和特异性。该患者无明显乏力、多尿症状,血钾、血钠正常,PRA、ANG Ⅱ、ACTH-8 am 均正常,虽 ALD 偏高,但 ALD/PRA<10,故可排除原发性醛固酮增多症。

(3) **肾性高血压**:肾脏实质性病变及肾血管性病变均可引起血压升高。该患者此次查尿常规示蛋白(一),但其既往有尿微量蛋白升高史,故可再次复查尿微量白蛋白。同时要注意鉴别高血压性肾脏病与肾源性高血压。必要时可行肾穿刺检查以协助诊断。另患者 PRA、ANG Ⅱ均正常,行肾动脉超声示双侧肾动脉未见明显狭窄,可排除肾动脉狭窄。

(4) **阻塞性睡眠呼吸暂停综合征**:患者夜间无打鼾,不考虑阻塞性睡眠呼吸暂停综合征引起的高血压。

四、处理方案及基本原则

原发性高血压是以体循环动脉压升高为主要临床表现的心血管综合征,需要进行综合干预。

高血压治疗包括非药物和药物治疗两种,患者应定期测量血压,规范治疗,坚持长期平稳有效地控制血压。

治疗高血压的主要目的是最大限度地降低心脑血管并发症发生和死亡的总体危险,因此,控制血压的同时,应干预其他可逆性心血管危险因素(如吸烟、高胆固醇血症或糖尿病等),全面评估患者的总体危险,在危险分层的基础上作出治疗决策。危险分层如表23-1所示。

表23-1 高血压患者心血管危险分层标准

其他危险因素和病史	血压/mmHg		
	1级高血压 SBP 140~159 和(或)DBP 90~99	2级高血压 SBP 160~179 和(或)DBP 100~109	3级高血压 SBP≥180 和(或)DBP≥110
无	低危	中危	高危
1~2个其他危险因素	中危	中危	很高危
≥3个其他危险因素,或靶器官损害	高危	高危	很高危
临床并发症或合并糖尿病	很高危	很高危	很高危

1. **高血压的非药物治疗**

主要指生活方式干预。它可预防或延迟高血压的发生,还可以降低血压,提高降压药物的疗效,从而降低心血管病风险。高血压教育需贯穿高血压患者管理的整个过程,根据患者所处的疾病状态开展针对性指导。

2. **高血压的药物治疗**

应遵循小剂量开始,优先选择长效制剂,联合应用及个体化的原则。

掌握时机:高危、很高危或3级高血压患者,立即开始降压药物治疗。确诊的2级高血压患者,应考虑开始药物治疗;1级高血压患者,可在生活方式干预数周后,如血压仍≥140 mmHg/90 mmHg,开始降压药物治疗。

对于本例患者,明确诊断为高血压病3级(很高危),服用四种可耐受剂量的降压药物(包括利尿剂)血压控制未达标,属难治性高血压,且实验室检查PRA、ANG Ⅱ水平正常,ALD指标偏高,在调整用药时加大了β-受体阻滞剂剂量,并将利尿剂改用螺内酯,一个月后随访,血压控制效果较好。

3. **控制血糖治疗**

高血压伴糖尿病患者心血管病发生危险更高。FBG一般目标为:4.4~7.0 mmol/L;非FBG<10.0 mmol/L;糖化血红蛋白<7.0%。

4. **调脂治疗**

① 高血压伴血TC水平持续升高(TC≥6.2 mmol/L),目标TC<5.2 mmol/L。②高血压伴冠心病、糖尿病、缺血性卒中周围血管病,血TC≥5.2 mmol/L(LDL≥3.4 mmol/L),目标TC<4.1 mmol/L(LDL<2.6 mmol/L)。③高血压伴心肌梗死,血TC≥4.1 mmol/L(LDL≥2.6 mmol/L),目标TC<3.1 mmol/L(LDL<2.1 mmol/L)。

5. **抗血小板**

男性>50岁且合并下述一项危险因素者:心血管疾病家族史,高血压,吸烟,血脂异常或蛋白尿,都应该开始和维持阿司匹林治疗。高血压患者长期应用阿司匹林应注意:①需在血压控制稳定(<160 mmHg/100 mmHg)后开始应用。②如果有高危因素应采取预防措施。③合并活动性胃溃疡、严重肝病、出血性疾病者需慎用或停用阿司匹林。

6. 转诊及社区随访

在社区卫生中心长期随访中,根据患者血压是否达标分为一级、二级管理。高血压分级随访管理内容如表23-2所示。社区随诊高血压转出条件:①按治疗方案用药2~3个月,血压不达标者;②血压控制平稳的患者,再度出现血压升高并难以控制者;③血压波动较大,临床处理有困难者;④随访过程中出现新的严重临床疾患者;⑤患者服降压药后出现不能解释或难以处理的不良反应;⑥高血压伴发多重危险因素或靶器官损害而处理困难者。该患者诊断为高血压亚急症,故需转诊至上一级医疗机构。

表23-2 高血压分级随访管理内容

项目	一级管理	二级管理
管理对象	血压已达标患者(<140 mmHg/90 mmHg)	未达标患者(≥140 mmHg/90 mmHg)
非药物治疗	长期坚持	强化生活方式干预并长期坚持;加强教育,改善治疗依从性
随访频率	3个月1次	2~4周1次
药物治疗	维持药物治疗,保持血压达标	① 在1种药小剂量基础上,增加剂量至常规治疗目标量; ② 在1种药的基础上,增加另外一种降压药; ③ 开始2种药联合治疗,或开始用复方制剂

注:随访内容:血压水平、治疗措施、不良反应、其他危险因素干预、临床情况处理等。根据患者存在的危险因素、靶器官损害及伴随的临床疾病,可定期或不定期进行血糖、血脂、肾功能、尿常规、心电图等检查。

五、要点与讨论

控制血压可明显减少脑卒中、冠心病等心脑血管病的发生率和病死率。高血压患者常合并高血糖、血脂异常、肥胖症等,这些均会促进高血压并发症的发生和发展。因此,高血压患者的治疗除调整血压的治疗外,还应包括控制血糖、调脂、抗凝、控制体重以及改善生活方式等综合治疗措施。

在社区卫生中心初次诊断高血压的患者需排除继发性高血压,如肾脏病、肾动脉狭窄、原发性醛固酮增多症、嗜铬细胞瘤、皮质醇增多症、大动脉疾病、睡眠呼吸暂停综合征、药物引起的高血压等。

高血压病的药物治疗需遵循小剂量开始,优先选择长效制剂,联合应用及个体化的原则。钙通道阻滞剂(CCB)、血管紧张素转换酶抑制剂(ACEI)、血管紧张素Ⅱ受体阻滞剂(ARB)、利尿剂和β-受体阻滞剂及其低剂量固定复方制剂,均可作为降压治疗的初始用药或长期维持用药,单药或联合治疗。不同类型的药物可选择两种联用,如需要也可三种或四种联用。

目前一般主张所有年龄低于80岁者(包括慢性肾脏病患者)血压控制目标应≤140 mmHg/90 mmHg。糖尿病患者,血压控制目标值应<130 mmHg/80 mmHg。高龄老年患者(年龄≥80岁)收缩压控制应<150 mmHg。

高血压的治疗中需注意特殊人群高血压的处理。其中,难治性高血压(顽固性高血压)指用了三种以上合适剂量降压药(一般包括利尿剂)联合治疗,血压仍未达标,其治疗时对高肾素及高交感患者以肾素血管紧张素系统(RAS)阻断剂和β-受体阻滞剂治疗为主;醛固酮增多症患者,应加用螺内酯;容量增高及循环RAS低下患者,以钙拮抗剂(CCB)和利尿剂为主。

若治疗6个月,使用了至少3种降压药,血压仍未达目标,应考虑将患者转至上级医院专科门诊治疗。如诊断为高血压急症或亚急症的患者应立即转至上级医院。

高血压急症是指原发性或继发性高血压患者,在某些诱因作用下,血压突然和显著升高(一般超过180 mmHg/120 mmHg),同时伴有进行性心、脑、肾等重要靶器官功能不全的表现。高血压急症的患者应迅速降压,并针对不同的靶器官损害给予相应的处理。降压的速度和程度最初可使血压在原血压水平的基础上下降20%～25%或降至160 mmHg/100 mmHg,然后停用静脉降压药物,根据血压情况调整口服降压药物。

高血压亚急症是指血压显著升高但不伴靶器官损害。对高血压亚急症患者,可在24～48 h将血压缓慢降至160 mmHg/100 mmHg,可通过口服降压药控制。

高血压急症及亚急症危险性高,全科医生应及时识别并予以紧急处理后立即转诊至上级医院,确保患者得到安全、有效的治疗,最大限度地发挥基层医疗卫生机构和专科医疗机构各自的优势。

高血压患者诊断明确且血压控制平稳后,可转诊至社区卫生服务中心进行高血压患者的长期管理。根据上级医院的治疗方案指导患者用药,监测药物不良反应;督促患者自我血压监测,做好记录;定期复查血糖、血脂、肝肾功能、电解质等指标;告诉患者随诊的时间及注意事项等。

六、思考题

1. 什么是高血压急症及亚急症,全科医生应如何处理?
2. 什么是难治性高血压,治疗时如何选择药物?
3. 高血压患者的社区管理主要内容有哪些?
4. 高血压患者如何进行综合管理?

七、推荐阅读文献

1.《中国高血压基层管理指南》修订委员会. 中国高血压基层管理指南(2014年修订版)[J]. 中华高血压杂志,2015,23(1):24-43.

2. Daskalopoulou SS, Rabi DM, Zarnke KB, et al. The 2015 Canadian Hypertension Education Program recommendations for blood pressure measurement, diagnosis, assessment of risk, prevention, and treatment of hypertension [J]. Can J Cardiol. May 2015;31(5):549-568.

3. 葛均波,徐永健. 内科学[M]. 8版. 北京:人民卫生出版社,2013:969-997.

4. 祝墡珠. 全科医生临床实践[M]. 北京:人民卫生出版社,2013:632-648.

5. Commentary on the 2014 BP guidelines from the panel appointed to the Eighth Joint National Committee (JNC 8) [J]. Journal of the American Society of Nephrology: JASN 2014 Nov; 25 (11): 2419-24.

(杜 蕾 陈书艳)

案例 24 冠心病

一、病历资料

1. 现病史

患者,男性,68岁,因"劳累后出现胸闷"就诊。患者5年前于快速步行时出现胸闷,呈憋闷,位于胸骨中段,休息约3~5 min左右可逐渐缓解,无明显胸痛、肩背部放射痛,未去医院就诊。此后每次快速步行、劳累或者情绪激动时均出现上述症状,休息后或者自服麝香保心丸症状能缓解。目前口服阿司匹林肠溶片100 mg qd,单硝酸异山梨酯缓释胶囊50 mg qd。1周前患者劳累后出现胸闷发作次数增加,稍活动即出现胸闷不适,位于胸骨中段,呈压榨样,休息及自服麝香保心丸后10 min症状可缓解。无胸痛、肩背部放射痛,无夜间阵发性呼吸困难,无冷汗、心悸及头晕、头痛,无恶心、呕吐,无发热,无咳嗽等不适,平时登三楼无明显气促。为进一步诊治至社区卫生服务中心就诊。

2. 既往史

高血压病史8年,血压最高达145 mmHg/110 mmHg,曾规律服用珍菊降压片1片/次,每日3次,血压控制在130 mmHg/80 mmHg左右,近1年停用降压药物,血压维持在130 mmHg/80 mmHg左右。"腔隙性脑梗死"病史8个月,未遗留有肢体活动障碍等后遗症。有高脂血症病史,未予药物治疗。否认糖尿病、肝炎、结核、肾病病史,有吸烟史,20支/天×30年。否认饮酒史。妻与1子体健,母患高血压,血压控制尚可。父亲体健。

3. 体格检查

T 36.5℃, P 80次/min, R 18次/min, BP 130 mmHg/90 mmHg, Ht 75 cm, Wt 75 kg, BMI 24.4 kg/m^2。神情,呼吸平稳,两肺呼吸音粗,未闻及干湿啰音,心界向左下稍扩大,HR 80次/min,律齐,心音有力,未及额外心音,未及病理性杂音,双下肢无水肿。腹部、神经系统检查无异常体征。

4. 实验室和辅助检查

血常规:WBC 5.60×10^9/L, N 64.3%, LY 18.4%, MO 14.3%, RBC 4.79×10^{12}/L, Hb 128 g/L, PLT 147.0×10^9/L。

肝功能:ALT 12 IU/L, AST 18 IU/L, ALP 39 IU/L, γ-GT 20.0 IU/L, TB 10.9 μmol/L, DB 3.8 μmol/L, TP 57.9 g/L, GLB 24.1 g/L, AKB 33.8 g/L, PAB 240.0 mg/L,胆汁酸6.9 μmol/L。

肾功能:BUN 3.22 mmol/L, Cr 75 μmol/L, UA 347 μmol/L。FBG 4.88 mmol/L, HbA1c 5.2%。

血脂:TC 6.6 mmol/L, TG 2.55 mmol/L, HDL 1.12 mmol/L, LDL 3.68 mmol/L。

心肌损伤标志物:MYO 27.90 ng/ml, CK-MB (mass) 0.7 ng/ml, Tn 0.03 ng/ml。

proBNP 358.10 pg/ml。

心电图:窦性心律。ST:V5、V6 近水平压低 0.5～0.75 mm。T:V3、V4 倒置,V5 低平。
胸片:两肺纹理增多。

二、诊治经过

初步诊断:冠心病、不稳定性心绞痛,心功能Ⅱ级;高血压病3级(很高危);高脂血症。

诊治经过:全科医生仔细询问了患者胸闷发作的诱因、部位、性质、频率等情况,发现患者本次心电图存在缺血样改变,但较前无动态改变,考虑为不稳定性心绞痛,予加用倍他乐克 12.5 mg bid po、阿托伐他汀 20 mg qn po。三天后复诊,患者仍有胸闷频繁发作,复查心电图示"窦性心律。ST:Ⅱ、Ⅲ、aVF,V3～V6 水平型压低 1～2 mm。T:Ⅲ、aVF、V3、V4 倒置,V5～V6 低平",肌钙蛋白上升至 1.12 ng/ml,考虑急性非 ST 段抬高性心梗,行 TIMI 评分为 7 分(高危),立即给予阿司匹林 300 mg,氯吡格雷 300 mg 口服,全科医生建议尽快行冠脉造影检查,根据冠脉造影情况予行介入治疗(PCI),故将患者转诊到上一级医院心血管专科医生处。

专科医生立即急诊行冠脉造影+PCI 术,术中示"LM:开口 30%狭窄。LAD:开口 40%狭窄,近段钙化明显,近中段 D1 开口前几乎 100%闭塞伴血栓形成。LCX:开口 50%狭窄,近段起长节段弥漫病变,中段最狭窄 85%以上狭窄。OM 开口 50%狭窄。RCA:近中段、中段长节段弥漫病变,40%左右狭窄。PD 管壁不规则",于前降支近中段病变处置入支架一枚。术后专科医生给予患者阿司匹林 100 mg qd po,氯吡格雷 75 mg qd po,美托洛尔缓释片 47.5 mg qd po,福辛普利 10 mg qd po,阿托伐他汀 20 mg qn po,单硝酸异山梨酯 50 mg qd po 治疗,患者症状好转,未再出现胸闷发作,复查心肌损伤标志物正常,心电图示"窦性心律。T:Ⅱ、Ⅲ、aVF 倒置"。

1月后,患者至全科门诊就诊,复查心肌损伤标志物、心肌酶谱、肝肾功能均正常,心电图提示"窦性心律。T:V5 双相 V6 低平",HR 65 次/min,BP 110 mmHg/70 mmHg。全科医生告知其阿司匹林+氯吡格雷双联抗血小板药物需使用 12 个月,其后阿司匹林需长期持续使用,需要注意胃肠道症状及有无活动性出血情况;继续目前调脂、稳定斑块、改善心室重构、控制血压、减轻心肌耗氧、扩冠等治疗,需注意血压、心率情况,如出现心动过缓、血压波动大等情况需及时就诊调整用药。并嘱其控制体重、戒烟、调整饮食结构、适度锻炼,定期监测心肌损伤标志物、肝肾功能、心电图、血脂等指标。

三、病例分析

1. 病史特点

(1) 男性,68 岁,反复胸闷不适 5 年,加重 1 周。

(2) 5 年来反复出现活动时胸闷,持续约 3～5 min,休息或自服麝香保心丸能缓解。近 1 周劳累后出现胸闷频繁发作,位于胸骨中段,呈压榨样,持续时间较前长,休息或自服麝香保心丸后约 10 min 方能够缓解。

(3) 高血压病史 8 年,血压最高达 145 mmHg/110 mmHg,近 1 年未服药,血压控制尚可。"腔隙性脑梗死"病史 8 个月,未遗留有肢体活动障碍等后遗症。有高脂血症病史,未予药物治疗。有长期吸烟史。

(4) 体格检查:P 80 次/min,BP 130 mmHg/90 mmHg,神清,呼吸平稳,两肺呼吸音粗,未闻及干湿啰音,心界向左下稍扩大,HR 80 次/min,律齐,心音有力,未及额外心音,未及病理性杂音,双下肢无水肿。腹部、神经系统检查无异常体征。

(5) 实验室和辅助检查:TC 6.6 mmol/L, TG 2.55 mmol/L, HDL 1.12 mmol/L, LDL 3.68 mmol/L, Tn 3.86 ng/ml, proBNP 358.10 pg/ml。心电图:窦性心律。ST 段:Ⅱ、Ⅲ、aVF、V3～V6 水平型压低 1～2 mm。T 波:Ⅲ、aVF、V3、V4 倒置,V5～V6 低平。冠脉造影:LM 开口 30%狭窄。LAD 开口

40%狭窄,近段钙化明显,近中段D1开口前几乎100%闭塞伴血栓形成。LCX开口50%狭窄,近段起长节段弥漫病变,中段最狭窄85%以上狭窄。OM开口50%狭窄。RCA:近中段、中段长节段弥漫病变,40%左右狭窄。PD管壁不规则。

2. 诊断和诊断依据

诊断:①冠心病,急性非ST段抬高性心梗,Killip's Ⅰ级,PCI术后;②高血压病3级(很高危);③高脂血症。

诊断依据:

(1) 冠心病,急性非ST段抬高性心梗,Killip's Ⅰ级,PCI术后:患者具有老年、高血压、高血脂等心血管疾病危险因素,5年前开始出现劳力性心绞痛,以胸骨中段憋闷样胸闷不适为主要表现,休息或自服麝香保心丸症状能缓解。本次起病一周,患者出现胸闷发作次数增加、持续时间长,症状进行性加重,心电图ST-T动态改变,已行冠脉造影+PCI术明确病变血管,故冠心病,急性非ST段抬高性心梗(下壁),Killip's Ⅰ级,PCI术后诊断明确,患者无心衰发作,听诊两肺未及干湿啰音,故考虑Killip分级Ⅰ级。

(2) 高血压病3级(很高危):患者有高血压家族史,发现血压升高8年,血压最高145 mmHg/110 mmHg,故根据高血压病分级为高血压病3级。同时患者存在老年、冠心病、腔隙性脑梗史,故根据高血压病的危险性分层为很高危组。

(3) 高脂血症:患者既往有高脂血症病史,此次查血脂示胆固醇、甘油三酯、低密度脂蛋白均明显升高,故该诊断明确。

3. 鉴别诊断

患者既往反复胸闷发作史,本次出现持续不能缓解的心前区憋闷,根据Tn、心电图、冠脉造影等检查,患者冠心病、不稳定性心绞痛诊断明确。

引起胸闷、心前区不适症状的原因很多,主要包括非缺血性心血管源性和源于胸部、背部或者上腹部不适的非心血管性病因。

非缺血性心血管源性的疾病:

(1) **主动脉夹层**:胸痛一开始即达高峰,常放射至背、肋、腹、腰和下肢,两上肢的血压和脉搏可有明显差别,可有主动脉瓣关闭不全的表现,偶有意识模糊和偏瘫等神经系统受损症状,但无血清心肌坏死标志物升高。二维超声心动图检查、X线、胸主动脉CTA或MRA有助于诊断。

(2) **急性肺动脉栓塞**:可发生胸痛、咯血、呼吸困难和休克。但有右心负荷急剧增加的表现如发绀、肺动脉瓣区第二心音亢进、颈静脉充盈、肝大、下肢水肿等。心电图示Ⅰ导联S波加深,Ⅲ导联Q波显著,T波倒置等病变,可资鉴别。常有低氧血症,核素肺通气-灌注扫描异常,肺功脉CTA可检出肺功脉大分支血管的栓塞。

(3) **急性心包炎**:尤其是急性非特异性心包炎可有较剧烈而持久的心前区疼痛。但心包炎的疼痛与发热同时出现,呼吸和咳嗽时加重,早期即有心包摩擦音,后者和疼痛在心包腔出现渗液时均消失;心电图除aVR外,其余导联均有ST段弓背向下的抬高,T波倒置,无异常Q波出现。

源于胸部、背部或者上腹部不适的非心血管性疾病:①**肺源性**(如肺炎、肋膜炎、气胸等);②**胃肠道源性**(如胃食管反流、食管痉挛、消化道溃疡、胰腺炎、胆道疾病等);③**肌肉骨骼源性**(肋骨软骨炎、颈椎神经根病变);④**精神障碍**等;⑤其他病因(链状细胞危象、带状疱疹等)。故需详细询问病史,根据患者胸闷发作的诱因、加重及缓解情况、部位、性质、伴随症状,以及对药物反应情况,再结合心肌损伤标志物、心电图、影像学检查等手段,即可明确。

四、处理方案及基本原则

冠心病是目前我国最常见的心血管疾病,非ST段抬高急性冠状动脉(冠脉)综合征包括不稳定性心绞痛(unstable angina pectoris,UA)和非 ST 段抬高型心肌梗死(Non St segment elevation myocardial infarction,NSTEMI),是临床上最常见的冠心病类型之一,其并发症多、病死率高。因此本征的及时正确诊断和早期规范治疗,对改善患者的临床预后具有重要意义。治疗目标是快速解除缺血状态,预防严重不良反应后果(即死亡或心肌梗死或再梗死)。其治疗包括抗缺血治疗,抗血栓治疗和根据危险度分层进行有创治疗。

1. 处理方案及原则

患者应卧床休息,消除紧张情绪和顾虑,可以应用小剂量的镇静剂和抗焦虑药物具体药物及剂量。给予吸氧,维持 $SaO_2 > 90\%$。同时积极处理可能引起心肌耗氧量增加的疾病,如感染、发热、甲状腺功能亢进、贫血、低血压、心力衰竭、低氧血症和心律失常。

在药物治疗方面,应给予以下药物:

(1)抗心肌缺血药物:主要目的是为减少心肌耗氧量(减慢心率、降低血压或减弱左心室收缩力)或扩张冠状动脉,缓解心绞痛发作。包括硝酸酯类药物、β-受体拮抗剂、钙通道阻滞剂,如硝酸异山梨酯和 5-单硝酸异山梨酯,美托洛尔,比索洛尔,地尔硫䓬缓释片。

(2)抗血小板治疗:包括阿司匹林和二磷酸腺苷(ADP)受体拮抗剂:建议联合使用阿司匹林和 ADP 受体拮抗剂,维持 12 个月拜阿司匹林 100 mg qd po,氯吡格雷 75 mg po。

(3)抗凝治疗:抗凝治疗常规应用于中危和高危的 UA/NSTEMI 患者中,常用的抗凝药包括普通肝素、低分子肝素等。PCI 术前术后均可使用。

(4)调脂治疗:无论基线血脂水平,UA/NSTEMI 患者均应尽早(24 h 内)开始使用他汀类药物。LDL 的目标值为<70 mg/dl。

(5)血管转换酶抑制剂(ACEI)或血管紧张素受体拮抗剂(ARB):如果不存在低血压(收缩压<100 mmHg 或较基线下降 30 mmHg 以上)或其他已知的禁忌证(如肾衰竭、双侧肾动脉狭窄和已知的过敏),应该在第一个 24 h 内给予口服 ACEI,不能耐受 ACEI 者可用 ARB 替代。

必要时需要转诊上级医院行冠状动脉血运重建术,包括 PCI 和冠状动脉旁路搭桥术。

2. 转诊及社区随访

冠心病,特别是不稳定性心绞痛是严重和具有潜在危险的疾病,任何静息性心绞痛,初发性心绞痛和恶化性心绞痛或典型的缺血性心电图改变(新发或一过性 ST 段压低≥0.1 mV,或 T 波倒置≥0.2 mV)以及心肌损伤标志物(cTnT,cTnI,CK-MB)有变化的患者都应及时转诊,TIMI 评分为中高危也应该及时转诊。

所有全科医生应注意了解和记录患者在专科医生处治疗的情况及结果,包括诊断意见和处理的建议。即使患者在恢复期中,全科医生仍应严密观察病情变化,并注意预防心肌梗死的再发生。如再发生心肌梗死,应再次及时转专科治疗。同时,在治疗中应注意药物的不良反应及疾病的合并症,随时调整治疗方案,并给予相应的对症处理。特别强调医院专科医生与社区全科医生的联防,在治疗中发现新的问题应立即与专科医生联系,反映病情变化并争取专科医生的指导。

如患者使用抗血小板治疗过程中,出现呕血、黑便、皮肤黏膜瘀点、瘀斑,需考虑存在活动性出血,应停用相关药物并转诊至上级医院进一步就诊。

社区定期随访(每月一次):①心绞痛的发作特点、心功能情况;②复查心电图,24 h Holter,24 h 动态血压监测;③心梗后患者必要时复查 UCG;④复查心肌损伤标志物、血糖、血脂、肝肾功能;⑤治疗并存疾病;⑥调整药物;⑦给予健康指导。

五、要点与讨论

根据病史典型的心绞痛症状、典型的缺血性心电图改变(新发或一过性 ST 段压低≥0.1 mV,或 T

波倒置≥0.2 mV)以及心肌损伤标志物(cTnT、cTn 或 CK-MB)测定,可以作出 UA/NSTEMI 诊断,一旦有典型 UA/NSTEMI 就需要转诊。冠状动脉造影仍是诊断冠心病的重要方法。故这类患者可择期做冠状动脉螺旋 CT 或冠状动脉造影。

为选择个体化的治疗方案,必须尽早进行危险分层。TIMI(the Thrombolysis in Myocardial Infarction)危险评分是临床上针对急性冠脉综合征患者预后的危险评分,对早期筛出的高危患者及时启动有效治疗有重要价值。如表 24-1 所示。

表 24-1 UA/NSTEMI 患者 TIMI 评分表

项　目	分值
1. 年龄(≥65 岁)	1 分
2. ≥3 个冠心病危险因子(家族史、高血压、高胆固醇、糖尿病、吸烟等)	1 分
3. 已知冠心病(狭窄≥50%)	1 分
4. 1 周内使用阿司匹林	1 分
5. 近期(≤24 h)严重心绞痛(2 次以上 AP 或静息 AP)	1 分
6. 心肌损伤指标升高	1 分
7. ST 段偏移≥0.05 mm	1 分
0~2 低危　　　3~4 中危　　　5~7 高危	

UA/NSTEMI 的治疗目标为在根据危险分层采取适当的药物治疗和冠脉血运重建策略,以改善严重心肌耗氧与供氧的失平衡,缓解缺血症状;稳定斑块、防止冠脉血栓形成发展,降低并发症和病死率。

药物治疗是 UA/NSTEMI 抗心肌缺血的基础措施和最重要的内容之一,包括:

(1) 硝酸酯类药物:心绞痛发作时,可舌下含服硝酸甘油,也可静脉应用。

(2) β-受体拮抗剂:应尽早用于所有无禁忌证的 UA/NSTEMI 患者。建议选择具有心脏 $β_1$-受体选择性的药物如美托洛尔和比索洛尔。剂量可调整到患者安静时心率 50~60 次/min。

(3) 钙通道阻滞剂:钙通道阻滞剂为血管痉挛性心绞痛的首选药物。足量 β-受体拮抗剂与硝酸酯类药物治疗后仍不能控制缺血症状的患者可口服长效钙通道阻滞剂。

(4) 抗血小板治疗:除非有禁忌证,所有 UA/NSTEMI 患者均应尽早使用阿司匹林,首次口服非肠溶制剂或嚼服肠溶制剂 300 mg,随后 75~100 mg,每日一次长期维持。ADP 受体拮抗剂:UA/NSTEMI 患者建议联合使用阿司匹林和 ADP 受体拮抗剂,维持 12 个月。氯吡格雷首剂可用 300~600 mg 的负荷量,随后 75 mg,1 次/日。

(5) 抗凝治疗:常规应用于中危和高危的 UA/NSTEMI 患者中,包括普通肝素、低分子肝素。

(6) 调脂治疗:无论基线血脂水平,UA/NSTEMI 患者均应尽早开始使用他汀类药物。LDL 的目标值为<70 mg/dl。

(7) ACEI 或 ARB:如果不存在低血压(收缩压<100 mmHg 或较基线下降 30 mmHg 以上)或其他已知的禁忌证(如肾衰竭、双侧肾动脉狭窄和已知的过敏),应该在第一个 24 h 内给予口服 ACEI,不能耐受 ACEI 者可用 ARB 替代。

UA/NSTEMI 患者经急性期处理、病情稳定后,仍可能因冠脉粥样硬化病变持续发展,而引起心肌缺血事件复发,所以,需要医生对患者进行健康的生活方式指导及二级预防。社区卫生服务中心应协助上级医院进行冠心病患者的管理,根据上级医院的治疗方案指导药物的使用,指导患者门诊随访的时间,项目及一系列生活方式的调整,注意事项等。

六、思考题

1. 社区冠心病患者的转诊指证有哪些？
2. UA/NSTEMI 患者社区管理的主要内容有哪些？
3. 如何对 PCI 术后患者进行综合管理？

七、推荐阅读文献

1. 中华医学会心血管病学分会.非 ST 段抬高急性冠状动脉综合征诊断和治疗指南[J].中华心血管病杂志.2012,Vol.40 No.5.
2. 葛均波,徐永健.内科学[M].8 版.北京:人民卫生出版社,2013:969-997.
3. 祝墡珠.全科医生临床实践[M].北京:人民卫生出版社,2013:632-648.
4. 2015 ESC guidelines for the management of acute coronary syndromes in patients presenting without persistent ST-segment elevation.

（张江蓉　陈书艳）

案例 25

充血性心力衰竭

一、病历资料

1. 现病史

患者,男性,78岁,因"胸闷、气促 5 h"就诊。患者 5 h 前劳累后突发胸闷、气促,无胸痛,伴有大汗淋漓、面色苍白,无恶心、呕吐等伴随症状。自服麝香保心丸后症状不缓解,遂来社区卫生中心就诊。

入院前近一周,患者受凉后有咽痛、咳嗽、咳痰,痰为白色黏痰,不易咳出,无发热。患者以往反复咳嗽、咳痰 20 余年,每于季节交替时加重,每次发作常持续大于 3 月,以往诊断为慢性支气管炎。

2. 既往史

高血压史 20 余年,最高血压 220 mmHg/110 mmHg,平时服用氨氯地平 5 mg qd,血压控制在(150～160)mmHg/(90～100)mmHg。患者 15 年前因劳累、情绪激动突发心前区剧烈疼痛,向左肩、左上肢放射,伴胸闷、气促,大汗淋漓,意识丧失。当时到医院就诊,因心肌酶及心电图动态变化而诊断为"急性前壁心梗",具体治疗经过不详。出院后长期服用阿司匹林 100 mg/天及丹参片。此后,患者每逢劳累、活动、情绪变化时即可出现阵发性胸闷加重伴气促。有高血脂病史多年,未服药物治疗。否认糖尿病、肝炎、结核等病史。无药物过敏史。饮白酒 3 两/天×20 余年,吸烟 20 支/天×30 余年,妻和 1 女健康,父母因病过世多年,病因不详。

3. 体格检查

T 36.8℃,P 134 次/min,R 30 次/min,BP 180 mmHg/100 mmHg。神清,端坐位,呼吸急促,全身皮肤无黄染、出血点,浅表淋巴结未及肿大;双瞳孔等大等圆,对光反射(+),口唇轻度发绀,颈静脉无怒张,甲状腺无肿大;桶状胸,双肺满布湿啰音;心界向左扩大,心率 134 次/min,律齐,未及病理性杂音;腹平软,无压痛,肝脾肋下未及,双下肢水肿(+);神经系统(-)。

4. 实验室和辅助检查

外周血常规:WBC 11.5×10^9/L,N 78%,余结果(-)。

TNT(-),CK-MB(-)。

心电图:窦性心动过速,Ⅰ°房室传导阻滞,陈旧性前壁心梗,左心室高电压。

胸片:双肺纹理粗,心影增大。

二、诊治经过

初步诊断:急性左心衰;冠心病;陈旧性前壁心梗心功能Ⅳ级;慢性支气管炎急性发作;高血压病

3级(很高危);高脂血症。

诊治经过:全科医生仔细询问了患者的发病经过及既往疾病史、服药、饮食和生活习惯及最近是否有感染、情绪波动等情况,发现患者目前降压药物服用欠规律,未服用降脂药物,且近期有呼吸道感染病史。监测发现血压控制不佳,维持在(150~160)mmHg/(90~100)mmHg 水平,未达到治疗目标。有陈旧性前壁心梗史,本次来院就诊时,在诊室测 HR 134 次/min,血压高达 180 mmHg/100 mmHg,呼吸急促不能平卧、伴胸闷。全科医生立即予以硝酸甘油 10 mg 舌下含服、速尿 20 mg 静推并予以吸氧、心电监护,联系 120 救护车将患者转诊到上级医院进一步诊治。经急诊医生诊治,患者心肌酶、心电图较前无动态变化,排除了急性心梗可能,凝血常规(DIC)全套正常,排除了肺栓塞可能。考虑到近期患者有呼吸道感染史,结合患者有冠心病、陈旧性前壁心梗史,且 B 型利钠肽前体(proBNP)明显升高,故考虑慢性心衰急性失代偿,予以强心、利尿、扩血管并加强抗感染治疗后,两周后患者症状改善并出院。出院后予以单硝酸异山梨酯 50 mg qd,氨氯地平 5 mg qd,缬沙坦氢氯噻嗪 1 粒 qd,阿托伐他汀 20 mg qn,阿司匹林 100 mg qd 治疗。

1月后,患者至全科门诊就诊,复查心肌酶谱、电解质均正常,血压 125 mmHg/85 mmHg,且无明显胸闷、气促发作。全科医生建议其继续目前扩冠、降压、利尿、调脂稳定斑块及抗血小板治疗,并对其加强冠心病、高血压、高血脂健康宣教,嘱低盐低脂饮食、适当运动控制体重、戒烟酒、保持大便通畅、避免便秘,定期监测血压、血糖、血脂、肝肾功能、心电图等指标。

三、病例分析

1. 病史特点

(1) 男性,78 岁,因"胸闷、气促 5 h"入院。

(2) 有冠心病、陈旧性前壁心梗、高血压史多年,不规律服药,血压控制未达标。

(3) 既往有高血压史 20 余年,最高血压 220 mmHg/110 mmHg,平时不规律服用氨氯地平 5 mg qd,血压控制在(150~160)mmHg/(90~100)mmHg。有慢性支气管炎病史 20 余年,近一周受凉后有咽痛、咳嗽、咳痰。冠心病、陈旧性前壁心梗病史 15 年,平时一般活动后即有胸闷气急。曾有高脂血症史,未予药物治疗。有长期吸烟饮酒,无规律运动习惯,时有便秘。

(4) 体格检查:T 36.8℃, P 134 次/min, R 30 次/min, BP 180 mmHg/100 mmHg。神清,端坐位,呼吸急促,全身皮肤无黄染、出血点,浅表淋巴结未及肿大;双瞳孔等大等圆,对光反射(+),口唇轻度发绀,颈静脉无怒张,甲状腺无肿大;桶状胸、双肺满布湿啰音;心界向左扩大,HR 134 次/min,律齐,未及病理性杂音;腹平软,无压痛,肝脾肋下未及,双下肢水肿(+);神经系统未及异常。

(5) 实验室和辅助学检查:

外周血常规:WBC 11.5×10⁹, N 78%,余结果(−)。

肝肾功能正常范围,TNT(−), CK-MB(−)。

血气分析:pH 6.89, $PaCO_2$ 85 mmHg, PaO_2 40 mmHg。

TC 6.22 mmol/L, TG 3.8 mmol/L, HDL 0.67 mmol/L, LDL 3.14 mmol/L。

心电图:窦性心动过速,Ⅰ°房室传导阻滞,陈旧性前壁心梗,左心室高电压。

胸片:双肺纹理粗,心影增大。

2. 诊断和诊断依据

诊断:①急性左心衰,冠心病,陈旧性前壁心梗,心功能Ⅳ级;②高血压病 3 级(很高危);③慢性支气管炎急性发作;④高脂血症。

诊断依据:

(1) 急性左心衰,冠心病,陈旧性前壁心梗,心功能Ⅳ级:患者,男性,78 岁,既往有高血压、高血脂病史,并有吸烟饮酒等不良嗜好。15 年前曾有明确的"前壁心梗"病史,心梗后有反复胸闷气促。入院前近一周,患者受凉后有咽痛、咳嗽、咳痰。5 h 前突发胸闷加重、伴明显气促,并伴有大汗淋漓、面色苍白。查体:端坐位,呼吸急促,口唇轻度发绀,颈静脉无怒张,桶状胸,双肺满布湿啰音;心界向左扩大,HR 134 次/min,律齐,未及病理性杂音。心电图:窦性心动过速,Ⅰ°房室传导阻滞,陈旧性前壁心梗,左心室高电压。心梗三合一:Tn、CK-MB、TNT 均(-),proBNP 明显升高,故考虑诊断成立。

(2) 高血压病 3 级(很高危):患者,男性,78 岁,有高血压家族史,高血压史 20 余年,最高血压 220 mmHg/110 mmHg,平时服用氨氯地平 5 mg qd,血压控制在(150～160)mmHg/(90～100)mmHg,故根据高血压病分级为高血压病 3 级。同时患者合并心梗,高脂血症,故根据高血压病的危险性分层为很高危组。

(3) 慢性支气管炎(急性发作期):患者,男性,78 岁,有长期吸烟史,反复咳嗽、咳痰 20 余年,每于季节交替时加重,每次发作常持续大于 3 月,此次查体:桶状胸,两肺可以散在湿啰音。血常规示白细胞及中性粒细胞升高,故该诊断明确。

(4) 高脂血症:患者既往有高脂血症史,此次查血脂示胆固醇、甘油三酯、低密度脂蛋白均明显升高,故该诊断明确。

3. 鉴别诊断

患者为老年男性,有冠心病,陈旧性前壁心梗史,此次突发胸闷加重,伴气促不能平卧,需与以下疾病鉴别:

(1) <u>支气管哮喘合并感染</u>:可表现为突发性的胸闷、气促,多见于青少年,无心脏病史及心脏体征,常在春秋季发作,有过敏史,发作时肺内满布哮鸣音,但血 proBNP 正常,与本患者不符。

(2) <u>肺栓塞</u>:常见于高龄、长期卧床、恶性肿瘤或肥胖等处于高凝状态的患者,多表现为突发呼吸困难、剧烈胸痛、伴咳嗽、咳血痰、明显发绀、皮肤湿冷、休克和晕厥,伴颈静脉怒张、肝肿大,大面积肺梗死时可伴梗死区呼吸音减弱、肺动脉瓣区杂音。DIC 检查可见 D-二聚体明显升高,行肺灌注显像可见楔形充盈缺损。本患者依据不足。

(3) <u>急性心肌梗死</u>:多有高血压、高血脂、糖尿病等危险因素,发作时多表现为剧烈胸闷、胸痛,可向左侧肩背部放射,使用硝酸酯类药物不能缓解,伴心电图及心肌酶的动态变化,本患者依据不足暂不考虑。

四、处理方案及基本原则

1. 急性心衰治疗要点

1) 一般治疗

(1) 静息时明显呼吸困难者应半卧位或端坐位,双下肢下垂以减少回心血量。

(2) 初始治疗还包括吸氧,特别是指末氧饱和度低于 90% 的患者,包括双鼻道、面罩,必要时可采用无创呼吸机辅助通气。

(3) 做好出入量管理:严格限制饮水及补液量,每天入液量控制在 1 500 ml 以内。限制钠摄入量小于 2 g/d。

2) 药物治疗

(1) 阿片类药物如吗啡可减少急性肺水肿患者焦虑和呼吸困难引起的痛苦。

(2) 伴快速心室率的房颤患者可应用毛花甙 C 0.2～0.4 mg 缓慢静脉注射,2～4 h 后可再用 0.2 mg。

(3) 利尿剂的使用:适用于急性心衰伴肺循环和(或)体循环淤血,以及容量负荷过重的患者。常用的袢利尿剂如呋塞米、托拉塞米。

（4）血管扩张药物：血管扩张剂可用于急性心衰早期阶段，减轻心脏负荷，收缩压>110 mmHg 的患者可以安全使用。主要的有硝酸酯类药物、硝普钠。

（5）血管收缩药物：此类药物对外周动脉血管有显著的缩血管作用，可通过收缩血管提高血压，多用于心源性休克或者合并显著低血压者，常用的如肾上腺素及去甲肾上腺素。

（6）正性肌力药物：适用于低心排血量综合征，可缓解组织低灌注所致症状，保证重要脏器血供。常用的有多巴胺、多巴酚丁胺。

（7）抗凝药物：如低分子肝素，建议用于深静脉血栓和肺栓塞发生风险较高，且无抗凝治疗禁忌证的患者。

3）要及时治疗基础心血管疾病，控制和消除各种诱因

如患者出现肝、肾功能损伤等心衰并发症，或用药后症状无明显好转，并出现生命体征不稳定迹象，须及时转诊至上一级医疗机构。

4）BNP/NT-proBNP 的动态测定

有助于指导急性心衰的治疗，其水平在治疗后仍高居不下者，提示预后差，需进一步加强治疗；治疗后其水平降低且降幅大于 30%，提示治疗有效，预后较好。

2. 急性心衰稳定后的后续处理

急性心衰患者在纠正了异常的血流动力学状态和病情稳定后，即应转入下一步的后续治疗，主要根据预后评估、有无基础心血管疾病和有无慢性心衰这三方面的情况确定治疗策略，并做好患者随访和教育工作。

近几年的临床研究表明，心衰的综合性防治需要专科医生、全科医生（城市社区和农村基层医疗机构）、患者及其家人的共同努力，这样可显著提高防治的效果和改善患者的预后。因此建议做好下列工作：

（1）一般性随访：每 1～2 个月一次，内容包括：①了解患者基本状况，日常生活和运动能力，饮酒、膳食和钠盐摄入状况；②药物应用的情况（顺从性和不良反应）；③体检：肺部啰音、水肿程度、心率和节律等。

（2）重点随访：每 3～6 个月一次，应做心电图、生化检查、BNP/NT-proBNP 检测，必要时做胸部 X 线和超声心动图检查。

（3）患者及家庭成员教育：①让患者了解心衰的基本症状和体征，知道有可能反映心衰加重的一些临床表现如疲乏加重、运动耐受性降低、静息心率增加 15～20 次/min、活动后气急加重、水肿（尤其下肢）再现或加重、体重增加等。②掌握自我调整基本治疗药物的方法：出现心衰加重征兆，尤其水肿再现或加重、尿量减少或体重明显增加，利尿剂应增加剂量；根据心率和血压调整药物（ACEI/ARB、α-受体阻滞剂、利尿剂等）。③知晓应避免以下情况发生：过度劳累和体力活动、情绪激动和精神紧张等应激状态；感冒、呼吸道感染及其他各种感染；不顺从医嘱，擅自停药、减量；饮食不当，如食物偏咸等；未经专科医生同意，擅自加用其他药物，如非类固醇消炎药、激素、抗心律失常药物等。④需去就诊的情况：心衰症状加重、血压波动、心脏节律改变、出现频繁早搏且有症状等。

五、要点与讨论

1. 心衰分级

对患者均应根据上述各种检查方法以及病情变化作出临床评估，包括：①基础心血管疾病；②急性心衰发作的诱因；③病情严重程度和分级，并估计预后；④治疗的效果。此种评估应多次和动态进行，以调整治疗方案。

心力衰竭的分级,NYHA 分级是按诱发心力衰竭症状的活动程度将心功能的受损状况分为四级。

Ⅰ级:患者有心脏病,但日常活动量不受限制,一般体力活动不引起过度疲劳、心悸、气喘或心绞痛。

Ⅱ级:心脏病患者的体力活动轻度受限制。休息时无自觉症状,一般体力活动引起过度疲劳、心悸、气喘或心绞痛。

Ⅲ级:患者有心脏病,以致体力活动明显受限制。休息时无症状,但小于一般体力活动即可引起过度疲劳、心悸、气喘或心绞痛。

Ⅳ级:心脏病患者不能从事任何体力活动,休息状态下也出现心衰症状,体力活动后加重。

1994,AHA 对 NYHA1928 年心功能分级做了补充:

根据 ECG,运动负荷试验,X-ray,心超,放射学显像等客观检查结果进行第二类分级。

A 级:无心血管病的客观证据;

B 级:有轻度心血管病的客观证据;

C 级:有中度心血管病的客观证据;

D 级:有重度心血管病的客观证据。

2. 处理流程及基本原则

急性左心衰竭确诊后即按原则流程处理。初始治疗后症状未获明显改善或病情严重者应及时转至上级医院作进一步治疗。

据统计过去 10 年中,因急性心衰而急诊就医者达 1 千万例次。急性心衰患者中约 15%～20% 为首诊心衰,大部分则为原有的心衰加重。随慢性心衰患者数量逐渐增加,慢性心功能失代偿已经成为心衰患者住院的主因,急性心衰预后很差,急性心肌梗死所致的急性心衰病死率更高。社区医生是广大患者的健康守门人,因此早期发现、早期诊治,不仅仅能为国家节约大量人力物力,也能确确实实地减轻患者病痛。

六、思考题

1. 急性心衰的常见诱因有哪些?
2. 请简述心衰患者转诊指征。
3. 心衰患者如何进行社区综合管理?

七、推荐阅读文献

1. 2013 ACCF/AHA Guideline for the Management of Heart Failure: A Report of the American College of Cardiology Foundation/American Heart Association Task Force on Practice Guidelines. 2013ACCF/AHA 心力衰竭管理指南.
2. 中华心血管病杂志:中华医学会心血管病分会中华心血管病杂志编辑委员会.中国心力衰竭诊断和治疗指南 2014 [J].2014,42(2):98-122.
3. 葛均波,徐永健.内科学[M].8 版.北京:人民卫生出版社,2013:162-177.
4. 祝墡珠.全科医生临床实践[M].北京:人民卫生出版社,2013:632-648.

(昌 菁　陈书艳)

案例 26 心律失常

一、病历资料

1. 现病史

患者,男性,85岁,因"阵发性胸闷、心悸8年余,加重2周"到社区卫生服务中心就诊。患者6年前开始无明显诱因下反复出现阵发性胸闷、心悸,余无明显不适,当时就诊于某三级医院查24 h动态心电图(Holter)提示"频发室早",同时查冠状动脉计算机断层摄影血管造影术(CTA)示"右冠近中段50%狭窄,左前降支局部钙化斑,左冠回旋支细",诊断为"冠心病,心律失常",并给予美西律150 mg q8h口服3个月后好转,予以停药,之后未有明显发作,平时长期服用拜阿司匹林、长效异乐定等药物,日常行走活动无明显胸闷、气促。2周前无明显诱因下出现胸闷、心悸加重,自行搭脉发现早搏频发,无胸痛、气急,无恶心、呕吐、头晕、黑朦,来社区门诊查Holter提示"窦性心律,房早6次,室早31 556次,时呈二、三联律",予以美西律150 mg q8h口服,症状无明显好转,一周后复查Holter提示"窦性心律,室早28 644次,时呈二、三联律"。

2. 既往史

高血压病史3年,血压最高170 mmHg/90 mmHg,曾服用络活喜,血压降至过低,后改为代文80 mg qd服用至今,血压控制在(120~130)mmHg/(70~80)mmHg左右。吸烟20支/天×16年,否认嗜酒史,妻已过世,育1子1女均健康,母及兄患糖尿病,父患高血压。

3. 体格检查

T 37℃,P 80次/min,R 16次/min,BP 120 mmHg/80 mmHg,Ht 174 cm,Wt 64 kg,BMI 21 kg/m^2。心率80次/min,律不齐,听诊1 min可及期外收缩10次,无额外心音,无心包摩擦音,各瓣膜区未闻及病理性杂音,肺和腹部检查无异常体征。四肢感觉、双侧膝腱反射、双侧足背动脉搏动均正常,双下肢无水肿,双侧病理征(−)。

4. 实验室和辅助检查

肝功能:TB 8.3 μmol/L,DB 3.3 μmol/L,TP 57.9 g/L,ALB 37 g/L,ALT 18 IU/L,AST 16 IU/L,γ-GT 21 IU/L。

肾功能:BUN 4.99 mmol/L,Cr 63 μmol/L;估算肾小球滤过率(根据MDRD方程):111.6 ml/(min·1.73 m^2),UA 164 μmol/L。

空腹血糖(FBG):4.56 mmol/L。

TC 3.35 mmol/L,TG 0.92 mmol/L,HDL 1.25 mmol/L,LDL 2.11 mmol/L。

心电图:窦性心律,Ⅰ度房室传导阻滞,T avL低平。

Holter：窦性心律，室早28 644次，时呈二、三联律。

二、诊治经过

初步诊断：冠心病，室性心律失常，心功能Ⅱ级；高血压病2级（很高危）。

诊治经过：全科医生根据患者的Holter报告，考虑室早频发（>10 000次/24 h），且呈二、三联律，基于患者高龄，有冠心病的疾病基础，存在潜在的危险，且治疗效果不佳，故将患者转诊到上级医院，心血管专科医生将患者收治入院进一步观察。入院后专科医生仔细询问了患者近期是否有感冒发烧、情绪激动、精神紧张、疲劳、过度吸烟、喝浓茶以及近期是否有手术、近期使用的药物等可能诱发室早的诱因，发病过程中是否在活动或休息时有胸闷、胸痛发作、呼吸困难、脚踝部水肿、头晕、黑矇、晕厥等临床症状，结果发现患者由于妹妹刚刚诊断出肿瘤，焦虑紧张和夜眠差而导致心律失常出现，除心悸外患者并无其他明显的伴随症状，专科医生考虑患者心律失常以室性早搏为主，且有冠心病的疾病基础，美西律治疗效果不佳，故予以琥珀酸美托洛尔缓释片23.75 mg qd口服抗心律失常；另外考虑患者室性早搏的原因与精神紧张、焦虑以及夜眠不佳密切相关，并予以加用佳静安定0.4 mg qn来改善患者紧张及失眠，同时继续给予代文80 mg qd，美百乐镇20 mg qn，阿司匹林100 mg qd，长效异乐定50 mg qd口服。专科医师针对患者室性心律失常可能的继发原因以及临床评估亦进行了相关检查：电解质（钠、钾、钙、镁）、甲状腺功能、心肌损伤指标（肌红蛋白，CK-MB，肌钙蛋白）均正常，脑利钠肽原（pro-BNP）75.38 pg/mL；心彩超提示主动脉瓣钙化，室间隔基底部稍增厚，二尖瓣后叶根部钙化，二尖瓣轻度反流，左室舒张功能减退，左室收缩功能正常，EF 69%；冠脉CTA提示：右冠近中段70%左右狭窄，右冠远端与后室间支交界区小钙化斑；左冠脉主干小钙斑伴管腔轻度狭窄，左前降支近中段管腔轻度狭窄，回旋支近段小钙斑。患者住院期间胸闷、心悸逐步缓解，一周后复查24 h动态心电图提示偶见房早1次，室早5 308次，时呈二联律。考虑患者病情稳定予以出院，出院后患者回到全科医生处再次就诊时，抗心律失常药物仍旧琥珀酸美托洛尔缓释片23.75 mg qd以及佳静安定0.4 mg qn口服治疗。

1月后，患者至全科门诊就诊，复查肝功能、肌酶谱、电解质均正常，血压120 mmHg/70 mmHg，心电图见明显变化，24 h动态心电图提示室早1 204次，平均心率62次/min。全科医生建议患者琥珀酸美托洛尔缓释片维持23.75 mg qd，其余继续原有的调脂、降压、抗血小板等治疗，并嘱控制保持心情舒畅，少喝浓茶、咖啡、调整饮食结构，适当运动、避免饱餐、防止便秘，每月监测血糖、血压、心电图、Holter等检查。

三、病例分析

1. 病史特点
（1）男性，85岁，有冠心病史6年，因妹妹生病焦虑紧张后出现胸闷、心悸加重2周。

（2）24 h动态心电图提示室早21 556次，时呈二、三联律。

（3）既往有高血压病史3年，血压最高170 mmHg/90 mmHg，现服代文80 mg qd血压控制佳；有长期吸烟，已戒多年。

（4）体格检查：BP 120 mmHg/80 mmHg，BMI 21 kg/m^2。心率80次/min，律不齐，听诊1 min可及期外收缩10次，各瓣膜区未闻及病理性杂音，肺和腹部检查无异常体征。四肢感觉、双侧膝腱反射、双侧足背动脉搏动均正常，双下肢无水肿，双侧病理征（一）。

（5）实验室和辅助学检查：肝肾功能、血糖、糖化血红蛋白、血脂、电解质、甲状腺功能、肌红蛋白、CK-MB、肌钙蛋白、pro-BNP均正常；心彩超提示主动脉瓣钙化，室间隔基底部稍增厚，二尖瓣轻度反流，二尖瓣后叶根部钙化，左室舒张功能减退，左室收缩功能正常，EF 69%。冠脉CTA提示：右冠近中段70%左右狭窄,右冠远端与后室间支交界区小钙化斑;左冠脉主干小钙斑伴管腔轻度狭窄,左前降支近中段管腔轻度狭窄,回旋支近段小钙斑。

2. 诊断和诊断依据

诊断:①冠心病,心律失常(频发室早,室早二联律),心功能Ⅱ级;②高血压病2级(很高危)。

(1) 冠心病,心律失常(频发室早,室早二联律),心功能Ⅱ级:患者老年,已进入冠心病的高发年龄,有高血压、糖尿病等易患因素,反复查冠脉CTA提示冠脉多支血管管腔有轻中度狭窄,故可诊断为冠心病,此次精神焦虑紧张后出现胸闷、心悸加重,24 h动态心电图提示频发室早,室早二联律,且日常生活无明显气急,体力活动轻度受限,故心功能为Ⅱ级。

(2) 高血压病2级(很高危):患者有高血压家族史,发现血压升高3年,血压最高170 mmHg/90 mmHg,故根据高血压病分级为高血压病2级。同时患者合并糖尿病,故根据高血压病的危险性分层为很高危组。

3. 鉴别诊断

正常人与有各种器质性心脏疾病患者均可发生室性期外收缩。室早常见的原因除冠心病外还需与以下疾病进行鉴别:

(1) 心肌病:主要是以心脏扩大,心室收缩功能减退伴或不伴有充血性心力衰竭为主,X线检查发现心胸比>0.5,超声心动图示全心扩大,或以左心室明显,或者是左心室不对称性肥厚伴流出道狭窄来进行鉴别。

(2) 风湿性心脏病:主要是以年轻人发病为主,多有溶血性链球菌的感染史,以后出现呼吸困难、咳嗽、咳血、晕厥等为临床表现,可伴有或无关节红肿以及心外风湿的表现,体检发现心脏瓣膜区可闻及病理性杂音,多普勒超声心电图证实心脏瓣膜存在不同程度狭窄或关闭不全。

(3) 甲状腺功能亢进性心脏病:除出现室早等心律失常外,还同时伴有情绪激动,食欲亢进消瘦,怕热出汗等表现,甲状腺功能测定发现TSH降低。

四、处理方案及基本原则

1. 处理方案

(1) 病因治疗:冠心病患者除急性期需积极治疗外,为改善长期预后,还应加强二级预防。①抗血小板:男性≥50岁且合并下述一项危险因素者:心血管疾病家族史,高血压,吸烟,血脂异常或蛋白尿,都应该开始和维持阿司匹林治疗。②调脂治疗:冠心病合并糖尿病患者,LDL-C控制的目标值是<2.07 mmol/L(80 mg/L),应使用他汀类调脂药,并需要随访肝功能和肌酶。③控制血糖:患者为老年高龄患者,血糖控制目标为空腹血糖控制6~7 mmol/L,餐后2 h血糖≤10.0 mmol/L,HBA1c<7%,此患者均达标,故维持现有治疗。④控制饮食和适当运动。

(2) 抗心律失常治疗:此患者有频发室性早搏(>10 000次/24 h)且伴胸闷、心悸症状,有冠心病的基础疾病存在,故须治疗,首选β阻滞剂,效果尚佳,室性早搏明显减少,考虑患者有冠心病病史,故予β阻滞剂长期服用。

(3) 降压治疗:高血压合并糖尿病的患者,其降压药物首选血管紧张素Ⅱ转换酶抑制剂(ACEI)或血管紧张素Ⅱ受体拮抗剂(ARB)。

2. 转诊及社区随访

室性期外收缩患者在社区须每月进行常规EKG和24 h Holter随访和监测。如服用胺碘酮抗心律失常药物,每3月需监测甲状腺功能,每年需行胸部X线或CT检查。24 h超过10 000次的室性早搏患者,还需要重复监测超声心动图。室性早搏较少的患者,在症状加重时还需要进一步的检查。

如患者室早合并血液动力学不稳定或伴有头晕、晕厥、血压下降、出冷汗、呼吸困难、胸痛等临床症状需立即转诊。

频发和连发的室性早搏伴有严重的心脏疾病基础（如：心肌梗死后、心力衰竭、左心功能下降、长QT综合征、Brugada综合征）需及时转诊。

伴或不伴有症状的非持续性室性心动过速应及时转诊；意识不清，血流动力学不稳定或血流动力学稳定或症状轻微的持续性室性心动过速的患者必须先急性处理后快速用救护车快速向上级医院转诊。

五、要点与讨论

期前收缩亦称过早搏动，简称早搏，是一种提早的异位搏动。按起源部位可分为房性、房室交界性和室性三种。而室性早搏是最常见的一种心律失常之一。

正常人与各种心脏疾病患者均可发生室性期外收缩。正常人发生室早的机会随年龄的增长而增加，各种心脏病如心肌炎、缺血、缺氧、麻醉、手术和左室假腱索等均可使心肌受到机械、电、化学刺激而发生室早。洋地黄、奎尼丁、三环抗抑郁药中毒，发生严重心律失常之前常先有室早出现。电解质紊乱、精神不安、消化不良、大量烟、酒、咖啡都可诱发室早。

对于室性早搏患者处理的第一步是要根据详细的病史、体格检查、家族史、动态心电图以及超声心电图，来确定是否存在结构性心脏病。

无症状或症状轻微的室性早搏的患者，排除结构性心脏病和遗传性心律失常性后，除了心理安慰以外无需任何其他治疗；但在反复告知患者早搏的良性预后和安慰治疗后，仍然症状明显的室性早搏，可考虑给予治疗。影像检查发现左室心脏收缩功能下降或左室心腔扩大的患者，频发的无症状室性早搏可能也需要治疗。对于有结构性心脏病的患者，有无症状是考虑是否进行治疗的主要依据。有明确结构性心脏病的室性早搏患者，特别是同时伴有不明原因的晕厥、晕厥先兆或持续心悸，应考虑侵入性的电生理检查。对于频发的室早（>10 000/24 h）的患者，如症状明显或伴有左室功能障碍（排除其他原因），导管消融可能有益于改善患者的症状和左室功能障碍。

无结构性心脏病、症状轻微的室性早搏患者，首先进行安慰治疗。对于有症状的室性早搏患者，如通过心理安慰治疗仍没有得到有效控制，β-受体阻滞剂或非二氢吡啶类钙拮抗剂可以考虑，但它们有效性有限，仅对10%～15%的患者可达到90%以上的室性早搏抑制效果，效果与安慰剂相似；对已使用足量β-受体阻滞剂或非二氢吡啶类钙通道拮抗剂治疗，但仍有症状，可考虑其他使用抗心律失常药物（如：胺碘酮、氟卡尼、美西律、普罗帕酮和索托洛尔）治疗以缓解症状。慢性肾病患者应慎用索托洛尔，基线心电图或治疗初始出现QT间期延长大于0.50 s者，应避免使用索他洛尔。氟卡尼和普罗帕酮不被推荐用于伴有左室功能降低（由室性心律失常本身引起者除外）、心肌缺血或有心肌瘢痕患者。此外，这些药物可能增加症状明显的结构性心脏病患者的病死率，除了胺碘酮外，这类药物用于治疗合并结构性心脏病的室性早搏患者时均需慎重。

室性期外收缩患者在社区需常规EKG和24 h Holter随访和监测。如服用胺碘酮抗心律失常药物，每3月需监测甲状腺功能，每年需行胸部X线或CT检查。24 h超过10 000次的室性早搏患者，还需要重复监测超声心动图。室性早搏较少的患者，在症状加重时还需要进一步的检查。如室早合并血液动力学不稳定或严重的临床症状，频发和连发的室性早搏伴有严重的心脏疾病基础均需及时转诊。

伴或不伴有症状的非持续性室性心动过速应及时转诊；意识不清或血流动力学不稳定的持续性室性心动过速的患者应立即给予同步直流电复律，意识清醒但血压低或症状明显的患者，可以先静脉试用利多卡因（1 mg/kg），血流动力学稳定或症状轻微的持续性室速的患者，无器质性心脏病，可静脉给予快速起效的β-受体阻滞剂，对伴有器质性心脏病的，最有效的药物是胺碘酮，然后用救护车快速向上级医院转诊。

六、思考题

1. 哪些情况下,全科医生应及时对室性早搏患者进行转诊?
2. 室性早搏的常见原因有哪些?
3. 室性早搏的治疗?

七、推荐阅读文献

1. 陈灏珠,林果为.实用内科学[M].14版.北京:人民卫生出版社,2013:1397-1541.
2. Christian TP, Jonathan K, Martin B, et al. EHRA/HRS/APHRS expert consensus on ventricular arrhythmias [J]. Europace, 2014, 16:1257-1283. doi:10.1093/europace/euu 194.
3. 葛均波,徐永健.内科学[M].8版.北京:人民卫生出版社,2013:155-346.

(刘　芳　陈书艳)

案例 27
短暂性脑缺血发作

一、病历资料

1. 现病史

患者,男性,55岁,因"阵发性头晕1月"就诊。患者1月前开始出现无明显诱因下反复头晕发作,共3次,每次发作持续约10 min,发作时伴有突发左侧肢力无力,无言语不清、口角歪斜、视物模糊、黑矇等其他不适,未行任何处理可自行恢复。发作过程中患者无肢体抽搐,无大小便失禁、意识不清,无恶心、呕吐,无视物旋转、耳鸣。病程中患者否认进食、饮水呛咳,无肢体麻木,无心悸、胸闷,无畏寒、发热。患者大小便正常,睡眠饮食良好,体重无明显变化。为进一步诊治至社区卫生服务中心就诊。

2. 既往史

既往有高血压病史10年,血压最高200 mmHg/100 mmHg,间断性口服珍菊降压片1片 qd,血压控制欠佳,平时血压波动在(150~160)mmHg/(80~90)mmHg;有糖尿病病史8年,目前服用拜糖平降糖,平素不定期监测血糖,空腹血糖FBG 10 mmol/L左右。否认其他慢性病史。有吸烟史,20支/天×30年,偶有饮酒。母亲有糖尿病病史,配偶及子女健康。

3. 体格检查

T 36.7℃,P 76次/min,R 18次/min,BP 160 mmHg/100 mmHg,神清,言语清,对答切题,检查合作。两侧瞳孔等大等圆,对光反射灵敏,眼震阴性。两侧鼻唇沟对称,口角无偏斜,伸舌居中。心、肺和腹部检查无异常体征。四肢肌力、肌张力正常。双侧指鼻试验、轮替试验、跟膝胫试验配合。脑膜刺激征阴性。

4. 辅助检查

血常规:WBC 5.6×10^9/L,RBC 4.53×10^{12}/L,PLT 206×10^9/L。

尿常规:尿蛋白(一)。

空腹血糖FBG 10.6 mmol/L。

血脂:TG 6.72 mmol/L,LDL 5.64 mmol/L,HDL 0.49 mmol/L,TG 1.13 mmol/L。

心电图:窦性心律,轻度ST-T变化。

经颅多普勒:大脑后动脉痉挛。

头颅CT:未见明显异常。

头颅MRA:右侧大脑后动脉轻度狭窄。

二、诊治经过

初步诊断：①短暂性脑缺血发作；②高血压病3级（很高危组）；③2型糖尿病；④高脂血症。

诊治经过：社区医生详细询问患者起病诱因、发病过程、伴随症状以及仔细查体后，考虑患者中年男性，有长期吸烟史，既往有高血压、糖尿病病史，且血压、血糖控制不理想，存在脑血管并发症危险因素。近1月内患者连续3次头晕发作，每次发作10 min左右，发作时伴有左侧肢体无力，未留有神经系统后遗症，神经系统查体无阳性体征。根据患者病史特点，社区医生考虑短暂性脑缺血发作可能，因患者缺乏平时体检资料，给予查血尿便常规、生化检查了解患者各项指标情况，检查结果：血常规正常，尿常规：尿蛋白（+），生化：FBG 10.6 mmol/L，TG 6.72 mmol/L，LDL 5.64 mmol/L，其余指标基本正常。社区医生给予口服拜阿司匹林抗血小板，瑞舒伐他汀降血脂，并调整降血压药物为科素亚100 mg qd，增加二甲双胍降血糖。同时叮嘱患者注意饮食运动，定期随访血压、血糖、尿常规。根据病史、检查结果，社区医生评估患者发生脑梗死的危险性较高，告知患者病情，需要转入上级医院进一步进行TCD、头颅CT/MRA等检查，以便早期明确是否合并脑血管狭窄。患者至上级医院检查后，TCD示大脑后动脉痉挛，头颅CT未见明显异常，头颅MRA示右侧大脑后动脉轻度狭窄。考虑短暂性脑缺血发作诊断，支持目前社区医生诊断和治疗。患者此后到社区坚持服药，定期随访，血压控制在130 mmHg/70 mmHg左右，糖化血红蛋白控制6.5%～7%。患者未有类似阵发性头晕发作。

三、病例分析

1. 病史特点

（1）患者，男性，55岁，因"1月内阵发性头晕发作3次"就诊。
（2）既往有高血压、糖尿病病史，平时血压、血糖控制不理想。
（3）既往未曾使用抗血小板聚集或抗凝药物。
（4）体格检查：T 36.7℃，P 76次/min，R 18次/min，BP 160 mmHg/100 mmHg，神清，言语清，对答切题，检查合作。两侧瞳孔等大等圆，对光反射灵敏，眼震阴性。两侧鼻唇沟对称，口角无偏斜，伸舌居中。心、肺和腹部检查无异常体征。四肢肌力、肌张力正常。双侧指鼻试验、轮替试验、跟膝胫试验配合。脑膜刺激征阴性。
（5）辅助检查：血常规正常。尿常规：尿蛋白（+）。生化：FBG 10.6 mmol/L，TG 6.72 mmol/L，LDL 5.64 mmol/L，其余指标基本正常。心电图：窦性心律，轻度ST-T变化。TCD示大脑后动脉痉挛。头颅CT未见明显异常。头颅MRA示右侧大脑后动脉轻度狭窄。

2. 诊断和诊断依据

诊断：①短暂性脑缺血发作；②高血压病3级（很高危）；③2型糖尿病；④高脂血症。

诊断依据：

（1）短暂性脑缺血发作：患者老年男性，有高血压、糖尿病病史，长期血压、血糖控制欠佳，入院前1月阵发性头晕发作3次，发作时伴有左侧肢体无力，无恶心、呕吐等其他不适。查体：神清，言语清，眼震阴性，四肢肌力、肌张力正常，双侧指鼻试验、轮替试验、跟膝胫试验配合。脑膜刺激征阴性。TCD：大脑后动脉痉挛。头颅CT：未见明显异常。头颅MRA：右侧大脑后动脉轻度狭窄。故诊断。

（2）高血压病3级（很高危）：患者发现血压升高10年，最高200 mmHg/100 mmHg，符合3级高血压诊断标准。患者合并糖尿病，考虑为很高危组。

（3）2型糖尿病：患者有糖尿病家族史，发现血糖升高8年，多次查空腹血糖超过7.0 mmol/L，病程中没有酮症，目前口服降糖药治疗，故2型糖尿病诊断明确。

(4) **高脂血症**：患者此次查血脂示胆固醇升高，故该诊断明确。

3. 鉴别诊断

(1) **小脑卒中**：包括小脑的脑梗死和脑出血。患者一般为老龄，常伴有高血压等危险因素，于活动中动态下发病，多数表现突然起病的眩晕，频繁呕吐，枕部头痛，一侧上下肢共济失调而无明显瘫痪，可有眼球震颤，一侧周围性面瘫。少数呈亚急性进行性，类似小脑占位性病变。重症大量出血者呈迅速进行性颅内压增高，很快进入昏迷。多在48 h内引起枕骨大孔疝而死亡。颅脑影像学可以明确诊断。

(2) **美尼埃病**：又称内耳性眩晕或发作性眩晕，为内耳的一种非炎症（淋巴代谢障碍）性疾病，发作性眩晕、恶心、呕吐与椎基底动脉TIA相似，但每次发作持续时间常常超过24 h，伴耳鸣、耳聋或眼球震颤，反复发作后听力减退。发作性眩晕、耳鸣耳聋、恶心呕吐、眼球震颤为四大主症。患者多数为50岁以下。除眼球震颤外，无其他神经系统定位体征。

四、处理方案及理由

1. 危险因素评估

短暂性脑缺血（transient ischemic attack，TIA）是急症，TIA发病后2~7天内为卒中的高风险期，对患者进行紧急评估与干预可以减少卒中的发生。在决定下一步处理方案前，需要首先对患者进行紧急评估，TIA危险分层工具如表27-1所示，社区常用的是$ABCD^2$评分。

表27-1 TIA的$ABCD^2$评分表

评分项目	说明	评分系统得分			
		ABCD	ABCD2	ABCD3	ABCD3-I
年龄(Age)	≥60岁	1	1	1	1
血压(Blood pressure)	收缩压≥140 mmHg或舒张压≥90 mmHg	1	1	1	1
临床症状(Clinical presentation)	单侧无力	2	2	2	2
	不伴无力的语言障碍	1	1	1	1
症状持续时间(Duration)	≥60 min	2	2	2	2
	10~59 min	1	1	1	1
糖尿病(Diabetes mellitus)	有	—	1	1	1
7天内双重TIA发作(Double attacks)	有	—	—	2	2
影像学检查(Imaging)	同侧颈动脉狭窄≥50%	—	—	—	2
	DWI发现高信号	—	—	—	2
总分		0~6	0~7	0~9	0~13

2. 病因学检查

完善必要的辅助检查，如血常规、生化，包括血糖、血脂、电解质、凝血功能、同型半胱氨酸以及心电图。脑实质结构影像学检查：首选包括DWI序列的头颅磁共振成像（MRI）。若无法提供常规的急诊MRI检查，可先行急诊头颅CT检查。血管影像学检查如血管超声、经颅多普勒超声（TCD）。必要时可根据情况进一步选择头颈部CT血管造影（CTA）、磁共振血管成像（MRA）、数字减影血管造影（DSA）等。社区医生可追问既往有无可疑的心源性栓子来源的疾病；查体注意有无心脏杂音、心律不齐。

3. 药物治疗

一般情况下可服用阿司匹林(50~150 mg/d)或者氯比格雷(75 mg/d),对于卒中风险较高的患者,可采用阿司匹林(50~150 mg/d)与氯比格雷(75 mg/d)联用抗血小板聚集治疗。心源性栓塞性 TIA 可采用低分子肝素或华法林抗凝治疗,对于频繁发作的 TIA 或者椎基底动脉系统的 TIA 病例,也可考虑抗凝治疗。活血化瘀性中药制剂对于 TIA 患者也有一定的治疗作用。

4. TIA 的外科治疗

明确有血管狭窄并达到手术标准者予手术治疗。

5. 转诊及社区随访

转诊指征:对于症状发生在 72 h 内并存在以下情况之一者需要转上级医院住院治疗:①ABCD^2 评分>3 分,②ABCD^2 评分 0~2 分,但门诊不能在 2 天内完成必要辅助检查,③ABCD^2 评分 0~2 分,并有其他证据提示症状由局部缺血造成,如 DWI 显示局部对应小片状缺血灶。

社区随访:TIA 患者发病 7 天内发生卒中的风险为 4%~10%,90 天的卒中风险为 10%~20%。发作间隔缩短,持续时间延长,临床症状加重是发展为脑梗死的预警信号。TIA 不仅容易发生卒中,也容易发生心肌梗死和猝死。因此,需要向患者告知疾病危害和预警信号。同时加强患者血压、血糖、血脂等危险因素的管控,指导患者健康的饮食习惯和改变不良的生活方式。

五、要点与讨论

短暂性脑缺血发作(TIA)的传统概念是由于局部脑或者视网膜缺血引起的短暂性神经功能缺损,临床症状一般不超过 1 h,最长不超过 24 h。该定义于 2009 年由美国心脏学会/美国卒中学会(AHA/ASA)更新为:脑、脊髓或视网膜局灶性缺血所致的、未伴急性缺血性卒中的短暂性神经功能障碍。此定义的更新,模糊以往对症状持续 24 h 的时间界定,无论缺血性症状、体征持续时间长短,是否存在急性梗死是区别 TIA 与缺血性卒中的关键,如发现扩散加权成像(DWI)高信号病灶并能解释相应症状、体征,即诊断为急性缺血性卒中。对于全科医生,在不能立即进行神经影像学检查时,可以使用一个新的术语:"急性缺血性脑血管综合征"(acute ischemic cerebrovascular syndrome,AICS)进行初步诊断,这个概念包涵了 TIA 和缺血性卒中。

TIA 好发于中老年人,男性多于女性,患者多有高血压、糖尿病、高血脂等脑血管病危险因素。临床表现主要包括两种类型:

(1) 颈内动脉系统 TIA:临床表现与受累血管分布有关。大脑中动脉供血区 TIA 可出现缺血对侧肢体的单瘫、轻偏瘫、面瘫和舌瘫,可伴有偏身感觉障碍和对侧同向偏盲等。大脑前动脉供血区 TIA 可出现人格和情感障碍、对侧下肢无力等。颈内动脉主干 TIA 主要表现为眼动脉交叉瘫(患侧一过性黑矇、对侧偏瘫或感觉障碍)。

(2) 椎-基底动脉系统 TIA:最常表现为眩晕、平衡障碍、眼球运动异常和复视。可有单侧或双侧面目、口周麻木,单独出现或伴有对侧肢体瘫痪、感觉障碍,呈现典型或不典型的脑干缺血综合征。少数患者还可表现为短暂性记忆丧失。

大多数 TIA 患者就诊时临床症状已经消失,故诊断主要依靠病史。中老年患者突然出现局灶性脑功能损害症状,符合颈内动脉或椎-基底动脉系统及其分支缺血表现,并在短时间内症状完全恢复,应高度怀疑 TIA。辅助检查(DWI 等)有助于 TIA 的诊断。

TIA 的诊断应注意把握以下临床特点:①突发性:TIA 常急性起病,突然发生。②局灶性:发作时出现局灶性脑、脊髓或视网膜功能障碍的症状。因脊髓 TIA 有较特异的临床表现,诊断时常予以特殊说明。根据患者症状判断受累血管。TIA 较少出现晕厥、头痛、二便失禁、嗜睡、记忆受损或癫痫等症状。③短暂性:一般持续 10~15 min,多在 1 min 内消失,最长不超过 24 min。④可逆性:症状发生后恢复完全,不遗留神经功能缺损的症状和体征。⑤重复性:TIA 常反复发作,但并不是一定会复发。

TIA 应引起高度重视,推荐使用 ABCD² 危险分层工具,尽快识别高危患者,尽早启动血管评价,综合干预措施。多项研究显示 TIA 或缺血性卒中人群合并心肌灌注不足的比例约为 52%,大血管源性脑梗死人群合并隐匿性冠心病比例为 50%,而脑血管疾患者群中冠心病患者比例为 42%。因此,心脑血管疾病存在密不可分的关系,对于 TIA 患者需要早期明确病因,并筛查其心脑危险因素。根据 2010 年短暂性脑缺血血糖管理专家共识意见,对于既往没有糖代谢异常的患者,初诊时应常规检测空腹血糖,对于空腹血糖<7 mmol/L 的患者待病情平稳后需要进行糖耐量检查。

患者主动参与疾病管理尤为重要,应保持健康的生活方式,戒烟、合理饮食、适量运动,积极控制其他慢病(例如高血压、糖尿病、高血脂等)。TIA 已经纳入《ACC/AHA 降低成人动脉粥样硬化风险胆固醇治疗指南》中强化降脂范畴。对于 LDL-chC≥2.6 mmol/L(100 mg/dl) 的 TIA 患者,推荐强化他汀类药物治疗。对于颅内大动脉粥样硬化狭窄(狭窄率 77%～99%) 的 TIA 患者,降血脂的目标值为 LDL-chC≤1.8 mmol/L(70 mg/dl)。他汀药物治疗期间如果检测指标异常并排除其他原因,包括肌酶超过 5 倍正常值上限或肝酶超过 3 倍正常值上限,予以停药观察。对于糖尿病患者血糖控制标准:HbA1c<7%。高血压一般控制在 140 mmHg/90 mmHg 以内,伴有糖尿病及肾病患者血压控制在 130 mmHg/80 mmHg 以内。

因此,对 TIA 的早期识别和处理具有重要的公共卫生意义,做好 TIA 的及时转诊和科普教育工作,是社区脑血管疾病中防治工作中重要的任务之一。

六、思考题

1. TIA 的传统概念和最新指南中的定义的区别和意义?
2. TIA 的临床分型?
3. TIA 的临床特点?

七、推荐阅读文献

1. 贾建平,陈生弟.神经病学[M].8 版.北京:人民卫生出版社.2013.172-175.
2. 陈灏珠,林果为.实用内科学[M].13 版.北京:人民卫生出版社.2009.2828-2830.

(陆　媛　于德华)

案例 28 缺血性脑卒中

一、病历资料

1. 现病史

患者王先生,61岁,因"左下肢乏力1月,言语含糊1天"就诊。患者1月前无明显诱因下出现左下肢乏力,行走缓慢、拖地,1周前开始出现饮水呛咳,未进一步诊治。1天前患者自觉言语含糊不清,无头晕、头痛,无黑矇,无视物旋转,无抽搐,无肢体麻木,无意识障碍,无恶心、呕吐,为进一步诊治至社区卫生服务中心就诊。发病来,患者胃纳睡眠可,二便正常,体重无明显变化。

2. 既往史

有2型糖尿病病史7年,目前口服格列美脲1片,bid,阿卡波糖50 mg,tid,血糖控制欠佳,多次空腹血糖(FBG)超过10 mmol/L,餐后血糖超过20 mmol/L。否认吸烟史,饮白酒半两/天×20年。妻及一子均体健,父亲有高血压病史。

3. 体格检查

T 36.8℃,P 80次/min,R 18次/min,BP 145 mmHg/80 mmHg,Ht 176 cm,Wt 70 kg。神清、气平,精神可,对答切题,言语含糊,颅神经检查(一),定向、记忆、理解、计算力正常,脑膜刺激征(一)。心肺腹无殊。双上肢及右下肢肌力Ⅴ级,左下肢肌力Ⅴ⁻级,腹壁反射存在,双膝关节反射正常,双侧Babinski征、Hoffman征等病理征阴性。

4. 实验室和辅助检查

社区卫生服务中心检查:

血常规:N 95.0%,Hb 127 g/L,余正常。

CRP:正常。

凝血功能:血浆抗凝血酶活性187.80%,Fib 4.5 g/L。

肾功能:Cl^- 95.5 mmol/L,BUN 10.20 mmol/L,Cr 75 μmol/L。

电解质:Na^+ 129.9 mmol/L,Cl^- 95.5 mmol/L,K^+ 4.91 mmol/L。

葡萄糖(随机):23.90 mmol/L。

B型利钠肽前体(pro-brain natriuretic peptide, pro-BNP):<5.0 pg/ml。

心肌酶谱:正常。

肝功能:TP 55 g/L,ALB 26 g/L,A/G 0.9,ALT 15 IU/L。

心电图:窦性心律;正常范围心电图。

转诊至上级医院后检查结果:

FBG 13.30 mmol/L。

血脂:TC 9.86 mmol/L，TG 1.01 mmol/L，LDL 6.44 mmol/L。

头颅 CT:腔隙性脑梗死。

头颅 MRI:右侧基底节区急性小梗死灶,两侧基底节区、半卵圆区、脑干、两侧额叶皮层下腔隙性脑梗死,老年脑(见图 28-1、图 28-2)。

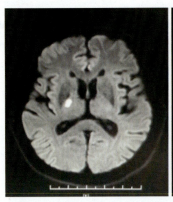 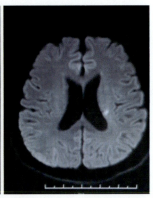

图 28-1 头颅 MRI(DWI 相)　　图 28-2 头颅 MRI(DWI 相)

血管彩超:两侧颈动脉斑块形成,两侧椎动脉内膜毛糙。

心脏彩超:左室松弛性减低；EF 0.55。

动态血压监测:活动期平均血压 146 mmHg/76 mmHg,最低血压 119 mmHg/60 mmHg,最高血压 163 mmHg/98 mmHg。

二、诊治经过

初步诊断:①急性缺血性脑卒中；②2 型糖尿病。

诊治经过:全科医师在仔细询问病史,了解患者发病情况及卒中危险因素,全面体格检查,并结合实验室和辅助检查结果,考虑该患者急性缺血性脑卒中可能大,立即转诊至上级医院,上级医院急查头颅 CT 后确诊,收入神经内科进一步诊治。

由于该患者发病时间超过 6 h,无溶栓适应证,入院后予以监护生命体征,监测并控制血糖、血压,观察神经系统体征有无进展变化；立即给予口服拜阿司匹林 0.15 g qd 抗血小板,口服阿托伐他汀 20 mg qn 稳定斑块,活血化瘀,保护脑功能；加强脑卒中健康教育；入院后 48 h 请康复科会诊治疗改善患者肢体、言语功能。患者经治疗后左下肢乏力、言语含糊较前明显好转,2 周后出院。

出院后患者回到社区卫生服务中心治疗及随访,予以加强饮食、运动等健康宣教,指导和帮助患者戒酒,加强康复锻炼指导。继续口服拜阿司匹林 0.1 g,qd,口服阿托伐他汀 20 mg,qn 治疗,胰岛素皮下注射及药物口服等控制血糖、血压。患者病情平稳,一般情况可,未再发生脑卒中事件。具体随访情况如表 28-1 所示。

表 28-1 门诊随访情况表

	第一周	第三周	第二月	第五月
血压(mmHg)	130/80	135/80	130/80	130/80
空腹血糖(mmol/L)	7	6.8	6.7	6.9
餐后血糖(mmol/L)	8.5	9	8.4	8

(续表)

	第一周	第三周	第二月	第五月
糖化血红蛋白(%)	/	/	6.7	6.5
低密度脂蛋白(mmol/L)	/	/	2.5	1.8
BMI(kg/m^2)	22	23	23	23
体力活动	轻度	轻度	轻中度	轻中度
饮酒	无	无	无	无
其他新发危险因素	无	无	无	无
神经功能情况变化	无	无	无	无

三、病例分析

1. 病史特点

(1) 患者,男性,61岁,左下肢乏力一月,言语含糊一天。

(2) 患者于一月前无明显诱因下出现左下肢乏力,行走缓慢、拖地,一周后开始出现饮水呛咳,一天前患者自觉言语含糊不清。

(3) 既往有2型糖尿病病史7年,口服药物控制血糖不佳。

(4) 体格检查:T 36.8℃, P 80次/min, R 18次/min, BP 145 mmHg/80 mmHg, Ht 176 cm, Wt 70 kg。神清、气平,精神可,对答切题,言语含糊,颅神经检查(一),定向、记忆、理解、计算力正常,脑膜刺激征(一)。心肺腹无殊。双上肢及右下肢肌力Ⅴ级,左下肢肌力Ⅴ$^-$级,腹壁反射存在,双膝关节反射正常,双侧Babinski征、Hoffman征等病理征阴性。

(5) 实验室和辅助检查:同前。

2. 诊断与诊断依据

诊断:①急性缺血性脑卒中;②2型糖尿病;③高血压病2级(很高危组);④高脂血症。

诊断依据:

(1) 急性缺血性脑卒中:患者男性,61岁,因"左下肢乏力一月,言语含糊一天"就诊。体格检查:左下肢肌力Ⅴ$^-$级。头颅CT示腔隙性脑梗死。头颅MRI示右侧基底节区急性小梗死灶,两侧基底节区、半卵圆区、脑干、两侧额叶皮层下腔隙性脑梗死,老年脑。故诊断明确。

(2) 2型糖尿病:根据既往病史以及入院血糖监测情况,诊断成立。

(3) 高血压病2级(很高危组):入院监测血压情况,非同日3次以上测得血压超过140 mmHg/90 mmHg,测得最高血压163 mmHg/98 mmHg,患者出现缺血性脑卒中事件,故诊断成立。

(4) 高脂血症:入院后查血胆固醇TC 9.86 mmol/L,故诊断成立。

3. 鉴别诊断

(1) 出血性脑卒中:多在活动时或情绪激动时发病,多数有高血压病史而且血压波动较大,起病急,头痛、呕吐、意识障碍较多见,头颅CT扫描可见高密度出血灶,与患者表现不符,故不考虑。

(2) 颅内占位:某些硬膜下血肿、颅内肿瘤、脑脓肿等也发病较快,可出现言语、肢体功能障碍,本例患者通过头颅CT、MRI排除此类情况。

四、处理方案及基本原则

1. 处理方案及原则

（1）诊断评估内容：①是否为脑卒中？需注意发病形式和时间，行必要的检查排除脑外伤、中毒、癫痫后状态、瘤卒中、高血压脑病、血糖异常、脑炎及躯体重要脏器功能严重障碍等引起脑病变。②是缺血性卒中还是出血性卒中？除非特殊原因不能检查，所有疑为脑卒中者都应尽快进行脑影像学（CT或MRI）检查，排除出血性脑卒中，确立缺血性脑卒中。③是否适合溶栓治疗？发病时间是否在4.5 h或6 h内，有无溶栓适应证或禁忌证。

（2）处理部分：急性缺血性脑卒中患者需密切监护生命体征，如气道、心脏的情况，并处理如颅内压增高、严重血压异常、血糖异常、体温异常及癫痫等紧急情况。故社区的全科医生在稳定患者生命体征及处理紧急情况后，尽早向上级医院转诊。患者收治方面，尽可能尽早收入卒中单元或神经内科病房。急性期具体治疗方法详见缺血性脑卒中诊治指南。

本例患者由于其近期出现肢体乏力，并突发言语含糊，全科医生考虑其急性缺血性脑卒中可能大，立即转诊至上级医院后急查头颅CT示腔隙性脑梗死，对其病情进行评估，考虑发病时间超过6 h，无溶栓指征，生命体征尚平稳，收入神经内科病房进一步诊治。

2. 转诊及社区随访

由于目前社区卫生服务中心无CT检查，全科医生需加强对脑卒中患者的住院前识别，以快速有效的转诊患者。若患者突然出现以下症状时应考虑脑卒中的可能：①一侧肢体（伴或不伴面部）无力或麻木；②一侧面部麻木或口角歪斜；③说话不清或理解语言困难；④双眼向一侧凝视；⑤一侧或双眼视力丧失或模糊；⑥眩晕伴呕吐；⑦既往少见的严重头痛、呕吐；⑧意识障碍或抽搐。

全科医师在对缺血性脑卒中患者急性期后的治疗和随访重点体现了一、二级预防的理念，是重点需掌握的部分。其具体内容包括：

（1）加强脑卒中危险因素判断干预：脑卒中的危险因素包括不可改变因素，如年龄、性别、家族史、种族等；以及可改变因素，包括高血压、糖尿病、吸烟、心房颤动、高脂血症、无症状颈动脉狭窄、肥胖、过度饮酒、凝血异常、呼吸睡眠暂停、营养状况以及体力活动少等。故对于脑卒中高危人群，需加强健康宣教，增强疾病早期症状的自我识别，对于可控危险因素进行长期随访干预。其中，非药物治疗方面包括饮食、运动、生活习惯的干预改变。药物治疗方面，其二级预防应从急性期开始，抗血小板药物选择以单药治疗为主，氯吡格雷（75 mg/d）、阿司匹林（50～300 mg/d）都可作为首选药物，不推荐常规应用双重抗血小板药物，但对于有急性冠状动脉疾病或近期有支架成形术的患者，推荐联合应用氯吡格雷和阿司匹林。调脂药物使用具体参见血脂指南。

（2）卒中后的康复：除去肢体语言等康复训练和感染、褥疮等并发症的预防处理外，如脑卒中后的忧郁和焦虑等问题，目前指南中尚未有涵盖，应遵循个体化治疗原则，根据患者具体病情及意愿选择最适宜治疗。需注意的是，在此过程中全科医师应发挥其为患者提供连续、综合、人性化医疗服务的特点，倾听患者心声，对其进行有效健康管理，鼓励并帮助患者治愈疾病，改善生活质量，降低卒中再发生风险及情况。

五、要点与讨论

脑卒中作为高致残及高致死率的疾病，严重危害居民的生命健康和生活质量，社区医生在处理缺血性脑卒中患者方面，重点需掌握的部分为加强对脑卒中患者住院前识别，包括掌握常见的症状表现和危险因素。而对缺血性脑卒中患者及其高危人群的健康管理体现在加强一、二级预防理念，是重中之重。

目前不可改变危险因素方面:脑卒中的发病随年龄升高而增高,一般40岁以后开始发病,60~65岁后急剧增加,发病率和死亡率分别是60岁以前的2~5倍;男性发病率高于女性;我国北方各少数民族的卒中率高于南方;而父母双方直系亲属发生脑卒中时年龄小于60岁即为有家族史。

可改变因素及其干预方案主要包括以下几个方面:

(1) 高血压:卒中患者的降压目标值应根据患者具体情况而定,一般认为应将血压控制在140 mmHg/90 mmHg以下。一些生活方式的改变,包括限盐、减重、摄取富含水果、蔬菜和低脂肪产品的饮食、有规律的有氧运动以及限制酒精摄入可降低血压,也是全面降压治疗的合理组成部分。

(2) 吸烟:告知并帮助患者戒烟,注意避免环境性(被动)吸烟。

(3) 糖尿病:饮食、运动疗法,适当选用降糖药物,血糖控制的理想范围是空腹4.4~6.1 mmol/L,非空腹4.4~8.0 mmol/L,HbA1c<6.5%;若空腹≤7.0 mmol/L,非空腹≤10 mmol/L,HbA1c在6.5%~7.5%,也为良好。

(4) 血脂:成人应定期复查血脂,重视生活方式治疗,对于胆固醇水平升高的脑卒中患者应积极予他汀类药物治疗,使LDL水平降至2.59 mmol/L以下,或LDL下降幅度达到30%~40%。具体参见血脂指南。

(5) 心房颤动(包括阵发性):成年人应定期体检,早期发现心脏病,确诊为非瓣膜性房颤者,阿哌沙班、维生素K拮抗剂和达比加群均可用于预防卒中复发;对于伴有阵发性(间歇性)或持续性房颤的卒中患者,推荐应用维生素K拮抗剂进行抗凝治疗(目标INR值为2.5,范围2.0~3.0);需要暂时中断口服抗凝的卒中高危房颤患者,采用皮下注射低分子肝素作为过渡治疗是合理的;对于出血风险较高的患者,可以考虑在14天之后再启动口服抗凝药物治疗;对于不能耐受抗凝治疗者,推荐抗血小板治疗,在阿司匹林治疗基础上加用氯吡格雷也可能是合理的。对于缺血性脑卒中患者,不推荐联合应用口服抗凝剂与抗血小板药物,但若合并冠状动脉疾病(特别是急性冠脉综合症或置入冠状动脉支架后),可以考虑联合用药。

(6) 颈动脉狭窄:可行颈动脉内膜切除术或介入治疗。

(7) 肥胖:BMI的理想控制范围为男性<25 kg/m^2,女性<24 kg/m^2;若男性<27 kg/m^2,女性<26 kg/m^{2}也为良好。

(8) 过度饮酒:饮酒指导方面建议成年男性每天白酒<1两,红酒<1杯,啤酒<1瓶;女性减半。有基础高血压病、糖尿病患者建议戒酒。

(9) 睡眠呼吸暂停综合征:缺血性脑卒中患者应进行睡眠呼吸监测,确诊患者应接受持续气道正压通气治疗。

(10) 营养状况:建议减少钠盐摄入,一般每天低于2.4 g,进一步降低至1.5 g/d也是合理的。对于有脑卒中病史的患者,建议地中海饮食,强调蔬菜、水果、全谷类、低脂乳制品、禽类、鱼类、豆类、橄榄油和坚果等,并限制糖类和红肉的摄入。

(11) 运动控制:缺血性脑卒中的患者,如能参加体力活动,可以考虑至少每周1~3次,每次40 min的中强度有氧运动。运动强度:最大心率=220-年龄,中等运动强度=最大心率×(60%~70%)。对于缺血性脑卒中后残疾的患者,可以考虑由医疗保健专家(如理疗师)指导,至少在运动开始时要接受指导。

作为健康守门人,全科医师对脑卒中患者的健康管理方面,除加强疾病急性期识别处理及慢性期康复治疗外,重在预防。预防脑卒中的发生是有效守护居民生命健康,降低医疗成本的根本所在。

六、思考题

1. 缺血性脑卒中患者的高危因素有哪些?

2. 急性缺血性脑卒中患者院前症状的识别?
3. 缺血性脑卒中患者的随访干预方法?

七、推荐阅读文献

1. 耿介立,俞羚,孙亚蒙.急性缺血性卒中患者早期处理指南:美国心脏协会/美国卒中协会的健康职业者指南[J].神经病学与神经康复学杂志,2013,10(1):33-80.

2. 中华医学会神经病学分会脑血管病学组急性缺血性脑卒中诊治指南撰写组.中国缺血性脑卒中的防治指南2010[J].中国全科医学,2011,14(12B):4013-4017.

3. 倪金迪,李响,刘梅.脑卒中及短暂性脑缺血发作的二级预防指南核心内容(2014年AHA/ASA版)[J].中国临床神经科学,2015,23(1):65-73.

4. 贾建平,陈生弟,崔丽英.神经病学[M],7版.北京:人民卫生出版社,2013:175-188.

(张含之 于德华)

案例 29

出血性卒中

一、病历资料

1. 现病史

患者,男性,55岁,因"头痛伴呕吐3天,嗜睡1天"就诊。患者3天前无明显诱因感头痛,呈持续性胀痛,程度剧烈,伴恶心、呕吐,无肢体麻木、乏力,无饮水呛咳,无畏寒、发热,无头晕,无心悸、胸闷。未予重视。1天前出现嗜睡。为进一步诊治至社区卫生服务中心就诊。

2. 既往史

有高血压病史10年,血压最高200 mmHg/100 mmHg,口服缬沙坦80 mg,qd,血压控制在(150～160)mmHg/(80～90)mmHg;否认2型糖尿病、冠心病等病史。有吸烟史,20支/天×30年。配偶及子女健康。否认家族性遗传病史。

3. 体格检查

T 36.7℃,P 102次/min,R 18次/min,BP 190 mmHg/100 mmHg,神志嗜睡,言语含糊,对答基本切题,记忆力、理解力、定向力、计算力未见明显异常。两侧瞳孔等大等圆,对光反射灵敏,两侧鼻唇沟对称,口角无偏斜,伸舌居中。心、肺和腹部检查无明显异常体征。四肢肌力、肌张力正常。双侧指鼻试验、轮替试验、跟膝胫试验欠配合。脑膜刺激征阴性。

4. 实验室和辅助检查

社区卫生服务中心检查结果:

心电图示:窦性心动过速,ST-T改变。

血常规示:WBC 5.2×10^9/L, RBC 4.10×10^{12}/L, Hb 120 g/L, PLT 120×10^9/L。

凝血功能:PT 13 s, Fib 2 g/L, APTT 35 s。

肝功能:ALT 35 IU/L, AST 20 IU/L。

肾功能:Cr 50 μmol/L, BUN 5.0 mmol/L。

血脂:TG 1.5 mmol/L, TC 4.8 mmol/L, LDL 2.0 mmol/L。

电解质:K^+ 3.6 mmol/L, Na^+ 138 mmol/L, Cl^- 100 mmol/L, Ca^{2+} 2.2 mmol/L, P^{3+} 1.3 mmol/L。

转上级医院后检查结果:

头颅CT:右侧枕顶叶脑出血破入脑室,两侧基底节区及脑干梗死。

二、诊治经过

初步诊断：①脑出血；②高血压病3级(很高危)。

诊治经过：社区医生详细了解患者发病过程、既往病史，神经系统查体后，考虑急性脑血管病可能，迅速完善床边心电图及抽血检查后，在吸氧及心电监护下护送患者转诊上级医院行头颅CT检查，结果示：右侧枕顶叶脑出血破入脑室。于上级医院神经内科住院，予脱水降颅压，清除氧自由基，营养神经，营养脑细胞，抗氧化应激，抑酸护胃，控制血压，通便，吸氧等治疗。患者病情逐渐好转，神智转清，血压平稳，复查头颅CT出血较前吸收。出院后定期于社区医院随访复查，病情平稳。

三、病例分析

1. 病史特点
(1) 患者，男性，55岁。因"头痛伴呕吐3天，嗜睡1天"就诊。
(2) 既往有高血压病史，血压最高200 mmHg/100 mmHg，平时血压控制不理想。
(3) 未使用抗血小板聚集及抗凝药物。
(4) 体格检查：BP 190 mmHg/100 mmHg，嗜睡，言语含糊，对答基本切题，两侧瞳孔等大等圆，对光反射灵敏，两侧鼻唇沟对称，口角无偏斜，伸舌居中。四肢肌力、肌张力正常，双侧指鼻试验、轮替试验、跟膝胫试验欠配合。脑膜刺激征阴性。
(5) 实验室和辅助检查：头颅CT示右侧枕顶叶脑出血破入脑室，两侧基底节区及脑干梗死。

2. 诊断和诊断依据
诊断：①脑出血；②高血压病3级(很高危)。
诊断依据：
(1) 脑出血：患者老年男性，急性起病，突发头痛，血压明显升高，头颅CT提示右侧枕顶叶脑出血破入脑室。故诊断。
(2) 高血压病3级(很高危)：患者有高血压病史，最高达200 mmHg/100 mmHg，合并脑血管疾病，考虑为3级、很高危。

3. 鉴别诊断
(1) 急性脑梗死：好发于60岁以上老年人，常在安静或睡眠中发病，部分患者有短暂性脑缺血发作前驱症状，迅速出现局灶性脑损害的症状和体征，神经系统查体可有阳性体征，头颅MRI+DWI可明确诊断。
(2) 蛛网膜下腔出血：以中青年发病居多，常见病因为颅内动脉瘤、动静脉畸形等，起病急骤，发病前有明显诱因，突发持续剧烈头痛，血压正常或增高，脑膜刺激征阳性，头颅CT可见脑池及蛛网膜下腔高密度出血征。

四、处理方案及基本原则

1. 处理方案及理由
(1) 患者存在脑血管病危险因素，根据发病特点，高度怀疑急性脑血管病可能，病情凶险、进展迅速、诊断治疗争分夺秒，故立即转上级医院完善头颅CT明确诊断。
(2) 根据头颅CT结果，脑出血诊断明确，根据病情及指南要求，患者的初始监测和管理应该在重症监护病房或配置完善的卒中单元进行,并配备具有神经重症专业知识的医护人员,故建议上级医院神经专科住院治疗。

(3) 高血压是脑出血最重要的危险因素,脑水肿、颅内压升高、脑疝形成、各种并发症是脑出血死亡的主要原因,因此急性期治疗重点积极控制减轻颅内压、调整血压、防治继续出血、挽救生命、防治并发症、维护脏器功能。

① 一般治疗:该患者入院后予卧床休息、吸氧、心电监护。考虑神志嗜睡、反应迟钝,为避免误吸继发肺部感染,予留置胃管、鼻饲饮食。保持呼吸道通畅。保持大便通畅。

② 脱水降颅压、控制脑水肿:根据症状、血压水平、肝肾功能情况选择单用或联合应用脱水剂。该患者使用20%甘露醇125 ml,每8 h一次静滴,甘油果糖250 ml,每日一次静滴,呋塞米40 mg,每日2次静滴。症状改善后逐渐减量。动态监测肾功能及电解质水平。低蛋白血症患者可酌情使用人血白蛋白静滴。不建议使用激素减轻脑水肿。

③ 血压管理:脑出血后血压升高是维持有效脑灌注压所必需的,临床降压需谨慎。对于收缩压150~220 mmHg的患者,没有急性降压禁忌证的情况下,快速降压至140 mmHg可能是安全的,并可改善患者的功能预后;对于收缩压>220 mmHg的患者,在持续性静脉输注和密切监测血压的情况下,进行积极降压治疗是合理的。急性期过后血压持续升高者,应系统降压。该患者在使用药物脱水降颅压后,血压维持在(150~160)mmHg/(90~100)mmHg,血压明显升高时临时使用乌拉地尔微泵降压。病情平稳后加厄贝沙坦氢氯噻嗪控制血压。

④ 止血治疗:一般不推荐,该患者未使用止血药物。对于有凝血功能障碍的,可针对性使用凝血药物。肝素造成的脑出血可应用鱼精蛋白中和。华法林导致的脑出血,应用维生素K_1拮抗。溶栓引起的脑出血,根据经验需紧急应用凝血因子和血小板进行替代治疗。不推荐无选择地使用rFVIIa。

⑤ 保护脑细胞:近年来有研究主张脑出血时应用脑细胞保护剂和改善微循环治疗,但效果不肯定。该患者使用依达拉奉清除氧自由基,神经节苷酯营养神经,吡拉西坦营养脑细胞,谷胱甘肽抗氧化应激。

⑥ 并发症的防治:脑出血合并各种并发症在临床上较常见且直接影响预后,积极防治并发症与控制脑水肿、改善脑功能同等重要。该患者使用泮托拉唑静滴抑酸护胃,体温维持正常,监测肾功能电解质基本正常,未出现消化道出血症状,无明显癫痫发作。

⑦ 外科治疗:小脑出血伴神经功能恶化、脑干受压和/或脑室梗阻致脑积水者应尽快手术清除血肿。对于大多数幕上自发性脑出血患者而言,手术的有效性尚不明确。该患者入院后请神经外科会诊,权衡会诊意见及患方要求后,予药物保守治疗。

⑧ 康复治疗:所有自发性脑出血患者都应接受多学科康复训练。康复治疗应该尽早开始并于出院后在社区继续进行。

2. 转诊及社区随访

结合指南要求,考虑到社区功能配置的局限性,制定脑出血患者社区随访指标(见表29-1),主要临床检测项目和时间如下:

表29-1 脑出血患者随访检查项目

检测项目	初访	随访	每季度随访	年随访
血压	√	√	√	√
血糖	√	√	√	√
血脂	√		√	√
血小板	√			√

(续表)

检测项目	初访	随访	每季度随访	年随访
肾功能	√		√	√
肝功能			√	√
体重指数	√	√	√	√
肌力、肌张力	√	√	√	√
日常生活能力评定	√	√	√	√
认知功能评定	√	√	√	√
抗血小板聚集药物用药情况	√	√	√	√
抗凝药物用药情况	√	√	√	√
有无压疮	√	√	√	√

脑出血患者根据出血部位及出血量多少临床表现不同，恢复程度亦不同，如遗留有吞咽功能障碍、肢体活动障碍、长期卧床、小便失禁者，需关注肺部感染、泌尿系统感染、压疮等情况，一旦出现发热、咳嗽、咳痰等情况，考虑合并感染，需转上级医院进一步治疗。如出现神智变化、神经功能症状加重，考虑急性脑血管疾病再发，需及时转上级医院进一步诊治。

五、要点与讨论

脑出血病死率及致残率较高，严重影响患者生命及生存质量，成为家庭及社会重要经济负担。全科医生作为首诊医生、居民健康守门人，必须有能力识别出急性脑血管病，掌握转诊指征。建立健全双向转诊制度，做好三级预防，提高脑出血后遗症期的综合管理能力，延长患者生命，提高生存质量。

头颅 CT 是脑出血首选检查，可显示出圆形或卵圆形均匀高密度区，边界清楚，还可明确血肿部位、大小、形态，是否破入脑室或脑组织移位、脑水肿程度以及梗阻性脑积水等。磁共振对脑干出血的诊断优于 CT，但急性期对幕上及小脑出血的诊断价值不如 CT。病程 4～5 周后 CT 不能辨认脑出血时，MRI 仍可明确分辨，故可区别陈旧性脑出血和脑梗死。MRI 较 CT 更易发现脑血管畸形、血管瘤及肿瘤等出血原因。动态 CT 检查可评价出血进展情况。

控制血压是降低脑出血发病率、病死率及预防复发的最有效方法。所有脑出血患者均应控制血压，长期目标为 130 mmHg/80 mmHg。培养良好的生活习惯，包括避免每天超过 2 次的饮酒，避免吸烟和药物滥用，以及治疗阻塞性睡眠呼吸暂停等可能对预防脑出血复发是有益的。个体化应用抗血小板治疗，使用华法林期间监测 INR。

全科医生对于脑出血后遗症的综合管理包括：指导家庭护理与康复、有效控制复发风险、定期随访监测、及时转诊。脑出血存活者回归社区后面临许多问题，例如：如何有效控制基础疾病、如何避免脑出血再发、如何减少并发症出现、如何改善肢体语言及吞咽功能、如何提高生活自理能力等。全科医生为其提供连续的、综合的、可及的医疗服务。倾听患者心声，树立战胜疾病的信心，提高治疗及随访依从性，重视家庭护理，指导康复锻炼。偏瘫卧床患者需定时翻身，有条件可使用气垫床，避免压疮形成。肢体感觉障碍者，禁忌使用热水袋，以免烫伤。吞咽困难者需留置胃管，鼻饲时需匀速缓慢，并适当抬高患者体位，避免误吸。合并肺部基础疾病的患者，易出现反复感染，需定时拍背，鼓励咳嗽，促进痰液排出。如出现发热、黄痰、气促等症状需立即就诊。尿失禁或留置尿管患者易出现反复泌尿系统感染，做好会阴护理。长期卧床患者肢体活动障碍及血栓风险增加，家属需协助患者被动活动，并保持大便通畅。

脑出血家庭康复治疗应遵循：循序渐进、持之以恒、被动与主动相结合、家庭与医院相结合等原则。卒中患者常见的障碍为运动障碍、感觉障碍、语言功能障碍、吞咽障碍、认知障碍、视觉障碍和卒中后抑郁等。其中运动障碍最为常见。患者从简单的功能位体位摆放，到患肢关节被动活动、肌肉按摩，活动强度由弱到强，每天 2~3 次，每次 20 min。根据恢复情况，逐步鼓励患者自行功能锻炼并逐渐离床活动，幅度、强度和次数可逐步增加。不断提高生活自理能力。全科医生定期随访观察疗效，并进行反馈指导及鼓励。

六、思考题

1. 脑出血的诊断及鉴别诊断？
2. 脑出血的治疗原则？
3. 脑出血后遗症的综合管理？

七、推荐阅读文献

1. Hemphill JC 3rd, Greenberg SM, Anderson CS, et al. Guidelines for the Management of Spontaneous Intracerebral Hemorrhage: A Guideline for Healthcare Professionals From the American Heart Association/American Stroke Association [J]. Stroke, 2015, 46(7): 2032 - 2060.
2. 贾建平, 陈生弟. 神经病学[M], 7 版. 北京, 人民卫生出版社, 2013: 188 - 193.
3. 陈灏珠, 林果为. 实用内科学[M]. 13 版. 北京. 人民卫生出版社, 2009: 2835 - 2838.
4. 祝墡珠. 全科医生临床实践[M]. 北京. 人民卫生出版社, 2013: 627 - 631.

（王明虹　于德华）

案例 30
急性上呼吸道感染

一、病历资料

1. 现病史

患者,男,26岁,因"咽干、流涕、打喷嚏3天"就诊。患者3天前外出淋雨后出现咽喉干痒、流清涕、打喷嚏及鼻塞,口服"新康泰克"1次后,症状稍好转,出现轻度咳嗽、少许白粘黏痰,痰黏稠不易咳出,伴双耳闷胀感到社区卫生服务中心就诊。患者无发热、胸痛、胸闷、呼吸困难等。发病以来,精神疲软,大小便正常,睡眠欠佳。

2. 既往史

既往体健,否认慢性疾病史。否认遗传疾病史。

3. 体格检查

T 36.5℃,P 70次/min,R 16次/min,BP 110 mmHg/60 mmHg,神志清楚,咽喉充血,双侧扁桃体未见肿大,浅表淋巴结未及肿大。HR 70次/min,律齐,未闻及病理性杂音。两肺呼吸音清,未闻及干湿性啰音。腹部和脊柱、四肢检查无异常体征。

4. 实验室和辅助检查

血常规:WBC 5.6×10^9/L,N 58.2%。

二、诊治经过

初步诊断:急性上呼吸道感染。

诊治经过:全科医生详细询问病史后,认为患者为淋雨受凉后诱发的急性上呼吸道感染。因患者为免疫功能正常的个体,急性起病,以鼻咽部症状为主要临床表现,全身症状较轻,外周血象正常,应为病毒感染,故给予板蓝根冲剂口服,剂量为1袋3次/日;复方甘草合剂10 ml 3次/d,沐舒坦片60 mg 3次/d。同时嘱患者注意休息,多饮水。患者服药约3天后,鼻咽部症状明显好转,仍有咳嗽、咳少量白痰,但痰液较稀薄;1周后所有症状基本消失。

三、病例分析

1. 病史特点

(1)青年男性,受凉后急性起病,咽干、流涕、打喷嚏3天,伴有鼻塞、轻度咳嗽及耳部闷胀感。

(2) 既往体健,无特殊病史。

(3) 体格检查:咽喉充血,双侧扁桃体未见肿大,浅表淋巴结未及肿大。心、肺、腹部和脊柱、四肢检查无异常体征。

(4) 实验室和辅助学检查:血常规正常。

2. 诊断和诊断依据

诊断:急性上呼吸道感染。

诊断依据:急性起病,有淋雨受凉的诱因,以鼻咽部症状为主要表现,包括咽干、流涕、打喷嚏、鼻塞等,而发热、肌肉酸痛等全身症状不明显;体检见咽部充血;外周血象正常。故诊断为急性上呼吸道感染。

3. 鉴别诊断

(1) **过敏性鼻炎**:鉴别的要点是本病起病急骤,反复发作,鼻腔发痒,频繁喷嚏,流清水样鼻涕,不伴有全身症状。与环境过敏因素有关,脱离过敏原后症状可自行消失。检查可见鼻黏膜苍白、水肿,鼻分泌物涂片可见嗜酸粒细胞增多。

(2) **流行性感冒**:由流感病毒引起,常有明显的流行病学特点。起病急,全身症状较重,高热、全身酸痛、眼结膜炎症状明显,但鼻咽部症状较轻。根据流行病学史可做出诊断。特定的流感病毒检测阳性。

(3) **急性传染病前驱期**:麻疹、脊髓灰质炎、脑炎、流行性出血热等多种急性传染病的前驱症状常常与急性上呼吸道感染相混淆。当上呼吸道感染病程结束时,其症状仍不缓解,应注意排除上述急性传染病,特别是在流行季节,应进行相关的化验检查以资鉴别。

四、处理方案及基本原则

引起急性上呼吸道感染的病原体以病毒为主,多为自限性疾病,免疫功能正常的宿主5~7天可自行痊愈。由于目前尚无特效抗病毒药物,以对症治疗为主,同时注意戒烟、休息,嘱患者多饮水、保持室内空气流通,防止并发症。

1. 对症治疗

对于有发热、头痛等症状者,可选用解热止痛药物口服;对于鼻塞、流鼻涕等卡他症状明显者,可用一些复方制剂,如扑热息痛、新康泰克等,以减轻症状;对于咳嗽、咳痰者,可选用甘草、川贝枇杷膏等止咳,同时辅以盐酸氨溴索、桃金娘油等化痰药物,利于气道分泌物的排出。

2. 抗病毒治疗

对于免疫功能正常、发病不超过2天的患者,一般无需特异性的抗病毒治疗。对于免疫力低下的患者,可以早期应用利巴韦林、奥司他韦等广谱抗病毒药物,以缩短病程。

3. 抗生素治疗

普通感冒无需抗生素治疗。若患者出现外周血白细胞升高、咳嗽、咳黄脓痰等细菌感染的表现,可以经验性应用广谱抗生素。常用的抗生素包括青霉素、第一代头孢菌素、大环内酯类药物或喹诺酮类药物等,口服为主。

4. 中药治疗

适当选用辅以具有清热解毒及抗病毒作用的中药,如板蓝根、鱼腥草、柴胡、银翘等,可以起到改善症状、缩短病程的作用。

5. 转诊及社区随访

可急性上呼吸道感染后1周内,如果患者的症状无明显改善,或者出现咳嗽加重、痰液增多或痰色转黄、发热等表现,需考虑是否继发细菌感染,可复查血常规,若出现白细胞和/或中性粒细胞比率升高,则考虑继发细菌感染,应给予抗生素治疗。

同时,少数患者可能会并发急性鼻窦炎、中耳炎、气管—支气管炎,如出现相关部位的症状,要注意排除。如果患者出现心慌、胸闷,或者腰部酸痛、血尿等症状,需警惕继发溶血性链球菌感染,引起风湿热、肾小球肾炎的可能,少数患者还可能并发病毒性心肌炎。如出现上述情况,都应在基础处理的基础上及时转诊至上一级医疗机构。

五、要点与讨论

急性上呼吸道感染是最常见的呼吸道疾病之一。其发病不分年龄、性别、职业和地区;全年皆可发病,多数为散发性,易在气候突变时流行,以冬、春季节多发;免疫功能低下者易发;一个人一年内可多次发病。可通过含有病毒的飞沫或被污染的用具传播。多数为病毒感染,占70%~80%,少数为细菌感染。在发病前多有诱因,如淋雨、受凉、过度劳累等。根据疾病发生的部位及病因的差异,分为5种疾病类型,分别为普通感冒、急性病毒性咽喉炎、急性疱疹性咽峡炎、急性咽结膜炎和急性咽扁桃体炎。临床表现在不同的个体差异较大。多数患者起病急,潜伏期短。以鼻部症状最为常见,如鼻塞、流涕、咽喉干痛、打喷嚏、声音嘶哑、呼吸不畅等,还可有听力减退、耳部不适、眼部畏光流泪等局部症状以及发热、乏力、全身酸痛等全身表现。体格检查可见感染部位,包括鼻或咽喉黏膜充血、水肿,可见分泌物,而肺部体检无阳性体征。病毒感染时,外周血白细胞正常或轻度下降,淋巴细胞比例可轻度升高;细菌感染时,则会出现外周血白细胞总数及中性粒细胞比例升高。

在诊断急性上呼吸道感染时,要注意与几种疾病鉴别,包括过敏性鼻炎、流行性感冒、急性气管-支气管炎及一些急性传染病的前驱期。若患者本身免疫功能低下,感染后没有充分的休息和治疗,则感染可能蔓延侵犯上呼吸道毗邻的器官,甚至向远处播散,出现一些并发症,包括急性鼻旁窦炎、中耳炎、气管-支气管炎。部分患者可继发风湿病、肾小球肾炎、心肌炎等。

对急性呼吸道病毒感染的治疗尚无特效药物,以对症治疗为主,可辅助中药治疗。注意预防继发细菌感染,对明确的细菌感染可选用相应的抗生素治疗。病情较重或发热者应卧床休息,多饮水,戒烟,室内保持空气流通。解热止痛药物、麻黄素等可减轻局部症状。对于细菌性咽扁桃体炎,或确认合并/继发细菌感染者,可根据病原菌或经验性用药,可选药物包括青霉素、第一代头孢菌素、大环内酯类、喹诺酮类等。对于免疫功能低下者,早期应用利巴韦林、奥司他韦、金刚烷胺等抗病毒药物,可缩短病程。中医中药辨证施治对病毒引起的上呼吸道感染有较好的疗效,主要选择具有清热解毒和抗病毒作用的中成药,如鱼腥草、板蓝根、银翘、柴胡等。

急性上呼吸道具有反复发病的特征,多在全身或呼吸道局部免疫力下降时易发,因此,重在预防。坚持锻炼身体,以提高机体抵抗疾病能力及对寒冷的适应能力。对易患人群,在疾病流行季节可注射流感疫苗,有一定的人群保护作用。老年人可适当服用人参等中药保健药品,以提高机体免疫力。重视防寒保暖,避免诱发因素。生活有规律,避免过劳。注意呼吸道患者的隔离,防止交叉感染。

六、思考题

1. 急性上呼吸道感染常见的病原体包括哪些?
2. 急性上呼吸道感染需注意与哪些疾病鉴别?
3. 如何治疗急性上呼吸道感染?

七、推荐阅读文献

1. 蔡柏蔷,李龙芸. 协和呼吸病学[M]. 2版. 中国协和医科大学出版社,2011,813-821.
2. Blinkhorn RJ. Upper respiratory tract infections. In: Baum GL, Wolinsky E eds. Textbook of Pulmonary Diseases [M]. 5th ed, Boston: Little, Brown and Company, 1994, 399-409.

(武 宁 韩一平)

案例 31

哮 喘

一、病历资料

1. 现病史

患者,女性,25岁,因"间断性咳嗽3年余,加重1周"至社区卫生服务中心就诊。患者3年前感冒后出现咳嗽,干咳为主,呈阵发性,无痰,稍感胸闷,此后一直间断咳嗽,季节交替时容易出现,闻到油烟味或冷空气刺激后加重,常于夜间发作,近一周无明显诱因咳嗽加重,无发热,饮食及二便正常。

2. 既往史

无肝炎、结核病病史,无糖尿病、高血压病史,有过敏性鼻炎病史,对青霉素过敏,无烟酒嗜好,未饲养宠物。丈夫和一子健康,父母体健,外婆有"哮喘"病史。

3. 体格检查

T 36.5℃,P 74次/min,R 20次/min,BP 120 mmHg/80 mmHg,神志清楚,一般状况可,双肺呼吸音清,未闻及干湿性啰音,HR 74次/min,律齐,未闻及杂音,腹软,肝脾未及,生理反射存在,病理反射未引出。

4. 实验室和辅助检查

血常规:WBC 8.03×10^9/L,N 55.1%,E 7%。

T-IgE 520 IU/ml。

胸片:双肺纹理增多。

心电图:窦性心律。

二、诊治经过

初步诊断:咳嗽变异性哮喘。

诊治经过:全科医生仔细询问了患者咳嗽的规律和特点,是否伴有咽炎、胃食道返流、鼻后滴漏等情况,及最近使用的药物治疗情况,发现患者咳嗽时先后口服头孢菌素、阿奇霉素及左氧氟沙星等抗菌药物及止咳药水治疗,但效果不佳。根据患者有哮喘家族病史,本身为过敏体质,有过敏性鼻炎病史,反复咳嗽3年余,夜间明显,遇到刺激性气体后加重,双肺没有闻及哮鸣音,血嗜酸性粒细胞计数增高,全科医生考虑哮喘可能,为明确诊断,将患者转诊至上级医院呼吸科。在三级医院患者行FeNO(一氧化氮检测):126 bbp,明显增高;肺功能检查提示肺通气及弥散功能正常,乙酰甲胆碱气道激发试验阳性;过敏原检测:粉尘螨(++++)、户尘螨(++++)。结合患者症状体征、血嗜酸性粒细胞计数增高及呼出气 FeNO 明显升高，乙酰甲胆碱气道激发试验阳性，过敏原粉尘螨、户尘螨强阳性。考虑患者为咳嗽变异性哮喘，给予顺尔宁 10 mg 口服，1 次/晚，患者咳嗽症状仍不能缓解，加用信必可 160/4.5 μg，1 吸，2 次/日。

1 月后，患者至全科门诊就诊，咳嗽症状明显好转，过敏性鼻炎症状也较前好转，复查 FeNO 降至 50 bbp。全科医生建议其继续使用顺尔宁及信必可，3 个月后复查肺功能及 FeNO，看是否能进行降阶梯治疗，并建议患者进行脱敏治疗。

三、病例分析

1. 病史特点
（1）女性，25 岁，间断性咳嗽 3 年余，加重 1 周。
（2）有哮喘家族病史，本身为过敏体质，有过敏性鼻炎病史，无烟酒嗜好，未饲养宠物。
（3）体格检查：T 36.5℃，P 74 次/min，R 20 次/min，BP 120 mmHg/80 mmHg，神志清楚，一般状况可，双肺呼吸音清，未闻及干湿性啰音，HR 74 次/min，律齐，未闻及杂音，腹软，肝脾未及，生理反射存在，病理反射未引出。
（4）实验室和辅助学检查：血常规：WBC 8.03×10^9/L，N 55.1%，E 7%。T-IgE 520 IU/ml。胸片见双肺纹理增多。心电图：窦性心律。FeNO：126 bbp。肺功能：肺通气及弥散功能正常，乙酰甲胆碱气道激发试验阳性。过敏原检测：粉尘螨（++++）、户尘螨（++++）。

2. 诊断和诊断依据
诊断：咳嗽变异性哮喘。

诊断依据：根据患者有哮喘家族病史，本身为过敏体质，有过敏性鼻炎病史，反复咳嗽 3 年余，干咳为主，夜间明显，遇到刺激性气体后加重，一般抗炎止咳治疗无效，查体双肺没有闻及哮鸣音，血嗜酸性粒细胞计数及呼出气 FeNO 明显升高，肺功能乙酰甲胆碱气道激发试验阳性，过敏原检测粉尘螨、户尘螨强阳性。

喘息、呼吸困难、胸闷或咳嗽是支气管哮喘最常见的症状，典型的支气管哮喘根据其病史、发作时症状和体征不难作出诊断。对于不典型哮喘，如顽固性反复发作的咳嗽患者、发作性胸闷的患者，必须结合一些特殊的检查如气道反应性测定及呼气峰流速（PEF）昼夜波动率测定等才能确诊。

3. 鉴别诊断
由于咳嗽时许多疾病的一种非特异性症状，临床上进行确诊时必须详细询问病史、全面查体、完善相关辅助检查以除外一些其他常见疾病。如临床上哮喘常常需要与慢性支气管炎、心源性哮喘等疾病进行鉴别。咽炎、胃食道反流、鼻后滴漏综合征也是慢性咳嗽的常见病因，而且部分胃食道返流的患者可以并存哮喘。此外，支气管内膜结核、异物、变应性支气管肺曲霉菌病（ABPA）等也可以导致慢性咳嗽、胸闷，临床上必须加以鉴别（见表 31-1）。

表 31-1 哮喘与其他疾病鉴别要点

鉴别要点	哮喘	左心功能不全	慢性阻塞性肺疾病	上气道阻塞性病变
呼吸困难特点	发作性、阵发性、呼气性	阵发性、端坐	喘息和劳力性	吸气性
其他症状	干咳、胸闷等	心悸、粉红色泡沫痰	慢性咳嗽、咳痰	根据阻塞原因不同而不同
体征	哮鸣音为主	哮鸣音、广泛湿啰音	干、湿啰音并存	吸气性喘鸣

(续表)

鉴别要点	哮喘	左心功能不全	慢性阻塞性肺疾病	上气道阻塞性病变
病史	过敏原接触、部分有家族史	高血压或心脏病史	长期吸烟、有害气体接触等	可有异物吸入史
影像学	无特殊	肺淤血、肺水肿、心影扩大	肺纹理增多、粗乱、肺气肿征	上气道异物、肿瘤表现
支气管舒张剂治疗反应	可迅速缓解	可暂时或无明显缓解	有一定缓解	无明显缓解
其他	无	无	无	气管镜下可见异物、肿物

四、处理方案及基本原则

1. 处理方案

哮喘的治疗应以患者的病情严重程度为基础，根据其控制水平类别选择适当的治疗方案。哮喘药物的选择既要考虑药物的疗效及安全性，也要考虑患者实际状况。要为每例初诊的患者制定哮喘防治计划，定期随访、定期检测，改善患者的依从性，并根据患者病情变化及时修订治疗方案（见图31-1）。

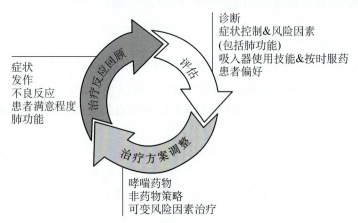

图 31-1 基于控制的哮喘治疗循环图

本例患者以咳嗽为主要临床表现，在排除其他常见疾病后，支气管激发试验阳性，符合哮喘诊断标准。因患者合并过敏性鼻炎，故给予口服白三烯受体拮抗剂治疗，病情仍不能控制，加用吸入吸入性糖皮质激素＋长效 β_2 受体激动剂后症状明显缓解。

2. 转诊及社区随访

哮喘的规范化管理在哮喘防治中发挥重要作用。在哮喘患者的长期随访过程中，按哮喘控制标准评估哮喘控制水平，采用相应分级治疗方案和升降级治疗达到并维持哮喘控制。达到并维持哮喘控制至少3个月才可考虑降级治疗，如未达到哮喘控制或急性发作，则升级治疗直至达到哮喘控制。

每1~3个月随访1次，急性发作后每2~4周随访1次，随访要检查居家PEF和症状记录、吸入技术的掌握、危险因素及哮喘控制，即使哮喘达到控制，也应要求患者定期随访。记录哮喘日记包括每日症状、每日2次PEF值和每4周1次的哮喘控制测试（ACT），监测维持哮喘控制水平，调整治疗方案、减少治疗药物需求量（见表31-2）。

表 31-2 据哮喘控制水平制定治疗方案

	降级 ←	治疗级别	→ 升级	
第 1 级	第 2 级	第 3 级	第 4 级	第 5 级
哮喘教育、环境控制				
按需使用短效 β_2 受体激动剂	按需使用短效 β_2 受体激动剂			
控制性药物	选择一种 低剂量的 ICS 缓释茶碱	选择一种 低剂量的 ICS 加缓释茶碱 低剂量的 ICS 加 LABA（气雾剂） 中高剂量的 ICS 低剂量的 ICS 加白三烯调节剂	中高剂量的 ICS 加用以下一种或以上 缓释茶碱 LABA（气雾剂） 白三烯调节剂	在第 4 级治疗的基础上口服最小剂量的糖皮质激素

注：如联合长效 β_2 受体激动剂（LABA）治疗，首先选择气雾剂；ICS：吸入性糖皮质激素

如出现以下情况：①轻、中度急性发作在初始治疗 24 h 后，效果不佳或病情加重者；②虽属中度发作，但来势急，尤其具有哮喘相关死亡高危因素者；③初次病情评估时病情属重度和危重度急性发作者。对于②和③两种情况，患者须经急救处理，待病情稍稳定应及时向上级医院转诊。转诊途中应保证氧供，建立静脉通道，做好气管插管等急救准备。

五、要点与讨论

咳嗽变异性哮喘是指以慢性咳嗽为主要或唯一临床表现的一种特殊类型的哮喘，容易被误诊为支气管炎。在引起慢性咳嗽的单一原因中，哮喘占 24%，居第 2 位，而 28% 的哮喘患者则以咳嗽为唯一临床症状。

咳嗽变异性哮喘的临床特点有以下几点：

(1) 在表现为咳嗽性哮喘的成人中，发病年龄较典型哮喘为高，约有 13% 的患者年龄大于 50 岁，中年女性较多见。而在儿童时期，咳嗽可能是哮喘的唯一症状，甚至是发展为支气管哮喘的一个先兆。

(2) 多有较明确的家族过敏史或有其他部位的过敏性疾病史，如过敏性鼻炎、湿疹等。

(3) 发作大多有一定的季节性，以春秋为多。

(4) 临床表现主要为长期顽固性干咳，常常在运动、吸入冷空气、上呼吸道感染后诱发，在夜间或凌晨加剧，体检时无哮鸣音，肺功能损害介于正常人与典型哮喘之间，皮肤过敏原试验可以阳性。

(5) 支气管激发试验阳性，当出现阳性反应时，可以出现类似发病时的刺激性咳嗽，提示气道高反应性的存在；支气管舒张试验阳性；昼夜 PEF 变异率≥20% 或两周 PEF 变异率成人>10%。

(6) 一般的止咳化痰药和抗生素治疗无效，而用抗组胺药、β_2-受体激动剂、茶碱类或肾上腺皮质激素可缓解。

顽固咳嗽常常是早期哮喘的一种表现形式，可能发展为典型的支气管哮喘，故应及早诊断并进行治疗。由于其本质同典型哮喘一样，是因变应原或其他诱因引起的气道慢性非特异性炎症，以及在此基础上形成的气道高反应性和顽固性咳嗽，故治疗原则和典型哮喘一样。分为控制药物和缓解药物两大类：

(1) 控制药物：通过抑制气道炎症，预防哮喘发作，需要长期每天使用。首选吸入性糖皮质激素（ICS），还包括白三烯调节剂、长效 β_2 受体激动剂（需与 ICS 联合应用）、缓释茶碱、色甘酸钠等。

(2) 缓解药物：能迅速解除支气管平滑肌痉挛、缓解气喘症状，通常按需使用。首选速效吸入 β_2 受体激动剂，还包括全身用糖皮质激素、吸入性短效抗胆碱药物、茶碱及口服 β_2 受体激动剂等。

咳嗽变异性哮喘的预后是大约 1/3～1/2 的患者会发展为典型的支气管哮喘，也有少数患者咳嗽逐

步自行缓解。在儿童,咳嗽可能只是哮喘的唯一临床表现,而缺乏早期适当的治疗,往往会发展成更严重的哮喘状态。

六、思考题

1. 全科医生应如何对哮喘患者的诊断进行鉴别?
2. 哮喘患者的规范化管理中如何根据哮喘控制水平制定治疗方案?
3. 哮喘治疗的常用药物有哪些?

七、推荐阅读文献

1. 中华医学会呼吸病学分会哮喘学组中华医学会全科医学分会.2013年中国支气管哮喘防治指南(基层版)[J].中华结核和呼吸杂志.2013,36(5):331-336.
2. 葛均波,徐永健.内科学[M],8版.北京:人民卫生出版社,2013,60-68.
3. 李兆申,梅长林.内科学及野战内科学[M].上海:第二军医大学出版社,2009,24-31.
4. GINA Global Strategy for Asthma Management and Prevention updated[M].2015,1-32.

(商 艳 韩一平)

案例 32

慢性阻塞性肺疾病

一、病历资料

1. 现病史

患者,男性,79岁,因"咳嗽、咳痰20年,加重伴气促10天"就诊。患者近20年来,反复因受凉、劳累后出现咳嗽、咳白色黏痰,每年持续3个月以上,多次于当地医院诊断为"慢性阻塞性肺疾病",给予抗感染、化痰、平喘等治疗后好转。此次缘于受凉后出现咽痛、咳嗽、咳白色黏痰、气喘,活动后明显。3天前出现畏寒、发热(未测量体温),伴纳差、乏力。无双下肢水肿、夜间阵发性呼吸困难,但能平卧。无意识障碍、大小便失禁等症状。自服头孢拉定、沐舒坦片等药物治疗未见明显好转,故门诊拟"慢性阻塞性肺疾病"收入院。

2. 既往史

1995年曾患左侧结核性胸膜炎,正规服用抗结核治疗1年,复查胸片已治愈。1996年出现左侧股骨头坏死,4年前有黑便史,诊断为"胃溃疡出血",已治愈。无高血压、糖尿病病史,吸烟1 200年支,饮白酒40年,每天约500 ml,已戒烟4年,戒酒5年。妻及2子女健康,父母已故,兄弟姐妹健在。

3. 体格检查

T 36.4℃,P 80次/min,R 20次/min,BP 130 mmHg/82 mmHg;球结膜无水肿,口唇无发绀,颈静脉无怒张;两侧胸廓对称呈桶状,肋间隙增宽,两肺叩诊呈过清音,两肺呼吸音低,未闻及干湿性啰音;HR 80次/min,律齐,无杂音,腹软,无压痛、反跳痛。双下肢无水肿。

4. 实验室和辅助检查

血常规:WBC 18.72×10^9/L,N 89.6%,ESR 51 mm/h,CRP 205 mg/L。
肝功能:ALB 33 g/L,ALT 28 IU/L,AST 28 IU/L。
腹部B超:肝、胆、胰腺、脾脏、肾脏未见异常。
心脏彩超:心脏各房室大小正常;三尖瓣少量反流。
肺功能:第1秒用力呼出容量/用力肺活量(FEV_1/FVC)55%,支气管舒张试验阴性。
心电图:窦性心律,交界性早搏。
胸部CT:慢性支气管炎、肺气肿伴肺大泡形成;两肺多发陈旧性灶伴左侧胸膜增厚、钙化。

二、诊治经过

初步诊断:慢性阻塞性肺疾病(COPD),急性加重期。

诊治经过：全科医生仔细询问了既往病史，此次发病的起病情况，病情发展，口服相关药物等。发现患者稳定期未正规治疗。此次发病已有10天，近3天出现畏寒、发热、咳嗽、咳黄脓痰，未及时就诊，导致病情加重。大多数COPD急性加重期由于细菌感染诱发，因此本例给予低流量鼻导管吸氧，静滴头孢替安3g，每日2次，联合左氧氟沙星0.5g，每日1次抗感染，二羟丙茶碱平喘，氨溴索化痰，静滴甲基泼尼松龙40mg，每日1次抗炎等治疗。患者3天后体温恢复正常，咳嗽、胸闷较前明显好转，8天后痊愈出院。

三、病例分析

1. 病史特点

（1）老年男性，79岁，因咳嗽、咳痰20年，加重伴气促10天。多次在当地社区医院诊断为慢性阻塞性肺疾病。

（2）此次因受凉后出现畏寒、发热、咳嗽、胸闷。自行服用头孢拉定、沐舒坦片等药物治疗未见明显好转。

（3）1995年曾患左侧结核性胸膜炎，正规服用抗结核治疗1年，复查胸片已治愈。1996年出现左侧股骨头坏死，4年前出现胃溃疡出血，已治愈。无高血压、糖尿病病史，有长期吸烟、饮酒史。

（4）体格检查示：口唇无发绀，颈静脉无怒张，两侧胸廓对称呈桶状，肋间隙增宽，两肺叩诊呈过清音，左肺呼吸音低，未闻及干湿性啰音；HR 80次/min，律齐；腹部软。双下肢无水肿。

（5）实验室及辅助检查：

血常规：WBC 18.72×10^9，N 89.6%，ESR 51 mm/h，CRP 205 mg/L。

肝功能：ALB 33 g/L，ALT 28 IU/L，AST 28 IU/L。

腹部B超：肝、胆、胰腺、脾脏、肾脏未见异常。心脏彩超示：心脏各房室大小正常；三尖瓣少量反流。

肺功能：FEV1/FVC 55%，支气管舒张试验阴性。

心电图：窦性心律，交界性早搏。

胸部CT：慢性支气管炎、肺气肿伴肺大泡形成；两肺多发陈旧性灶伴左侧胸膜增厚、钙化。

2. 诊断和诊断依据

诊断：慢性阻塞性肺疾病（COPD）（急性加重期）。

患者老年男性，长期大量吸烟，反复出现受凉后发热、咳嗽、胸闷，每年持续3个月以上；10天前因受凉后再次出现发热、咳嗽、咳痰。查体：桶状胸，肋间隙增宽，两肺呼吸音低，可闻及干湿性啰音。门诊查肺功能示：FEV_1/FVC 55%，支气管舒张试验阴性。

3. 鉴别诊断

（1）**哮喘急性发作**：哮喘急性发作亦可表现为咳嗽、胸闷、气促，但患者往往有哮喘病史，表现为反复发作喘息、气急、胸闷或咳嗽，多与接触变应原、冷空气、物理、化学性刺激、病毒性上呼吸道感染、运动等相关，且发作时双肺可闻及散在或弥漫性哮鸣音，以呼气相为主，呼气相延长，肺功能检查可发现支气管舒张试验阳性。此患者不符合，可排除。

（2）**自发性气胸**：多见于男性青壮年或患有慢性支气管炎、肺气肿、肺结核者，表现为突发胸痛、呼吸困难、刺激性咳嗽等，查体气管向健侧移位，患侧胸廓饱满，肋间隙增宽，呼吸运动减弱，叩诊鼓音，呼吸音减弱或消失，胸部CT表现为胸膜腔内出现极低密度的气体影，伴有肺组织不同程度的压缩萎缩改变。此患者不符合，可排除。但需注意的是，COPD合并严重肺气肿患者可并发自发性气胸。

（3）**肺栓塞**：好发于具有危险因素的人群。起病急，表现为突发胸痛、呼吸困难、咳嗽、咯血等。检查D-二聚体升高，确诊需行CTPA（肺动脉增强造影）。本例患者既往有COPD病史，是肺栓塞的高危人群，本次发病出现胸闷、气急加重，不能完全排除合并肺栓塞的可能，需进一步检查，若D-二聚体正常则可排除该诊断。

(4) **左心功能不全**：主要表现为活动耐量减退，重者出现端坐呼吸，双肺可闻及湿啰音甚至哮鸣音，叩诊心界增大，检查血 BNP 升高，心脏彩超提示左心功能下降。本例患者心脏彩超提示心功能正常，可排除该诊断。

四、处理方案及基本原则

(1) 控制性氧疗：氧疗是 COPD 加重期的基础治疗，一般吸氧浓度为 28%～30%，吸入氧浓度过高可导致 CO_2 潴留风险加大。

(2) 抗生素：大多数 COPD 急性加重由于细菌感染诱发，一般选择青霉素、头孢类、大环内酯类、喹诺酮类等抗生素治疗。若患者治疗效果欠佳，根据患者痰培养药敏结果可调整用药。

(3) 支气管舒张药：呼吸道局部或全身使用，可使患者胸闷等症状明显好转，包括抗胆碱能药物、肾上腺受体激动剂、茶碱类药物等。

(4) 祛痰药：对痰液不易咳出者可应用。如氨溴索 30 mg 口服，3 次/d。

(5) 糖皮质激素：COPD 急性加重期住院患者宜在使用支气管舒张剂的基础上静脉或口服使用糖皮质激素。推荐静滴甲强龙 40 mg/d。

(6) 机械通气：对于并发较严重呼吸衰竭患者可使用机械通气治疗。

(7) 教育与管理：劝导患者戒烟，这是减慢肺功能损害最有效的措施。因职业或环境粉尘、刺激性气体所致者，应脱离粉尘环境。

(8) 其他治疗措施：保持水电解质平衡，补充营养，积极排痰治疗。积极处理伴随疾病及并发症。

(9) 转诊和社区随访：若患者出现严重呼吸衰竭、肺性脑病、肺心病等并发症的表现时，如气促加重、胸痛、不能平卧、咯血等，需及时转入上级医院就诊。病情控制后于社区定期随访，重点随访患者用药依从性，尤其是吸入糖皮质激素方法、剂量和不良反应，监测肺功能变化等。

五、要点与讨论

慢性阻塞性肺疾病是一种严重威胁人们健康的慢性呼吸系统疾病，患病人数多，病死率高。由于其缓慢进行性发展，严重影响患者的劳动能力和生活质量。COPD 患者在急性发作期过后，临床症状虽有所缓解，但其肺功能仍在继续恶化，并且由于自身防御和免疫功能的降低以及外界各种有害因素的影响，经常反复发作，而逐渐产生各种心肺并发症。稳定期康复治疗的根本目的在于预防急性发作，改善日常活动能力，尽可能恢复受损的心肺功能，防止或减缓心肺功能的减退。

疾病诊断主要根据吸烟等高危因素史、临床症状、体征及肺功能检查等综合分析确定。持续气流受限是 COPD 诊断的必备条件。吸入支气管舒张药后 $FEV_1/FVC < 70\%$ 及 $FEV_1 < 80\%$ 预计值可确定为持续气流受限。有少数患者并无咳嗽、咳痰症状，仅在肺功能检查时 $FEV_1/FVC < 70\%$，而 $FEV_1 \geq 80\%$ 预计值，在除外其他疾病后，亦可诊断为 COPD。

以往是根据 FEV_1/FVC、$FEV_1\%$ 预计值和症状对 COPD 的严重程度做出分级。而在 2011 年之后，GOLD 指南指出：COPD 的严重程度分级不再单纯依靠肺功能，而是综合肺功能、患者健康状况、未来急性加重的风险、合并症等情况进行评估。其目的是确定疾病的严重程度，包括气流受限的严重程度，患者的健康状况和未来急性加重的风险程度，最终目的是指导治疗。

1. 稳定期治疗

(1) 教育和劝导患者戒烟；因职业或环境粉尘、刺激性气体所致者，应脱离污染环境。

(2) 支气管舒张药包括短期按需应用以暂时缓解症状,及长期规则应用以预防和减轻症状两类。①β_2肾上腺素受体激动剂:主要有沙丁胺醇气雾剂,每次100~200 μg(1~2喷)。雾化吸入,疗效持续4~5 h,每24 h不超过8~12喷。特布他林气雾剂亦有同样作用。②抗胆碱药:是COPD常用的制剂,主要品种为异丙托溴铵气雾剂,雾化吸入,起效较沙丁胺醇慢,持续6~8 h。每次40~80 μg(每喷20 μg),每天3~4次。③茶碱类:茶碱缓释或控释片,0.2 g,早、晚各一次;氨茶碱,0.1 g,每日3次。

除以上支气管舒张剂外,尚有沙美特罗、福莫特罗等长效β_2肾上腺素受体激动剂,必要时可选用。

(3) 祛痰药:对痰不易咳出者可应用。常用药物有盐酸氨溴索,30 mg,每日3次,或羧甲司坦0.5 g,每日3次。

(4) 长期家庭氧疗(LTOT)对COPD慢性呼吸衰竭者可提高生活质量和生存率。对血流动力学、运动能力、肺生理和精神状态均会产生有益的影响。LTOT指征:①$PaO_2 \leqslant 55$ mmHg或$SaO_2 \leqslant 88\%$,有或没有高碳酸血症。②PaO_2 55~60 mmHg,或$SaO_2 < 89\%$,并有肺动脉高压、心力衰竭水肿或红细胞增多症(血细胞比容>0.55)。一般用鼻导管吸氧,氧流量为1.0~2.0 L/min,吸氧时间>15 h/d。目的是使患者在海平面,静息状态下,达到$PaO_2 \geqslant 60$ mmHg和(或)使SaO_2升至90%。

2. 急性加重期治疗

(1) 确定急性加重期的原因及病情严重程度。最多见的急性加重原因是细菌或病毒感染。

(2) 根据病情严重程度决定门诊或住院治疗。

(3) 支气管舒张药:药物同稳定期。

有严重喘息症状者可给予较大剂量雾化吸入治疗,如应用沙丁胺醇2 500 μg或异丙托溴铵500 μg,或沙丁胺醇1 000 μg加异丙托溴铵250~500 μg,通过小型雾化吸入器给患者吸入治疗以缓解症状。

(4) 控制性吸氧:发生低氧血症者可鼻导管吸氧,或通过文丘里(Venturi)面罩吸氧。鼻导管给氧时,吸入的氧浓度与给氧流量有关,估算公式为吸入氧浓度(%)=21+4×氧流量(L/min)。一般吸入氧浓度为28%~30%,应避免吸入氧浓度过高引起二氧化碳潴留。

(5) 抗生素:当患者呼吸困难加重、咳嗽伴痰量增加、有脓性痰时,应根据患者所在地常见病原菌类型及药物敏感情况积极选用抗生素治疗。如给予β内酰胺类/β内酰胺酶抑制剂;第二代头孢菌素、大环内酯类或喹喏酮类。门诊可用阿莫西林/克拉维酸、头孢唑肟0.25 g每日3次、头孢呋辛0.5 g每日2次、左氧氟沙星0.2 g每日2次、莫西沙星或加替沙星0.4 g每日一次;较重者可应用头孢曲松钠2.0 g加于生理盐水中静脉滴注,每天1次。住院患者应根据疾病严重程度和预计的病原菌更积极地给予抗生素,一般静脉滴注给药。

(6) 糖皮质激素:对需住院治疗的急性加重期患者可静脉"甲强龙40 mg/d"。连续5天。

COPD的预防主要是避免发病的高危因素、急性加重的诱发因素以及增强机体免疫力。戒烟是预防COPD的重要措施,也是最简单易行的措施,在疾病的任何阶段戒烟都有益于防止COPD的发生和发展。另外,控制职业和环境污染,减少有害气体或有害颗粒的吸入,可减轻气道和肺的异常炎症反应。积极防治婴幼儿和儿童期的呼吸系统感染,可能有助于减少以后COPD的发生。流感疫苗、肺炎链球菌疫苗、细菌溶解物、卡介菌多糖核酸等对防止COPD患者反复感染可能有益。加强体育锻炼,增强体质,提高机体免疫力,可帮助改善机体一般状况。

COPD的早期发现和早期干预重于治疗。因此,对于有COPD高危因素的人群,应定期进行肺功能监测,以尽可能早期发现COPD并及时予以干预。

六、思考题

1. 哪些情况下,全科医生应对慢性阻塞性肺疾病急性加重期患者如何使用抗生素治疗?
2. 慢性阻塞性肺疾病稳定期的治疗措施有哪些?

3. 慢性阻塞性肺疾病患者如何综合管理？

七、推荐阅读文献

1. 中华医学会呼吸病学分会慢性阻塞性肺疾病学组. 慢性阻塞性肺疾病诊治指南[J]. 中华结核和呼吸杂志,2013,366:255-264.
2. 蔡柏蔷、李龙芸. 协和呼吸病学[M]. 2版. 北京:中国协和医科大学出版社,2010:1076-1114.
3. 祝墡珠. 全科医生临床实践[M]. 北京:人民卫生出版社,2013:663-673.

（周国武　韩一平）

案例 33 肺炎

一、病历资料

1. 现病史

患者,男性,39 岁,因"咳嗽、咳痰伴发热 10 天"到社区卫生服务中心就诊。患者于 10 天前受凉后出现咳嗽、咳白黏痰,痰中偶带血丝,量少,伴发热,体温波动在 37.5~39℃之间,伴寒战、大汗,时有胸闷、胸痛。至社区卫生服务中心就诊,查血常规示 WBC $15×10^9$/L,N 86%,胸片示左下肺炎症。予美洛西林 2.5 g 静滴 2 次/日,治疗 3 天后,体温无明显下降,血常规示 WBC 升至 $17×10^9$/L。加用阿奇霉素 0.5 g 静滴 1 次/日,3 天后症状仍无改善,自觉胸痛加重。

2. 既往史

既往体健,否认高血压、糖尿病、肝炎等慢性病,否认药物及食物过敏史,否认疫区及禽类接触史,否认冶游史。

3. 体格检查

T 37.8℃,P 90 次/min,R 23 次/min,BP 120 mmHg/80 mmHg,Ht 173 cm,Wt 80 kg。气管居中,浅表淋巴结未及肿大,左下肺呼吸音减弱,可闻及湿啰音,语音震颤较右侧增强。

4. 实验室和辅助检查

血常规:RBC $4.33×10^{12}$/L,Hb 140 g/L,PLT $277×10^9$/L,WBC $15.2×10^9$/L,N 86%。
胸片:左下肺炎症。
3 天后血常规:WBC $17.5×10^9$/L,N 88%。
肝肾功能及电解质均正常。
ESR:70 mmHg。
CRP:65 mg/L。
入院后查血常规:WBC $15.8×10^9$/L,RBC $4.59×10^{12}$/L,PLT $271×10^{12}$/L,Hb 130 g/L,N 82.3%。
D-二聚体:8.4 μg/ml。
血气分析(未吸氧):pH 值 7.40,$PaCO_2$ 42.4 mmHg,PaO_2 80 mmHg。
肿瘤指标均正常。

二、诊治经过

初步诊断:左下肺炎。

诊治经过：患者以发热、咳嗽等呼吸道感染症状起病，社区卫生服务中心胸片提示肺部炎症，初步诊断为社区获得性肺炎。全科医生予以抗生素治疗3天效果欠佳，复查血常规白细胞总数增高，加用阿奇霉素治疗三天后，症状仍无改善，逐将患者转诊至上级医院呼吸科。行胸部CT示左下肺多发斑片状高密度影，部分实变，呼吸科医生将患者收入院，查D-二聚体 8.4 μg/ml；血气分析（未吸氧）：pH 7.40，$PaCO_2$ 42.4 mmHg，PaO_2 80 mmHg。pH值7.40，改用莫西沙星 0.4 g 静滴 1 次/日抗感染。入院3天后患者体温已正常。入院一周后复查血常规：WBC $10.8×10^9$/L，N 75%，CRP：16 mg/L，提示炎症明显控制。此时患者体温正常大于3天，无胸闷气急，准予出院。

三、病例分析

1. 病史特点
（1）青年男性，急性起病，病程短。
（2）受凉后出现咳嗽、咳痰伴发热、胸痛、痰中带血丝，外院胸片示左肺炎症。先后予美洛西林及阿奇霉素抗感染，效果欠佳。胸部CT示左下肺大片实变影。
（3）既往体健。
（4）体格检查：T 37.8℃，左下肺呼吸音减弱，可闻及湿啰音，语音震颤较右侧增强。
（5）实验室和辅助检查：WBC $15.2×10^9$/L，N 86，ESR 70 mm/H，CRP 65 mg/L，D-二聚体 8.4 μg/ml；血气分析（未吸氧）：pH 7.40，$PaCO_2$ 42.4 mmHg，PaO_2 80 mmHg。

2. 诊断和诊断依据
诊断：左下肺炎。
诊断依据：①青壮年男性，受凉后起病，病程短；②病程中有咳嗽、咳痰、发热、胸痛等呼吸道感染症状；③胸部影像学示左肺阴影；④WBC>$10×10^9$/L。

3. 鉴别诊断
（1）肺栓塞：
支持点：①病程中有胸闷、胸痛、痰中带血症状；②D-二聚体升高；③抗感染效果欠佳。不支持点：①以"咳嗽、发热"等感染征象起病；②实验室检验中白细胞及中性百分比明显升高；③胸部影像学示斑片状渗出影；④追问病史，患者无"久坐"等深静脉血栓形成的危险因素。
可进一步完善CRP、ESR、pct等炎症指标，必要时行肺动脉CTA检查以明确有无血栓形成。
（2）肺结核：
支持点：①青年男性；②临床症状有发热、胸痛、痰中带血；③抗细菌感染病情无明显改善。不支持点：①无典型的"低热、盗汗、体重下降"等结核感染中毒症状；②肺部影像学中病灶非典型结核的"上叶或下叶背段分布"、"卫星灶"等特点。

四、处理方案及基本原则

1. 确定肺炎诊断
按照肺炎的诊断标准，患者可以初步诊断"社区获得性肺炎"，但社区医院已予β内酰胺类药物治疗效果欠佳，加用大环内酯类药物仍无改善。此时需考虑社区获得性肺炎的诊断是否正确，是否是其他同样表现为肺部阴影的非感染性疾病，如肺结核、肺癌、肺血栓栓塞。因为患者病程中有胸痛及痰中带血丝，胸部CT示左下叶大片实变，呈楔形，尖端指向肺门，且D-二聚体明显升高，在外院抗感染无效的情况下需考虑肺栓塞。入院后予肺动脉CTA检查后未见动脉内血栓。因此认为"肺炎"的诊断无误。

2. 评估严重程度

2014 版 NICE 指南推荐采用简化的 CURB-65 评分,即 CRB-65 评分在社区卫生服务中心初诊时评估肺炎的严重程度(见表 33-1)。

表 33-1 初诊时死亡风险的评估

CRB65 评分细则
以下选项满足一项标准即得 1 分
意识(简明心理测验小于 8 分,或新出现的对人、地点及时间的定向障碍)
呼吸频率增快(每分钟≥30 次)
低血压(舒张压≤90 mmHg,或收缩压≤90 mmHg)
年龄≥65 岁
死亡风险评估
0 分:低危险性(死亡风险<1%)
1~2 分:中危险性(死亡风险 1%~10%)
3~4 分:高危险性(死亡风险>10%)

3. 确定病原体

对于有咳痰症状的住院患者,积极留取痰标本送检(包括革兰染色与培养),对于 T>38.5℃或出现寒战时,建议抽血培养送检;如果患者存在肺炎伴肺炎旁积液,也建议诊断性穿刺,胸水送检病原体。还有针对军团菌、肺炎链球菌的尿抗原都是可以选择的方法。必要时可采用支气管肺泡灌洗、肺穿刺活检等有创手段进一步明确。

4. 抗感染治疗

细菌性肺炎的治疗包括早期的经验性治疗和明确病原体后的针对性治疗(见表 33-2)。

表 33-2 不同人群社区获得性肺炎治疗方案的选择

	常见病原体	抗菌药物选择	备注
青壮年, 无基础疾病患者	肺炎链球菌、肺炎支原体、肺炎衣原体、流感嗜血杆菌	大环内酯类、青霉素、多西环素、第一代头孢菌素、氟喹诺酮类	肺炎链球菌对大环内酯类抗菌药物耐药率高,对于该菌所致的肺炎不单独使用大环内酯类,对耐药的肺炎链球菌建议使用氟喹诺酮类药物
老年人, 有基础疾病或需要住院的社区获得性肺炎	肺炎链球菌、流感嗜血杆菌、需氧革兰阴性杆菌、金黄色葡萄球菌、卡他莫拉菌等	第二、三代头孢菌素、β内酰胺类/β内酰胺酶抑制剂、碳青霉烯类、或联合大环内酯类、氟喹诺酮类	对于无铜绿假单胞菌危险因素的患者可予厄他培南,有铜绿假单胞菌危险因素的可予其他碳青霉烯类

5. 疗效的评价

(1) 在抗感染 72 h 后,如果患者症状无明显改善,或迅速出现病情的进展,应考虑治疗失败,在明确社区获得性肺炎诊断后应分析患者治疗无反应的原因。可通过复查血常规、CRP、ESR、降钙素原、胸部影像学等进行评判。例如本例患者痰涂片提示革兰阳性菌,未查见真菌及抗酸杆菌。结合患者肺部炎症迅速实变,痰中带血丝,考虑肺炎链球菌感染可能性大。根据肺炎病原体的流行病学分析,肺炎链球菌对 β 内酰胺类及大环类脂内药物耐药率较高,此患者治疗无效很可能是由于致病菌为耐药的肺炎链球菌,而肺炎链球菌为苛养菌,实验室中,特别是前期使用过抗生素后,很难培养出。入院后改为氟喹诺酮类药物后,患者临床症状及实验室指标迅速好转,也提示用药正确,治疗有效。

(2) 肺炎治疗疗程:抗感染疗程至少 5 天,多数患者需要 7~10 天。对于大多数细菌性肺炎,当体温正常 72 h 以上即可停用静脉抗感染药物。病情稳定后可从静脉途径转为口服序贯治疗。

(3) 肺炎出院标准:①体温＜37.3℃;②呼吸频率＜24 次/min;③心率＜100 次/min;④收缩压＞90 mmHg;⑤室内空气下血氧饱和度＞90%;⑥精神状态无异常。

6. 预防

加强体育锻炼,增强体质。大于 65 岁的老年人可注射肺炎多价疫苗。

7. 转诊和社区随访

应向社区获得性肺炎的患者解释说明,当治疗开始后,他们的症状应当会有稳定的改善,改善的比率和情况因为肺炎的严重程度而不同。绝大多数患者可以解释如下:①1 周:体温应当恢复正常;②4 周:胸痛和咳痰应当显著改善;③6 周:咳嗽和气促应当显著减少;④3 个月:大多数症状应当消失,但乏力、疲劳还可能持续存在;⑤6 个月:多数患者会感觉已完全恢复正常。此外,还应向社区获得性肺炎患者告知,当症状无改善或恶化时,应及时向医生咨询就诊。

五、要点与讨论

呼吸道感染性疾病是在社区医院中最常见的疾病之一,如何及时地明确是否存在肺炎,及时针对性的治疗,对于社区医师显得尤为重要。NICE 指南指出,当缺乏胸片 X 片检查,但存在下呼吸道感染的症状和体征,可考虑社区获得性肺炎。社区获得性肺炎中以肺炎链球菌、肺炎支原体、肺炎衣原体、流感嗜血杆菌、金黄色葡萄球菌等为常见病原体,病毒所占比例也不容忽视。血常规中的细胞分类能初步予以判断,CRP、ESR、降钙素原等炎性指标对于肺炎严重度的评估有重要价值。

不同致病菌所致的肺炎临床症状变化较多,肺炎严重程度也取决于宿主的抵抗力。常见不同病原体肺炎的表现如表 33-3 所示:

表 33-3 常见肺炎的症状、体征和胸部影像学特征

病原体	病史,临床症状	影像学
肺炎链球菌	起病急、寒战、高热、铁锈色痰、胸痛、肺实变体征	肺叶或肺段实变,无空洞,可伴胸腔积液
金黄色葡萄球菌	起病急、寒战、高热、脓血痰、毒血症状、休克	多发的肺叶浸润,早期空洞、脓胸,可见液气囊腔
肺炎克雷伯杆菌	起病急、寒战、高热、全身衰竭、砖红色胶冻痰	肺叶或肺段实变,蜂窝状脓肿,叶间隙下坠
肺炎支原体、衣原体	起病缓、乏力、肌肉痛、头痛等肺外表现明显	间质性支气管肺炎
军团菌	高热、肌痛、低钠、神经系统症状、相对缓脉	斑片浸润影,进展迅速,无空洞

初始治疗后 48~72 h 应对病情和诊断进行评价。有效治疗反应首先表现为体温下降,呼吸道症状亦可以有改善。白细胞恢复和 X 线病灶吸收一般出现较迟。凡症状改善,不一定考虑痰病原学检查结果如何,仍维持原有治疗。如果症状改善显著,胃肠外给药者可改用同类或抗菌谱相近或病原体明确并经药敏试验证明敏感的口服制剂口服给药,执行序贯治疗;原来健康状况良好者可以出院服药。

初始治疗 72 h 后症状无改善或一度改善复又恶化,视为治疗无效,其原因和处理:①药物未能覆盖致病菌或细菌耐药。结合实验室痰培养结果并评价其意义,审慎调整抗菌药物,并重复病原学检查。②特殊病原体感染如结核分枝杆菌、真菌、卡氏肺孢子虫、病毒或地方性感染性疾病。应重新对有关资

料进行分析并进行相应检查包括对通常细菌的进一步检测,必要时采用侵袭性检查技术,明确病原学诊断并调整治疗方案。③出现并发症(如脓胸、迁徙性病灶)或存在影响疗效的宿主因素(如免疫损害)。应进一步检查和确认,进行相应的处理。④非感染性疾病误诊为肺炎。应认真收集病史、仔细体检和进行有关检查,以便确诊。

当患者病情进一步加重,符合重症肺炎诊断标准时应积极转上级医院或入住 ICU 治疗。根据 IDSA/ATS 标准,重症肺炎标准如下:主要标准:①需要有创机械通气;②感染性休克需要血管收缩剂治疗。次要标准:①呼吸频率≥30 次/min;②氧合指数≤250;③多肺叶浸润;④意识障碍/定向障碍;⑤氮质血症(BUN≥20 mg/dl);⑥白细胞减少(WBC<$4×10^9$/L);⑦血小板减少(PLT<$10×10^9$/L);⑧低体温(T<36℃);⑨低血压,需强有力的液体复苏。符合 1 项主要标准或 3 项次要标准以上可诊断重症肺炎。

六、思考题

1. 肺炎的严重程度与什么因素有关?如何进行评估?
2. 对于初始治疗无反应的肺炎患者应从哪些方面进行分析?
3. 重症肺炎的诊断标准是什么?

七、推荐阅读文献

1. 葛均波,徐永健.内科学[M].8 版.北京:人民卫生出版社,2013,41-57.
2. Lionel A. Mandell, Richard G. Wunderink, Antonio Anzueto, et al. Infectious Diseases Society of America/American Thoracic Society Consensus Guidelines on the Management of Community-Acquired Pneumonia in Adults [J]. Clinical Infectious Diseases 2007;44:S27-S72.

(焦 洋 韩一平)

案例 34

肺 癌

一、病历资料

1. 现病史

患者,男性,60岁,因"咳嗽、咳痰伴痰中带血2个月"到社区卫生服务中心就诊。患者2月前开始无明显诱因下出现咳嗽、咳痰,痰为白色,痰中时有鲜红色血丝,无胸闷、胸痛、气急等不适。社区全科医生予拍摄胸片,提示左肺门团块影。

2. 既往史

既往健康状况较好,否认慢性病史,否认外伤手术史,否认输血史,否认药物过敏史。吸烟20支/天×40年。妻和一子健康,父母亡故,死因不详。

3. 体格检查

T 36.8℃,P 82次/min,R 20次/min,BP 130 mmHg/90 mmHg,Ht 166 cm,Wt 60 kg。桶状胸,肺部触诊语颤减弱,叩诊呈过清音,听诊左肺可闻及干啰音。心脏和腹部检查无异常体征。杵状指。

4. 实验室和影像学检查

血常规:WBC 6.6×10^9/L,N 60%,Hb 110 g/L,PLT 280×10^9/L。

肝肾功能:TB 5.4 μmol/L,DB 1.6 μmol/L,TP 65 g/L,ALB 38 g/L,ALT 46 IU/L,AST 31 IU/L,γ-GT 37 IU/L,BUN 5.2 mmol/L,Cr 72 μmol/L。

心电图:窦性心律,正常心电图。

胸片:左肺门团块影。

二、诊治经过

初步诊断:左肺门占位,肺癌可能。

诊治经过:全科医生仔细询问了患者有无头痛、头晕、骨痛等症状,结合患者胸片结果,考虑肺癌可能,将患者转诊至上级医院呼吸专科。患者在三级医院呼吸科进一步查胸部增强CT提示左肺中央型肿块,累及左主动脉,伴同侧纵隔淋巴结肿大,行支气管镜检查提示左主支气管远端新生物,活检提示鳞状细胞癌。支气管镜病理:(左主支气管)鳞状细胞癌。组织EGFR(epidermal growth factor receptor,上皮生长因子受体)基因检测为野生型。同时予腹部B超、头颅增强MRI及全身骨扫描的检查,确定患者没有肺癌常见转移部位如脑、肝、肾上腺及骨的转移。但患者因肿瘤侵犯了左肺动脉,分期已达Ⅲb期,无法手术治疗,且患者EGFR基因无突变,不适合一线选择靶向治疗,故给予患者紫杉醇210 mg d_1

＋顺铂 120 mg d_1 方案化疗,2 个疗程后,病灶有所缩小,患者咳嗽、痰血有明显好转,肺癌局部给予适形放疗,放射剂量共 60 Gy。患者完成上述治疗后,在社区全科医生处随访,定期复查血常规及肝、肾功能,以及时发现并处理放、化疗引起的血液学毒性。放疗结束 1 个月起,定期复查胸部平扫 CT,以防止放射性肺炎的发生。

三、病例分析

1. 病史特点

(1) 中年男性,起病隐匿,病程较短。既往吸烟史 800 年支。

(2) 咳嗽、咳白痰伴痰中带血 2 个月。

(3) 体格检查:T 36.8℃,P 82 次/min,R 20 次/min,BP 130 mmHg/90 mmHg,Ht 166 cm,Wt 60 kg。桶状胸,肺部触诊语颤减弱,叩诊呈过清音,听诊左肺可闻及干啰音。心脏和腹部检查无异常体征。杵状指。

(4) 实验室和影像学检查:胸部增强 CT:左肺门占位累及左主动脉,伴同侧纵隔淋巴结肿大。支气管镜:左主支气管远端新生物,活检术。支气管镜病理:(左主支气管)鳞状细胞癌。组织 EGFR 基因检测野生型。

2. 诊断和诊断依据

诊断:左肺鳞癌 T4N2M0 Ⅲb 期 PS(Performance Status,功能状态评分):1 分(级)。组织 EGFR 基因野生型。

患者有大量吸烟史,有咳嗽、咯血的症状,体检有肺气肿及左侧大气道阻塞的体征,影像学检查提示左肺门占位,累及左主动脉,伴左侧纵隔淋巴结肿大,支气管镜下看到新生物,病理提示鳞癌,EGFR 基因为野生型。

3. 鉴别诊断

患者出现咳嗽及反复痰血症状,影像学检查提示中央型肺内占位性病灶,需重点与以下几个疾病鉴别:

(1) **肺结核**:年轻患者多见,多同时伴有低热、盗汗等结核中毒症状,病灶易发于肺上叶尖后段及下叶背段,具有多病灶、多性状、多钙化的特点,结核菌素试验常阳性。若呼吸道分泌物中找到结核杆菌可确诊。

(2) **肺部炎性假瘤**:常为肺部慢性炎症机化形成,但影像学表现多形态不整,中心密度较高,易伴有胸膜增厚,病灶长期无变化。病理学活检可明确。

(3) **肺脓肿**:起病急,高热、寒战、脓痰等中毒症状严重,影像学可见均匀大片状炎症阴影,可有空洞形成,血常规提示白细胞和中性粒细胞增多,抗感染治疗有效。结合支气管镜和痰脱落细胞等检查可以鉴别。

(4) **肺部良性肿瘤**:如支气管腺瘤、错构瘤等,在影像学上与肺癌常难以鉴别,需病理学确诊。

四、处理方案及基本原则

肺癌的处理主要根据分期及病理类型。按病理类型的不同,肺癌主要分为小细胞肺癌和非小细胞肺癌,其中,非小细胞肺癌中又包括腺癌、鳞癌和大细胞肺癌等多种类型。小细胞肺癌由于恶性程度高、远处转移早,一般不推荐手术,而首选以化疗为主的综合治疗。非小细胞肺癌则根据分期不同而选择不同的治疗方式。肺癌分期目前使用的是 TNM 法,T 代表原发肿瘤的大小及位置,N 为淋巴结转移情况,M为远处转移情况。根据TNM分期法,Ⅰ期、Ⅱ期以及部分ⅢA期肺癌,如无明确的手术禁忌证,首选外科根治性手术;ⅢB期及Ⅳ期患者则无手术指征,以姑息性治疗为主。

T分期:

Tx:原发肿瘤不能评价;或痰、支气管冲洗液找到癌细胞但影像学或支气管镜没有可视肿瘤。

T0:没有原发肿瘤的证据。

Tis:原位癌。

T1:肿瘤最大径≤3 cm,周围为肺或脏层胸膜所包绕,镜下肿瘤没有累及叶支气管以上(即没有累及主支气管)①T1a:肿瘤最大径≤2 cm;②T1b:肿瘤最大径2～3 cm。

T2:肿瘤大小或范围符合以下任何一点:①肿瘤最大径>3 cm,且≤7 cm;②累及主支气管,但距隆突≥2 cm;③累及脏层胸膜;④扩散到肺门造成肺不张或阻塞性肺炎(不累及全肺);⑤T2a:肿瘤最大径为3～5 cm(或其他因素造成T2但肿瘤最大径≤5 cm);⑥ T2b:肿瘤最大径为5～7 cm。

T3:肿瘤大小任意,但直接侵及下列任何部位:①胸壁(含上沟瘤)、膈肌、纵隔胸膜、壁层心包;②肿瘤在主支气管,距隆突小于2 cm(未累及隆突);③全肺的肺不张或阻塞性炎症;④同一叶内有肿瘤转移灶;⑤肿瘤最大径大于7 cm。

T4:无论肿瘤大小,但侵及下列部位:①纵隔、心脏、大血管、气管、食管、椎体、隆突;②原发灶同侧肺不同肺叶内有肿瘤转移灶。

N分期:

Nx:无法判断区域淋巴结是否转移。

N0:没有区域淋巴结转移。

N1:转移至同侧气管旁和/或同侧肺门淋巴结和原发肿瘤直接侵及肺内淋巴结。

N2:转移至同侧纵隔和/或隆突下淋巴结。

N3:转移至对侧纵隔、对侧肺门淋巴结,同侧或对侧斜角肌或锁骨上淋巴结。

M分期:

Mx:无法估计是否有远处转移。

M0:没有远处转移。

M1a:恶性胸水或恶性心包积液。

M1b:有远处转移。

根据TNM的具体情况将肺癌分为Ⅰ～Ⅳ期,其中Ⅰ期又分为Ⅰa、Ⅰb,Ⅱ期分为Ⅱa和Ⅱb。具体如表34-1所示。

表34-1 肺癌的分期

隐源性肿瘤	TX	N0	M0
Stage 0	Tis	N0	M0
ⅠA	T1a, b	N0	M0
ⅠB	T2a	N0	M0
ⅡA	T1a, b	N1	M0
	T2a	N1	M0
	T2b	N0	M0
ⅡB	T2b	N1	M0
	T3	N0	M0

(续表)

隐源性肿瘤	TX	N0	M0
ⅢA	T1，T2	N2	M0
	T3	N1，N2	M0
	T4	N0，N1	M0
ⅢB	T4	N2	M0
	Any T	N3	M0
Ⅳ	Any T	Any N	M1a，b

1. 准确的肿瘤分型分期

根据上述 TNM 分期标准，本患者经病理学活检明确为肺鳞癌，胸部 CT 提示原发肿瘤位于左肺门处，侵犯左肺动脉，为 T4，同侧纵隔淋巴结转移，为 N2，影像学未发现远处转移，为 M0，T4N2M0 为ⅢB期。

2. 化学治疗

目前，针对Ⅲb 及Ⅳ期非小细胞肺癌，一线化疗推荐为含铂的双药联合化疗方案，如紫杉醇＋卡铂、多西紫杉醇＋顺铂或吉西他滨＋顺铂等。疗程间隔时间为 3～4 周。若患者对化疗方案的耐受性良好，则每两个疗程结束后，进行疗效评估。若一线方案化疗无法控制肿瘤的生长，则考虑更换为二线化疗方案。

3. 放射治疗

对于局限性晚期肺癌，给予局部放射治疗有助于杀灭癌细胞活性、降低肿瘤负荷，缓解原发肿瘤阻塞支气管导致的阻塞性肺炎、肺不张等症状。在患者一般情况可以耐受的条件下，建议给予全剂量（如胸部肿瘤病灶给予 40～60 Gy）放疗。此外，放疗对于骨转移引起的疼痛、脑转移引起的中枢神经系统症状均有改善作用。但胸部放疗可能产生放射性食管炎、放射性肺炎等并发症，需注意保护和监测。

4. 靶向治疗

目前应用于临床的肺癌靶向药物有两类，分别针对 EGFR 基因突变和 EML4-ALK 融合基因，前者的代表药物为吉非替尼、厄洛替尼和埃克替尼，后者代表药物为克唑替尼。靶向药物通常对明确有相关基因阳性突变的非小细胞肺癌患者有效，而对于靶基因为野生型的患者，由于靶向治疗的有效率极低，只是在化疗、放疗等疗法无效时，作为二线甚至三线方法试行采用。

5. 中医药治疗

许多中医药配方在肺癌的治疗中可以与西医治疗起到协同作用，减少化疗药物及放疗的毒性反应，提高机体的免疫力，从而达到巩固疗效、改善症状的辅助作用。

6. 支持治疗

主要是对症治疗及免疫支持治疗。对症治疗包括镇咳、化痰、止血、止痛等。免疫支持治疗除加强营养的摄入和应用一些中草药之外，还包括间断使用一些具有增强机体免疫的生物制剂，如胸腺肽等。

7. 转诊及社区随访

每个疗程的化疗及放疗结束后 1 周左右，均需至社区医院进行复查和随访，复查血常规、肝肾功能及肺癌肿瘤标志物指标，及时发现抗肿瘤治疗引起的血液学毒性，并监测肿瘤细胞的活性，从而进行相应处理；并定期观察肺部影像学变化，防治放射性肺炎的发生。对于具有吸烟史的患者，全科医生应对患者进行戒烟指导。全科医生还可根据患者的一般情况，适当给予营养和免疫支持治疗。

五、要点与讨论

肺癌的发生率和病死率居恶性肿瘤之首,并且仍在逐年升高。

1. 导致肺癌发生的危险因素

肺癌的病因复杂,至今仍不十分清楚,可能与以下因素相关:

(1) 吸烟:肺癌患者中约四分之三的人有重度吸烟史,吸烟者比不吸烟者的肺癌发病率高 10~13 倍,且开始吸烟的年龄越小、吸烟时间越长,死于肺癌的机会越大。因此,主动戒烟,同时劝阻及控制吸烟的运动势在必行。

(2) 大气污染:包括工业废气排放、汽车尾气等需要注意相关的防护。

(3) 室内环境污染:如室内煤烟、厨房油烟等,被认为是引起女性肺癌的重要的原因。

(4) 职业因素:一些化工行业、重金属业、采矿工人等,由于长期接触致癌物质,肺癌相对高发。

(5) 慢性肺部疾病:如慢性支气管炎、肺结核等,也与肺癌危险度相关。

(6) 遗传因素。

因此,要预防肺癌,首先要戒烟,减少对污染环境的接触和有害物质的吸入。对于具备上述危险因素的患者,应定期体检,早期有针对性的进行肺癌筛查。对于肺癌早期筛查,目前最为推荐的是低剂量螺旋 CT,以期早发现、早治疗。最新研究证实低剂量螺旋 CT 与胸片相比,可以提高 20% 早期肺癌的检出率,并使肺癌的病死率下降 20%。

2. 肺癌患者的临床表现

很多肺癌患者在肿瘤早期并没有症状,当肿瘤发展到一定程度,甚至是中晚期才会出现一系列症状。部分患者可能伴随一些非特异性的症状。具有上述肺癌危险因素的人群,当出现以下情况时,需警惕肺癌的可能,及早就诊。

(1) 不明原因的刺激性咳嗽,经过常规的抗感染等治疗无改善,甚至加重;或持续性呈高音调的咳嗽;部分慢阻肺患者有慢性咳嗽,但无明显感染等因素的条件下咳嗽性质突然改变或加重,持续 2~3 周不愈等。

(2) 间断出现痰中带血或血痰。

(3) 胸部隐痛,位置相对固定,逐渐加重,深呼吸或咳嗽时加重。

(4) 部分肺癌患者可能以转移部位或神经内分泌表现为首发症状。常见的包括声音嘶哑,颈部淋巴结肿大,头痛、呕吐、复视、眩晕等颅内转移症状,局部骨痛或病理性骨折,杵状指,等等。

3. 肺癌的辅助检查方法

(1) 影像学检查:胸部 X 线检查是诊断肺癌最基本的方法,具有简易、快速、经济的优点,但分辨率低,对早期小肺癌容易漏诊。最常用的胸部影像学检查方法为胸部 CT 扫描,其分辨率高,对于病灶本身的性质、与周边脏器的关系等均可良好地显影,并可用于随后行活检操作的指导。对于疑诊肺癌的患者,可行骨 ECT 检查以了解有无骨转移。PET-CT 可一次性获得全身图像,且为无创检查,安全性高,可用于肺癌的协助诊断及分期。

(2) 痰脱落细胞学检查:对中央型肺癌的阳性率较高,而周围型肺癌的阳性率较低。

(3) 病理学检查:病理学检查是诊断肺癌的"金标准"。获取标本行病理学检查的方法包括支气管镜检查、经皮肺活检、内科胸腔镜下活检、浅表淋巴结穿刺或活检等。必要时,可以行外科胸腔镜手术或开胸活检。

(4) 肿瘤标志物:目前尚无特异性的肺癌血清肿瘤标志物,常用的包括癌胚抗原、糖类抗原 19-9、神经元烯醇化酶、鳞癌相关抗原、细胞角蛋白 19 片段等,联合检查的意义高于单独检测。

根据患者的危险因素、病史、临床表现及辅助检查结果,确诊肺癌后,还需要进行 TNM 分期。

TNM分期直接关系到治疗方案的制定和对患者预后的判断。

4. 肺癌的治疗

对于肺癌患者,应针对不同的个体、根据病情实施多手段结合的综合治疗。常用的治疗手段包括:

(1) 手术:对于非小细胞肺癌,首选的是手术治疗,但确诊时,仅约25%的患者适合手术,多数在初诊时已是中晚期,失去了手术时机。

(2) 化学治疗:对于部分中晚期非小细胞肺癌,以及小细胞肺癌患者,可选择化学治疗。用于肺癌化疗的药物种类较多,需要根据肿瘤的病理学类型以及患者的一般情况等因素综合考虑后进行个体化选择用药。

(3) 放射治疗:放疗在局部晚期患者的根治性治疗及转移患者的姑息治疗中,都占据举足轻重的地位,有助于降低局部肿瘤负荷、改善局部症状。

(4) 靶向治疗:目前我国可用于肺癌临床治疗的靶向药物主要是针对EGFR及ALK基因有突变的患者。对于EGFR基因有突变的患者,可以一线使用EGFR-TKI进行靶向治疗。

(5) 对症支持治疗:主要目的是改善患者的症状,提高其生活质量。比较重要的是局部介入治疗、止痛治疗和营养支持。①局部介入治疗:对于肿瘤生长或压迫等导致的较大气道的阻塞,可通过经支气管镜下腔内介入治疗改善通气;对于反复大咯血,可根据病情酌情实施支气管动脉栓塞术等。②对于癌症引起的疼痛,应当遵循"常规、量化、全面、动态"的原则,对癌痛进行评估,之后按照WHO癌痛三阶梯止痛治疗指南进行分阶梯止痛治疗。轻度疼痛可选用非类固醇消炎药物;中度疼痛可选用弱阿片类药物,并可合用非类固醇消炎药物;重度疼痛可选用强阿片类药,并可合用非类固醇消炎药物。除止痛药物外,还可加用抗惊厥药物、抗抑郁药物或糖皮质激素等,可加强止痛效果。此外,还可借助一些非药物治疗方法,包括局部介入治疗、针灸、经皮穴位电刺激等物理治疗、认知-行为训练、社会心理支持治疗等。适当应用非药物疗法,可作为药物止痛治疗的有益补充,与止痛药物治疗联用,可增加止痛治疗的效果。③中医药治疗:有助于增强患者的机体免疫力,减轻化疗等药物产生的不良反应。④营养支持。⑤人文关怀。

六、思考题

1. 哪些情况下,全科医生应建议患者使用靶向治疗?
2. 哪些肺癌患者可以手术?
3. 非小细胞肺癌的化疗药物选择原则是什么?

七、推荐阅读文献

1. Ettinger DS, Wood DE, Akerley W, et al. Non-small cell lung cancer, version 6. 2015.[J] J Natl Compr Canc Netw. 2015,13(5):515-524.
2. 葛均波,徐永健. 内科学[M]. 8版. 北京:人民卫生出版社,2013,75-86.
3. 蔡柏蔷,李龙芸. 协和呼吸病学[M]. 2版. 北京:中国协和医科大学出版社,2011,1201-1296.

(聂小蒙　武　宁　韩一平)

案例 35

慢性胃炎

一、病历资料

1. 现病史

患者,男性,40岁,因"**纳差伴进食后饱胀半年余,加重 2 周**"到社区卫生服务中心就诊。患者半年前开始无明显诱因下出现纳差,伴进食后饱胀,时有嗳气,嗳气后自觉腹胀较前好转,偶有反酸,无厌食油腻、尿色加深、发热、恶心、呕吐、腹痛等不适。于外院就诊查血常规、肝肾功能及腹部B超均未提示明显异常。近 2 周患者自觉纳差及饱胀感较前加重,遂做胃镜检查:提示浅表萎缩性胃炎,幽门螺杆菌(Helicobacter pylori,Hp)(+),病理提示慢性萎缩性胃炎伴肠化。追问病史,患者近期工作压力较大,饮食多不规律,时有熬夜,否认特殊药物服用史。

2. 既往史

平素体健,一般情况可,否认高血压、糖尿病、冠心病等病史;无饮酒史,吸烟 10 支/天 × 10 年。妻和 1 子健康,母患胃癌,父患高血压,均健在。

3. 体格检查

T 36.8℃,P 75 次/min,R 16 次/min,BP 130 mmHg/70 mmHg,心、肺检查无异常体征。腹部平软,未见胃肠型,无压痛、反跳痛、肝脾肋下未及、肝区无叩痛,肠鸣音 2 次/min,双下肢无水肿。

4. 实验室和辅助检查

肝功能:TB 5.4 μmol/L, DB 1.6 μmol/L, TP 65 g/L, ALB 44 g/L, ALT 30 IU/L, AST 31 IU/L, γ-GT 37 IU/L。

肾功能:BUN 5.2 mmol/L, Cr 52 μmol/L, UA 236 μmol/L。

血常规:WBC 4.5×10^9/L, N 65%, Hb 133 g/L, PLT 248×10^9/L。

心电图:窦性心律,T 波改变。

胃镜:浅表萎缩性胃炎,Hp(+)。

病理:慢性萎缩性胃炎伴肠化。

二、诊治经过

初步诊断:慢性胃炎。

诊治经过:全科医生仔细询问了患者的胃纳和腹胀情况,最近是否有进食不洁食物、服用特殊药物、生活及工作压力、饮食及作息规律、烟酒史、家族胃癌史等情况。发现患者近期工作压力较大,饮食多不规律,时有熬夜,患者母亲有胃癌病史。建议患者调整作息及饮食时间,宜食消化无刺激性的食物,戒烟。给予胃黏膜保护剂口服治疗,给予枸橼酸莫沙必利分散片 5 mg tid,餐前口服治疗。考虑患者有胃癌家族史合并 Hp 感染,予以根除 Hp 的四联疗法(奥美拉唑 20 mg bid po,枸橼酸铋钾 220 mg bid po,阿莫西林 1.0 g bid po,克拉霉素 0.5 g bid po)治疗 2 周。

1 个半月后,患者至全科门诊就诊,诉症状较前已基本缓解,复查 ^{14}C 呼气试验:阴性。全科医生建议其继续目前规律的生活及饮食,忌烟酒、浓茶、咖啡、少吃过酸过甜食物及饮料、进食宜细嚼慢咽,并定期随访胃镜及 Hp 等指标。

三、病例分析

1. 病史特点
(1) 男性,40 岁,纳差伴进食后饱胀半年余,加重 2 周。
(2) 近期工作压力较大,饮食多不规律,时有熬夜。
(3) 既往有吸烟史 10 年,母患胃癌。
(4) 体格检查:BP 130 mmHg/70 mmHg,心、肺检查无异常体征。腹部平软,未见胃肠型,无压痛、反跳痛、肝脾肋下未及,肝区无叩痛,肠鸣音 2 次/min,双下肢无水肿。
(5) 实验室和辅助检查:胃镜提示浅表萎缩性胃炎,Hp(+)。病理提示慢性萎缩性胃炎伴肠化。

2. 诊断与诊断依据
诊断:慢性胃炎。
诊断依据:患者反复纳差伴进食后饱胀感半年余,此次患者 2 周前由于工作压力较大,饮食多不规律,时有熬夜的诱因下出现饱胀感加重,胃镜提示浅表萎缩性胃炎,Hp(+)。病理提示慢性萎缩性胃炎伴肠化。故诊断为慢性胃炎。

3. 鉴别诊断
慢性胃炎缺乏特异性症状,而且症状的轻重与胃黏膜的病变程度并非一致,有消化不良症状的慢性胃炎与功能性消化不良患者在临床表现和精神心理状态上无显著差异。慢性胃炎的诊断主要有赖于胃镜检查和直视下胃黏膜活检组织病理学检查,该检查同时可以明确有无合并胃癌、消化性溃疡等情况。需要注意的是消化不良症状并不一定由慢性胃炎引起,当按慢性胃炎处理后症状改善不明显时,需要考虑其他疾病如消化性溃疡、胃肿瘤、胆囊及胰腺疾病等。这些疾病除纳差等可伴随有腹痛等不适,病史询问需要了解患者既往病史以及此次症状发作的部位、起病因素、伴随症状等。胆囊疾病多有进食油腻史,伴有右上腹疼痛伴右侧肩背部放射痛,查体可有 Murphy's 征(+),B 超检查见胆囊壁增厚伴结石等改变。胰腺疾病疼痛部位多在上腹部,伴有腰背部放射痛,B 超可提示胰腺周围渗出或胰腺占位性病变等表现。

四、处理方案及基本原则

慢性胃炎的治疗包括病因治疗、对症治疗。无症状、Hp 阴性的慢性非萎缩性胃炎无需特殊治疗。慢性胃炎需要根据不同的临床症状、内镜及病理改变情况选择不同的治疗。

1. 处理方案
(1) 饮食:宜易消化无刺激性的食物,少吃过酸过甜食物及饮料,忌烟酒、浓茶、咖啡,进食细嚼慢咽等。
(2) 对症治疗:浅表性胃炎,以反酸、腹痛为主要表现,尤其内镜下表现糜烂明显的病例,除给予黏膜保护剂外,可给予抑酸治疗,根据情况选用小剂量质子泵抑制剂(proton pump inhibitor, PPI)或 H_2

受体拮抗剂治疗。慢性胃炎,黏膜萎缩、肠上皮化生明显者,以黏膜保护剂为主。消化不良以腹胀、早饱为主要表现的病例,应用促动力药物如多潘立酮、莫沙必利等治疗有助于改善症状。胆汁反流为慢性胃炎的主要问题时,应用促动力药物的同时,可给予中和胆汁的黏膜保护剂如铝碳酸镁等治疗。萎缩性胃炎伴恶性贫血者可给予维生素 B_{12} 和叶酸,中药胃复春、猴菇菌片及维生素类。在排除了胃排空迟缓引起的饱胀、胃出口梗阻、胃黏膜屏障减弱或胃酸过多导致的胃黏膜损伤(如合并有消化性溃疡和较重糜烂者)情况下,可针对进食相关的腹胀、纳差等消化不良症状而应用消化酶制剂(如复方阿嗪米特、米曲菌胰酶、各种胰酶制剂等)缓解相应症状。精神心理因素与消化不良症状发生相关,睡眠障碍或有明显精神因素者,常规治疗无效和疗效差者,可考虑进行精神心理治疗。

(3) 根除幽门螺杆菌治疗:国内 Hp 感染处理共识推荐对有胃黏膜萎缩、糜烂或有消化不良症状者根除 Hp。结合该患者合并有胃癌家族史应给予根除 Hp 治疗。根除 Hp 治疗能使很多患者消化不良症状消失,同时减轻炎症程度、减少肠上皮化生的发生。2012 年全国 Hp 感染处理的共识报告中推荐铋剂+PPI+2 种抗菌药物组成的四联疗法(剂量和用法见表 35-1),抗菌药物组成方案有 4 种:①阿莫西林+克拉霉素;②阿莫西林+左氧氟沙星;③阿莫西林+呋喃唑酮;④四环素+甲硝唑或呋喃唑酮。青霉素过敏者推荐的抗菌药物组成方案为:①克拉霉素+左氧氟沙星;②克拉霉素+呋喃唑酮;③四环素+甲硝唑或呋喃唑酮;④克拉霉素+甲硝唑。组成方案中抗菌药物的剂量和用法同含有阿莫西林的方案(见表 35-1)。需注意的是,青霉素过敏者初次治疗失败后,抗菌药物选择余地小,应尽可能提高初次治疗根除率。

表 35-1 推荐的四联方案中抗菌药物的剂量和方法

方案	抗菌药物 1	抗菌药物 2
1	阿莫西林 1 000 mg,2 次/d	克拉霉素 500 mg,2 次/d
2	阿莫西林 1 000 mg,2 次/d	左氧氟沙星 500 mg,1 次/d;或 200 mg,2 次/d
3	阿莫西林 1 000 mg,2 次/d	呋喃唑酮 100 mg,2 次/d
4a	四环素 750 mg,2 次/d	甲硝唑 400 mg,2 次/d 或 3 次/d
4b	四环素 750 mg,2 次/d	呋喃唑酮 100 mg,2 次/d

2. 转诊及社区随访

慢性萎缩性胃炎尤其是伴有中重度肠化或上皮内瘤变者,要定期内镜和病理组织学检查随访。一般认为,中、重度慢性萎缩性胃炎有一定的癌变率。为了既减少胃癌的发生,又方便患者且符合卫生经济学要求,活检有中至重度萎缩并伴有肠化的慢性萎缩性胃炎 1 年左右随访 1 次;不伴有肠化或上皮内瘤变的慢性萎缩性胃炎可酌情内镜和病理随访。伴有低级别上皮内瘤变并证明此标本并非来自于癌旁者,根据内镜和临床情况缩短至 6 个月左右随访 1 次;而高级别上皮内瘤变须立即确认,证实后采取内镜下治疗或手术治疗。

为了便于对病灶监测、随访,有条件时可考虑进行胃黏膜定标活检,该技术采用胃黏膜定标活检钳和定标液对活检部位进行标记定位,同时取材活检,可对可疑病变进行准确定位和长期随访复查。糜烂性胃炎建议的定标部位为病灶处,慢性萎缩性胃炎的定标部位为胃窦小弯、胃窦大弯、胃角、胃体小弯、胃体大弯及病灶处。

五、要点与讨论

多数慢性胃炎患者无任何症状,有症状者主要为消化不良,且为非特异性;消化不良症状的有无和严重程度与慢性胃炎的内镜所见及胃黏膜的病理组织学分级无明显相关性。部分慢性胃炎患者可出现上腹痛、饱胀等消化不良症状。不同内镜表现和病理组织学结果的患者症状无特异性,且症状的严重程度与内镜所见和病理组织学分级无明显相关性。

慢性胃炎的治疗目的是缓解症状和改善胃黏膜组织学,治疗应尽可能针对病因,遵循个体化原则。慢性胃炎消化不良症状的处理与功能性消化不良相同。无症状、Hp 阴性的慢性非萎缩性胃炎无需特殊治疗;但对慢性萎缩性胃炎,特别是严重的慢性萎缩性胃炎或伴有上皮内瘤变者应注意预防其恶变。

Hp 阳性的慢性胃炎有胃黏膜萎缩、糜烂或消化不良症状者,推荐根除 Hp。根除治疗可使 Hp 阳性的功能性消化不良患者症状得到长期缓解,此外根除 Hp 可使胃黏膜组织学得到改善,Hp 感染有促进慢性萎缩性胃炎发展为胃癌的作用。根除 Hp 可以明显减缓癌前病变的进展,并有可能减少胃癌发生的危险,但最佳的干预时间为胃癌前病变(包括萎缩、肠化和上皮内瘤变)发生前。

慢性胃炎的转归包括逆转、持续稳定和病变加重状态。慢性萎缩性胃炎多数稳定。但中重度者不加任何干预则可能进一步发展。反复或持续 Hp 感染、不良饮食习惯等均为加重胃黏膜萎缩和肠化的潜在因素。水土中含有过多硝酸盐和亚硝酸盐,微量元素比例失调,吸烟、长期饮酒,缺乏新鲜蔬菜与水果及所含的必要营养素,经常食用霉变、腌制、熏烤和油炸食品等快餐食物,过多摄入食盐,有胃癌家族史,均可增加慢性萎缩性胃炎患病风险或加重慢性萎缩性胃炎甚至增加癌变可能。慢性萎缩性胃炎常合并肠化,少数出现上皮内瘤变,经历长期的演变,少数病例可发展为胃癌。低级别上皮内瘤变大部分可逆转而较少恶变为胃癌。

较多研究发现,某些具有生物活性功能的维生素,如维生素 C 以及微量元素硒可能降低胃癌发生的危险度。对于部分体内低叶酸水平者,适量补充叶酸可改善慢性萎缩性胃炎病理组织状态而减少胃癌的发生。

六、思考题

1. 哪些情况下,全科医生应建议患者根除 Hp 治疗?
2. 慢性胃炎患者的社区管理主要内容有哪些?
3. 慢性萎缩性胃炎患者如何进行社区随访?

七、推荐阅读文献

1. 中华医学会消化病学分会. 中国慢性胃炎共识意见(2012)[J]. 中华消化杂志,2013,33:5-16.
2. 葛均波,徐永健. 内科学[M]. 8 版. 北京:人民卫生出版社,2013:364-367.
3. 中华医学会消化病学分会. 第四次全国幽门螺杆菌感染处理共识报告[J]. 胃肠病学,2012,17(10):618-625.

(童依丽 于晓峰)

案例 36
消化性溃疡

一、病历资料

1. 现病史

患者，男性，38岁，因"反复中上腹隐痛1周，加重2天"就诊。患者1周前无明显诱因下出现中上腹隐痛，钝痛为主，饥饿时加重，进食后可有好转，有时于半夜痛醒。无恶心、呕吐、腹泻，无黑便、便血。近两日患者自觉腹痛症状加重，伴嗳气、反酸，遂至社区卫生服务中心就诊。追问病史，患者近期工作压力较大，精神较为紧张。

2. 既往史

既往体健，否认高血压、糖尿病等慢性疾病史，否认药物、食物过敏史，否认外伤、手术史，否认传染性疾病史。吸烟史近10年，每天1包。否认酗酒史。否认家族性遗传性疾病史。父、母及妻、女均体健。

3. 体格检查

T 36.8℃，P 82次/min，R 18次/min，BP 120 mmHg/85 mmHg。营养中等，无贫血貌。心、肺检查无异常体征。腹平软，无压痛、反跳痛、肌卫。肝脾肋下未及。移动性浊音（一）。肠鸣音不亢。

4. 实验室和辅助检查

血常规：RBC $3.56 \times 10^{12}/L$，Hb 126 g/L，PLT $232 \times 10^9/L$，WBC $8.6 \times 10^9/L$，N 68%。

粪常规：（一）；粪隐血试验：（一）。

肝功能：ALT 36 IU/L，AST 28 IU/L，γ-GT 40 IU/L，TB 10.0 $\mu mol/L$，DB 6.8 $\mu mol/L$，ALB 37 g/L。

肾功能：BUN 5.2 mmol/L，Cr 52 $\mu mol/L$。

心电图：窦性心律。

二、诊治经过

初步诊断：消化性溃疡。

诊治经过：全科医生根据病史，结合患者近期工作压力大，精神紧张，首先考虑消化性溃疡可能。全科医生建议患者尽快行胃镜检查，并将患者转诊到上一级医院消化专科进一步诊治。

经专科医生安排，患者行胃镜检查，胃镜提示：十二指肠球部溃疡（活动期A2）；快速尿素酶检测提示幽门螺杆菌（Helicobacter pylori，Hp）：阳性。胃镜病理：胃窦黏膜慢性炎症。专科医生给予Hp根除治疗，四联方案疗程2周。2周后专科医生给予奥美拉唑20 mg qd,口服,并建议患者保持良好的饮食习惯,减少工作压力,放松心情。患者回到全科医生处继续就诊随访,腹痛症状逐渐缓解、消失,6周后患者停药。

停药1个月后,患者复查呼气试验:阴性。全科医师对其进行健康教育,建议戒烟、保持规律饮食、劳逸结合,避免过度精神紧张和焦虑,保证充足的睡眠。

三、病例分析

1. 病史特点
(1) 男性,38岁,反复中上腹隐痛1周,主要表现为饥饿痛和夜间痛。
(2) 近期工作压力较大,精神较为紧张。
(3) 吸烟史近10年,每天1包。否认酗酒史。
(4) 体格检查:HR 82次/min,BP 120 mmHg/85 mmHg,无贫血貌。心、肺和腹部检查无异常体征。
(5) 实验室和辅助检查:胃镜检查示十二指肠球部溃疡(活动期A2),Hp阳性。胃镜病理示:胃窦黏膜慢性炎症。

2. 诊断与诊断依据
诊断:十二指肠球部溃疡(活动期A2)。

诊断依据:患者近1周来反复出现中上腹隐痛,尤以饥饿时加重,进食后腹痛可有好转,有时于半夜痛醒。胃镜检查提示十二指肠球部溃疡(活动期A2)。快速尿素酶检测Hp:阳性。胃镜病理示:胃窦黏膜慢性炎症。根据病史,诊断明确。患者有长期大量吸烟史,近期因工作压力较大,精神较为紧张,睡眠欠佳,考虑本次发病可能与此有关。

3. 鉴别诊断
消化性溃疡以胃溃疡和十二指肠溃疡最为常见。胃溃疡多见于中老年人,发病年龄高峰在50~60岁,十二指肠溃疡发病年龄相对较轻。临床上两者的表现各不相同,胃溃疡的腹痛不规则,一般于餐后1h内出现,持续1~2h后逐渐缓解,直至下餐进食后又开始疼痛,即所谓的"饱餐痛"。十二指肠溃疡的腹痛常出现于两餐之间,直至下餐进食或服用制酸剂后可缓解,即所谓的"饥饿痛"。部分十二指肠溃疡患者,由于夜间胃酸分泌较多,尤其是睡前曾进食的患者常可发生半夜疼痛,即所谓的夜间痛。十二指肠溃疡的发生是由于对胃黏膜的侵袭因素超过防御因素,胃酸分泌过多;而胃溃疡的发病则是胃黏膜防御因子减弱的缘故。两者不同的发病机制,对各自的防治有着重要的指导意义。胃镜是目前诊断消化性溃疡的最好方法,通过胃镜对可疑病灶进行活组织或细胞学检查,还可在胃镜下对可疑恶性病灶进行美蓝染色以显示病灶的范围,使活检取材更为精确,进一步提高恶性溃疡诊断的准确性。

胆囊炎、胆管炎也可有腹痛表现,有时和消化性溃疡难以区别,可通过仔细询问病史、体格检查以及相关的实验室和影像学检查以明确诊断。胆道疾病的腹痛多位于右上腹,呈绞榨样、持续性发作,阵发性加剧,常放射至右背或右肩部。急性胆囊炎疼痛的发生往往与进食油腻食物有关,患者可有发热、黄疸,体检发现Murphy征阳性。外周血白细胞和中性粒细胞比例明显增高,进一步确诊有赖于腹部B超、CT或磁共振胰胆管造影(MRCP)等检查。抑酸药物治疗无效,给予抗炎解痉治疗后腹痛能缓解,有些患者需外科急诊手术。

位于贲门、高位胃体以及胃底部的消化性溃疡可表现为左胸部疼痛,临床上很容易与心绞痛相混淆。心绞痛患者常有冠心病基础,好发于40岁以上,患者可有吸烟、肥胖、高血压、高血脂、糖尿病等高危因素,疼痛多发生于胸骨后,呈压榨样、紧缩感、闷痛,休息或舌下含服硝酸甘油片后胸痛可迅速缓解,有时可自行缓解。疼痛可向左肩胛或左臂放射,疼痛范围如拳头大小。心绞痛发作前多有劳累、精神紧张、饱餐、情绪激动或过度抑郁等诱发因素,部分患者可无任何诱因下出现。心绞痛发作时心电图会有典型的缺血性改变,可以此明确诊断。

四、处理方案及基本原则

消化性溃疡的治疗原则是缓解消除临床症状、促进溃疡愈合、防止溃疡复发和减少并发症的发生。

1. 病因治疗

减少或去除潜在的致病因素,包括停用阿司匹林等非类固醇消炎药(non-steroidal anti-inflammatory drugs,NSAIDs),根除 Hp 治疗等。饮食要注意细嚼慢咽,以少食多餐为宜,养成良好的饮食习惯。溃疡活动期要注意休息,避免剧烈运动,避免刺激性饮食,忌烟酒。

2. 药物治疗

抑酸治疗是缓解症状,促进溃疡愈合的最主要措施。质子泵抑制剂(proton pump inhibitor,PPI)是目前首选的治疗药物。常用的 PPI 有奥美拉唑、雷贝拉唑、兰索拉唑、泮托拉唑和埃索美拉唑,标准剂量依次为每日 20 mg、10 mg、30 mg、40 mg 和 20 mg,早餐前半小时服药。一般十二指肠溃疡治疗疗程 4 周,胃溃疡 6~8 周,可使内镜下溃疡愈合率达 90% 以上。对 Hp 阳性的消化性溃疡患者,应常规行 Hp 根除治疗,在 Hp 治疗结束后继续服用 PPI 直至疗程结束。

H_2 受体拮抗剂的抑酸效果略逊于 PPI,常规采用标准剂量,每日 2 次,十二指肠溃疡疗程 8 周,胃溃疡的疗程应当更长。抗酸药具有中和胃酸的作用,因此在治疗消化性溃疡时可与抑酸药联合应用。

另外,促进胃黏膜的修复也是治疗消化性溃疡的重要环节,尤其是老年人消化性溃疡、难治性溃疡、巨大溃疡和复发性溃疡,建议在抗酸、抗 Hp 治疗的同时,联合应用胃黏膜保护剂。目前应用于临床治疗消化性溃疡的胃黏膜保护剂主要有:硫糖铝、铋剂、替普瑞酮、吉法酯、铝碳酸镁等。

3. Hp 根除治疗

消化性溃疡不论是否活动和(或)有无并发症,均应行 Hp 根除治疗。目前我国幽门螺杆菌感染处理共识报告推荐铋剂+PPI+2 种抗菌药物组成的四联疗法:标准剂量 PPI(埃索美拉唑 20 mg、雷贝拉唑 10 mg、奥美拉唑 20 mg、兰索拉唑 30 mg、泮托拉唑 40 mg,每日 2 次,餐前半小时服用)+标准剂量铋剂(枸橼酸铋钾 220 mg,每日 2 次,餐前半小时服用)+2 种抗菌药物(餐后服用)。抗菌药物组成方案有 4 种:①阿莫西林+克拉霉素;②阿莫西林+左氧氟沙星;③阿莫西林+呋喃唑酮;④四环素+甲硝唑或呋喃唑酮。青霉素过敏者推荐的抗菌药物组成方案为:①克拉霉素+左氧氟沙星;②克拉霉素+呋喃唑酮;③四环素+甲硝唑或呋喃唑酮;④克拉霉素+甲硝唑。疗程为 10 天或 14 天,放弃 7 天方案。

4. NSAIDs 相关性溃疡的防治

对于 NSAIDs 类药物所致的消化性溃疡,治疗上应尽可能停用或减少相关药物的用量。如果因病情所需而要长期服用 NSAIDs 类药物时,应尽量选用选择性 COX-2 抑制剂,以减少胃肠道不良反应,提高患者的耐受性和安全性。对 NSAIDs 相关性溃疡治疗效果最好的药物应首选 PPI,能高效抑制胃酸分泌,显著改善患者的胃肠道症状,预防消化道出血,促进溃疡的愈合。

对于长期服用小剂量阿司匹林的患者,Hp 感染是消化道出血的独立危险因素,根除 Hp 可降低溃疡和出血的复发。因此对于计划长期服用 NSAIDs 类药物(包括低剂量阿司匹林)的患者,建议在接受相关治疗前进行 Hp 检测,并行根除治疗。

5. 转诊及社区随访

消化性溃疡患者在社区需要进行定期随访,全科医生应强调按时服药的重要性及必要性,同时要对患者进行心理指导与健康教育,督促患者注意休息,保持良好的生活习惯和饮食习惯,忌烟酒。对 Hp 感染者应予以根除 Hp 治疗。

如果患者在随访过程中出现消化道出血、幽门梗阻、穿孔等征象,需要进一步检查和确诊,或者出现其他在社区全科医生处无法处理的情况时,全科医生都应及时将患者转诊至上一级医疗机构。

五、要点与讨论

消化性溃疡是指在各种致病因子的作用下,黏膜发生的炎症与坏死性病变,病变深达黏膜肌层,常发生于胃酸分泌有关的消化道黏膜,其中以胃、十二指肠最为常见。老年人消化性溃疡的发病可能与老年人胃黏膜防御功能减退、胃酸分泌异常、Hp感染以及长期服用阿司匹林等NSAIDs类药物有关。

消化性溃疡的疼痛常位于上腹中部,偏左或偏右。胃溃疡疼痛位置偏高,在剑突下或剑突下偏左。十二指肠溃疡疼痛的位置偏低,常发生在脐上方或脐上方偏右。消化性溃疡的疼痛具有慢性、周期性和节律性的典型特点,疼痛多为隐痛、钝痛、刺痛、灼痛或胀痛。患者的感受可以不是真正的疼痛,而是一种"压迫感"、"烧灼感"、"饥饿样痛"。疼痛常因精神刺激、过度疲劳、饮食不慎、药物、气候变化等因素而诱发或加重。

消化性溃疡的治疗应及时、彻底,因人而异,疗程要相对延长。药物治疗首选PPI。对Hp阴性的消化性溃疡患者,Hp相关性溃疡而Hp未能根除者,根除Hp后溃疡复发者,长期服用NSAIDs类药物者,或者合并有消化道大出血并伴有其他严重疾病者,药物维持治疗是减少和预防溃疡复发的重要方法。

除了药物治疗外,全科医生还应对患者进行积极的生活健康指导,尽量避免能诱使溃疡复发的因素,包括:①劳逸结合,保证充足的睡眠,避免精神紧张、忧虑,保持愉快的心情。②戒烟。③忌饮烈性酒:酒能促使胃酸分泌增加,损害胃黏膜屏障,损害程度与酒精含量呈正比,因此不提倡消化性溃疡患者饮用烈性酒或者酗酒。④保持合理的饮食习惯:规律的饮食可以维持正常的消化活动节律;进食时宜细嚼慢咽,咀嚼可增加唾液分泌,后者能稀释和中和胃酸,提高胃黏膜的屏障保护作用;饮食不易过饱;少吃零食,睡前不宜进食;忌浓茶和咖啡。⑤避免服用可能会引起消化性溃疡的药物,如NSAIDs类药物、激素等。对因病情一定需服用此类药物的患者,全科医生应充分认识到其潜在的消化道损伤风险,建议患者尽量选用毒性小、剂量小的药物,尽量饭后服药以减少对胃黏膜的直接损伤,避免联合应用易导致消化性溃疡的药物。

2012年抗血小板药物消化道损伤的预防和治疗共识指出,PPI可以明显降低服用阿司匹林和(或)氯吡格雷患者所致消化道损伤的发生率,是预防抗血小板药物相关消化道损伤的首选药物,优于米索前列醇等胃黏膜保护剂和H_2受体拮抗剂。关于氯吡格雷与PPI的药物相互作用近年来已引起广泛关注,尽管药理学上某些PPI与氯吡格雷存在相互作用,但PPI对氯吡格雷抗血小板作用的影响和心血管事件终点试验的临床研究结果并不一致。现有的临床研究尚不能证实联合PPI会增加服用氯吡格雷患者的心血管病事件和病死率,但有证据表明,联合PPI可显著降低消化性溃疡的复发率,尤其降低上消化道出血的发生率。2009年至今,美国FDA与欧盟相继警示,氯吡格雷不要与奥美拉唑及埃索美拉唑联合应用,但是不包括其他PPI。全科医生在临床实践中,应根据患者的个体特点、用药时间来评估患者是否需要预防性使用PPI以减少抗血小板药物的消化道损伤。对有消化性溃疡高危患者仍需联合应用PPI,但应充分考虑PPI对氯吡格雷抗血小板作用的影响,避免应用对CYP2C19抑制作用较强的PPI,如奥美拉唑和埃索美拉唑。

六、思考题

1. 消化性溃疡应与哪些疾病鉴别?
2. 消化性溃疡的治疗原则有哪些?
3. 如何对消化性溃疡患者进行社区健康指导?

七、推荐阅读文献

1. 中华消化杂志编委会.消化性溃疡病诊断与治疗规范(2013年)[J].中华消化杂志,2014,34(2):73-76.
2. 于晓峰,张颖.消化性溃疡[M].北京:中国医药科技出版社,2009.
3. 中华医学会消化病学分会幽门螺杆菌学组/全国幽门螺杆菌研究协作组.第四次全国幽门螺杆菌感染处理共识报告[J].中华消化杂志,2012,32(10):655-661.
4. 抗血小板药物消化道损伤的预防和治疗中国专家共识组.抗血小板药物消化道损伤的预防和治疗中国专家共识(2012更新版)[J].中华内科杂志,2013,52(3):264-270.

(张 颖 于晓峰)

案例 37 肝硬化

一、病历资料

1. 现病史

患者，女性，61岁，因"腹胀伴双下肢水肿1月"就诊。患者近1月无明显诱因下出现上腹胀，腹围进行性增大，伴双下肢水肿，尿量减少，偶有反酸嗳气，无恶心、呕吐，无呕血、黑便，无厌油腻，无腹痛、发热等不适。为进一步诊治来社区卫生服务中心就诊。追问病史，患者20余年前曾患急性乙肝，经治疗后肝功能恢复正常，半年后复查乙肝两对半：乙肝表面抗体(HBs-Ab)、e抗体(HBe-Ab)、乙肝核心抗体(HBc-Ab)阳性，其余均阴性，乙肝病毒DNA(HBV-DNA)定量阴性。此后患者未定期随访。

患者近期胃纳尚可，夜眠可，二便正常，体重无减轻。

2. 既往史

否认血吸虫病史、结核病史、手术史、外伤史、输血史、药物食物过敏史、接触有毒有害物质史、烟酒等不良嗜好，预防接种史不详。

3. 体格检查

T 36.6℃，P 80次/min，R 18次/min，BP 135 mmHg/85 mmHg，Ht 161 cm，Wt 60 kg。神志清，精神可，对答切题，无贫血貌，巩膜无黄染，前胸部见蜘蛛痣，肝掌(+)。胸廓对称无畸形，胸骨无压痛，双侧呼吸动度未见异常，语颤无异常，双肺叩诊呈清音，双肺呼吸音清，未闻及干性、湿性啰音。心前区无隆起，心尖搏动正常，无震颤，心浊音界未及异常，HR 80次/min，律齐，心音未及异常，各瓣膜听诊区未闻及病理性杂音。腹软，略膨隆，腹壁静脉未见曲张，全腹无压痛、反跳痛，腹部无包块，肝肋下未及，脾肋下2指，质中，无触痛，移动性浊音阳性，肠鸣音4~5次/min。双下肢轻度凹陷性水肿。

4. 实验室和辅助检查

血常规：WBC 2.6×10^9/L，N 69.1%，RBC 3.57×10^{12}/L，Hb 116 g/L，PLT 55×10^9/L。

肝功能：ALT 28 IU/L，AST 35 IU/L，TB 12.9 μmol/L，γ-GT 66 IU/L，ALB 27 g/L。

肾功能：Cr 70 μmol/L，BUN 6.1 mmol/L，UA 280 μmol/L。

HBV-DNA：低于检测下限(<500/L)。

肿瘤标志物：AFP 12.1 μg/L，CA-125 198 IU/ml。

凝血功能：PT 12.8 s，APTT 28.5 s，TT 18.1 s，Fib 2.1 g/L。

心电图：正常。

腹部B超：腹腔见中-大量积液，肝硬化(肝脏表面凹凸不平，肝实质回声致密)，脾肿大(肋下4 cm)。

二、诊治经过

初步诊断：腹水原因待查，乙肝后肝硬化失代偿期可能。

诊治经过：全科医生因患者首次发现肝硬化且第一次出现腹水，查肿瘤标志物 AFP、CA125 升高，建议患者至上级医院进一步明确腹水原因。

患者至三级医院进一步完善相关检查，查乙肝两对半：HBs-Ab(＋)，HBe-Ab(＋)，HBc-Ab(＋)，其余均阴性；自身免疫性肝病指标均阴性；行腹腔穿刺术，抽腹水 500 ml 送检化验，腹水常规：淡黄色，透明，无凝固物，比重 1.01，李凡他试验阴性，RBC 0，WBC $10×10^6$/L。腹水生化：TP 19 g/L，GLU 6.5 mmol/L，Cl^- 94.7 mmol/L，LDH 88.7 IU/L。腹水结核菌涂片、细菌培养、找脱落细胞均阴性。专科医生给予患者呋塞米 20 mg 每天 1 次和安体舒通 20 mg 每天 3 次口服利尿，同时给予人体白蛋白 10 g 每周 2 次静脉输注，10 天后患者复查 B 超：少量腹水。复查 AFP 10 ng/ml，CA125 50 IU/ml，血 ALB 30 g/L。患者进一步行胃镜：食管静脉曲张，呈直线形(F1)，位于食管中段(Lm)，蓝色静脉曲张(Cb)，无红色征，无胃底静脉曲张，浅表萎缩性胃炎，幽门螺旋杆菌(－)；上腹部增强 CT：肝叶比例失调，肝裂增宽，肝脏密度高低不均，脾脏肿大，腹腔少量积液，目前未见明显占位性病灶。妇科 B 超：卵巢萎缩，其余未见明显异常。因患者血白细胞、血小板下降明显，行骨穿检查，骨穿结果提示骨髓造血细胞增生活跃。

患者出院 1 周后到全科医生处随访，无腹胀，双下肢水肿消失。全科医生结合患者目前情况，建议其多休息，避免重体力活动，保持大便通畅，饮食忌酸辣刺激性、粗糙食物，低钠软食，注意观察大便情况，避免感染。

三、病例分析

1. 病史特点

(1) 女性，61 岁，腹胀伴双下肢水肿 1 月。

(2) 20 年前曾患急性乙肝，目前随访肝功能正常，HBV-DNA 阴性，乙肝两对半：HBs-Ab(＋)，HBe-Ab(＋)，HBc-Ab(＋)，其余均阴性。

(3) 既往史无特殊异常。

(4) 体格检查：T 36.6℃，P 80 次/min，R 18 次/min，BP 135 mmHg/85 mmHg。神志清，精神可，对答切题，无贫血貌，巩膜无黄染，前胸部见蜘蛛痣，肝掌(＋)。心肺体检无异常。腹软，略膨隆，腹壁静脉未见曲张，全腹无压痛、反跳痛，腹部无包块，肝肋下未及，脾肋下 2 指，质中，无触痛，移动性浊音阳性，肠鸣音 4～5 次/min。双下肢轻度凹陷性水肿。

(5) 实验室和辅助检查：社区医院相关检查提示患者存在二系下降，血蛋白水平偏低，血 AFP、CA125 升高并伴有腹腔积液。三级医院进一步检查支持患者既往曾感染乙肝病毒，目前腹水性质为漏出液，胃镜有食管静脉曲张，目前无恶性肿瘤倾向，经治疗后患者腹水量减少，APF、CA125 水平较前下降。

2. 诊断和诊断依据

诊断：①乙肝后肝硬化失代偿期；②脾功能亢进。

诊断依据：

(1) 乙肝后肝硬化失代偿期：患者老年女性，本次因腹胀伴双下肢水肿 1 月就诊。腹水化验提示为漏出液(漏出液和渗出液鉴别详见表 37-1)，查体可见肝掌、蜘蛛痣，腹部 B 超和 CT 均提示肝硬化、脾肿大，肝硬化诊断明确。患者 20 年前曾患急性乙肝，否认血吸虫病、饮酒史，否认接触过有毒有害物质，且无循环系统疾病史,自身免疫性肝病指标阴性,故考虑乙肝后肝硬化。患者目前已有腹水,胃镜提示食道静脉曲张,考虑处于肝硬化失代偿期。综上所述,目前患者诊断为乙肝后肝硬化失代偿期。

(2) 脾功能亢进:患者查体脾肋下2指,B超及CT均提示脾脏肿大,血常规二系下降,骨穿提示骨髓造血细胞增生活跃,故考虑存在脾功能亢进。

3. 鉴别诊断

腹水的原因有很多,患者老年女性,无明显诱因下出现腹水,需要与肿瘤性腹水及结核性腹水相鉴别。

患者血AFP、CA125升高,需要警惕恶性肿瘤,因CA125为妇科肿瘤相关性指标,特别需要除外妇科肿瘤。患者既往无肿瘤病史,目前无纳差、消瘦等恶液质表现,已行阴超、腹部B超、CT均未见占位性病变,腹水脱落细胞阴性,给予利尿治疗之后CA125下降明显,AFP也有所下降,目前不考虑恶性肿瘤所致的腹水。需要特别指出的是有浆膜腔积液时CA125会升高,该患者给予对症治疗之后伴随着腹水的减少,CA125明显下降也印证了两者之间的关系。

结核也是腹水的常见原因,患者既往无结核病史,目前无腹泻、便秘、腹痛等肠结核表现,无盗汗、午后低热等不适,腹水结核菌涂片阴性,腹水化验为漏出液,目前不考虑结核性腹水。

表37-1 漏出液与渗出液的鉴别

检查项目	漏出液	渗出液
外观	多清晰、透明、淡黄色	浑浊,可呈黄色、血性、脓性、乳糜性
比重	<1.018	>1.018
凝固性	不自凝	能自凝
蛋白定量	<25 g/L	>30 g/L
黏蛋白定性(李凡他试验)	阴性	阳性
LDH活性	<200 IU	>200 IU
细胞总数	$<100 \times 10^6/L$	$>500 \times 10^6/L$
细胞分类	以淋巴、间皮细胞为主	以中性粒细胞为主,结核或风湿以淋巴为主
细菌检查	阴性	可找到病原菌

四、处理方案及基本原则

1. 处理方案

对于已明确病因的腹水患者,如果是轻、中度肝硬化腹水,社区医生可以给予相应的处理,主要包括:饮食教育、利尿剂应用、静脉输注白蛋白、停止使用非甾体类消炎药。

(1) 饮食教育:饮食限钠是治疗肝硬化腹水的关键。通过减少含钠食物摄入,10%~20%肝硬化腹水患者可达到负钠平衡,尤其是首次出现腹水的患者。指南认为应将钠盐摄入量限制为80~120 mmol/d(4.6~6.9 g/d)。更加严格的限钠是不必要的,且可能会损害患者的营养状态。未发生腹水的患者不推荐预防性限钠,限制液体摄入只适用于稀释性低钠血症患者。

(2) 利尿剂治疗:通常联合使用安体舒通和速尿按100 mg:40 mg的比例从小剂量开始,如体重下降和尿钠排泄不充分,两种口服利尿剂每3~5天同步增加。一般而言,这种比例能够维持血钾正常,通常最大剂量安体舒通400 mg/d,速尿160 mg/d。应用利尿剂时需注意监测体重,对于无外周水肿的患者体重减轻应低于0.5 kg/d,有外周水肿的患者低于1 kg/d,以防止利尿剂诱发的肾衰或低钠血症的出现。随着腹水的消减，应该将利尿剂用量减少至最小维持量或无腹水状态，防止利尿剂相关并发症的出现。

(3) 静脉输注白蛋白：对于有低蛋白血症的患者，每周定期静脉输注白蛋白，可提高患者血浆胶体渗透压，促进腹水的消退。需要注意的是，肝硬化患者低蛋白血症的原因是肝脏储备功能下降，合成白蛋白的能力降低，因此口服蛋白粉或者高蛋白饮食对于提高血白蛋白水平无意义。对于肝脏储备功能较差的患者，高蛋白饮食和静脉补充白蛋白都会诱发肝性脑病，需要家庭医生和患者家属共同探索，找出最适合患者的量。

(4) 停止使用非甾体类消炎药：非甾体消炎药物可降低肝硬化患者尿钠排泄，诱发氮质血症，应避免使用这些药物，仅在少数缺血性心脏病或神经系统事件风险超过氮质血症加重或消化道出血的患者，可使用低剂量阿司匹林。

2. 转诊及社区随访

对于以下情况，建议及时转诊

(1) 初次就诊，需明确病因的患者。

(2) 需要腹腔穿刺的重度腹水患者。

(3) 饮食限钠和大剂量利尿剂、白蛋白治疗效果不佳的患者。

(4) 发生利尿剂相关并发症，如肝性脑病，肾功能衰竭，电解质紊乱(低钠血症或高钾血症)。

(5) 急性肠道感染的患者(因肠道感染会诱发自发性腹膜炎)。

(6) 已有腹痛、发热等自发性腹膜炎典型表现的患者。

(7) 出现呕血、黑便、便血等消化道出血表现的患者。

对于肝硬化患者，社区医生需要定期随访肝肾功能、电解质水平、粪常规＋隐血、血 AFP 水平及腹部 B 超。

五、要点与讨论

肝硬化是一个慢性疾病，代偿期因临床表现缺乏特异性常被患者忽视，全科医生可给予的干预较少。许多患者是因为肝硬化的并发症(如消化道出血、腹水、肝性脑病等)而初次就诊。一旦患者出现这些并发症，预示着疾病进入失代偿期，作为一名全科医生，需要熟悉这些常见的并发症，并能够对患者的病情做出初步判断、处理，及时转诊危重患者，做好患者长期随访工作。对于首次就诊的肝硬化患者，需对其进行全面评估，如果社区医院缺乏相关检测手段，需将患者转诊至上级医院完善全面评估，这对于之后的长期随访至关重要。

1. 健康宣教是全科医生工作的一个重点

通过宣教，我们希望尽可能减少并发症的发生。有不同并发症的患者，健康宣教的侧重点不同：

(1) 对于有食道胃底静脉曲张的患者，需少渣软食、避免进食过烫食物，忌辛辣刺激性食物(包括辣椒、蒜等辛辣刺激性调味品)及饮料(如酒、浓茶、咖啡)，保持大便通畅，避免腹内压过高。尤其对那些中重度静脉曲张患者，要严格执行饮食指导：饮食要细、软、小，进食细嚼慢咽，咽下的食团宜小且外表光滑，切勿混入糠皮、鱼刺、甲壳等；药片应研碎后服用，胶囊应剥开服用，如不能剥开，可换用同类型药片研碎后服用；不食油煎、干炸、坚果类食品；饮食温度一般低于 35℃。同时需教会患者注意观察大便颜色，如果有异常能及时就诊。食管静脉曲张分级标准如表 37 - 2 所示。

(2) 对于腹水患者，需要叮嘱患者低钠饮食、少吃咸肉、酱菜、酱油、罐头食品及含钠味精；同时注意观察腹围、尿量的变化；长期服用利尿剂的患者需要定期随访电解质；此外因为大量利尿有时会诱发肝性脑病，还需要叮嘱患者家属注意随访患者神志情况。

(3) 对于有肝性脑病史的患者，注意保持大便通畅，建议可服用乳果糖，乳果糖在通便的同时还可降低结肠 pH,减少氨的形成和吸收;尽量避免感染、避免高蛋白饮食。如对于动物蛋白无法耐受可适当补充植物蛋白,但不宜长时间过度限制蛋白饮食。因不同的患者对于动物蛋白的耐受度不同,需要家属在长期看护过程中逐步摸索患者的可耐受量,总的原则是从小剂量开始,逐渐缓慢的加量,同时家属需注意观察患者性格及行为变化,以便早发现早治疗。

表 37-2 食管静脉曲张(EV)分级标准(grade,G)

分级(度)	EV 形态(F)	EV 红色征(RC)
轻度(GⅠ)	EV 呈直线型或略有迂曲(F1)	无
中度(GⅡ)	EV 呈 F1	有
	EV 呈蛇形迂曲隆起(F2)	无
重度(GⅢ)	EV 呈(F2)	有
	EV 呈串珠状、结节状或瘤状(F3)	有或无

通过健康宣教,我们希望尽可能减少患者各种并发症的反复发生。

2. 监测肝癌的发生

对于肝硬化,特别是乙肝后肝硬化患者,全科医生的另一项重要责任是监测肝癌的发生,可通过定期随访血 AFP 水平和腹部 B 超进行监测。

3. 重视抗病毒治疗

全科医生需要重视乙肝后肝硬化患者的抗病毒治疗,必要时转诊至专科医生进行抗病毒治疗。

六、思考题

1. 肝硬化患者社区随访主要有哪些内容?
2. 出现何种情况,需要将患者转诊至上级医院?
3. 食管静脉曲张的分级标准?

七、推荐阅读文献

1. 冯鑫.2010 年欧洲肝脏研究协会《肝硬化腹水、自发性细菌性腹膜炎、肝肾综合征临床实践指南》简介[J].胃肠病学和肝病学杂志,2011,20(3):291-294.
2. 中华医学会消化病学分会,中华医学会肝病学分会.中国肝性脑病诊治共识意见(2013 年)[J].中华肝脏病杂志,2013,21(9):641-651.
3. 中华医学会消化病学分会,中华医学会肝病学分会,中华医学会内镜学分会等.肝硬化门静脉高压食管胃静脉曲张出血的防治共识(2008)[J].中华消化杂志,2008,28(8):551-558.

(张自妍 于晓峰)

案例 38

上消化道出血

一、病历资料

1. 现病史

患者,男性,68岁,因"中上腹不适1周,发现柏油样黑便1次"就诊。患者近1周来反复出现中上腹不适,与饮食、体位等无明显相关,无其他特殊伴随症状,未予重视。今晨解便1次,为柏油样黑便,不成形,200 g左右,解便当时有心悸、冷汗,无意识丧失,无两便失禁。遂至社区卫生服务中心就诊。

2. 既往史

高血压病史10年,血压最高160 mmHg/95 mmHg,服用安内真5 mg qd,血压控制在145 mmHg/90 mmHg左右。近1月余患者经常头晕,头颅CT检查提示腔隙性脑梗死,在社区卫生服务中心全科医生的建议下患者开始口服拜阿司匹林100 mg qd,症状较前有所缓解。否认烟酒史。否认家族性遗传性疾病史。

3. 体格检查

T 37.0℃,P 92次/min,R 17次/min,BP 135 mmHg/90 mmHg。营养中等,无贫血貌。心、肺检查无异常体征。腹平软,无压痛、反跳痛、肌卫。肝脾肋下未及。移动性浊音(一)。肠鸣音不亢。

4. 实验室和辅助检查

血常规:WBC 6.2×10^9/L, N 70%, RBC 3.56×10^{12}/L, Hb 121 g/L, PLT 128×10^9/L。

粪隐血试验:(+++)。

肝功能:ALT 30 IU/L, AST 26 IU/L, γ-GT 30 IU/L, TB 9.8 μmol/L, DB 6.0 μmol/L, ALB 36 g/L。

肾功能:BUN 5.0 mmol/L, Cr 47 μmol/L。

心电图:窦性心律。

二、诊治经过

初步诊断:上消化道出血。

诊治经过:患者就诊当天解柏油样黑便1次,不成形,量中等,并伴有心悸、冷汗等症状,社区卫生服务中心查粪隐血试验(+++),首先考虑上消化道出血。结合患者为老年患者,近期因腔隙性脑梗死开始口服拜阿司匹林治疗,近日来无明显诱因下反复出现中上腹不适,与饮食、体位等无明显相关,因此考虑非类固醇消炎药(non-steroidal anti-inflammatory drugs, NSAIDs)相关性溃疡合并上消化道出血可能。

基于上述原因,全科医生告知患者停服阿司匹林,并转诊至上一级医院消化专科进一步行胃镜检查。

经专科医生安排,患者行胃镜检查提示胃黏膜多发性糜烂、浅溃疡,快速尿素酶检测提示幽门螺杆菌(Helicobacter pylori,Hp)(−),胃镜病理提示胃窦黏膜慢性炎症。专科医生建议患者暂停拜阿司匹林治疗,并给予雷贝拉唑 10 mg qd,口服。患者腹部不适症状缓解,未再解柏油样黑便,回到社区卫生服务中心全科医生处继续就诊随访,8周后停药。

三、病例分析

1. 病史特点

(1) 男性,68岁,上腹部不适1周,解柏油样黑便1次。

(2) 近1月余因腔隙性脑梗死服用拜阿司匹林。

(3) 体格检查:HR 92次/min,BP 135 mmHg/90 mmHg,无贫血貌。心、肺和腹部检查无异常体征。

(4) 实验室和辅助检查:粪隐血试验(+++)。胃镜检查提示胃黏膜多发性糜烂、浅溃疡,Hp(−),胃镜病理提示胃窦黏膜慢性炎症。

2. 诊断和诊断依据

诊断:NSAIDs 相关性溃疡合并上消化道出血,慢性胃炎。

诊断依据:患者老年男性,近1周来反复出现中上腹不适,并解柏油样黑便1次,社区卫生服务中心查粪隐血试验(+++)。胃镜检查提示胃多发性糜烂、浅溃疡,病理示胃窦黏膜慢性炎症。结合患者近期有拜阿司匹林服用史,诊断明确。

内镜检查对诊断 NSAIDs 相关性溃疡的意义重大。内镜下可见特征性的黏膜损伤,如多发的点或片状充血、糜烂、出血,甚至溃疡或狭窄形成,溃疡多较表浅,边缘清楚,多为单发病灶,在排除其他病因时即可诊断为 NSAIDs 类药物所致的胃肠黏膜损伤。

3. 鉴别诊断

并不是所有的大便颜色发黑都是由于上消化道出血的缘故,有些鼻咽部出血或齿龈出血的患者吞下了自己的血液,或者食用了动物血或肝,或者服用了某些可致黑便的药物如铋剂、铁剂等,都可导致大便颜色发黑,因此患者就诊时全科医师应仔细询问病史,区别是否为上消化道出血。另外,呕血患者还要和肺结核、支气管扩张、支气管肺癌、二尖瓣狭窄所致的咯血相鉴别。

全科医生在问诊的同时还要注意识别出血的原因和部位。消化系统有很多疾病可引起上消化道出血,如食管疾病(包括反流性食管炎、憩室炎、食管癌、食管贲门黏膜撕裂综合征、食管裂孔疝、食管溃疡等),胃和十二指肠疾病(包括消化性溃疡、胃癌、急性糜烂出血性胃炎、Dieulafoy病、十二指肠肿瘤等),以及肝硬化门脉高压引起的食管-胃底静脉曲张破裂出血或门脉高压性胃病。上消化道邻近器官或组织疾病,如胆道结石、肿瘤引起的胆道出血,胰腺炎或胰腺肿瘤累及十二指肠,主动脉瘤破入上消化道,也可表现为上消化道出血。另外,全身性疾病包括血液病、结缔组织病等,也可出现上消化道出血征象。

引起上消化道出血最常见的病因依次为:消化性溃疡、肝硬化所致的食管-胃底静脉曲张破裂出血、急性胃黏膜损害以及胃癌。

(1) **消化性溃疡**:上消化道出血是消化性溃疡的常见并发症之一,约占上消化道出血的50%左右,其中以十二指肠球部溃疡较为多见。消化性溃疡可有典型的周期性、节律性上腹疼痛,30%溃疡合并消化道出血的患者可无上述典型症状。胃镜检查可明确诊断。

(2) **食管-胃底静脉曲张破裂出血**:约占上消化道出血的25%左右,绝大部分病例是由于肝硬化门脉高压所致。患者出血量较大,可呕鲜红色血块,病情危重,病死率高,体检可发现黄疸、肝掌、蜘蛛痣、脾大、腹壁静脉曲张、腹水等肝硬化征象。胃镜检查可明确诊断。

(3) 急性胃黏膜损伤：包括急性应激性溃疡和急性糜烂性胃炎，约占上消化道出血的 15%～30%。急性应激性溃疡常存在烧伤、外伤或大手术、休克、败血症，以及心、肺、肝、肾功能衰竭等应激因素，出血大多难以控制，由于患者本身严重的原发疾病，故大多预后较差。急性糜烂性胃炎可有应激、酗酒或服用 NSAIDs、激素类药物等诱因，胃镜检查可见病灶表浅，呈多发性、片状糜烂和渗血。

(4) 胃癌：多见于中老年患者，多数情况下呈慢性、少量出血，当癌组织糜烂或溃疡侵蚀血管时可引起大出血。胃镜检查及病理活检可确诊。

四、处理方案及基本原则

1. 处理方案

上消化道出血的治疗原则包括一般治疗，积极补充血容量，控制活动性出血，以及原发病的治疗。

(1) 一般治疗：休息，观察生命体征。

(2) 补充血容量，纠正休克：建立一条通畅的静脉补液通道，及时补充血容量，输入全血、血浆、右旋糖酐或平衡液，以维持重要脏器的有效灌注。定期复查红细胞数、血红蛋白、红细胞压积、血尿素氮等，纠正电解质紊乱和酸碱平衡，保证一定的尿量。

(3) 控制活动性出血：应根据不同的原发病选用有效药物，如消化性溃疡、急性胃黏膜损伤等引起的上消化道出血，以质子泵抑制剂（proton pump inhibitor，PPI）或 H_2 受体拮抗剂为首选治疗。如并发急性出血，全科医生应及时联系并转诊至上一级医疗机构，行急诊胃镜检查。

(4) 原发病的治疗：对出血病因明确的患者，为提高疗效、防止复发，应采取针对原发病的病因治疗，如 Hp 阳性的消化性溃疡患者应给予抗 Hp 治疗。需要长期服用 NSAIDs 药物者一般推荐同时服用 PPI 或胃黏膜保护剂。

2. 转诊及社区随访

一般来说，一旦考虑为上消化出血，全科医生应立即联系转诊至上级医院作进一步诊治，包括急诊内镜检查，以免耽误病情。经上级医院诊治，患者出血原因明确，消化道出血停止，可在社区进行继续随访追踪，观察腹部症状和体征，随访监测粪便隐血试验和血常规检查。

随访过程中，全科医生应着重从非药物治疗方面进行指导，如建议患者加强休息、保持乐观的心态，养成良好和规律的饮食和生活习惯，合理调整膳食结构。全科医生要告知患者，平时一定要注意观察自己的大便颜色，若为黑色，应及时去医院就诊检查。

对需长期服用抗血小板药物的患者，除了严格掌握抗血小板药物适应证和服用正确剂量外，全科医生还应注意监测和观察患者的消化道症状和消化道出血等不良反应，尤其是在用药的最初 12 个月内，指导患者进行粪便颜色的监测，及时发现柏油样便。建议每 1～3 个月定期检查粪便隐血试验和血常规检查，并告知患者若出现排便异常，须及时就诊。

对食管-胃底静脉曲张的患者，全科医生应积极进行健康教育，指导患者尽量避免重体力活动，注意休息；饮食宜细软、少渣，易于消化，避免粗糙坚硬的食物；对有烟酒嗜好的患者建议戒烟戒酒。

五、要点与讨论

上消化道出血包括食管、胃、十二指肠以及胰腺、胆道的出血，其中消化性溃疡合并上消化道出血约占半数以上，食管-胃底静脉曲张合并出血约占 25%。临床表现以呕血和黑粪为主，可伴有血容量不足的表现，是常见的消化科急症，全科医生应予以高度重视和认识。但并不是所有的大便颜色发黑都是由于上消化道出血的缘故，全科医生在询问病史时特别要注意区分和鉴别。

对于上消化道出血的患者,估计出血量对治疗和预后同样重要。全科医生应根据患者的全身表现初步估计消化道出血的出血量,一般来说,出血量大于 5 ml/d,粪隐血试验可呈阳性表现;柏油样黑粪的出血量为 50~70 ml/d;短时间内胃内积血量达 250~300 ml 以上时可出现呕血。急性失血在 400~500 ml 时,患者会出现头晕、心慌、冷汗、乏力等全身症状,短时间内出血量达 800~1 000 ml,患者会出现晕厥、四肢冰冷、心悸、口渴、烦躁、少尿等周围循环衰竭的表现。少数上消化道大出血者临床尚未出现呕血或黑便,而首先表现为周围循环衰竭,此时应立即联系转诊至上级医院作进一步诊治,包括积极补液扩容、急诊内镜检查等。

胃镜检查是目前诊断和鉴别上消化道出血原因的最主要方法,对活动性出血的患者还可行内镜下止血治疗以提高止血成功率。但是部分患者胃镜下并无异常发现,需进一步检查以明确出血原因。

近年来,随着抗血栓药物在心脑血管疾病防治中的广泛应用,其所导致的消化道损伤和上消化道出血危险也日益增多。如何应对这一问题,2012 年抗血小板药物消化道损伤的预防和治疗共识指出:

(1) 对因冠状动脉粥样硬化性心脏病(冠心病)、脑血管疾病和外周动脉疾病需要进行抗血小板治疗的患者,如果出现活动性上消化道出血,应权衡患者的血栓和出血风险以决定是否停用抗血小板药物,一般情况下建议停用抗血小板药物直到出血情况稳定。但某些患者因停用抗血小板药物会增加血栓事件发生的风险,尤其是急性冠脉综合征(ACS)、植入裸金属支架 1 个月内、药物涂层支架 6 个月内的患者,建议尽量避免完全停用抗血小板药物。患者联合应用多种抗血小板和抗凝药物时,如果发生消化道出血,应考虑减少药物种类和剂量。当严重上消化道出血威胁生命时,可能需要停用所有的抗凝和抗血小板药物,停药 3~5 天后,如出血情况稳定,可重新开始使用阿司匹林或氯吡格雷,尤其是心血管病高危风险的患者。阿司匹林导致的上消化道出血在经过 PPI 治疗和(或)内镜下止血后,应密切监测 24 h,如没有发生再出血,可重新开始抗血小板治疗,但需与 PPI 联合用药,全科医生要密切监测患者出血复发的可能。

(2) 目前尚没有证据显示其他抗血小板药物能够安全、有效地替代阿司匹林,尤其是作为心血管疾病的预防,因此对于消化性溃疡合并上消化道出血复发危险较高的患者,不建议用氯吡格雷替代阿司匹林,而应该给予阿司匹林和 PPI 联合治疗。

(3) 合并上消化道出血的患者,应积极给予抑酸药和胃黏膜保护剂,其中 PPI 是首选药物,必要时需输血治疗。

(4) 所有需长期服用抗血小板药物的患者均建议检测并根除 Hp。

六、思考题

1. 上消化道出血的常见病因有哪些?
2. 如何对上消化道出血进行评估和诊断?
3. 如何正确处理抗血小板药物引起的上消化道出血?

七、推荐阅读文献

1. 中华消化杂志编辑委员会.不明原因消化道出血诊治推荐流程[J](修改稿,2012 年 3 月)[J].中华消化杂志.2012,32(6):361-364.
2. 中华消化杂志编委会.急性非静脉曲张性上消化道出血诊治指南(2009,杭州)[J].中华消化内镜杂志,2009,26(9):449-452.
3. 中华消化杂志编委会.消化性溃疡病诊断与治疗规范(2013 年,深圳)[J].中华消化杂志,2014,34(2):73-76.

4. 于晓峰,张颖.消化性溃疡[M].北京:中国医药科技出版社,2009.

5. 中华医学会消化病学分会幽门螺杆菌学组/全国幽门螺杆菌研究协作组.第四次全国幽门螺杆菌感染处理共识报告[J].中华消化杂志,2012,32(10):655-661.

6. 抗血小板药物消化道损伤的预防和治疗中国专家共识组.抗血小板药物消化道损伤的预防和治疗中国专家共识(2012更新版)[J].中华内科杂志,2013,52(3):264-270.

(张　颖　于晓峰)

案例 39
胃食管反流

一、病历资料

1. 现病史
患者,女性,62岁,因"反复反酸、烧心感2年,加重1月"就诊。2年前开始无明显诱因下出现反复反酸、烧心感,进食后明显,上述症状偶在夜间发作,症状可以自行缓解,无黑便、便血,也无明显咳嗽、咳痰、气急、胸闷、胸痛、恶心、呕吐、腹痛、腹泻等症状。胃纳可,大小便正常。体重无明显改变。患者为进一步诊治来社区卫生中心就诊。

2. 既往史
否认药物食物过敏史。否认肝炎、结核等传染病史。否认吸烟、饮酒等不良嗜好。否认高血压、糖尿病、冠心病等慢性病史。已婚已育,育有1子1女,爱人和子女体健。

3. 体格检查
T 37℃,P 68次/min,R 18次/min,BP 140 mmHg/85 mmHg。心、肺体格检查无明显异常。腹部平,未见手术瘢痕和胃肠型,全腹无压痛和反跳痛,Murphy's征阴性,未扪及腹块,腹部叩诊鼓音,肠鸣音2次/min。双下肢无水肿。

4. 实验室和辅助检查
血常规:WBC 6.5×10^9/L,RBC 4.2×10^{12}/L,Hb 116 g/L,N 76%,LY 20%,PLT 230×10^9/L。

肝功能:ALT 45 IU/L,AST 25 IU/L,TB 4.4 μmol/L,DB 2.6 μmol/L,TP 70 g/L,ALB 45 g/L,γ-GT 47 IU/L。

肾功能:BUN 7.2 mmol/L,Cr 82 μmol/L。

FBG 5.7 mmol/L。

心电图:窦性心律。

腹部B超:肝、脾、胰、双肾未见明显异常。

二、诊治经过

初步诊断:胃食管反流病(gastro-esophageal reflux disease,GERD)。

诊治经过:全科医生询问患者病史并行体格检查后,考虑胃食管反流病可能大,但仍需排除其他疾病,建议患者至上级医院行胃镜检查。胃镜提示:慢性浅表性胃窦炎,充血渗出型,伴胃食管反流。结合胃镜报告,全科医生建议患者改变生活方式,忌食辛辣刺激食物,食后坐位或慢走半小时以上,避免立即平卧。并服用奥美拉唑 20 mg qd。治疗 1 月后复诊,症状较前有好转,但仍偶有反酸、烧心感,夜间症状明显,故奥美拉唑加量至 20 mg bid,并加用莫沙必利 5 mg tid,嘱其夜间适当抬高床头。患者症状明显改善,巩固治疗 8 周后逐步减量奥美拉唑 20 mg qd,停莫沙必利,门诊随访,不适症状无反复。

三、病例分析

1. 病史特点
(1) 女性,62 岁,反复反酸、烧心感 2 年,加重 1 月。
(2) 既往无高血压、糖尿病等慢性病史。无吸烟、饮酒史。
(3) 体格检查:T 37℃,P 68 次/min,R 18 次/min,BP 140 mmHg/85 mmHg。心、肺体格检查无明显异常。腹部平,未见手术瘢痕和胃肠型,全腹无压痛和反跳痛,Murphy's 征阴性,未扪及腹块,腹部叩诊鼓音,肠鸣音 2 次/min。双下肢无水肿。
(4) 实验室和辅助检查:WBC 6.5×10^9/L,RBC 4.2×10^{12}/L,Hb 116 g/L,N 76%,LY 20%,PLT 230×10^9/L。肝功能:ALT 45 IU/L,AST 25 IU/L,TB 4.4 μmol/L,DB 2.6 μmol/L,TP 70 g/L,ALB 45 g/L,γ-GT 47 IU/L。肾功能:BUN 7.2 mmol/L,Cr 82 μmol/L。FBG 5.7 mmol/L。
胃镜:慢性浅表性胃窦炎,充血渗出型,伴胃食管反流。

2. 诊断和诊断依据
诊断:①胃食管反流病;②慢性胃窦炎。
诊断依据:
(1) 胃食管反流病:胃食管反流病以反酸、胸骨后灼烧感、吞咽困难等为主要临床表现,患者症状比较典型,通过询问病史、体格检查、实验室检查和辅助检查基本可以排除不适症状来自心脏、肺、骨骼、肌肉病变和精神因素,胃镜检查提示有胃食管反流,给予改善生活方式、制酸、抗反流等治疗后效果较好,胃食管反流病诊断明确。
(2) 慢性胃窦炎:表现为上腹部不适、隐痛、反酸、嗳气等症状,也可以无明显临床症状,患者存在反酸、嗳气,胃镜提示存在慢性胃窦炎,诊断明确。

3. 鉴别诊断
(1) 冠心病、心绞痛:典型的症状有胸闷,胸骨后或心前区疼痛,可以有放射痛,休息或含服保心丸、硝酸甘油在短时间内缓解。心电图有缺血表现等。多有高血压、糖尿病、高脂血症等基础。可以家族史。通过以上可以和胃食管反流病相鉴别。
(2) 食管裂孔疝、食管癌、贲门失迟缓征、食管狭窄等器质性疾病:典型症状不难和胃食管反流病鉴别,但往往症状不典型,可以结合病史、实验室检查、食道吞钡、胃镜等以资鉴别。

四、处理方案及理由

1. 处理方案
治疗分为非手术治疗和手术治疗,对已确诊为胃食管反流病的患者,应首先采用内科疗法,内科治疗的目的就是消除症状,包括使食管炎愈合,防止食管狭窄或 Barrett 食管等并发症的发生,在慢性患者,维持症状的控制。
非手术治疗的原则是:减少胃食管反流;减低反流物的酸度;增强食管的清除能力;保护食管黏膜。
改变生活方式:GERD 患者改变生活方式和用药同等重要,轻症和间歇发作症状的患者,仅注意改变生活方式便可奏效;①改变饮食结构:进食习惯和控制体重:胃食管反流病患者应以高蛋白、低脂肪食物为主,并减少每餐的食量,避免摄入脂肪含量高的食物,少食粗糙食物,避免饮茶和咖啡等饮料,戒除吃零食的习惯,肥胖的患者应尽量减轻体重;②体位:在非睡眠时,宜多采取直立位,避免弯腰扫地和用力提重物等;睡眠时,应取半卧位,简单的半卧位是垫高床头约 30°,避免穿紧身衣服;③戒烟酒;④避免服用促使反流的药物。

药物治疗:药物治疗的目的是减低胃内容物的酸度和量,增强抗反流屏障能力,加强食管酸清除力,增强胃排空能力,增强幽门括约肌张力,防止十二指肠胃反流,在有炎症的食管黏膜上形成保护层,以促进炎症愈合,常用药物有以下几类:①中和胃酸药:比如西咪替丁、雷尼替丁等,中和胃酸药是应用最早和最广泛的药物,其作用机制是中和胃内容的酸,提高食管内反流物的 pH,从而减低胃蛋白酶的活性,还能轻度增高食管下括约肌张力,此类药物用于症状治疗,缓解症状作用迅速,适用于解除轻症或间歇发作的烧心症状,单用此类药物难使食管炎症愈合,故仅用作其他药物的一个辅助药,且这些药均不宜长期服用;②减少胃酸分泌药物:常用组胺 H_2 受体拮抗药和质子泵抑制剂。总体来说,除了轻症 GERD 患者,标准剂量的 H_2 受体拮抗药作用有限,加大剂量能提高 76%~85% 患者的愈合率。质子泵抑制剂(PPI):此类药物的问世是治疗 GERD 的一个突破,有奥美拉唑、兰索拉唑、潘托拉唑、雷贝拉唑等几种 PPI 可供选择,总体疗效相似。PPI 远期疗效优于其他药物,但约半数患者要增加剂量才能维持愈合的疗效;③促动力药:目前常用的有多潘立酮和莫沙必利,前者因为只增强胃动力,而后者可以增强胃肠道动力,故效果要优于前者;④黏膜覆盖药:硫糖铝呈弱碱性反应,其中和胃酸的作用很弱,在酸性胃液中凝聚成粘稠的糊状物,附着在黏膜表面,形成一层保护膜,它与溃疡面的亲和力比正常黏膜强 6~7 倍。胶体次枸橼酸铋:本品既不中和胃酸,也不抑制胃酸分泌,而是在胃液 pH 条件下,与黏膜损伤处的蛋白质结合,形成一层薄膜覆盖在任何黏膜损伤处,从而隔绝了胃酸、酶及食物对损伤黏膜的侵蚀作用,有利于黏膜炎症的修复和愈合,它也与正常黏膜蛋白质结合,但结合量少,通过肾排泄,有严重肾功能障碍者禁用。

手术治疗:GERD 患者出现重度食管炎、出血、狭窄、存在食管旁疝及该种疝的并发症、Barrett 食管等,均是手术治疗对象。

(1) 适应证:①GERD 的重大并发症,如重度食管炎(Savary-Miller Ⅲ 或 Ⅳ 级以上),食管狭窄扩张疗法失败者,短食管;②充分而系统的药物治疗,历时半年或 1 年以上不能缓解反流症状和消除并发症者;③食管运动障碍性疾病(如贲门失弛症)行贲门肌层切开术,为了防止日后的胃食管反流;④经下咽部或 UES 下方电极 pH 监测证实,反复发作的喉部和肺部并发症确由反流引起,以及反流引起的哮喘发作;⑤儿童的胃食管反流引起并发症,特别是频繁发作的肺部并发症;⑥手术后复发,并有严重反流症状者;⑦食管旁疝;⑧Barrett 食管,有反流症状,药物治疗不成功者;细胞有重度异型改变或癌变;⑨上腹部疾患与有症状的胃食管反流同时存在。

(2) 禁忌证:①内科治疗不充分;②缺乏反流的客观事实,特别是内镜检查和食管 24 h pH 监测的证据;③症状是否由胃食管反流引起尚难肯定,目前症状不排除是由心绞痛、胃本身疾患或胆系疾患引起;④有精神症状的非胃食管反流患者,患者有疑似反流的症状,同时见到他人有抗反流手术治疗成功的经过,而要求手术治疗;⑤仅有胃食管反流而无并发症;⑥无症状的滑动性食管裂孔疝。

2. 转诊及社区随访

GERD 患者需要进行社区随访,主要观察患者症状体征,若无明显诱因下出现症状波动加重,出现消化道出血、吞咽困难、腹痛、腹胀、消瘦等症状,要警惕并发症出现,需要转诊患者到上一级医疗机构。

五、要点与讨论

　　胃食管反流病是社区医生常碰到的疾病,多数患者主诉反酸、嗳气、烧心、腹部不适、咳嗽等症状,和肺部疾病、慢性胃炎、慢性胆囊炎、心绞痛等疾病容易混杂,确诊需要依靠仔细询问病史,体格检查,胃镜、24 h 食管 pH 监测、食管下段括约肌压力测定等确诊,社区检查手段有限,需要转诊上级医疗机构。确诊后的 GERD 对于胃食管反流病的治疗,多年以来主要以药物治疗为主,强调改善生活方式和饮食习惯,辅以抗反流手术及内镜下治疗胃食管反流病并发症如食管狭窄和 Barrett 食管。近年腹腔镜下胃食管反流病手术、LES 注射、电刺激和呼吸肌训练法等新型治疗方法随着诊断手段的发展而兴起。随着腹腔镜的飞速发展及在腹部手术的广泛应用,腹腔镜下胃底折叠术及食管裂孔疝反流患者的袖状胃切除术已经成功开展。2012 年 GraneroCendón 等对行腹腔镜下胃底折叠术及袖状胃切除术的胃食管反流病患者术后生活质量及症状缓解进行评估,研究发现患者不但生活质量和反流症状得以改善,而且营养状况明显好转。社区医生的主要任务是随访患者的治疗效果,若有病情变化,调整药物效果不佳,需要及时转诊患者。

六、思考题

1. 胃食管反流病患者的社区管理有哪些内容?
2. 胃食管反流病的规范治疗有哪些内容?
3. 胃食管反流病的发病机制有哪些进展?

七、推荐阅读文献

1. 中华医学会消化病学分会.2014 年中国胃食管反流病专家共识意见[J].中华消化杂志,2014,34(10):649 - 661.
2. 葛均波,徐永健.内科学[M].8 版.北京:人民卫生出版社,2013.
3. Gerson LB, Kahrilas PJ, Fass R. Insights into gastroes-ophageal reflux disease-associated dyspeptic symptoms [J]. ClinGastroenterol Hepatol, 2011,9(10):824 - 833.

(张　玉)

案例 40

胃　癌

一、病历资料

1. 现病史

患者，男性，51岁，因"上腹间歇性隐痛、进食后饱胀2月"就诊。患者上腹部间歇性隐痛2个月，疼痛无明显节律性，但夜间疼痛较重，并向左侧季肋部放射，与进食和体位无关。无明显恶心、呕吐、反酸、黑便，无发热。自认为是胃病，口服中草药和"胃必治"可缓解症状。近期症状有所加重，患者到社区医院门诊就诊。患者起病以来精神、睡眠好，胃纳一般，体重半年内下降约2 kg。

2. 既往史

无青霉素、磺胺等药物过敏史。无重大手术外伤史。无传染病史。既往史无高血压、糖尿病、冠心病等病史。不吸烟和饮酒。

3. 体格检查

T 37.1℃，R 17次/min，BP 130 mmHg/80 mmHg。皮肤未见瘀点、瘀斑。颈部、锁骨上、腋下、腹股沟等部位未扪及肿大淋巴结。轻度贫血貌。头面部无明显异常。HR 70次/min，律齐，两肺呼吸音清，无明显干湿啰音。腹平，未见胃肠型和静脉曲张，肝脾肋下未扪及，中上腹有轻压痛，无反跳痛，未扪及腹块，肠鸣音3次/min。双下肢无明显水肿。

4. 实验室和辅助检查

血常规：WBC 7.5×10^9/L，RBC 2.8×10^{12}/L，Hb 92 g/L，N 70%，LY 18%，PLT 310×10^9/L。

肝功能：TB 11 μmol/L，DB 3.6 μmol/L，TP 63 g/L，ALB 34 g/L，ALT 54 IU/L，AST 25 IU/L，γ-GT 37 IU/L。

肾功能：BUN 4.6 mmol/L，Cr 82 μmol/L，UA 0.45 mmol/L。

FBG 5.4 mmol/L。

大便隐血：（++）。

癌胚抗原：CEA 14 ng/ml。

心电图：HR 72次/min，窦律，偶见房性早搏。

腹部B超：肝囊肿，胰腺、脾脏、双肾未见明显异常。

二、诊治经过

初步诊断：胃部肿瘤。

诊治经过：社区全科医生考虑患者症状已经持续 2 个月，服药后好转不明显，最近有所加重，体重有减轻，因此转诊患者至上级医院进一步检查，以明确诊断。上级医院医生给予患者行胃镜检查发现：胃大弯处新生物，约 2 cm×3 cm，表面溃疡形成，病理结果：上皮内瘤变，高级别，考虑"胃癌"可能。遂收入上级医院行内镜下黏膜剥离术（endoscopic submucosal dissection，ESD）治疗，手术过程顺利，患者恢复好，无明显并发症出现。术后病理结果：（胃大弯）腺癌，分化程度高。患者术后一直在社区随访，未发现明显复发和转移。

三、病例分析

1. 病史特点

（1）男性，51 岁，上腹间歇性隐痛、进食后饱胀 2 月。外院胃镜检查发现胃大弯新生物，病理：上皮内瘤变，高级别，考虑胃癌可能。

（2）既往史：无特殊。

（3）体格检查：T 37.1℃，R 17 次/min，BP 130 mmHg/80 mmHg。皮肤未见瘀点、瘀斑。颈部、锁骨上、腋下、腹股沟等部位未扪及肿大淋巴结。轻度贫血貌。HR 70 次/min，律齐，两肺呼吸音清，无明显干湿啰音。腹平，未见胃肠型和静脉曲张，肝脾肋下未扪及，中上腹有轻压痛，无反跳痛，未扪及腹块，肠鸣音 3 次/min。双下肢无明显水肿。

（4）实验室和辅助检查：

血常规：WBC 7.5×10^9/L，RBC 2.8×10^{12}/L，Hb 92 g/L，N 70%，PLT 310×10^9/L。

肝、肾功能正常。

FBG 5.4 mmol/L。

大便隐血：（++）。

癌胚抗原：CEA 14 ng/ml。

心电图：窦律，偶见房性早搏。

腹部 B 超：肝、胰腺、脾脏、双肾未见明显异常。

外院胃镜：胃大弯处新生物，约 2 cm×3 cm，表面溃疡形成，病理结果：上皮内瘤变，高级别。

2. 诊断和诊断依据

诊断：胃部肿瘤。

诊断依据：

胃部肿瘤：患者中老年男性，上腹部不适 2 月余，伴有隐痛，症状并无特异性，伴有体重下降，行胃镜检查发现胃大弯处有新生物，约 2 cm×3 cm，表面溃疡形成，病理为上皮内瘤变，高级别。癌胚抗原轻度升高，大便隐血（++），有轻度贫血，结合以上，患者胃部肿瘤诊断明确，因为患者未行全面体检，也还未行手术治疗，故分期不明确，根据目前所做检查来看，未发现明显肿瘤转移灶，可能还处于比较早期，但最终分期需要进一步检查和手术后才能确定。

3. 鉴别诊断

患者上腹部不适，有隐痛，症状缺乏特异性，需要鉴别的疾病：

（1）消化性溃疡：典型症状表现为规律性、节律性腹痛，伴有反酸、嗳气等症状，但往往消化性溃疡表现和其他疾病混杂，典型病例少见，行胃镜检查即可鉴别。

（2）胆道疾病：如胆石症，常和胃病、心脏病混淆，可以通过腹部 B 超、胃镜、EKG 等检查以明确。

四、处理方案及基本原则

1. 处理方案

胃部不适是社区医生最常遇见的临床症状之一，可以表现为反酸、嗳气、上腹痛、纳差等症状，都为非特异性，单纯依靠症状能做出正确诊断较为困难，社区医生首先要仔细询问病史，尤其是不适症状的特点、诱因、加重和缓解规律，有无服用药物食物原因，改变生活方式是否有效，如果效果不佳，可以考虑药物治疗，可以使用 H_2 受体阻滞剂、质子泵抑制剂、胃黏膜保护剂等药物，若患者症状不能缓解或者反复，建议进一步行 B 超、心电图、胃镜检查明确诊断。

上皮内瘤样变分为低级别、中级别和高级别，后者基本等同于癌，若患者无禁忌证，首选手术治疗。前两者必须密切随访，建议 3～6 个月复查 1 次胃镜，若有恶变趋势，及时手术治疗。

2. 转诊与社区随访

对于反复腹部不适、疼痛、反酸、嗳气等非特异性症状，很难根据这些症状确定诊断，尤其是中老年人，有消瘦、贫血、黑便，要高度警惕胃癌可能，需要行胃镜检查。若患者已经确诊胃癌，需要行手术、化疗、放疗等治疗，都需要把患者转入上级医疗机构。已经行手术治疗患者社区随访主要任务是观察肿瘤是否有复发和转移，可以定期复查血常规、血生化、大便隐血、B 超等，若有肿瘤复发或转移表现，应该转诊患者到上级医疗机构。

五、要点与讨论

胃癌是我国三大肿瘤之一，也是社区医生最常遇到的恶性肿瘤之一。2005 年我国公布的数据显示我国胃癌发病率在男性中达 37.1/10 万，女性中为 17.4/10 万，病死率分别为 15/10 万和 13.3/10 万。胃癌发病率在全球范围内呈现下降趋势，近 10 年间下降约 10%。

胃癌的危险因素目前较明确的有：幽门螺杆菌（H. pylori）感染、高盐摄入、胃癌家族史、吸烟及大量饮酒；保护性因素为摄入非淀粉类新鲜蔬菜（尤其是葱属蔬菜）及水果；近期有文献报道长期服用阿司匹林对胃癌的发生有预防作用。

胃癌的发生是多因素参与、多步骤的复杂病理过程，是环境因素、H. pylori 感染和宿主基因等因素相互作用的结果。除去环境因素，目前病因的基础研究集中在基因因素及 H. pylori 致病性和毒力因子等方面。另外，胃癌干细胞成为近期的研究热点，为胃癌的发病机制研究及诊疗开辟了新的途径。

胃癌治疗除了传统手术外，目前对于早期胃癌微创手术有巨大的进展，ESD 作为早期胃癌治疗的主要手段，已经受到广泛认可，内镜下病变整体切除率达到 95% 以上，日本学者对 1 370 余例术后患者进行随访，随访 32 个月复发率为 1%。内镜下切除不伴淋巴结转移的早期胃癌得到新版 NCCN 胃癌指南的推荐。随着近年 ESD 术的广泛开展，日本胃癌学会将内镜下治疗传统（分化良好＜2 cm 的非溃疡型早期胃癌）扩展为：①分化良好的黏膜内癌，没有淋巴管或血管浸润，病变≤3 cm，不管是否合并溃疡；②分化良好的黏膜内癌，没有溃疡，没有淋巴、血管浸润，无论病变大小；③黏膜下 SM1（黏膜下层的上 1/3）癌，分化良好，没有淋巴、血管浸润，病变≤3 cm。

在辅助化疗药物方面，亚洲国家学者主张进展期胃癌行根治性胃癌切除术后应行 S-1 单药化疗。S-1 是由日本研发的新型口服氟尿嘧啶类抗肿瘤药物，含有细胞毒性药物替加氟及另外两种酶抑制剂 CDHP 和 OXO，S-1 在胃癌化疗的单药有效率是所有化疗药物中最高的，成为近年的研究热点。

胃癌分子靶向治疗是近年研究的热点，很多靶向治疗的药物已进入临床试验阶段，曲妥珠单抗为首个被推荐应用于临床的靶向治疗药物。ToGA Ⅲ期临床试验的结果于 2009 年公布，这是一项包括 24 个国家 130 所医院参加的国际多中心临床研究，入组 3 807 例不能手术的局部晚期/转移性胃癌和胃食管接合部癌,治疗组采取曲珠单抗联合 5-Fu 或卡培他滨+CDDP 治疗,对照组单纯应用化疗,结果显示治疗组可使患者平均生存期延长 2.7 个月,死亡风险下降 26%,组织 HER-2 高表达的患者可更进一步获益。此研究成为胃癌分子靶向治疗领域的重大突破。基于此项研究,2011 NCCN 及英国的新版指南均推荐对于不能手术切除的进展期胃癌检测 HER-2,表达阳性的患者进行靶向治疗。更多的进一步评估其疗效和安全性的临床试验尚在进行当中。其他尚处于Ⅱ—Ⅲ期临床试验中,具有临床应用前景的分子靶向治疗药物包括:抗人表皮生长因子受体单克隆抗体西妥昔单抗(Cetuximab);EGFR 酪氨酸激酶抑制剂吉非替尼(Gefitinib)和埃罗替尼(Erlotinib);血管内皮生长因子受体抗贝伐单抗(Bevacizumab)以及 VEGF 酪氨酸激酶受体拮抗剂舒尼替尼(Sunitinib)。虽然目前大部分药物还处于实验室研究或Ⅱ—Ⅲ期临床试验阶段,且目前仅局限于应用在进能手术的患者中,但生物靶向治疗无疑是肿瘤治疗领域的重大突破,尚有待进一步研究及发展。

六、思考题

1. 社区胃癌患者的转诊指证有哪些?
2. 胃癌患者的社区管理内容有些什么?
3. 胃癌的诊治有哪些进展?

七、推荐阅读文献

1. 姚礼庆,周平红. 内镜黏膜下剥离术[M]. 上海:复旦大学出版社,2009:4-6.
2. NCCN. Clinical practice guidelines in oncology gastric cancer [M]. Version 1 2011, NCCN. org.
3. Bornschein J, Rokkas T, Selgrad M, et al. Gastric cancer: clinical as-pects, epidemiology and molecular background [J]. Helicobacter, 2011,16 Suppl 1:45-52.

(张 玉)

案例 41

肝 癌

一、病历资料

1. 现病史

患者,女性,68岁,因"右上腹痛6月余,纳差、腹胀、皮肤瘙痒4月余"就诊。患者约6个月前无明显诱因下出现右上腹痛,呈钝痛或胀痛,非持续性,与体位变动无明显关系,近4个月逐步出现纳差、乏力、腹胀和皮肤瘙痒。体重自觉有降低,具体不详。患者到外院就诊,B超检查提示:肝内弥漫性实性占位病变,肝癌?肝多发性囊肿?多发肝内胆管轻度扩张,腹腔积液。腹部增强CT提示:肝区占位性病变性质待定,原发性肝癌并腹膜后淋巴结转移?肝囊肿。后患者行肝脏穿刺,病理结果:(肝脏肿块)穿刺小组织中见少量腺癌巢。CEA 17 μg/L, AFP 267 μg/L。同时肺CT提示肺内多发结节,转移性肿瘤可能大。根据以上考虑原发性肝癌Ⅳ期。患者已经失去手术机会,且拒绝行化疗。外院给予中药抗肿瘤、提高免疫力、营养支持、减少腹水,防止并发症等治疗。但患者乏力、纳差、腹胀等症状有进行性加重,现至社区卫生服务中心就诊,为进一步诊治收入院。

2. 既往史

有乙型肝炎小三阳病史10余年,既往肝功能正常,未做特别治疗。不吸烟和饮酒。无重大手术外伤史。无青霉素、磺胺等药物过敏史。既往无慢性病史。家族中无高血压、糖尿病、肿瘤等病史。

3. 体格检查

T 37.2℃, P 98次/min, R 20次/min, BP 120 mmHg/70 mmHg, 神志尚清, 对答可, 口齿清楚, 精神差, 贫血貌, 恶病质。皮肤巩膜轻度黄染, 浅表淋巴结未及肿大。双侧瞳孔等大等圆, 对光反应灵敏。HR 98次/min, 心尖搏动位于第五肋间左锁骨中线外0.5 cm, 触之无震颤, 律齐, 未及杂音。两肺呼吸音粗, 有少量痰鸣音。腹部膨隆, 可以见到腹壁静脉曲张, 腹软, 上腹部压之不适, 无反跳痛, 肝右肋下约8 cm, 左肋下6 cm, 质硬, 边钝, 表面有结节感, 无明显触痛, 脾肋下未及, 移动性浊音阳性。双下肢中度水肿。双巴氏征阴性。

4. 实验室和辅助检查

血常规:WBC 9.5×10^9/L, RBC 3.0×10^{12}/L, Hb 102 g/L, N 82%, LY 17%, PLT 120×10^9/L。

肝功能:TB 46 μmol/L, DB 30 μmol/L, TP 50 g/L, ALB 26 g/L, ALT 115 IU/L, AST 76 IU/L, γ-GT 267 IU/L。

肾功能:BUN 7.8 mmol/L, Cr 113 μmol/L。

FBG 8.6 mmol/L。

出凝血功能:PT 17.6 s, APTT 56 s, INR 1.89。

心电图:窦速,HR 102 次/min,电轴左偏。
腹部 B 超:肝内弥漫性实性占位病变,肝癌?肝多发性囊肿?多发肝内胆管轻度扩张,腹腔积液。
腹部 CT 增强:肝区占位性病变性质待定,原发性肝癌并腹膜后淋巴结转移?肝囊肿。
胸片:两肺纹理增多,左肺下叶炎症,可见多发小结节,转移性肿瘤可能,双侧少量胸腔积液。

二、诊治经过

初步诊断:原发性肝癌Ⅳ期,肺转移;肺部感染。

诊治经过:患者到社区医院就诊后主要给予谷胱甘肽 2.4 g qd 静滴,异甘草酸 150 mg 静滴 qd 保肝,间歇静滴白蛋白 10 g 支持,改善低蛋白血症,利尿,抽腹水减轻腹胀,胸腺肽皮下注射改善免疫力,青霉素静滴抗感染,肌注维生素 K_1 改善出凝血功能异常。患者一般情况有持续性恶化趋势,肝功能明显异常,腹水无明显减少,感染不易控制,肾功能出现异常,患者家属要求自动出院。

三、病例分析

1. 病史特点

(1) 女性,68 岁,诊断原发性肝癌 6 月余,纳差、乏力、腹胀、皮肤瘙痒 4 月余。

(2) 既往史:有乙型肝炎小三阳病史 10 余年。不吸烟和饮酒。无重大手术外伤史。无青霉素、磺胺等药物和食物过敏史。有高血压史,平时服用络活喜,血压控制可。

(3) 体格检查:T 37.2℃,神志尚清,消瘦,对答可,贫血貌,恶病质。皮肤巩膜轻度黄染。浅表淋巴结无肿大。心率偏快。肺部有少量痰鸣音。腹部膨隆,上腹部压之不适,无反跳痛,肝右肋下约 8 cm,左肋下 6 cm,质硬,边钝,表面有结节感,无明显触痛,脾肋下未及,腹水征阳性。双下肢中度水肿。双巴氏征阴性。

(4) 实验室和辅助检查:

血常规:WBC 9.5×10^9/L,RBC 3.0×10^{12}/L,Hb 102 g/L,N 82%,LY 17%,PLT 120×10^9/L。

肝功能:TB 46 μmol/L,DB 30 μmol/L,TP 50 g/L,ALB 26 g/L,ALT 115 IU/L,AST 76 IU/L,γ-GT 267 IU/L。

肾功能:BUN 7.8 mmol/L,Cr 113 μmol/L。

FBG 8.6 mmol/L。

出凝血功能:PT 17.6 s,APTT 56 s,INR 1.89。

腹部 B 超:肝内弥漫性实性占位病变,肝癌可能,肝多发囊肿,多发肝内胆管轻度扩张,大量腹水。

2. 诊断和诊断依据

诊断:①原发性肝癌Ⅳ期,肺转移;②肺部感染。

诊断依据:

(1) 原发性肝癌Ⅳ期,肺转移:患者最早症状表现为右上腹痛,腹部 B 超发现肝脏占位,肝癌可能,CT 检查也较倾向肝癌,结合患者肝功能异常,CEA 和 AFP 明显升高,发现有肺部肿瘤转移灶可能,肝穿刺活检发现癌细胞,根据以上,患者肝癌诊断明确。患者已经出现淋巴结转移和远处转移,分期应该为Ⅳ期。

(2) 肺部感染:患者晚期肿瘤,一般情况差,免疫力低下,容易伴发感染,患者血常规白细胞升高,肺部听证有痰鸣音,胸片提示有肺部炎症,肺部感染诊断明确。

3. 鉴别诊断

患者右上腹痛症状无特异性,同时发现肝脏占位,占位可以为良性或恶性病变,需要鉴别的疾病有肝囊肿、肝脏血管瘤、肝肉瘤、肝脏寄生虫等。良性占位随访一般较长时间内体积无明显变化或生长缓慢,多数无肝功能异常或仅仅轻度异常。不会出现肿瘤抗原明显升高。寄生虫病多数有不洁饮食或疫区逗留病史。大多数疾病可以通过病史、体格检查、B超、CT等检查以鉴别,但有时候诊断仍有困难,可以选择随访或是行穿刺活检。

四、处理方案及基本原则

1. 处理方案

患者肝癌发现时已经到晚期,失去手术机会,患者和家属考虑后也拒绝化疗,病情进展较快,肝功能损害、低蛋白血症,伴有感染,到社区医院时恶液质已经较明显,故治疗以支持治疗、对症处理为主,保护肝脏功能,防止并发症。延长患者生命,减轻痛苦。

(1) 一般性治疗:注意休息,防止劳累,防止感染,饮食易消化、少食多餐,禁止高蛋白饮食,以碳水化合物为主,注意补充维生素,注意水电解平衡。

(2) 保肝褪黄降血氨:有多种药物可以选择,如还原型谷胱甘肽、甘草酸二铵、异甘草酸镁、腺苷蛋氨酸、双环醇。

(3) 加强支持治疗:补充蛋白,纠正低蛋白血症,纠正贫血,电解质紊乱,注意出入液量平衡。

(4) 减轻腹水:改善低蛋白血症,利尿减轻腹水。必要时可以抽腹水。

(5) 抗肿瘤:改善免疫力,如胸腺肽皮下注射。口服中药,静滴康莱特、榄香烯等都有一定抑制肿瘤作用。

(6) 防止并发症:如消化道出血、肝性脑病、肝肾综合征等。

2. 转诊及社区随访

肝癌患者如需要手术治疗,化疗需要转诊上级医院。若患者一般情况持续恶化,出现严重并发症如消化道大出血、肝性脑病、肝肾综合征等建议转诊上级医院。患者社区随访应该定期复查血常规、肝肾功能电解质、出凝血功能、大便隐血,测腹围,观察体重变化,监测尿量等。

五、要点与讨论

我国是肝癌的高发地区之一,每十万人口中有14.58~46人发病,以江苏启东和广西扶绥的发病率最高。世界各地发病率有上升趋势,全世界每年平均约有25万人死于肝癌,其中40%发生在中国。本病可发生于任何年龄,以40~49岁为多,男女之比为(2~5):1。

1. 病因

(1) 病毒性肝炎:我国半数以上的肝癌都和病毒性肝炎有关,尤其是乙型肝炎占大多数。

(2) 肝硬化。

(3) 黄曲霉毒素。

(4) 饮用水污染。

(5) 其他化学致癌物质。

2. 病理分型

(1) 大体分型:①块状型;②结节型;③弥漫型;④小癌型。

(2) 组织学分型:①肝细胞型;②胆管细胞型;③混合型。

3. 转移途径

(1) 肝内转移：最早在肝内转移。

(2) 肝外转移：①血行转移，最常见的转移部位是肺；②淋巴转移，转移至肝门淋巴结最为常见；③种植转移少见，可种植在腹膜、盆腔、卵巢等。

4. 临床表现

(1) 本病起病隐匿，早期缺乏典型症状，一旦出现肝癌临床表现，已至中晚期；

(2) 中晚期临床表现：①肝区疼痛：最常见的症状。多成持续性胀痛或钝痛，是因癌肿生长过快、肝包膜被牵拉所致。当肝表面的癌结节破裂，可突然引起剧烈腹痛，产生急腹症的表现。出血量大时可导致休克；②肝大：呈进行性增大，质地坚硬，表面凹凸不平，常有大小不等的结节，有不同程度的压痛。如癌位于横膈面，主要表现为横膈局限性抬高而肝下缘不下移；③黄疸：一般出现在肝癌晚期，多为阻塞性；④肝硬化征象；⑤恶性肿瘤的全身性表现；⑥转移灶症状 转移至肺、骨、脑、胸腔等处，可产生相应症状。

5. 并发症

(1) 肝性脑病。

(2) 上消化道出血。

(3) 癌结节破裂出血。

(4) 继发感染。

6. 实验室检查和辅助检查

(1) 肿瘤标志物：甲胎蛋白（AFP）异质体检测。

(2) 其他肝癌标志物：血清岩藻糖苷酶（AFU）、血清碱性磷酸酶（ALP）等有助于 AFP 阴性的原发性肝癌的诊断和鉴别诊断；要紧密联系临床。

(3) 超声：可发现 2~3 cm 以上的肝癌，对早期定位诊断甚有价值，已成为诊断的主要手段之一，筛查的首选检查方法是电子计算机 X 线体层显像（CT），CT 具有更高分辨率，具定位与定性的诊断价值，能显示病变范围、数目、大小等。可检出 1 cm 左右的肝癌。

(4) 磁共振成像（MRI）可发现小于 1.5 cm 的癌灶及转移灶，对良、恶性肝占位病变，特别是对肝血管瘤、囊性病灶等的鉴别优于 CT，无需增强可显示门静脉和肝静脉的分支。

(5) 肝血管造影：选择性肝动脉造影是肝癌诊断的重要补充手段，可显示 1~2 cm 的癌结节。可做准确的定位诊断且有鉴别诊断的价值，帮助早期诊断及指导手术。

(6) 肝穿刺活检：有一定局限性和危险性，在超声或 CT 引导下细针穿刺病变部位的侵入性操作，是确诊肝癌最可靠的方法。

7. 原发性肝癌的诊断

对具有典型临床表现者诊断并不困难，但往往已属中晚期，早期诊断标准：①非侵入性诊断标准：两种影像学均显示有大于 2 cm 的肝癌特征性占位病变；②影像学结合 AFP 标准：一种影像学显示有大于 2 cm 的肝癌特征性占位病变，同时伴有 AFP 不低于 400 μg/L（排除妊娠、生殖胚胎源性肿瘤、活动性肝炎及转移性肝癌）；③组织学诊断标准：肝组织学检查证实原发性肝癌。早期诊断为早期手术切除创造了有利条件，加上新技术的应用以及中西医结合治疗，使疗效已有很大提高。

8. 治疗

(1) 手术治疗：是治疗肝癌最好的方法，小肝癌行局部或肝叶切除，可望彻底治愈，复发后亦有少数患者可再次手术切除。

(2) 局部治疗：①肝动脉化疗栓塞治疗（TACE）：适用于以肝右叶为主或多发病灶以及术后复发而无法再手术切除的 HPC，其方法简便，疗效确切，可以反复多次治疗，许多肝癌明显缩小，可进行手术切除；②无水酒精注射疗法；③物理疗法：射频消融、局部高温疗法、冷冻疗法、微波组织凝固技术；④全身化疗:全身化疗较其他肿瘤不敏感,疗效不满意;⑤免疫和生物治疗:在手术切除、放疗或化疗后,可应用免疫和生物治疗,如转移因子、免疫核糖核酸;⑥综合治疗:已成为中晚期肝癌主要的治疗方法。可结合中医疗法,扶正滋阴。可调整机体免疫功能,改善症状。减轻化疗不良反应,提高疗效。

六、思考题

1. 肝癌早期预防和早期诊断有些什么需要注意?
2. 晚期肝癌的诊治有哪些措施?
3. 肝癌并发症有哪些? 诊治措施和预防措施有哪些?

七、推荐阅读文献

1. 吴孟超,李爱军.应重视大肝癌的综合治疗[J].中华医学杂志,2006,86:1657-1659.
2. 赵美红,郎丰平,江启安等.三维适形放疗联合肝动脉碘油化疗药物栓塞治疗原发性肝癌疗效分析[J].中华放射肿瘤学杂志,2006,15:39-41.
3. Kurokohchi K, Watanabe S, Yoneyama H, Deguchi A, Masaki T, Himoto T, Miyoshi H, Mohammad HS, Kitanaka A, Taminato T, Kuriyama S. Acombination therapy of ethanol injection andradiofrequency ablation under generalanesthesiafor the treatment of hepatocellular carcinoma [J]. World. [J] Gastroenterol 2008,14:2037-2043.

(张 玉)

案例 42

食 管 癌

一、病历资料

1. 现病史

患者,男性,69岁,因"进行性吞咽困难3月余"就诊。患者于3月余前始觉进食后轻微哽噎感,因症状轻微且断续出现,故未至医院就诊。后症状逐步加重,发作频繁,早期进食普通食物可以出现吞咽困难,后期进食半流质也有困难,伴胸骨后烧灼感,胃纳差,精神尚可,体重半年约降低了3 kg。为进一步诊治,患者至社区医院就诊。

2. 既往史

否认肝炎、肺结核、血吸虫、伤寒等传染病史。预防接种史不祥。否认手术外伤及输血史。否认青霉素等药物及食物过敏史。无高血压、冠心病、糖尿病等慢性病史。

3. 体格检查

T 36.9℃,BP 125 mmHg/65 mmHg。发育正常,营养中等,神志清楚。全身皮肤黏膜未见黄染及出血点,未及肝掌及蜘蛛痣。双侧锁骨上、双侧腹股沟等浅表淋巴结未触及肿大。头颅无畸形,头皮无外伤及瘢痕。结膜无充血,巩膜无黄染,瞳孔等大等圆,对光反射灵敏。外耳道无异常分泌物。颈软,无抵抗感,甲状腺未触及,气管居中。双侧胸廓无畸形。心前区无隆起,未触及震颤,心界不大,HR 78次/min,律齐,各瓣膜听诊区未闻及病理性杂音。双肺叩诊呈清音,听诊呼吸音清,未闻及干湿性啰音。腹平,无腹壁静脉曲张,未见肠型、蠕动波。腹软、全腹无压痛及反跳痛,无肌卫,未及异常包块,肝、脾肋下未及,Murphy's征阴性。全腹叩诊呈鼓音,肝、肾区无叩击痛,移动性浊音阴性,肠鸣音4次/min。外生殖器未检。直肠及肛门未检。脊柱生理弯曲存在,无叩击痛,活动度可。四肢关节活动自如,无畸形。病理征未引出。

4. 实验室和辅助检查

血常规:WBC 4.5×10^9/L,RBC 3.01×10^{12}/L,Hb 102 g/L,N 75%,LY 21%,PLT 260×10^9/L。

肝功能:TB 16 μmol/L,DB 3.7 μmol/L,TP 69 g/L,ALB 36 g/L,ALT 24 IU/L,AST 26 IU/L,γ-GT 58 IU/L。

肾功能:BUN 7.9 mmol/L,Cr 93 μmol/L,UA 0.47 mmol/L。

电解质:K^+ 3.6 mmol/L,Na^+ 138 mmol/L,Cl^- 109 mmol/L,Ca^{2+} 2.1 mmol/L。

FBG 5.8 mmol/L。

大便隐血:(±)。

肿瘤抗原:CEA 11.3 ng/ml,SCC 16 ng/ml。

心电图:HR 80 次/min,窦律,轻度 T 波改变。
腹部 B 超:肝脏、胰腺、脾脏、双肾未见明显异常。
X 线胸片:两肺纹理增多。

二、诊治经过

初步诊断:食管癌。

诊治经过:患者到社区医院就诊,全科医生根据患者症状,考虑食管癌可能大。转诊患者至上级医院,上级医院胃镜检查示:距门齿 20~26 cm 食管四壁见不规则隆起病变,底苔污秽,表面黏膜破坏,边缘呈结节样隆起,质脆,管壁僵硬,触之易出血。活检病理结果为鳞癌。上级医院收入院后完善术前检查,行食管癌根治术。手术过程顺利,患者恢复好,未出现明显并发症。术后一直在社区医院复查随访。

三、病例分析

1. 病史特点

(1) 男性,69 岁,进行性吞咽困难 3 月余。

患者于三月前出现进食轻微哽噎感,症状进行性加重,目前进食半流质都会出现症状,纳差,体重有明显降低,外院行胃镜检查发现食管中段新生物,病理结果为鳞癌。

(2) 既往史:无特殊。

(3) 体格检查:T 36.9℃,一般情况可,稍有贫血貌。浅表淋巴结未扪及肿大。心肺无肺明显异常。腹部阴性。双下肢不肿。病理征阴性。

(4) 实验室和辅助检查:

血常规:WBC 4.5×10^9/L, RBC 3.01×10^{12}/L, Hb 102 g/L, N 75%, LY 21%, PLT 260×10^9/L。

肝功能:TB 16 μmol/L, DB 3.7 μmol/L, TP 69 g/L, ALB 36 g/L, ALT 24 IU/L, AST 26 IU/L, γ-GT 58 IU/L。

肾功能:BUN 7.9 mmol/L, Cr 93 μmol/L, UA 0.47 mmol/L。

电解质:K^+ 3.6 mmol/L, Na^+ 138 mmol/L, Cl^- 109 mmol/L, Ca^{2+} 2.1 mmol/L。

FBG 5.8 mmol/L。大便隐血:(±)。肿瘤抗原:CEA 11.3 ng/ml, SCC 16 ng/ml。

腹部 B 超:肝脏、胰腺、脾脏、双肾未见明显异常。

2. 诊断和诊断依据

(1) 诊断:食管癌。

(2) 诊断依据:患者为老年男性,主要症状为进行性吞咽困难,早期为固体食物,后期半流质也会有吞咽障碍,伴有纳差、消瘦,行胃镜检查发现食管中段新生物,不规则隆起,底部污秽,质脆,触之易出血,符合恶性病变特征,病理结果提示为鳞癌,患者查鳞状上皮细胞癌抗原(Squamous Cell Carcinoma, SCC)明显升高,根据以上,患者食管癌诊断明确。从目前检查来看,患者食管癌未发现明显转移灶,可能处于早期,但具体分期需要进一步行正电子发射计算机断层显像(Positron Emission Computed Tomography, PET)及手术后病理决定。

3. 鉴别诊断

(1) 反流性食管炎:有胸骨后刺痛及灼烧感,类似早期食管癌症状。必要时行细胞学及内镜检查。

(2) 食管憩室：上消化道钡餐，可见食管憩室内有钡剂影。
(3) 食管静脉曲张：一般通过上消化道钡餐和胃镜即可鉴别。

有吞咽困难的食管癌应与下列疾病鉴别：
(1) 食管贲门失弛缓症：患者多见于年轻女性，病程长，症状时轻时重。食管钡餐检查可见食管下端呈光滑的漏斗型狭窄。
(2) 食管良性狭窄：病程较长，咽下困难发展至一定程度即不再加重。经详细询问病史和 X 线钡餐检查可以鉴别。
(3) 食管良性肿瘤：病程较长，咽下困难多为间歇性。X 线钡餐检查可显示食管有圆形、卵圆形或分叶状的充盈缺损，边缘整齐，周围黏膜纹正常。

四、处理方案及理由

1. 处理方案

患者目前可能处于食管癌早期，应尽可能行根治手术治疗，具有较高的 5 年生存期。故建议患者转入上级医疗机构，完善相关检查，如肺 CT、腹部 CT、骨扫描，有条件可以行 PET-CT 检查，评估肿瘤情况，做好术前准备，限期行食管癌根治术。

2. 转诊及社区随访

对于出现进行性吞咽困难、纳差、消瘦、消化道出血的中老年患者到社区医院就诊，重点怀疑恶性病变的患者，建议及时转诊到上级医疗机构进一步检查治疗。已经确诊食管癌，出现严重并发症患者，应该及时转诊上级医疗机构。食管癌患者手术后社区医院随访，主要任务是观察患者有无肿瘤复发和转移，可以通过随访患者血常规、大便隐血、肿瘤抗原、B 超以及症状体征等，若有复发转移可能，建议转诊上级医疗机构就诊。

五、要点与讨论

食管癌是社区医生最常遇到的恶性肿瘤之一，据统计，全球 2012 年约有 45.6 万新发病例，占全球新发恶性肿瘤病例的 3%，死亡病例约 40 万，占全球癌症死亡人数的 5%。我国 2009 年数据显示，食管癌是继胃癌、结直肠癌和肝癌之后最常见的消化道肿瘤，发病率为 22.14/10 万，居恶性肿瘤病死率的第 4 位。食管癌最主要的病理类型为鳞状细胞癌和腺癌，鳞癌多位于食管中、上段，腺癌则多位于食管下段。我国食管癌病理类型以鳞癌为主，比例超过 90%。

食管癌的具体病因尚不明确，但有关其发病危险因素的研究已取得一定进展。目前认为食管癌的发生发展是饮食与生活方式、人口学因素、环境与遗传因素、感染因素等若干因素协同作用的结果。

食管癌的高危人群：年龄超过 40 岁；来自食管癌高发区；有上消化道症状；有食管癌家族史；患有食管癌前疾病或癌前病变者；具有食管癌的其他高危因素（吸烟、重度饮酒、头颈部或呼吸道鳞癌等）。

大多数食管癌发现时已经到晚期，预后不佳，故食管癌的早期发现早期治疗显得尤为重要，在社区医院开展食管癌高危人群的筛查具有重大意义。食管癌早期筛查如图 42-1 所示。目前内镜除了常规白光电子内镜外，还发展了色素内镜、电子染色内镜、放大内镜等，都可以作为普通内镜的有益补充，提高了食管癌的诊断准确性。

目前食管癌的治疗前的分期主要应用 CT 和超声内镜进行分期，治疗后的分期目前食管癌的分期采用美国癌症联合会(AJCC)公布的 2009 年食管癌国际分期，根据肿瘤本身情况，淋巴结是否有转移，远处是否有转移和肿瘤的分化程度确定 TNM 分期（具体不再详述），根据具体 TNM 分期不同分为早

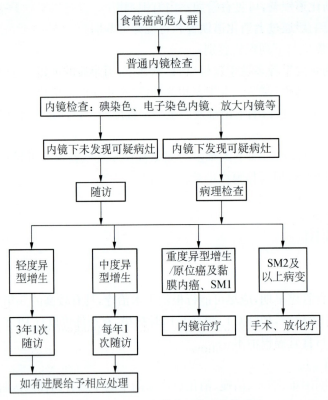

图 42-1 食管癌早期内镜筛查

期Ⅰ、Ⅱ期和晚期Ⅲ、Ⅳ期。

食管癌的治疗临床上应采取综合治疗的原则。即根据患者的机体状况,肿瘤的病理类型、侵犯范围(病期)和发展趋向,有计划地、合理地应用现有的治疗手段,以期最大幅度地根治、控制肿瘤和提高治愈率,改善患者的生活质量。食管癌的治疗主要分为手术治疗、放射治疗和化学治疗。

手术治疗原则:在任何非急诊手术治疗前,应根据诊断要求完成必要的影像学等辅助检查,并对食管癌进行 c-TNM 分期,以便于制订全面、合理和个体化的治疗方案。尽量做到肿瘤和区域淋巴结的完全性切除。根据患者的病情、合并症、肿瘤的部位以及术者的技术能力决定手术方式。经胸食管癌切除是目前常规的手术方法。手术适应证:Ⅰ、Ⅱ期和部分Ⅲ期食管癌;食管癌放疗后复发,无远处转移,一般情况能耐受手术者。手术禁忌证:诊断明确的Ⅳ期、部分Ⅲ期(侵及主动脉及气管的 T4 病变)食管癌患者、心肺功能差或合并其他重要器官系统严重疾病,不能耐受手术者。

食管癌放疗包括根治性放疗、同步放化疗、姑息性放疗、术前和术后放疗等。

食管癌化疗分为姑息性化疗、新辅助化疗(术前)、辅助化疗(术后)。化疗必须掌握临床适应证,必须强调治疗方案的规范化和个体化。对于食管鳞癌 DDP+5Fu(顺铂加氟尿嘧啶)是最常用的化疗方案,对于食管腺癌,常用的方案是:ECF 方案(表阿霉素加顺铂加氟尿嘧啶)。

食管癌分期治疗模式:

Ⅰ期:首选手术治疗。如心肺功能差或不愿手术者,可行根治性放疗。完全性切除的Ⅰ期食管癌,术后不行辅助放疗或化疗。内镜下黏膜切除仅限于黏膜癌,而黏膜下癌应该行标准食管癌切除术。

Ⅱ期:首选手术治疗。如心肺功能差或不愿手术者,可行根治性放疗。完全性切除的 T2N0M0,术后不行辅助放疗或化疗。对于完全性切除的 T3N0M0 和 T1-2N1M0 患者,术后行辅助放疗可能提高 5 年生存率。对于食管鳞癌,不推荐术后化疗。对于食管腺癌,可以选择术后辅助化疗。

Ⅲ期:对于 T3N1-3M0 和部分 T4N0-3M0(侵及心包、膈肌和胸膜)患者,目前仍首选手术治疗,但与单一手术相比,术前同步放化疗可能提高患者的总生存率。但是对于术前检查发现肿瘤外侵明显,外科手术不易彻底切除的食管癌,通过术前放疗可以增加切除率。对于不能手术的Ⅲ期患者,目前的标准治疗是放射治疗。

Ⅳ期:以姑息治疗为主要手段,能直接化疗者首选化疗,治疗目的为延长生命,提高生活质量。姑息治疗主要包括内镜治疗(包括食管扩张、食管支架等治疗)和止痛对症治疗。

六、思考题

1. 早期食管癌的内镜筛查流程是什么?
2. 食管癌在社区管理内容有哪些?
3. 食管癌诊治进展有哪些?

七、推荐阅读文献

1. 董志伟,谷铣之.临床肿瘤学[M].北京:人民卫生出版社,2002:135-154.
2. Stahl M, Mariette C, Haustermans K, et al. Oesophageal cancer:ESMOClinical Practice Guidelines for diagnosis, treatment and follow-up [J]. Ann Oncol, 2013,24 (Suppl 6):51-56.
3. 中华医学会消化内镜学分会病理学协作组.中国消化内镜活组织检查与病理学检查规范专家共识(草案)[J].中华消化内镜杂志,2014,(9):481-485.

(张 玉)

案例 43

肠 癌

一、病历资料

1. 现病史

患者，男性，55岁，因"乙状结肠癌术后近1年，腹胀1周"就诊。1年前患者无明显诱因下出现腹胀，伴有纳差，偶有便血，鲜血便，每次量不多，无明显恶心、呕吐、腹痛，胃纳较差，体重近半年共减轻约3 kg，患者到外院就诊。行肠镜检查发现距肛门20 cm见巨大新生物，绕肠腔一周，肠腔狭窄，肠镜不易通过。活检病理结果为：黏液腺癌。B超发现肝脏内多发实质性占位。肝脏MRI结果：肝脏右叶肿瘤（巨块型），肝内转移灶。考虑诊断结肠癌，肝转移。患者已经失去根治手术机会。给予folfox6方案化疗一个疗程后出现肠梗阻，后行乙状结肠癌切除术＋淋巴结清扫＋造瘘术，术后病理结果：乙状结肠黏液腺癌，淋巴结转移(17/17)，术后再次给予患者全身化疗，肝脏转移灶给予碘油栓塞＋化疗药物灌注介入治疗，介入3次后肝脏占位有明显缩小。经过综合治疗后患者癌胚抗原(carcino-embryonic antigen, CEA)从最初的3 153.92 IU/ml下降到最低76 IU/ml，但最近随访CEA又上升到168 IU/ml，建议患者口服卡培他滨单药治疗。患者近1周自觉有腹胀，一般情况差，家属送患者到社区就诊，社区门诊收入院治疗。

2. 既往史

既往偶吸烟，不饮酒。无肝炎、结核等传染病史。无青霉素、磺胺等药物过敏史。无慢性疾病史。家族中无肿瘤病史。父母健在。

3. 体格检查

T 37.2℃，P 98次/min，R 20次/min，BP 120 mmHg/70 mmHg，神志尚清，对答可，口齿清楚，精神差，贫血貌，恶病质。皮肤巩膜轻度黄染，浅表淋巴结不肿大。双侧瞳孔等大等圆，对光反应灵敏。HR 98次/min，心尖搏动位于第五肋间左锁骨中线外0.5 cm，触无震颤，律齐，未及杂音。两肺呼吸音粗，有少量痰鸣音。腹部膨隆，腹壁可见曲张静脉，腹软，上腹部压之不适，无反跳痛，肝右肋下约8 cm，左肋下6 cm，质硬，边钝，表面有结节感，无明显触痛，脾肋下未及，移动性浊音阳性。双下肢中度水肿。双巴氏征阴性。

4. 实验室和辅助检查

血常规：WBC 9.5×10^9/L，RBC 3.0×10^{12}/L，Hb 102 g/L，N 82%，LY 17%，PLT 120×10^9/L。

肝功能：TB 46 μmol/L，DB 30 μmol/L，TP 50 g/L，ALB 26 g/L，ALT 115 IU/L，AST 76 IU/L，γ-GT 267 IU/L。

肾功能：BUN 7.8 mmol/L，Cr 113 μmol/L。

FBG 4.6 mmol/L。

出凝血功能：PT 17.6 s，APTT 56 s，INR 1.89。

心电图：窦速，HR 102 次/min，电轴左偏。

腹部 B 超：肝内多发结节，转移性肿瘤可能，肝发性囊肿，多发肝内胆管轻度扩张，大量腹水。

胸片：两肺纹理增多，左肺下叶炎症，可见多发小结节，转移性肿瘤可能，双侧少量胸腔积液。

二、诊治经过

初步诊断：乙状结肠癌晚期，肝转移，肺转移？肺部感染。

诊治经过：患者已经到大肠癌晚期，有多发远处转移灶，故治疗以姑息性治疗为主，抑制肿瘤发展、延长患者生命、减轻患者痛苦为原则。复查血常规、血生化、出凝血功能，腹部 B 超、淋巴结 B 超、胸片等检查，评估肿瘤情况及患者营养状况。建议患者继续口服卡培他滨治疗，辅助中药抑制肿瘤，改善免疫力，使用抗生素治疗肺部感染，输血、输血浆、输白蛋白，纠正水电解质紊乱，减轻腹水，经过治疗后患者一般情况有所改善，体温正常，给予出院。

三、病例分析

1. 病史特点

(1) 男性，55 岁，乙状结肠癌术后近 1 年。

(2) 既往偶吸烟，不饮酒。无肝炎、结核等传染病史。无青霉素、磺胺等药物过敏史。有高血压史，平时服用络活喜，血压控制可。

(3) 体格检查：T 37.2℃，P 98 次/min，R 20 次/min，BP 120 mmHg/70 mmHg，神志尚清，对答可，口齿清楚，精神差，贫血貌，恶病质。皮肤巩膜轻度黄染，浅表淋巴结不肿大。双侧瞳孔等大等圆，对光反应灵敏。HR 98 次/min，心尖搏动位于第五肋间左锁骨中线外 0.5 cm，触无震颤，律齐，未及杂音。两肺呼吸音粗，有少量痰鸣音。腹部膨隆，可见腹壁曲张静脉，腹软，上腹部压之不适，无反跳痛，肝右肋下约 8 cm，左肋下 6 cm，质硬，边钝，表面有结节感，无明显触痛，脾肋下未及，移动性浊音阳性。双下肢中度水肿。双巴氏征阴性。

(4) 实验室和辅助检查：

血常规：WBC 9.5×10^9/L，RBC 3.0×10^{12}/L，Hb 102 g/L，N 82%，LY 17%，PLT 120×10^9/L。

肝功能：TB 46 μmol/L，DB 30 μmol/L，TP 50 g/L，ALB 26 g/L，ALT 115 IU/L，AST 76 IU/L，γ-GT 267 IU/L。

肾功能：BUN 7.8 mmol/L，Cr 113 μmol/L。

FBG 4.6 mmol/L。

出凝血功能：PT 17.6 s，APTT 56 s，INR 1.89。

心电图：窦速，HR 102 次/min，电轴左偏。

腹部 B 超：肝内弥漫性实性占位病变：肝癌可能，肝发性囊肿，肝内多发胆管轻度扩张，大量腹水。

胸片：两肺纹理增多，左肺下叶炎症，可见多发小结节，转移性肿瘤可能，双侧少量胸腔积液。

2. 诊断和诊断依据

诊断：①乙状结肠癌晚期，肝转移，肺转移？②肺部感染。

诊断依据：患者中年男性，1 年前因为腹胀、便血入院，体重有明显减轻，外院门诊行肠镜检查，发现距肛门 20 cm 见巨大新生物,活检病理结果为:黏液腺癌。同时发现肝脏肿瘤转移灶,后患者出现肠梗阻,行乙状结肠癌切除术＋淋巴结清扫＋造瘘术,术后病理结果:乙状结肠黏液腺癌,淋巴结 17/17 转移,术后再次给予患者全身化疗,肝脏转移灶给予介入治疗 3 次。随访肺 CT 发现多发结节,转移性肿瘤可能,患者诊断有肠镜、手术病理和 MRI 支持,诊断明确,肺多发结节根据既往病史,考虑转移灶可能,必要时可行肺 CT 以明确。

肺部感染:患者晚期肿瘤,免疫力低下,入院时肺部听诊有痰鸣音,胸片提示左下肺炎,血常规白细胞偏高,肺部感染诊断明确。

3. 鉴别诊断

患者乙状结肠癌有病理支持,诊断明确。肝内多发占位,结合病史,首先考虑肠癌转移,但也需要排除原发性肝癌和肝脏良性占位,多数原发性肝癌以单发为主,或者存在小的多发肝内转移灶,肿瘤抗原多数以甲胎蛋白升高为主。良性占位多发较为少见,但寄生虫病可以有多发占位,但一般有特殊饮食史或疫区逗留史。通过询问病史、体格检查、实验室检查、B 超检查、CT 检查等一般可以鉴别,若诊断仍有困难时可以考虑行穿刺活检。同理肺多发结节首先也考虑肠癌转移。

四、处理方案及基本原则

1. 处理方案

患者确诊时已经为晚期,后行姑息性手术,肝转移灶行介入治疗,随访 CEA 有降低,但近期又有升高趋势,同时恶液质逐步明显,以抑制肿瘤发展,延长患者生命,减轻患者痛苦为原则。复查血常规、血生化、出凝血功能,腹部 B 超、淋巴结 B 超、胸片等检查,评估肿瘤情况及患者营养状况。建议患者继续口服卡培他滨治疗,辅助中药抑制肿瘤,改善免疫力,控制感染,输血、输血浆、白蛋白、纠正水电解质紊乱,减轻腹水,经过治疗后患者一般情况有所改善,给予出院。

2. 转诊及社区随访

大肠癌是社区医师最常遇到的恶性肿瘤之一,如果能早期发现、早期手术治疗则预后较好,很多患者可以治愈,所以有腹痛、便血、黑便、消瘦、大便性状改变的患者应该及时转诊上级医疗机构就诊。已经明确诊断、经过治疗的患者社区随访,主要观察肿瘤是否有复发和转移,若有疑问应该及时转诊上级医疗机构。建议术后患者每 3 个月左右复查 1 次大便隐血。每年复查腹部 B 超、胸片或者肺 CT,每 1~2 年复查 1 次肠镜。

五、要点与讨论

大肠癌(Colorectal Carcinoma)包括结肠癌和直肠癌。是消化道常见恶性肿瘤。在经济发达的国家如北美、西欧、澳大利亚、新西兰等国,发病率高达(35~50)/10 万。大肠癌发病和性别、年龄、生活方式、肥胖、吸烟、肠息肉等有关。

早期大肠癌常无症状,随着癌肿发展,可以出现:排便习惯与粪便性状改变;腹痛、腹部肿块;肠梗阻症状;全身症状如消瘦、乏力、低热等。

对于有症状的大肠癌,多数可以从仔细询问病史、体格检查、实验室检查和辅助检查来确诊,多数并无困难。

早期大肠癌通常没有症状,能够做到早期发现、早期治疗,预后良好,故由于大肠癌早期没有症状,大肠癌的早期发现主要靠自然人群的普查以及对高危人群的定期监测尤其重要。筛查手段通常有大便隐血检测,粪便 DNA 检测,直肠指检,肠镜,胶囊内镜,肠道仿真 CT 等,敏感性和特异度各不相同,筛查费用也有较大差异，通常需要根据当地条件结合数项检查综合考虑。肥胖、吸烟、喜食荤食、溃疡性结肠炎、肠息肉、有大肠癌家族史等人群都属于高危人群，建议至少每年一次大便隐血检查。60 岁以上人群体检都应该常规行肠镜检查，若结果呈阴性，可以 5～10 年后复查肠镜，高危人群应该适当缩短复查时间。

确诊大肠癌后的治疗通常有手术、化疗、放疗、靶向治疗和中药治疗等。强调以手术为主的综合治疗。Dukes A 期者可单纯作手术切除，一般不需化疗和放疗；Dukes B、C 期者可施行以手术为主的综合治疗；Dukes D 期者可行化疗、放疗为主的综合治疗。手术禁忌证：全身情况不良，虽经术前治疗不能矫正者；有严重心肺肝肾疾患，不能耐受手术；已有广泛远处转移：但如仅有孤立性肺、肝等转移，而原发灶又能切除时，仍可作姑息性切除术，术后 2～3 周施行肝叶、肺叶切除手术。化疗多用于手术中、术后辅助治疗，也常用于不能手术的晚期患者。化疗适应证：Dukes B、C 期患者术后辅助化疗；局部化疗；晚期或术后转移复发患者作姑息性化疗。转移性大肠癌的有效治疗药物包括 FU 类、伊立替康和奥沙利铂，以这些药物为基础组成的化疗方案在一、二线结直肠癌的治疗中已达成共识。放疗分为术前放疗、术中放疗、术后放疗和姑息性放疗。能够使肿瘤缩小、杀灭残留癌细胞、减少粘连、止痛、止血等作用，但是也需要注意禁忌证：严重消瘦、贫血者；严重心肾功能不全者；严重感染或脓毒血症者；局部已不能忍受再次放疗者；白细胞 WBC 低于 $3 \times 10^9/L$，PLT 低于 $80 \times 10^9/L$，Hb 低于 80/L，一般暂停放疗。贝伐单抗和西妥昔单抗作为靶向治疗药物已经临床使用多年，无论是单药或者联合放化疗，在部分肿瘤中都能发挥出色的抗肿瘤活性，显著增强放、化疗疗效。中药抗肿瘤是我国的特色之一，但抗肿瘤机制的分子水平研究还不够深入，目前中医常用于减轻放化疗术后的不良反应，增强患者术后免疫力等方面。肿瘤疫苗已成为抗肿瘤免疫治疗研究的热点之一，是将肿瘤抗原导入人体，激发患者机体产生特异性免疫应答，杀伤肿瘤细胞，但目前离实际应用还有一定差距。

六、思考题

1. 大肠癌的社区管理有哪些内容？
2. 社区大肠癌的筛查如何进行？
3. 大肠癌诊治有哪些进展？

七、推荐阅读文献

1. 孙燕，石元凯．临床肿瘤内科手册[M]．北京：人民卫生出版社，2009：491-525．
2. Park SH, BangSM, ChoEK, et al. First-line chemotherapywithirinotecan plus capecitabine for advanced colorectal cancer[J]. Oncology, 2004;66(5):353-357.
3. Hamilton SR, RubioCA, VogelsteinB, et al. Carcinoma of thecolon and rectum[A]. Hamilton SR, Aaltonen LA. World Health Organization Classification of Tumors-Pathology and Genetics of Tumours of the Digestive System[M]. Lyon：IARC，2000：104-119.

（张　玉）

案例 44

泌尿系统感染

一、病历资料

1. 现病史

患者,女性,54岁,因"尿频、尿急、尿痛2天"到社区卫生服务中心就诊。患者2天前出现尿频、尿急、尿痛;无肉眼血尿、腰酸、腹痛、发热、畏寒、寒战等不适。自服头孢克洛缓释片0.375 g bid,症状无明显缓解。患者2002年1月、6月、8月和9月均有类似症状发作,予抗感染治疗后症状缓解。发病以来患者精神佳,睡眠可,大便正常,体重无变化。

2. 既往史

2型糖尿病史3年,目前口服降糖药物治疗,血糖控制良好。否认高血压、心律失常、肾脏疾病史等。否认手术外伤史;否认烟酒嗜好;否认家族遗传性疾病及类似疾病史。

3. 体格检查

T 37.0℃,P 72次/min,R 20次/min,BP 120 mmHg/80 mmHg。神清,查体合作。心、肺(一)。腹平软,无压痛、反跳痛及肌卫,腹股沟区未及明显肿块。双肾区无叩击痛,双侧输尿管点压痛(一),肋脊点、肋腰点压痛(一),耻骨联合上方压痛(+)。双下肢无水肿。

4. 实验室和辅助检查

血常规:RBC 3.22×10^{12}/L,Hb 126 g/L,PLT 139×10^9/L,WBC 7.07×10^9/L,N 56.0%。

尿常规:红细胞5~10/HP,白细胞200/HP,余(一)。

肝功能、肾功能:正常。

FBG 7.3 mmol/L,HbA1c 6.5 mmol/L。

腹部超声:肝、胆、胰、脾、肾、双侧输尿管、膀胱未见明显异常。

二、诊治经过

初步诊断:①尿路感染;②2型糖尿病。

诊治经过:社区全科医生通过详细的问诊,了解到患者近期外出旅游,较为劳累,途中尚有憋尿;既往也有类似症状发作,每次均发生于旅游劳累之后。结合患者的体征及尿常规检查,考虑患者存在尿路感染,予可乐必妥0.5 g qd 口服抗感染治疗。3天后患者自觉症状无明显缓解,再次至社区卫生服务中心就诊,复查尿常规:红细胞3~5/HP;白细胞100~120/HP。全科医生认为患者有复杂性尿路感染的基础,目前口服抗菌药物治疗效果不佳,遂建议其转诊上级医院。上级医院专科医生予患者中段尿普通细菌及真菌培养,中段尿培养结果(两次)提示:大肠埃希氏菌>10^5/ml;尿真菌培养(-)。专科医生根据检查结果,予其美洛培南 0.5 g q8h 静脉滴注治疗。7 天后复查尿常规正常,在重复 2 次中段尿培养阴性后,专科医生建议其停用美洛培南,改为法罗培南 0.1 g tid 口服,3 天后停药。

1 周后患者回社区全科医生处随访,复查尿常规正常,中段尿培养亦为阴性,遂建议其 4 周后再次复查中段尿培养。同时,嘱患者多饮水、勤排尿、不憋尿,注意休息,劳逸结合;定期监测血糖,必要时调整降糖药物治疗。

三、病例分析

1. 病史特点
(1) 女性,54 岁,因"尿频、尿急、尿痛 2 天"入院。
(2) 患者无肉眼血尿、腰酸、腹痛、发热、畏寒、寒战等不适。2002 年 1 月、6 月、8 月和 9 月均有类似症状发作,抗感染治疗后症状缓解。
(3) 有 2 型糖尿病史 3 年,血糖控制良好。否认高血压、冠心病史;否认吸烟、饮酒史;否认家族类似疾病史。
(4) 体格检查:T 37.0℃,P 72 次/min,R 20 次/min,BP 120 mmHg/80 mmHg。神清,心肺(-)。腹平软,全腹无压痛、反跳痛及肌卫,腹股沟区未见明显肿块。双肾区无叩击痛,双侧输尿管点压痛(-),肋脊点、肋腰点压痛(-),耻骨联合上方压痛(+)。双下肢无水肿。
(5) 实验室和辅助检查:红细胞 5～10/HP,白细胞 100～120/HP。中段尿培养:大肠埃希氏菌>10^5/ml。尿真菌培养:(-)。

2. 诊断和诊断依据
诊断:尿路感染;2 型糖尿病。
(1) 尿路感染:患者中年女性,有尿频、尿急、尿痛等尿路刺激症状,体格检查有耻骨联合上方压痛,结合尿常规:白细胞 100～120/HP;中段尿培养:大肠埃希氏菌>10^5/ml,尿路感染诊断成立。
(2) 2 型糖尿病:患者 3 年前发现空腹血糖升高,最高达 7.1 mmol/L,诊断为 2 型糖尿病,予口服降糖药物治疗。

3. 鉴别诊断
典型的尿路感染有尿路刺激征、感染中毒症状、腰部不适等,结合尿液改变和尿液细菌学检查,诊断不难。治疗前的中段尿标本培养是诊断尿路感染最可靠的方法。

诊断过程中尚需进行相应的定位诊断。上尿路感染常有发热、寒战,甚至出现毒血症状,伴明显腰痛、输尿管点和(或)肋脊点压痛、肾区叩击痛等;下尿路感染,常以膀胱刺激征为突出表现,一般少有发热、腰痛等。出现下列情况往往提示上尿路感染:膀胱冲洗后尿培养阳性;尿沉渣镜检有白细胞管型,并排除间质性肾炎、狼疮性肾炎等疾病;尿 N-乙酰-β-D-葡萄糖苷酶升高、尿 $β_2$ 微球蛋白升高;尿渗透压降低。

同时,尿路感染还要与以下疾病鉴别:
(1) 尿道综合征:常见于女性,多有尿频、尿急、尿痛及排尿不适等尿路刺激症状,但多次检查均无真性细菌尿。部分可能由于逼尿肌与膀胱括约肌功能不协调、妇科或肛周疾病、神经焦虑等引起,也可能是衣原体等非细菌感染造成。
(2) 肾结核:本病膀胱刺激症状更为明显,一般抗生素治疗无效,尿沉渣可找到抗酸杆菌,尿培养结核分支杆菌阳性,而普通培养为阴性。静脉肾盂造影可发现肾实质虫蚀样缺损等表现。部分患者伴有肾外结核,抗结核治疗有效,可资鉴别。但要注意肾结核常可能与尿路感染并存,尿路感染经抗生素治疗后,仍有尿路感染症状或尿沉渣异常者,应高度注意肾结核的可能性。

(3) **慢性肾小球肾炎**：当慢性肾盂肾炎出现肾功能减退、高血压时应与慢性肾小球肾炎相鉴别。后者多为双侧肾脏受累，且肾小球功能受损较肾小管功能受损突出，并常有较明确的蛋白尿、血尿和水肿等病史；而前者常有尿路刺激征，细菌学检查阳性，影像学检查可表现为双肾不对称缩小。

四、处理方案及基本原则

1. 一般治疗

包括注意休息、多饮水、不憋尿及生活方式的调整等。糖尿病患者要积极控制血糖。

2. 抗菌药物治疗

用药原则：

(1) 选用致病菌敏感的抗生素。无病原菌结果前，一般首选对革兰氏阴性杆菌有效的抗生素，尤其是首次发生的尿路感染。若抗菌药物治疗3天后，症状无改善，应按药物敏感试验结果调整用药。

(2) 选用在尿液及肾脏内浓度较高的抗菌药物。

(3) 选用肾毒性小、不良反应少的抗生素。

(4) 单一药物治疗失败，严重感染、混合感染或出现耐药菌株时应联合用药。

(5) 对不同类型的尿路感染给予不同的疗程。

3. 转诊和社区随访

出现以下情况，建议转诊：

(1) 无条件做尿培养及药物敏感试验者。

(2) 男性泌尿系感染或尿路感染反复发作者，建议转诊行中段尿培养，并进一步检查了解有无结石、梗阻、反流、畸形及前列腺增生等基础疾病。

(3) 有糖尿病、尿路梗阻、留置导尿管、肾功能不全、移植肾、妊娠或机体免疫力低下的严重病情者。

(4) 诊断明确，但治疗无效果，怀疑有并发症者。

待患者症状消失，复查尿培养阴性后，可继续在社区全科医师处随访。对单纯性尿路感染患者，随访期为2周，2周后复查尿常规。对复杂性尿路感染患者，应嘱患者疗程结束后2周及6周复查尿常规。如尿培养持续阴性，可判定患者治愈。

五、要点与讨论

尿路感染又称泌尿系感染，是肾脏、输尿管、膀胱和尿道等泌尿系统各个部位感染的总称。

(1) 尿路感染：尿路上皮对细菌侵入的炎症反应，通常伴随有细菌尿和脓尿。

(2) 细菌尿：正常尿液是无菌的，如尿中有细菌出现，称为细菌尿。细菌尿定义本身包括了污染，因此应用"有意义的细菌尿"来表示尿路感染。

(3) 无症状菌尿：患者无尿路感染症状，但中段尿培养连续两次（同一菌株）阳性，尿细菌数$>10^5$ CFU(colony-forming unit，菌落形成单位)/mL。

(4) 脓尿：尿中存在白细胞，通常表示感染和尿路上皮对细菌入侵的炎症应答。

目前，我国尿路感染的诊断标准是：清洁中段尿或导尿留取尿液（非留置导尿）培养革兰氏阳性球菌菌数$\geq 10^4$ CFU/mL，革兰氏阴性杆菌菌数$\geq 10^5$ CFU/mL。新鲜尿标本经离心，应用相差显微镜检查(1×400)在每30个视野中有半数视野见到细菌。无症状性菌尿症患者虽无症状，但在近期（通常为1周）有内镜检查或留置导尿史，尿液培养革兰氏阳性球菌菌数$\geq 10^4$ CFU/mL、革兰氏阴性杆菌菌数$\geq 10^5$ CFU/mL应视为尿路感染。耻骨上穿刺抽吸尿液，其细菌培养只要发现细菌即可诊断。

治疗前的中段尿标本培养是诊断尿路感染最可靠的指标。对女性患者和无法配合的男性患者，推荐通过导尿法获取中段尿标本。留取中段尿培养时应注意：应用抗生素前或停用 5 天后；足够的膀胱内停留时间（6～8 h）；晨尿；严格无菌操作，充分清洁附近组织；中段尿应及时送检；怀疑原浆型菌株加做高渗培养。

尿路感染按感染部位可分为上尿路感染和下尿路感染。按感染发生时的尿路状态又可分为以下几类：①单纯性尿路感染（单纯下尿路感染和单纯上尿路感染）；②复杂性尿路感染（包括导管相关的感染等）；③尿脓毒血症；④男性生殖系统感染：前列腺炎、附睾炎、睾丸炎、精囊炎等。

复杂性尿路感染是指尿路感染伴有增加获得感染或者治疗失败风险的疾病，例如泌尿生殖道的结构或功能异常，或其他潜在疾病。诊断复杂性尿路感染应同时具备两条标准：尿培养阳性以及表 44-1 所列 1 项或 1 项以上的因素。

表 44-1 复杂性尿路感染的潜在诱发因素

留置导尿管，支架管，或间歇性膀胱导尿
残余尿>100 ml
任何原因引起的梗阻性尿路疾病，如膀胱出口梗阻、神经源性膀胱、结石和肿瘤
膀胱输尿管返流或其他功能异常
尿流改道
化疗或放疗损伤尿路上皮
围手术期和术后尿路感染
肾功能不全、移植肾、糖尿病、免疫缺陷

本例有典型的症状，中段尿培养阳性及糖尿病史，故复杂性尿路感染诊断成立。尿路感染最常见的细菌为大肠埃希菌。由于抗菌药物应用不规范，细菌的耐药性逐渐增强，复杂性尿路感染的致病菌更易产生耐药现象。复杂性尿路感染的治疗应根据治疗前药敏试验结果选择敏感抗菌药物。当患者病情较危重时，可先行经验性抗菌药物治疗，而后需根据临床反应和尿培养结果进行修正。

复杂性尿路感染的经验治疗推荐应用主要经肾脏排泄的氟喹诺酮类，也可选择氨基青霉素加 β-内酰胺酶抑制剂、2 代或 3 代头孢菌素或者氨基糖苷类（胃肠外治疗）等，如表 44-2 所示。

表 44-2 经验治疗的抗菌药物选择

推荐用于初始经验治疗的抗菌药物
● 氟喹诺酮
● 氨基青霉素加 β-内酰胺酶抑制剂
● 头孢菌素（2 代或 3a 代）
● 氨基糖苷类
推荐用于初始治疗失败后或严重病例经验治疗的抗菌药物
● 氟喹诺酮（如果未被用于初始治疗）
● 脲基青霉素（哌拉西林）加 β-内酰胺酶抑制剂
● 头孢菌素（3 b 代）
● 碳青霉烯类抗菌药物
● 联合治疗：
－ 氨基糖苷类＋β-内酰胺酶抑制剂
－ 氨基糖苷类＋氟喹诺酮
不推荐用于经验治疗的抗菌药物
● 氨基青霉素，如阿莫西林，氨苄西林
● 甲氧苄啶—磺胺甲基异噁唑（仅用于已知病原体的药敏时）
● 磷霉素氨丁三醇

如果初始治疗失败，微生物学检查结果尚未获得，或者作为临床严重感染的初始治疗，则可应用针对假单胞菌的抗菌药物。

抗菌药物疗程因感染不同而异，对于急性单纯性下尿路感染，疗程基本少于7天。但上尿路感染，如急性肾盂肾炎，疗程一般为2周。反复发作的尿路感染，可根据情况进行长期抑菌治疗。对复杂性尿路感染，治疗时间通常为7～14天。如病情需要则可延长到21天，治疗结束后的5～9天及4～6周时应再次做尿培养和药敏试验，两次尿培养阴性，则可判定患者治愈。

在患者随访过程中，全科医师应当告知患者如何识别尿路感染的症状；如何采集和检验尿液；如何预防尿路感染；对需要长期治疗和随访者，全科医师应向其解释原因及具体的随访时间。

六、思考题

1. 简述尿路感染诊断与鉴别诊断。
2. 如何选择治疗复杂性尿路感染的抗菌药物？
3. 如何进行复杂性尿路感染的随访？

七、推荐阅读文献

1. 祝墡珠.全科医生临床实践[M].北京：人民卫生出版社，2013：10-20.
2. 那彦群，叶章群，孙颖浩，等.中国泌尿系外科疾病诊断治疗指南手册[M].14版.北京：人民卫生出版社，2014：424-429.
3. 葛均波，徐永健.内科学[M].8版.北京：人民卫生出版社，2013：498-502.

（寿 涓　祝墡珠）

案例 45
急性肾功能不全

一、病历资料

1. 现病史

患者,男性,20 岁,因"恶心、乏力伴尿色加深 3 天"到社区卫生服务中心就诊。3 天前患者参加学校 1 500 米长跑考试后出现乏力,伴下肢肌肉酸痛,并逐渐出现恶心、胃纳减退,稍有腰酸,小便颜色加深,为淡棕色,无尿量明显改变。无发热、皮肤黏膜出血、黑便、意识不清、头晕、心悸、黑矇、腹痛腹泻等不适。

起病以来患者神志清、精神软。小便如上所述、大便正常,睡眠不佳,体重无明显改变。

2. 既往史、个人史和家族史

既往体健。否认高血压、糖尿病史。否认肾脏疾病史及药物食物过敏史。否认肝炎、结核等传染病史。父母均体健,无家族遗传病史及传染病史。

3. 体格检查

T 37.5℃,P 100 次/min,R 22 次/min,BP 120 mmHg/76 mmHg。神志清,精神萎,营养中等,自主体位,走入诊室,对答切题,查体合作。全身皮肤巩膜无黄染,浅表淋巴结未及肿大,皮肤黏膜无皮疹、出血点。双侧眼睑及颜面部无水肿。无牙龈红肿,咽部无充血、红肿。双侧扁桃体(一)。双肺呼吸音稍粗,未及明显干湿啰音。HR 100 次/min,律齐,未及杂音。双侧大腿部肿胀,腹部(一),肾区叩击痛(＋)。双下肢无水肿。四肢肌力、肌张力正常,病理征(一)。

4. 实验室和辅助检查

尿常规:尿蛋白(＋＋＋);白细胞(一);潜血(＋＋);红细胞 2～3 个/HP;棕黄色颗粒管型 0～2 个/HP。

血常规:WBC 10.5×10^9/L,N 84.0%,RBC 3.99×10^9/L,Hb 126 g/L,PLT 165×10^9/L,E 1%。

肝功能:TB 11.4 μmol/L,DB 3.6 μmol/L,TP 65 g/L,ALB 40 g/L,ALT 156 IU/L,AST 180 IU/L,γ-GT 36 IU/L,LDH 443 IU/L。

肾功能:BUN 15.2 mmol/L,Cr 670 μmol/L;估算肾小球滤过率(eGFR,根据 MDRD 方程):10.8 ml/min;UA 440 μmol/L。

电解质:Na^+ 138 mmol/L,K^+ 6.5 mmol/L,Cl^- 98 mmol/L,HCO_3^- 15 mmol/L。

尿白蛋白/肌酐:560 μg/mg。

心电图:窦性心律,T 波改变。

二、诊治经过

初步诊断：急性肾功能不全。

诊治经过：全科医生仔细询问病史，了解病情，患者既往无肝肾器官等慢性疾病史，无特殊药物应用史，但平素体质较弱，缺乏运动。3天前学校进行1 500米长跑考试后出现恶心乏力，实验室检查发现血肌酐、尿素氮、血钾升高，尿常规蛋白（＋），考虑急性肾功能衰竭、高钾血症，病情危重，将其转诊至上级医院肾内科。

转诊后上级医院进一步查血肌红蛋白5 680 ng/ml，肌酸激酶23 700 IU/L，肌酸激酶同工酶MM 21 504 IU/L，尿肌红蛋白定性（＋）。血气分析：pH 7.25，$PaCO_2$ 30 mmHg，PaO_2 90 mmHg，AB实际碳酸氢盐16 mmol/L，二氧化碳总量25.9 mmol/L，标准碱剩余SBE－4.5，标准碳酸氢盐SB 16 mmol/L，动脉血氧饱和度96％。肾脏彩超：双肾大小、形态正常，皮质回声稍增强，输尿管、膀胱未见异常。结合患者起病前有剧烈运动史，考虑诊断为：急性肾功能衰竭，运动相关性横纹肌溶解症。考虑患者目前电解质紊乱—高钾血症、急性肾功能衰竭、代谢性酸中毒，病情危重，故立即给予连续性肾脏替代疗法（CRRT，continuous renal replacement therapy）治疗24 h×1次，CRRT后复查肾功能：BUN 8.9 mmol/L，Cr 230 μmol/L，K^+ 4.7 mmol/L。嘱其卧床休息、制动，鼓励进食，并给予静脉补液，生理盐水和胶体液补足循环血容量，补充足够的热量，碳酸氢钠碱化尿液、阿拓莫兰保肾、清除自由基、扩张肾血管、改善肾脏血供、改善微循环，利尿等对症支持治疗。2周后复查ALT 69 IU/L，AST 89 IU/L，肌酸激酶430 IU/L，LDH 289 IU/L，BUN 8.2 mmol/L，Cr 110 μmol/L，尿常规正常，予出院。

1个月后患者在全科门诊复查，查体：神志清，精神可，BP 110 mmHg/70 mmHg，R 16次/min，双肺呼吸音清，HR 72 bpm次/min，律齐，未及杂音。双下肢无水肿。复查血、尿常规（－）。肝功能：TB/DB 10.4/5.7(μmol/L)，TP 66 g/L，ALB 41 g/L，ALT 46 IU/L，AST 50 IU/L，LDH 230 IU/L，BUN 6.2 mmol/L，Cr 98 μmol/L。全科医生对其进行健康宣教，告知其横纹肌溶解症的预防十分关键，避免在炎热、潮湿的环境中进行剧烈的运动，运动需要循序渐进，及时补充必要的水份和电解质，若出现不适需要及时停止运动，并就诊。该患者每月来社区医院随访，随访半年无异常。

三、病例分析

1. 病史特点

（1）男性，20岁，因"恶心、乏力伴尿色加深3天"就诊。

（2）起病前有剧烈运动史。既往无肾脏疾病及药物食物过敏史，近期未服用任何药物。

（3）体格检查：T 37.5℃，P 100次/min，R 22次/min。双侧眼睑、颜面部无水肿。双侧大腿肿胀，肾区叩击痛（＋）。心率较快，100 bpm。双下肢无水肿。

（4）实验室和辅助检查：尿常规：尿蛋白（＋＋＋）；WBC（－）；潜血（＋＋），红细胞2～3个/HP；棕黄色颗粒管型0～2个/HP。

血常规：WBC $10.5×10^9$/L，N 84.0％，RBC $3.99×10^9$/L，Hb 126 g/L，PLT $165×10^9$/L，E 1％。

肝功能：TB 11.4 μmol/L，DB 3.6 μmol/L，TP 65 g/L，ALB 40 g/L，ALT 156 IU/L，AST 180 IU/L，γ-GT 36 IU/L，LDH 443 IU/L。

肾功能：BUN 15.2 mmol/L，Cr 670 μmol/L；估算肾小球滤过率（eGFR，根据MDRD方程）：10.8 ml/min；UA 440 μmol/L。

电解质：Na^+ 138 mmol/L，K^+ 6.5 mmol/L，Cl^- 98 mmol/L，HCO_3^- 15 mmol/L。

尿白蛋白/肌酐：560 μg/mg/Cr。

血肌红蛋白：5 680 ng/ml；CK 23 700 IU/L；CK-MB 21 504 IU/L；尿肌红蛋白定性（＋）。

心电图：窦性心律，T波改变。

2. 诊断与诊断依据

诊断：①急性肾功能不全，电解质紊乱—高钾血症，代谢性酸中毒；②运动相关性横纹肌溶解症。

急性肾功能不全：患者青年学生，剧烈运动后快速出现恶心、乏力伴尿色加深，肾功能提示血肌酐、尿素氮、尿酸均升高，根据 MDRD 公式算得 eGFR 仅为 10.8 ml/min，血钾高达 6.5 mmol/L，故急性肾功能不全诊断明确。

运动相关性横纹肌溶解症：患者是年轻学生，平素体质较弱，缺乏体育锻炼，3天前参加1 500米长跑考试后出现恶心、乏力，尿色加深。进一步查血肌酐升高，尿蛋白（＋＋＋），潜血（＋＋），但无红细胞，可见黄棕色管型尿。血肌红蛋白、血肌酸激酶、肌酸激酶同工酶 MM 升高，综上考虑运动相关性横纹肌溶解综合征。

3. 鉴别诊断

（1）慢性肾功能不全急性加重：感染、急性失血、毒物等因素可导致慢性肾功能不全患者病情急性加重，肾功能进行性恶化。该患者既往体格虽瘦弱，但均健康，无慢性疾病史，无蛋白尿、血尿、肾小球滤过率下降等表现，可以除外慢性肾功能不全急性加重。

（2）中暑：运动相关性横纹肌溶解症需要与中暑鉴别，两者均可发生在高强度的运动训练之后，特别是在炎热的夏季，运动后容易出现机体产热和散热失衡，导致组织损害，器官功能障碍。临床上可表现为发热、恶心、胸闷等，甚至可出现短暂的意识丧失。可有血白细胞总数及中性粒细胞百分比增加、血清酶学、血清尿素氮升高，甚至可出现蛋白尿和管型尿。

（3）肝功能损伤：各种原因引起的肝功能异常均可出现恶心、胃纳减退、乏力等症状，若出现胆红素升高，患者可出现皮肤巩膜黄染、皮肤瘙痒等。查肝功能有助于鉴别。

四、处理方案及基本原则

1. 处理方案

（1）卧床休息，给予一定的心理支持和疏导，让患者和家属对疾病有所了解，增加其战胜疾病的信心，解除其紧张、焦虑的情绪。

（2）密切监测生命体征如血压、心率、血氧饱和度、体温等，注意观察患者有无呼吸困难、胸闷、尿量减少、烦躁不安等表现。必要时给予床旁心电监护。监测血肌酐、尿素氮、血钾，记24 h出入水量。

（3）一般治疗：鼓励饮食，补充足够的热量，补充有效循环血量，维持水钠电解质平衡。使用碳酸氢钠碱化尿液，使血 pH 维持在 7.5 左右，尿 pH＞6.5。使用谷胱甘肽保肾、清除氧自由基。

（4）持续性肾脏替代治疗（CRRT）：该患者血肌酐、尿素氮极度升高，急性肾功能衰竭，虽未出现少尿（＜400 ml/24 h），但血钾高达 6.5 mmol/L，代谢性酸中毒，有进行血液透析指证。故给予床旁 CRRT 治疗。

2. 转诊及社区随访

该患者恶心、乏力伴尿色加深就诊社区医院，社区医院检查发现高钾血症、肾功能衰竭，患者既往体健，无心肺肝肾等疾病史，此次急性起病，肾功能衰竭原因不明，病情危重，有转诊指证，应该立即转诊至上级医院进一步检查及治疗。

转诊至上级医院治疗好转出院后，社区随访应注意患者尿量、尿常规、肾功能情况。健康宣教内容包括:体育运动时,运动量要循序渐进,切忌突然进行剧烈运动,运动时注意避免高热环境,注意及时补充水份和电解质,若有不适,需停止运动,及时就诊。注意避免使用肾脏损伤的药物。

五、要点与讨论

急性肾损伤(acute renal injury,AKI)既往称为急性肾衰竭,但近来有研究表明,轻到中度的肾功能受损即可引发严重的临床后果,可导致患者病死率明显增加,故将重点由急性肾衰竭拓展到广义的损伤。广义 AKI 是指各种原因引起的肾功能在短时间内突然下降,导致血中氮质产物肌酐、尿素氮升高,水、电解质和酸碱平衡紊乱,严重者可并发全身其他脏器功能不全。

2012 年 3 月,改善全球肾脏病预后组织(kidney disease: improving global outcomes, KDIGO)发布了《KDIGO 急性肾损伤临床实践指南》,指南中将 AKI 定义为:①48 h 内 sCr 上升≥26.5 μmol/L(≥0.3 mg/dl),或②7 d 内 sCr 升至≥1.5 倍基线值,或③连续 6 h 尿量<0.5 ml/(kg·h)。

引起 AKI 的原因较多,可分为肾前性(如有效循环血容量不足、肾内血流动力学改变等导致的肾脏灌注不良)、肾性(有肾实质损伤)和肾后性(尿路梗阻)。肾性 AKI 有肾实质损伤,致病因素常见的有造影剂、药物等外源性毒素和血红蛋白、肌红蛋白等内源性毒素。通过积极的治疗多为可逆,所以早期诊断具有重要意义。KDIGO 在 2012 年的指南中将 AKI 进行了分级,如表 45-1 所示。

表 45-1 急性肾损伤的分级标准

分级	血肌酐	尿量
1	基线水平的 1.5~1.9 倍,或血肌酐上升≥26.5 μmol/L(≥0.3 mg/dl)	连续 6~12 h 尿量<0.5 ml/(kg·h)
2	基线水平的 2.0~2.9 倍	连续 12 h 以上尿量<0.5 ml/(kg·h)
3	基线水平的 3 倍以上,或血肌酐≥353.6 μmol/L(≥4.0 mg/dl),或开始肾脏替代治疗,或小于 18 岁,估算的 GFR<35 ml/(min·1.73 m²)	连续 24 h 以上尿量<0.3 ml/(kg·h),或连续 12 h 以上无尿

社区医生一旦诊断 AKI,就需要对其进行分级,并停用所有肾毒性药物和造影剂,注意检测生命体征,注意维持血容量和肾灌注,严密观察血清肌酐和尿量变化,同时着力判断可能引起 AKI 的病因,努力纠正病因,并积极安排转诊至上级医院进行治疗。

该患者为年轻男性、学生,既往无肾脏疾病史,无特殊药物应用史,此次发病前有剧烈运动,伴有下肢酸痛、肿胀,故需要考虑运动相关性横纹肌溶解症。此症为横纹肌细胞在高强度的锻炼时出现缺血缺氧,大量乳酸堆积,细胞发生坏死崩解,释放大量肌红蛋白及其他细胞内容物。大量肌红蛋白入血,经肾脏滤过,形成棕色管型阻塞肾小管,同时引起肾小管细胞变性、坏死,造成 AKI。该病近年来发病率有所增加,多发生于青壮年中,夏秋季节发病多见。但基层医院的全科医生对其临床表现和诊断认识不足,加上无法在基层医院进行血尿肌红蛋白的检测而容易误诊、漏诊。

AKI 患者若能早期识别、早期治疗,病变多数可逆。经上级医院积极治疗后,病情稳定者将再次回到社区医院,对这部分患者,全科医生应根据每个人的具体情况制定随访、管理计划。并需要对其进行健康宣教,预防再次发生 AKI。

六、思考题

1. 全科医生如何识别、诊断肾功能不全?
2. 社区肾功能不全的转诊指征?

3. 全科医生如何随访、管理上级医院出院的急性肾功能衰竭患者？

七、推荐阅读文献

1. 赵宇亮,张凌,付平.提高肾脏病整体预后工作组急性肾损伤临床实践指南热点解读[J].2012,51(12):935-939.

2. 殷培,拳冀军,宋岩,等.运动训练相关性横纹肌溶解症误诊分析及文献复习[J].感染、炎症、修复.2009,10(1):38-40.

3. 陈灏珠,林果为,王吉耀.实用内科学[M].14版.北京:人民卫生出版社,2083-2092.

（夏慧玲　潘志刚）

案例 46

慢性肾功能不全

一、病历资料

1. 现病史

患者张先生，男性，56岁，因"发现蛋白尿4年余，颜面及下肢水肿1月半"就诊。患者4年前无明显诱因下发现尿中有较多泡沫，尿量无明显改变，无肉眼血尿，无明显腰酸腰痛，无尿频、尿急、尿痛，无发热、心慌、乏力、恶心、皮肤瘙痒等不适，就诊当地医院查尿常规提示蛋白尿，先后给予患者服用肾炎片、贝那、胰激肽原酶肠溶片及中药治疗，自述小便泡沫较前较少。一个半月前患者无明显诱因下出现颜面部水肿，晨起眼睑水肿明显，后逐渐进展至双下肢水肿，遂至社区卫生服务中心就诊。

患病以来患者精神、胃纳可，小便如上述，大便正常，体重无明显改变。

2. 既往史

患者有糖尿病史20余年，3年前开始使用诺和灵30R早晚餐前各18 IU皮下注射，拜唐苹50 mg tid餐时服用。血糖控制欠佳（具体不详）。无高血压病史。吸烟30余年，每天1包。偶尔饮酒。母亲有糖尿病史，父亲有高血压病史。

3. 体格检查

T 36.5℃，P 88次/min，R 20次/min，BP 132 mmHg/82 mmHg。神志清，精神欠佳，无贫血貌，呼吸平稳，营养中等，自主体位，查体合作。全身皮肤巩膜无黄染，黏膜无苍白，无肝掌、蜘蛛痣。全身浅表淋巴结未及肿大。颜面部轻度水肿。颈软，气管居中，甲状腺未及肿大，颈静脉无怒张。胸廓无畸形，双肺叩诊清音，听诊呼吸音粗，未及明显干湿啰音。心前区无隆起，心界不大，心尖搏动位于第5肋间、左侧锁骨中线内0.5 cm，HR 88次/min，律齐。腹部平软，肝脾肋下未及，移动性浊音（－）。双下肢可见轻度凹陷性水肿。

4. 实验室和辅助检查

血常规：RBC 4.25×10^{12}/L，Hb 125 g/L，Hct 37.8%，MCV 88.9 fL，MCH 29.4 pg，MCHC 331 g/L，PLT 327×10^9/L，WBC 5.72×10^9/L，N 73.3%。

血生化检验：TB 3.7 μmol/L，DB 1.2 μmol/L，TP 53 g/L，ALB 30 g/L，GLB 23 g/L，ALT 11 IU/L，AST 12 IU/L。

肾功能：BUN 8.1 mmol/L，Cr 105 μmol/L，UA 313 μmol/L。

葡萄糖（空腹）：8.6 mmol/L。

HbA1c：7.9%。

血脂：TC 6.84 mmol/L，TG 2.18 mmol/L，HDL 1.26 mmol/L，LDL 4.59 mmol/L。

血电解质：Na^+ 144 mmol/L，K^+ 5.5 mmol/L，Cl^- 109 mmol/L，HCO_3^- 23 mmol/L，Ca^{2+} 2.35 mmol/L，P^{3+} 1.15 mmol/L。

尿常规：比重1.014；亚硝酸盐(−)；pH 6.00；蛋白(＋＋＋)；葡萄糖(＋＋)；透明管型/颗粒管型/病理性管型未找到。

B超：右肾 94 mm×41 mm×43 mm，肾盂分离(−)。左肾 98 mm×42 mm×44 mm，肾盂分离(−)；双侧输尿管未见扩张。

二、诊治经过

初步诊断：慢性肾脏病(chronic kidney disease，CKD)，CKD 2期。

诊治经过：患者中年男性，4年前发现蛋白尿，未进一步检查治疗，此次颜面部及下肢水肿就诊，检查发现尿蛋白(＋＋＋)，血肌酐升高，社区全科医生考虑诊断为慢性肾脏病，但该患者既往无肾脏病检查资料，慢性肾脏病病因不明，病情较重，予转诊至上级医院。

上级医院给予进一步检查，发现患者尿本周氏蛋白(＋)；尿KAPPA轻链 60.9 mg/L；尿LAMDA轻链 43.0 mg/L；尿白蛋白 2 779.2 mg/L；尿 $β_2$ 微球蛋白 3.040 mg/L；24 h尿液总量 1.70 L/24 h；24 h尿液蛋白定量 4.27 g/24 h；尿白蛋白/肌酐 4 056.5 μg/mg Cr；眼底检查提示糖尿病眼底病变。择期行肾穿刺检查，病理证实为糖尿病肾病(diabetic kidney disease，DKD)。

明确诊断后遂给予相应治疗，并监测三餐前、后及睡前血糖。三餐前给予诺和锐R及睡前给予诺和平皮下注射，根据血糖调整胰岛素剂量。另给予普伐他汀钠片 40 mg qn po，贝前列腺素片 20 μg Bid po，可元(羟苯磺酸钙)0.5 g tid po，还原型谷胱甘肽 1.8 g ivgtt qd，α-硫辛酸 0.3 g ivgtt qd，左卡尼汀 2 g ivgtt qd。肾穿刺后一周加用硫酸氢氯吡格雷片 50 mg qd po，舒洛地特 1粒 Bid Po。经积极治疗后患者病情稳定，予出院。

一月后患者来社区医院复诊、配药。血压 130 mmHg/86 mmHg，尿蛋白(＋＋)，FBG 6.0 mmol/L，HbA1c 7.0%。血 ALB 35 g/L，TC 3.89 mmol/L，TG 1.6 mmol/L，HDL 1.10 mmol/L，LDL 2.51 mmol/L；全科医生给予相关的健康宣教，嘱其继续胰岛素皮下注射控制血糖，口服他汀类药物调脂，前列腺素类药物改善肾脏微循环等，并与其共同制定了相关管理、随访计划。

三、病例分析

1. 病史特点

(1) 男性，56岁，因"发现蛋白尿4年余，颜面及下肢水肿1个半月"就诊。

(2) 有糖尿病史20余年，血糖控制不佳，3年前开始诺和灵30R早晚餐前18 IU皮下注射控制血糖，此次查糖化血红蛋白7.9%。吸烟30余年，每天1包。

(3) 体格检查：BP 132 mmHg/82 mmHg。颜面水肿，皮肤巩膜无黄染，无贫血貌，全身浅表淋巴结未及肿大。颈静脉无怒张。双肺呼吸音粗，未及明显干湿啰音。心界不大，HR 88次/min，律齐，未及杂音。腹部(−)。双下肢可见轻度凹陷性水肿。

(4) 实验室和辅助检查：尿常规示蛋白(＋＋＋)；葡萄糖(＋＋)；尿白蛋白/肌酐 4 056.5 μg/mg Cr；24 h尿液检测：蛋白定量 4.20 g/24 h；尿白蛋白 3 231.0 mg/24 h。血：ALB 30 g/L，TC 6.84 mmol/L，TG 2.18 mmol/L，LDL 4.59 mmol/L，HbA1c 7.9%。眼底：糖尿病视网膜病变。肾穿刺病理诊断：糖尿病肾病。

2. 诊断与诊断依据

诊断：①慢性肾脏病，CKD 2期-糖尿病肾病；②2型糖尿病，糖尿病视网膜病变；③高脂血症。

诊断依据：

(1) 慢性肾脏病,CKD 2 期—糖尿病肾病:患者 56 岁男性,有糖尿病史 20 余年,平素血糖控制不佳。4 年前发现蛋白尿,1 个半月前出现颜面部及下肢水肿。血肌酐升高,尿蛋白(+++),24 h 尿蛋白定量 4.20 g,血白蛋白降低。眼底检查发现糖尿病视网膜病变。以上特点符合 DKD 临床诊断。加上该病例符合 DKD 的金标准:肾穿刺活检见肾系膜基质重度增多,有较多 k-w 结节形成,符合糖尿病肾病表现。据此,本例可诊断为糖尿病肾病。CKD 是指肾脏损伤或肾小球滤过率(glomerular filtration rate,GFR)<60 ml/(min·1.73 m^2)持续≥3 个月。其中肾脏损伤(肾脏结构或功能异常)≥3 个月,可以有或无 GFR 下降,表现为肾脏病理学检查异常或肾损伤的指标异常,包括血、尿成分异常、肾脏影像学检查异常。GFR<60 ml/(min·1.73 m^2)≥3 个月可以有或无肾脏损伤证据。可见,CKD 的病因很多,DKD 是其中一种。结合病史,该患者诊断为 CKD 明确,病因为 DKD。该患者体重 64 kg,Ht 172 cm,血 Cr 105 μmol/L,BUN 8.1 mmol/L,血 ALB 30 g/L,其内生肌酐清除率根据 C-G 公式为 62.6 ml/min {Cockcroft-Gault 公式:Ccr=[(140-年龄)×体重(kg)]/[0.818×Scr(μmol/L)],女性按计算结果×0.85},处于 CKD 2 期。CKD 分期如表 46-1 所示。

表 46-1 慢性肾脏病(CKD)的分期

分期		特点描述	GFR(ml/(min·1.73 m^2))
1 期		GFR 增加或正常伴肾脏损伤	≥90
2 期		GFR 轻度降低伴肾脏损伤	60~89
3 期	3a	GFR 轻中度降低	45~59
	3b	GFR 中重度降低	30~44
4 期		GFR 重度降低	15~29
5 期		肾衰竭	<15 或透析

注:GFR 肾小球滤过率;肾脏损伤指病理、血、尿或影像学检查的异常。

(2) 2 型糖尿病,糖尿病视网膜病变:患者有糖尿病病史 20 余年,眼底检查符合糖尿病视网膜病变,诊断明确。

(3) 高脂血症:根据该患者血脂检查,总胆固醇、LDL-Ch 和甘油三酯均升高,符合混合性高脂血症诊断。高脂血症又可分为原发性和继发性,但该患者有糖尿病、糖尿病肾病、高血压等,不排除继发性高脂血症可能。

3. 鉴别诊断

高血压肾病:长期高血压可导致心、脑等其他器官损害,这些器官的损害一般早于肾损害,可行眼底、心超等检查有助鉴别。且一般单纯的高血压肾病,尿蛋白量多为轻、中度,24 h 尿蛋白定量多小于 1 g,但该患者无高血压病史,以大量蛋白尿就诊,又有长期控制不良的糖尿病史,故需首先考虑糖尿病肾病而非高血压肾病。

其他肾病:如自身免疫性疾病、乙肝相关性肾小球肾炎等,可通过询问相关病史及仔细体格检查鉴别,如有疑问可转诊至上级医院进一步行相关检查以鉴别。

四、处理方案及基本原则

1. 处理原则

DKD 的治疗包括控制血糖、血压、血脂和改善生活习惯等综合性治疗手段。

(1) 健康促进:调整生活方式,如戒烟、合理的饮食结构和适当的运动。该患者已有大量蛋白尿,建议其优质低蛋白饮食,蛋白质摄入控制在 0.6～0.8 g/(kg·d),不超过总热量的 15%,脂肪小于总热卡的 30%,碳水化合物占总热卡的 50%～60%;每日钠盐摄入控制在 2～2.4 g,CKD 1～2 期摄入钾＞4 g/d;CKD 3～4 期摄入钾 2～4 g/d。适当运动:心血管能够耐受,5 次/周且 30 min/次,运动强度、持续时间、频率、项目的选择要个体化,以防诱发酮症或低血糖。

(2) 控制血糖:糖尿病肾病的发病机制与高血糖密切相关,良好的血糖控制可以有效减少 DKD 的发生减缓其发展。该患者 56 岁,已出现肾功能异常,除了控制饮食外,建议继续胰岛素治疗。血糖控制目标:糖化血红蛋白(HbAlc)不超过 7%。

(3) 控制血压:糖尿病患者的血压与糖尿病肾病的发生发展密切相关。JNC8 指出糖尿病和 CKD 患者的血压控制目标均为 140 mmHg/90 mmHg,我国 2014 年糖尿病肾病防治专家共识认为,对年轻糖尿病患者或已经合并肾病的糖尿病患者血压控制目标为 130 mmHg/80 mmHg。肾素-血管紧张素系统抑制剂(ACEI 或 ARB)是糖尿病合并肾脏病、高血压的首选药物,具有独立于降压作用的肾脏保护作用。非二氢吡啶类钙拮抗剂地尔硫䓬和维拉帕米能够减少蛋白尿;二氢吡啶类钙拮抗剂能维持和增加肾血流量,改善 Ccr 和 GFR;可以抑制内皮素对肾脏的影响以及预防肾脏肥大,故该患者继续联合使用科素亚和络活喜。疾病进展到 CKD 3～5 期以后,需要注意降压药物剂量的调整。

(4) 调节脂代谢异常:高脂血症不仅直接参与糖尿病胰岛素抵抗和心血管并发症的发生,LDL 还可加重蛋白尿和肾小球及肾小管间质纤维化的进展。调脂治疗对肾脏具有重要的保护作用,该患者肾病综合征又加重了高脂血症,需要他汀类药物调脂治疗。糖尿病肾病患者血脂干预治疗切点:血 LDL＞3.38 mmol/L,TG＞2.26 mmol/L。治疗目标:LDL 水平降至 2.6 mmol/L 以下(并发冠心病＜1.86 mmol/L),TG 降至 1.5 mmol/L 以下。

(5) 控制蛋白尿:蛋白尿不但是肾脏受损的结果,亦是导致肾病进展的独立的危险因子,减少尿中白蛋白是治疗 DKD 的靶目标之一,ACEI 和 ARB 是减少蛋白尿的首选药物,无论已经存在大量蛋白尿或微量白蛋白尿者,均推荐使用。该患者 4 年前已经出现蛋白尿,此次 24 h 尿蛋白定量已经达到 4.27 g,从控制蛋白尿的角度亦应该使用科素亚。

(6) 抗血小板治疗:有研究表明 DM 患者体内存在血小板数量多而且体积大,在 DM 血管损伤中发挥重要作用,抗血小板的治疗可能减缓糖尿病肾病(Diabetic nephropathy, DN)的进展,故予氯吡格雷抗血小板治疗。贝前列腺素片有抗血小板和扩张血管,改善微循环作用。

2. 转诊和社区随访

该患者中年男性,因颜面部和下肢水肿就诊社区医院,既往有高血压、糖尿病史多年,4 年前发现蛋白尿,此次就诊查尿蛋白(＋＋＋),并有血肌酐升高,肾功能不全病因不明,有转诊至上级医院,进一步检查明确肾功能不全的原因的指征。

社区医生随访时应全面了解患者病情,对其进行社区照顾和诊疗:①进行健康宣教,使患者对自身疾病有科学的认识,既要重视疾病又要有控制疾病的信心。指导患者建议健康的生活方式,包括饮食、运动等。②监测各项指标,包括体重、血压、血脂、血糖、血肌酐、尿素氮、尿蛋白、血常规等。指导患者用药,了解患者就诊和药物使用情况,评价药物治疗效果,治疗中若出现病情进展,则需及时转诊至上级医院。

五、要点和讨论

DKD 是糖尿病最主要的微血管并发症之一,起病隐匿,早期临床表现为微量白蛋白尿,是糖尿病患者心血管病变及病死率的危险因素和预测指标。一旦进入大量蛋白尿期后,进展至终末期肾病(end-stage renal disease, ESRD)的速度大约为其他肾脏病变的 14 倍。因此,在社区遇到糖尿病患者,社区医生应做好 DKD 的筛查和管理工作:

(1) 所有 2 型糖尿病患者应从确诊时和 1 型糖尿病患者病程超过 5 年时每年检查 1 次以评估尿白蛋白排泄率(UAE/AER)。

(2) 所有成人糖尿病患者,不管 UAE/AER 如何,每年应至少检查 1 次血清肌酐,并用血清肌酐估计 GFR。

(3) 微量蛋白尿检测对社区而言存在一定困难,但社区医生能做到的非常重要的一点是对糖尿病眼底病变的观察,其与糖尿病肾病均是糖尿病微血管病变,一种并发症的出现可预测另一种并发症的发生、发展。在确诊为糖尿病后建议每半年至一年进行一次眼底检查。

(4) 根据有关指南对糖尿病合并有高血压、高血脂的患者制定诊疗计划。

确诊为糖尿病肾病的患者若出现肾功能急剧恶化、蛋白尿急剧增多、不能控制的顽固性高血压等情况需要转诊至上级医院。

六、思考题

1. 如何进行糖尿病肾病的筛查和临床诊断?
2. 糖尿病肾病的治疗原则是什么?
3. 什么情况下社区医生应该对糖尿病肾病患者进行转诊?

七、推荐阅读文献

1. 中华医学会糖尿病学分会微血管并发症学组. 糖尿病肾病防治专家共识(2014 年版)[J]. 中华糖尿病杂志,2014,6(11):792-801.

2. 章友康,曹娅丽. JNC8 的主要观点和临床应用[J/CD]. 中华肾病研究电子杂志,2014,3(1):1-6.

(夏慧玲　潘志刚)

案例 47
肾小球肾炎

一、病历资料

1. 现病史
患者,男性,18岁,因"尿少、下肢水肿5天"至社区卫生服务中心就诊。患者3周前受凉后出现咽喉部不适、轻度干咳,当时无明显发热,自服"感冒药"后略有好转。一周前开始出现尿色加深呈红褐色,近5天尿量进行性减少,近两日尿量仅150~200 ml/d,伴眼睑、面部水肿,晨起明显,并有小腿肿胀感。同时感觉轻度头晕、纳差,体力下降,正常活动后气促。化验:尿常规发现"尿蛋白(++)","血肌酐498.6 μmol/L"。拟诊为"急性肾小球肾炎"。病程中无发热、畏寒,无尿频、尿急、尿痛,无明显四肢关节痛,无头痛、恶心、呕吐,无皮疹、皮肤脓疱,大便正常,睡眠正常,近一周体重增加4 kg。

2. 既往史
无高血压、糖尿病等慢性疾病史,无肾脏病史。无药物、食物过敏史。无烟酒嗜好。父母体健。

3. 体格检查
T 36.5℃,P 80次/min,R 18次/min,BP 55 mmHg/95 mmHg,Ht 178 cm,Wt 65 kg。一般情况可,睑结膜略苍白,口唇无明显发绀。全身皮肤未见瘀斑、皮疹和脓疱,浅表淋巴结无肿大。咽部充血,双扁桃腺充血Ⅱ°肿大,表面无脓苔。双眼睑水肿。颈静脉无明显怒张。心左右界均略微扩大,心尖及心前区无明显抬举性搏动,HR 80次/min,心律齐,未闻及病理性杂音及第三、第四心音。两肺未闻及明显干、湿啰音。腹部平软,无明显压痛,肝脏肋下刚及,无明显压痛;双侧肾区无明显叩痛。双下肢踝部、胫骨前区均有明显凹陷性水肿(++)。

4. 实验室和辅助检查
血常规:Hb 92 g/L,RBC 2.8×10^{12}/L,Ret 1.4%,WBC 11.8×10^9/L,N 84%,LY 14%,PLT 231×10^9/L,ESR 98 mm/h。

尿常规:尿蛋白(++);红细胞10~12/HP;白细胞1~4/HP。尿比重:SG 1.011。24 h尿蛋白定量:2.6 g。

肾功能:BUN 36.9 mmol/L,Cr 526.60 μmol/L。

肝功能:TP 60.7 g/L,ALB 33.6 g/L,GLB 27.1 g/L,ALT 20 IU/L,AST 16 IU/L,LFH 179 IU/L,AKP 49 IU/L,TB 10.4 μmol/L,DB 3.2 μmol/L。

血电解质:K^+ 4.53 mmol/L,Na^+ 137 mmol/L,Cl^- 103 mmol/L。

血脂:TC 4.57 mmol/L,LDL 2.29 mmol/L,TG 1.45 mmol/L,HDL 1.16 mmol/L。

血清IgG、IgA、IgM均正常范围,补体C3 0.48 g/L,抗ASO(抗链球菌溶血素"O")800 IU/L。

乙肝两对半:阴性。

心电图:窦性心律,T 波改变。
胸片:心影轻度增大,心胸比值 60%,肺淤血表现。
腹部 X 线平片:双侧肾脏影无明显缩小。

二、诊治经过

初步诊断:急性肾小球肾炎。

诊治经过:全科医生根据患者先有咽喉部感染,继而出现血尿、少尿及水肿,近期有活动后气短,临床检验发现蛋白尿和血清肌酐升高,体格检查发现血压升高,考虑诊断为溶血性链球菌感染后的急性肾小球肾炎,合并急性肾功能不全。鉴于患者出现急性肾功能不全同时合并心功能不全,全科医生建议患者转诊至市级医院肾内科专科进一步治疗。肾内科医生收治该患者后,进行肾脏活检免疫荧光检查发现肾小球毛细血管襻及系膜区弥漫性颗粒状 IgG、C3 等复合物质沉积。同时检查抗核抗体(ANA)、抗双链 DNA 抗体(抗 ds-DNA 抗体)、抗 Sm 抗体均正常。予袢利尿剂口服、青霉素静脉滴注、严格管理饮食等治疗后,患者血压恢复正常,下肢及颜面部水肿消退,活动后气促好转。

1 月后,患者转回至全科门诊复诊,复查血、尿常规及生化检查均正常。以后一直在全科门诊定期随访血压、尿常规、肾功能等检查均无异常。

三、病例分析

1. 病史特点

(1) 男性,18 岁,上呼吸道咽喉部感染后约 2 周后出现血尿、尿少、水肿及活动后气短。

(2) 既往无高血压、糖尿病等慢性疾病史。

(3) 体格检查:BP 155 mmHg/95 mmHg。咽部充血、扁桃腺肿大;颈静脉无怒张;心界略微扩大,无心尖及心前区抬举性搏动心;肺部无异常;肝脏肋缘下刚及;眼睑及双下肢踝部、胫前区水肿。

(4) 实验室和辅助学检查:Hb 92 g/L,RBC 2.8×10^{12}/L,WBC 11.8×10^9/L,N 84%,ESR 98 mm/h;尿蛋白(++),红细胞 10~12/HP,白细胞 1~4/HP;24 h 尿蛋白定量 2.6 g。BUN 36.9 mmol/L,Cr 526.60 μmol/L;补体 C3 0.48 g/L,抗 ASO 800 IU/L。乙肝两对半阴性。心电图:窦性心律,T 波改变。胸片:心影轻度增大,心胸比值 60%,肺淤血表现。肾活检免疫荧光证实肾小球毛细血管襻及系膜区颗粒状免疫复合物沉积。

2. 诊断和诊断依据

诊断:①急性链球菌感染后肾小球肾炎;②急性肾功能不全。

诊断依据:

(1) 急性链球菌感染后肾小球肾炎:患者有明确的咽喉部感染病史 3 周,此后出现尿少、血尿及渐进性水肿、活动后气促、血压升高。临床检验发现蛋白尿、尿液中出现红细胞、白细胞,氮质血症,血清补体 C3 降低及抗 ASO 升高。肾活检免疫荧光证实肾小球毛细血管襻及系膜区颗粒状免疫复合物沉积,符合溶血性链球菌感染后继发免疫复合物沉积导致的肾小球肾炎诊断。

(2) 急性肾功能不全:患者出现尿少、水肿及纳差,临床检验尿素氮、血肌酐均明显升高;既往否认肾脏疾病史。临床符合急性肾功能不全。

3. 鉴别诊断

(1) 全身感染性发热疾病:各种感染引起发热时,肾血流量及肾小球通透性可增加,也可出现一过性蛋白尿及镜下血尿,此种改变于高热、感染的早期发生,退热后尿液即恢复正常,无急性肾炎综合征的其他症状。

(2) 其他病原体感染后的肾小球肾炎：已知多种病原体感染也可引起肾炎，并表现为急性肾炎综合征。可引起增殖性肾炎的病原体有细菌（葡萄球菌、肺炎球菌等），病毒（流感病毒、EB 病毒、水痘病毒、柯萨基病毒、腮腺炎病毒、ECHO 病毒、巨细胞包涵体病毒及乙型肝炎病毒等）、肺炎支原体及原虫等。参考病史、原发感染灶及其各种特点一般均可区别。

(3) 以急性肾炎综合征为表现的多种原发性肾小球疾病：

① 系膜毛细血管性肾炎：起病过程与本病相似，但低补体血症持续时间较长，且此病无自愈倾向，大量蛋白尿与持续低补体血症是本病特点。肾活检可明确鉴别诊断。

② 急进性肾炎：起病与急性肾炎相似，但症状更重，多呈进行性少尿、无尿，病情急骤发展，很快出现肾功能衰竭，肾活检可及时确诊并与本病相鉴别。

③ IgA 肾病：多于急性上呼吸道感染后 1～3 天内出现血尿，或伴蛋白尿，血清补体正常，血 IgA 水平可升高，病情易反复发作。

④ 全身系统性疾病（引起的继发性肾小球疾病）：系统性红斑狼疮肾肾炎、过敏性紫癜肾肾炎可出现急性肾炎综合征，这两种疾病多有明显的皮肤病损和关节酸痛等关节炎症状，前者血中狼疮细胞及抗 DNA 抗体阳性，后者束臂试验阳性。只要详细询问病史并进行相关检查，即可作出正确诊断。

四、处理方案及基本原则

由于患者病情相对较重，短期内出现氮质血症及相关症状，出现高血压及其相关症状同时合并心功能不全。故转肾脏专科医生处，给予进一步检查和治疗。

1. 处理原则

急性肾小球肾炎大多可以自愈，对于轻症病例不必过多用药，全科医生可以采取如下措施处理：

(1) 休息：对于防止症状加重和促进疾病好转具有重要作用。对于合并水肿与心功能不全的重症患者，尤其重要。也要注意避免受寒、受凉，防止潮湿环境，以免引起肾小球动脉痉挛，从而加重肾脏缺血。

(2) 饮食：低盐饮食和限水，在发病初期甚为重要。同时，要控制蛋白质摄入量，以免加剧肾脏负担。

(3) 控制感染：控制感染的意义在于控制尚留存的感染灶，如咽颊炎、扁桃体炎、鼻窦炎、中耳炎等感染源，以清除抗原，防止肾小球肾炎反复发作和迁延发展。一般使用青霉素常规治疗 10～14 天。其间，应避免使用肾毒性抗生素。

(4) 对症治疗：对于轻症水肿和少尿，可以不必使用利尿剂。水肿明显者，可以口服甚至静脉注射呋塞米，或加入甘露醇静脉滴注（因增加血容量，不宜使用）。一般的高血压，仅需限盐限水或使用小剂量利尿剂后，即可恢复正常。对于血压急剧升高者，可以利血平或硝普钠、酚妥拉明等血管扩张剂、钙通道阻滞剂等降压药物，急性期一般不主张使用血管紧张素转换酶抑制剂、血管紧张素 II 受体拮抗剂。本例患者，通过一般的限盐限水及口服利尿剂，血压即控制正常了。对于合并急性心力衰竭的病例，心衰的主要原因是水钠潴留引起的高排出量型心力衰竭，治疗以减少循环血容量为主。本例患者也仅通过严格的限制饮水与钠盐摄入，同时应用小剂量呋塞米，即达到了利尿、减少循环血容量的作用，从而缓解了心衰症状。

(5) 肾衰竭：对于急性肾衰竭要判断是否肾前性、肾实质性还是肾后性原因，因为肾前性和肾后性原因导致的急性肾衰竭在及时去除这些导致肾衰竭的原因后，肾功能往往是可逆的。而肾实质性损害所致的急性肾衰竭又分为肾大血管疾病和需要借助于病理活检进一步分型的肾小球疾病、肾小管间质病变、肾微血管疾病等几大类，需分别对因治疗。同时，在积极改善水、电解质平衡、酸碱平衡、利尿、抗感染、营养支持等治疗的基础上,如肾功能仍不能恢复正常,需开展透析治疗。该例患者经过前述基础治疗后,肾功能已经恢复正常,所以并未采取透析治疗。

2. 转诊及社区随访

急性链球菌感染后肾小球肾炎的近期和远期预后均十分良好,很少进展为慢性肾脏疾病。少数链球菌感染后急性肾小球肾炎可进展为新月体性肾小球肾炎,长期大量的蛋白尿和肾小球率过滤(GRF)异常,常提示预后不良。所以,急性肾小球肾炎仍需要在社区医生处进行一阶段的随访。随访的内容包括了肾功能的检测和尿常规检测,同时需注意避免肾毒性药物的使用。

3. 预防

增强体质、改善机体防御功能、保持环境卫生能有效地减少上呼吸道感染,从而避免急性肾小球肾炎的发生。同时,针对急性扁桃体炎、咽颊炎、鼻窦炎等,应及时积极治疗,以免抗原持续存在导致免疫复合物形成继而损伤肾脏。对于屡发的扁桃体炎、鼻窦炎等,应建议患者手术切除。

五、要点与讨论

链球菌感染后急性肾小球肾炎,实际上就是我们平时通常意义的急性肾小球肾炎(狭义)。而急性肾小球肾炎是由多种病因引起的,其中很多是由细菌、病毒、原虫感染而诱发的。感染而诱发的急性肾小球肾炎包括了链球菌感染后急性肾小球肾炎和非链球菌感染引起的急性肾小球肾炎。

1. 流行病学特征与社区防控

甲型(β)溶血性链球菌感染,通常在扁桃体炎、咽颊炎、猩红热、丹毒、脓皮病等链球菌感染后发生。由链球菌感染导致的急性肾小球肾炎一般发作根据其原发感染病灶有一定的时间规律:如上呼吸道感染所导致的一般在冬春发病率较高,而皮肤化脓性感染所导致的一般在夏秋多见。

所以,在冬春季节加强体育锻炼、提高机体免疫力,能有效地减少上呼吸道感染的发生,从而降低由此继发的急性肾小球肾炎的发生。同样,在夏秋季节,对于患有慢性皮肤感染的患者或由于急性虫咬皮炎的患者,积极治疗皮肤感染、抬高患肢等措施能有效地控制皮肤感染,从而降低链球菌感染后的急性肾小球肾炎发生。

2. 临床表现

以水肿、血尿和蛋白尿为最主要的临床表现,小儿有时在出现头痛、恶心、呕吐、抽搐、气急、心悸等症状时始被发现。大多病情较轻,仅有尿常规略有异常。约有3‰~5‰的病例病情笃重,可表现为尿闭、甚至发展为急性肾衰竭,为重型急性肾小球肾炎,其多数仍能康复。

水肿一般在清晨起床时眼睑部最明显,下肢及阴囊部也是水肿常见部位,严重水肿可出现胸腔积液。水肿的主要原因是肾小球毛细血管病变以及血管外的压迫,使肾血流量减少,导致滤过障碍,而此时肾小管重吸收功能相对正常,以致液体重吸收相对增多。此外,少尿时一般人常饮水较多,加之虚弱、发热等其他全身状况又会摄入过多钠盐。综合起来,水钠潴留导致细胞外液和循环血容量增加,临床出现水肿。所以,对于上呼吸道感染等过后出现的少尿和水肿,还是应及时就诊,在社区行简单的尿液检查和常规体检,即能及时发现急性肾小球肾炎并进行对应治疗。

引起急性肾小球肾炎高血压的原因,目前主要还是考虑肾小球率过降低造成的水钠潴留所致。所以,针对急性肾小球肾炎的高血压治疗还是以限盐限水及利尿为主。但也有一部分患者的血压波动范围较大,成人可达到(150~180)mmHg/(90~100)mmHg,这可能与血管痉挛有关;少数较为严重者,可发展为高血压危象。针对这部分患者应及时转诊至专科医生处,进行急症处理和专科随访。

血尿几乎出现在每一例急性肾小球肾炎病例中,但轻重不等。严重时为肉眼全程血尿,大多为浑浊浓茶状,一般认为是红细胞穿过受损的肾小球和(或)肾小管周围的毛细血管壁移行至肾单位而引起。肉眼血尿持续时间不长,一般数天后转为镜下血尿,镜下血尿持续较长时间,大约6个月以内消失。肾小球肾炎的血尿,只要具备少尿、水肿、高血压及起病之前的上呼吸道感染病史,还是很容易识别的,易与其他泌尿系统感染、泌尿系统肿瘤、结石、前列腺增生性疾病及其他全身性疾病鉴别。

蛋白尿的检出率在急性肾小球肾炎中高达95%以上,常为轻中度蛋白尿。一般认为是毛细血管壁阴离子层丢失或肾小球毛细血管孔径增大致使血浆中大分子蛋白经肾小球滤过膜漏出所致。一般也在病后的2~3个月消失。持续性蛋白尿是肾小球肾炎转为慢性趋向的表现。

肾功能不全大多为短暂的,以肾小球滤过率的改变最为明显,内生肌酐清除率下降也常见,肾血流量大多正常。原因大多认为是肾小球毛细血管被炎症细胞浸润,致使滤过面积减少,从而导致肾小球毛细血管的灌注减少。

3. 诊断

实际上,典型的链球菌感染后急性肾小球肾炎的临床诊断一般并不困难,也无须肾脏活检即可使诊断成立。其主要诊断依据为:

(1) 病前1~3周有明显链球菌感染史,临床出现典型的血尿、蛋白尿、少尿、水肿、高血压等急性肾炎综合征。

(2) 链球菌培养及血清学检查,咽部或皮肤脓痂分泌物培养示A族溶血性链球菌阳性,血清补体下降,血清抗链球菌溶血素"O"(ASO)增高,即可确诊本病。临床表现不典型者,需根据尿液检查及血清补体动态改变作出诊断。因90%急性链球菌感染后肾小球肾炎均有低补体血症,所以,血清补体测定可作为评价急性肾炎的第一线检测。

六、思考题

1. 溶血性链球菌感染后急性肾小球肾炎的患者出现高血压的机制是什么?临床医生一般采用何种措施改善这种血压升高?
2. 链球菌感染后急性肾小球肾炎是否需要使用抗生素?其意义何在?一般使用何种抗生素?
3. 在社区如何针对急性肾小球肾炎的发生进行有效预防?

七、推荐阅读文献

1. 陈灏珠,林果为.实用内科学[M].13版.北京:人民卫生出版社,2009:2174,2557-2560.
2. 杜悦,侯玲,王秀丽,等.儿童急性链球菌感染后肾小球肾炎回顾性分析[J].中国医科大学学报,2013,42(10):878-881.
3. Marshall CS, Cheng AC, Markey PG. Acute post-streptococcal glomerulonephritis in the northern territory of Australia: a review of 16 years data and comparison with the literature [J]. American Journal of Tropical Medicine and Hygiene, 2011;85(04):703-710.
4. 祝墡珠.全科医生临床实践[M].北京:人民卫生出版社,2013:144-146,149-153.

(于德华)

案例 48

糖 尿 病

一、病历资料

1. 现病史

患者,男性,60岁,因"糖尿病10年,双足部感觉异常半年,加重1周"到社区卫生服务中心就诊。患者10年前开始无明显诱因下出现多饮、多食、多尿伴体重减轻,于外院就诊查空腹血糖(FBG)12.4 mmol/L,诊断"2型糖尿病",遂开始口服降糖药物治疗,但药物服用和血糖监测不规律。当时无胸闷、心悸、视物模糊、尿泡沫增多、手足麻木等表现,先后服用过二甲双胍、格列吡嗪、格列齐特等多种药物,偶测 FBG 8~11 mmol/L,目前服用格列齐特160 mg bid,二甲双胍0.5 g tid,罗格列酮8 mg qd。患者最近半年来能严格饮食控制和运动治疗,服用药物规律,但血糖仍有进一步升高,空腹9~13 mmol/L,餐后2 h血糖(2 h PBG)12~16 mmol/L,并时有双足针刺感,感觉迟钝,以夜间及寒冷时为重,无活动障碍、尿泡沫增多或间歇性跛行。

2. 既往史

高血压病史6年,血压最高166 mmHg/96 mmHg,服用络活喜5 mg qd,血压控制在150 mmHg/90 mmHg左右;有高脂血症病史,未予药物治疗。饮白酒2两/天×20年,吸烟20支/天×20年。妻和一子健康,母及兄患糖尿病,父患高血压。

3. 体格检查

T 36.8℃, P 72次/min, R 20次/min, BP 150 mmHg/90 mmHg, Ht 176 cm, Wt 85 kg, BMI 27.4 kg/m^2。心、肺和腹部检查无异常体征。上肢感觉正常,双足感觉减退,双侧膝腱反射减退。双侧足背动脉搏动正常,足部皮肤完整,无明显红斑及胼胝形成,双下肢无水肿。眼底镜检查视网膜未见异常。

4. 实验室和辅助检查

肝肾功能:TB 5.4 μmol/L, DB 1.6 μmol/L, TP 65 g/L, ALB 44 g/L, ALT 76 IU/L, AST 31 IU/L, γ-GT 37 IU/L, BUN 5.2 mmol/L, Cr 52 μmol/L;估算肾小球滤过率(根据MDRD方程)105; UA 236 μmol/L。

空腹血糖(FBG)12.6 mmol/L, HbA1c 9.1%。

TC 6.33 mmol/L, TG 2.64 mmol/L, HDL 0.89 mmol/L, LDL 3.89 mmol/L。

尿白蛋白/肌酐 25.0 μg/mg Cr;血酮体阴性。

心电图:窦性心律,T波改变。

二、诊治经过

初步诊断:2型糖尿病,糖尿病周围神经病变可能;高血压病2级(很高危);高脂血症。

诊治经过:全科医生仔细询问了患者的饮食和运动情况,最近是否有感染、降糖药物漏服等情况,发现患者目前降糖药物服用比较规律,没有感染等应激情况。考虑患者糖尿病多年,目前服用多种口服降糖药物剂量已达到最大,但血糖仍未达到HbA1c<7%的治疗目标,且患者糖尿病病程较长,有双足指尖针刺感,感觉迟钝,考虑糖尿病神经病变可能。基于上述原因,全科医生建议患者改用胰岛素治疗,将患者转诊到上一级医院内分泌专科医生处。经专科医生诊治,患者停用口服降糖药物,改预混胰岛素诺和灵30R治疗,初始剂量为12 IU早晚餐前皮下注射,根据血糖情况调整胰岛素剂量。予以颈动脉彩超提示双侧颈动脉斑块形成,肌电图检查提示双下肢周围神经源性损害。考虑患者有高血压、高脂血症病史,颈动脉斑块形成,既往血压控制欠佳,予停用络活喜,改用代文80 mg qd,立普妥20 mg qn,阿司匹林100 mg qd口服治疗。同时加用甲钴胺营养神经治疗。患者回到全科医生处再就诊时,患者胰岛素剂量为诺和灵30R 16 IU和14 IU早晚两次皮下注射,同时予二甲双胍0.5 bid口服治疗。

1月后,患者至全科门诊就诊,复查肝功能、肌酶谱均正常,FBG 6.2 mmol/L,餐后2 h血糖8.7 mmol/L,BP 136 mmHg/86 mmHg。全科医生建议其继续目前调脂、抗血小板及胰岛素治疗,并对其加强糖尿病教育,嘱控制体重、戒烟、戒酒、调整饮食结构,定期监测血糖、HbA1c、血压、血脂等指标。

三、病例分析

1. 病史特点

(1)男性,60岁,确诊糖尿病10年,双足部感觉异常半年,加重1周。

(2)服用多种口服降糖药物,血糖控制未达标。

(3)既往有高血压病史6年,血压最高166 mmHg/96 mmHg,血压控制欠佳;有高脂血症病史,未予药物治疗。有长期吸烟、饮酒史,无规律运动习惯。

(4)体格检查:BP 150 mmHg/90 mmHg,BMI 27.4 kg/m^2。心、肺和腹部检查无异常体征。上肢感觉正常,双足感觉减退,膝腱反射减退。双侧足背动脉搏动正常,足部皮肤完整,无明显红斑及胼胝形成,双下肢无水肿。眼底镜检查视网膜未见异常。

(5)实验室和辅助检查:FBG 12.6 mmol/L,HbA1c 9.1%,TC 6.33 mmol/L,TG 2.64 mmol/L,HDL 0.89 mmol/L,LDL 3.89 mmol/L;超声提示双侧颈动脉斑块;肌电图检查提示双下肢周围神经源性损害。

2. 诊断和诊断依据

诊断:①2型糖尿病,糖尿病周围神经病变;②高血压病2级(很高危);③高脂血症。

诊断依据:

(1)2型糖尿病,糖尿病周围神经病变:患者有糖尿病家族史,10年前开始出现多饮、多食、多尿伴体重减轻,多次查血糖达到糖尿病诊断标准,病程中没有酮症,口服降糖药物治疗有效,故2型糖尿病诊断明确。此次患者于半年前开始出现双足指尖针刺感,感觉迟钝,夜间及寒冷时明显,查体提示双足部感觉减退,肌电图示双下肢周围神经源性损害,诊断为糖尿病周围神经病变。

(2)高血压病2级(很高危):患者有高血压家族史,发现血压升高6年,血压最高166 mmHg/96 mmHg,故根据高血压病分级为高血压病2级。同时患者合并糖尿病,故根据高血压病的危险性分层为很高危组。

(3)高脂血症:患者既往有高脂血症病史,此次查血脂示胆固醇、甘油三酯均明显升高,故该诊断明确。

3. 鉴别诊断

患者糖尿病起病年龄较晚,病程中无自发性酮症倾向,体型超重,有家族史,口服降糖药物治疗有效,虽然未行C肽、胰岛素测定及自身抗体测定,但根据患者临床表现首先考虑2型糖尿病,1型糖尿病可除外。

引起下肢感觉异常的原因很多,主要包括神经系统病变、周围血管病变、关节或骨骼病变等。病史询问需要了解患者既往病史以及此次症状发作的部位、是单侧或双侧、起病因素、有何伴随症状等。糖尿病神经病变多为双侧对称性起病,表现为下肢肢端感觉异常,可伴有隐痛、刺痛或烧灼样痛等,而腰椎间盘突出所致的神经根性病变,多为单侧起病,肢体疼痛、感觉异常多沿累及的神经分布。血管性病变多有皮肤颜色、温度改变,症状发作与运动、休息、体位、外界温度等密切相关,可有足背动脉搏动减弱或消失,如患者出现间歇性跛行,常提示下肢动脉供血不足。下肢肌肉、骨骼所致的肢体疼痛或感觉异常,一般部位明确固定,症状呈持续性,可伴局部压痛。

四、处理方案及基本原则

血糖的控制需要采用医学营养治疗、运动、血糖监测、患者教育和药物等综合治疗措施。2型糖尿病患者常合并高血压、血脂异常、肥胖症等,这些因素均会导致糖尿病并发症的发生风险、发展速度以及其危害的增加。因此患者的治疗不仅限于血糖的控制,还应包括降压、调脂、抗凝、控制体重,以及改善生活方式等综合治疗措施。这些指标的控制目标如表48-1所示。

表48-1 2型糖尿病控制目标

指标	目标
血糖(mmol/L)	空腹 4.4～7.0 非空腹 10.0
糖化血红蛋白(%)	<7.0
血压(mmHg)	<140/80
总胆固醇(mmol/L)	<4.5
HDL(mmol/L)	男性>1.0 女性>1.3
甘油三酯(mmol/L)	<1.7
LDL(mmol/L)	未合并冠心病<2.6 合并冠心病<1.8
体重指数/(kg/m^2)	<24
尿白蛋白/肌酐比值[mg/mmol(mg/g)]	男性<2.5(22 mg/g) 女性<3.5(31 mg/g)
尿白蛋白排泄率[μg/min(mg/d)]	<20(30 mg/d)
主动有氧活动(分钟/周)	≥150

1. 生活方式改善

生活方式改善是2型糖尿病的基础治疗,包括饮食控制和运动治疗。糖尿病教育需要贯穿糖尿病患者管理的整个过程中,并根据患者所处的疾病状态开展有针对性的指导。例如本例患者开始使用胰岛素治疗,需要指导患者掌握胰岛素注射技术,胰岛素的适当储存和携带,血糖监测和低血糖的预防和自我处理等。针对该患者吸烟情况,全科医生需要对患者进行戒烟指导,必要时转诊到戒烟专科门诊治疗。

2. 胰岛素治疗

患者口服降糖药物已达最大剂量,但血糖仍未达到理想目标(HbA1c＞7%),需要予以胰岛素治疗。应根据患者体重确定初始剂量,并根据监测血糖情况,调整胰岛素剂量。

3. 降压治疗

高血压合并糖尿病的患者,其降压药物首选血管紧张素转换酶抑制剂(ACEI)或血管紧张素Ⅱ受体抑制剂(ARB)。

4. 调脂治疗

对于年龄在40岁以上的糖尿病患者,即使没有心血管疾病,如果LDL＞2.5 mmol/L或总胆固醇＞4.5 mmol/L,应使用他汀类调脂药,并需要随访肝功能和肌酶。

5. 抗血小板

男性＞50岁且合并下述一项危险因素者:心血管疾病家族史,高血压,吸烟,血脂异常或蛋白尿,都应该开始和维持阿司匹林治疗。

6. 转诊及社区随访

糖尿病患者在社区需要进行各项指标的检测和随访,主要临床检测项目和时间如表48-2所示。

表48-2 糖尿病患者随访检查项目

检测项目	初访	随访	每季度随访	年随访
身高/体重	√	√	√	√
腰围	√	√	√	√
血压	√	√	√	√
空腹/餐后血糖	√	√	√	√
HbA1c	√		√	√
尿常规	√		√	√
血脂	√			√
尿白蛋白/尿肌酐	√			√
肾功能	√			√
肝功能	√			√
促甲状腺激素(TSH)	√			√
心电图	√			√
视力和眼底	√			√
足:足背动脉和周围神经病变检查	√		√	√

如患者出现口渴、多尿症状加重,口舌干燥,呼气时有酮味(烂苹果味),心动过速,进行性意识障碍伴明显脱水,应激或感染下出现多尿及意识障碍,伴有血糖16.7 mmol/L以上等情况需要考虑可能有糖尿病酮症或者非酮症性高渗综合征,应及时转诊。

对于意识不清的低血糖患者,予静脉推注高渗糖水后,15 min后如仍意识不清或血糖仍低于3.9 mmol/L,应在给予相应处理基础上及时转诊。

如患者出现视力下降，手足麻木，尿白蛋白增高，考虑有糖尿病慢性并发症需要进一步检查和确诊，以及任何在社区全科医生处无法处理的情况，都需要转诊至上一级医疗机构。

五、要点与讨论

2型糖尿病是全科医生处理最多的糖尿病类型。2型糖尿病患者常合并如高血压、血脂异常、肥胖症等，随着血糖、血压、血脂等水平的增高及体重增加，并发症的发生风险、发展速度以及其危害将显著增加。因此2型糖尿病理想的综合管理应根据患者的年龄、心血管疾病史等情况，确定个体化的血糖控制的最初目标。

2型糖尿病的药物治疗包括口服降糖药物和胰岛素治疗。单药治疗时，二甲双胍是2型糖尿病患者的一线治疗用药，如无禁忌证且能耐受药物者，二甲双胍应贯穿全程治疗。如果单药控制血糖不佳，可选择联合用药。但需注意同一类药的不同药物避免同时应用；不同类型的药物可选择两种联用，如需要也可三种联用。

2型糖尿病患者在多种口服降糖药充分治疗，血糖仍未达标时，需考虑胰岛素治疗。2型糖尿病患者的胰岛素使用是需要全科医生关注的问题，由于胰岛素使用较口服药物有诸多不便之处，以及患者对于胰岛素注射的误解和恐惧，导致胰岛素使用被延迟，使患者长期处于高血糖的慢性损害之中，导致与血糖密切相关的周围神经病变、糖尿病肾病和眼底病变等并发症的发生。因此需要全科医生掌握胰岛素使用的指征，及时将需要使用胰岛素的患者转诊到专科医生处。同时全科医生也需要掌握胰岛素的起始治疗和剂量调整，使更多的患者能在社区及时接受胰岛素治疗。

胰岛素治疗时，需教育患者规范注射步骤，注射部位轮换以及针头处理。胰岛素注射部位应选取皮下脂肪丰富的部位，这些部位包括腹部、大腿外侧、上臂外侧和臀部外上侧。在腹部，应避免以脐部为中心、半径2.5 cm的圆形区域内注射。此外，还应该考虑胰岛素在不同部位吸收的差异性。不同注射部位吸收胰岛素速度快慢不一，腹部最高，其次依次为上臂、大腿和臀部。

低血糖的预防和及时处理是需要全科医生对患者及其家属进行糖尿病教育的重要内容，尤其对于使用胰岛素治疗的患者。需要告诉患者在服用胰岛素促泌剂或注射胰岛素可能会引起低血糖，除了会出现心慌、乏力、出汗等症状，严重者可出现低血糖昏迷。建议患者需要随身携带饼干、糖块等，药物服用或注射需要和饮食相配合，避免出现服用药物或注射胰岛素后进食减少或未按时进食等情况。一旦出现低血糖症状或血糖≤3.9 mmol/L，即需要及时补充葡萄糖或含糖食物。严重的低血糖需要根据患者的意识和血糖情况给予相应静脉葡萄糖治疗。糖尿病低血糖昏迷患者低血糖纠正后，若意识仍没有恢复，或出现神经精神症状，应及时转诊上级医院。

2型糖尿病患者的临床随访中，除了血糖以外，还需要控制患者存在的各种心血管危险因素，以及与糖尿病微血管病变相关的眼底、肾脏损害，包括糖尿病周围神经病变，做好二级预防工作。

糖尿病周围神经病变是2型糖尿病常见的慢性并发症，2型糖尿病诊断10年内，60%～90%的患者有不同程度的神经病变，其中以远端对称性多发性神经病变（NSPN）多见。临床上可表现为肢端感觉异常，可伴感觉减退、感觉过敏、疼痛等，后期可有运动神经受累，出现肌力减退甚至肌萎缩和瘫痪。

严格控制高血糖并保持血糖稳定是预防和治疗糖尿病周围神经病变最重要的措施。同时可应用神经营养类药物如甲钴胺等。对于疼痛明显的，可使用传统抗惊厥药（丙戊酸钠或卡马西平等）、新一代抗惊厥（普瑞巴林或加巴喷丁等）、度洛西汀或三环类抗抑郁药物（阿米替林或丙米嗪）。

糖尿病周围神经病变的长期治疗和随访方案的制定应由上级医院负责，对于疑似糖尿病慢性并发症，需要进一步检查明确、制定治疗方案或疗效评估，可转诊至上级医院，以确保患者得到安全和有效的治疗，最大限度地发挥基层医疗卫生机构和专科医疗机构各自的优势。而社区卫生服务中心应协助上级医院进行糖尿病患者的管理，根据上级医院的治疗方案指导药物的使用，指导患者进行自我血糖监测包括血糖测定的时间和频度,并做好记录;告诉患者下次随诊的时间及注意事项等。

六、思考题

1. 哪些情况下,全科医生应建议患者使用胰岛素治疗?
2. 糖尿病患者的社区管理主要内容有哪些?
3. 糖尿病患者如何进行综合管理?

七、推荐阅读文献

1. 中华医学会糖尿病学分会. 中国2型糖尿病防治指南(基层版)[J]. 中华全科医师杂志. 2013,12(8):675-696

2. 葛均波,徐永健. 内科学[M]. 8版. 北京:人民卫生出版社,2013:969-997.

3. 祝墡珠. 全科医生临床实践[M]. 北京:人民卫生出版社,2013:632-648.

4. AMERICAN DIABETES ASSOCIATION. Standards of Medical Care in Diabetes-2011 [J]. Diabetes Care. 2011,34 (Suppl 1):s11~s61.

(江孙芳)

案例 49

高脂血症

一、病历资料

1. 现病史

患者,男性,58岁,因"体检发现血脂升高1年"到社区卫生服务中心就诊。患者1年前单位体检时发现血脂轻度升高,当时查血脂为:TC 5.57 mmol/L,TG 1.48 mmol/L,HDL 1.25 mmol/L,LDL 3.48 mmol/L。患者无任何症状,社区全科医生建议其饮食控制和运动锻炼。故患者开始进行严格饮食控制,并且每周规律体育锻炼,2月后复查血脂无明显下降,建议其口服阿托伐他汀降脂治疗,但患者因听说他汀类药物会引起肝功能损伤,拒绝使用药物治疗,仍坚持饮食控制及运动锻炼,同时患者自服中药治疗。2周前患者再次来社区卫生服务中心就诊,复查血脂为:TC 5.91 mmol/L,TG 1.25 mmol/L,LDL 3.63 mmol/L,HDL 1.28 mmol/L。病程中患者无头晕、头痛、胸闷、胸痛等不适。

2. 既往史

高血压病史10年,血压最高180 mmHg/100 mmHg,服用科素亚100 mg qd,血压控制在130 mmHg/80 mmHg左右;吸烟史20支/天×30年;少量饮酒,每月2~3次,啤酒250 ml/次。妻子和一女健康,父患高血压病,母患糖尿病及冠心病,63岁时死于心肌梗死。

3. 体格检查

T 36.7℃,P 68次/min,R 18次/min,BP 132 mmHg/86 mmHg,Ht 172 cm,Wt 80 kg,BMI 27.0 kg/m^2。右侧眼睑下方可见黄色瘤,未见角膜环。心、肺和腹部检查无异常体征。双侧足背动脉搏动正常,双下肢无水肿。眼底检查正常。

4. 实验室和辅助检查

肝肾功能:TB 5.4 μmol/L,DB 1.6 μmol/L,TP 65 g/L,ALB 44 g/L,ALT 76 IU/L,AST 31 IU/L,γ-GT 37 IU/L,BUN 5.2 mmol/L,Cr 52 μmol/L;估算肾小球滤过率 GFR(根据 MDRD 方程)105;UA 236 μmol/L。

FBG 5.3 mmol/L,HbA1c 5.8%。

TC 5.91 mmol/L,TG 1.25 mmol/L,LDL 3.63 mmol/L,HDL 1.28 mmol/L。

心电图:窦性心律。

颈动脉彩超:右侧颈动脉分叉处斑块形成。

二、诊治经过

初步诊断：高脂血症；高血压病3级（很高危）。

诊治经过：该患者发现血脂升高1年，并且进行了饮食控制和体育锻炼，但复查血脂并无下降。全科医生仔细询问了患者是否存在其他可引起高脂血症的情况，如甲状腺功能减退、结缔组织疾病等，有无使用糖皮质激素类药物史等，患者均无上述病史；对于患者的饮食和运动情况，全科医生也进行了仔细询问。患者近1年来坚持低脂饮食，严格控制食物中胆固醇的摄入，并且增加了蔬菜、水果等富含粗纤维的食物；除饮食控制外，患者也增加了体育锻炼，每周锻炼3～4次，每次20～30 min。考虑患者通过饮食控制及运动锻炼后血脂无明显下降，彩超提示颈动脉斑块形成，且患者有吸烟、高血压病及早发缺血性心血管病家族史等危险因素，按照血脂异常危险分层，其心血管病的发病危险评估为高危。基于上述原因，全科医生建议患者严格戒烟，继续饮食控制，加强体育锻炼，同时建议其服用阿托伐他汀20 mg qn降低血脂，并且给患者详细分析了高脂血症的危害，降脂治疗的益处及目标，他汀类降脂药物的安全性和可能的不良反应及临床应用注意事项。经全科医生解释后，患者同意使用降脂药物治疗，故予阿托伐他汀20 mg qn口服。

1月后患者再次至社区卫生服务中心就诊，复查肝功能、肌酸激酶均正常。血脂：TC 4.36 mmol/L，TG 1.05 mmol/L，LDL 2.63 mmol/L，HDL 1.28 mmol/L。全科医生建议其继续口服降脂药物治疗，并且戒烟、戒酒、饮食控制及体育锻炼，定期随访血压、血脂、肝功能及肌酸激酶。

三、病例分析

1. 病史特点

（1）男性，58岁，体检发现血脂升高1年。

（2）经过严格饮食控制和体育锻炼后，血脂无下降。

（3）既往有高血压病史10年，血压最高180 mmHg/100 mmHg，服用降压药物后血压控制在130 mmHg/80 mmHg左右；有长期吸烟史。

（4）体格检查：T 36.7℃，P 68次/min，R 18次/min，BP 132 mmHg/86 mmHg，Ht 172 cm，Wt 80 kg，BMI 27.0 kg/m^2。右侧眼睑下方可见黄色瘤，未见角膜环。心、肺和腹部检查无异常体征。双侧足背动脉搏动正常，双下肢无水肿。眼底检查正常。

（5）实验室和辅助学检查：TC 5.91 mmol/L，TG 1.25 mmol/L，LDL 3.63 mmol/L，HDL 1.28 mmol/L；超声提示右侧颈动脉分叉处斑块形成。

2. 诊断和诊断依据

诊断：①高脂血症；②高血压病3级（很高危）。

高脂血症：患者1年前体检发现血脂升高，总胆固醇和低密度胆固醇均高于《中国成人血脂异常防治指南（2007年）》中的正常血脂水平，饮食控制和运动锻炼后效果不佳，复查血脂仍提示总胆固醇和低密度胆固醇高于正常水平，故高脂血症诊断明确，其分型为高胆固醇血症。

高血压病3级（很高危）：患者有高血压病史10年，血压最高180 mmHg/100 mmHg，故根据高血压病分级为高血压病3级。同时患者合并血脂异常，故根据高血压病的危险性分层为很高危组。

3. 鉴别诊断

对于高脂血症患者，需要鉴别原发性血脂异常和继发性血脂异常。原发性血脂异常除家族性脂蛋白异常血症外，大多与肥胖、高血压、糖尿病等疾病相伴发生，或是与上述疾病有共同的环境因素，如不良的饮食习惯、体力活动不足等；而继发性血脂异常可由全身系统性疾病引起，如甲状腺功能减退、库欣综合征、系统性红斑狼疮等,也可由于应用某些药物引起,如糖皮质激素、利尿剂等。该患者无全身系统性疾病及药物应用史,故诊断首先考虑原发性血脂异常,可除外继发性血脂异常。

四、处理方案及基本原则

纠正血脂异常的目的在于降低缺血性心血管疾病(冠心病和缺血性脑卒中)的患病率和病死率。继发性血脂异常应以治疗原发病为主,而对于原发性血脂异常的患者,无论患者心血管危险水平如何,均应进行生活方式治疗指导。部分患者在生活方式干预的基础上仍需降胆固醇药物治疗。

1. 治疗目标水平

(1) 危险分层:按照《中国成人血脂异常防治指南(2007年)》建议,应根据患者是否有冠心病或冠心病等危症以及有无心血管危险因素,结合血脂水平来综合评估心血管病的发病危险,将人群进行血脂异常危险分层(见表49-1),危险性越高,则治疗应越积极。

表49-1 血脂异常危险分层方案[mmol/L(mg/dl)]

危险分层	TC 5.18~6.19(200~239) 或 LDL-C 3.37~4.14(130~159)	TC≥6.19(240) 或 LDL-C≥4.14(160)
无高血压且其他危险因素数<3	低危	低危
高血压或其他危险因素数≥3	低危	中危
高血压且其他危险因素数≥1	中危	高危
冠心病及其等危症	高危	高危

其他危险因素包括:年龄(男≥45岁,女≥55岁)、吸烟、低 HDL-C 血症(HDL<1.04 mmol/L)、肥胖(BMI≥28 kg/m^2)和早发缺血性心血管病家族史(一级男性亲属发病时<55岁或一级女性亲属发病时<65岁)。

低危患者指10年内发生缺血性心血管病的危险性<5%;中危患者指10年内发生缺血性心血管病危险性为5%~10%;高危患者为冠心病或冠心病等危症,10年内发生冠心病的危险性为10%~15%。冠心病等危症是指非冠心病患者10年内发生冠状动脉事件的危险与已患冠心病者同等,新发和复发缺血性心血管事件的危险大于15%,包括:①有临床表现的冠状动脉以外动脉的粥样硬化,包括缺血性脑卒中、周围动脉疾病、腹主动脉瘤和症状性颈动脉病(如短暂性脑缺血)等;②糖尿病;③有多种危险因素其发生主要冠状动脉事件的危险相当于已确立的冠心病,心肌梗死或冠心病死亡的10年危险大于20%。

(2) 确定降脂治疗目标:根据患者心血管病的发病危险,确定降脂治疗的目标值。根据《中国成人血脂异常防治指南(2007年)》建议,对于无缺血性心血管病的低危、中危、高危患者,LDL治疗的目标值分别为<4.1 mmol/L、3.4 mmol/L 和 2.6 mmol/L,超过此值即应启动生活方式干预和(或)药物治疗。基于"胆固醇理论"以及近年来陆续发表的多项新研究结果,在一定范围内继续降低 LDL 水平可能有助于进一步降低患者心血管风险,因此《2014年中国胆固醇教育计划血脂异常防治专家建议》指出可考虑更严格的控制胆固醇(见表49-2)。若 LDL≥4.9 mmol/L 且无其他危险因素,建议将 LDL 降低50%以上作为其目标值。

表49-2 血脂异常患者降胆固醇治疗的目标值

临床疾患和(或)危险因素	目标 LDL(mmol/L)
ASCVD	<1.8
糖尿病+高血压或其他危险因素	<1.8

(续表)

临床疾患和(或)危险因素	目标 LDL(mmol/L)
糖尿病	<2.6
慢性肾病(3 期或 4 期)	<2.6
高血压＋1 项其他危险因素	<2.6
高血压或 3 项其他危险因素	<3.4

注：ASCVD：动脉粥样硬化性心血管疾病；其他危险因素同表 49-1。

2. 降脂治疗措施

(1) 治疗性的生活方式改变(TLC)：是治疗血脂异常的基础，需长期坚持。具体包括以下内容：①减少胆固醇摄入。饮食中胆固醇摄入量低于 200 mg/d，饱和脂肪酸摄入量不超过总热量的 10%，增加蔬菜、水果、粗纤维食物的摄入；②增加有规律的体力运动。每日坚持 30~60 min 的中等强度有氧运动，每周至少 5 d；③维持理想体重。通过饮食控制以及增加运动量，将 BMI 维持在 25 kg/m² 以下；④控制其他危险因素，如戒烟、限酒(酒精摄入量男性<25 g/d，女性<15 g/d)、限盐(<6 g/d)。针对该患者，全科医生应对其饮食及体育锻炼开展有针对性的指导，限盐、限酒，控制胆固醇摄入，并且在原有基础上再增加每周运动的时间，减轻体重，至少将体重较基线值减轻 10%。同时全科医生需要对患者进行戒烟指导，必要时转诊到戒烟专科门诊治疗。

(2) 调脂药物治疗：患者已经饮食控制和体育锻炼，但血脂仍未达标，且有高血压、吸烟、早发缺血性心血管病家族史，血脂危险分层属于高危，因此需加用调脂药物治疗。常用的调脂药物有他汀类、贝特类、烟酸类和胆固醇吸收抑制剂。该患者以胆固醇升高为主，因此应加用他汀类调脂药物。服用他汀类调脂药物期间，全科医生应嘱患者定期随访肝功能和肌酶。

(3) 抗血小板治疗：患者有高血压、高脂血症、吸烟、心血管病家族史等危险因素，在控制血压、血脂的基础上，应给予抗血小板药物治疗。

3. 转诊及社区随访

高脂血症患者应定期随访，饮食与非药物治疗 3~6 个月后，应复查血脂水平，如达到治疗目标则每 6~12 月复查一次。如使用调脂药物治疗，应药物治疗开始后 4~8 周复查血脂、肝功能和肌酸激酶，如能达到目标值，逐步改为每 6~12 月复查一次；如开始治疗 3~6 个月后复查血脂仍未达到目标值，则调整剂量或药物种类，经 4~8 周后再次复查，达到目标值后延长为每 6~12 个月复查 1 次。

对于重度的高胆固醇血症(TC≥7.76 mmol/L 或 LDL≥5.18 mmol/L)、重度高甘油三酯血症(TG≥5.65 mmol/L)或家族性高胆固醇血症患者，应转诊至上级医院。

五、要点与讨论

高脂血症是社区中非常常见的疾病，包括高胆固醇血症、高甘油三酯血症、低高密度脂蛋白血症和混合型高脂血症 4 种类型，其中以低密度脂蛋白胆固醇(LDL-C)增高为主要表现的高胆固醇血症是动脉粥样硬化性心血管疾病(ASCVD，包括冠心病、缺血性卒中以及外周动脉疾病)最重要的危险因素。高脂血症最主要的治疗目标是防治缺血性心血管病，因此应根据患者是否已有冠心病或冠心病等危症以及有无心血管病危险因素，结合血脂水平进行全面评估，以确定治疗方案和目标值。

高脂血症的治疗包括生活方式干预和调脂药物治疗。生活方式干预是高脂血症治疗的基本措施，无论是否需要使用调脂药物治疗，都必须坚持饮食控制和改善生活方式。一些轻度或低危的高脂血症患者，经有效生活方式干预后血脂可控制在正常范围内。即使需用药物治疗者，积极有效的生活方式治疗也有助于减少调脂药物剂量。同时，强化生活方式干预还可对血压、血糖以及整体心血管健康状况产生有益的影响，有效降低缺血性心血管病的发病风险。

高脂血症患者在决定使用调脂药物治疗前，需要全面了解患者目前常用的调脂药物，主要包括他汀类、贝特类、烟酸类以及胆固醇吸收抑制剂。他汀类药物是临床上最重要、应用最广的调脂药物，主要降低血清 TC 和 LDL，也能够一定程度上降低 TG，轻度升高 HDL，主要用于高胆固醇血症和以胆固醇升高为主的混合性高脂血症。贝特类与烟酸类药物主要降低 TG，对降低 LDL 水平也有一定的作用，多用于高甘油三酯血症和以甘油三酯升高为主的混合性高脂血症。他汀类药物的不良反应主要为转氨酶升高、肌肉疼痛、血清肌酸激酶升高，极少数严重者会出现横纹肌溶解。因此全科医生对高脂血症患者启用他汀类药物治疗时，应检测肝功能和肌酸肌酶，在治疗过程中也应定期复查，并告知患者如果出现肌肉酸痛不适或无力以及尿液呈褐色时，应及时就诊行肌酸肌酶检测。

严格控制血脂是降低缺血性心血管病事件风险的重要措施。对于高脂血症患者，应给予个体化的治疗，需根据患者的血脂水平、心血管病危险因素选择治疗方案。对于缺血性心血管病患者及其高危人群，应采取非药物治疗与药物治疗并重的策略，并且在药物治疗期间定期监测安全性，同时应综合防控高血压、糖尿病、吸烟、超重或肥胖等危险因素。

六、思考题

1. 如何确定高脂血症患者的降脂目标？
2. 社区中如何对高脂血症患者进行随访和管理？
3. 高脂血症的治疗措施有哪些？

七、推荐阅读文献

1. 2014 年中国胆固醇教育计划血脂异常防治建议专家组. 2014 年中国胆固醇教育计划血脂异常防治专家建议[J]. 中华心血管病杂志, 2014, 42(8): 633-636.
2. 葛均波, 徐永健. 内科学[M]. 8 版. 北京: 人民卫生出版社, 2013: 762-768.
3. 中国成人血脂异常防治指南制订联合委员会. 中国成人血脂异常防治指南[J]. 中华心血管病杂志, 2007, 35(5): 390-409.

（刘　瑶）

案例 50 痛 风

一、病历资料

1. 现病史

患者,男性,51岁,因"突发右足第一跖趾关节肿痛1天"到社区卫生服务中心就诊。患者昨起无明显诱因下出现右足第一跖趾关节处肿痛,疼痛剧烈,呈撕裂样及刀割样,伴有关节周围红肿灼热、皮肤紧绷,无法行走,并有头晕、恶心,特来就诊。患者否认右足外伤史、虫咬史,否认其他部位关节疼痛。

2. 既往史

否认冠心病、高血压病、糖尿病史,有高尿酸血症史5年,血尿酸最高曾达560 μmol/L,未服药治疗。去年体检发现高脂血症,未服药治疗。否认消化道出血、消化道溃疡病史。否认吸烟史,饮啤酒约500 ml/d×10年,喜食油腻食物及海鲜。父有痛风史,妻及一女体健。

3. 体格检查

T 37.4℃, P 86次/min, R 20次/min, BP 136 mmHg/84 mmHg, Ht 168 cm, Wt 80 kg, BMI 28.3 kg/m²。心、肺、腹无异常体征。右足第一跖趾关节处红肿,局部皮温升高,压痛明显。双侧足背动脉搏动正常。

4. 实验室和辅助检查

血常规:RBC $6.7×10^{12}$/L, Hb 145 g/L, WBC $10.9×10^9$/L, N 80%, PLT $212×10^9$/L。

肾功能:BUN 5.2 mmol/L, Cr 62 μmol/L, UA 425 μmol/L。

二、诊治经过

初步诊断:右足急性痛风性关节炎;高尿酸血症;高脂血症。

诊治经过:全科医生仔细询问病史并进行体格检查后,发现患者有痛风家族史及高尿酸血症史,本次突发右足第一跖趾关节肿痛,首先考虑痛风。予查血常规提示血白细胞计数及中心粒细胞比例升高,血尿酸轻度升高,支持痛风诊断。故予双氯芬酸钠缓释片75 mg bid p.o 抗炎止痛,碳酸氢钠片0.5 g tid p.o 碱化尿液。并嘱患者避免高嘌呤饮食,戒酒,多饮水。

3天后患者关节肿痛消退,自行停用双氯芬酸钠缓释片。两周后患者来社区卫生服务中心复诊,全科医生要求其继续控制饮食,进一步减轻体重,并加用苯溴马隆片50 mg qd p.o 与碳酸氢钠合用。嘱其定期随访血尿酸变化,尿酸需降至360 μmol/L以下。

三、病例分析

1. 病史特点

（1）男性，51岁，突发右足第一跖趾关节肿痛1天。

（2）疼痛剧烈，呈撕裂样及刀割样，伴有关节周围红、肿、热，并有头晕、恶心。

（3）有高尿酸血症史5年，去年体检发现高脂血症。饮啤酒约500 ml/d×10年，喜食油腻食物及海鲜。父有痛风史。

（4）体格检查：BMI 28.3 kg/m²。右足第一跖趾关节处红肿，局部皮温升高，压痛明显。

（5）实验室和辅助检查：血常规示 WBC 10.9×10^9/L，N 80%，血 UA 425 μmol/L。

2. 诊断和诊断依据

诊断：右足急性痛风性关节炎；高尿酸血症；高脂血症。

右足急性痛风性关节炎：患者中年男性，有痛风家族史、高尿酸血症史及高脂血症史，平素喜食高嘌呤食物。本次起病突然，受累关节局限在右足第一跖趾关节，为痛风发作的典型关节，疼痛剧烈且伴有周围皮肤红、肿、热，实验室检查有炎症证据，并且血尿酸轻度升高，因此首先考虑右足急性痛风性关节炎。

高尿酸血症：根据患者既往病史及本次实验室检查明确。

高脂血症：根据患者既往病史诊断。

3. 鉴别诊断

（1）急性蜂窝织炎：是皮下、筋膜下、肌间隙或深部蜂窝组织的急性、弥漫性、化脓性感染。急性痛风性关节炎时，关节周围组织红、肿、热、痛，若忽视关节本身的症状，则极易误诊为急性蜂窝织炎。后者常发生在疏松结缔组织处，发热、畏寒、血常规白细胞计数及中性粒细胞比例升高等全身反应较痛风更为突出，而关节疼痛不甚明显，且一般血尿酸不高。本例患者此次发病突然，以关节疼痛为突出症状，全身炎症反应不明显，且第一跖趾关节处皮下组织较薄，加上痛风家族史和高尿酸血症史，可除外。

（2）化脓性关节炎：多为单关节受累，儿童多见，膝、髋关节多发。浅表关节受累者局部红、肿、热、痛明显，关节常处于半屈曲位；深部关节受累，因有厚实的肌肉，症状常不明显，关节常处于屈曲、外旋、外展位。血常规常提示炎症状态，X线表现较为滞后，但关节穿刺和关节液检查对诊断很有帮助，后者镜检可见大量脓细胞。本例患者第一跖趾关节受累，不是化脓性关节炎的典型受累关节，且非甾体类消炎镇痛药（NSAIDs）治疗效果好，故化脓性关节炎可能性小，必要时可行关节液检查。

（3）类风湿性关节炎：多为中青年女性多发，为持续性、多发性、对称性、小关节肿痛，可累及第一跖趾关节，但通常也会有其他关节受累。因为系统性疾病，故病程中常伴有关节外表现，且有类风湿因子阳性，血尿酸通常不高。与急性痛风性关节炎相比，两者起病方式、受累关节、伴随症状均不同，易鉴别，因此本例患者的情况可排除类风湿性关节炎。但痛风反复发作者易转变为慢性痛风石性关节炎，可累及多组关节，急性发作特征不明显，需注意与类风湿性关节炎鉴别。

四、处理方案及基本原则

痛风的治疗目的是：①尽快终止急性关节炎发作；②预防关节炎复发；③纠正高尿酸血症，防治由于尿酸结晶沉积而引起的并发症。在治疗过程中，应始终重视高尿酸血症在痛风发病和进展中的核心地位，强调血尿酸控制达标。

1. 非药物治疗

饮食管理是痛风治疗的基础。动物内脏含嘌呤最多，其次是海鲜、肉类、豆制品、菠菜、蔬菜、水果、牛奶、鸡蛋则含嘌呤较少。戒啤酒和白酒,红酒可适量饮用。多饮水可促进尿酸排泄,要求每日饮水量2 000 ml以上。严格饮食管理可使血尿酸下降60~120 μmol/L,但对内源性嘌呤生成影响甚微,因此必要时仍需药物治疗。除饮食管理外,还应每日中等强度运动30 min以上。肥胖者应减体重,使体重控制在正常范围。

2. 急性发作期药物治疗

(1) 秋水仙碱:为本病特效药,每小时0.5 mg或每2 h 1 mg口服,至症状缓解或出现恶心、呕吐、腹泻等不良反应为止,单日最大剂量不超过6 mg。因疗效显著,对于诊断困难者可做试验性治疗。

(2) NSAIDs:是目前痛风急性发作期的主要药物,通过抑制前列腺素等炎症介质的生成来减轻炎症反应、缓解疼痛。常用药物有布洛芬300 mg bid p.o,双氯芬酸75 mg bid p.o,美洛昔康7.5 mg bid p.o,塞来昔布200 mg qd p.o等。需注意胃肠道反应。

(3) 糖皮质激素:对病情较重、肾功能不全或不能耐受其他药物的患者,可短期使用糖皮质激素控制症状。但停药后易发生"反跳",建议加用秋水仙碱0.5 mg bid p.o预防。

3. 间歇期或慢性期药物治疗

(1) 降尿酸药物:包括促进尿酸排泄和抑制尿酸生成两类药物。选用时需根据患者肾功能情况及24 h尿尿酸排泄率和清除率来确定,但由于后两项检查在社区并不普及,因此临床指导意义不大。根据以往研究结果,90%的原发性高尿酸血症患者属于尿酸排泄减少型,因此促进尿酸排泄药物适用人群更为广泛。常用促进尿酸排泄药物为苯溴马隆50~100 mg qd p.o,适用于肌酐清除率>20 ml/min的患者。治疗期间需要大量饮水以增加尿量,促进尿酸排泄,开始用药的前2周建议同时服用碱化尿液药物。抑制尿酸生成药物主要为别嘌呤醇,起始剂量每次50 mg,每日2~3次。2~3周后增至每日200~400 mg,分2~3次服用;严重者可加至600 mg/d。维持量每次100~200 mg,每日2~3次。别嘌呤醇在亚裔人群中易发生超敏反应综合征,常表现为剥脱性皮炎,应注意监测。

(2) 碱化尿液药物:可用碳酸氢钠0.5~1.0 g tid p.o或枸橼酸氢钾钠10~30 ml tid p.o,碱化尿液过程中要监测尿pH值,使其维持在6.2~7.0之间。

4. 转诊及社区随访

痛风患者的饮食控制、药物剂量调整、血尿酸控制水平、尿pH值、药物不良反应均是全科医生应随访的内容。除此之外,尿酸代谢异常的患者,也常合并血脂、血糖等其他代谢异常,易伴发高血压、糖尿病、动脉粥样硬化等其他疾病,应引起全科医生重视。对于痛风患者,若出现频繁发作而药物治疗反应不佳、明显的肾脏受累或药物不良反应者宜转诊至上级医院风湿科或内分泌科,合并泌尿道结石者可转诊至泌尿科。

五、要点与讨论

随着生活水平的提高和饮食结构的变化,痛风的患病率逐渐升高,目前我国约为0.15%~0.67%。95%的痛风发生于男性,起病多在40岁以后,患病率随年龄而增加,女性患者大多出现在绝经期以后。

痛风可分为急性发作期、间歇期和慢性期。急性发作前可无先兆症状,深夜被突然痛醒,疼痛剧烈。首次发作多侵犯单关节,50%以上为第一跖趾关节,以后的病程中,90%患者累及此关节,足背、足跟、踝、膝等关节也可受累。可伴有轻度全身症状。间歇期可无明显症状,多数在首次发病后1~2年复发。慢性期的特点是痛风石沉积,于耳廓、鹰嘴、跟腱和反复发作的关节处多见。慢性期关节表现不典型,可出现持续关节肿痛、压痛、畸形和功能障碍。尿酸性肾病、尿酸性尿路结石是痛风反复发作的主要并发症。

约1/3的痛风患者在急性期时血尿酸水平正常,但有研究发现约4/5的血尿酸正常的新诊断痛风患者在1个月左右尿酸均会升高,因此不能因为血尿酸正常即排除急性痛风性关节炎的诊断。痛风急性发作但血尿酸正常可能的原因有：①在急性炎症及应激情况下，血尿酸作为急性期反应物临时降低；②在急性期肾脏排泄尿酸增加；③还有些患者在痛风发作时停止了一些引起高尿酸血症的因素，如停用利尿剂、减肥或戒啤酒。偏振光显微镜下发现关节滑液或痛风石中的尿酸盐结晶可作为本病的确诊依据。

对于急性发作期是否进行降尿酸治疗目前出现了争论。传统观点认为，急性发作期应避免血尿酸的剧烈波动，宜在症状缓解 2 周后方启动降尿酸治疗。新近的国外指南则推荐，在使用抗炎药物的前提下，可在急性发作期早期开始降尿酸治疗。目前临床实践中，两种方法均可采用。痛风患者的血尿酸应控制在 360 μmol/L 以下，最好达到 300 μmol/L 以下，并长期维持。

六、思考题

1. 急性痛风性关节炎需与哪些疾病鉴别？
2. 痛风的药物治疗有哪些？
3. 痛风的临床治疗路径？

七、推荐阅读文献

1. 中华医学会内分泌学分会. 高尿酸血症和痛风治疗的中国专家共识[J]. 中华内分泌代谢杂志，2013,29(11):913-920.
2. 中华医学会风湿病学分会. 原发性痛风的诊断和治疗指南[J]. 中华风湿病学杂志，2011,15(6):410-413.
3. 吴在德,吴肇汉. 外科学[M]. 7 版. 北京：人民卫生出版社,2013:150-154,869-872.
4. 陈灏珠,林果为. 实用内科学[M]. 13 版. 北京：人民卫生出版社,2013:2766-2773.
5. 祝墡珠. 全科医生临床实践[M]. 北京：人民卫生出版社,2013:163-170.

（顾 杰）

# 案例 51
甲状腺功能亢进

一、病历资料

1. 现病史

患者,女性,35岁,因"心悸、多食、多汗伴消瘦2月"到社区卫生服务中心就诊。患者于2月前开始无明显诱因下出现多食善饥,怕热多汗,心悸,烦躁,乏力,伴有体重下降,2月内体重下降5 kg。夜眠差,近日大便较稀薄,每日解便2~3次。遂至社区医院就诊。

2. 既往史

否认高血压、糖尿病史,母体健,父患高血压。已婚,已育。无烟酒嗜好。

3. 体格检查

T 36.8℃,P 102次/min,R 20次/min,BP 140 mmHg/60 mmHg。全身浅表淋巴结未及肿大,双侧甲状腺Ⅱ度肿大,质地软,无压痛,未及结节,上极可及血管杂音。心界叩诊不大,心尖部可及2/6收缩期杂音,HR 102次/min,律齐,肺和腹部检查无异常体征。双手平举有细颤,双侧足背动脉搏动正常,双下肢无水肿。双眼眼球轻度突出,眼裂增大,瞬目减少。

4. 实验室和辅助检查

血常规:RBC 4.87×10^{12}/L,Hb 132 g/L,WBC 4.89×10^{9}/L,N 45.8%,LY 44.2%,PLT 161×10^{9}/L。

肝功能:TB 27.5 μmol/L,DB 13.0 μmol/L,TP 60 g/L,ALB 39 g/L,ALT 25 IU/L,AST 24 IU/L,γ-GT 25 IU/L。

FBG 5.2 mmol/L,HbA1c 5.1%。

甲状腺激素和相关抗体(上级医院):TT3 7.1 nmol/L(参考值1.3~3.1 nmol/L),TT4 301.8 nmol/L(参考值66.0~181.0 nmol/L),FT3 34.8 pmol/L(参考值2.8~7.1 nmol/L),FT4 90.2 pmol/L(参考值12.0~22.0 pmol/L),TSH<0.005 0 μIU/mL(参考值0.27~4.2 μIU/mL)。Tg 11.06 ng/ml(参考值1.4~78.0 ng/mL),TgAb 471.4 IU/mL(参考值<115 IU/mL),TPOAb 403.6(参考值<34 IU/ml)。TRAb 15.3(参考值<1.5 IU/L)。

彩超:甲状腺弥漫性病变,血流丰富。

心电图:窦性心动过速。

二、诊治经过

初步诊断:甲状腺功能亢进。

诊治经过:全科医生仔细询问了患者的相关病史,患者有心悸、多食、多汗、消瘦、乏力等高代谢症状。查体双侧甲状腺对称性肿大,伴双手细颤,彩超提示甲状腺弥漫性病变,血清 TSH 浓度降低,甲状腺激素浓度升高,诊断甲状腺功能亢进成立。为进一步确诊甲状腺功能亢进病因及治疗,全科医生将患者转诊到上一级医院内分泌专科医生。经专科医生诊治后,确诊为甲状腺功能亢进——Graves 病,并予以口服抗甲状腺药物治疗——甲巯咪唑 20 mg bid 治疗,嘱患者到社区全科医生处随访。

患者随即回到社区,全科医生嘱其注意休息,补充足够热量和营养,包括糖、蛋白质和 B 族维生素。每周随访血常规,一个月后复查甲状腺激素水平和肝功能。治疗 1 个月后,患者自觉症状缓解,期间复查血常规和肝功能均正常,甲状腺激素水平下降。患者继续口服甲巯咪唑,同时定期到内分泌专科医生和社区全科医生处随访。

三、病例分析

1. 病史特点

(1) 患者,女性,35 岁,因"心悸、多食、多汗伴消瘦 2 月"就诊。

(2) 否认既往高血压、糖尿病史。

(3) 体格检查:BP 140 mmHg/60 mmHg。甲状腺Ⅱ度肿大,质地软,无压痛,上极局部可及血管杂音。心界叩诊不大,心尖部可及 2/6 收缩期杂音,HR 102 次/min,齐。双手细颤。双眼眼球轻度突出,眼裂增大,瞬目减少。

(4) 实验室和辅助学检查:甲状腺激素 TT3、TT4、FT3、FT4 水平增高,TSH 降低。彩超提示甲状腺弥漫性病变,血流丰富。心电图提示窦性心动过速。

2. 诊断和诊断依据

诊断:甲状腺功能亢进——Graves 病。

诊断依据:患者青年女性,有心悸、多食、多汗及消瘦等高代谢症状,双手细颤、突眼及甲状腺肿大,质地软,无压痛,未及结节,可及血管杂音;彩超提示甲状腺弥漫性病变,血清 TSH 浓度降低,甲状腺激素浓度升高。故甲状腺功能亢进——Graves 病诊断成立。

3. 鉴别诊断

患者主要表现为血清甲状腺激素水平升高所导致的临床甲状腺毒症,需与结节性毒性甲状腺肿、甲状腺自主高功能腺瘤、破坏性甲状腺毒症(例如亚急性甲状腺炎、安静型甲状腺炎),以及碘甲亢和伪甲亢(外源性甲状腺激素摄入过多所致甲亢)等相鉴别。

(1) 甲状腺功能亢进所致的甲状腺毒症的病因鉴别:均有临床甲状腺毒症表现、甲状腺肿和血清甲状腺激素水平升高,^{131}I 摄取率增高,摄取高峰前移。伴有浸润性突眼、TRAb 阳性、胫前水肿等支持 Graves 病的诊断。不典型的 Graves 病要排除结节性毒性甲状腺肿、甲状腺自主高功能腺瘤,鉴别主要依靠甲状腺放射性核素扫描和甲状腺彩超。

(2) 甲状腺炎导致甲状腺激素漏出所致的甲状腺毒症:均有临床甲状腺毒症表现、甲状腺肿和血清甲状腺激素水平升高,^{131}I 摄取率减低,并呈现动态变化。

四、处理方案及基本原则

1. 一般治疗

补充足够热量和营养,如糖、蛋白质和 B 族维生素。失眠可给苯二氮䓬类镇静药,如安定片。心悸明显者可给 β-受体阻滞剂,如普萘洛尔(心得安)10～20 mg tid,或美托洛尔 25～50 mg bid。

2. 针对甲亢的治疗

目前,针对甲亢的治疗主要采用以下 3 种方式:抗甲状腺药物,^{131}I 治疗,甲状腺次全切除手术,3 种疗法各有利弊。

(1) 抗甲状腺药物(ATD):ATD 治疗 Graves 病的平均缓解率 50%。适用于病情轻,甲状腺轻、中度肿大,年龄在 20 岁以下、妊娠甲亢、老年人,或合并严重心、肝、肾疾病不能耐受手术者。

主要药物和用法:有甲巯咪唑 30～45 mg/d,丙基硫氧嘧啶 300～450 mg/d,分 3 次口服。当症状消失,血中甲状腺激素水平接近正常后逐渐减量,每 2～4 周减药一次,每次甲巯咪唑减量 5～10 mg/d(丙基硫氧嘧啶 50～100 mg/d),减至最低有效剂量时维持治疗(甲巯咪唑约为 5～10 mg/d,丙基硫氧嘧啶约为 50～100 mg/d),总疗程一般 1～1.5 年。

起始剂量、减量速度、维持剂量和总疗程均有个体差异,需要根据临床实际掌握。治疗中应当监测甲状腺激素的水平,由于 TSH 的变化滞后于甲状腺激素水平 4～6 周,因此不能用 TSH 作为治疗目标。复发多发生在停药后 3～6 个月内。在治疗过程中出现甲状腺功能低下或甲状腺明显增大时可酌情加用左甲状腺素或甲状腺片。

(2) ^{131}I 治疗:^{131}I 治疗是通过破坏甲状腺组织来减少甲状腺激素的合成和分泌,疗程短、总有效率达 95%、复发率低,但是甲减的发生率显著增高。不增加患者甲状腺癌和白血病等癌症的发病率,不影响患者的生育能力和遗传缺陷的发生率。适用于成人 Graves 甲亢伴甲状腺肿大Ⅱ度以上;ATD 治疗失败或过敏;甲亢手术后复发;甲亢性心脏病或甲亢伴其他病因的心脏病;甲亢合并白细胞和(或)血小板减少或全血细胞减少;老年甲亢;甲亢并糖尿病;毒性多结节性甲状腺肿;自主功能性甲状腺结节合并甲亢。禁忌证:妊娠和哺乳期妇女。

^{131}I 治疗甲亢后的主要并发症是甲减,甲减是 ^{131}I 治疗甲亢难以避免的结果,需要权衡甲亢与甲减后果的利弊。发生甲减后可用左旋 T4(L-T4)替代治疗,甲状腺功能维持正常,患者可以正常生活、工作和学习,育龄期妇女可以妊娠和分娩。

(3) 手术治疗:手术治疗的适应证为中、重度甲亢长期药物治疗无效或效果不佳;停药后复发,甲状腺较大;结节性甲状腺肿伴甲亢;对周围脏器有压迫或胸骨后甲状腺肿;疑似与甲状腺癌并存者;儿童甲亢用抗甲状腺药物治疗效果差者;妊娠期甲亢药物控制不佳者,可以在妊娠中期(第 13～24 周)进行手术治疗。手术的并发症包括永久性甲减;甲状旁腺功能减退症;喉返神经损伤。随着 ^{131}I 应用的增多,手术治疗者较以前减少。

该患者至三级医院就诊后,予抗甲状腺药物治疗,甲巯咪唑 20 mg bid。

3. 转诊及社区随访

抗甲状腺药物治疗期间,应每 4 周复查血清甲状腺激素水平一次。临床症状缓解后可开始减量,一般在开始治疗的 6～8 周后,药物剂量的调整,建议在专科医生指导下进行。社区医师应注意关注及监测药物不良反应,出现严重药物不良反应时应及时转诊。

(1) 粒细胞减少:发生率约为 10%,口服抗甲状腺药物治疗的患者均应在开始治疗前检查血白细胞计数,作为对照。开始治疗后每周检查血白细胞,该不良反应出现的高峰在治疗开始后的 2～3 月内,或再次治疗的 1～2 月内。如患者在治疗过程中出现发热、咽痛、全身不适等,应立即检查血常规,及时发现粒细胞减少。发生白细胞减少(WBC<4.0×10^{12}/L),但中性粒细胞>1.5×10^{12}/L,通常不需要停药,可予减少治疗药物剂量,加用一般升白细胞药物,如鲨肝醇等。

出现以下情况时,要及时转诊:①定期随访过程中,发现中性粒细胞<$1.5×10^{12}$/L时应立即停药,并转诊至专科门诊。②治疗过程中,患者出现高热、粒细胞缺乏症(外周血中性粒细胞绝对计数<$0.5×10^{12}$/L)及败血症,应立即转至上级医院。

(2) 皮疹及皮肤瘙痒:发生率为10%,可先试用抗组织胺药物。如治疗效果欠佳,皮疹面积扩大应停药,并转至上级医院就诊,以免发生剥脱性皮炎。

(3) 关节炎:治疗过程中,如患者出现急性的关节疼痛,应立即停药,并转诊上级医院,以免发生"抗甲状腺药物关节炎综合征"。

(4) 肝功能损害:开始口服抗甲状腺药物治疗前,均应检查肝功能,作为基础对照,以区别本身甲亢所致的肝功能损害及药物不良反应,治疗后定期复查肝功能。极少数患者出现中毒性肝炎、胆汁淤积性黄疸,故如患者出现转氨酶的显著升高或梗阻性黄疸,应立即停药,并及时转诊。

五、要点与讨论

甲状腺毒症是指血循环中甲状腺激素过多,引起以神经、循环、消化等系统兴奋性增高和代谢亢进为主要表现的一组临床综合征。其中由于甲状腺腺体本身功能亢进,合成和分泌甲状腺激素增加所导致的甲状腺毒症称为甲状腺功能亢进症(简称甲亢)。其中Graves病最为常见,占所有甲亢的85%。

Graves病诊断的流程,是首先确认有无甲状腺功能亢进症,然后确认甲亢病因。

1. 甲状腺功能亢进症的诊断

诊断标准:①高代谢症状及体征;②甲状腺肿伴或不伴血管杂音;③血清TT4、FT4、TT3、FT3增高,TSH降低,一般小于0.1 mIU/L。具备以上三点,诊断即可成立。部分老年患者,可表现为淡漠型甲亢,高代谢症状不明显,仅表现为消瘦或房颤。

2. Graves病的诊断

诊断标准:①临床甲亢症状和体征;②甲状腺弥漫性肿大(触诊和B超证实),少数病例可以无甲状腺肿大;③血清TSH浓度降低,甲状腺激素浓度升高;④眼球突出和其他浸润性眼征;⑤胫前黏液性水肿;⑥甲状腺TSH受体抗体(TRAb或TSAb)阳性。以上标准中,①②③项为诊断必备条件,④⑤⑥项为诊断辅助条件。

对于社区全科医生,要求能掌握甲亢及Graves病的诊断要点,针对社区老年患者较多的特点,在诊治工作中,对于老年人新出现的房颤、消瘦等症状,要关注其甲状腺功能的检测。对于已诊断的甲亢患者,及时转诊上级医院,明确甲亢病因诊断,确定治疗方案。

目前公认Graves病的发生与自身免疫有关,但机制尚不明确,故无法对Graves病进行病因治疗。目前抗甲状腺药物、放射性碘治疗和手术这三种治疗方法被普遍采用。前者的作用是抑制甲状腺合成甲状腺激素,后两者则是通过破坏甲状腺组织来减少甲状腺激素的产生来达到治疗效果。

抗甲状腺药物治疗是甲亢的基础治疗,治疗的周期长,其治疗期间的随访往往在社区完成,故全科医生应掌握药物常见的不良反应及应对治疗方案,及时判断不良反应的严重程度,决定停药及转诊的时机。

六、思考题

1. Graves病诊断的要点有哪些?
2. 甲亢目前常用治疗方案有哪三种?其基本治疗原理是什么?
3. 抗甲状腺药物常见不良反应?

七、推荐阅读文献

1. 中华医学会内分泌学分会《中国甲状腺疾病诊治指南》编写组. 中国甲状腺疾病诊治指南——甲状腺功能亢进症[J]. 中华内科杂志, 2007, 46(10): 876-882.
2. 葛均波, 徐永健. 内科学[M]. 8版. 北京: 人民卫生出版社, 2013: 969-997.

(江孙芳)

案例 52

甲状腺功能减退

一、病历资料

1. 现病史

患者,女性,38岁,因"乏力伴颜面部及双下肢水肿3月"而就诊。患者3月前无明显诱因下出现乏力,同时伴有颜面部及双下肢水肿,无胸闷、气促、活动耐量下降;无畏寒、发热、盗汗;无怕热、颈部疼痛不适,无尿量减少;无纳差、记忆力减退及嗜睡,无腹胀、便秘。至社区卫生服务中心就诊,查肝肾功能、血尿常规正常,进一步行甲状腺功能检查示:FT3 2.1 pmol/L,FT4 3.4 pmol/L,s-TSH 85.9 μIU/mL,TGA 547.5 IU/mL,TPO 322.1 IU/mL。彩超示:甲状腺弥漫性病变。

2. 既往史

患者5年前体检行甲状腺彩超示:双侧甲状腺弥漫性病变,当时查甲状腺功能为:FT3 3.9 pmol/L,FT4 19.1 pmol/L,TSH 4.8 μIU/mL,TGA 328.4 IU/mL,TPO 186.2 IU/mL,诊断为桥本甲状腺炎,未予药物治疗,嘱患者定期随访,但未测甲状腺功能。患者既往无高血压及糖尿病等慢性病史,无烟酒嗜好。10年前自然分娩一子。夫和一子健康。

3. 体格检查

T 36.8℃,P 62次/min,R 18次/min,BP 112 mmHg/70 mmHg。皮肤巩膜无黄染,无贫血貌,浅表淋巴结无肿大。眼睑水肿。颈软,双侧甲状腺Ⅱ度肿大,质韧,未及肿块,亦未闻及杂音。双肺呼吸音清,未及干湿啰音。心界正常范围,HR 62次/min,律齐,各瓣膜区无病理性杂音。腹软,肝脾肋下未及,移动性浊音(一),双下肢轻度水肿。

4. 实验室和辅助检查

尿常规:正常。

甲状腺功能:TT3 1.2 nmol/L,FT3 2.1 pmol/L,TT4 52.6 nmol/L,FT4 3.4 pmol/L,s-TSH 85.9 μIU/mL,TGA 547.5 IU/mL,TPO 322.1 IU/mL。

肝肾功能:TB 10.2 μmol/L,DB 4.8 μmol/L,TP 60 g/L,ALB 38 g/L,ALT 21 IU/L,AST 17 IU/L,γ-GT 39 IU/L,BUN 6.2 mmol/L,Cr 46 μmol/L;估算肾小球滤过率GFR(根据MDRD方程):110;UA 312 μmol/L。

心超:静息状态下超声心动图未见异常。

心电图:窦性心动过缓。

彩超:甲状腺内部回声减低增粗不均匀,考虑甲状腺弥漫性病变。

二、诊治经过

初步诊断：甲状腺功能减退症，桥本甲状腺炎。

诊治经过：全科医生仔细询问了患者的病史，有无胺碘酮及抗甲状腺药物应用史、产后出血史及颈部放射治疗史等，患者均无上述病史，故考虑患者为原发性甲状腺功能减退。结合患者既往有桥本甲状腺炎病史，故甲状腺功能减退的原因考虑为自身免疫所致。该患者需行甲状腺素替代治疗，故全科医生建议患者转诊至上级医院内分泌专科医生处。内分泌科医生给予优甲乐 75 μg qd 口服，并嘱患者 1 月后复查甲状腺功能。患者服药后颜面部及下肢水肿消退，1 月后再次至社区就诊，复查甲状腺功能：FT3 3.7 pmol/L，FT4 16.9 pmol/L，s‑TSH 5.3 μIU/mL，嘱其继续口服优甲乐治疗，并定期随访。

三、病例分析

1. 病史特点

(1) 女性，38 岁，乏力伴颜面部及双下肢水肿 3 月。

(2) 甲状腺功能检查提示 FT3、FT4 降低，TSH、TPO 及 TGA 明显升高。

(3) 既往桥本甲状腺炎病史，5 年前甲状腺功能检查提示亚临床甲减，未使用药物治疗，亦未定期随访。

(4) 体格检查：T 36.8℃，P 62 次/min，R 18 次/min，BP 112 mmHg/70 mmHg。皮肤巩膜无黄染，无贫血貌，浅表淋巴结无肿大。眼睑水肿。颈软，双侧甲状腺Ⅱ度肿大，质韧，未及肿块。双肺呼吸音清，未及干湿啰音。心界正常范围，HR 62 次/min，律齐，各瓣膜区未及病理性杂音。腹软，肝脾肋下未及，移动性浊音（−），双下肢轻度水肿。

(5) 实验室和辅助学检查：TT3 1.2 nmol/L，FT3 2.1 pmol/L，TT4 52.6 nmol/L，FT4 3.4 pmol/L，s‑TSH 85.9 μIU/mL，TGA 547.5 IU/mL，TPO 322.1 IU/mL；超声提示双侧甲状腺弥漫性病变。

2. 诊断和诊断依据

诊断：①甲状腺功能减退症；②桥本甲状腺炎。

(1) 甲状腺功能减退症：患者既往有桥本甲状腺炎病史，此次出现颜面部以双下肢水肿，甲状腺功能检查提示 TT3、FT3、TT4 及 FT4 低于正常值，而 TSH 明显升高，因此甲状腺功能减退症诊断明确。患者 TPO 升高，因此病因考虑自身免疫性甲状腺炎。

(2) 桥本甲状腺炎：患者甲状腺功能检查提示 TPO 及 TGA 明显升高，查体可见双侧甲状腺Ⅱ度肿大，质地较韧，彩超提示甲状腺内部回声减低增粗不均匀，考虑甲状腺弥漫性病变，因此根据患者甲状腺功能检查，结合其彩超表现及查体所见，桥本甲状腺炎诊断明确。

3. 鉴别诊断

甲状腺功能减退症的鉴别主要是病因的鉴别。甲状腺功能减退按照病变部位可分为原发性甲减和中枢性甲减。

(1) 原发性甲减多见于自身免疫、甲状腺手术和甲状腺同位素治疗后，该患者既往有自身免疫性甲状腺炎病史，因此可诊断为原发性甲减。

(2) 中枢性甲减多由于下丘脑和垂体病变引起的促甲状腺激素释放激素（TRH）或者促甲状腺素（TSH）产生和分泌减少所致，可见于垂体或下丘脑肿瘤、产后大出血、垂体或下丘脑疾病的外科或放射性治疗等，甲状腺功能检查可见 TT4 和 FT4 降低，但 TSH 正常或降低。该患者病史及实验室检查均不支持，可除外中枢性原因引起的甲减。

(3) 此外甲状腺功能减退症需与低 T3 综合征相鉴别。低 T3 综合征是指由非甲状腺疾病引起的血 T3 降低，一般多见于老年人、严重的全身性疾病或创伤等，引起血中甲状腺激素水平改变。甲状腺功能检查表现为 TT3 和 FT3 水平降低，rT3 升高，而 TT4、FT4 和 TSH 水平正常。此患者 FT4 明显降低，而 TSH 水平则显著升高，且无其他严重的全身性疾病和创伤，因此可以除外低 T3 综合征。

四、处理方案及基本原则

1. 治疗目标

甲状腺功能减退的治疗目标为：临床甲减症状和体征消失，TSH、TT4、FT4 值维持在正常范围内。左甲状腺素（L-T4）是本病的主要替代治疗药物，一般需要终身服药治疗。而对于继发于下丘脑和垂体病变的中枢性甲减患者，不能把 TSH 作为治疗指标，而是把血清 TT4 和 FT4 达到正常范围作为治疗目标。

2. 治疗剂量

甲减患者的药物治疗剂量取决于患者的病情、年龄、体重和个体差异。一般成年患者 L-T4 的替代剂量为 1.6～1.8 μg/(kg·d)，儿童及妊娠妇女的用量需增加，而老年人的用量较年轻患者低。另外，治疗起始的剂量也要根据患者的年龄、体重和心脏状态来确定。年轻患者开始治疗时即可选用足量替代治疗量。而对于年龄大于 50 岁的患者，无论甲减的程度，如无缺血性心脏病依据，则以 50 μg/d 的剂量起始治疗，如已知有冠心病的患者，常规的起始剂量减少至 12.5～25 μg/d。

3. 转诊及社区随访

L-T4 初始治疗 4～8 周后，应根据血清 TSH 水平来调整药物的剂量，因此在治疗初期需要每 4～6 周随访甲状腺激素水平，直至达到治疗目标。治疗目标达标后，可每 6～12 月随访一次甲状腺激素水平。

如有以下情况，需及时转诊：经 L-T4 治疗后甲状腺功能仍无法控制在正常范围内；儿童患者；妊娠患者；甲减合并心脏疾病者。

五、要点与讨论

甲状腺功能减退症是由于甲状腺激素合成和分泌减少，或组织利用不足而导致的全身代谢减低综合征。女性较男性多见，随年龄的增加患病率逐步上升，是社区老年人中较常见的疾病。甲状腺功能减退按其减低的程度分为临床甲减和亚临床甲减；按病变发生的部位可分为原发性甲减、中枢性甲减、甲状腺激素抵抗综合征三大类；按病变的原因则可分为药物性甲减、手术后或 [131]I 治疗后甲减、特发性甲减等。

甲状腺功能减退症是社区老年人中较常见的疾病，诊断主要依赖于甲状腺功能检查，其中血清 TSH 和 TT4、FT4 是诊断甲状腺功能减退的主要指标。原发性甲减患者血清 TSH 增高，TT4 和 FT4 均降低。血清 TT3、FT3 早期正常，晚期减低。而亚临床甲减仅有 TSH 增高，TT4 和 FT4 正常。社区全科医生对于甲状腺功能减退患者应仔细询问病史，如甲状腺手术史、桥本甲状腺炎病史、甲亢同位素治疗史等，可以有助于病因的诊断，甲状腺功能减退的病因诊断思路见图 1。

甲状腺激素的替代治疗是治疗临床甲减的主要方法，但对于甲状腺功能减退治疗的时机目前尚未统一标准。美国甲状腺协会（ATA）和临床内分泌医生协会（AACE）在 2012 年联合发表了《成人甲减的诊治指南》，该指南指出当 TSH＞10 mIU/L 时，心血管事件死亡的危险性增加，因此当 TSH＞10 mIU/L 时应该给予替代治疗；而对于 TSH 在 4～10 mIU/L 之间时，可不予替代治疗，但应定期监测 TSH 的变化。治疗剂量有个体差异，一般年轻、体质好的成人开始治疗时即可给予足够的替代治疗量，而老年患者所需的剂量相较于年轻患者每公斤体重减少 20%～25%。有些药物和食物会影响 L-T4 的代谢和吸收,如硫酸亚铁、氢氧化铝、碳酸钙会影响小肠对 L-T4 的吸收,而利福平、异烟肼、胺碘酮、舍曲林等药物则可以加速 L-T4 的清除。所以社区全科医生接诊甲状腺功能减退患者时,需仔细询问其是否同时服用这些药物,如果患者同时服用上述药物时需要增加 L-T4 的剂量。同时全科医生在患者的随访过程中应嘱其每日按时服药,一旦发现有漏服,应在当天或随后的几天补足剂量。

ATA 建议在大于 35 岁的成人中应筛查甲状腺功能减退症,以后每 5 年检测一次,而 AACE 则建议老年人应常规检测 TSH,尤其是女性,以便及时发现临床甲减和亚临床甲减。虽然目前对于甲状腺功能减退症的筛查仍未达成共识,但是全科医生如果在社区中发现患者存在以下情况时,应建议其进行甲状腺功能检查:①有自身免疫性疾病,如 1 型糖尿病、肾上腺皮质功能减退等;②有自身免疫性甲状腺炎病史、既往甲状腺功能异常、甲状腺手术史、甲亢^{131}I 治疗或头颈部恶性肿瘤放疗史等;③有不明原因的倦怠乏力、体重增加、水肿、便秘等临床表现;④有胺碘酮使用史。

在社区日常的诊疗工作中不仅需要识别甲状腺功能减退,还应对存在上述情况的高危人群进行饮食指导。碘的摄入量与甲减的发生和发展存在着一定的关系,碘的过量摄入使自身免疫性甲状腺炎和亚临床甲减的发病率明显增加,并且促使亚临床甲减转化为临床甲减。因此对于那些存在甲减高危因素的患者,适当限制碘的摄入是防治甲减的基础措施。

甲减的病因分析如图 52-1 所示。

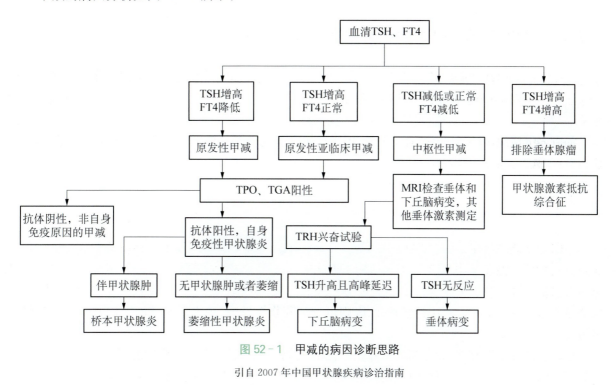

图 52-1 甲减的病因诊断思路

引自 2007 年中国甲状腺疾病诊治指南

六、思考题

1. 全科医生应对哪些人群进行甲状腺功能减退筛查?
2. 甲状腺功能减退患者如何随访?
3. 引起甲状腺功能减退的常见病因有哪些?

七、推荐阅读文献

1. 中华医学会内分泌学会. 甲状腺疾病诊治指南——甲状腺功能减退症[J]. 中华内科杂志, 2007, 46(11): 967-971.
2. 葛均波, 徐永健. 内科学[M]. 8版. 北京: 人民卫生出版社, 2013: 693-695.
3. 褚晓秋, 刘超. 2012年ATA/AACE《成人甲减的诊治指南》解读[J]. 中华内分泌代谢杂志, 2013, 29(6): 1-4.

(刘 瑶)

案例 53

原发免疫性血小板减少症

一、病历资料

1. 现病史

患者,女性,24岁,未婚,因"发现双下肢瘀点、牙龈出血两周余"到社区卫生服务中心就诊。患者于两周前无明显诱因出现双下肢针尖样出血点,起初未在意,后瘀点分批反复出现,分布不均,并有瘀斑出现,压之不退色,低于皮面,同时晨起时有牙龈自发性出血,经冷水漱口等方式出血可止。病程中无发热,无咽痛,无头晕头痛,无胸闷心悸,无腹痛腹泻,无恶心呕吐,无呕血,无鼻出血,无咯血,无皮疹,无关节痛,无视物模糊,无血尿、黑便等不适,否认外伤史。月经史无殊。患者胃纳可,夜眠可,二便如常,近期体重无明显变化。

2. 既往史

既往体健,否认高血压、糖尿病等病史。否认肝炎、结核等传染病史。否认过敏史或中毒史。否认手术外伤史。无烟酒嗜好。未婚。月经史无殊。父母体健,否认家族遗传性疾病史。

3. 体格检查

T 36.6℃,P 74 次/min,R 18 次/min,BP 110 mmHg/70 mmHg,Wt 50 kg。神清,精神可,发育正常,自主体位。双下肢见散在瘀点、瘀斑。巩膜无黄染。全身浅表淋巴结未及肿大。唇色无发绀,伸舌居中,颈软,胸骨无压痛,双肺呼吸音清,未及明显干湿啰音,HR 74 次/min,心律齐。腹软,无压痛、反跳痛,肝脾肋下未及。双下肢无水肿,关节无畸形。双侧病理征未引出。

4. 实验室和辅助检查

血常规:WBC 5.0×10^9/L,RBC 4.2×10^{12}/L,Hb 145 g/L,PLT 22.0×10^9/L。
复查血常规:WBC 4.8×10^9/L,RBC 4.0×10^{12}/L,Hb 143 g/L,PLT 21.0×10^9/L。
肝功能:TP 63.4 g/L,ALB 39.8 g/L,ALT 17 IU/L,AST 14 IU/L,TB 5 μmol/L,DB 4.9 μmol/L。
肾功能:BUN 4.77 mmol/L,Cr 78 μmol/L,UA 205 μmol/L。
腹部超声:肝胆胰脾目前未见明显异常。
EKG:窦性心律。
胸片:未见异常。

二、诊治经过

初步诊断:血小板减少症,原发免疫性血小板减少症可能。

诊治经过：全科医生仔细询问了患者近期没有急性感染、过敏史，否认用药史，否认外伤，既往无肝病史，瘀点瘀斑出现在双下肢，牙龈出血量不大，可自止，无内脏或中枢系统出血表现。但患者两次复查血象提示血小板明显减少，需进一步检查明确诊断、规范治疗。故全科医生将患者转诊到上一级医院血液科专科医生处。

入住血液科后嘱患者卧床休息，避免创伤，口腔护理，并进一步行相关实验室检查，血小板计数在 $(20\sim30)\times10^{12}/L$ 之间，外周血涂片提示：N 75%、LY 20%、MO 5%。出凝血系列：PT 10.5 s，INR 0.98，APTT 30.1 s，RF（−）；抗核抗体（antinuclear antibody，ANA）、抗双链脱氧核糖核酸抗体（double-stranded Deoxyribonucleic acid，ds-DNA）、抗可溶性抗原（Extractable nuclerantigen，ENA）抗体、ENA 多肽 7 项均阴性；抗中性粒细胞胞浆抗体（antineutrophil cytoplasmic antibody，ANCA）：髓过氧化物（myeloperoxidase，MPO）-ANCA、比较蛋白酶 3（protenase-3，PR3）-ANCA 均阴性；ESR 20 mm/H；甲状腺功能及抗体检查正常范围；乙肝表面抗原阴性；丙肝抗体阴性；人类免疫缺陷病毒（Human Immunodeficiency Virus，HIV）阴性。血小板抗体：血小板相关免疫球蛋白 G（platelet associated Immunoglobulin G，PAIgG）55.3 ng/10^7 PA；血小板相关免疫球蛋白 M（platelet associated Immunoglobulin M，PAIgM）5.9 ng/10^7 PA；血小板相关免疫球蛋白 A（platelet associated Immunoglobulin A，PAIgA）5.9 ng/10^7 PA 正常范围。进一步行骨髓穿刺涂片提示：增生正常，巨核细胞易见，粒系总的占 61.5%，各阶段细胞均可见。巨核细胞分类 25 只，幼巨核 2/25，颗粒巨 21/25，产板巨 2/25。结合相关检查确诊"原发免疫性血小板减少症"。予静脉输注丙种球蛋白每天 20 g 连用 5 天、静脉滴注地塞米松 10 mg qd，重组人血小板生成素 1.5 万单位皮下注射 qd，血小板计数稳步回升，治疗第 8 天血小板升至 $80\times10^9/L$，改口服强的松 50 mg qd，重组人血小板生成素减量至 1.5 万单位 biw，未再有牙龈出血和新发出血点，下肢瘀点瘀斑逐渐消褪。

出院后患者每周至专科门诊复查血象血小板计数逐步上升至正常范围，未再有皮肤瘀点瘀斑、牙龈出血、鼻出血等活动性出血表现，口服强的松逐步减量，停用重组人血小板生成素，约 3 个月停口服激素。停药后患者每周至社区全科医生处复诊，定期复查血常规血小板计数正常范围$(115\sim125)\times10^9/L$。

三、病例分析

> **1. 病史特点**
> （1）女性，24 岁。发现双下肢瘀点、牙龈出血两周余。
> （2）否认过敏史或中毒史。
> （3）体格检查：双下肢见散在瘀点、瘀斑。巩膜无黄染。全身浅表淋巴结未及肿大。唇色无发绀，胸骨无压痛，心肺无阳性体征。腹软，无压痛、反跳痛，肝脾肋下未及。双下肢无水肿，关节无畸形。
> （4）实验室和辅助检查：血常规：WBC $4.8\times10^9/L$，RBC $4.0\times10^{12}/L$，Hb 143 g/L，PLT $21.0\times10^9/L$；后多次复查血小板计数 PLT 在$(20\sim30)\times10^{12}/L$ 之间；肝肾功能正常范围；外周血涂片提示 N 75%，LY 20%，MO 5%；类风湿因子 RF 阴性；血抗核抗体、抗 ds-DNA 抗体、抗 ENA 抗体、ENA 多肽 7 项均阴性；MPO-ANCA、PR3-ANCA 均阴性；甲状腺功能及抗体检查正常范围；乙肝表面抗原阴性；HCV 阴性；HIV 阴性；血小板抗体阴性；骨髓穿刺涂片提示：增生正常，巨核细胞易见，粒系总的占 61.5%，各阶段细胞均可见。巨核细胞分类 25 只，幼巨核 2/25，颗粒巨 21/25，产板巨 2/25。
> **2. 诊断与诊断依据**
> 诊断：原发免疫性血小板减少症（primary immune thrombocytopenia，ITP）。
> 以双下肢多发瘀点瘀斑、反复牙龈出血起病，多次检查血常规提示血小板计数减少，外周血涂片血细胞形态无异常。腹部超声提示脾脏不大。骨髓检查提示增生正常，巨核细胞正常，有成熟障碍。进一

步行风湿指标、甲状腺功能、HCV、HIV等检查排除继发性血小板减少症,故诊断为原发免疫性血小板减少症。

3. 鉴别诊断

目前ITP的诊断仍是排除性诊断。必须排除其他继发性血小板减少症,如自身免疫性疾病、甲状腺疾病、药物诱导的血小板减少、同种免疫性血小板减少、淋巴系统增殖性疾病、骨髓增生异常(再生障碍性贫血和骨髓增生异常综合征)、恶性血液病、慢性肝病脾功能亢进、血小板消耗性减少、妊娠血小板减少、感染等所致的继发性血小板减少、假性血小板减少以及先天性血小板减少等。

四、处理方案及基本原则

患者为新诊断的ITP,反复复查血象血小板计数$<30 \times 10^9/L$,同时临床有反复的黏膜出血及皮肤瘀点瘀斑,予以丙种球蛋白和糖皮质激素治疗。

1. 健康宣教

急性发作期,应卧床休息,加强必要的防护措施,选择柔软、宽松的衣物以避免加重皮肤紫癜,避免剧烈运动。避免进食坚硬、多刺的食物,保持大便通畅,避免用力屏气。如有口腔黏膜与齿龈出血,应加强口腔护理,勤漱口,预防口腔感染。同时密切观察皮肤瘀点瘀斑变化情况,注意有无新发出血点。

2. 治疗目标

ITP患者治疗的根本目标是将血小板升至安全值范围,达到能够阻止出血,而不是将血小板纠正至正常范围。

(1) 肾上腺糖皮质激素:目前肾上腺糖皮质激素仍是成人ITP治疗的一线方案,泼尼松剂量从$1.0\ mg/(kg \cdot d)$开始,分次或顿服,至少21天,逐渐减少用量至停用。用药期间应注意观察糖皮质激素的不良反应如高血压、血糖异常、急性胃黏膜病变、电解质变化等,及时处理。

(2) 静脉输注丙种球蛋白治疗:起效快,常用剂量为$400\ mg/(kg \cdot d) \times 5\ d$,必要时可以重复,但治疗反应是暂时的,在治疗3~4周后血小板降至治疗前水平,极少数患者表现为持续反应。

(3) 血小板生成素:目前ITP治疗的最新理念是应对新诊断ITP患者采取更为积极的治疗措施,其中最显著的变化是促血小板生成药物的研究和应用。特比澳(重组人血小板生成素注射液)用于ITP的辅助治疗,剂量为每日每公斤体重300 IU,皮下注射,每日一次,连续应用14天,若不足14天血小板计数已经升至$\geq 100 \times 10^9/L$时则停止使用。

3. 转诊和社区随访

全科医生对于疑似ITP的患者,需要转诊至上级医院专科医生处进一步检查明确诊断并制定治疗方案,对于慢性ITP患者应协助上级医院做好健康宣教、心理疏导、定期随访工作,监测血常规血小板计数情况及评估临床出血倾向,如血小板计数$<30 \times 10^9/L$、临床有出血表现,应及时转诊,进一步诊断再评估,制定下一步治疗方案。口服激素过程中监测血压、血糖、电解质、肝肾功能等情况,及时对症治疗。

五、要点与讨论

1. ITP的诊断要点

原发免疫性血小板减少症(ITP),既往亦称特发性血小板减少性紫癜,是一种获得性自身免疫性出血性疾病。ITP是较为常见的出血性疾病,多起病隐匿,呈慢性经过,育龄女性发病率高于男性,60岁以上老年人亦是该病的高发群体。

ITP临床表现以皮肤黏膜出血为主,多数情况下出血程度与血小板计数相关,但也有部分患者血小板计数重度减少(PLT<20×10⁹/L),而临床仅有轻度出血甚至无出血表现。所以不能以血小板计数来评价患者出血的严重程度。许多ITP患者存在明显的乏力症状、静脉血栓形成风险增高,因此临床医生需注意观察ITP患者的乏力症状和血栓形成倾向。

ITP的诊断目前缺乏特异性的实验室检查指标,而是通过排除其他能导致血小板减少的病因来确诊,因此询问病史和体检需寻找出血证据,排除其他导致血小板减少或继发ITP的原因。根据成人原发免疫性血小板减少症诊断与治疗中国专家共识(2012年版),ITP诊断要点如下:

(1) 至少2次实验室检查血小板计数减少,血细胞形态无异常。

(2) 脾脏一般不增大。

(3) 骨髓检查:巨核细胞数量增多或正常,有成熟障碍。

(4) 必须排除其他继发性血小板减少症。如自身免疫性疾病、甲状腺疾病、药物诱导的血小板减少、同种免疫性血小板减少、淋巴系统增殖性疾病、骨髓增生异常(再生障碍性贫血和骨髓增生异常综合征)、恶性血液病、慢性肝病脾功能亢进、血小板消耗性减少、妊娠血小板减少、感染等所致的继发性血小板减少、假性血小板减少以及先天性血小板减少等。

2. 诊断ITP的特殊实验室检查

(1) 血小板抗体的检测:可以鉴别免疫性与非免疫性血小板减少,但不能鉴别原发与继发性免疫性血小板减少症。主要应用于骨髓衰竭合并免疫性血小板减少、一线及二线治疗无效的ITP患者、药物性血小板减少及罕见的复杂疾病等。

(2) 血小板生成素(Thromboietin,TPO)水平检测:不作为诊断ITP的常规检测方法,可以鉴别血小板生成减少(TPO水平升高)和血小板破坏增加(TOP正常),有助于ITP与不典型再障或低增生性骨髓增生异常综合征。

2012年中国专家共识明确了ITP的分期:①新诊断的ITP:确诊后3个月以内的ITP患者。②持续性ITP:确诊后3~12个月血小板持续减少的ITP患者,包括没有自发缓解和停止治疗后不能维持完全缓解的患者。③慢性ITP:血小板减少持续超过12个月的ITP患者。④重症ITP:PLT<10×10⁹/L,且就诊时存在需要治疗的出血症状或常规治疗中发生了新的出血而需要加用其他升高血小板药物治疗或增加现有治疗药物剂量。⑤难治性ITP:满足以下所有3个条件:a.脾切除后无效或复发;b.仍需要治疗以降低出血的危险;c.排除其他原因引起的血小板减少症,确诊为ITP。

3. ITP的治疗

ITP的治疗应个体化。本病治疗的目的是控制出血症状,使血小板计数提高到安全水平,但不强调将血小板计数提高至正常水平,以避免过度治疗而引起严重不良反应。对于PLT≥30×10⁹/L,无出血表现且不存在增加出血风险因素的ITP患者可予观察和随访。下列因素增加出血风险:①年龄增加和患病时间延长,出血风险加大;②血小板功能缺陷;③凝血因子缺陷;④未被控制的高血压;⑤外科手术或外伤;⑥感染;⑦必须服用阿司匹林、非类固醇消炎药、华法林等抗凝药物。

若患者有出血症状,无论此时血小板减少程度如何,都应积极治疗。因此全科医生在社区需密切关注该类患者的血常规、出凝血检查、基础疾病、临床出血倾向,注意皮肤、黏膜有无新鲜出血点,仔细询问患者有无血尿、黑便、有无头晕、眩晕、恶心呕吐等症状,注意神志状态,警惕颅内出血及内脏出血等情况,及时将需要治疗的患者转至专科医生处就诊。同时做好患者生活宣教工作,保持良好的饮食生活习惯,避免进食坚硬、多刺的食物,禁止使用硬毛牙刷和牙签等物品,加强口腔护理,勿挖鼻腔,定时修剪指甲,避免抓伤皮肤,穿柔软宽松的衣物,保持大便通畅,避免用力屏气,避免剧烈咳嗽,避免外伤,预防感染,并做好患者及家属的心理疏导工作,消除患者的紧张焦虑情绪。

ITP的一线治疗包括肾上腺糖皮质激素和静脉输注丙种球蛋白治疗。泼尼松是首选药物,常用剂量为每日1mg/kg,有反应的患者的血小板计数在一周内开始上升、2~4周内达到峰值,血小板稳定后剂量逐渐减少到 5~10 mg/d 维持 3~6 个月,泼尼松治疗 4 周,仍无反应,说明泼尼松治疗无效,应迅速减量至停用。也可应用地塞米松 40 mg/d×4 d,无效患者可在半个月后重复一次,不需要进行糖皮质激素的减量或维持治疗。静脉注射丙种球蛋白能通过封闭单核-巨噬细胞上的 Fc 受体而阻止抗血小板抗体与血小板的结合,使用剂量为 400 mg/(kg·d)×5 d。一般 24 h 内起效,一周后达到最大疗效,但疗效持续时间短。临床对于重要部位的活动性出血或需要急诊手术的 ITP 患者应立即提升其血小板计数,推荐治疗方法是使用糖皮质激素如大剂量甲泼尼龙(1 g/d,共 3 d)联合静脉输注丙种球蛋白,输注血小板也有效。

ITP 的二线治疗包括脾切除和其他药物治疗,例如硫唑嘌呤、环孢素 A、达那唑、抗 CD20 单克隆抗体(利妥昔单抗)、TOP 和 TOP 受体激动剂、长春新碱等。二线治疗均在一线治疗效果不佳或有禁忌情况下考虑使用。

成人原发免疫性血小板减少症诊断与治疗中国专家共识(2012 年版)修订了 ITP 疗效标准:①完全反应,治疗后 PLT≥$100×10^9$/L、无出血症状;②有效:治疗后 PLT≥$30×10^9$/L,至少比基础血小板计数增加 2 倍、无出血症状;③无效(non-remission, NR):治疗后 PLT<$30×10^9$/L 者血小板计数增加不到基础值的 2 倍或者有出血症状。在定义完全反应或有效时应至少检测 2 次,期间至少间隔 7 天。

六、思考题

1. 原发免疫性血小板减少症的诊断标准。
2. 原发免疫性血小板减少症的治疗原则。
3. 原发免疫性血小板减少症患者的社区管理主要有哪些内容?

七、推荐阅读文献

1. 中华医学会血液学分会血栓与止血学组. 成人原发免疫性血小板减少症诊治的中国专家共识(修订版)[J]. 中华血液学杂志,2011,32(3):214-216.
2. 侯明. 原发免疫性血小板减少症的现状与展望[J]. 中华血液学杂志,2012,33(9):697-698.
3. 葛均波,徐永健. 内科学[M]. 8 版. 北京:人民卫生出版社,2013,624.
4. Thota S, Kistangari G, Daw H, et al. Immune thrombocytopenia in adults: An update [J]. Cleve Clin J Med, 2012,79(9):641-650.

(方宁远)

案例 54

白 血 病

一、病历资料

1. 现病史

患者,男性,20岁,因"发现皮肤瘀点、瘀斑"就诊。患者1周前无明显诱因出现发热,体温最高达38.3℃,伴有少许咽痛,同时伴有头晕、乏力,无鼻塞、流涕,无畏寒、寒战,无咳嗽、咳痰,无腹痛、腹泻,无尿频、尿急与尿痛,自服退热药(具体不详)后好转。3天前发现皮肤瘀点、瘀斑,多位于四肢,最大者2 mm×3 mm,无呕血、黑便,无血尿。为进一步诊治至社区卫生服务中心门诊就诊,查血常规示"WBC 33.4×10⁹/L,PLT 22×10⁹/L,Hb 80 g/L,RBC 2.3×10¹²/L,见幼稚细胞",并行肝、肾功能、心电图等一系列化验检查。病程中患者精神较差,夜眠尚可,胃纳差,大小便正常,体重下降2 kg左右。

2. 既往史

既往体健,无药物、化学品接触史,无烟酒等不良嗜好,未婚未育,父母体健,家族中无遗传性疾病。

3. 体格检查

T 38.1℃,P 110次/min,R 20次/min,BP 120 mmHg/80 mmHg。神志清楚,一般情况可,精神稍软,贫血貌。巩膜无黄染,未见肝掌及蜘蛛痣。双侧颌下、腋下可及肿大淋巴结。咽红,双侧扁桃体Ⅱ°肿大,充血,无脓性分泌物。胸骨压痛(+),HR 110次/min,律齐,无杂音,双肺呼吸音清,未及干湿啰音。腹软,无压痛,肝脏肋下未及,脾脏肋下1 cm,肝、肾区无叩痛。双下肢无水肿,双侧巴氏征阴性。四肢皮肤可见散在瘀点瘀斑。

4. 实验室和辅助检查

血常规:WBC 33.4×10⁹/L,N 14%,LY 16%,MO 5%,N 1.7×10⁹/L,LY 8.6×10⁹/L,PLT 22×10⁹/L,Hb 80 g/L,RBC 2.3×10¹²/L,MCV 98.7 fL,MCH 34.9 pg,MCHC 354 g/L;见幼稚细胞。

肝功能:TB 5.7 μmol/L,DB 1.9 μmol/L,TP 60 g/L,ALB 40 g/L,ALT 46 IU/L,AST 37 IU/L,γ-GT 32 IU/L,LDH 625 IU/L。

肾功能:BUN 7.0 mmol/L,Cr 56 μmol/L,UA 236 μmol/L。

心电图:窦性心律,窦性心动过速,HR 112次/min。

二、诊治经过

初步诊断:急性白血病;急性上呼吸道感染。

诊治经过：全科医生仔细询问病史，患者否认有毒物、化学物质及辐射接触史，否认特殊药物服用史，否认存在血液病史及化疗药物治疗史，近期亦无呼吸道、消化道及泌尿道等感染。考虑患者外周血常规显示白细胞异常增高，而红系及血小板低下，高度怀疑急性白血病，遂将患者转至三级医院血液科进一步治疗。三级医院行外周血涂片检查，见大量幼稚细胞。并行骨髓穿刺细胞学、免疫学及细胞遗传学和分子生物学等检查。根据临床表现及实验室检查可确诊为"急性白血病（急性髓系白血病 M5b 型）；急性上呼吸道感染"。

转三级医院 48 h 后，患者开始接受 IDA 方案（去甲氧柔红霉素 20 mg d_1，d_3 10 mg d_2＋阿糖胞苷 200 mg d_1～d_7）化疗，持续两个疗程。部分缓解后行大剂量阿糖胞苷强化治疗共 6 个疗程。

化疗间隙间期，患者多次至社区卫生服务中心全科门诊随访，经外周静脉穿刺中心静脉置管术（peripherally inserted central catheter，PICC）术后护理也在全科门诊进行。目前患者病情稳定，处于完全缓解状态。

三、病例分析

1. 病史特点
（1）男性，20 岁，发热 1 周，皮肤瘀点瘀斑 3 天。
（2）既往体健，无药物、毒物及放射性物质接触史，无烟酒等不良嗜好。
（3）体格检查：T 38.1℃，P 110 次/min，R 20 次/min，BP 120 mmHg/80 mmHg。神志清楚，精神稍软，贫血貌，双侧颌下、腋下可及肿大淋巴结，胸骨压痛（＋），HR 110 次/min，律齐。腹软，脾脏肋下 1 cm，双下肢无水肿，双巴氏征阴性。四肢皮肤可见散在瘀点瘀斑。
（4）实验室和辅助检查：血常规"WBC $33.4×10^9$/L，PLT $22×10^9$/L，Hb 80 g/L，RBC $2.3×10^{12}$/L；见幼稚细胞"；肝功能等示乳酸脱氢酶升高；外周血涂片见大量幼稚细胞，骨髓穿刺及细胞学检查见原始＋幼稚单核细胞>20%，未达 80% 标准，免疫组化及流式细胞学支持单核细胞表型。

2. 诊断与诊断依据
诊断：①急性白血病（急性髓系白血病 M5b 型）；②急性上呼吸道感染。
诊断依据：
（1）患者青年男性，以发热、皮肤瘀点瘀斑起病。查体发现皮肤黏膜广泛瘀点瘀斑，且有胸骨压痛。血常规显示白细胞异常增高，红细胞及血小板减少，骨髓穿刺及细胞学检查可见原始＋幼稚单核细胞>20%，未达 80% 标准，免疫组化及流式细胞学支持单核细胞表型，因此急性髓系白血病 M5b 型诊断成立。
（2）患者存在急性白血病基础疾病，免疫力低下，以发热、咽痛起病，查体示咽部红肿，双侧扁桃体 II°肿大并充血，肺部呼吸音清，故急性上呼吸道感染诊断成立。

3. 鉴别诊断
该患者白细胞明显升高，应与慢性粒细胞性白血病、慢性淋巴细胞性白血病、类白血病反应相鉴别。急性髓系白血病需与急性淋巴细胞性白血病相鉴别，两者临床表现往往相似，必须通过骨髓细胞形态学、免疫组化及流式细胞学相鉴别。
（1）类白血病反应：表现为外周血白细胞增多，血涂片见中、晚幼粒细胞；骨髓见粒系左移，有时原始细胞亦会增多。但类白血病反应可找到原发病，其血液学指标亦会随着原发病的好转而完全恢复正常。细胞化学检查见碱性磷酸酶活性显著增高，骨髓象中无 Auer 小体。
（2）慢性粒细胞性白血病：起病缓慢，多表现为外周粒细胞显著增多伴成熟障碍与嗜碱性粒细胞增多，常伴明显的脾大甚至巨脾。细胞遗传学及分子生物学改变中 Philadelphia(Ph)染色体及 BCR/ABL 融合基因为其特征性改变。

> **(3) 慢性淋巴细胞性白血病**:在我国相对少见,患者多系老年男性患者,常起病缓慢。早期多无特异症状(早期常有疲乏无力感,渐出现发热、盗汗及消瘦,晚期才出现贫血、感染与血小板减少),常由于血象异常或体检发现淋巴结或脾大而就诊。其外周血象与骨髓象表现为淋巴细胞增多,并有其相对比较特异性的免疫表型与细胞遗传学和分子生物学特点。

四、处理方案及原则

1. 尽快评估病情及完善相关检查,明确诊断

MIMC(morphology, immunology, molecular biology, cytogenetics, MIMC)诊断相关检查:急性白血病的完整诊断需要进行 MIMC 分型,即形态学(morphology, M)、免疫学(immunology, I)、分子生物学(molecular biology, M)和遗传学分型(cytogenetics, C)。为此,需要进行骨髓穿刺及活检、免疫分型、染色体、融合基因等多项检查,以明确诊断。

病情评估及脏器评估:三大常规及大便隐血试验。化疗前后行肝肾功能、无机离子(血钙、血磷)评估脏器功能及判断有无肿瘤溶解综合征。作凝血试验及弥散性血管内凝血(Disseminated Intravascular Coagulation, DIC)全套了解有无凝血异常及 DIC 依据。心肌酶谱、心电图、心超等评估心脏功能。$β_2$ 微球蛋白评估肿瘤负荷。并行体能状态评分(Eastern Cooperative Oncology Group, ECOG,美国东部肿瘤协作组)。

2. PICC 及水化、碱化尿液

化疗前行 PICC。化疗期间每日液体摄入量 2 000 ml 以上,维持尿量大于 1 500 ml,并予碳酸氢钠碱化尿液。

3. 化疗

确诊后予标准蒽环类抗肿瘤药物联合阿糖胞苷化疗诱导缓解。

4. 造血干细胞移植(Hematopoietic Stem Cell Transplantation, HSCT)

适合 HSCT 者应尽早进行人类白细胞抗原(Human Leukocyte Antigen, HLA)配型。

5. 其他

(1) 输血:符合输血指征者应及时输注相关血制品。
(2) 防治 DIC:血凝异常时使用低分子肝素、输注血制品、应用抑制纤溶亢进药物等。
(3) 防治感染:合并感染时应用广谱强效抗生素抗感染,并根据药敏结果调整用药。
(4) 止吐、通便等对症支持治疗:应用昂丹司琼、格拉司琼等止吐药物,比沙可啶、乳果糖等通便药物。

五、要点与讨论

人类白血病的确切病因至今未明,许多因素被认为和白血病发生有关。病毒可能是主要因素,此外尚有遗传、放射、化学毒物或药物等因素。患者往往出现染色体及基因的改变,如急性早幼粒细胞性白血病98%患者染色体出现 t(15;17)易位形成 PML-RARα 融合基因,该靶点也成为药物治疗的靶点。

白血病的临床表现可简单地概括为"四大主要症状",即贫血、出血、感染、肝脾与淋巴结肿大。此外,还可以有黄疸、骨痛和皮肤表现(如皮肤瘙痒、结节)等。贫血,主要表现为头晕乏力、脸色苍白、胸闷气急、体力状态低下等。全身多部位都可出血,如皮肤、牙龈、鼻腔等出血或便血、尿血等。多数患者出现发热,热型可不规则,往往伴随鼻塞、流涕、咳嗽等症状。白血病细胞浸润各组织、器官引起的相应症状,如浸润皮肤可引起结节、肿块,侵犯到中枢神经系统出现头痛、呕吐、视力模糊,浸润到睾丸则睾丸肿

大。肝脾肿大,常由白血病细胞的浸润及恶性增生、骨髓化生及脾功能亢进等引起,严重时,脾脏可极度肿大至盆腔。淋巴结肿大在早期可以是局部的,但随着疾病的发展,可逐渐扩散至其他区域的淋巴结及其他脏器。

患者确诊后应针对其白血病类型、全身状况、合并症及经济状况,进行预后评估,并选定合适的方案进行治疗,努力使其达到完全缓解,延长生存期。目前化学药物治疗仍是白血病治疗的主要手段,化疗分为诱导缓解治疗和缓解后治疗,缓解后治疗包括巩固后强化治疗和维持治疗。诱导缓解最常用的是阿糖胞苷联合蒽环类/蒽醌类药物组成的"3+7"方案。

白血病治疗的第一阶段是通过化疗使患者迅速获得完全缓解(complete remission,CR)。CR定义为患者症状和体征消失,外周血恢复正常,骨髓中原始+幼稚细胞≤5%,无髓外白血病浸润,并尽可能地达到免疫学、分子生物学及遗传学异常消失。

部分缓解(partial remission,PR)是指骨髓中原始+幼稚细胞>5%,但≤20%;或临床、血象中有一项未达到CR标准者。

白血病的复发是指经过治疗后已达到CR,但又出现了下述三项之一者:①骨髓原始+幼稚细胞>5%但≤20%,虽经有效抗白血病治疗一个疗程,仍未达到CR标准;②骨髓原始+幼稚细胞>20%;③出现骨髓外白细胞细浸润。

在化疗前往往需要行PICC。PICC是利用导管穿刺外周静脉,并将导管植入靠近心脏的大静脉。PICC的目的是为了避免化疗药物与外周静脉的直接接触,防止药物对血管的刺激,因此能有效保护外周静脉,减少静脉炎的发生,减轻患者的疼痛,提高患者的生命质量。PICC留置成功后,第一个24 h必须换药,后续可根据伤口情况每周更换敷料1~2次。如穿刺部位有红肿、皮疹、渗出、过敏等异常情况,可缩短更换敷料时间,并要连续观察局部变化情况。每次更换敷料时应严格执行无菌操作,贴膜要自下向上撕取,并注意固定导管,防止脱管,且应记录更换日期。洗澡时要用保鲜膜包裹穿刺部位,洗澡后要更换敷料。在使用PICC输液前应用碘伏棉签擦拭肝素帽30 s,静脉治疗前后要用不小于10 ml的注射器抽取生理盐水冲洗管腔。在输血制品、营养液等高浓度液体后,用20 ml生理盐水进行脉冲式冲管。如输液速度较慢或时间较长时,应在使用中用生理盐水冲管,以防止堵管。

最后,需要着重强调一下有关急性白血病的转诊及社区随访。急性白血病的诊断和治疗方案的制定应由上级医院负责,但疾病的早期及疾病复发往往在社区卫生服务中心就诊。作为全科医生,发现疑似急性白血病患者,应立即转诊至上级医院进行诊治,以确保患者得到安全、有效和及时的治疗,最大限度地发挥基层医疗机构和综合性/专科医疗机构各自的优势。同时,社区卫生服务中心还应协助上级医院进行白血病患者化疗间隙间期的管理,根据上级医院的治疗方案指导药物的使用,指导患者进行各种并发症的防治,帮助患者进行PICC维护。告诉患者下次随访的时间及注意事项等。全科医生的主要工作包括:定期询问患者有无发热、骨痛、皮肤瘀点瘀斑,浅表淋巴结肿大、肝脾肿大等;定期检查血常规、肝肾功能、电解质、心电图等。如血常规三系异常,应建议患者尽快转上级医院复查骨髓相关检查明确是否复发。建议患者注意个人卫生,尤其是口腔、皮肤、外阴及肛周部位。防治感染,嘱其饭后漱口,避免至人多拥挤的公共场所,避免接触患有呼吸道疾病的患者。

六、思考题

1. 患者出现哪些临床表现,全科医生应建议患者及时至上级医院血液专科就诊?
2. 急性白血病患者的社区管理主要内容有哪些?
3. 白血病患者PICC置管后如何维护?

七、推荐阅读文献

1. 王吉耀,廖二元,黄从新.内科学[M].2版.北京:人民卫生出版社,2010:723-899.
2. 葛均波,徐永健,梅长林.内科学[M].8版.北京:人民卫生出版社,2013:539-652.
3. NCCN Guidelines on Acute Myeloid Leukemia [J], Version 1. 2015. NCCN. org.
4. 中国急性早幼粒细胞白血病诊疗指南(2014年版)[J].中华血液学杂志,2014,35(5):475-477.

(于德华)

案例 55
骨质疏松

一、病历资料

1. 现病史

患者,女性,63岁,因"腰背疼痛3年,加重2月"到社区卫生服务中心就诊。患者3年前开始无明显诱因下出现腰背部反复疼痛,近2个月骨痛症状加重,甚时出现全身性骨痛且卧床不起。曾于外院就诊多次查"风湿免疫因子"未见异常,服用各种抗"风湿"药未见明显改善。

2. 既往史

患者5年前有左侧桡骨骨折史;否认有高血压、糖尿病等慢性疾病史;否认传染病史,否认嗜烟酒史,否认长期服用糖皮质激素史。绝经20年,育有一女,丈夫与女儿均体健,母亲患有骨质疏松症,父患高血压。

3. 体格检查

T 36.7℃,P 76次/min,R 19次/min,BP 126 mmHg/84 mmHg,Ht 162 cm,Wt 49 kg,BMI 18.7。心、肺和腹部检查无异常体征。双侧肾区无叩击痛,双下肢无水肿,四肢关节无红肿畸形。

4. 实验室和辅助检查

血、尿常规:正常。血 Ca 2.26 mmol/L,P 1.16 mmol/L。

肝肾功能:ALT 13 IU/L,AST 24 IU/L,γ-GT 37 IU/L,BUN 6.2 mmol/L,Cr 55 μmol/L,UA 206 μmol/L。

胸、腰椎X线摄片:胸骨前凸,胸椎侧弯,$L_{1～4}$椎体上下缘向内凹陷,椎体间隙呈棱形增宽。

超声骨密度检查提示:骨质疏松。

心电图:窦性心律,正常心电图。

二、诊治经过

初步诊断:原发性骨质疏松症。

诊治经过:全科医生仔细询问了患者的饮食习惯、日常运动以及近期是否有外伤等情况,发现患者长期以来因进食牛奶有腹泻现象,故很少进食乳制品,有长期饮用咖啡的习惯,且患者体型消瘦,几乎很少户外运动。同时,患者绝经较早,有骨折史,母亲患有骨质疏松症,结合患者的疼痛症状,考虑原发性骨质疏松症可能。全科医生首先给患者进行了胸、腰椎X线摄片,结果显示:胸骨前凸,胸椎侧弯,椎体上下缘向内凹陷,椎体间隙呈棱形增宽;超声骨密度检查提示:骨质疏松。故全科医生拟诊为骨质疏松症,建议患者转诊到上级医院骨质疏松专科医生处行骨密度测定,进一步明确诊断。经专科医生诊治,其骨密度检测结果显示：$L_{1\sim4}$ T值－3.2；左股骨T值－2.6；右股骨T值－2.3。实验室检查提示，甲状旁腺激素41.6 ng/L，骨型碱性磷酸酶56 IU/L，骨钙素9.1 ng/ml，25羟维生素D 7.5 μg/L，Ⅰ型胶原氨基端前肽（P1NP）43.7 ng/ml，Ⅰ型胶原羧基端前肽（β-CTX）782.6 pg/ml。基于上述检查情况，考虑患者为原发性骨质疏松症，根据患者病情特点，专科医师给予密盖息注射液50 IU qod肌注，阿法迪三0.5 μg qd，钙尔奇D 1粒 qd 口服治疗。

1月后，患者至全科门诊就诊，其疼痛症状明显改善，全科医生建议患者停止饮用咖啡，多进食酸奶、豆浆等乳制品以及含钙量高的食物，增加户外运动，多晒太阳，同时防止跌倒。停用密盖息注射液肌注，改予福善美70 mg qw，阿法迪三0.5 μg qd，钙尔奇D 1粒 qd 口服治疗。3个月后，复查患者血钙、血磷、尿钙均正常，骨钙素12.2 ng/ml，25羟维生素D 15.6 μg/L，Ⅰ型胶原氨基端前肽（P1NP）49.3 ng/ml，Ⅰ型胶原羧基端前肽（β-CTX）691.5 pg/ml。全科医生建议其继续目前治疗，定期检测血、尿钙和磷、骨转换生化标志物、骨密度等指标。

三、病例分析

1. 病史特点

（1）女性，63岁，腰背疼痛3年，加重2月。

（2）外院就诊查"风湿免疫因子"未见异常，服用各种抗"风湿"药未见明显改善。

（3）有桡骨骨折史，绝经20年，母亲患有骨质疏松症。有长期嗜咖啡史，无规律户外运动习惯。

（4）体格检查：BP 126 mmHg/84 mmHg，BMI 18.7 kg/m²。心、肺和腹部检查无异常体征。双侧肾区无叩击痛，双下肢无水肿，四肢关节无红肿畸形。

（5）实验室和辅助学检查：血Ca 2.26 mmol/L，P 1.16 mmol/L，ALT 13 IU/L，UA 206 μmol/L，PTH 41.6 ng/L，AKP 56 IU/L，骨钙素9.1 ng/ml，25羟维生素D 7.5 μg/L，Ⅰ型胶原氨基端前肽（P1NP）43.7 ng/ml，Ⅰ型胶原羧基端前肽（β-CTX）782.6 pg/ml。胸、腰椎X线摄片：胸骨前凸，胸椎侧弯，椎体上下缘向内凹陷，椎体隙呈棱形增宽；超声骨密度检查提示：骨质疏松。骨密度检测提示：$L_{1\sim4}$ T值－3.2，左股骨T值－2.6，右股骨T值－2.3。

2. 诊断与诊断依据

诊断：原发性骨质疏松症。

诊断依据：患者有桡骨骨折史，有骨质疏松家族史，且绝经较早，体型消瘦，有长期嗜饮咖啡，极少进食乳制品，无户外运动等不良生活习惯。3年前开始出现腰背部反复疼痛，查风湿免疫因子、甲状旁腺激素、骨型碱性磷酸酶均无异常。骨密度检测结果提示：T值≤－2.5，故原发性骨质疏松症诊断明确。

3. 鉴别诊断

患者否认长期服用糖皮质激素史，病程中多次检查风湿免疫因子、甲状旁腺激素、骨碱性磷酸酶均无异常，根据该患者临床表现首先考虑原发性骨质疏松症，继发性骨质疏松症可排除。

在诊断原发性骨质疏松症之前，要排除其他影响骨代谢的疾病。需要鉴别的疾病有：内分泌疾病：性腺、肾上腺、甲状旁腺及甲状腺疾病等；免疫性疾病：类风湿性关节炎等；影响钙和维生素D的吸收和调节的肠道和肾脏疾病；多发性骨髓瘤等恶性疾病；长期服用糖皮质激素或其他影响骨代谢的药物；各种先天和获得性的骨代谢异常疾病。

四、处理方案及基本原则

骨质疏松症的严重后果是发生骨质疏松性骨折（脆性骨折），导致生活质量下降，出现各种合并症，最终致残致死。因此，骨质疏松症的预防比治疗更为现实和重要，应积极避免和及时处理各种危险因素,合理膳食,自幼年起摄入足够钙、维生素 D、维生素 B_{12}、维生素 K,蛋白质的摄入应适量,少年时代起应坚持适量运动,尤其负重锻炼,以获得理想的骨峰值。老年人膳食亦应合理,少饮酒和咖啡,不吸烟,不滥服镇静药,妇女绝经后应早期进行超声骨密度筛查或骨密度测定,坚持随访,必要时可应用雌激素替代治疗。加强自我保护意识,加强户外体育锻炼,注意防止跌倒,减少骨折的发生。骨质疏松的预防和治疗的基本原则包括基础措施、药物干预和康复治疗。

1. 调整生活方式

调整生活方式是骨质疏松症的预防和治疗的基础措施,也是骨质疏松症的健康教育的重点内容。包括均衡饮食,多食富含钙、低盐和适量蛋白质的食物;适当户外活动和日照,有助于骨健康的体育锻炼和康复治疗;避免嗜烟、酗酒,慎用影响骨代谢的药物;采取防止跌倒的各种措施;加强自身和环境的保护措施(各种关节保护器)等。例如本例患者就应劝其停止饮用咖啡,多进食酸奶、豆浆等乳制品以及含钙量高的食物,同时适当进行户外活动和日照等等。针对该患者的骨密度状况,全科医生需要对患者进行跌倒及其危险因素的评估,并制定防跌倒措施。

2. 钙剂治疗

根据我国营养协会制定的绝经后妇女以及老年人每日钙摄入推荐量为 1 000 mg,目前的膳食营养调查显示我国老年人平均每日从饮食中获得钙 400 mg,因此,本例患者每日应补充钙剂约 500~600 mg。同时应根据监测的血、尿钙情况,调整钙剂服用量。

3. 活性维生素 D 治疗

适当剂量的活性维生素 D 能促进肠道钙吸收,并促进骨形成和矿化,并抑制骨吸收,增加骨密度,提高老年人肌肉力量和平衡能力,降低跌倒的危险,从而降低骨折风险。且活性维生素 D 更适用于老年人、肾功能不健全以及 1-α-羟化酶缺乏患者。国际骨质疏松基金会建议老年人血清 25 羟维生素 D 水平应等于或高于 30 ng/mL(75 nmol/L)以降低跌倒和骨折的风险。本例患者检测的血清 25 羟维生素 D 水平仅为 7.5 μg/ml,维生素 D 营养状态为严重缺乏,因此给予活性维生素 D 治疗,全科医生应定期监测患者血清 25 羟维生素 D 水平,调整活性维生素 D 用量。

4. 抗骨质疏松药物治疗

根据本例患者骨转换生化标志物检测结果,应考虑选用抑制骨吸收药物,因而首选阿仑膦酸钠片,能有效抑制破骨细胞活性,减少骨量丢失。而此药物的服用方法,需要全科医生对患者进行指导,首先询问患者是否有禁忌证,告知患者该药物每周一次,建议应空腹服药,用 200~300 ml 白开水送服,服药后 30 min 内应保持上半身直立体位(站立或坐立),30 min 后方可进食,从而确保疗效,避免药物不良反应。

5. 转诊及社区随访

以下情况应转诊给骨质疏松专科医生:

(1) 抗骨质疏松药物治疗及康复治疗后症状无缓解或骨丢失现象加速。
(2) 药物治疗后出现明显的不良反应。
(3) 出现骨质疏松性骨折(脆性骨折)。
(4) 出现新的疾患。

全科医生需要在社区定期指导和督促骨质疏松症患者进行各项指标的检测和随访,主要临床检测项目和时间如表 55-1 所示。

表 55-1 骨质疏松症患者随访检查项目

检测项目	初访	3~6 个月随访	1 年随访
身高/体重	√		√
肝、肾功能	√	√	√

(续表)

检测项目	初访	3~6个月随访	1年随访
血钙、磷	√	√	√
碱性磷酸酶	√		√
血清蛋白电泳	√		
尿常规	√	√	√
甲状旁腺激素	√		√
25-羟维生素 D	√	√	√
骨转换生化标志物	√	√	
骨骼 X 线片	√		√
骨密度测定	√		√

骨转换的生化指标的测定有助于判断骨转换的类型、骨丢失速率、了解病情进展、干预措施的选择以及疗效监测等,主要用于疗效的评估和动态评价,提高药物的依从性。

五、要点与讨论

骨质疏松症是第四位常见的慢性疾病,也是社区中老年人尤其是女性最常见的骨骼疾病,而该疾病常常无任何临床症状而被称为"沉默的杀手"。骨质疏松的严重后果为发生骨质疏松性骨折,尽早预防可避免骨质疏松及骨折,即使发生过骨折,只要采用适当合理的治疗仍可有效降低再次骨折的风险。因此,普及骨质疏松知识,做到早期诊断、及时预测骨折风险,并采取规范的防治措施是非常重要的。全科医师的职责主要是依据病史、体检和适当的辅助检查对骨质疏松症进行诊断,选择合适的治疗方法,提供生活方式和康复指导。

1. 全科医生应了解骨质疏松症的危险因素

(1) 固有因素:人种(白种人和黄种人患骨质疏松症的危险高于黑人)、老龄、女性绝经、母系家族史。

(2) 非固有因素:吸烟、过度饮酒、饮过多咖啡、饮食中营养失衡、蛋白质过多或不足、高钠饮食、钙和(或)维生素 D 缺乏(光照少或摄入少)、低体重、性激素低下、体力活动缺乏,有影响骨代谢的疾病和应用影响骨代谢药物。

2. 全科医生应指导并在社区开展骨质疏松的风险评估工作

临床上评估骨质疏松风险的方法较多,这里推荐两种敏感性较高又操作方便的简易评估方法作为筛查工具。

(1) 国际骨质疏松症基金会(IOM)骨质疏松症 1 分钟测试题:

① 您是否曾经因为轻微的碰撞或者跌倒就会伤到自己的骨骼?

② 您父母有没有过轻微碰撞或跌倒就发生髋部骨折?

③ 您是否经常连续 3 个月以上服用"可的松、强的松"等激素类药物?

④ 您的身高是否比年轻时降低了 3 cm 以上?

⑤ 您经常大量饮酒吗?

⑥ 您每天吸烟超过 20 支吗?

⑦ 您经常腹泻吗?(消化道疾病或肠炎引起)

⑧ 女士回答:您是否在 45 岁以前就绝经了?

⑨ 女士回答:您是否曾经有过连续 12 个月以上没有月经?(除了怀孕期间)
⑩ 男士回答:您是否有过阳痿或性欲缺乏这些症状?
只要其中有一题回答结果"是",即为阳性。

(2) 亚洲人骨质疏松自我筛查工具(Osteoporosis Self Assessment Tool for Asian,OSTA):
OSTA 指数 =(体重-年龄)×0.2。OSTA 指数风险评估如表 55-2 所示。

表 55-2 OSTA 指数风险评估

风险级别	OSTA 指数
低	>-1
中	-1~-4
高	<-4

通过风险评估确定骨质疏松高危人群,建议其到骨质疏松专科门诊就诊。

3. 全科医生应开展规范的骨质疏松诊疗工作

目前约有 75%患骨质疏松症的绝经后妇女没有治疗,超过半数的患者仅仅选择补钙来治疗骨质疏松症。因此,在社区全科医生针对骨质疏松症的防治要点是要建立规范的骨质疏松诊疗流程。如图 55-1 所示。

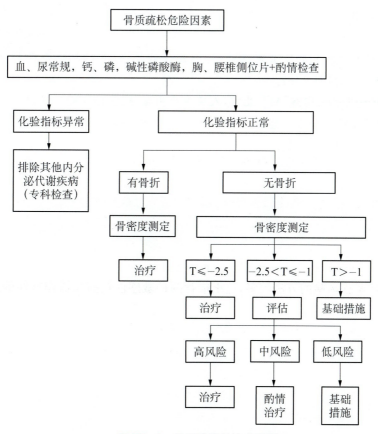

图 55-1 骨质疏松的诊疗流程

4. 抗骨质疏松药物临床关注问题

(1) 联合用药:抗骨质疏松药物的联合应用要考虑到药物间的相互作用。联合应用方案包括同时联合方案和序贯联合方案。同时联合方案:钙剂及维生素 D 作为骨质疏松症的基础治疗药物,可以与骨吸收抑制剂或骨形成促进剂联合使用,不建议同时应用相同作用机制的药物来治疗骨质疏松症;双膦酸盐及甲状旁腺激素制剂联合应用,不能取得加倍疗效。序贯联合方案:目前尚无明确的证据提示各种抗骨质疏松药物序贯应用的禁忌,可以根据个体状况酌情选择是否应用序贯联合方案。有研究表明,序贯应用骨吸收抑制剂和骨形成促进剂,能较好维持疗效,在临床上是可行的。

(2) 疗效监测:每 8~12 月系统地观察中轴骨骨密度的变化,有助于评价药物的疗效。

骨质疏松症的首次诊断需进行骨密度测定并排除其他影响骨代谢的疾病以明确诊断,对于疑似继发性骨质疏松症的患者,需要进一步检查明确诊断、制定治疗方案和疗效评估,可转诊至上级医院,最大限度地发挥基层医疗卫生机构和专科医疗机构各自的优势。而社区卫生服务中心应与上级医院建立规范有效的骨质疏松双向转诊流程,指导患者正确服药,督促患者进行骨转换生化标志物、骨密度等相关指标的检测和随访,并做好记录;告诉患者下次随诊的时间及注意事项等。

六、思考题

1. 骨质疏松症治疗和预防的基本原则是什么?
2. 哪些情况下,骨质疏松症患者需要转诊?
3. 社区如何进行骨质疏松规范诊疗?

七、推荐阅读文献

1. 中华医学会骨质疏松和骨矿盐疾病分会.临床诊疗指南:骨质疏松和骨矿盐疾病分册[M].北京:人民卫生出版社,2006:155-167.
2. 祝墡珠.全科医生临床实践[M].北京:人民卫生出版社,2013:683-694.
3. 中华医学会骨质疏松和骨矿盐疾病分会.原发性骨质疏松症诊治指南(2011年)[J].中华骨质疏松和骨矿盐疾病杂志.2011,1:2-17.

(李觅琼 史 玲)

# 案例 56

痴 呆

一、病历资料

1. 现病史

患者,男性,78岁,因"记忆力下降二年余,生活不能自理伴尿失禁两周"就诊。患者两年前逐渐出现健忘,少言寡语,反应迟钝,不能识别家人等症状。此后病情逐渐进展,记忆力进一步下降,不能独立行走。两周前症状加重,表现为计算能力进一步下降,近事记忆完全丧失,致生活不能自理,并出现尿失禁。病程中无发热、头痛、头晕及精神异常,无肢体抽搐,体重无明显下降。

2. 既往史

患者有高血压病史十余年,血压最高为 180 mmHg/100 mmHg,近期使用硝苯地平控释片、缬沙坦降压治疗;六年前被诊断为 2 型糖尿病,服用二甲双胍、拜唐苹控制血糖;五年前诊断为冠心病,目前服用阿司匹林、瑞舒伐他汀。

3. 体格检查

T 36.8℃,BP 155 mmHg/80 mmHg。神清,体温 36.8℃,血压 155 mmHg/80 mmHg,皮肤无皮疹及瘀点、瘀斑。心、肺及腹部检查均无明显异常。患者动作缓慢,计算力、近期记忆力、定向力下降。双侧瞳孔 3 mm,等大等圆,对光反射存在,双侧眼球活动好,未见眼震。双侧鼻唇沟对称,伸舌居中,吞咽正常。颈软,无抵抗。四肢肌力正常,病理征未引出,共济活动检查不配合。双下肢轻度水肿。

4. 实验室和辅助检查

血常规:WBC 6.1×10^9/L,Hb 123 g/L,RBC 4.03×10^9/L,PLT 101×10^9/L,N 42.4%,LY 42.5%。

肝功能:ALT 27 IU/L,AST 25 IU/L,TB 14.1 μmol/L,DB 5.4 μmol/L,TP 56 g/L,ALB 35 g/L。

尿常规、粪常规、肾功能,电解质、凝血功能未见异常。

血血氨:NH_3 16 mmol/L。

肿瘤指标:CA125、CA199、NSE、CEA、AFP、PSA、fPSA 均正常。

风湿免疫指标:抗核抗体(antinuclear antibody,ANA),抗可溶性抗原(Extractable nucler antigen,ENA),抗双链 DNA 抗体(double-stranded Deoxyribonucleic acid,dsDNA)、抗中性粒细胞胞浆抗体(Anti-Neutrophil Cytoplasmic Antibodies,ANCA)均正常。

脑脊液:压力正常。常规:血细胞 20/μL(正常值:0~8/μL),红细胞 4/μL,潘氏(+)。生化:蛋白定量变 944 mg/L(常值:150~450 mg/L),糖 2.49 mmol/L,氯化物 119 mmol/L。

头颅计算机体层摄影(Computer Tomography,CT)提示脑室扩大、广泛脑白质病变、脑萎缩。

头颅磁共振成像(Magnetic Resonance Imaging，MRI)提示颅内多发缺血梗死灶，双侧海马胼胝体萎缩，脑萎缩。

头颅磁共振血管造影(Magnetic resonance angiography，MRA)：左侧大脑中动脉局限性狭窄。

二、诊治经过

初步诊断：①血管性痴呆可能；②高血压病3级(极高危组)；③2型糖尿病；④冠状动脉粥样硬化性心脏病，心功能Ⅲ级；⑤左侧大脑中动脉局限性狭窄。

诊治经过：入院后继续硝苯地平控释片、缬沙坦控制血压，二甲双胍、拜唐苹控制血糖，肠溶阿司匹林抗血小板治疗，瑞舒伐他汀调脂、抗炎、稳定斑块。血压、血糖控制在理想范围。同时予以改善脑循环、营养神经等对症支持治疗，多奈哌齐口服。患者病情好转出院，出院时患者认知功能有所改善，尿失禁较前减轻。半年后复查简易智能状态量表(MMSE)评分为9分。

三、病例分析

1. 病史特点

(1) 老年男性。

(2) 临床上表现为记忆、认知、语言障碍，导致生活不能自理。

(3) 体格检查：神清，T 37℃，BP 155 mmHg/80 mmHg。动作迟缓，计算力、近期记忆力、定向力下降。双侧瞳孔等大等圆，对光反射存在，双侧眼球活动好，未见眼震。双侧鼻唇沟对称，伸舌居中。颈软，四肢活动对称，肌力和肌张力正常，四肢腱反射存在，双侧病理征未引出，共济活动检查不配合。

(4) 实验室和辅助检查：肝肾功能和电解质均正常。头颅MRI提示颅内多发缺血梗死灶，双侧海马胼胝体萎缩，脑萎缩。头颅MRA显示左侧大脑中动脉局限性狭窄。MMSE评分：7分。

2. 诊断与诊断依据

诊断：血管性痴呆(vascular dementia，VD)可能；高血压病3级(极高危组)；2型糖尿病；冠状动脉粥样硬化性心脏病，心功能Ⅲ级；左侧大脑中动脉局限性狭窄。

患者临床上表现为记忆、认知、语言障碍，导致生活不能自理。痴呆临床表现为记忆、认知、语言障碍，行为和人格改变，因此该患者符合痴呆诊断，需进行量表评估，并行鉴别诊断。该患者存在高血压病、2型糖尿病、冠心病等动脉粥样硬化高危因素；头颅MRI提示颅内多发缺血梗死灶，双侧海马胼胝体萎缩，脑萎缩；头颅MRA显示左侧大脑中动脉局限性狭窄；MMSE评分7分，表明有认知功能障碍，并能排除由意识障碍、谵妄、神经症、严重失语及全身性疾病或脑变性疾病所引起的痴呆，故符合VD诊断标准。

3. 鉴别诊断

痴呆的脑部病变，一般包括：阿尔茨海默病(Alzheime's disease，AD)、VD、中毒性痴呆、代谢性痴呆、感染性痴呆、肝豆核变性、脑积水性痴呆、帕金森病、重金属中毒、新生物性痴呆、硬膜下血肿等。为了确定引起痴呆的脑部病变，需进行一系列的检查，如脑电图、单光子发射计算机断层成像术(Single-Photon Emission Computed Tomography，SPECT)、CT、MRI等。

AD和VD是老年痴呆的两种常见类型，需进行鉴别诊断。AD起病隐匿，呈渐进性恶化的过程，以记忆障碍等认知功能下降较为明显，逐渐发展到注意力及精神行为障碍，在影像学上以海马、颞、顶皮质萎缩为主的弥漫性萎缩。VD通常呈急性、亚急性起病，病程成阶梯形恶化，常伴随认知相关区域的脑血管事件，出现局灶性神经系统症状和体征。

四、处理方案及基本原则

认知障碍病因各异,应针对原发病进行治疗。医生应重视病因治疗和非药物治疗,如治疗效果不佳或病情持续进展,应转诊给相应的专科医生。

1. 病因治疗

该患者考虑 VD 可能性大,因此针对患者高血压、糖尿病的病史,进行血压、血糖控制,并予以抗血小板和他汀类药物调脂治疗。

2. 心理社会治疗

包括患者教育、心理治疗及生活指导。应鼓励轻度认知障碍的患者参加各种日常活动和社会活动,以延缓认知功能衰退的速度。

3. 药物治疗

(1) 胆碱酯酶抑制剂:通过增强胆碱能递质系统功能,延缓疾病进程,改善临床症状。此类药物包括:多奈哌齐、卡巴拉汀、加兰他敏、石杉碱甲等,目前是治疗 AD 的首选药物,同时也适用于 VD、路易体痴呆、帕金森病痴呆及脑外伤痴呆等。

(2) N-甲基-D-天门冬氨酸受体拮抗剂:代表药物为美金刚,该类药物拮抗 N-甲基-D-门冬氨酸受体,阻止谷氨酸盐释放,可用于中晚期 AD 患者治疗,在治疗剂量时耐受性好。

(3) 钙拮抗剂:常用药物为尼莫地平,是慢通道电压依赖性钙离子拮抗剂,能有效降低细胞内钙离子浓度,促进受伤神经元的恢复;并选择性作用于脑血管平滑肌,增加脑血流量。该类药物能延缓 VD 患者认知功能障碍的发展,改善患者的临床总体评价,降低血管性不良事件的发生。

(4) 脑循环改善剂:如麦角碱类药、5-羟色胺(5-HT)受体拮抗剂、α-肾上腺素能受体抑制剂、己酮可可碱等,通过改善血液流变性、脑部血液循环、脑组织细胞血氧供应、物质及能量代谢,改善血管性痴呆患者认知功能或延缓痴呆进程。

(5) 改善脑组织代谢药物:如茴拉西坦、吡拉西坦、施普善等。

(6) 抗氧化剂:主要包括维生素 E、雌激素等。

4. 转诊和社区随访

以下情况需要转诊至上级医疗机构:

(1) 认知障碍的病因诊断不明。

(2) 病情危重或进行性加重。

(3) 涉及多系统器质性疾病。

五、要点与讨论

痴呆是指由于神经退行性变、脑血管病变、感染、外伤、肿瘤、营养代谢障碍等多种原因引起的,以认知功能缺损为主要临床表现的一组综合征,通常多见于老年人群。

1. 痴呆的分型和诊断标准

符合以下条件可以诊断为痴呆:记忆力减退;其他认知能力减退;认知衰退足以影响社会功能;排除意识障碍、谵妄等导致的症状。痴呆诊断推荐使用 ICD-10 或 DSM-1V 标准。

痴呆是认知功能障碍的严重阶段,从病因分型角度可分为:AD、VD、额颞叶痴呆(frontotemporaldementia, FTD)、路易体痴呆(dementia with lewy bodies, DLB)和其他类型痴呆等。AD 和 VD 是痴呆的两个重要类型。

AD 的诊断首先需符合痴呆的标准,痴呆的发生和发展具有潜隐性起病、进行性恶化,需排除其他原因导致的痴呆。AD多在老年期隐匿起病,缓慢进行性加重。主要表现为记忆和其他认知功能障碍,早期出现情景记忆障碍,可伴有不同程度的精神行为症状,逐渐影响日常生活能力和社会功能。AD诊断推荐使用美国国立神经病、语言交流障碍和卒中研究所—老年性痴呆及相关疾病学会(NINCDS - ADRDA)标准。

VD的诊断也需符合痴呆的标准,且有脑血管病变的证据,痴呆和脑血管病之间有因果关系,认知功能障碍多呈急剧恶化或波动性、阶梯式病程。诊断采用美国加利福尼亚阿尔茨海默病诊断和治疗中心(ADDTC)标准及美国神经病学、语言障碍和卒中—老年性痴呆和相关疾病学会(NINDS - AIREN)标准。

帕金森病性痴呆(PDD)和DLB:两类疾病在临床表现和病理改变上有很大的相似性,临床上以波动性认知障碍、反复发作的视幻觉和锥体外系症状为主。通常来说,帕金森起病一年后出现痴呆考虑PDD,一年内出现痴呆诊断为DLB。DLB诊断推荐使用2005年国际路易体痴呆工作组标准;PDD诊断推荐使用2007年国际运动障碍学会PDD诊断标准。

FTD:以进行性精神行为异常、执行功能障碍和语言损害为特征的临床常见痴呆症候群,一般起病年龄相对较轻,首发症状表现为行为异常或语言障碍,影像学发现额颞叶为主的脑萎缩。FTD诊断推荐使用Neary等于1998年制定的诊断标准。

2. 痴呆的实验室检查

在痴呆的诊断中,辅助检查能为确定痴呆和认知障碍的类型提供有力的证据。辅助检查包括体液检查、影像学检查、电生理检查、基因检查。

(1)体液检测:

血液和尿液实验室检查:是痴呆患者总体筛查的重要部分,包括血常规、血电解质、生化检查、甲状腺功能检查、维生素B_{12}水平、梅毒的血清学检查等和尿常规等。检测的目的在于发现存在的伴随疾病及痴呆的危险因素,为痴呆的病因诊断提供依据。

脑脊液检查:除常规检查外,可检查特殊蛋白,包括:β-淀粉样蛋白(Aβ)、总tau蛋白(T - tau)、磷酸化tau蛋白(P - tau)含量的检测。脑脊液检查有助于了解痴呆病因,并有助于鉴别不同痴呆亚型。

(2)影像学检查:

头颅CT:主要用于疑似痴呆的筛查,鉴别可治疗疾病(如:肿瘤、血肿及脑积水等)和血管性疾病引起的痴呆。

头颅MRI:对痴呆诊断的敏感性及特异性高于CT,有助于发现外科手术可治疗或因血管性疾病导致的痴呆。

正电子发射断层成像术(Positron Emission Tomography,PET)和SPECT:可用于检测脑血流、葡萄糖代谢的改变,以及多巴胺转运蛋白、5 - HT受体、乙酰胆碱酯酶、β-淀粉样蛋白等在脑内的活性。PET、SPECT检查均有助于痴呆的诊断和鉴别诊断。

3. 痴呆的药物治疗

痴呆治疗方法多样,包括药物治疗、免疫治疗、基因治疗、神经心理治疗等。药物治疗是痴呆治疗的重要部分。

4. 痴呆认知功能障碍治疗

胆碱酯酶抑制剂:胆碱酯酶抑制剂增加突触间隙乙酰胆碱含量,延缓疾病进程,是治疗轻、中度AD一线治疗药物。常用药物包括:多奈哌齐、卡巴拉汀、加兰他敏、石杉碱甲等,同时也适用于血管性痴呆、路易体痴呆、帕金森病痴呆等。

兴奋性氨基酸受体拮抗剂:该类药物拮抗N-甲基-D-门冬氨酸受体,阻止谷氨酸盐释放,可用于中晚期AD患者治疗,亦可用于轻度到中度之间的VaD患者,能有效改善患者的认知功能、日常生活能力。

脑代谢赋活剂：常用药物为奥拉西坦和茴拉西坦等。

影响自由基代谢的药物：主要包括维生素 E、雌激素等。

扩血管药：如尼麦角林、尼莫地平、包括麦角碱类等扩血管药物。

总之，明确诊断为轻、中度 AD 患者可以选用胆碱酯酶抑制剂治疗，胆碱酯酶抑制剂亦可用于轻、中度 VaD 及路易体痴呆、帕金森病痴呆的治疗。中-重度 AD、VaD 患者可以选用美金刚或与多奈哌齐联合治疗。治疗过程中应严密观察可能出现的不良反应。

痴呆精神行为症状治疗：在使用促认知药物后，如患者的精神行为症状无改善，可酌情使用精神药物。精神药物使用应遵循低起始剂量、缓慢增量的原则。治疗痴呆精神行为症状的药物主要包括抗精神病药、抗抑郁药、抗焦虑药。

六、思考题

1. 痴呆的诊断标准是什么？
2. 痴呆的病因分型是什么？
3. 痴呆的药物治疗包括哪些？

七、推荐阅读文献

1. 祝墡珠.全科医生临床实践[M].北京：人民卫生出版社，2013，190-194.
2. 中国防治认知功能障碍专家共识专家组.中国防治认知功能障碍专家共识[J].中华内科杂志，2006，45(2)：171-173.

（方宁远）

案例 57

新生儿肺炎

一、病历资料

1. 现病史

患儿,男性,18天,因"咳嗽2天"到社区服务中心就诊。患儿系第一胎第一产(G1P1),胎龄为40W,顺产出生。出生体重3 850 g,羊水清,脐带、胎盘无异常,生后无窒息史,Apgar评分10分。出生后2 h开奶,24 h内排胎粪,大便第二天转黄色。2天前患儿因与"感冒"的爷爷接触后出现阵发性非痉挛性咳嗽,咳嗽时面部发红,喉部有痰鸣音,伴有鼻塞、口吐泡沫,无发热、腹泻,无抽搐、嗜睡或激惹。

病程中患儿精神反应尚可,生后母乳喂养,近2天奶量较前减少,无呛奶史,无明显的呕吐,偶有回奶。大便2～3次/天,黄色糊状,小便正常。

2. 既往史

G1P1,足月顺产,出生体重3 850 g,出生身长50 cm,生后Apgar评分10分。出生后已经接种卡介苗、乙肝疫苗。生后母乳喂养,未添加鱼肝油钙。母孕期定期产检,否认高血压、糖尿病及产前感染病史,分娩前母亲无特殊用药史。父母亲均体健,否认近亲结婚,否认遗传病史。

3. 体格检查

T 37.2℃,HR 142次/min,RR 52次/min,足月儿貌,神志清,反应可,哭声响。前囟平软2 cm×2 cm,皮肤黏膜较红润,全身皮肤无花纹,无黄染,无皮疹及出血点。巩膜无黄染,眼角没有异常分泌物,双侧瞳孔等大等圆,颈部无抵抗。呼吸略促,无明显的鼻翼煽动,口周略绀,口咽部无畸形,吸气三凹征(−),呼吸规则,听诊双肺呼吸音粗,可闻及散在的中细湿啰音,以背部肺底部为主。心率齐,心音有力,未闻及杂音。全腹软,未及包块,肠鸣音正常,肝肋下1.5 cm,质软,脾肋下未及,脐带已脱落,脐轮无红肿。四肢无畸形,指端暖,肌张力可,觅食反射(+),拥抱反射(+),握持反射(+)。

4. 实验室和辅助检查

血常规:WBC $17.4×10^9$/L,RBC $4.01×10^{12}$/L,PLT $464×10^9$/L,Hb 141 g/L,N 72.1%,Hct 41.4%,CRP 16 mg/L。

胸片:两肺纹理增多、增粗,右下肺内带见少许斑片状渗出影。肺门影增浓。纵隔居中,轮廓无殊。心影不大。两膈面光整压低,肋膈角锐利。

二、诊治经过

初步诊断:新生儿肺炎。

社区医生经过详细的病史询问以及仔细的体格检查,发现患儿咳嗽,口吐泡沫,鼻塞,呼吸略促,口周微绀,双肺可闻及散在的中细湿啰音,以背部肺底部为主,考虑为呼吸道感染,遂行血常规、C-反应蛋白以及胸片检查。胸片检查结果示:两肺纹理增多、增粗,右下肺内带见少许斑片状渗出影,考虑为新生儿肺炎。全科医生认为新生儿肺炎需要针对病原体进行治疗,并且容易发生呼吸衰竭,将患儿转诊到专科医院进一步诊治。

患儿转至专科医院后行进一步检查,尿常规正常,痰培养:肺炎链球菌(+),血培养(-)。根据痰培养的药敏结果给予头孢呋新抗感染治疗以及雾化吸入,定期翻身、拍背对症处理。患儿咳嗽渐好转,呼吸平稳,奶量回升,治疗 7 天后查体患儿肺部啰音消失,复查胸片:两肺纹理略增多,痰培养(-),血常规正常,病情好转给予带药口服抗生素头孢克洛干混悬剂出院。出院 3 天后社区医院随访,患儿吃奶好,无咳嗽,精神反应好,查体呼吸平稳,双肺听诊未及啰音,嘱停用抗生素,7 天后随访胸片,并对其父母进行健康宣教。

三、病例分析

1. **病史特点**

(1) 患儿,男,18 天,咳嗽 2 天

(2) 2 天前患儿因与"感冒"的爷爷接触后出现阵发性非痉挛性咳嗽,咳嗽时面部发红,喉部有痰鸣音,伴有鼻塞、口吐泡沫,无发热、腹泻,无抽搐、嗜睡或激惹。

(3) G1P1,足月顺产,生后 Apgar 评分 10 分。母孕期定期产检,否认高血压、糖尿病及产前感染病史。

(4) T 37.2℃,R 52 次/min,神志清,反应可,哭声响。前囟平软 2 cm×2 cm,皮肤黏膜较红润,无皮疹及出血点,呼吸略促,无明显的鼻翼煽动,口周略绀,吸气三凹征(-)。呼吸规则,听诊双肺呼吸音粗,可闻及散在的中细湿啰音,以背部肺底部为主。心率齐,心音有力,未闻及杂音。全腹软,脐带已脱落,脐轮无红肿,指端暖,肌张力可,原始反射可引出。

(5) 辅助检查:胸片示两肺纹理增多,增粗,右下肺内带少许斑片状渗出影。

2. **诊断和诊断依据**

诊断:新生儿肺炎。

诊断依据:患儿,男,生后 18 天,因"咳嗽 2 天"就诊。病程中有口吐泡沫,纳差,查体呼吸略促,口周微绀,双肺呼吸音粗,可及散在的中细湿啰音,以背部肺底部为主。胸片示两肺纹理增多、增粗,右下肺内带少许斑片状渗出影。故新生儿肺炎诊断明确。血常规示 WBC $17.4×10^9$/L, N 72.1%, CRP 16 mg/L,胸片示斑片状渗出影,考虑细菌性感染性肺炎可能性大,可至专科医院进一步行痰培养明确病原菌。新生儿肺炎易发生呼吸衰竭,转诊至专科医院进一步行血气分析观察血 pH 值、氧分压、二氧化碳分压、碱剩余及电解质变化。

3. **鉴别诊断**

(1) 吸入性肺炎:患儿年龄小为生后 18 天,有咳嗽,口吐泡沫,喉部有痰鸣音,查体双肺可闻及散在的中粗湿啰音,胸片提示肺炎,应考虑吸入性肺炎可能。但患儿家属未诉患儿有明显的呛奶史,没有呕吐,无口咽部畸形,胸片未显示有局限性肺不张,故吸入性肺炎暂不考虑。

(2) 新生儿败血症:系病原微生物入血繁殖并释放毒素引起的全身炎症反应综合征。临床表现可见体温不升、反应低下、拒乳等;查体可见末梢循环不良,皮肤出血点等表现;血培养可见阳性菌,重症肺炎常伴有败血症。该患儿年龄较小,有肺部感染,胃纳减少,需警惕。但患儿一般情况可,反应可,指端暖,皮肤无出血点,可进一步至专科医院行血培养予以除外。

四、处理方案及基本原则

1. 呼吸道管理

可以采用雾化吸入，体位引流，定期翻身、拍背，及时吸净口鼻分泌物，确保呼吸道通畅。呼吸困难者采用氧疗，严重者予辅助呼吸治疗。有低氧血症或高碳酸血症时可根据病情和血气分析结果选用鼻导管、面罩、鼻塞CPAP给氧，或机械通气治疗。给予患儿定期翻身、拍背，如有呼吸困难，给予吸氧同时及时转诊。

2. 抗病原体治疗

患儿一旦确诊为新生儿肺炎全科医生应及时将患儿转诊至专科医院作进一步治疗，根据病原体选用合理的药物。细菌性肺炎根据痰培养药敏结果选用抗生素，衣原体肺炎首选红霉素，单纯疱疹病毒性肺炎可用阿昔洛韦，巨细胞病毒肺炎可用更昔洛韦。

3. 支持疗法

保证充足的能量和营养供给，注意保暖，全科医生应对于家长进行必要的喂养指导。专科医院对于部分不能耐受经口喂养者可采用静脉高营养，纠正水、电解质及酸碱平衡紊乱。

如有大量乳汁吸入时应立即气管插管，吸净气管内乳汁，同时吸氧转诊。慢性反复吸入者，应寻找病因，去除病因，防止吸入。

4. 转诊和社区随访

新生儿肺炎病情变化快、病死率较高，一旦确诊需及时转诊至专科医院。如患儿有呼吸困难应及时给予吸氧并转诊。对于经专科医院诊治后转回社区医院的患者，社区医生需要对其一般状况，胃纳情况，咳嗽情况，体温，肺部体征，血常规，胸片等进行随访，并且要对家长进行新生儿肺炎的防治宣教。

五、要点与讨论

新生儿肺炎是新生儿时期最常见的疾病，临床表现不典型，病情变化快，病死率较高，因此全科医生需正确识别及时转诊。

新生儿肺炎分为感染性肺炎和吸入性肺炎，感染性肺炎可发生在宫内、娩出过程中或出生后，由病毒、衣原体、原虫等引起；吸入性肺炎因吸入羊水、胎粪、乳汁所致。

（1）宫内感染性肺炎：主要的病原体为病毒，如风疹病毒、巨细胞病毒、单纯疱疹病毒等。常由于母亲妊娠期间原发感染或潜伏感染、病原体经血行胎盘屏障感染胎儿。多在生后24 h内发病，出生时常有窒息史。复苏后可出现气促、呻吟、发绀、呼吸困难，反应差，体温不稳定等表现。肺部听诊呼吸音粗糙、减低或闻及啰音。血行感染者常缺乏肺部体征而表现为黄疸、肝脾肿大等多系统受累。病毒感染者出生时可无明显症状，而在2～3天甚至1周左右逐渐出现呼吸困难，并进行性加重。

（2）分娩过程中感染性肺炎：羊膜早破、产程延长、孕母有泌尿系统感染、分娩时吸入污染的羊水或母亲宫颈分泌物均可导致胎儿感染。发病时间因不同的病原体而异，一般在出生后数日至数周发病。

（3）出生后感染性肺炎：与呼吸道感染患者接触或血行感染或医源性途径感染。常常表现为发热或体温不升，反应差，拒奶等全身症状。呼吸系统常表现为气促、鼻翼扇动、发绀、口吐泡沫等。肺部体征早期不明显，病程中可出现湿啰音、哮鸣音。沙眼衣原体肺炎出生后常常有眼结膜炎病史；细菌性肺炎常表现为两肺有渗出影，密度不均；病毒性肺炎以间质病变、肺气肿为主。

（4）乳汁吸入性肺炎：多见于有吞咽障碍，食管畸形，胃食道反流，腭裂等患儿，少量乳汁吸入者表现为反复咳嗽、气喘，大量乳汁吸入者常发生呛咳、气促、紫绀、窒息。长期多次吸入者呈间质性肺炎，迁延不愈。

(5) 羊水吸入性肺炎:常有胎儿窘迫或产时窒息、异常分娩史,臀位产、巨大儿等易发生羊水吸入。患儿复苏后出现呼吸困难,12~36 h 最明显,48~72 h 可逐渐恢复,肺部可闻及粗湿啰音。

(6) 胎粪吸入性肺炎:是由于胎儿在宫内或产时吸入混有胎粪的羊水而导致,以生后出现呼吸窘迫为主要表现的临床综合征。

诊断新生儿肺炎主要依靠临床表现及 X 线检查,因肺部体征早期不明显,故全科医生需要仔细询问病史及查体。如患儿有口吐泡沫,呛奶,拒奶,体温不稳定,不吃,不哭等要考虑到新生儿肺炎可能,需行 X 线胸片检查,一旦确诊需及时转诊至专科医院。

新生儿肺炎是新生儿时期常见的疾病,全科医生应做好孕产妇关于新生儿肺炎的防治工作。为减少和避免产科因素所致的新生儿肺炎,在孕期产检时进行定期综合评估,及时发现可能引起新生儿肺炎的因素如生殖道感染,胎膜早破,宫内窘迫,新生儿窒息等,给予针对性的干预,加强健康宣教。指导产妇坚持母乳喂养,注意新生儿的保暖,卧室要开窗通风,接触新生儿前要先洗手。母亲若患感冒,喂哺新生儿时需要戴上口罩,感冒的家人要尽量避免接触新生儿。如果发现新生儿出现上呼吸道感染症状及时就诊,防止病情加重而引起新生儿肺炎。新生儿其他部位的感染,如脐炎皮肤黏膜感染等病菌也可能经过血液循环至肺部而引起肺炎,因此要指导家长日常护理中注意做好新生儿皮肤的护理工作,发现孩子有脐炎或皮肤感染等情况及时就诊。

六、思考题

1. 简述新生儿肺炎的分类及特点。
2. 如何处理新生儿肺炎?
3. 全科医生如何进行新生儿肺炎的防治?

七、推荐阅读文献

1. 王卫平. 儿科学[M]. 8 版. 北京:人民卫生出版社,2013:129-130.
2. 胡亚美,江载芳. 褚福棠实用儿科学[M]. 8 版. 北京:人民卫生出版社,2015:457-458.

(张凯峰 徐 秀)

案例 58

新生儿黄疸

一、病历资料

1. 现病史

患儿,男性,8天,因"皮肤黄染5天"到社区卫生服务中心就诊。患儿系第二胎第二产(G_2P_2),胎龄38周,2015年3月14日04:00于某医院顺产出生,出生体重3 050 g,羊水、脐带、胎盘没有明显异常,出生时没有窒息抢救史,Apgar评分10分。患儿出生后3天开始出现皮肤黄染,呈进行性加重,今至社区卫生服务中心就诊。患儿生后24 h内排出墨绿色大便,3天后大便为黄色。病程中患儿无发热及体温不升,无咳嗽,无尖叫、惊厥,无气促,无口吐泡沫,无呕吐,无腹胀,无陶土色样大便,没有接触过樟脑丸。生后混合喂养,以奶粉为主,吃奶可,大便黄色2次/天,小便正常。

2. 既往史

母孕期定期产检,否认妊娠期糖尿病史,否认妊高症史,否认输血史。G2P2,足月顺产,没有胎膜早破史,没有窒息抢救史,生后混合喂养,胃纳可。父亲体健,血型 A,Rh(+);母亲体健,血型 AB,Rh(+)。有一姐姐,体健。疫苗已接种,已行新生儿筛查。否认父母近亲结婚,否认家族性疾病史。

3. 体格检查

T 36.9℃,HR 142次/min,R 42次/min,Wt 3.50 kg;神志清,反应可,足月儿貌,全身皮肤重度黄染,全身皮肤无破溃,无皮疹,面容无异常,眼睑无水肿,眼球活动自如,巩膜黄染,双瞳孔等大等圆,对光反射灵敏;前囟平软,1.5 cm×1.5 cm,头顶部触及一2 cm×3 cm肿块,有波动感,口唇无发绀,无脱水貌;颈软,胸廓平坦,三凹征阴性,听诊双肺呼吸音清,未闻及干湿啰音,心率齐,心音有力,未闻及明显杂音;腹部平软,脐带已脱落,脐轮无红肿,无分泌物,肝肋下刚可触及,质地软,脾肋下未及,肠鸣音正常;四肢无畸形,肌张力正常,肛门外生殖器未见异常,觅食反射(+),拥抱反射(+),握持反射(+)。

4. 实验室和辅助检查

血常规:WBC $11.2×10^9$/L,RBC $4.67×10^{12}$/L,PLT $188×10^9$/L,Hb 157 g/L,Hct 48%,CRP<8 mg/L。

肝功能:TB 312.0 μmol/L,DB 15.2 μmol/L,ALT 7 IU/L,AST 38 IU/L。

二、诊治经过

初步诊断:①新生儿高胆红素血症;②头颅血肿。

诊治经过:全科医生详细询问了患儿的黄疸出现的时间以及消退情况,患儿的出生史,一般状况,喂养情况以及母亲的情况,发现患儿目前黄疸持续时间比较长且全身皮肤均黄染,存在头颅血肿,给予患儿行血常规以及肝功能胆红素的测试,检验结果显示患儿血清总胆红素达 312.0 μmol/L,考虑为新生儿高胆红素血症。患儿精神反应可,病程中无发热及体温不升,无尖叫、惊厥,无明显呕吐,胃纳好,目前尚没有胆红素脑病。患儿的黄疸为新生儿病理性黄疸,且其血清胆红素水平达到需要光疗的水平,社区医生建议患儿转至专科医院进行进一步的诊治。

患儿转入专科医院后完善各项检查,血常规及尿常规正常,coombs 试验(一),胸片示双肺未见实质性改变,社区医院血清总胆红素 312.0 μmol/L,结合病史诊断为新生儿高胆红素血症,头颅血肿,给予患儿光照疗法 5 天,并给予培菲康药物治疗,皮肤黄染消退明显,3 天后仅面部皮肤略有黄染,复测血清总胆红素为 178 μmol/L。医生给予带药培菲康出院。出院 3 天后社区医院随访,患儿胃纳好,精神好,面部皮肤略黄,巩膜未见黄染,血清总胆红素为 136.1 μmol/L,社区医生给予健康宣教,喂养指导,如患儿黄疸加深需及时复诊。

三、病例分析

1. 病史特点

(1) 患儿,男,8 天,因"发现皮肤黄染 5 天"就诊。

(2) 患儿出生后 3 天开始出现皮肤黄染,呈进行性加重。病程中患儿无发热及体温不升,无咳嗽,无尖叫、惊厥,无气促,无口吐泡沫,无呕吐,无腹胀,无陶土色样大便,没有接触过樟脑丸。生后混合喂养。

(3) 母孕期定期产检,否认妊娠期糖尿病史,妊高症史,否认输血史。父亲血型 A,Rh(+),母亲血型 AB,Rh(+)。

(4) 体格检查:足月儿貌,反应可,面容无异常,全身皮肤重度黄染,巩膜黄染,头顶部触及一 2 cm×3 cm 肿块,有波动感,心肺听诊无异常,腹部平软,脐带已脱落,脐轮无红肿,肝肋下刚可触及,质地软,脾肋下未及,原始反射可引出。

(5) 实验室检查:

血常规:WBC $11.2×10^9$/L,RBC $4.67×10^{12}$/L,PLT $188×10^9$/L,Hb 157 g/L,Hct 48%,CRP<8 mg/L。

肝功能:TB 312.0 μmol/L,DB 15.2 μmol/L,ALT 7 IU/L,AST 38 IU/L。

2. 诊断和诊断依据

诊断:①新生儿高胆红素血症;②头颅血肿。

新生儿高胆红素血症:患儿为足月儿,现 8 天,因"皮肤黄染 5 天"就诊。查体全身皮肤重度黄染,巩膜黄染,实验室检查示血总胆红素 312.0 μmol/L,明显超过该日龄儿童胆红素正常范围,故诊断为新生儿高胆红素血症。

头颅血肿:患儿足月顺产娩出,查体头顶部触及一 2 cm×3 cm 肿块,有波动感,未跨过骨缝,故诊断为头颅血肿。

3. 鉴别诊断

患儿系足月儿,生后 8 天,皮肤黄染 5 天,血总胆红素 312.0 μmol/L,故新生儿病理性黄疸诊断明确,对其病因鉴别如下:

(1) 体内出血:如较大的头颅血肿,皮下血肿,颅内出血等引起血管外溶血,使胆红素生成过多。该患儿体检头顶部触及一 2 cm×3 cm 肿块,有波动感,未跨过骨缝,为头颅血肿,故需考虑。

(2) 红细胞增多症:常见于糖尿病母亲所生婴儿,脐带结扎延迟,宫内生长迟缓等,该患儿母亲妊娠期及患儿出生史无异常,且实验室检查示红细胞 RBC $4.67×10^{12}$/L,Hb 157 g/L,Hct 48%,故不考虑。

(3) 新生儿溶血病:见于母婴血型不合。该患儿母亲血型 AB,故除外 ABO 溶血。Rh 溶血患儿一般生后 24 h 内出现黄疸病逐渐加重,伴有贫血,肝脾肿大,该患儿母亲 Rh(+),患儿于生后 3 天出现黄染,血红蛋白 157 g/L,肝脾无肿大,故新生儿溶血病可能性不大,可进一步查 coombs 试验予以除外。

(4) 母乳喂养:①母乳喂养相关的黄疸:是指母乳喂养的新生儿在生后 1 周内,由于热量和体液摄入不足、排便延迟等,使血清胆红素增高。这种原因导致的黄疸通过增加母乳喂养量和频率而得到缓解,一般不发生胆红素脑病。病史询问需要了解患儿的喂养方式以及摄入情况。②母乳性黄疸:通常发生于纯母乳喂养或以母乳喂养为主的新生儿。黄疸 2 周达高峰,延续至 4~12 周方消退,表现为非溶血性的高非结合胆红素血症,但其诊断需排除其他非生理性高胆红素血症的原因。

(5) 肝胆红素代谢障碍:如窒息、缺氧、感染、甲减、先天愚型等影响肝细胞摄取以及结合胆红素的能力,使血清中的非结合胆红素增高,该患儿没有窒息缺氧史,无特殊面容,没有明显感染史,暂不予考虑。

(6) 胆红素的排泄障碍:由于肝细胞和(或)胆道对胆汁分泌和(或)排泄障碍所致,引起高结合胆红素血症,如同时有肝细胞功能受损,也可伴有非结合胆红素增高。如新生儿肝炎、胆道闭锁等。

四、处理方案及基本原则

高胆红素血症的干预,目的是降低血清胆红素水平,预防重度高胆红素血症和胆红素脑病的发生。光疗是最常用的有效又安全的方法。换血疗法可以换出血液中的胆红素、抗体及致敏红细胞,一般用于光疗失败、溶血症或已出现早期胆红素脑病临床表现者。另外还有一些药物可以起到辅助治疗作用。

1. 光疗

光疗是降低血清非结合胆红素的简单而有效的方法。光疗标准很难用单一的数值来界定,不同胎龄、不同日龄的新生儿都有不同的光疗指征,另外还需要考虑是否存在胆红素脑病的高危因素。足月儿血清总胆红素水平>205 μmol/L(12 mg/dl),均可给予光疗。出生胎龄 35 周以上的晚期早产儿和足月儿可参照 2004 年美国儿科学会推荐的光疗参考标准(见图 58-1)。在极低出生体重儿或皮肤挤压后存在淤斑、血肿的新生儿,可予预防性光疗,但对于<1 000 g 早产儿,应注意过度光疗的潜在危害。

2. 换血疗法

大部分 Rh 溶血病和个别严重的 ABO 溶血病需换血治疗。符合下列条件之一者即应换血:①产前已明确诊断,出生时脐血总胆红素>68 μmol/L,红蛋白低于 120 g/L,伴水肿、肝脾肿大和心力衰竭者;②生后 12 h 内胆红素每小时上升>12 μmol/L 者;③光疗失败,指高胆红素血症经光疗 4~6 h 后血清总胆红素仍上升 8.6 μmol/(L·h);④已有胆红素脑病早期表现者。

3. 药物治疗

(1) 丙种球蛋白:确诊新生儿溶血病者可采用静脉注射丙种球蛋白 0.5~1.0 g/kg 于 2~4 h 静脉持续输注。必要时可 12 h 后重复使用 1 剂。

(2) 白蛋白:当血清胆红素水平接近换血值,且白蛋白水平<25 g/L 的新生儿,可补充白蛋白 1 g/(kg·次),以增加胆红素和白蛋白的联结,预防胆红素脑病的发生。

(3) 肝酶诱导剂,常用的为苯巴比妥,增加肝脏处理胆红素的能力。

(4) 其他:如口服肠道益生菌,改变肠道内环境,减少肠肝循环。

4. 其他治疗

防止低血糖、低血钙、低体温,纠正缺氧、贫血、水肿、电解质紊乱和心力衰竭等。

5. 转诊和社区随访

全科医生对于新生儿黄疸患儿需要详细的询问病史,包括高危因素以及黄疸的变化过程,对于病理性黄疸应及时转诊至专科医院进行诊治。对于随访的患儿,需要对其精神状况,胃纳情况,黄疸的消退情况以及血清胆红素等进行随访,还应做好喂养指导工作。

五、要点与讨论

新生儿黄疸为新生儿期最常见的表现之一。正常成人血清胆红素低于 17 μmol/L(1 mg/dl),当超过 34 μmol/L(2 mg/dl)时即可出现黄疸。新生儿由于毛细血管丰富,当血清胆红素超过 85 μmol/L(5 mg/dl),则出现肉眼可见的黄疸。黄疸通常开始于面部(85.5 μmol/L,5 mg/dl),随着血清总胆红素的上升,黄疸进展到下腹部(171 μmol/L,10 mg/dl),和足底(342 μmol/L,20 mg/dl)。

新生儿黄疸分为生理性黄疸和病理性黄疸,约有 85% 的足月儿及绝大多数早产儿在新生儿期均会出现暂时性总胆红素增高。非结合胆红素增高是新生儿黄疸最常见的表现形式,是十分常见的临床的问题,胆红素脑病也并非罕见。因此,全科医生需要正确识别新生儿病理性黄疸,熟悉高胆红素血症监测、高危因素的评估以及正确及时的处理。对于新生儿病理性黄疸需及时将患儿转诊至专科医生处。

1. **生理性黄疸其特点**

(1) 一般情况良好。

(2) 足月儿生后 2~3 天出现黄疸,4~5 天达高峰,5~7 天消退,最迟不超过 2 周;早产儿黄疸多于生后 3~5 天出现,5~7 天达高峰,7~9 天消退,最长可延迟到 3~4 周。

(3) 每日血清胆红素升高<85 μmol/L(5 mg/dl)或每小时<0.85 μmol/L(0.5 mg/dl)。生理性黄疸是排除性诊断,判断其是"生理"还是"病理"的血清胆红素最高界值因为受个体差异、种族、地区、遗传以及喂养方式等影响,迄今尚不存在统一标准。通常认为,足月儿<221 μmol/L(12.9 mg/dl),早产儿<256 μmol/L1(5 mg/dl)是生理性的,但临床发现,即使早产儿的血清胆红素的水平低于此值,也可发生胆红素脑病。因此,采用日龄或小时龄胆红素值,同时根据不同胎龄和生后日龄,以及是否存在高危因素来评估和判断(见图 58-1)。

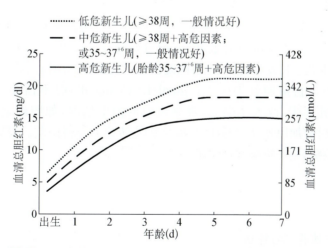

图 58-1 胎龄>35 周新生儿不同胎龄和生后小时龄的光疗标准

资料来源:中华儿科杂志.2014,52(10):746

注:高危因素包括:同族免疫性溶血,葡萄糖-6-磷酸脱氢酶缺乏,窒息、显著的嗜睡、体温不稳定、败血症、代谢性酸中毒、低蛋白血症。

影响新生儿黄疸的高危因素包括窒息,缺氧,高热,低体温,酸中毒,溶血,低血糖,低蛋白血症等。一旦确诊为病理性黄疸需及时转诊至专科医院。

2. 病理性黄疸其特点

(1) 生后 24 h 内出现黄疸。

(2) 黄疸持续时间长,足月儿>2 周,早产儿>4 周。

(3) 黄疸退而复现。

(4) 每日血清胆红素升高>85 μmol/L(5 mg/dl)或每小时>0.85 μmol/L(0.5 mg/dl),或血清总胆红素值已达到相应日龄及相应危险因素下的光疗干预标准(见图 58-1)。

(5) 血清结合胆红素>34 μmol/L(2 mg/dl)。具备其中任何一项者即可诊断为病理性黄疸。新生儿病理性黄疸的病因较多,全科医生需要对其要有全面了解。例如红细胞增多症,头颅血肿,皮下血肿,颅内出血,同族免疫性溶血,感染,母乳喂养,喂养延迟,窒息,缺氧,新生儿肝炎等。

对于高胆红素血症的鉴别诊断,黄疸出现的时间有一定的参考意义。

(1) 出生 24 h 内出现的黄疸,应考虑母婴血型不合引起的溶血,宫内感染,隐匿性出血或败血症等。

(2) 出生后第 2～3 天出现的黄疸常常是"生理性"的,但也可能是一种疾病的表现,如早发型的母乳喂养性黄疸、G6PD 缺陷等。

(3) 出现于 3 天～1 周的黄疸,应考虑感染,头颅血肿,胎粪排出延迟,红细胞增多症所致的黄疸。

(4) 出生 1 周以后出现的黄疸,提示母乳性黄疸、败血症、先天性溶血性贫血急性发作等。

(5) 出生 1 个月持续不退的黄疸,未结合胆红素升高者应考虑母乳性黄疸、甲状腺功能低下等所致,或遗传性非溶血性高胆红素血症。

3. 和母乳喂养相关的黄疸

是社区比较常见的新生儿黄疸,全科医生对此需要熟悉和掌握:

(1) 母乳喂养性黄疸:单纯母乳喂养的新生儿最初 3～5 天由于摄入母乳量不足,胎粪排出延迟,使得肠肝循环增加,导致其胆红素水平高于人工喂养的新生儿。母乳喂养性黄疸的处理主要包括帮助母亲建立成功的母乳喂养,进行喂养指导,确保新生儿摄入足量母乳,必要时补充配方乳。已经达到干预标准的新生儿需及时转诊至专科医院,给予及时的干预。

(2) 母乳性黄疸:通常发生于纯母乳喂养或以母乳喂养为主的新生儿。黄疸现于出生 1 周后,2 周左右达高峰,然后逐渐下降。若继续母乳喂养,黄疸可延续 4～12 周方消退;若停母乳喂养,黄疸在 48～72 h 明显消退。新生儿生长发育良好,专科医院已除外其他非生理性高胆红素血症的原因,可以在社区随访。随访过程中如血清胆红素<257 μmol/L(15 mg/dl)时不需要停母乳,>257 μmol/L(15 mg/dl)时可暂停母乳 3 天,改人工喂养,观察黄疸的消退情况,如胆红素没有消退或胆红素>342 μmol/L(20 mg/dl)时需加用光疗,全科医生应将患儿转诊至专科医院。母乳性黄疸的婴儿若一般情况良好,没有其他并发症,则不影响常规预防接种。

六、思考题

1. 简述新生儿病理性黄疸的特点。
2. 简述新生儿生理性黄疸的特点。
3. 简述母乳喂养相关的黄疸的特点。

七、推荐阅读文献

1. 王卫平. 儿科学[M]. 8 版. 北京:人民卫生出版社,2013:119-122.
2. 新生儿高胆红素血症诊断和治疗专家共识[J]. 中华儿科杂志. 2014,52(10):745-748.

3. 胡亚美,江载芳.诸福棠实用儿科学[M].8版.北京:人民卫生出版社,2015:478-488.

4. Subcommittee on hyperbilirubinemia. Management of hyperbilimbinemia in the newbom infant 35 or more weeks of gestation [J]. Pediatrics,2004,114:297-316.

(张凯峰　徐　秀)

案例 59
小儿呼吸道感染

一、病历资料

1. 现病史

患儿,男孩,5岁,因"发热伴咳嗽2天"到社区卫生服务中心就诊。患儿于2天前因受凉后出现发热,体温最高达38.7℃,服用美林后体温能降至36.7℃。同时伴有咳嗽,为干咳,不剧烈,不伴有咳痰,非连声咳,无气喘、声音嘶哑、发绀、气促、呼吸困难,伴有少量流涕。热高时精神欠佳,热退后精神可,无抽搐,无咽痛、耳痛、头痛,无四肢肌肉酸痛,没有呕吐,没有腹泻。

发病以来患儿食欲欠佳,小便正常。

2. 既往史

出生史正常,按时预防接种。否认异物吸入史,否认传染病患者接触史,否认接触家禽史。既往无反复呼吸道感染病史,无食物药物过敏史,无哮喘史,无先心病史。父母体健,否认近亲结婚,否认遗传病史。

3. 体格检查

T 37.4℃,P 110次/min,R 27次/min。营养可,头发黑,口唇红润,咽部充血,双侧扁桃体略肿大,没有渗出。口腔黏膜完整,无疱疹,全身皮肤未见皮疹。双侧瞳孔等大等圆,结膜无充血。双侧下颌分别扪及一肿大淋巴结,约0.3 cm×0.3 cm大小,活动度好,无压痛。胸廓无畸形,无三凹征,呼吸规则,双肺听诊呼吸音清,未及啰音。心律齐,心音有力,未及杂音。全腹软,无压痛,肝脾肋下未及。四肢无畸形,指端暖,肌张力可。

4. 实验室和辅助检查

血常规:WBC $8.4×10^9$/L,RBC $3.01×10^{12}$/L,PLT $264×10^9$/L,Hb 116 g/L,N 28.5%,LY 67%;未见异常淋巴细胞。

CRP<8 mg/L。

二、诊治经过

初步诊断:急性上呼吸道感染。

诊治经过:全科医生仔细询问了患儿的发热及咳嗽情况,以及有无气促、气喘,有无传染病接触史等情况结合详细的体检,考虑患儿为上呼吸道感染,给予患儿进行了血常规以及C-反应蛋白检测,考虑为病毒感染所致。全科医生告诉家长该病是自限性疾病,注意休息,做好居室通风,多喝水,体温高时可用布洛芬或对乙酰氨基酚退热,并可采用物理降温,患儿有咳嗽,给予患儿止咳对症治疗。如患儿体温3天后仍不退,或咳嗽加剧,出现气促气喘,抽搐,精神萎靡,皮疹等症状随时复诊。3天后患儿体温退,精神好,无咳嗽,食欲好转,社区医生对于患儿家长进行了科学的养育指导。

三、病例分析

1. 病史特点
（1）男孩,5岁,发热伴咳嗽2天。
（2）无哮喘史,无过敏史,无传染病患者接触史。
（3）体检：T 37.4℃，P 110次/min，R 27次/min，营养可,口唇红润,咽部充血,双侧扁桃体略肿大,没有渗出,口腔黏膜完整,无疱疹,全身皮肤未见皮疹,结膜无充血。双侧下颌分别扪及一肿大淋巴结,约0.3 cm×0.3 cm大小,活动度好,无压痛。胸廓无畸形,无三凹征,呼吸规则,双肺听诊呼吸音清,未及啰音。心律齐,心音有力,未及杂音。全腹软,无压痛,肝脾肋下未及。
（4）实验室和辅助检查：WBC $8.4×10^9$/L, RBC $3.01×10^{12}$/L, PLT $264×10^9$/L, Hb 116 g/L, N 28.5%, LY 67%；未见异常淋巴细胞。CRP<8 mg/L。

2. 诊断和诊断依据
诊断：急性上呼吸道感染。
急性上呼吸道感染：5岁男孩发热伴咳嗽2天,伴流涕,无气促、气喘、呼吸困难,无肌肉酸痛。查体可见咽部充血,无渗出,听诊双肺呼吸音清,未及啰音。故考虑为急性上呼吸道感染。

3. 鉴别诊断
（1）流行性感冒：由流感病毒、副流感病毒引起。有明显的流行病史,局部症状较轻,全身症状较重。该患儿有低热,伴有咳嗽、流涕局部症状,无高热、头痛、肌肉酸痛等全身症状,故目前不考虑该诊断。
（2）急性传染病早期：急性上呼吸道感染常为各种传染病的前驱症状,如麻疹,流脑,百日咳等,应结合流行病史、临床表现及实验室资料等综合分析,并观察病情演变加以鉴别。
（3）消化系统疾病：上呼吸道感染的患儿往往伴有消化道症状,如呕吐,腹痛等,要注意与消化系统疾病的鉴别。
（4）过敏性鼻炎：有些"感冒"患儿的全身症状不重,常为喷嚏,流涕,鼻塞,病程较长且反复发作,要考虑到有过敏性鼻炎可能,此病在学龄前和学龄儿童多见。该患儿为急性起病,既往无过敏史,目前暂不考虑。
（5）急性支气管炎：常常继发于上呼吸道感染,是儿童时期常见的呼吸道疾病。咳嗽为主要症状,听诊双肺呼吸音粗糙,可有不固定的散在的干啰音和粗糙中湿啰音,X线示肺纹理增多、排列紊乱。目前该患儿病程2天,双肺听诊吸音清,未及啰音,暂时不考虑,需要继续观察病情变化,必要时行X线检查。
（6）支气管肺炎：发病前数日多先有上呼吸道感染,主要临床表现为发热、咳嗽、气促、肺部固定啰音,胸部X线检查有肺炎的改变,目前该患儿不考虑,观查病情变化,必要时行X线予以除外。
（7）传染性单核细胞增多症：伴有皮疹、全身淋巴结肿大及肝脾肿大者应检查血异形淋巴细胞除外传染性单核细胞增多症。

四、处理方案及基本原则

1. 治疗原则
普通感冒具有一定自限性,症状较轻无需药物治疗,症状明显影响日常生活则需服药,以对症治疗为主,并注意休息、适当补充水、避免继发细菌感染等。

2. 一般治疗

适当卧床休息,多饮水、清淡饮食,保持鼻、咽及口腔卫生。

3. 药物治疗

(1) 病因治疗:病毒感染者在病程早期可应用利巴韦林气雾剂喷鼻咽部。如有细菌感染则需要根据药敏使用抗生素治疗。

(2) 对症治疗:伪麻黄碱能使肿胀的鼻黏膜血管收缩,以减轻鼻充血,缓解鼻塞、流涕、打喷嚏等症状,连续使用不宜超过7天。抗组胺药如马来酸氯苯那敏和苯海拉明等有助于减少鼻咽分泌物、减轻咳嗽症状。

解热镇痛药可以缓解感冒患者的发热、咽痛和全身酸痛等症状。需要注意的是诊断不明者应慎用解热镇痛药以免掩盖病情而影响诊断。中国0~5岁儿童病因不明的急性发热诊断处理指南建议:对于体温≥38.5℃和(或)出现明显不适时,可采用退热药物治疗。

对于咳嗽的患儿可使用非依赖性镇咳药,如右美沙芬。对于有痰不易咳出患儿应使用祛痰药,使痰易于咳出。如患儿有气喘则需要用平喘药物,气喘较重者可予以雾化吸入沙丁胺醇等。

4. 转诊及社区随访

呼吸道感染的患儿在社区需要进行常规的检查、治疗和随访。如患儿3天体温未退需要复查血常规及C-反应蛋白,如患儿咳嗽加重、有气喘、气促等应进行胸片X线检查,如有支气管炎或肺炎应及时行病原体检测,以便根据药敏选用药物进行抗感染治疗以及对症治疗如吸氧、气道湿化、退热等。如患儿出现抽搐,精神萎靡,烦躁,呼吸困难,喘憋严重,腹胀,频繁呕吐等重症肺炎表现时及时转诊至专科医院进一步治疗。

呼吸道感染的患儿如有腹痛要注意与消化系统疾病的鉴别,如怀疑阑尾炎需及时转诊至专科医院。如有呕吐、腹胀等要警惕中毒性肠麻痹,低钾,应及时转诊。

呼吸道感染的患儿容易发生中耳炎,因此患儿主诉有耳痛或小婴儿频繁抓耳哭闹,要考虑到中耳炎的可能,需转诊至专科医院进行诊治。

呼吸道感染的患儿如出现传染性疾病的皮疹或其他临床表现及体征需要及时转诊至相关医院。

五、要点与讨论

呼吸道感染常常起病较急,以鼻咽部卡他症状为主,可有喷嚏、鼻塞、流涕等症状,2~3天达到高峰,之后逐渐减轻,持续时间7~10天,部分患儿症状可持续到3周甚至更长。年长儿可能主诉咽痒、咽痛。婴幼儿往往鼻咽部卡他症状不显著而全身症状较重,可骤然起病,呈高热、食欲减退,可伴有腹痛、呕吐、腹泻、烦躁,甚至热性惊厥。

上呼吸道感染的病原学中病毒的病原学地位突出,其中以鼻病毒最常见(30%~50%)。病毒感染后,上呼吸道黏膜失去抵抗力,细菌可乘虚而入,并发混合感染。上呼吸道感染如不及时治疗,可引起很多并发症,特别在婴幼儿更多见。并发症分三类:①感染自鼻咽部蔓延至附近器官,较为常见的有急性结膜炎、鼻窦炎、口腔炎、喉炎、中耳炎和颈淋巴结炎、支气管炎和肺炎等。②病原通过血液循环播散到全身,细菌感染并发败血症时,可导致化脓性病灶,如皮下脓肿、关节炎、脑膜炎、泌尿系统感染等。③由于感染和变态反应对机体的影响,可发生风湿热、肾炎、肝炎、心肌炎、紫癜及其他结缔组织病等。

营养不良、贫血、维生素缺乏、过度疲劳、着凉或缺乏锻炼、居住环境拥挤、大气污染等均是呼吸道感染的诱因。因此全科医生要做好健康宣传工作,对于小儿家长要进行科学的养育指导,让小儿养成健康的生活习惯。提倡母乳喂养,均衡膳食、防治佝偻病和营养不良。保证充足的睡眠、进行适度运动,避免被动吸烟,居住环境要通风,少去人多拥挤、通风不畅的公众场所。

六、思考题

1. 小儿急性上呼吸道感染应与哪些疾病相鉴别？
2. 简述小儿上呼吸道感染的治疗。
3. 简述小儿上呼吸道感染的并发症。

七、推荐阅读文献

1. 王卫平,毛萌,李廷玉.儿科学[M].8版.北京:人民卫生出版社,2013:264-287.
2. 胡亚美,江载芳.诸福棠实用儿科学[M].8版.北京:人民卫生出版社,2015:1247-1288.
3. 陆权等.中国儿童普通感冒规范诊治专家共识[J].中国实用儿科杂志,2013,28(9):680-686.

（张凯峰　徐　秀）

案例 60

小儿哮喘

一、病历资料

1. 现病史

患儿,男孩,8 岁,因"反复咳喘 4 年余,加重 2 天"到社区卫生服务中心就诊。患儿 4 年前因呼吸道感染后出现气喘,之后经常出现咳喘,多于春秋季发病,发病时以气喘为主,伴有咳嗽,喘息夜间加重。每次发病后前往医院给予支气管舒张剂治疗后缓解。不发作时没有咳喘,没有用任何药物预防治疗。2 天前患儿受凉后出现流涕、咳嗽,并伴有气喘,夜间气喘加重,呼吸加深,走路时气促,能平卧,没有端坐呼吸,没有大汗淋漓,没有恐惧不安,讲话时语言连贯。

患儿大小便正常,近 2 天胃纳欠佳。

2. 既往史

既往有反复咳喘病史,可用支气管舒张剂控制。婴儿期有湿疹病史,3 岁后出现过敏性鼻炎,发作时用立复汀喷鼻治疗。有尘螨过敏,没有药物食物过敏史,按时预防接种。父亲有哮喘及过敏性鼻炎病史,母亲体健。

3. 体格检查

T 36.6℃,P 115 次/min,R 34 次/min,神清,呼吸略促,鼻翼扇动(+),营养可,没有特殊面容,口周略绀,咽部充血,双侧扁桃体无肿大,口腔黏膜完整,无疱疹,全身皮肤未见皮疹。双侧瞳孔等大等圆,结膜没有充血。胸廓无异常,无明显三凹征,双侧呼吸音对称,双肺呼吸音粗,呼气末可及散在的哮鸣音,未及湿啰音,呼吸规则,心律齐,心音有力,未及杂音。全腹软,无压痛,肝脾肋下未及。四肢无畸形,指端暖,肌张力可。

4. 实验室和辅助检查

血常规:WBC 9.4×10^9/L,RBC 3.05×10^{12}/L,PLT 262×10^9/L,Hb 122 g/L,N 30.1%,LY 63%,E 6.2%;未见异常淋巴细胞。

CRP<8 mg/L。

胸部 X 线检查:双肺未见实质性改变。

肺功能检查:肺功能检查示一秒钟用力呼气容积(FEV1)占预计值 76.26%,呼气峰流速值(PEF) 2.98,支气管舒张试验阳性,激发试验阳性。

既往过敏原测试:户尘螨 80.5 IU/m;总 IgE>200 IU/ml。

二、诊治经过

初步诊断：小儿哮喘。

诊治经过：全科医生仔细询问了患儿的既往咳喘病史以及用药情况，最近感染、运动情况等情况，考虑患儿咳喘多年，未予长期治疗，本次上呼吸道感染后急性发作，给予患儿雾化吸入支气管舒张剂沙丁胺醇症状缓解，并建议患儿应坚持长期用药抗炎、降低气道反应性、防止气道重塑。全科医生将患儿转诊到儿科医院呼吸科医生处。经专科医生诊治，考虑患儿既往有哮喘又有过敏性鼻炎，且患儿家属不愿接受激素治疗，故给予白三烯受体拮抗剂（LTRA）长期治疗，建议定期社区随访。

1月后，患儿至社区卫生服务中心就诊，复查肺功能正常。全科医生建议其继续目前治疗，并对其加强哮喘的教育与管理，向家属宣传哮喘的基本知识，该患儿有尘螨过敏，故社区医生加强对于患儿的卫生宣教，建议必要时可于专科医院进行脱敏治疗。鼓励患儿坚持每日定时测量 PEF、监测病情变化、记录哮喘日记。

三、病例分析

1. 病史特点
（1）患儿，男，8岁，反复咳喘4年余，加重2天。
（2）既往有反复咳喘病史，可用支气管舒张剂控制。
（3）有湿疹、过敏性鼻炎史，尘螨过敏，父亲有哮喘史。
（4）体格检查：T 36.6℃，HR 115次/min，R 34次/min，神清，呼吸略促，鼻翼煽动（+），营养可，口周略绀，咽部充血，双侧扁桃体无肿大，胸廓无异常，无明显三凹征，双侧呼吸音对称，双肺呼吸音粗，呼气末可及散在的哮鸣音，未及湿啰音，呼吸规则，心律齐，心音有力，未及杂音。全腹软，无压痛，肝脾肋下未及。
（5）实验室和辅助检查：

血常规：WBC 9.4×10^9/L，RBC 3.05×10^{12}/L，PLT 262×10^9/L，Hb 122 g/L，N 30.1%，LY 63%，E 6.2%；未见异常淋巴细胞。

CRP＜8 mg/L。

胸部X线检查：双肺未见实质性改变。

肺功能检查：肺功能检查示一秒钟用力呼气容积（FEV1）占预计值 76.26%，呼气峰流速值（PEF）2.98，支气管舒张试验阳性，激发试验阳性。

既往过敏原测试：户尘螨：80.5 IU/ml；总 IgE＞200 IU/ml。

2. 诊断和诊断依据

诊断：小儿哮喘。

小儿哮喘：患儿8岁，有反复咳喘史4年，夜间加重，常于春秋季发作，用支气管舒张剂治疗缓解。本次发作呼吸、心率略加快，双肺呼吸音粗，呼气末可闻及散在的哮鸣音，应用支气管舒张剂治疗有效，肺功能检查支气管舒张试验阳性，激发试验阳性，故小儿哮喘诊断成立。患儿走路时气促，讲话时语言连贯，可平卧，没有恐惧，没有三凹征，呼气末可及散在的哮鸣音，呼吸略促，根据哮喘急性发作期病情严重程度分级为轻度。

3. 鉴别诊断
（1）气道异物：可表现为呼吸困难，喘鸣，为吸气性呼吸困难，有异物吸入史。该患儿没有异物吸入病史，且其哮鸣音为呼气相出现，胸片未见异常，故不考虑该诊断。

(2) 肺结核：患儿没有长期低热、盗汗、消瘦、慢性咳嗽病史，且胸片 X 线检查双肺未见实质性病变，故肺结核可除外。

(3) 支气管肺炎：患儿有咳喘，呼吸略快，鼻扇，需除外支气管肺炎。但查体双肺未及湿啰音，应用支气管舒张剂后咳喘缓解，且 X 线胸片双肺未见实质性病变，故不考虑该诊断。

四、处理方案及基本原则

1. 治疗的目标
(1) 达到症状良好控制并能维持正常活动水平。
(2) 控制未来风险，将未来急性发作、恒定气流受限和药物不良反应的危险降到最低。

2. 防治原则
哮喘控制治疗应越早越好。要坚持长期、持续、规范、个体化治疗原则。治疗包括：
(1) 急性发作期：快速缓解症状，如平喘、抗炎治疗。
(2) 慢性持续期和临床缓解期：防止症状加重和预防复发，如避免触发因素、抗炎、降低气道高反应性、防止气道重塑，并做好自我管理。
注重药物治疗和非药物治疗相结合。

3. 急性发作期治疗
主要根据急性发作的严重程度及对初始治疗措施的反应，在原基础上进行个体化治疗。

(1) 吸入速效 β_2 受体激动剂：β_2 受体激动剂是目前最有效、临床上应用最广的支气管舒张剂，是缓解哮喘急性症状的首选药物。急性发作病情相对较轻时可选用短期口服短效 β_2 受体激动剂。针对该患儿全科医生给予吸入速效 β_2 受体激动剂后症状缓解。

(2) 糖皮质激素：全身应用糖皮质激素是治疗儿童重症哮喘发作的一线药物。吸入糖皮质激素(inhaled corticosteroid, ICS)对儿童哮喘发作的治疗有一定帮助，但病情严重时不能以吸入治疗替代全身糖皮质激素治疗，以免延误病情。

(3) 如哮喘急性发作经合理应用支气管舒张剂吸入速效 β_2 受体激动剂和糖皮质激素等哮喘缓解药物治疗后，仍有严重或进行性呼吸困难者，称为哮喘危重状态(哮喘持续状态, status asthmaticus)，应及时转诊至专科医院进行治疗，任何危重哮喘患儿禁用镇静剂。

4. 慢性持续期治疗
(1) ICS：是哮喘长期控制的首选药物，也是目前最有效的抗炎药物，通常需要长期、规范吸入。
(2) 白三烯受体拮抗剂：包括孟鲁司特和扎鲁司特。
(3) 缓释茶碱：用于长期控制时，主要是协助 ICS 抗炎。
(4) 长效 β_2 受体激动剂：药物包括丙卡特罗、沙美特罗、福莫特罗及班布特罗等。
(5) 肥大细胞膜稳定剂：色甘酸钠，常常用于预防运动及其他刺激诱发的哮喘。
(6) 全身性糖皮质激素：在哮喘慢性持续期控制哮喘发作过程中，全身性糖皮质激素仅短期应用于慢性持续期分级为重度持续患儿，长期使用高剂量 ICS 加吸入型长效 β_2 受体激动剂及其他控制药物疗效欠佳的情况下使用。

5. 转诊和随访
包括高度可疑哮喘的首次诊断和管理计划的制定；对于具有哮喘相关死亡高危因素的患者应在急性发作时尽早到专科医院就诊；哮喘严重发作或病情恶化；哮喘控制不佳，需重新评估治疗和监测；需检查过敏原和脱敏治疗的哮喘患者至专科医院就诊。病情缓解后转回社区，社区医生应依据专科医生意见进行治疗和管理，做好哮喘患儿的随访工作。随访内容包括检查哮喘日记、监测肺功能、评估哮喘控制情况、用药情况等。

五、要点与讨论

目前哮喘是儿童时期常见的一种难以治愈的慢性疾病,且患病率有逐年上升的趋势。哮喘治疗的目的是使患者的哮喘处于控制状态,不影响患者的日常生活和学习/工作。

对于哮喘急性发作的患儿,全科医生需要进行严重程度的分级,要正确识别重度及危重度哮喘,及时转诊(见表60-1)。

表60-1 哮喘急性发作严重度分级

临床特点	轻度	中度	重度	危重度
气短	走路时	说话时	说话时	
体位	可平卧	喜坐位	前弓位	
讲话方式	能成句	成短句	说单字	难以说话
精神意识	可有焦虑、烦躁	常焦虑、烦躁	常焦虑、烦躁	嗜睡、意识模糊
呼吸频率	轻度增加	增加	明显增加	减慢或不规则
辅助呼吸肌活动及三凹征	常无	可有	通常有	胸腹反常运动
哮鸣音	散在,呼气末期	响亮,弥漫	响亮,弥漫,双向	减弱乃至消失
脉率	略增加	增加	明显增加	减慢或不规则
奇脉(kPa)	不存在<1.33	可有 1.33~3.33	通常有 2.67~5.33	不存在(提示呼吸肌疲劳)
使用速效 β_2 受体激动剂后 PEF 占正常预计值或本人最佳值的百分数(%)	>80	60~80	<60 或治疗效应维持<2 h	<33
PaO_2(吸空气)(kPa)	正常	>8	<8,可能有紫绀	呼吸衰竭
$PaCO_2$(kPa)	<6	<6	≥6,短时内明显上升	呼吸衰竭
SaO_2(吸空气)	≥0.95	>0.92~0.95	0.90~0.92	<0.90

注:判断急性发作严重度时,只要存在某项严重程度的指标(不必全部指标存在),就可归入该严重度等级。

任何年龄的哮喘都是一种慢性呼吸道炎症性疾病,提倡采用阶梯式的治疗方案,方案分为5级,从第2级到第5级的治疗方案中都有不同的哮喘控制药物可供选择。喘长期治疗在各级治疗中,每1~3个月审核1次治疗方案,根据病情控制情况适当调整治疗方案。社区医生根据专科医生制定的治疗方案进行指导用药。

在哮喘的长期治疗中,管理和教育是哮喘综合治疗中非药物干预的重要环节。

(1) 避免诱发因素:这是在选择每一个级别治疗时首先要做到的,是哮喘长期治疗中重要的部分。对于需要进行过敏原测试的患儿建议去专科医院进行检测,根据检测结果社区医生要做好患者的健康教育工作,使哮喘儿童能够避免诱发因素。

(2) 个体化的管理和检测:通过健康教育,使哮喘儿童和家长了解哮喘控制的标准。儿童哮喘控制水平分级用于评估已规范治疗的哮喘患儿是否达到哮喘治疗目标及指导治疗方案的调整(见表60-2)。

表60-2 儿童哮喘控制水平分级

控制程度	日间症状	夜间症状/憋醒	应急缓解药的使用	活动受限	肺功能（≥5岁者适用）	定级标准	急性（需使用全身激素治疗）
控制	无或每周≤2天	无	无或每周≤2次	无	≥正常预计值或本人最佳值的80%	满足前述所有条件	每年0~1次
部分控制	每周>2天或每周≤2天但多次出现	有	每周>2次	有	<正常预计值或本人最佳值的80%	在任何1周内出现前述1项特征	每年2~3次
未控制						在任何1周内出现≥3项"部分控制"中的特征	每年>3次

出现任何一次急性发作都应去专科进行诊治，专科医生复核维持治疗方案是否需要调整，社区医生根据专科医生的意见进行治疗和随访。

在哮喘长期个体化的管理和监测中，社区医生应教会家长掌握一些有应用价值的管理检测工具包括哮喘日记记录，哮喘控制测试量表（ACT）等。

（3）建立良好的医患关系：由于儿童哮喘反复发作和慢性持续的特点，治疗和管理是长期的过程，建立好伙伴式的良好的医患关系对于患儿及其家长保持良好的依从性至关重要。全科医生需要通过反复的教育、解释、监测和调整治疗，检查患儿用药方法的正确性和纠正不良用药行为，消除患儿及其家长对哮喘本身的担心和畏惧长期药物治疗的不良反应，鼓励其战胜疾病的信心。

六、思考题

1. 小儿哮喘如何进行综合管理？
2. 儿童哮喘控制水平如何分级？
3. 小儿哮喘急性发作如何进行严重度的分级？

七、推荐阅读文献

1. 王卫平.儿科学[M].8版.北京:人民卫生出版社,2013:271-277.
2. 胡亚美,江载芳.诸福棠实用儿科学[M].8版.北京:人民卫生出版社,2015:706-722.
3. 中华医学会儿科学分会呼吸学组.儿童支气管哮喘诊断与防治指南[J].中华儿科杂志,2008,46:745-753.
4. 吴谨准.儿童哮喘控制测试的应用研究[J].中国实用儿科杂志,2011,26(4):256-259.

（张凯峰 徐 秀）

案例 61
小儿腹痛

一、病历资料

1. 现病史

患儿,女性,10 岁 1 个月,因"1 周前出现流涕、咳嗽,自服泰诺后缓解"就诊。今凌晨 5 点无明显诱因出现发热,体温最高 39℃,热型不规则伴有咽痛、恶心、脐周阵发性疼痛,无呕吐,无腰背及下腹部放射痛,无腹胀、腹泻。家中未予治疗,至社区卫生服务中心就诊给予患儿口服"美林糖浆"8 ml,半小时后体温下降,但腹痛未见缓解,遂住院治疗。发病以来患儿无头痛、头晕,无胸闷、心慌。精神软,食欲减退,小便正常。

2. 既往史

平素体健,无传染病史,无手术输血史,无药物、食物过敏史,按时预防接种。第 1 胎第 1 产,足月顺产,无窒息抢救史。出生体重 3 050 g。母乳喂养,按时添加辅食逐渐过渡至普食。3 个月会抬头,6 个月出牙,能够认人并可以坐。8 个月会向前爬。10 个月可以站。1 岁能够扶走。小学四年级,智力好。父母健在,非近亲结婚,否认遗传性疾病史。

3. 体格检查

T 36.5℃(R), P 90 次/min, R 20 次/min, BP 96 mmHg/60 mmHg。

神志清,精神软,面色稍白,呼吸平,眼眶无凹陷,皮肤黏膜弹性正常,无黄染,无出血点,浅表淋巴结未及肿大,双瞳孔等大等圆,对光反射佳,咽充血,两侧扁桃体无肿大。颈软,心律齐,未及杂音,双肺呼吸音粗,未及啰音。全腹软,未及包块,均有轻压痛,肠鸣音无亢进,无肌卫,无反跳痛。四肢活动正常,克氏征阴性,巴氏征阴性。

4. 实验室和辅助检查

血常规:WBC 11.24×10^9/L, N 72.3%, Hb 136 g/L, PLT 283×10^9/L, CRP 30.2 mg/L。尿常规:正常。粪常规:正常。粪隐血:阴性。

B 超:肠系膜淋巴结肿大,腹腔未见明显异常包块。

心电图:窦性心律不齐,T 波改变。

二、诊治经过

初步诊断:肠系膜淋巴结炎。

诊治经过:入院后复查血常规、尿常规、粪常规以及 B 超等检查。为防止外科性腹痛给予禁食,输液维持水、电解质平衡。头孢西丁钠抗感染,米雅调理胃肠道,抑制肠道有害细菌的发育,改善消化道症状。患儿入院三天后疼痛逐渐缓解,恶心症状消失。一周后患儿病情稳定,自觉症状消失,临床治愈出院。

三、病例分析

1. 病史特点
(1) 患儿,女性,10岁1月。
(2) 1周前有流涕、咳嗽,半天前出现腹痛。
(3) 体格检查:
T 36.5℃(R),P 90次/min,R 20次/min,BP 96 mmHg/60 mmHg。神志清,精神软,面色稍白,呼吸平,眼眶无凹陷,皮肤黏膜弹性正常,无黄染,无出血点,浅表淋巴结未及肿大,双瞳孔等大等圆,对光反射佳,咽充血。颈软,心律齐,未及杂音,双肺呼吸音粗,未及啰音。全腹软,未及包块,均有轻压痛,肠鸣音无亢进,无肌卫,无反跳痛。四肢活动正常,克氏征阴性,巴氏征阴性。
(4) 辅助检查:WBC $11.24 \times 10^9/L$,N 72.3%,Hb 136 g/L,PLT $283 \times 10^9/L$,CRP 30.2 mg/L。尿常规:正常。粪常规:正常。粪隐血:阴性。
B超:肠系膜淋巴结肿大,腹腔未见明显异常包块。

2. 诊断和诊断依据
诊断:肠系膜淋巴结炎。
诊断依据:患儿,10岁1个月,有上呼吸道感染史,发热,咽痛,脐周阵发性疼痛。全腹软,未及包块,均有轻压痛。WBC $11.24 \times 10^9/L$,N 72.3%,Hb 136 g/L,PLT $283 \times 10^9/L$,CRP 30.2 mg/L。B超:肠系膜淋巴结肿大,腹腔未见明显异常包块。肠系膜淋巴结炎诊断成立。

3. 鉴别诊断
(1) 急性胃炎:起病急,病程短,有腹痛、恶心、呕吐、食欲不振,呕吐严重时出现脱水、电解质紊乱。粪便检查有少量黏液、红、白细胞、潜血阳性。结合该患儿症状体征暂不予支持,内镜检查有助于鉴别诊断。
(2) 急性阑尾炎:该病于年长儿表现典型转移性右下腹疼痛,低热,恶心,呕吐,查体右下腹麦氏点压痛,反跳痛甚至肌卫,外周血白细胞总数及中性粒细胞计数升高,结合该儿体征暂不考虑。
(3) 泌尿系统感染:腹痛多在侧腹部或下腹部,多伴尿频、尿急、尿痛及发热,尿常规检查可确诊;也可先天畸形,如先天性肾积水、后输尿管症等并发的泌尿道感染。结合该儿目前症状体征暂不考虑。
(4) 过敏性紫癜:腹痛可在皮肤紫癜后发生,常为发作性绞痛或钝痛,有时可剧烈而误诊为外科急腹症,可并发消化道出血或消化道穿孔。依据病史体征该患儿暂不考虑。

四、处理方案及基本原则

1. 病因治疗
仔细询问病史,有无诱因,注意腹痛部位、性质和程度,伴随症状等。如果肠痉挛给予解痉剂,炎症疾病可选用有效抗生素。外科急腹症应及时手术。

2. 对症治疗
有水、电解质紊乱或休克,应及时纠正水、电解质失衡及抗休克治疗。病因诊断未明确前禁用吗啡、杜冷丁等药物,以免延误诊断。为防止外科性腹痛先给予患儿禁食,同时给予输液治疗;维持水、电解质平衡；实验室检查提示有细菌感染给予抗生素抗感染治疗。

3. 转诊及社区随访

(1) 腹痛患者需要手术治疗：急性阑尾炎，肠梗阻等应立即转往上级医院。
(2) 所有诊断不清的病例，应转诊进一步检查，以免误诊、漏诊。
(3) 给予常规治疗后，病情无缓解，进行性加重者应及时转诊。
(4) 当患者有休克症状时，或有呼吸困难、意识改变等，病情复杂、危重者及时转诊。

五、要点与讨论

急性肠系膜淋巴结炎是儿童腹痛常见的原因之一，1921年Brennemann首先报告本病，故亦称为Brennemann综合征。该病多见于儿童，尤其是7岁以下小儿，属于病毒感染，好发于冬春季节，常在急性上呼吸道感染病程中并发或继发于肠道炎症，病变主要累及末端回肠一组淋巴结，典型症状为发热、腹痛、呕吐，有时伴有腹泻便秘，腹痛可在任何部位以右下腹常见，腹痛性质不固定可表现为隐痛或痉挛样腹痛，在腹痛间隙患儿感觉较好，压痛部位靠近中成线偏高，不固定，无反跳痛及腹肌紧张，偶可见在右下腹扪及具有压痛的小结节样肿物，为肿大的肠系膜淋巴结。血白细胞增多或正常，淋巴结病理检查呈充血水肿但细菌培养阴性，临床常见病毒性急性肠系膜淋巴结炎。一些病例继发于细菌感染，最常见沙门菌感染，沙门菌感染大多引起的是急性胃肠炎，淋巴结可分离到沙门菌，严重者可形成脓肿和导致腹膜炎。腹部超声：急性肠系膜淋巴结炎可见低回声结节，直径大于10 mm，成堆出现且有明显互相融合，淋巴结周围有较强回声的条形肠系膜脂肪影相衬托。近年来由于高频超声的普及应用和人们对本病认识的提高，发病呈逐年增多趋势。

临床上该病诊断主要以排除性诊断为主，结合患儿病史、年龄、实验室检查、超声图像等综合分析。有以下情况可考虑急性肠系膜淋巴结炎：发病前有上呼吸道感染或肠道感染史；有发热、腹痛、呕吐等症状，腹痛多位于右下腹及脐周，为阵发性、痉挛性痛；体检压痛不固定，少有反跳痛及腹肌紧张；白细胞计数正常或轻度升高；腹部B超提示多发肠系膜淋巴结肿大，并排除其他引起腹痛的常见病。

本病为自限性疾病，治疗以对症、补液、抗感染等治疗基础病为主，预后大多良好，无需常规使用抗生素。小儿急性肠系膜淋巴结炎的预防同其他疾病的预防一样，让孩子从小养成良好的饮食习惯和生活习惯，多做户外运动，增强体质；注意饮食卫生，忌食生冷瓜果忌雪糕、冰淇淋等冷饮，少喝饮料，不吃零食，不暴饮暴食；注意气候变化，注意腹部保暖；餐后稍事休息，勿作剧烈运动。

六、思考题

1. 腹痛的临床诊断思维是什么？
2. 如何进行儿童疾病评估？
3. 全科医师如何把握小儿腹痛患者的转诊指征？
4. 小儿腹痛的处理原则有哪些？
5. 诊断小儿腹痛的注意事项有哪些？

七、推荐阅读文献

祝墡珠.社区全科医师手册——临床诊疗手册[M].上海：华东师范大学出版社.2010：25-28.

(张 韬)

案例 62
小儿腹泻

一、病历资料

1. 现病史

患儿,女性,2岁2个月,因"腹泻1天"就诊。患儿1天前无明显诱因出现腹泻,初为黄色稀便,后逐渐成水样便,共有5次,无黏液,无脓血,无异常腥臭,量中,有阵发性哭吵不安,病前无不洁饮食,无呕吐,无咳嗽、咳痰,无发热。村卫生室予头孢克洛、培菲康及蒙脱石散等治疗后,腹泻好转,但精神差,遂至社区卫生服务中心就诊。发病来患儿精神差,未进食,尿量明显减少。

2. 既往史

无传染病史,无手术外伤史,无输血史,无食物、药物过敏史。第1胎第1产,足月剖宫产,无窒息抢救史。出生体重:3 000 g。母乳喂养,5月添加辅食,现饮食同成人。3月抬头,6月独坐,5月认人,1岁左右行走,智力发育正常。预防接种按计划完成。父母体健,非近亲结婚,否认遗传性疾病史。

3. 体格检查

T 36.9℃,P 110次/min,R 30次/min,BP 80 mmHg/50 mmHg,Wt 11 kg。神志尚清,精神萎靡,面色稍白,呼吸平,眼眶稍凹陷。皮肤黏膜弹性稍差,无黄染,无出血点,浅表淋巴结未及肿大。双瞳孔等大等圆,口唇干,咽充血。颈软,心律齐,未及杂音,双肺呼吸音粗,未及啰音。全腹软,未及包块,肠鸣音亢进。四肢活动可,克氏征阴性,巴氏征阴性。

4. 实验室和辅助检查

血常规:WBC 5.86×10^9/L,N 20.3%,Hb 111.0 g/L,PLT 129×10^9/L,CRP<0.5 mg/L。尿常规:正常。粪常规:外观 黄色,白细胞 0~1/HP,红细胞 2~3/HP,隐血(+)。血电解质:K^+ 3.2 mmol/L,Na^+ 135 mmol/L,Cl^- 103 mmol/L。

心电图:窦性心动过速。

腹部B超:双侧髂窝少量积液。

粪培养:无沙门菌生长,无志贺氏菌生长。

二、诊治经过

初步诊断:腹泻;中度脱水;低钾血症。

诊治经过:患儿起病急,病程短,血常规及CRP正常,社区医生考虑患儿肠道病毒感染可能,存在中度脱水,予以收治入院。入院后24 h补液量为1 320~1 650 ml,血钠 135 mmol/L 考虑等渗性脱水用

1/2 张含钠液 220 ml 于 30～60 min 内快速滴注。然后按 8～10 ml/(kg·h)速度补液,8～12 h 后改为 5 ml/(kg·h)。见尿补钾,补钾浓度 0.2%～0.3%。纠正水、电解质紊乱。患儿入院第二天腹泻次数减少,哭时有泪,脱水情况纠正,血钾恢复正常,但仍有阵发性哭吵,继续补液维持水电解质平衡。同时予以口服益生菌。三天后患儿无哭吵,食欲增加,大小便正常。一周后患儿无明显不适,一般情况可,复查血常规正常。粪常规:正常,无隐血。粪培养:无沙门菌生长,无志贺氏菌生长。临床治愈出院。

三、病例分析

1. 病史特点

(1) 患儿,女,2 岁 2 月。

(2) 腹泻 1 天。

(3) 体格检查:T 36.9℃,P 110 次/min,R 30 次/min,BP 80 mmHg/50 mmHg,Wt 11 kg。神志尚清,精神萎靡,面色稍白,呼吸平,眼眶稍凹陷,皮肤黏膜弹性稍差,口唇干。颈软,心律齐,未及杂音,双肺呼吸音粗,未及啰音。全腹软,未及包块,肠鸣音亢进。四肢活动可,克氏征阴性,巴氏征阴性。

(4) 实验室和辅助检查:

血常规:WBC 5.86×10^9/L,N 20.3%,Hb 111.0 g/L,PLT 129×10^9/L,CRP<0.5 mg/L。尿常规:正常。粪常规:外观 黄色,白细胞 0～1/HP,红细胞 2～3/HP,隐血(+)。血电解质:K^+ 3.2 mmol/L,Na^+ 135 mmol/L,Cl^- 103 mmol/L。

心电图:窦性心动过速。腹部 B 超:双侧髂窝少量积液。粪培养:无沙门菌生长,无志贺氏菌生长。

2. 诊断和诊断依据

诊断:腹泻,中度脱水;低钾血症。

诊断依据:

腹泻,中度脱水:患儿起病急,腹泻 5 次,明显超过平日习惯的频率,粪质稀薄逐渐成水样便,无黏液。考虑急性腹泻。

患儿腹泻,有阵发性哭吵,尿量明显减少。P 110 次/min,BP 80 mmHg/50 mmHg,神志尚清,精神萎靡,面色稍白,眼眶稍凹陷,皮肤黏膜弹性稍差,口唇干。考虑中度脱水。

低钾血症:患儿入院时体温正常,无明显呕吐、腹泻、查血 K^+ 3.2 mmol/L,Na^+ 135 mmol/L,Cl^- 103 mmol/L。低钾血症诊断成立。

3. 鉴别诊断

(1) 轮状病毒肠炎:秋冬季发病,2 岁以下多见;起病急,病初常伴有发热、呕吐、上呼吸道炎症表现;随后腹泻,大便呈水样或蛋花汤样,少许黏液,无腥味;常伴有脱水和酸中毒;病程 3～8 天,呈自限性。检测病毒或病毒抗原、抗体有助于鉴别。

(2) 细菌性痢疾:该病一般多有不洁饮食引起,表现发热、腹痛、腹泻,大便呈黏冻状伴脓血,可有里急后重感,粪常规示大量脓细胞及红细胞,粪培养阳性可明确诊断,结合该儿目前症状体征及化验暂不考虑。

(3) 食物过敏症:多见于婴幼儿,主要对乳蛋白和大豆蛋白过敏,可伴呕吐,大便常带黏液和血,通常在 6 个月时症状最显著。6 个月至 14 岁患儿可出现湿疹、哮喘、过敏性鼻炎等全身症状。结合该儿暂不考虑。

四、处理方案及基本原则

1. 治疗原则

纠正脱水,调整饮食,加强护理,合理用药,预防并发症。对急性腹泻行抗感染和维持水、电解质平衡治疗,迁延、慢性腹泻需找出病因,控制腹泻。治疗过程中注意观察患儿病情变化,如果患儿出现口唇樱桃红,呼吸深快等酸中毒表现应及时纠正。

(1) 饮食疗法:

① 继续饮食,满足生理需要,补充疾病消耗,以缩短腹泻后康复时间。

② 以母乳喂养的婴儿继续哺乳,缩短每次哺乳时间,暂停辅食。

③ 人工喂养儿可喂以等量米汤、稀释牛奶或代乳品。

④ 严重呕吐或腹泻者可暂时禁食 4~6 h。

(2) 药物治疗:

① 控制感染。病毒或非侵袭性细菌引起肠炎,不用抗生素,应合理使用液体疗法、选用微生态制剂和黏膜保护剂。细菌性肠炎:抗生素治疗,根据细菌培养及药物敏感试验调整药物。

② 微生态疗法。有助于恢复肠道正常菌群的生态平衡,抑制病原体定植和侵袭。常用有双歧杆菌、需氧芽孢杆菌等制剂。

③ 肠黏膜保护剂。能吸附病原体和毒素、维持细胞的吸收和分泌功能,与肠道黏膜糖蛋白相互作用可增强其屏障功能,阻止病原微生物的攻击,如蒙脱石散。

④ 止泻剂。因抑制蠕动,增加细菌繁殖和毒素吸收,应尽量避免使用,如洛哌丁醇。

⑤ 锌剂和维生素。可缩短病程,有助于肠黏膜的恢复。

(3) 补液治疗:纠正水、电解质紊乱及酸碱平衡。

① 口服补液。预防脱水,纠正轻、中度脱水。口服补液量:轻度 50~80 ml/kg;中度 80~100 ml/kg,每 5~10 min 喂一次,每次 10~20 ml,少量多次。于 8~12 h 内将累积损失量补足。若病情加重,脱水无好转,随时改为静脉补液。

② 静脉补液。a. 定量:轻度脱水 90~120 ml/kg;中度脱水 120~150 ml/kg;重度脱水 150~180 ml/kg。b. 定性:等渗性脱水 1/2 张含钠液;低渗性脱水 2/3 张含钠液;高渗性脱水 1/3 张含钠液。

③ 定速。扩容阶段:2∶1 等张含钠液 20 ml/kg,于 30~60 min 内静脉推注或快速滴注;补充累积损失:前 8~12 h,速度 8~10 ml/(kg·h);维持补液阶段:后 12~16 h,速度 5 ml/(kg·h)。

④ 补钾。见尿补钾,补钾浓度 0.2%~0.3%;第 2 天及以后补液:生理需要量 60~80 ml/(kg·d),继续损失量丢多少补多少;用 1/3~1/2 张含钠液,24 h 静脉输入;轻度者可口服补液。

2. 转诊及社区随访

转诊指征:对于腹泻、呕吐症状严重,出现中重度脱水、电解质紊乱、酸中毒表现,大量脓血便及并发全身中毒症状如高热、休克、败血症的患儿应及时转诊上级或专科医院。

社区随访主要对患儿家庭进行健康教育:

(1) 小儿腹泻症状识别。蛋花汤样便:多见于轮状病毒性肠炎。水样便:见于大肠杆菌肠炎、金黄色葡萄球菌肠炎。绿水样便:可能由小儿肠毒性大肠杆菌肠炎引起。腥臭脓血便:见于侵袭性细菌肠炎。豆腐渣样稀便:见于白色念珠菌肠炎。粪便酸臭:由糖类、脂肪消化吸收不良引起。

(2) 小儿生活习惯培养。注意个人卫生,饭前便后勤洗手。

(3) 母乳喂养注意事项。宝宝出生后尽早哺乳,有正确的哺乳含接姿势。

(4) 腹泻预防常识。注意饮食卫生,瓜果蔬菜要洗净,不吃变质食物、隔夜菜等。

(5) 体质锻炼。平衡营养,多吃水果补充维生素。平常注意让小儿多运动。

(6) 患儿及家属心理疏导。通过生活方式的改变来改善小儿的腹泻。

五、要点与讨论

儿童腹泻,又叫小儿腹泻(infantile diarrhea),是一组由多病原、多因素引起的以大便次数增多和大便性状改变为特点的消化道综合征。儿童腹泻仍是当今世界上五岁以下儿童的第二大死因,6个月至2岁婴幼儿发病率相当高,是小儿营养不良、生长发育障碍和死亡的主要原因之一。我国2014年的一项调查显示,相较于2001年基线结果,2005年全国的小儿腹泻发生率在7.4%,较前下降了8.7%。虽然下降的趋势很明显,但仍然值得家长和公共卫生决策人员关注。

小儿腹泻有感染性与非感染性之分。感染性腹泻可以由多种病原体引起,较为严重的是霍乱、痢疾,而比较常见是轮状病毒引起的肠炎。小儿腹泻的发病人数会在每年10~11月期间的秋冬季达到一个高峰,因此又叫"秋季腹泻"。秋季腹泻,多由轮状病毒感染所致,多见于6~24个月婴幼儿,大于4岁的幼儿中少见。秋季腹泻通常起病急,常伴发热和上呼吸道感染,大便黄色水样或蛋花汤样,次数多,量多,水分多,无腥臭味,镜检有少量白细胞(代表有轻微炎症)。该疾病最严重的后果是脱水,一旦出现脱水,对婴幼儿的生命可能会造成威胁。但它也是一个自限性疾病,一般病程3~8天。轮状病毒感染也可引起惊厥、心肌酶损害等消化系统以外症状。非感染性腹泻包括饮食性腹泻、症状性腹泻、过敏性腹泻等,在儿童辅食添加太多太急、奶量过多或过少、气候变化等状态下,均有可能发生。同时,非感染性腹泻还可能是其他非胃肠道疾病的伴随症状,比如呼吸道感染引起的胃肠道反应、川崎病等。此外,在小儿对牛奶、鸡蛋等食物或药物过敏时,也有可能出现腹泻。

细菌性腹泻一般表现为急性起病,腹泻频繁,大便黏液状带脓血,有腥臭味,可伴腹痛和里急后重。侵袭性细菌包括侵袭性大肠杆菌、空肠弯曲菌、耶尔森菌、鼠伤寒杆菌,常引起痢疾样病变。全年均可发病,多见于夏季。大便镜检有大量白细胞和数量不等的红细胞,粪便细菌培养可找到相应的致病菌。严重感染可并发小肠结肠炎、败血症、肺炎、脑膜炎、心内膜炎、心包炎甚至格林-巴林综合征。一般根据大便的次数、性状可以初步判断腹泻的严重程度。大便越频繁,大便越稀所引起的脱水越重。但是,有些细菌性腹泻每次大便量不多,大便含有黏液样物质,每次大便完都还想再大便,我们称之为里急后重,这种腹泻也应该引起重视。如果腹泻伴有严重腹痛,大便为果酱样,婴儿出现哭闹,这是肠套叠的表现,是儿科的急症,家长必须立即送医院救治。

小儿生理性腹泻,是一种典型的非感染性腹泻。在婴儿出生开始吃奶后,消化系统一时未能对营养丰富的母乳适应,一段时间内,大便次数会增加,少则3~4次/天,多则6~7次/天。这期间,大便外观近似浆糊,黏稠发黄绿,但没有脓血,同时婴儿很可能出现湿疹。但这段时间以内,它们精神、食欲均良好,身高体重也达到正常指标,这样不属于病态,而是生理性的腹泻。这种腹泻可能会造成婴儿臀部皮肤刺激过多而成"红屁股",但因非病理,一般建议无须治疗,在婴儿逐步添加辅食并稳定以后,会自然恢复正常。生理性腹泻的机制目前并不清楚,某些研究发现,生理性腹泻可能为乳糖不耐受的特殊类型,在添加辅食后,大便即逐渐转为正常。

此外,乳糖不耐受所致的儿童腹泻主要有先天性乳糖不耐受和继发性乳糖不耐受。前者是一种常染色体隐性遗传病,即出生时乳糖酶活性低下或缺乏,这种类型极为少见。后者是多种原因所致的肠道上皮细胞损伤继发乳糖酶缺乏,多见于感染性腹泻、炎症性肠病、手术及药物损伤等,随着原发病的痊愈腹泻情况即好转。

腹泻程度主要以脱水临床表现和大便次数及性状来判定轻重,常见腹泻分为秋季病毒性腹泻和细菌性感染性腹泻,前者以轮状病毒(RV)感染较为常见,后者主要致病性大肠杆菌、空肠弯曲菌、沙门菌等。同时,应注意抗生素滥用,导致肠道菌群紊乱,诱发金黄色葡萄球菌肠炎及真菌性肠炎。长期的儿童腹泻,可能造成营养不良,甚至会导致错过生长发育机遇,造成不可逆转的发育障碍。短期腹泻中,最重要的危害是脱水。婴幼儿的身体组成成分中,水分比例较成年人要更高,年龄越小的婴儿,对水分的丢失越敏感,有可能造成体内电解质紊乱。当腹泻发生时,小儿脱水超过体重的5%,已经可能会造成严重后果;一旦超过15%,即可能造成生命危险。因此,除了应对腹泻症状和降热治疗等,在临床上,补液盐也是非常重要的救命良方。

根据脱水的程度可以判断腹泻的严重度。腹泻引起的脱水可分为轻、中、重度。轻度脱水患儿精神情况好,两眼窝稍有陷,哭时有眼泪,尿量基本正常,捏起腹部或大腿内侧皮肤后回缩尚快。中度脱水患儿口渴想喝水,婴儿四处找奶头,如果得到奶瓶,会拼命吸吮;啼器时泪少,尿量及次数也减少;检查见患儿两眼窝下陷,口舌干燥,捏起腹壁及大腿内侧皮肤后回缩慢。重度脱水患儿现为精神极度萎缩、昏睡,甚至昏迷;口渴非常严重,啼哭时无泪流出,尿量及尿次数明显数少。检查见患儿两眼窝明显下陷,口舌非常干燥;捏起腹壁及大腿内侧皮肤后回缩很慢。中度、重度脱水家长应该立即送医院治疗。

儿童腹泻往往引起脱水,因此治疗脱水是非常重要的。世界卫生组织(WHO)推荐的口服补液盐(ORS)进行口服补液疗法具有有效、简便、价廉、安全等优点,已成为主要的补液途径。小儿腹泻发生的脱水,大多可通过口服补液疗法纠正。重度脱水需静脉补液,补液的同时要纠正酸中毒,但轻、中度酸中毒无需另行纠正,因为在输入的溶液中已含有一部分碱性溶液,而且经过输液后循环和肾功能改善,酸中毒随即纠正。严重酸中毒经补液后仍表现有酸中毒症状者,则需要用碱性药物。常用的碱性药物有碳酸氢钠和乳酸钠。腹泻还要注意钾的补充,即见尿补钾。在重度脱水患儿有较大量的钾丢失,补液后循环得到改善,血钾被稀释,同时酸中毒纠正,钾向细胞内转移,所以易造成低血钾。重度脱水特别是原有营养不良或病程长,多天不进食的患儿,及时补钾更必要。一般补钾4~6天,严重缺钾者适当延长补钾时间。

六、思考题

1. 小儿补液治疗的要点?
2. 小儿腹泻病的治疗原则是什么?
3. 小儿腹泻病的病因分类有哪些?

七、推荐阅读文献

1. 陈永红,姚勇,姜玉武.儿科疾病诊断与疗效标准[M].上海:上海中医药大学出版社,2006:47-49.
2. 张美和.检验与临床诊断儿科学分册[M].北京:人民军医出版社,2006:336-350.
3. 吴升华,赵德育,周国平.儿科住院医师手册[M].13版.南京:江苏科学技术出版社,2013:488-499.
4. 祝墡珠,江孙芳,彭靖.社区全科医师手册——临床诊疗手册[M].上海:华东师范大学出版社,2010:464-466.

(张 韬)

案例 63
小儿白血病

一、病历资料

1. 现病史

患儿,男性,14岁,因"**乏力4月,颈部淋巴结肿大1月**"就诊。4个月前患儿在上呼吸道感染后出现乏力、活动后心悸,无发热、胸痛等不适,经治疗后缓解。1月前无意中发现左侧颈部有1枚肿大淋巴结,无触痛,当时未予重视,后相继发现左侧下颌角处及右侧枕部出现肿大淋巴结各1枚。患儿无发热,无皮肤瘀斑瘀点,无头晕,无牙龈出血,无血尿,无呕血黑便等。为明确病因,来社区卫生服务中心就诊,查血常规 RBC $3.1×10^{12}$/L WBC $3.82×10^9$/L,Hb 61 g/L,PLT $13×10^9$/L。有明显的贫血貌,考虑"白血病"可能,转上级专科医院诊治。

2. 既往史

G_1P_1,足月顺产,出生体重身长不详,无出生窒息抢救史,母乳喂养,按时添加辅食逐渐过渡至成人食。无不良嗜好。3个月会抬头,6个月出牙,能够认人并可以坐,8个月会向前,10个月可以站,12个月能够扶走。无传染病史,无食物和药物过敏史。幼时曾因利器划伤躯干右侧皮肤(具体不详),输红细胞悬液500 ml,血小板10 IU。初一学生,智力好。按时完成预防接种。父母体健,非近亲结婚,否认相关家族性病史。

3. 体格检查

T 36.8℃,P 88次/min,R 20次/min,BP 126 mmHg/70 mmHg。神清,精神可,贫血貌,睑结膜、口唇黏膜无苍白,皮肤巩膜无黄染,全身皮肤未见瘀斑瘀点,两侧脸颊皮肤各见两处黑色结痂,无出血、渗出。颈软,左侧颈部触及1枚3 cm×3 cm淋巴结,左侧下颌角触及1枚2 cm×3 cm淋巴结,右侧枕部触及1枚1 cm×1 cm淋巴结,均可活动、无粘连,质韧,无触痛。咽不红,扁桃体无肿大,胸骨无压痛,心音有力,心率约88次/min,律齐,心前区无杂音,两肺呼吸音清,未及明显啰音。躯干右侧皮肤可见一约8 cm陈旧性瘢痕,腹平软,肝肋下1 cm,脾肋下3 cm。四肢活动可,双下肢无水肿,NS(-)。

4. 实验室和辅助检查

血常规:RBC $3.1×10^{12}$/L,WBC $3.82×10^9$/L,Hb 61 g/L,PLT $13×10^9$/L。

骨髓涂片(外院)示:骨髓增生欠活跃,粒:红=3.5:1,淋巴系异常增生,占91%,其中原淋+幼淋占68%,粒红巨三系明显受抑。

二、诊治经过

初步诊断:急性淋巴细胞白血病。

诊治经过：上级专科医院专科医生给予泼尼松 5 mg tid 口服，患者血红蛋白、血小板明显下降，第二天予以输悬浮红细胞 1 IU，单采血小板 1 IU，继续泼尼松 5 mg tid 口服，辅以护胃、水化、碱化等治疗。经家属同意入院第三天行骨髓穿刺术，手术顺利。并予行骨髓细胞涂片、骨髓流式及基因检查。将泼尼松剂量调整为 10 mg bid 口服。由于患者血小板仍偏低，予输血小板 1 IU，泼尼松增至 10 mg tid 口服，根据多次复查血常规、肝肾功能、电解质、血糖、心肌蛋白、DIC，评估病情变化。泼尼松剂量逐渐调整为 15 mg tid 口服，多次予输血小板 1 IU。患者泼尼松治疗 1 周未见明显泼尼松效应，予停用泼尼松，改为地塞米松 3 粒 Tid 口服。血小板仍偏低，为 18×10^9/L，输血小板 1 IU，Fg 0.9 降低予 Fg 静滴治疗，继续护胃、水化、碱化等治疗。直至患者病情稳定出院。

三、病例分析

1. 病史特点
（1）患儿，男性，14 岁。
（2）发现颈部淋巴结肿大 1 月。曾输红细胞悬液 500 ml，血小板 10 IU。
（3）体格检查：神清，精神可，无明显贫血貌，睑结膜、口唇黏膜无苍白，皮肤巩膜无黄染，全身皮肤未见瘀斑瘀点，两侧脸颊皮肤各见 2 处黑色结痂，无出血、渗出。颈软，左侧颈部触及 1 枚 3 cm×3 cm 淋巴结，左侧下颌角触及 1 枚 2 cm×3 cm 淋巴结，右侧枕部触及 1 枚 1 cm×1 cm 淋巴结，均可活动，无粘连，质韧，无触痛。咽不红，扁桃体无肿大，胸骨无压痛，心音有力，心率约 88 次/min，律齐，心前区无杂音，两肺呼吸音清，未及明显啰音。躯干右侧皮肤可见一约 8 cm 陈旧性瘢痕，腹平软，肝肋下 1 cm，脾肋下 3 cm，四肢活动可，双下肢无水肿，NS（-）。
（4）实验室和辅助检查：血常规 WBC 3.82×10^9/L，Hb 61 g/L，PLT 13×10^9/L。骨髓涂片示骨髓增生欠活跃，粒：红＝3.5：1，淋巴系异常增生，占 91%，其中原淋＋幼淋占 68%，粒红巨三系明显受抑。

2. 诊断和诊断依据
诊断：急性淋巴细胞白血病。
诊断依据：患儿发病前有上呼吸道感染史，乏力，活动后心悸。查体：神清，精神可，两侧脸颊皮肤各见两处黑色结痂，无出血、渗出。颈软，左侧颈部触及 1 枚 3 cm×3 cm 淋巴结，左侧下颌角触及 1 枚 2 cm×3 cm 淋巴结，右侧枕部触及 1 枚 1 cm×1 cm 淋巴结，均可活动、无粘连，质韧、无触痛。腹平软，肝肋下 1 cm，脾肋下 3 cm，四肢活动可。血常规示：RBC 3.1×10^{12}/L，WBC 3.82×10^9/L，Hb 61 g/L，PLT 13×10^9/L。
骨髓涂片示骨髓增生欠活跃，粒：红＝3.5：1，淋巴系异常增生，占 91%，其中原淋＋幼淋占 68%，粒红巨三系明显受抑。急性淋巴细胞白血病诊断成立。

3. 鉴别诊断
（1）类白血病：由于不同病理因素刺激引起造血组织发生类似白血病血象表现的一种白细胞增生反应，主要表现为外周血出现幼稚细胞，伴白细胞数量增高或降低，骨髓象呈增生明显或极度活跃，多以成熟细胞为主，可有核左移。可行骨穿排除。
（2）再障：临床也可有发热、出血、贫血的表现，但体检肝脾淋巴结一般无肿大，外周血象三系均可下降，骨穿示有核细胞增生低下但无幼稚细胞增生，骨髓活检示造血细胞比例下降。可行骨穿排除。

四、处理方案及基本原则

1. 处理方案及原则
（1）早发现，早转诊。一旦发现孩子变懒，不爱运动，食欲减退、鼻血等应引起足够的重视。

(2) 遵照专科医生的治疗方案督促和指导小孩及家长完成治疗任务。

(3) 加强护理，白血病患儿白细胞低易合并感染，三餐前后、睡前要用生理盐水漱口，预防口腔溃疡。每日洗澡一次，勤换衣裤。避免去人多拥挤的公共场合。饭前便后要洗手。保持皮肤肛门和外周等部位清洁。避免擦伤、磕伤。

2. 转诊及社区随访

(1) 宣传小儿白血病知识，加强医患沟通，消除患儿及家属对白血病的恐惧。增强他们战神疾病的信心。

(2) 加强学习，识别小儿白血病早期症状，及时转诊。

(3) 配合专科医生做好患儿的后续随访。

五、要点与讨论

白血病为小儿常见的血液系统的恶性肿瘤，居儿童恶性肿瘤首位，是造血干细胞增殖分化异常而导致的恶性增殖性疾病，可分为急性淋巴细胞白血病和急性非淋巴细胞白血病。男性较高于女性，学龄前期与学龄期多见。小儿白血病具有两个特点：一是恶性程度高，病情发展迅速；二是对化学药物治疗很敏感，癌细胞容易杀灭，一般使用口服和静脉注射的方式进行化疗。随着新的抗白血病药物不断出现，新的化疗方案和治疗方法不断改进，幼儿期的白血病如能及时发现，采用适当的治疗手段，往往都能取得满意疗效。

引起白血病原因目前还不十分确切，但与以下因素有关：

(1) 物理和化学因素：如母亲在怀孕期多次接受过 X 线照射；父亲过多接触 X 射线，或孩子出生后多次接触 X 射线；母亲的职业经常接触苯、甲醛等化学物质；母亲在怀孕期间吸烟；孩子在室内外接触杀虫剂、除草剂；环境污染等。

(2) 体质因素：白血病不属于遗传性疾病，少数患儿染色体畸变白血病率高于正常人群。

(3) 病毒因素：某些病毒（人类 T 细胞白血病病毒）可引起人类白血病。

近年来小儿白血病的患者明显增加，调查结果发现，9/10 的患者家中半年之内曾经装修过。专家为了研究装修材料中的有害物质是否是小儿白血病的重要诱因，有意对其家庭居住环境和生活习惯进行了调查，九成患儿的家长承认自家最近曾经装修过，而且大多都是豪华装修。医学专家推测，装修材料中的有害物质可能是小儿白血病的一个诱因，芯板、榉木、曲柳等各种贴面板和各种密度板中含有甲醛，油漆中含有苯乙烯和部分大理石地面的辐射可能是罪魁祸首，因为甲醛和苯乙烯都是世界卫生组织确诊的致癌物，苯可以引起白血病和再生障碍性贫血也被医学界公认。同时这些污染气体释放缓慢，据了解，人造板材中甲醛的释放期一般为 3～15 年。

白血病主要表现为不规则发热，进行性面色苍白、衰弱、出血，以皮肤、牙龈出血、鼻衄常见，表现肝、脾、淋巴结肿大，可有骨骼疼痛，白细胞可增多、减少或正常，血红蛋白或血小板下降，骨髓象异常表现。白血病的确诊依靠骨髓穿刺，通过骨髓的细胞形态学、细胞免疫学和细胞遗传学。

确认后应进行正规化疗，坚持长期规则有序的维持化疗和定期强化疗。治疗期限：自维持治疗起，女孩 3 年，男孩 3.5 年。化疗期间患者的消化系统免疫功能降低，需注意营养，食新鲜清淡、蛋白质含量高易消化食物；加强支持疗法：化疗药物导致骨髓抑制使得红细胞、白细胞、血小板均降低，可出现贫血、出血，需要输血和成分输血，有条件时可酌情静脉输注丙种球蛋白及升白细胞药物；预防感染：化疗阶段保护性环境隔离对防止外源性感染具有较好效果，要注意口腔卫生，防止感染和黏膜糜烂。

预防：

(1) 做好优生工作，防止某些先天性疾病，如 21-三体、范可尼贫血等。

(2) 加强体育锻炼，注意饮食卫生，保持心情舒畅，劳逸结合，增强机体抵抗力。

（3）积极防治各种感染性疾病，尤其是病毒感染性疾病。做好预防接种。

（4）避免接触有害因素，家长必须防止药物、X射线和其他有害的放射线影响母体；让儿童在空气清闲时多做户外活动，以增强免疫能力；减少儿童在污染环境里的活动时间；房子装修6个月后再让儿童入住；儿童生病时一定到医院对症治疗，切忌家长擅自做主给孩子用药；儿童要少吃小食品（超量的防腐剂、铅、汞、钵等元素）；蔬菜瓜果一定要长时间浸泡后再食。

六、思考题

1. 急性淋巴细胞白血病的治疗进展？
2. 急性白血病的分型及实验室特点是什么？
3. 全科医生如何早期发现小儿白血病患者？

七、推荐阅读文献

1. 陈永红,姚勇,姜玉武.儿科疾病诊断与疗效标准[M].上海:上海中医药大学出版社,2006:101-104.
2. 张美和.检验与临床诊断儿科学分册[M].北京:人民军医出版社,2006:465-468.
3. 吴升华,赵德育,周国平.儿科住院医师手册[M].13版.南京:江苏科学技术出版社,2013:800-812.

（张　韬）

案例 64
小儿糖尿病

一、病历资料

1. 现病史

患儿,女性,12岁5个月,因"多饮、多尿、多食伴消瘦1月,恶心、呕吐1天"就诊。患者1月前在无明显诱因下出现多饮,伴多尿。每天饮水约1 800~2 400 ml,白天解尿3~4次,夜间2~3次,色清,量多。口干喜进甜食,食欲增加,米饭由1碗增至2碗,伴消瘦,乏力,倦怠感。今日晨起出现恶心、呕吐3次,吐出胃内容物,非喷射性,遂至社区卫生服务中心就诊。发病以来患儿体重减轻5 kg,无发热,无头晕抽搐,无意识障碍,无气急,无心慌胸闷,无咳嗽咳痰。

2. 既往史

平素体健,无高血压、心脏病史,无手术输血史,无食物、药物过敏史,按时预防接种。G_2P_2,足月,剖宫产,无窒息抢救史。出生体重:4 100 g。人工喂养,按时添加辅食逐渐过渡至普食,不挑食、偏食。3个月会抬头,6个月出牙,能够认人并可以坐。8个月会向前爬,10个月可以站,12个月能够扶走。小学五年级,发育好。否认疫水接触史,无不良嗜好。父母体健,非近亲结婚,家族中无高血压、糖尿病等遗传病史。

3. 体格检查

T 37℃,P 92次/min,R 20次/min,BP 122 mmHg/70 mmHg,Ht 141 cm,Wt 36 kg,BMI 18 kg/m²。神清,精神萎软,反应可,呼吸规则,无深长呼吸,未闻及烂苹果味,全身皮肤弹性稍差,无皮疹及大理石样花纹,浅表淋巴结未触及。眼眶轻度凹陷,眼球无突出,眼睑无水肿,无鼻扇,唇干,口唇及唇周无发绀,咽不红,扁桃体不大,口腔黏膜未见白色膜状物。颈软,三凹征(一),气管居中,甲状腺无肿大,双肺呼吸音清,对称,未闻及干湿啰音,呼气相无延长。心腹无异常,四肢温暖,脉搏细数,毛细血管充盈时间1 s,四肢肌力、肌张力正常,神经系统查体未见异常。

4. 实验室和辅助检查

血常规:WBC 3.66×10^9/L, N 45%, LY 46%, Hb 136 g/L, PLT 181×10^9/L。

尿常规:尿胆红素(一),尿白细胞(+),尿蛋白(一),尿糖(+++),尿酮体(++)。

随机血糖:20.61 mmol/L, FBG 15.4 mmol/L, HbA1c 13.5%。

血气分析:pH 7.424, PaO_2 46.5 mmHg, $PaCO_2$ 35.4 mmHg, HCO_3^- 22.7 mmol/L, SBE^- 1.1 mmol/L, ABE^- 0.7 mmol/L。

血电解质:K^+ 3.7 mmol/L, Na^+ 137 mmol/L, Cl^- 105 mmol/L, Ca^{2+} 1.16 mmol/L。

肝功能:ALT 45 IU/L,

LDH 110 IU/L，CK 85 IU/L，CK-MB 21 IU/L，cTnT 0.08 μg/L

血浆 C 肽：180 pmol/L(参考值：298.6～1 342 pmol/L)。

二、诊治经过

初步诊断：1 型糖尿病，糖尿病酮症。

诊治经过：社区医生结合患儿症状以及检验结果，考虑患儿为糖尿病酮症可能，转诊至上级医院儿科。儿科专科医生予以收治患儿入院。入院后专科医生给予复查随机血糖 20.61 mmol/L，尿糖(++++)，尿酮体(++)。根据血气分析，C 肽水平测定考虑患儿为 1 型糖尿病，糖尿病酮症，予以加强护理，保持呼吸道通畅，糖尿病饮食。并予小剂量胰岛素静脉维持降血糖，待血糖降至 17 mmol/L 后改为普通胰岛素 10 IU 三餐前 30 min 皮下注射；密切监测血糖，酌情调整胰岛素用量。住院期间经普通胰岛素调整血糖(末梢血糖)：餐前半小时血糖维持在 4.4～10 mmol/L，餐后 2 h 血糖维持在 4.2～11.2 mmol/L 后，改为诺和灵 30R 早 18 IU，晚 8 IU 餐前 30 min 皮下注射，并密切监测血糖，根据血糖调整胰岛素剂量。经上述治疗后血糖调整至：餐前血糖 3.8～10.9 mmol/L，餐后 2 h 血糖 4.2～11.2 mmol/L。患儿未诉特殊不适，无头晕、心悸及出冷汗等低血糖反应。神清，精神可，心肺腹查体无异常，四肢末梢暖，脉搏有力，NS(−)。予以出院。

三、病例分析

1. 病史特点

(1) 患儿，女性，12 岁 5 个月，多饮、多尿、多食伴消瘦 1 月，恶心、呕吐 1 天。

(2) 患儿 1 个月前在无明显诱因下出现多饮，伴多尿。每天饮水约 1 800～2 400 ml。白天解尿 3～4 次，夜间 2～3 次，色清，量多。口干喜进甜食，食欲增加，米饭由 1 碗增至 2 碗，伴消瘦、乏力、倦怠感。晨起出现恶心、呕吐 3 次，吐出胃内容物，非喷射性，遂来院就诊。1 月来患儿体重减轻 5 kg，无发热，无头晕抽搐，无意识障碍，无气急，无心慌胸闷，无咳嗽咳痰。

(3) 体格检查：T 37℃，P 92 次/min，R 20 次/min，BP 122 mmHg/70 mmHg，Ht 141 cm，Wt 36 kg，BMI 18 kg/m²。神清，精神萎软，反应可，呼吸规则，无深长呼吸，未闻及烂苹果味，全身皮肤弹性稍差，无皮疹及大理石样花纹，浅表淋巴结未触及。眼眶轻度凹陷，眼球无突出，眼睑无水肿，无鼻扇，唇干，口唇及唇周无发绀，咽不红，扁桃体不大，口腔黏膜未见白色膜状物。颈软，三凹征(−)，气管居中，甲状腺无肿大，双肺呼吸音清，对称，未闻及干湿啰音，呼气相无延长。心腹无异常，四肢温暖，脉搏细数，毛细血管充盈时间 1 s，四肢肌力、肌张力正常，神经系统查体未见异常。

(4) 实验室和辅助检查：尿常规：尿胆红素(−)，尿白细胞(+)，尿蛋白(−)，尿糖(++++)，尿酮体(++)。随机血糖 20.61 mmol/L。血气分析：pH 7.424，PaO_2 46.5 mmHg，$PaCO_2$ 35.4 mmHg，HCO_3^- 22.7 mmol/L，SBE −1.1 mmol/L，ABE −0.7 mmol/L，GLU 15.4 mmol/L，血 K^+ 3.7 mmol/L，Na^+ 137 mmol/L，Cl^- 105 mmol/L，Ca^{2+} 1.16 mmol/L，HbA1c 13.5%。血常规：WBC 3.66×10^9/L，N 45%，LY 46%，Hb 136 g/L，PLT 181×10^9/L。肝功能：ALT 45 IU/L，心肌酶无异常；血浆 C 肽：180 pmol/L(参考值：298.6～1 342 pmol/L)。

2. 诊断和诊断依据

诊断：1 型糖尿病，糖尿病酮症。

诊断依据：

(1) 1 型糖尿病：患儿 12 岁 5 个月，有多饮、多尿、多食伴消瘦。随机血糖 20.61 mmol/L，HbA1c

糖化血红蛋白 13.5%。血浆 C 肽：180 pmol/L（参考值：298.6~1 342 pmol/L），提示机体胰岛素分泌低下。1 型糖尿病诊断成立。

（2）糖尿病酮症：患儿有乏力、倦怠感、恶心、呕吐症状。体格检查发现其精神萎软，全身皮肤弹性稍差，眼眶轻度凹陷，唇干，脉搏细数，神经系统查体未见异常。尿常规：尿蛋白（－），尿糖（＋＋＋＋），尿酮体（＋＋）。血气分析提示 pH 7.424，PaO_2 46.5 mmHg，$PaCO_2$ 35.4 mmHg，HCO_3^- 22.7 mmol/L，SBE^- 1.1 mmol/L，ABE^- 0.7 mmol/L。血糖 15.4 mmol/L，血 K^+ 3.7 mmol/L，Na^+ 137 mmol/L，Cl^- 105 mmol/L，Ca^{2+} 1.16 mmol/L。糖尿病酮症诊断成立。

3. 鉴别诊断

（1）甲状腺功能亢进症：患儿有多饮、多食、多尿及消瘦病史，需考虑，但患儿甲状腺无肿大，无甲亢面容，必要时行 T3、T4 及 TSH 检查。

（2）成人迟发型自身免疫性疾病（LADA）：一般中青年起病，起病时三多一少症状明显，体形瘦，胰岛素分泌呈低平曲线，血 IAA、ICA、GAD 阳性率高，易发生自发性酮症。

（3）继发性糖尿病：可继发于皮质醇增多症、甲亢等引起激素分泌增多，这些物质有抵抗胰岛素的作用，或继发于肝脏、胰腺疾病，亦可因长期服用影响血糖代谢的药物或胰腺外分泌疾病，可使糖耐量减低，表现血糖升高。除血糖升高外，尚有原发疾病表现，可进一步检查以排除。

四、处理方案及基本原则

1. 处理方案

（1）加强护理，保持呼吸道通畅，糖尿病饮食，告病重。
（2）降血糖：胰岛素静脉滴注。
（3）密切监测血糖：酌情调整胰岛素用量。
（4）补液维持内环境稳定。
（5）完善检查：三大常规、电解质、肝肾功、心肌酶等。
（6）医患沟通，向家属交待病情及药物不良反应，告知住院期间患儿可能出现血糖控制不佳，出现酮症酸中毒、高渗性昏迷等危险患儿生命，也可能出现低血糖。

2. 转诊及社区随访

转诊指征：
（1）患儿出现威胁生命的急性代谢并发症。
（2）血糖控制差或波动较大时，患者反复出现低血糖或高血糖，需要严密监测和调整质量方案者。
（3）慢性病并发症进展，需要专科积极治疗者。
（4）合并严重感染、急性心脑血管意外、糖尿病足、严重外伤或需要手术治疗者。

五、要点与讨论

糖尿病指因胰岛素分泌不足而导致的以糖代谢紊乱为主的全身代谢性疾病。典型"三多一少"表现，即多尿、多饮、多食、体重减轻。临床可分为：①原发性糖尿病：包括胰岛素依赖性糖尿病（IDDM，1 型）和非胰岛素依赖性糖尿病（NIDDM，2 型）；②继发性糖尿病，可继发与胰腺病、激素病原性疾病、药物及化学因素影响、激素受体异常和某些遗传综合征等。小儿糖尿病以 1 型为多见。儿童期糖尿病主要指由于胰岛 β 细胞破坏导致胰岛素绝对分泌不足的 1 型糖尿病和胰岛 β 细胞分泌胰岛素相对不足的 2 型糖尿病。临床表现：起病较急，部分患儿常因感染或饮食不当而诱发，多尿为首发症状，如夜尿增多,甚至发生遗尿,较大儿童突然出现遗尿应考虑糖尿病的可能性。表现为精神萎靡、意识模糊甚至昏迷、呼吸深长,有酮味,节律不整,口唇樱红,恶心、呕吐、腹痛,皮肤弹性差,眼窝凹陷,甚至休克。

小儿糖尿病是由于胰岛素分泌不足所引起的内分泌代谢疾病,以碳水化合物、蛋白质及脂肪代谢紊乱为主,引起空腹及餐后高血糖及尿糖。临床表现为多饮、多尿、多餐和消瘦。小儿易出现酮症酸中毒,后期常有血管病变导致眼及肾脏受累。儿童时期的糖尿病可见于各年龄阶段,小至出生后3个月,但以5~7岁和10~13岁两组年龄多见,患病率男女无性别差异。儿童糖尿病起病多急骤,突然表现明显多尿、多饮、多餐、体重下降。学龄儿童每天饮水量和尿量可达3~4升或更多,常常夜间口渴饮水。胃纳增加但体重下降。年幼者常以遗尿、消瘦引起家长注意。婴幼儿患病特点常以遗尿的症状出现,多饮多尿容易被忽视,有的直到发生酮症酸中毒后才来就诊。儿童糖尿病约半数的孩子以酮症酸中毒为首发表现,而且年龄越小酮症酸中毒的症状越重。可出现恶心、呕吐、腹痛、食欲不振及神志模糊、嗜睡甚至完全昏迷等,"三多一少"症状反而被忽略。如果患儿出现神志模糊、嗜睡,甚至昏迷,呼吸深长、节律不正,呼吸带有酮味,则提示患儿酸中毒的发生。迅速给予纠正脱水、酸中毒及电解质紊乱,控制血糖。否则危及小孩生命。

小儿糖尿病绝大多数为1型糖尿病,儿童1型糖尿病终身需用胰岛素治疗。并以能保障患儿的生长发育和生理状态正常发展,能进行学习和劳动,血糖维持在7.8~11.1 mmol/L 尿糖定性测定在±~+之间,能防止发生酮症酸中毒或低血糖等合并症为治疗目标。

1. 饮食治疗

保证儿童正常生长发育的需要,热卡供给每天总热卡等于1 000千卡+(年龄-1)×(70-100)千卡。合理的饮食治疗是所有糖尿患者的治疗基础,摄入的热量要适合患儿的年龄、体重、日常的活动及平时的饭量。各种营养成分比例如下:蛋白质占总热卡15%~20%,以动物蛋白为主,碳水化合物占50%,以大米、谷类为主,脂肪占35%~40%,以植物油为主;有明显营养不良者应该提高总热卡及蛋白质比例。三餐分配一般以少量多餐适宜,餐间可加2次点心,避免低血糖发作。多吃纤维素性食物,使糖的吸收缓慢而均匀,从而改善糖的代谢。三餐比例为早餐1/5,中餐2/5,晚餐2/5 如经饮食管理后,患儿仍有饥饿感,可适当多吃一些蔬菜,并需要注意偷食的情况。

2. 胰岛素替代治疗

注意胰岛素的选择及用量。选择剂型应考虑病情轻重及年龄特点,首次治疗及有合并症如脱水、酮症及昏迷患儿一律选用普通胰岛素,并根据饮食情况及尿糖测定调整胰岛素用量。胰岛素在不同部位吸收速率不同,腹壁吸收率最快,其次上臂>大腿>臀部,随意乱选部位注射易使血糖波动。胰岛素除了在急救糖尿病酮症酸中毒时以外,一般均行皮下注射,注射时严格遵守无菌操作,每次注射应该更换部位,以避免局部皮下脂肪萎缩硬化,要有计划的安排注射部位,可以在两臂和大腿等处分别逐点分排注射,注射胰岛素后,注意观察低血糖症状:如苍白、软弱、出汗、心慌、饥饿感,严重者可有惊厥、昏迷。

3. 运动治疗

运动是儿童正常生长和发育所必需的生活内容,运动对于糖尿病儿童更有重要意义,没有严重的营养不良或并发感染者,应该进行正常活动。运动使肌肉对胰岛素的敏感性增加,而加速葡萄糖的利用,有利于血糖的控制。运动可降低血脂,增强体质,减少并发症。

4. 预防感染

经常洗头、洗澡,保持皮肤清洁。勤剪指甲,避免皮肤抓伤、刺伤和其他损伤。做好会阴部护理,防止泌尿道感染。如已发生感染,需用抗生素治疗,以免加重病情,诱发酮症酸中毒。

总之,小儿糖尿病是一个终身性疾病,治疗繁琐,须坚持长期治疗,定期随诊,对有合并症的小儿更应加强筛查,做到早期干预,减少并发症的出现,延长小儿寿命。并要求医务人员将治疗及护理知识详细的教会患儿及家长,如掌握疾病规律、饮食管理、尿糖测定方法、无菌注射技术、胰岛素剂量的计算与增减指征、对酮症酸中毒及低血糖的观察等。同时鼓励家长和患儿对疾病树立信心,对患儿进行心理治疗。

六、思考题

1. 儿童胰岛素治疗指征是什么?
2. 儿童糖尿病患者健康教育的重点是什么?
3. 全科医生如何指导小儿糖尿病个体化、全面系统的家庭干预?

七、推荐阅读文献

1. 陈永红,姚勇,姜玉武.儿科疾病诊断与疗效标准[M].上海:上海中医药大学出版社,2006:116-117.
2. 张美和.检验与临床诊断儿科学分册[M].北京:人民军医出版社,2006:179-183.
3. 吴升华,赵德育,周国平.儿科住院医师手册[M].13版.南京:江苏科学技术出版社,2013:179-183.
4. 祝墡珠,江孙芳,彭靖.社区全科医师手册——临床诊疗手册[M].上海:华东师范大学出版社,2010:310-320.

(张 韬)

案例 65
小儿高热惊厥

一、病历资料

1. 现病史

患儿,男性,1岁5个月,因"发热2天,抽搐3次"就诊。2天前无明显诱因下出现发热,体温高达40.7℃(R),热型不规则,伴有寒战,抽搐3次。表现为四肢抽搐,面色青紫,牙关紧闭,双目上视,家长按压人中穴后缓解,每次持续约10 min。目前患儿仍有发热遂来社区卫生服务中心就诊。患儿发病以来无流涕、咳嗽,精神可,食欲减退,大小便正常,睡眠正常。为明确诊断转上级医院就诊。

2. 既往史

有热性惊厥史,无传染病史及手术外伤史,无食物药物过敏史,无输血史。G_3P_3,足月,剖宫产。无窒息抢救,出生体重4 350 g。母乳喂养,按时添加辅食逐渐过渡至普食。3个月会抬头,6个月出牙,能够认人并可以坐,10个月可以站,12个月能够扶走智力好。预防接种按计划完成。父母体健。家族中无类似病史,无遗传性疾病史。

3. 体格检查

T 38.8℃(R),P 108次/min,R 26次/min。神志清,精神软,呼吸稍促,前囟闭合无隆起。双侧瞳孔等大等圆,光反射存在。咽充血,双侧扁桃体Ⅰ度肿大,伴脓性渗出。颈软,双肺呼吸音粗,未及啰音;HR 108次/min,律齐,心跳有力。全腹软,未及明显包块,无压痛。腹壁反射存在,双侧巴氏征阴性,克氏征阴性,布氏征阴性。四肢活动正常。

4. 实验室和辅助检查

入院前血常规:WBC 17.99×10^9/L,N 64.5%,Hb 117 g/L,PLT 328×10^9/L。

入院后血常规:WBC 12.68×10^9/L,N 67.1%,Hb 110.00 g/L,PLT 347×10^9/L。CRP 85.50 mg/L。尿常规:正常。粪常规:正常。肝功能:TP 64.0 g/L,ALB 44.9 g/L,GLB 19.1 g/L,TB 6.7 μmol/L,AST 38.2 IU/L,ALT 6.6 IU/L。肾功能:Cr 34.0 μmol/L,BUN 3.81 mmol/L,GLU 4.02 mmol/L。血清 Ca^{2+} 2.41 mmol/L。PCT 0.26 ng/ml。血清 Mg^{2+} 0.81 mmol/L。血清 Na^+ 136 mmol/L。脑电图:异常脑电图。心电图:窦性心动过速。头颅CT:无异常。咽拭子培养:正常。

出院前血常规:WBC 8.56×10^9/L,N 34.6%,Hb 121.00 g/L,PLT 388×10^9/L,CRP 7.20 mg/L。

二、诊治经过

初步诊断：急性扁桃体炎，复杂性热性惊厥。

诊治经过：入院后为明确治疗复查血常规，尿常规，粪常规，肝、肾功能，电解质等相关检查，给予吸氧，物理降温，布洛芬混悬液退热，安定鲁米那镇静，头孢替安抗感染等治疗，患儿体温逐渐下降，住院第三天体温降至正常亦无抽搐发生。一周后患儿一般情况可，无抽搐，但有咳嗽。复查血常规、CRP 正常。咽拭子培养：正常。临床治愈出院。

三、病例分析

1. 病史特点

(1) 患者，男，1 岁 5 个月。

(2) 发热 2 天，抽搐 3 次，既往有热性惊厥史。

(3) 体格检查：T 38.8℃，P 108 次/min，神志清，精神软，呼吸稍促，前囟闭合无隆起，双侧瞳孔等大等圆，光反射存在。咽充血，双侧扁桃体Ⅰ度肿大，伴脓性渗出。颈软，双肺呼吸音粗，未及啰音，心律齐，有力，全腹软，未及明显包块，无压痛。腹壁反射存在，双侧巴氏征阴性，克氏征阴性，布氏征阴性。四肢活动正常。

(4) 实验室和辅助检查：入院前血常规：WBC 17.99 10^9/L，N 64.5%，Hb 117 g/L，PLT 328×10^9/L。入院前血常规：WBC 17.99×10^9/L，N 67.5%，Hb 117 g/L，PLT 328×10^9/L。入院后血常规：WBC 12.68×10^9/L，N 67.1%，Hb 110.00 g/L，PLT 347×10^9/L。CRP 85.50 mg/L。尿常规：正常。粪常规：正常。肝功能：TP 64.0 g/L，ALB 44.9 g/L，GLB 19.1 g/L，TB 6.7 μmol/L，AST 38.2 IU/L，ALT 6.6 IU/L。肾功能：Cr 34.0 μmol/L，BUN 3.81 mmol/L，GLU 4.02 mmol/L。血清 Ca^{2+} 2.41 mmol/L。PCT 0.26 ng/ml。血清 Mg^{2+} 0.81 mmol/L。血清 Na^+ 136 mmol/L。脑电图：异常脑电图。心电图：窦性心动过速。头颅 CT：无异常。咽拭子培养：正常。出院前血常规：WBC 8.56×10^9/L，N 34.6%，Hb 121.00 g/L，PLT 388 10^9/L，CRP 7.20 mg/L。

2. 诊断和诊断依据

初步诊断：①急性扁桃体炎；②复杂性热性惊厥。

诊断依据：患儿发热伴寒战，精神差，食欲减退。查体咽充血，双侧扁桃体Ⅰ度肿大，伴脓性分泌物渗出。血常规：WBC 17.99×10^9/L，N 64.5%，Hb 117 g/L，PLT 328×10^9/L。急性扁桃体炎诊断成立。

患儿既往有热性惊厥史。本次发病有急性扁桃体炎，2 天内抽搐 3 次，表现为四肢抽搐，面色青紫，牙关紧闭，双目上视，持续约 10 min 后缓解。脑电图：异常脑电图。符合复杂性热性惊厥。

3. 鉴别诊断

(1) 病毒性脑炎：通常急性起病，有剧烈头痛、发热、呕吐、颈项强直及脑膜刺激征。周围白细胞计数正常或轻度升高，淋巴细胞比例上升，常有异常淋巴细胞。脑脊液检查有助于鉴别诊断。结合该儿体征暂不考虑。

(2) 癫痫：本病是由脑部兴奋性过高的神经元过量放电引起的阵发性大脑功能紊乱的一组临床综合征。一般为无热惊厥，常有家族史，临床表现不一，脑电图异常可协助诊断，结合该儿暂不考虑。

(3) 单纯性高热惊厥：首次发作年龄 6 月～2 岁；一般为全身性对称，发作时间短，不超过 5～10 min；发作时体温一般在 38.5℃以上；在一次热程中只发作一次；发作后没有持续的意识障碍和运动障碍；没有神经系统发育和脑结构异常，结合患儿发热后抽搐 3 次等病史可排除。

四、处理方案及基本原则

1. 处理方案

（1）对症处理：侧卧位或仰卧位，头偏向一侧，解松衣领；将纱布包裹的压舌板放在上下磨牙之间以防舌咬伤，牙关紧咬者不可强行撬开，以免损伤牙齿；有青紫或惊厥时间长者要及时吸氧。

（2）退热：药物降温——布洛芬或对乙酰氨基酚；物理降温——温水浴、冰袋等。

（3）止惊：首选药物地西泮，静脉缓慢注射或直肠注入，剂量每次 0.3～0.5 mg/kg，一次总量不超过 10 mg。次选用 10% 水合氯醛，每次 0.5 ml/kg，加等量生理盐水保留灌肠；或应用作用强而持久的药物，如苯巴比妥肌注，每次 5～10 mg/kg。

（4）针刺或按压：人中、合谷、百会、涌泉等穴位，一般仅需 1～2 个穴位。

（5）防治脑水肿：对于频繁、持续抽搐继发脑水肿者，可在应用止惊药的同时应用呋塞米、甘露醇或地塞米松。

（6）病因治疗：积极查找原因，治疗原发病。

2. 转诊及社区随访

有以下情况之一时，宜及时转至专科医院诊治。

（1）持续发热或反复高热，社区卫生服务中心治疗有困难时。

（2）病情较重、全身状况差，怀疑有重症感染，如脓毒症、心肺功能不全、颅内感染等。

（3）不明原因长期发热的患儿。

（4）新生儿发热。

平时应指导患儿保持良好的生活规律，避免过度疲劳及睡眠不足，加强营养，提高机体免疫力。室内经常开窗通风，督促有活动能力的儿童常到室外活动，减少小儿发生感染性疾病的概率。

五、要点与讨论

患儿，1 岁 5 个月，既往有热性惊厥史。本次发病有急性扁桃体炎，2 天内抽搐 3 次。表现为四肢抽搐，面色青紫，牙关紧闭，双目上视，持续约 10 min 后缓解。复杂性热性惊厥诊断成立。如果患儿出现惊厥持续 30 min 以上，或两次发作间歇意识不能完全恢复，尽快止惊，同时积极寻找并去除、治疗潜在病因。尽最大可能减少脑损伤。

惊厥是小儿时期较常见的中枢神经系统器质或功能异常的紧急症状，尤多见于婴幼儿。由于多种原因使脑神经功能紊乱所致，出现的时间多在发热开始后 12 h 内，表现为突然的全身或局部肌群呈强直性和阵挛性抽搐，常伴有意识障碍。小儿惊厥的发病率很高，5%～6% 的小儿曾有过一次或多次惊厥。惊厥频繁发作或持续状态常危及生命，可使患儿遗留严重的后遗症，影响小儿智力发育和健康。

引起小儿惊厥的病因很多，有时可同时存在几种因素，如高热伴有脑发育迟缓、低钙、低镁血症伴有脑发育迟缓等。最常见的病因是高热惊厥，其发病因素主要为感染，如中枢神经系统感染；呼吸系统、消化系统和循环系统感染等。简单性热性惊厥在不同年龄段发生率又有不同，从婴幼期（6 个月后）开始出现并逐渐增多，在 1～3 岁期间发病率呈逐渐上升达高峰，3～6 岁又出现逐渐下降的趋势，6 岁后罕见。

惊厥的诊断，关键在于寻找病因。因此在进行急救的同时，应详细采集病史，观察临床表现并细致的体格检查；根据线索再选做必要的辅助检查，多可明确病因。

由于不同年龄发生惊厥原因不同，故寻找病因时要考虑到与年龄相关的疾病。新生儿期：产伤、窒息、颅内出血、败血症、脑膜炎、破伤风和胆红素脑病多见。有时也应考虑到脑发育缺陷、代谢异常、巨细胞包涵体病及弓形体病等。婴幼儿期：高热惊厥、中毒性脑病、颅内感染、手足搐搦症、婴儿痉挛症多见。有时也应注意到脑发育缺陷、脑损伤后遗症、药物中毒、低血糖症等。年长儿：中毒性脑病、颅内感染、癫痫、中毒多见。有时须注意颅内占位性病变和高血压脑病等。

某些传染病的发生具有明显的季节性。冬春季应注意流行性脑脊髓膜炎及其他呼吸道传染病；夏秋季应多考虑乙型脑炎及肠道传染病如菌痢、伤寒等；冬末春初时易发生维生素D缺乏性手足搐搦症及一氧化碳中毒。此外，白果、桃仁、苦杏仁中毒都具有一定季节性。

有热惊厥多为感染所致，应详细询问传染病接触史及当地的流行情况。个别非感染惊厥有时亦可发热如持续癫痫、白果中毒等。无热惊厥大多为非感染性，应详询出生史、喂养史、智力与体格发育情况，既往类似发作史和误服有毒物质史及或脑外伤史。但严重感染在反应性差的小儿（尤其新生儿）可无发热，有时甚至体温上升。

惊厥发作时，应进行紧急止惊，同时注意观察抽搐情况及重点查体。重点检查神经系统，注意有无定位体征、脑膜刺激征和病理反射。此外，应注意心音、心律、杂音及肺部啰音，肝脾大小，血压高低。婴幼儿应检查前囟门、颅骨缝，必要时做眼底检查。并根据病史、体检及其他线索，选择性地进行实验室及其他辅助检查。

处理时要注意：

（1）患儿起病多急骤，家长心情急迫，我们应有同情心，积极处理。保持呼吸道通畅，防误吸引起窒息。惊厥时可用纱布包裹的压舌板或开口器放于上下齿之间，以防舌咬伤。

（2）不能以体温是否增高而定热性惊厥。因为大多数热性惊厥发生于体温上升过程中，而不是体温达最高点时发作。

（3）神经系统检查在惊厥时不易进行详细检查。因为那样不能客观评估且增加了患者负担。正在抽搐时仅能观察瞳孔反射、角膜反射及对刺激的反应。

（4）地西泮用量一定要掌握好量，不能盲目加量，以免造成中毒。

（5）先止惊后查因。止惊别忘了最快的是先按压人中。在没有静脉通道时，药物止惊可用安定。在使用镇静药物时，勿在短期内频繁轮用多种药物，或连续多次用同一止痉药物，以免发生中毒。

（6）及时吸氧，防止缺氧性脑损伤；新生儿惊厥存活者出现后遗症的占14%~61%（平均20%）。主要表现为脑性瘫痪、智力障碍、癫痫，其他还有共济失调、多动、视听障碍、语言障碍、轻微脑功能障碍综合征等。

预防复发指在易发年龄（6岁以前）应避免再次发作，防止惊厥持续状态，减少癫痫的发生，避免智力发育障碍。目前常用间歇服药法，即初次发作以后，发热时立即用药。有人试用安定栓剂，有一定效果。

急救要点：

（1）使患者侧卧位，头偏向一侧，松解衣扣，用压舌板缠上纱布垫在上下磨牙之间，以防咬伤舌头，保持呼吸畅通，保持安静。

（2）可针刺百会、人中、合谷、十宣、内关等穴位。

（3）有条件的应予吸氧，可肌肉或静脉注射地西泮（安定）10 mg/次。

六、思考题

1. 小儿惊厥的常见原因？
2. 小儿热性惊厥的诊断标准？
3. 小儿惊厥的急救措施有哪些？如何预防？

七、推荐阅读文献

祝墡珠,江孙芳,彭靖. 社区全科医师手册——临床诊疗手册[M]. 上海:华东师范大学出版社,2010:510.

(张 韬)

案例 66
小儿气道异物

一、病历资料

1. 现病史

患儿,女孩,4岁,因"气喘,呼吸困难 5 min"到社区卫生服务中心就诊。患儿于 5 min 前边玩边吃苹果时突然出现咳嗽,气喘,面色发绀,呼吸急促,大汗淋漓,无外伤史,无发热,无呕吐,无抽搐,无呼吸暂停,无意识丧失,无大小便失禁。

2. 既往史

出生史正常,既往没有反复呼吸道感染病史,没有食物药物过敏史,没有哮喘史,没有先心病史,按时预防接种。父母体健,否认近亲结婚,否认遗传病史。

3. 体格检查

T 36.7℃,P 134 次/min,R 48 次/min,神志清楚,营养可,头发黑,口周轻度发绀,双侧扁桃体无肿大,全身皮肤未见皮疹。球结膜充血,双侧瞳孔等大等圆。胸廓无异常,三凹征(+),气管居中,双肺听诊呼吸音清,可及吸气性哮鸣音,未及啰音,呼吸规则,心律齐,心音有力,未及杂音。全腹软,无压痛,肝脾肋下未及。四肢无畸形,指端暖,肌张力可。

4. 实验室和辅助检查

血常规:WBC 7.2×10^9/L,RBC 3.03×10^{12}/L,PLT 254×10^9/L,Hb 121 g/L,N 42%,LY 56%。

CRP<8 mg/L。

胸部 X 线检查:胸部未见实质性病变。

二、诊治经过

初步诊断:气道异物。

诊治经过:社区医生经过快速重点的病史询问以及查体后发现,患儿在边玩边吃苹果时出现咳嗽,继而面色发绀,喘鸣,吸气性呼吸困难,患儿既往无哮喘史,没有过敏史,没有心脏病史,本次急性起病,没有发热,没有外伤,考虑为小儿气道异物。患儿神志清楚,面色发绀,喘鸣,考虑为不完全梗阻,立即对患儿实施 Heimlich 腹部冲击法,经过急救处理,患儿排出苹果后喘鸣消失,面色渐红润,呼吸平稳。随后行胸部 X 线检查胸部未见实质性病变,血常规没有感染征象。在社区医院观察,待其生命体征平稳后建议其转诊至专科医院进行全面的诊治。

患儿转诊至专科医院后生命体征平稳,没有咳嗽,精神反应好,查体双肺呼吸音对称,胸部螺旋CT检查未见异常,专科医生进行健康宣教,并嘱如有反复呼吸道感染必要时行纤维支气管镜检查。

三、病例分析

1. 病史特点

(1) 男孩,4岁,气喘、呼吸困难5 min。

(2) 玩耍进食时突然出现咳嗽,喘鸣,呼吸困难。

(3) 无哮喘史,无过敏史。

(4) 体检:T 36.4℃,P 134次/min,R 48次/min,神志清楚,口周轻度发绀,双侧扁桃体无肿大,全身皮肤未见皮疹。球结膜充血,双侧瞳孔等大等圆。胸廓无异常,三凹征(+),气管居中,双肺听诊呼吸音清,可及吸气性哮鸣音,未及啰音,呼吸规则,心律齐,心音有力,未及杂音。全腹软,无压痛,肝脾肋下未及。四肢无畸形,指端暖,肌张力可。

(5) 实验室和辅助检查:

血常规:WBC $7.2×10^9$/L,RBC $3.03×10^{12}$/L,PLT $254×10^9$/L,Hb 121 g/L,N 42%,LY 56%。

CRP<8 mg/L。

胸部X线检查:胸部未见实质性病变。

2. 诊断和诊断依据

诊断:小儿气道异物。

诊断依据:患儿在边玩边吃苹果时出现咳嗽,继而面色发绀,喘鸣,吸气性呼吸困难,患儿既往无哮喘史,没有过敏史,没有心脏病史,本次急性起病,没有发热,没有外伤,考虑为小儿气道异物。

3. 鉴别诊断

(1) 支气管哮喘:哮喘患儿有反复咳喘史,发作时查体肺部听诊呼气末可及喘鸣音,感染、剧烈运动、季节变化时容易出现。该患儿有咳嗽、气喘需与支气管哮喘鉴别。但该患儿没有哮喘史,没有过敏史,为吸气性呼吸困难且有明确的异物吸入病史,故哮喘暂不考虑。

(2) 支气管肺炎:患儿有咳嗽、呼吸困难、面色发绀需与支气管肺炎鉴别,但该患儿病程较短,有异物吸入史,胸片未见实质性病变,故暂不考虑该诊断。

(3) 气胸:患儿急性气喘、呼吸困难需要和气胸鉴别,但患儿没有外伤史,听诊双肺呼吸音对称,X线胸片未见异常,故不考虑。

四、处理方案及基本原则

支气管异物是儿科的常见急危疾病之一,可以造成小儿的突然死亡。异物吸入后及时有效的施救是至关重要的。

当幼儿发生异物呛入气管时,患儿有反应,无明显呼吸困难,咳嗽有力,先鼓励幼儿自行咳嗽咳出异物。若咳嗽无力,出现无效咳嗽,面色发绀,呼吸困难,声音嘶哑喘鸣,可试用下列手法诱导异物排出:

1. 儿童腹部冲击法

(1) 清醒患者:抢救者站在患儿背后,用两手臂环绕患者的腰部,一手握空心拳,将拇指侧顶住患者腹部正中线肚脐上方两横指处,剑突下方,用另一手抓住拳头、快速向内、向上挤压冲击患者的腹部,约每秒一次,反复5~6次,检查异物是否排出,如未排出,继续实施直至异物排出或患者失去反应(见图66-1)。

(2) 昏迷患者:患儿仰卧,操作者位于患儿一侧或骑于髋部,一手掌根于患儿剑突和脐之间,另一手压在这只手上,两手同时用力,向头侧快速冲击,直至异物排出。

2. 婴儿(<1岁)救治法(拍背、胸部快速按压法)

操作者取坐位或单膝跪地,将婴儿俯卧于操作者一侧手臂上,手托住婴儿头及下颌,头部低于躯干,将前臂靠在膝盖或大腿上,用另一手掌根部向前下方,用力叩击婴儿背部肩胛之间,每秒一次,拍打5次。然后,用手固定头颈部,两前臂夹住婴儿躯干,小心将其翻转呈仰卧位,翻转过程中,保持婴儿头部低于躯干,用两指快速、冲击性按压婴儿两乳头连线正下方5次,每秒一次,然后反复进行,直至异物排出或婴儿失去反应(见图66-2)。

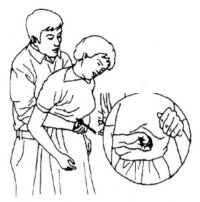

图66-1 异物吸入施救儿童腹部冲击法

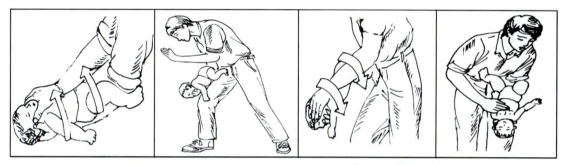

图66-2 异物吸入施救婴儿(<1岁)救治法(拍背、胸部快速按压法)

3. 对于意识不清的气道梗阻患者的治疗

对患者进行心肺复苏,立即实施基础生命支持Basic Life Support(BLS)和高级生命支持Advanced Life Support(ALS)。

上述方法无效或情况紧急,应立即将患儿送专科医院,医生根据病情施行气管镜钳取术或做气管切开术。

小儿气道异物急救流程如图66-3所示。

4. 转诊与随访

凡病史可疑,临床上出现气道异物症状而无明确异物吸入史或呛咳史的患儿以及呼吸道感染久治不愈者均应转诊至上级医院以进一步确诊。

社区医生对于所有异物吸入史的患儿,经过初步处理其生命体征平稳后均应转至专科医院进行全面诊治。如经过初步处理异物未排除或情况紧急,立即转专科医院进行诊治。

气道内吸入异物作为小儿意外的一种,是完全可以预防的,所以社区医生在随访工作中要做好宣教工作。

五、要点与讨论

支气管异物是儿科的常见急危疾病之一,可以造成小儿的突然死亡,多见于5岁以下儿童,严重性取决于异物的性质和造成气道阻塞的程度。异物分内源性和外源性,内源性异物系因呼吸道炎症发生的假膜、血块、脓液、呕吐物等;外源性异物乃经口吸入的各种物品。

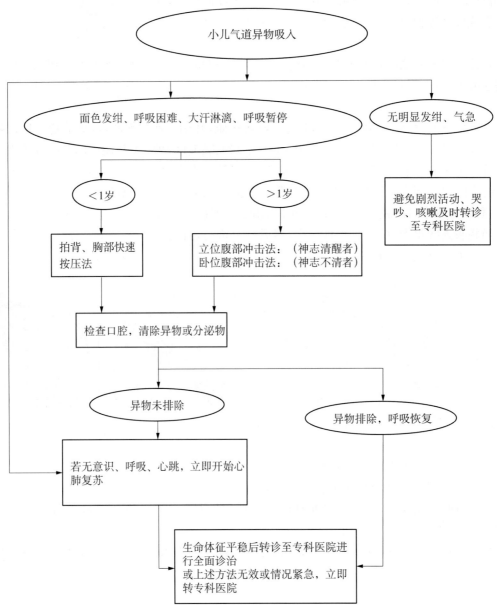

图 66-3 小儿气道异物急救流程

小儿进食时常常爱哭笑打闹,学龄期的儿童喜将一些小玩具含于口中,当其哭笑、惊恐而深吸气时,极易将异物吸入气管。临床上表现为吸入异物后突然发生剧烈呛咳、憋气、呼吸困难、气喘、声嘶。经过阵发性咳嗽后,异物如贴于气管壁或卡在支气管分支中不动,则症状暂时缓解。但经活动体位变动后异物又活动,则重新可引起剧烈咳嗽和呼吸困难。较大异物完全嵌顿于喉头气管时则发生窒息;较小的异物嵌顿于喉头者,除有吸气性呼吸困难和喉鸣外,大部分有声音嘶哑甚或失音。如异物落入支气管后活动范围小,因而咳嗽症状也轻。若异物较大而嵌在气管隆突之上,则表现为混合性呼吸困难,同时有喘鸣音。小的矿物性异物,可以没有显著症状,经过数周或数月后,肺部发生病变,出现慢性支气管炎、慢性肺炎、支气管扩张或肺脓肿等症状。

气道梗阻分为不完全阻塞和完全阻塞。不完全性阻塞时患者出现咳嗽或咳嗽无力,气喘,呼吸困难,吸气时可以听到高调声音,皮肤、甲床、口唇、面色发绀。气道完全性阻塞时,较大的异物完全堵住喉部或气管,患者面色青紫,不能说话、不能咳嗽、不能呼吸,很快发生窒息,呼吸心跳停止。当发生梗阻时,患者常常有一种特殊表现会不由自主地手呈"V"字状紧贴于颈前喉部,表情痛苦。

一旦发生气道异物吸入,早期诊断和治疗至关重要,应注意以下几点:

1. 详细询问病史

病史是诊断气道异物的重要依据,异物进入气道,气管黏膜受刺激而引起呛咳。但也有患儿呛咳症状暂时缓解或因异物小、机体反应差或异物易通过声门进入下呼吸道则可无咳嗽或呛咳不典型。

2. 熟悉呼吸道异物的临床特点

异物进入气管后立即发生剧烈呛咳,常伴有呼吸困难,片刻后症状缓解,以后的症状体征视异物的大小和异物存留部位的不同而异。气管异物可出现咳嗽、吸气性呼吸困难,睡眠时咳嗽及呼吸困难均减轻。支气管异物可有咳嗽、喘鸣,以后因异物堵塞支气管并发炎症,会产生肺不张、肺部继发感染。因此,对患有支气管炎、肺炎经过合理的治疗而反复不愈者,我们要警惕异物的存在。

3. 呼吸道异物的 X 线表现

常与异物吸入的时间、异物的大小以及部位有关,吸入的时间短、异物小或仅存在声门下、总气道者大多无 X 线表现。因此,对于临床上怀疑气管异物而 X 线检查阴性或不典型者,应反复阅片,并作胸透动态观察。

4. CT 的临床应用

CT 在儿童呼吸道异物的判断和定位中具有重要的价值。通过三维重建的仿真支气管镜可以显示出异物所在的部位和大小。

5. 支气管镜检查

支气管镜检查是诊治、鉴别呼吸道异物最直接最可靠的方法。故临床上出现气道异物症状而无明确异物吸入史或呛咳史的患儿,以及呼吸道感染久治不愈者,应作支气管镜检查,减少误诊。

健康教育为社区医生不可推卸的职责,气道内异物吸入作为小儿意外的一种,是完全可以预防的,要做好以下宣教工作:

(1) 应教育儿童不要养成口内含物的习惯。当小孩口中含有食物的时候,不要逗引他们嬉笑、说话或惊吓哭闹。孩子容易吸入的小物件小玩具应放置在儿童拿不到的地方以确保安全。

(2) 呕吐处理:当小孩呕吐时,应该把他的头偏向一侧,使他容易吐出,以免吸入气管。

(3) 3 岁以下小儿应尽量少吃干果、豆类食物。

(4) 学龄前儿童应培养良好的生活习惯,不要将笔套等学习用品含于口中,勿将小儿玩具含于口中玩耍。

六、思考题

1. 简述气道梗阻的表现。
2. 详述<1 岁婴儿气道异物的救治手法。
3. 试述幼儿气道异物吸入的救治手法。

七、推荐阅读文献

1. 戴咏肖.小儿气道异物的急救与护理[J].当代医学,2007,(10):126-127.
2. 蔡栩栩.小儿呼吸困难的鉴别诊断和急诊处理[J].小儿急救医学,2005(12):419-420.
3. 祝墡珠.全科医生临床实践[M].北京:人民卫生出版社,2013:409-422.

(张凯峰 徐 秀)

案例 67

麻　疹

一、病历资料

1. 现病史

患儿,女性,9个月,因"发热、流涕、流泪、咳嗽4天,出现皮疹1天"就诊。患儿4天前无明显诱因出现发热,测体温39.1℃,并伴有流涕、流泪、咳嗽等症状,自行在药店买"美林"等退热治疗,高热持续不退;今日自耳后、颈部、面部、躯干陆续出现皮疹来社区卫生服务中心就诊。患儿精神差,较烦躁,食欲差。

2. 既往史

第1胎,第1产,足月顺产。于2014年4月15日出生于贵州,出生体重2 980 g。母乳喂养,加辅食少量,居住在贵州山区,未进行计划免疫。1周前由贵州来沪。父母体健,母孕期无发热感染史,无药物过敏史,无外伤史。

3. 体格检查

T 39.8℃,P 148次/min,R 54次/min,Ht 66.8 cm,Wt 6.7 kg,皮下脂肪0.5 cm。咽:充血明显,口腔黏膜可见Koplik斑;结膜充血,眼睑红肿。心脏:心率快,148次/min,无杂音。肺:双肺呼吸音粗,可闻及湿啰音。腹部:软,平坦。脊柱、四肢无畸形,活动自如。面部,颈部,躯干可见红色斑丘疹,有些融合成片,压之褪色。

4. 实验室检查和辅助检查

血常规:WBC 9.2×10^9/L,LY 64.5%。
胸片:间质性肺炎。

二、诊治经过

初步诊断:麻疹并发肺炎,轻度营养不良。

诊治经过:社区全科医生仔细询问病史,接种史及查体,患儿为外地来沪,未接种过麻疹疫苗,根据典型病史及辅助检查诊断为麻疹合并肺炎,根据身高体重比诊断为轻度营养不良。患儿合并肺炎,症状较重,高热,给予退热对症处理,进行喂养指导,嘱疾病愈后儿保体检随访营养不良,麻疹转专科医院隔离治疗。

三、病例分析

1. 病史特点

(1) 女童,9 个月,发热、流涕、流泪、咳嗽 4 天,出现皮疹 1 天。

(2) 外地来沪,未接种麻疹疫苗。

(3) T 39.8℃,P 148 次/min,R 54 次/min,Ht 66.8 cm,Wt 6.7 kg,皮下脂肪 0.5 cm。咽:充血明显,口腔黏膜可见 Koplik 斑。结膜充血,眼睑红肿。心脏:心率快,148 次/min,无杂音。肺:双肺呼吸音粗,可闻及湿啰音。腹部:软,平坦。脊柱、四肢:无畸形,活动自如。面部、颈部、躯干可见红色斑丘疹,有些融合成片,压之褪色。

(4) 实验室检查:WBC $9.2×10^9$/L,LY 64.5%,WBC $9.2×10^9$/L,LY 70.5%。胸片:间质性肺炎。

2. 诊断和诊断依据

诊断:麻疹并发肺炎;轻度营养不良。

诊断依据:该患儿 9 个月,外地来沪,未接种麻疹疫苗,病史为前驱症状:①发热;②咳嗽等上呼吸道炎;③流泪,结膜红肿等结膜炎;④出疹:发热 4 天后出现皮疹,皮疹为斑丘疹,有些融合成片,充血明显;⑤口腔黏膜可见 Koplik 斑,听诊双肺呼吸音粗,可闻及湿啰音。根据病史,典型皮疹特点,结合 X 线及实验室检查,可诊断为麻疹并发肺炎。患儿体重偏轻皮脂薄,提示为轻度营养不良。

3. 鉴别诊断

麻疹需与幼儿急疹、风疹、猩红热、肠道病毒感染等发热、出疹性疾病鉴别。

(1) 幼儿急疹:患儿一般情况好,于发热 3~5 天后出疹,但幼儿急疹是热退后出疹,而麻疹是出疹期往往体温最高,根据出诊时间与体温情况可鉴别。

(2) 风疹:患儿全身症状轻,耳后、枕部淋巴结肿大并有触痛,症状出现后 1~2 天出疹。

(3) 猩红热:可见杨梅舌、环口苍白圈,发热 1~2 天出疹,出疹时高热。

(4) 肠道病毒感染:往往伴有腹泻,全身或颈、枕后淋巴结肿大,皮疹为散在的斑疹或斑丘疹,很少融合。发热早期可通过麻疹黏膜斑确诊。

四、处理方案及基本原则

麻疹无特效药物治疗,主要为对症治疗,加强护理和预防并发症。对一般情况较好,全身症状不重的患儿,只需对症治疗及一般治疗,居家隔离至出疹后 5 天。

1. 一般治疗

患儿卧床休息,保持室内空气流通,避免强光刺激,注意皮肤和眼、鼻、口腔清洁,鼓励多喝水,给予易消化和营养丰富的食物。

2. 对症治疗

高热,给予退热治疗;烦躁,可给予适当镇静剂;频繁咳嗽,使用镇咳剂或雾化吸入;预防并发症,给予补充高剂量维生素 A 20 万~40 万单位,每日一次口服,连服 2 剂。

3. 转诊和社区随访

对全身症状较重的重症麻疹,或有并发症如:肺炎、喉炎、心肌炎、脑炎等需及时转诊。对托幼机构及学校,接触过麻疹患儿的班级也要隔离观察 3 周,做好消毒隔离工作。社区人群要接种麻疹疫苗。

五、要点与讨论

麻疹是由麻疹病毒引起的一种传染性极强的出疹性疾病,广泛使用麻疹疫苗后,儿童发病率已大幅下降,接种麻疹疫苗能较好地获得免疫保护。近几年通过流行病调查,发生麻疹的患者多为20岁以上成人或6月以上没有及时接种麻疹疫苗的儿童,故在接诊中要详细询问接种史。对没有接诊麻疹疫苗的儿童,出现急性发热、畏光、眼鼻卡他症状等,应怀疑麻疹可能,皮疹出现前,如有Koplik斑可确诊。轻症麻疹患者可对症治疗居家隔离至出疹后5天;重症麻疹患者或有并发症应及时转诊,隔离治疗至出疹后10天。学校及托幼机构发生麻疹时要及时采取消毒隔离措施,对密切接触者接种麻疹疫苗或注射免疫球蛋白。

六、思考题

1. 麻疹发病分几期,各期有何特点?
2. 麻疹需与哪些疾病相鉴别?
3. 何种情况的麻疹患者需转诊?

七、推荐阅读文献

1. 王卫平.儿科学[M].8版.北京:人民卫生出版社,2014:195-198.
2. 祝墡珠.全科医生临床实践[M].北京:人民卫生出版社,2013:487-493.

(郭 静 史 玲)

案例 68 水 痘

一、病历资料

1. 现病史

患儿,女性,5岁,因"发热2天,皮肤出现皮疹,瘙痒1天"到社区卫生服务中心就诊。2天前患儿低热,未引起重视,昨天患儿诉皮肤瘙痒,家长发现其胸背部皮疹且有抓痕而就诊。患儿无咳嗽咳痰,精神可,食欲欠佳,大小便正常。患儿父亲10天前肩背部出现皮疹、瘙痒,未及时治疗,6天前因皮疹加重至外院就诊,诊断为"带状疱疹",这期间,患儿与其父共同生活,未隔离。

2. 既往史

G_1P_1,足月顺产。于2006年6月15日出生,出生体重3 600 g,Apgar评分10分。计划免疫按期进行,1岁接种过水痘疫苗。既往体健,无传染病及疫区接触史。父母体健,母孕期无发热感染史,无药物过敏史,无外伤史。

3. 体格检查

T 38.1℃,P 90次/min,R 23次/min,BP 100 mmHg/70 mmHg,Ht 142 cm,Wt 19 kg。咽:轻度充血。心肺:听诊无异常。腹部:软,平坦。脊柱、四肢:无畸形,活动自如。前胸、后背、头面部及四肢:可见红色斑疹、丘疹、水泡疹,水泡壁薄液清,皮疹分布呈向心性;躯干较多、四肢少。

4. 实验室检查和辅助检查

血常规:WBC 6.5×10^9/L,LY 55.7%。

二、诊治经过

初步诊断:水痘。

诊治经过:社区全科医生仔细询问病史及查体,根据带状疱疹患者接触史,皮疹特点:斑疹、丘疹及水泡疹同时存在的典型水痘皮疹特点,诊断为水痘。水痘为自限性病毒感染性疾病,患儿一般情况良好,给予对症治疗。发热:多喝水,体温高于38.5℃可口服退热药,如美林。止痒:给予炉甘石洗剂涂患处,勤换内衣,剪短指甲,防止抓伤及减少继发感染。饮食清淡,易消化,患儿需居家隔离2周,至皮疹全部结痂方可解除隔离。2周后复诊,水泡结痂,无新发皮疹,可解除隔离入园。

三、病例分析

1. 病史特点

（1）女童,5岁,低热2天,皮肤出现皮疹,瘙痒1天。

（2）父亲患带状疱疹发病10天,期间共同居住。

（3）既往体健,无传染病及疫区接触史,计划免疫按期进行。

（4）体格检查：T 38.1℃,P 90次/min,R 23次/min,BP 100 mmHg/70 mmHg,Ht 112 cm,Wt 19 kg。咽：红。心肺：听诊无异常。腹部：软,平坦。脊柱、四肢无畸形,活动自如。前胸、后背、头面部、四肢：可见红色斑疹、丘疹、水泡疹,水泡壁薄液清,皮疹躯干较多,四肢少,呈向心性分布。

（5）实验室检查：WBC 6.5×10^9/L, LY 55.7%。

2. 诊断与诊断依据

诊断：水痘。

诊断依据：该患儿有带状疱疹患者密切接触史,发热1天后出皮疹,皮疹特点为分批出现的斑疹、丘疹及水泡疹,向心性分布,有痒感,为典型的水痘皮疹特点。故根据接触史,典型皮疹特点,可诊断为水痘。

3. 鉴别诊断

水痘需与有疱疹的疾病如带状疱疹、单纯疱疹、手足口病等疾病鉴别。

（1）带状疱疹：多为沿神经分布的集簇性水疱疹。

（2）单纯疱疹：多发在黏膜与皮肤交接处如口角、眼角、生殖器等处密集的小水疱。

（3）手足口病：皮疹好发于手心、足心、肛周,少数发生于臀部,躯干较少发生,一般根据皮疹特点,容易鉴别。

四、处理方案及基本原则

水痘无特效治疗,主要是对症处理,预防继发感染。积极隔离患者,防止传染。患儿一般情况好,体温38.1℃,体格检查无其他并发症,对症治疗即可。

1. 对症治疗

（1）发热：多喝水,体温高于38.5℃可口服退热药,如美林。

（2）止痒：给予炉甘石洗剂涂患处。

（3）保持皮肤清洁,预防感染,勤换内衣,剪短指甲,防止抓伤及减少继发感染。

（4）饮食清淡,易消化。

（5）水痘为传染病,需隔离患者,患儿需居家隔离2周,至皮疹全部结痂方可解除隔离,室内通风。

（6）病情有变化及时复诊。

2. 转诊和社区随访

如出现并发症,需及时转诊,包括：①皮肤继发感染,如脓疱疮、蜂窝组织炎；②血小板减少：常有皮肤黏膜出血；③水痘肺炎；④脑炎、面神经炎；⑤心肌炎、心包炎、肝炎、睾丸炎等。

对托幼机构及学校,接触过水痘患儿的班级也要隔离观察两周,做好消毒隔离工作。

五、要点与讨论

水痘是一种传染性极强的出疹性疾病,各年龄段儿童及成人均可发病。皮疹特点为分批出现的斑疹、丘疹及水疱疹,向心性分布,瘙痒严重。水痘患者及患带状疱疹的成人是传染源,故如成人发生带状疱疹而家中有儿童一定要采取隔离措施,保护易感人群。发生水痘的儿童要隔离治疗。对学校及托幼机构发生水痘要及时采取消毒隔离措施。一般情况良好的水痘患者可对症治疗、抗病毒治疗,居家隔离,重症及并发症患者要及时转诊至上级医院隔离治疗。

六、思考题

1. 水痘的皮疹有哪些特点?
2. 水痘的传染源是什么?
3. 何种情况的水痘患者需转诊?

七、推荐阅读文献

1. 王卫平.儿科学[M].8版.北京:人民卫生出版社,2014:201-202.
2. 祝墡珠.全科医生临床实践[M].北京:人民卫生出版社,2013:487-493.

(郭　静　史　玲)

案例 69

风 疹

一、病历资料

1. 现病史

患儿,男性,16个月,因"因发热、耳后淋巴结肿大1天,后出现皮疹1天"到社区卫生服务中心就诊。患儿2天前无明显诱因出现发热,体温38℃,家长无意间摸到耳后淋巴结肿大,到某医院就诊,诊断为"上呼吸道感染",给予"利巴韦林"抗病毒及对症治疗,今天面部、躯干、四肢出现皮疹来就诊。患儿精神可,食欲、大小便正常。

2. 既往史

第1胎,第1产,足月顺产。于2013年10月11日出生,出生体重3 650 g。计划免疫接种按期进行。父母均体健,母孕期无发热、感染史,无药物过敏史,无外伤史。

3. 体格检查

T 38.2℃,P 126次/min,R 36次/min,Ht 85 cm,Wt 12 kg。咽:充血明显。心脏:HR 126次/min,未闻及杂音。肺:双肺呼吸音粗。腹部:软,平坦,未触及包块。脊柱、四肢:无畸形,活动自如,可独立行走。耳后、枕部及颈后可触及数个肿大淋巴结,大小约为1.0 cm×1.0 cm至2.0 cm×2.0 cm,质软、可滑动,压之患儿哭闹。面部、颈部及躯干可见散在细小淡红色斑丘疹。

4. 实验室检查

血常规:WBC 5.6×10^9/L, LY 60.3%。

二、诊治经过

初步诊断:风疹。

诊治经过:社区全科医生仔细询问病史及查体,根据无明显诱因的发热,耳后、枕部及颈后淋巴结肿大并触痛,症状出现1天后出疹,全身症状轻等典型特点,诊断为风疹。

三、病例分析

1. 病史特点

(1) 男童,16个月,无明显诱因出现发热,枕部、耳后及颈后淋巴结肿大1天后皮肤出现皮疹1天。

(2) T 38.2℃,P 126次/min,R 36次/min,Ht 85 cm,Wt 12 kg。咽:充血明显,心脏:HR 126次/min,

未闻及杂音。肺：双肺呼吸音粗。腹部：软，平坦。脊柱、四肢无畸形，活动自如。枕后、耳后及颈后可触及数个肿大淋巴结，大小为 1.0 cm×1.0 cm 至 2.0 cm×2.0 cm，压之患儿哭闹。面部、颈部及躯干可见散在细小淡红色斑丘疹。

（3）实验室检查：WBC $5.6×10^9$/L，LY 60.3%。

2. 诊断和诊断依据

诊断：风疹。

诊断依据：该患儿 16 个月，根据无明显诱因发热，耳后、枕部、颈后淋巴结肿大并触痛，症状出现第 2 天后出疹，全身症状轻等典型特点，诊断为风疹。

3. 鉴别诊断

风疹需与幼儿急疹、猩红热、手足口病等发热、出疹性疾病鉴别。

（1）幼儿急疹：患儿一般情况好，于发热 3～5 天后出疹，可持续高热，热退后出疹，一般无淋巴结肿大。

（2）猩红热：可见杨梅舌、环口苍白圈，发热 1～2 天出疹，皮疹较细小密集，在皮肤皱褶处皮疹更多，呈一条深红色线，称帕氏线。

（3）手足口病：皮疹好发于手心、足心、口腔黏膜或肛门周围，少数可见于臀部、四肢，躯干极少见皮疹，疹型为斑丘疹或疱疹，可有全身或颈、枕后淋巴结肿大，根据皮疹部位及皮疹特点，鉴别诊断不难。

四、处理方案及基本原则

风疹无特效药物治疗，患儿全身症状较轻，一般无并发症，主要为对症支持治疗，居家隔离至出疹后 5 天。

1. 一般治疗

患儿卧床休息，保持室内空气流通，注意皮肤清洁，鼓励多喝水，给予易消化和营养丰富的食物。

2. 对症治疗

高热给予退热治疗。

3. 转诊和社区随访

风疹很少有并发症，患儿一般情况均较好，偶见出疹期并发肺炎，感染后脑炎和血小板减少性紫癜，如有并发症应及时转诊。母孕期感染风疹，病毒可通过胎盘传给胎儿而致各种出生缺陷及晚发疾病，先天性风疹患儿需及时转诊。对托幼机构及学校，接触过风疹患儿的班级也要隔离观察 2 周，做好消毒隔离工作。

五、要点与讨论

风疹是由风疹病毒引起的一种传染性出疹性疾病，因临床症状轻微而难以诊断，在风疹流行期，根据皮疹的特点，如出现的较早，且细小色淡，全身症状轻，耳后及枕部淋巴结肿大等典型特点，可作出诊断。广泛使用疫苗后，儿童发病率已大幅下降，接种疫苗后 98% 的人群可获得终身免疫，6 月内婴儿可从母体获得抗体不发病。对 8 个月以上儿童可接种麻腮风减毒活疫苗，12 岁以上女童及妇女孕前可接种风疹减毒活疫苗，以防先天性风疹的发生。风疹患者全身症状轻，可对症治疗，居家隔离至出疹后 5 天；有并发症应及时转诊。学校及托幼机构发生风疹时要及时采取消毒隔离措施。

六、思考题

1. 风疹有哪些特点？

2. 风疹需与哪些疾病相鉴别？

3. 风疹患者何种情况下需转诊？

七、推荐阅读文献

1. 刘湘云. 儿童保健学[M]. 4版. 南京：江苏科学技术出版社，2011：403-404.
2. 祝墡珠. 全科医生临床实践[M]. 北京：人民卫生出版社，2013：487-493.

（郭　静　史　玲）

案例 70

流行性腮腺炎

一、病历资料

1. 现病史

患儿,女性,4岁,因"左侧腮腺肿胀、疼痛、伴发热1天"就诊。患儿1天前无明显诱因出现左侧耳周肿胀、疼痛伴发热,家长自测体温38.8℃,自服"泰诺林"后退热,但肿胀明显,疼痛持续加重,咀嚼时疼痛加剧,食欲差,精神萎,自认为牙痛,今晨幼儿园晨检,卫生老师认为是"腮腺炎"要求其就诊,故来社区卫生服务中心诊治。发病以来,无恶心、呕吐、腹痛、腹泻等症。

2. 既往史

G_1P_1,足月剖宫产,于2011年1月15日出生,出生体重2 670 g。平素体健,计划免疫按期进行,无药物过敏史,无外伤史。父母体健,母孕期无发热感染史。

3. 体格检查

T 37.4℃,P 90次/min,R 22次/min,Ht 105 cm,Wt 15.0 kg。咽:充血。心脏:HR 90次/min,未闻及杂音。肺:双肺呼吸清。腹部:软,平坦。左侧面部以耳垂为中心肿大,皮肤有灼热感,不红,触之边界不清,有弹性感,触痛明显,张口时疼痛加剧。口腔颊黏膜腮腺管口处有红肿,无脓性分泌物。

4. 实验室检查和辅助检查

血常规:WBC $5.1×10^9$/L,LY 55%。

二、诊治经过

初步诊断:流行性腮腺炎。

诊治经过:社区全科医生仔细询问病史、接种史及查体、化验检查,根据左面部以左耳垂为中心肿大、边界不清并触痛,以及实验室检查血象不高等典型特点,可诊断为流行性腮腺炎。给予青黛散调醋局部外敷治疗,嘱注意休息、清淡饮食、忌酸性食物、多饮水等一般治疗,预约1周后复诊,居家隔离。如出现腹痛、恶心、呕吐、头痛等症状及时复诊。1周后复诊时,患儿腮腺肿胀已消退,查体无异常,治愈。

三、病例分析

1. 病史特点

(1) 女童,4岁,左侧腮腺肿胀、疼痛、伴发热1天。

(2) T 37.4℃，P 90次/min，R 22次/min，Ht 105 cm，Wt 15.0 kg。咽：充血。心脏：HR 90次/min，无杂音。肺：双肺呼吸清。腹部：软，平坦，无压痛。脊柱、四肢无畸形，活动自如。左侧腮腺以耳垂为中心肿大，发热不红，触之边界不清，有弹性感，并触痛；颌下腺肿大。

(3) 实验室检查：WBC 5.1×10^9/L，LY 55%。

2. 诊断和诊断依据

诊断：流行性腮腺炎。

诊断依据：该患儿4岁，左侧腮腺肿大，血象不高，根据典型症状，可诊断为流行性腮腺炎。流行性腮腺炎血、尿淀粉酶增高，有条件的社区医院可进行血、尿淀粉酶的检测。

3. 鉴别诊断

流行性腮腺炎需与以下疾病相鉴别。

(1) 化脓性腮腺炎：一般红肿、疼痛明显，压迫可在腮腺导管开口见脓性分泌物，血常规中白细胞和中心粒细胞增高。

(2) 腮腺肿瘤：也以耳垂下方肿大，触诊质地较硬，边界清晰，可通过B超等进一步检查鉴别。

(3) 颈、耳前淋巴结炎：肿块边界清楚，但质地较硬，边界清晰，一般不以耳垂为中心，较易鉴别。

(4) 其他病毒性腮腺炎：流感病毒、副流感病毒、巨细胞包涵体病毒，AIDS病毒等均可造成腮腺肿大，可依靠病毒分离鉴别。

(5) 其他原因引起的腮腺肿大：口眼干燥关节炎综合征、白血病、镰状细胞贫血、唾液结石阻塞腺管等均可引起腮腺肿大，根据原发病可鉴别诊断。

四、处理方案及基本原则

流行性腮腺炎无特效药物治疗，主要为对症治疗、加强护理和预防并发症。对一般情况较好、全身症状不重的患儿，只需对症治疗及一般治疗。

1. 一般治疗

患儿多休息，保持口腔清洁，给予清淡饮食，忌酸性食物，多饮水。

2. 对症治疗

高热、疼痛：给予解热止痛药治疗。

中医药治疗：清热解毒，软坚消痛法，常用普济消毒饮加减内服，青黛散调醋局部外敷等。

3. 抗病毒治疗

利巴韦林10～15 mg/d静脉滴注，疗程5～7天，可在发病早期使用。

4. 转诊和社区随访

由于腮腺炎病毒对腺体和神经有较高亲和性，常侵入中枢神经系统和其他腺体、器官而出现以下并发症：脑膜脑炎、睾丸炎、卵巢炎、胰腺炎及心肌炎等。如有以上并发症须及时转诊至上级医院。对托幼机构及学校，接触过腮腺炎患儿的班级也要隔离观察3周，做好消毒隔离工作。保护易感儿可接种麻风腮三联疫苗。

五、要点与讨论

流行性腮腺炎是由腮腺炎病毒引起的急性呼吸道传染病，以腮腺肿胀疼痛为临床特征，常先见一侧，然后另一侧也相继肿大，也可仅见于一侧。以耳垂为中心向前、后、下发展，边界不清，表面发热但不红，有触痛，开口咀嚼或吃酸性食物胀痛加剧。通常根据流行病学史、临床症状和体格检查可作出诊断。

由于腮腺炎病毒有嗜腺体和嗜神经性,常侵入其他腺体、器官和中枢神经系统,易并发睾丸炎、卵巢炎、胰腺炎、脑膜脑炎等,如出现并发症需及时转诊至上级专科医院。腮腺炎以 5~15 岁患儿多见,易在学校及托幼机构中流行,集体机构如发生流行性腮腺炎,要及时采取消毒隔离措施,有接触史的儿童应检疫 3 周,患儿隔离至腮腺肿胀完全消退为止。

六、思考题

1. 流行性腮腺炎与化脓性腮腺炎如何鉴别?
2. 怎样判断流行性腮腺炎是否并发胰腺炎?
3. 何种情况的流行性腮腺炎患者需转诊?

七、推荐阅读文献

1. 王卫平.儿科学[M].8 版.北京:人民卫生出版社,2014:205-207.
2. 刘湘云.儿童保健学[M].4 版.南京:江苏科学技术出版社,2011:406-407.

(郭 静 史 玲)

案例 71

猩 红 热

一、病历资料

1. 现病史

患儿,男性,2岁,因"咽痛、发热2天"就诊。2天前从托儿所回家后诉咽喉疼痛、腹痛,当时无恶心呕吐,无腹泻,无咳嗽等,家属考虑"感冒",自行给予"小儿快克"口服,当晚患儿出现寒战、发热,体温高达39.2℃,伴有呕吐,非喷射性,为胃内容物,即刻于市儿童医院就诊,经血常规等一系列检查考虑"上呼吸道感染",给予退烧和抗感染处理。次日患儿皮肤出现密集的红色皮疹,针头大小,始于颈部及上胸部,半天后遍布全身,遂至社区卫生服务中心就诊,确诊为"猩红热",给予青霉素治疗。

2. 既往史

平素体健,无传染病史,无手术输血史,无药物、食物过敏史,按时预防接种。G_1P_1,足月顺产,无窒息抢救史。出生体重3 050 g。母乳喂养,按时添加辅食逐渐过渡至普食。3个月抬头,6个月独坐,8个月出牙,10个月站立,1岁左右行走,智力好。父母体健,非近亲结婚,否认遗传性疾病史。托儿所中有与发热小朋友接触史。

3. 体格检查

T 39.2℃,面部充血潮红,无皮疹,口唇周围及鼻尖苍白(口周苍白圈),舌苔剥脱,舌乳头红肿,呈杨梅舌状。咽红,扁桃体出现红肿,颈、胸、躯干、四肢等处皮肤出现密集的皮疹,皮疹呈鲜红色,针头大小,按压可使红晕暂时消退,受压处皮肤苍白,经十余秒钟后,皮肤又恢复呈猩红色(掌印)。

4. 实验室检查

血常规:RBC 5.23×10^{12}/L,Hb 151 g/L,PLT 267×10^9/L,WBC 14.2×10^9/L,N 86.4%,LY 8.4%,MO 3.1%,E 1.7%,B 0.4%。

尿常规:黄色,微浊,比重1.018;pH 5.00;蛋白(—);葡萄糖(—);酮体(—);尿胆原 正常;胆红素(—);红细胞(—);白细胞(—);透明管型未找到;颗粒管型未找到。

咽拭子培养:分离出A组β型溶血性链球菌。

二、诊治经过

初步诊断:猩红热。

诊治经过:患儿被确诊为"猩红热"后,给予青霉素钠240万IU/d静脉滴注治疗,医生告知注意观察患儿在患病期间以及恢复后有无其他异常(如耳痛、胸痛等),出现上述异常及时就医。给予青霉素静滴

7天后热退,皮疹消失,停药。

三、病例分析

1. 病史特点
(1) 患儿,男孩,2岁。
(2) 托儿所中有与患发热小朋友接触史。
(3) 从托儿所回家后诉咽喉疼痛、腹痛,家长给予小儿快克治疗。当晚患儿出现发热,体温高达39.2℃,伴有呕吐,非喷射性,为胃内容物,于市儿童医院就诊,予血常规等一系列检查后考虑"上呼吸道感染",给予退烧和抗感染处理。第二天,患儿身上出现了密集的红色皮疹,刚开始部位是颈部及上胸部,半天后遍布全身,社区卫生服务中心确诊为"猩红热"。
(4) 实验室:WBC 14.2×10^9/L,E 86.4%,咽拭子培养得溶血性链球菌。

2. 诊断与诊断依据
诊断:猩红热。
诊断依据:根据托儿所中有与患发热小朋友接触史,高热后出现皮疹,皮疹刚开始部位是颈部及上胸部,半天后遍布全身;皮疹呈鲜红色,针头大小,按压可使红晕暂时消退,受压处皮肤苍白,经十余秒钟后,皮肤又恢复呈猩红色(掌印)。出疹后3~4天,患儿的舌苔剥脱,舌乳头红肿,为"杨梅舌"。血常规:WBC 14.2×10^9/L,E 86.4%,咽拭物培养得溶血性链球菌。

3. 鉴别诊断
猩红热咽峡炎与其他咽峡炎鉴别:猩红热在出皮疹前咽峡炎与一般急性咽峡炎无法区别,但须注意,猩红热与白喉有合并存在的可能,应仔细进行细菌学检查。白喉患者的咽峡炎比猩红热患者轻,假膜较坚韧且不易抹掉,而猩红热患者咽部脓性分泌物容易被抹掉。

猩红热皮疹与其他发疹性疾病的鉴别:
(1) 风疹:起病第1天即出皮疹,开始呈麻疹样,很快增多且可融合成片,类似猩红热,但无弥漫性皮肤潮红。皮疹于发病3天后消退,无脱屑。咽部无炎症,耳后淋巴结常肿大。
(2) 麻疹:有明显的上呼吸道卡他症状和眼结膜炎等,皮疹在发热第4天出现,大小不等,形状不一,为暗红色斑丘疹,皮疹之间有正常皮肤,面部皮疹多于躯干部,疹退后遗留色素沉着伴糠麸样脱屑为特征。其他有柯氏斑,无草莓舌、杨梅舌。
(3) 其他细菌感染:金葡菌、C群链球菌:也有能产生红斑毒素的菌株,其毒素的生物特性虽与A群链球菌的红斑毒素不相同,但引起的猩红热样皮疹则无明显区别,鉴别主要依据细菌培养。
(4) 药疹:有用药史,病原菌培养阴性,停药后皮疹减轻。皮疹有时可呈多样化表现,既有猩红热样皮疹,同时也有荨麻疹样疹。皮疹分布不均匀,出疹顺序也不像猩红热那样由上而下,由躯干到四肢。无草莓舌和杨梅舌,除因患者咽峡炎而服药引起药疹者外,一般无咽峡炎症状。

四、处理方案及基本原则

1. 处理方案
(1) 切断传染源:猩红热是经由空气飞沫传播的,一定要经常保持居室内空气新鲜,少带幼儿去公共场所,多去空气清新的花园玩耍或散步。幼儿园发生流行时,可每天采用盐水漱口,对患病的儿童应马上进行隔离治疗,一般治疗7天后方可解除隔离,以免传染给别的宝宝。
(2) 抗生素治疗:早期注射足够的青霉素,一般在注射青霉素1~2天后,皮疹即可消退,体温也逐渐下降。但不可随意停药,需要听从医生的嘱咐继续用药 1 周,直到症状完全消失、咽部红肿消退才可停药。

(3) 休息加营养:患病的宝宝一定要卧床休息,多喝白开水,吃清淡易消化的饮食。

2. 转诊及社区随访

出现下列并发症需转诊:

(1) 化脓性并发症:可由本病病原菌或其他细菌直接侵袭附近组织器官所引起。常见的如中耳炎、乳突炎、鼻旁窦炎、颈部软组织炎、蜂窝织炎、肺炎等。

(2) 中毒性并发症:由细菌各种生物因子引起,多见于第 1 周。如中毒性心肌炎、心包炎等。

(3) 变态反应性并发症:一般见于恢复期,可出现风湿性关节炎、心肌炎、心内膜炎、心包炎及急性肾小球肾炎。

五、要点与讨论

猩红热是由一种 A 组乙型溶血性链球菌引起的急性出疹性呼吸道传染病,中医称它为"烂喉痧",主要发生在冬春季节。任何年龄均可患病,但 2~8 岁的宝宝最容易被感染。临床以发热、咽峡炎、全身弥漫性猩红色皮疹和疹退后皮肤脱屑为特征。少数人在病后可出现变态反应性心、肾并发症。

本病潜伏期 2~5 天,起病急剧,突然高热、头痛、咽痛、恶心、呕吐等。若细菌是从咽部侵入的,则扁桃体红肿,可有灰白色易被擦去的渗出性膜,软腭黏膜充血,有点状红斑及散至性瘀点。发病初期,出疹之前即可见舌乳头红肿肥大,突出于白色舌苔之中,称为"白色杨梅舌"。3~4 天后,白色舌苔脱落,舌色鲜红,舌乳头红肿突出,状似杨梅,称"红色杨梅舌",同时伴有颈及颌下淋巴结肿大。病后 1 天发疹,依次于耳后、颈、胸、躯干、四肢出现细小密集的红斑、压之褪色,约 36 h 内遍及全身。肘弯、腋窝、腹股沟等皱褶处,皮疹更加密集而形成深红色或紫红色瘀点状线条称"帕氏线"。由于两颊及前额充血潮红,但无皮疹,口鼻周围呈现特征性口周苍白,称"环口苍白圈"。一般在皮疹出现前,先可见有黏膜内疹,表现在软腭黏膜充血,轻度肿胀的基础上,有小米粒状红疹或出血点。典型皮疹表现为在全身皮肤充血发红的基础上散布着帽针头大小,密集而均匀的点状充血性红疹,压之退色,去压后红色小点即出现,随之融合成一片红色,绝大多数患者皮疹呈全身分布。皮疹多为斑疹,但也可见到隆起突出的"鸡皮样疹",偶有带小脓头的"粟粒疹",此与皮肤营养及卫生情况有关。严重者可见出血性皮疹。皮肤常有瘙痒感。

(1) 症状周期:皮疹多于 48 h 后达到高峰,然后依出疹先后的顺序消退,2~4 天可完全消失。重症者可持续 1 周。皮疹消退后开始脱皮。脱皮部位的先后顺序与出疹的顺序一致,先颈胸而后四肢。

(2) 实验室检查:①血常规:白细胞 WBC 10~20×10⁹/L,嗜中性粒细胞占 80% 以上。②尿液一般可有少量蛋白,多为一过性。并发肾炎时,蛋白增加,并出现红、白细胞和管型。③咽拭子或脓液培养,分离出 A 组 β 型溶血性链球菌。④咽拭子涂片免疫荧光法查出 A 组 β 型溶血性链球菌。⑤红疹退色试验呈阳性。⑥多价红疹毒素试验在发病早期呈阳性,恢复期呈阴性。

(3) 治疗:①抗生素疗法:青霉素是治疗猩红热和一切链球菌感染的首选药物,早期应用可缩短病程、减少并发症。4 万~8 万 IU/(kg·d),分 2 次注射。病情严重者可增加剂量。为彻底消除病原菌、减少并发症,疗程至少 10 天。对青霉素 G 过敏者可用红霉素 20~40 mg/(kg·d),分 3 次口服,严重时也可静脉给药,疗程 7~10 日。②对症治疗:高热可用较小剂量退热剂,或用物理降温等方法。年长儿咽痛可用生理盐水漱口或杜灭芬含片。③中医治疗:辨证论治。

(4) 观察病情,出现下列并发症需转诊:①发病 1 周左右,注意患儿如发热不退、颈部或颌下淋巴肿痛,可能并发化脓性淋巴结炎;耳内可能并发化脓性中耳炎。②发病 2 周左右,注意患儿有无关节肿痛的现象。这是关节炎的象征,如不及早治疗,还可能导致风湿性心脏病。③发病 3 周左右,注意患儿有无茶色尿,有无水肿、腰痛现象,这是肾炎的象征。发现以上可疑并发症的象征,应立即去上级医院诊断、治疗,防止病情发展。

六、思考题

1. 小儿猩红热的临床特征有哪些?
2. 麻疹、风疹、幼儿急疹、猩红热的皮疹特点是什么?
3. 猩红热社区转诊指征有哪些?

七、推荐阅读文献

1. 方峰,俞蕙. 小儿传染病学[M]. 4版. 北京:人民卫生出版社,2014:230-246.
2. 李兰娟,任红,杨绍基. 传染病学[M]. 8版. 北京:人民卫生出版社,2013:203-207.

(徐光铮　汪志良)

案例 72
小儿营养不良

一、病历资料

1. 现病史
患儿，女性，8个月，因"反复腹泻、纳差3月"就诊。其母诉患儿近3个月来反复出现腹泻，大便黄色水样或蛋花样，每日1次至十余次不等，伴有纳差，无明显呕吐，4周来患儿出现体重不增，较4周前下降约1 kg。3月前曾患"感染性腹泻"，于儿科医院就诊治疗后好转，后多次出现腹泻，并伴有纳差，自行服药治疗后好转。今因反复腹泻、纳差伴体重不增至社区卫生中心就诊。

2. 既往史
患儿足月顺产，G_1P_1，出生体重3.5 kg，母乳喂养至3个月，后改为配方奶粉喂养，每天吃配方奶粉4~6次，现每月吃配方奶粉约2 000 g，未添加其他辅食。现可坐，能发"ma、ma"音。否认既往有食物、药物过敏史，否认有其他疾病史。

3. 体格检查
T 36.3℃，P 98次/min，R 28次/min，Wt 5.8 kg，HC 44.2 cm，Ht 66 cm，反应可，面色欠红润，皮肤弹性稍差，皮下脂肪薄，全身浅表淋巴结未扪及肿大，前囟1.5 cm×1.5 cm，心肺（一），腹软，腹部皮下脂肪0.3 cm，肝脏肋下2.5 cm，质中，脾脏肋下未及，四肢肌力、肌张力正常，未见水肿。

4. 实验室和辅助检查
血常规：WBC $7.6×10^9$/L，N 40%，LY 58%，Hb 87 g/L。
大便常规：黄色稀便，余（一）。
小便常规：正常。
肝功能：ALT 43.6 IU/L，AST 50 IU/L，γ-GT 62 IU/L，LDH 327 IU/L，α-HBDH 129 IU/L，TP 49 g/L，ALB 30 g/L。
肾功能：正常。
电解质：血 K^+ 3.6 mmol/L，血 Na^+ 131 mmol/L，血 Cl^- 3.6 mmol/L。
空腹血糖 FBG 4.0 mmol/L。

二、诊治经过

初步诊断：小儿营养不良（Ⅱ度）。
诊治经过：全科医生考虑患儿为反复腹泻引起的消化吸收障碍，及喂养不当所致的营养不良。予调整饮食,改进喂养方法,治疗反复腹泻。因大便常规未见异常,予黏膜保护剂蒙脱石粉及肠道微生态调节剂治疗,减少腹泻次数;予补充复合维生素 B、胃蛋白酶等改善消化功能。根据患儿消化能力逐渐增加热量补充,开始每天给予 40~60 kcal/kg,逐渐增加至每天 100~150 kcal/kg;先给予稀释配方奶粉,少量多次喂哺,待食欲和消化功能恢复后,逐渐适量添加蛋类、肝泥、肉末、鱼肉等优质高蛋白食物,将膳食中蛋白质、脂肪和碳水化合物提供热量的比例为 12%~15%、20%~30%、55%~68%。并酌情给予蔬菜汁、果汁等。患儿经调整饮食、支持对症治疗 2 周后,腹泻好转,6 周后体重恢复至 8.8 kg。

三、病例分析

1. 病史特点
(1) 患儿,女,8 个月。主诉:反复腹泻、纳差 3 月,体重下降 4 周。
(2) 有反复"感染性腹泻"史,胃纳差,体重降低,较正常平均体重减少约 30%。
(3) 有不当喂养史,每日配方奶粉喂养量不足,未及时添加辅食。
(4) 体格检查:面色欠红润,皮肤弹性稍差,皮下脂肪减少。
(5) 实验室和辅助学检查:血红蛋白、白蛋白、总蛋白等指标降低。

2. 诊断和诊断依据
诊断:小儿营养不良(Ⅱ度)。

诊断依据:小儿营养不良(蛋白质-能量营养不良 PEM)是由于缺乏能量和蛋白质所致的一种营养缺乏症,主要见于 3 岁以下婴幼儿,特征为体重不增、体重下降、渐进性消瘦,皮下脂肪消失或减少,常伴全身各组织脏器不同程度的功能低下及新陈代谢失常。导致小儿营养不良的原因有很多,首先喂养不当是导致营养不良的重要原因,如母乳不足而未及时添加其他富含蛋白质的牛奶;奶粉配制过稀;突然停奶而未及时添加辅食;长期以淀粉类食品(粥、米粉等)喂养等。其次为消化吸收障碍,如消化系统解剖或功能上的异常,迁延性腹泻、过敏性肠炎、肠吸收不良综合征等。而导致需要量、消耗量增多的疾病同样可以导致营养缺乏,如急慢性传染病(麻疹、伤寒等)、反复呼吸道感染、急性发热性疾病等。

在本病例中,患儿过早停止母乳喂养,改为配方奶粉喂养,且喂食量不足,未能及时添加辅食,是造成患儿营养不良的原因。患儿长达 3 个月的反复腹泻,造成营养吸收障碍,进一步加重了营养不良。根据患儿的喂养不当病史、反复腹泻病史、体重较正常平均体重减少约 30%、皮下脂肪层明显减少、实验室辅助检查提示贫血、白蛋白降低等,在排除消化道的先天畸形、其他慢性感染的基础上,小儿营养不良(Ⅱ度)诊断明确。小儿营养不良临床分度标准如表 72-1 所示。

表 72-1 小儿营养不良临床分度标准

分 度	Ⅰ度	Ⅱ度	Ⅲ度
体重低于正常均值	15%~25%	25%~40%	>40%
腹部皮下脂肪厚度	0.8~0.4 cm	<0.4 cm	消失
消瘦	不明显	明显	皮包骨状
肌张力	基本正常	减低,肌肉松弛	肌肉松弛或萎缩
精神状态	基本正常	不稳定,易疲劳	萎靡,反应低下
皮肤弹性	正常	较差	极差

3. 鉴别诊断
小儿营养不良需与吸收障碍相鉴别,消化道先天性缺陷、内分泌疾病等可引起继发性生长发育不良,应根据儿童的年龄、喂养情况、体重下降及皮下脂肪减少程度、全身各系统功能紊乱和体征综合判断,对疑有消化道先天畸形患儿,可进一步行消化道造影或内镜检查,内分泌疾病可通过相关生化检查明确诊断。其次应与慢性感染相鉴别,反复的呼吸道感染、慢性腹泻、结核病、败血症等感染性疾病,均可因消耗增多,丢失过多蛋白质导致低蛋白血症,合并不同程度的营养不良,患儿常有相关病史及体征,治疗时应着重抗感染和对原发病的处理。营养不良性水肿应与心、肾等疾病导致的水肿相鉴别,肾炎和心功能不全导致的水肿常伴有相关疾病的特征,对针对性治疗有明确效果。

四、处理方案及原则

1. 处理方案

(1) 去除病因,积极治疗原发疾病,改进喂养方法。

(2) 调整饮食,根据患儿消化能力及临床表现逐步进行,首先满足患儿基础代谢需要,以后逐渐增加。中至重度营养不良补充热量每天从 40~60 kcal/kg 开始,逐渐增加至每天 100~150 kcal/kg,可以先增加稀释配方奶粉,少量多次喂哺,蛋白质量每天从 1.5~2.0 g/kg 开始,逐渐增加至每天 3.0~4.5 g/kg。除乳制品外,应适量添加蛋类、肝泥、肉末及鱼肉等优质高蛋白食物,将膳食中蛋白质、脂肪及碳水化合物比例分别供能为 12%~15%、20%~30%、55%~68%。此外应给予充足的维生素和矿物质。

(3) 促进消化改善消化功能,可补充 B 族维生素、胃蛋白酶、胰酶等消化酶帮助消化,给予肠道微生态调节剂调节肠道功能。

2. 转诊及社区随访

对于病情危重或伴有严重并发症,如严重腹泻伴脱水和电解质紊乱、酸中毒、休克等;或病因无法诊断明确应及时转诊至上级专科医院。

对病情好转出院和轻度营养不良患儿应保持社区随访,开展健康教育,鼓励、促进母乳喂养,尽量保证出生后最初 4~6 个月的纯母乳喂养。宣传正确的喂养知识和方法,养成良好的生活饮食习惯,积极预防各种传染病等都是预防小儿营养不良的有效手段。定期的生长监测,及早发现体重的变化,可预防营养不良的发生。

五、要点与讨论

1. 营养不良

广义的营养不良(malnutrition)包括营养不足或缺乏以及营养过剩两方面,目前多将其作为小儿营养不良和儿童单纯性肥胖分开来述。虽然人们的生活水平有了显著提高,但由于缺乏营养知识、喂养方法不当及小儿的不良饮食习惯,造成的小儿营养不良和小儿肥胖却已成为一个严重的社会问题。一方面需要普及营养知识,推广合理的喂养方法,另一方面需要帮儿童建立良好的饮食习惯。儿童的厌食、偏食、拒食大多是由餐前的情绪不良所引起的。家长应掌握婴幼儿饥饿时发出的各种信号,及时给予喂食,当宝宝吃饱时要及时停止。最有效的喂食模式是由孩子自己决定吃的时间、吃的速度和吃的量,强行喂食、过量喂食都会增加喂食的困难。

2. 合理喂养

母乳作为婴儿最佳和唯一食物的重要性已被世界所公认,但由于多种原因,我国目前的母乳喂养现状并不乐观,应该大力推广母乳喂养,并采取有力措施来进一步促进、保护和支持母乳喂养。

从第 4~6 个月开始,单纯的母乳喂养或配方奶粉已经不能满足小儿生长的需要,应添加含有既能满足小儿生长所需、又能适应其消化功能的泥糊样食物作为"辅食"。辅食必须含有充足的热量、蛋白质、微量营养素,辅食给予的次数要充分满足婴幼儿对营养的需求。如6个月后可以添加米粥、少量苹果、香蕉等水果,然后可添加蛋黄、鸡肝、豆类、鱼及绿叶菜等,7个月后可添加鸡肉、整蛋、鱼肉等,缓慢增加数量至孩子能完成一顿完整餐。8~9个月时应每日给予2顿完整餐,10~12个月应每日给予3顿完整餐。

在日常生活中,很多家长因缺乏喂养知识及错误的喂养观念,长期以"营养米粉"、"配方奶粉"为主,不仅无法使婴幼儿得到全面的营养,而且由于4~6个月是婴儿促进咀嚼功能和味觉发育的关键时期,延迟添加泥糊状食物会使婴幼儿缺乏咀嚼的适当刺激,使咀嚼功能发育延缓或咀嚼功能低下,引起喂养困难。

3. 缺铁性贫血

缺铁性贫血是婴幼儿的多发病,婴幼儿体内铁的来源主要依赖于食物。食物中的铁一种是血红素铁,它富含于动物蛋白质高的食物,如瘦肉、动物肝脏、动物血和鱼肉等,这些食物不仅含铁量高,而且在吸收过程中不受其他食物的影响;另一种为非血红素铁,它来自于蔬菜、谷物、赤豆等植物性食物。

六、思考题

1. 导致小儿营养不良的常见病因有哪些?
2. 小儿营养不良的临床表现和分度如何?
3. 小儿营养不良的治疗原则是什么?

七、推荐阅读文献

1. 王卫平,毛萌,李廷玉,等.儿科学[M].8版.北京:人民卫生出版社,2013:61-66.
2. 魏珉,王丹华,董梅.北京协和医院医疗诊疗常规——儿科诊疗常规[M].北京:人民卫生出版社,2004:1-4.
3. Berthold Kolezko.临床儿科营养[M].王卫平主译.北京:人民卫生出版社,2009:85-103.
4. 刘湘云,陈荣华,赵正言,等.儿童保健学[M].4版.南京:江苏科学技术出版社,2011:293-296.

(马 勇 汪志良)

案例 73
佝偻病

一、病例资料

1. 现病史

患儿，男，11个月，因"哭吵，多汗1个月"至社区卫生服务中心就诊。患儿经常无诱因出现哭吵，夜间尤为明显，入睡困难，易醒，睡眠中易惊跳，难于安抚，睡眠中头部易出汗，常湿头发或枕巾，平时易激惹，爱哭闹，至今不能扶站，户外活动少。无发热，无咳嗽，无呕吐，无外伤史、手术史。大便稀薄，时有腹泻，小便如常。

2. 既往史

既往健康，无肝炎、结核接触史。预防接种均按时进行。患儿为第一胎第一产（G_1P_1），足月顺产，生后母乳喂养未添加辅食。生长发育史无明显异常。家庭中无抽搐病例。有经常腹泻病史。

3. 体格检查

T 36.5℃，P 120次/min，R 36次/min，Wt 9.6 kg。发育良好，营养中等，自动体位。神志清楚，查体哭闹，皮肤及浅表淋巴结无异常，头呈方颅，前囟 2 cm×1.5 cm，张力不高，枕秃，双瞳孔等大等圆，直径 4 mm，光反射灵敏，牙齿萌出1颗，心肺未见异常，肋缘外翻，腹软，肝脏肋下1 cm，质软。四肢活动自如，轻度"O"型腿，肌力及肌张力正常。神经系统检查双侧膝腱反射正常，脑膜刺激征阴性，双侧 babinski 征阴性。

4. 实验室和辅助检查

血常规：WBC 8.5×10^9/L，Hb 110 g/L，RBC 4.3×10^9/L。
尿常规：正常。
大便常规：无异常。
电解质：血清 Ca^{2+} 2.29 mmol/L，血清 P 1.42 mmol/L。
AKP：518 IU/L（正常范围<500 IU/L）。
腕部X线片诊断：骨骺端钙化带模糊不清，呈杯口状改变。

二、诊治经过

初步诊断：维生素D缺乏性佝偻病。

诊治经过：全科医生仔细询问了家长患儿的饮食和哭吵多汗，询问喂养史自出生后至今母乳喂养未添加任何辅食，考虑母乳中维生素D含量甚少，单纯乳类喂养而未添加维生素D的婴儿易患佝偻病。

查体发现方颅,枕秃,肋缘外翻,结合腕部X线片,血清钙、血清磷正常,血碱性磷酸酶高于正常,考虑维生素D缺乏性佝偻病。将患者转诊到上一级医院儿科医生处。经专科医生诊治,予25-OHD3 0.01～0.02 μg/(kg·d)口服,1月后改为预防量维生素D每日400 IU。

1月后,患儿至全科门诊就诊,复查血清钙、血清磷正常,血碱性磷酸酶428 IU/L较治疗前下降至正常范围,全科医生建议维生素D改为预防剂量400 IU/d,并对家长加强佝偻病教育,嘱添加辅食,增加户外活动,定期随访X线及血常规、血生化。

三、病例分析

1. 病史特点
(1) 11月龄婴儿,体格生长正常。
(2) 患儿多室内活动,喂养过程中未添加辅食,未服用维生素D制剂。
(3) 病程中反复腹泻。
(4) 体格检查:哭闹,头呈方颅,枕秃,牙齿萌出偏晚,肋缘外翻,腹软,四肢活动自如,轻度"O"型腿。
(5) 实验室与辅助检查:血碱性磷酸酶AKP高于正常。腕部X线片诊断:骨骺端钙化带模糊不清,呈杯口状改变。

2. 诊断和诊断依据
诊断:维生素D缺乏性佝偻病。
诊断依据:患儿为11月大男婴,1月前哭吵,多汗,至今不能扶站,体格检查时有查体哭闹,并有头呈方颅、枕秃,乳牙萌出稍有延迟,肋缘外翻,四肢轻度"O"型腿。结合腕部X线片,考虑为维生素D缺乏所导致的骨矿化障碍,初步诊断为维生素D缺乏性佝偻病。

3. 鉴别诊断
(1) 家族性低磷血症:本病多为X连锁遗传病,少数为常染色体隐性遗传,也有散发病例。佝偻病症状多发生在1岁后,2～3岁后仍有活动性佝偻病表现。血钙多正常,血磷明显降低,尿磷增加。对常规治疗剂量维生素D无效,需同时口服磷,结合本患儿年龄特征不符,无家族性遗传病史,结合生化指标可以排除该诊断;
(2) 远端肾小管酸中毒:为远端小管泌氢不足,大量钠、钙从尿中丢失,导致继发性甲状旁腺功能亢进,骨质脱钙及佝偻病症状,且维生素D疗效不显著。患儿骨骼畸形明显,身体矮小,代谢性酸中毒,多尿,碱性尿(尿pH>6),血钙、磷、钾均低,血氯高,且伴低钾症状。结合本患儿,身体无明显矮小,无多尿,检查生化指标及尿液常规均无上述表现,故可以排除该诊断。

四、处理方案及基本原则

1. 基本原则
佝偻病治疗的目的在于控制病期活动,防止骨骼畸形和复发,因此早发现、早治疗和综合治疗尤为重要。
(1) 一般治疗:加强护理,合理营养,保证一定的户外活动时间。
(2) 药物治疗:维生素D制剂类型、剂量大小、疗程长短和使用途径应根据患儿具体情况而定,强调个体化给药。一般以口服为主,剂量为2 000～4 000 IU/d(50～100 μg/d),1个月后改为预防剂量400 IU/d(10 μg/d)。同时注意钙和其他微量元素的补充,如婴儿摄入母乳或配方奶充足,可不补钙。
(3) 突击疗法:对于不能坚持每日服药的患儿,或合并长期腹泻、急性传染病、迁延性疾病等,可在医生指导下一次口服较大剂量维生素 D(注射法仅用于口服困难或存在消化道疾病影响吸收的患儿)。轻度患儿使用维生素 D10 万～15 万 IU,中、重度患儿 20 万～30 万 IU,只用 1 次,1～3 个月后改为预防量,避免重复给药。用药一个月后应复查,如症状、体征及实验室检查均无改善时应考虑其他疾病。在突击治疗前,一般先口服 10% 氯化钙 3 天,以防低血钙抽搐,在临床中曾见肌肉注射大量维生素 D 后发生惊厥的病例。大剂量治疗还有高血钙症、肾钙化的危险性。

(4)矫形疗法:3 岁后的佝偻病骨畸形者,多为后遗症,不需药物治疗,应采取主动或被动的方法矫正骨骼畸形。对鸡胸宜采取俯卧位抬头及俯卧撑或引体向上的活动,加强胸部扩展。治疗轻度 O 形或 X 形腿时可按摩相应肌群,O 形腿按摩外侧肌群,X 形腿按摩内侧肌群。严重骨骼畸形影响生理及体型者可进行外科矫形手术。

(5)中医疗法:在对临床患儿佝偻病发病情况进行分析的基础上得出,脏腑虚弱/脏器功能差尤其是脾肾虚弱最为常见。可对 3 岁以内的婴幼儿及哺乳期的母亲调配补血壮骨颗粒进行疾病的预防,同时对于小儿采用推拿疗法进行预防及治疗。补血壮骨颗粒主要成分:党参、黄芪、炒白术、麦冬、醋制龟板、山药、五味子、龙骨、牡蛎等婴幼儿 6 月内每次 1 g,2 次/d;6 月～3 岁每次 3 g,3 次/d。哺乳期母亲每次 9 g,3 次/d。小儿推拿主要是揉补脾经及胃经来治疗,采用运水入土的方法,用内八卦推拿 50 次,揉中脘 100 次,并每天摩腹 5 min。每天对婴幼儿的足三里、三阴交、脾俞及胃俞等穴位进行按摩,每天捏脊 5 次。同时嘱患者多照射太阳。

2. 转诊及社区随访

(1)实行专管方案:为佝偻病患儿建立个人健康档案,输入电脑进行系统管理;与佝偻病患儿家庭建立固定关系,每个月对患儿进行一次复查及家庭随访,包括身高、体重、血常规、血生化等,询问家长喂养情况,并将检测结果记录在健康档案。

(2)成立婴幼儿家长学校:在社区内设立婴幼儿家长学校,组织家长收看佝偻病防治相关宣传片;定期开展幼儿营养知识讲座,将婴幼儿喂养及营养知识、婴幼儿常见营养缺乏病防治知识告知给家长;定期在社区举办家长联谊会,方便家长交流婴幼儿喂养的经验、体会等。

(3)编印《婴幼儿喂养知识》《佝偻病防治知识》等宣传小册子,免费发放给家长;在社区建立健康教育宣传栏,刊登佝偻病病因、症状、预防、综合治疗知识,不断提高家长育儿水平。

(4)综合来看,在小儿佝偻病的问题上,我们要做到以预防为主,早发现、早治疗,多种治疗方法联合使用。只有这样,才能避免佝偻病后遗症的发生,避免佝偻病对孩子造成终生的伤害。

五、要点和讨论

随着生活水平的日益提高,儿童患佝偻病的比例逐年下降,但是佝偻病的发病率仍然很高。佝偻病虽然很少直接危及生命,但是因其发病缓慢,易被忽视,一旦发生明显症状时,机体的抵抗力低下,易并发肺炎、腹泻、贫血等其他疾病。

本病多见于 3 个月～3 岁的儿童,临床上主要表现为骨骼改变、肌肉松弛及神经兴奋性改变,年龄不同,临床表现也不同,可分为初期、激期、恢复期及后遗症期。诊断依据年龄、病史、临床症状和体征、血生化及 X 线检查进行综合分析,判定临床分期。血清钙正常或降低,血磷下降,血清碱性磷酸酶多在骨骼体征和 X 线改变之前已增高,有助于早期诊断。尿 cAMP 升高。血清 25-(OH)D 血中浓度稳定,半衰期较长,儿童正常值为 10～50 ng/mL(25～125 nmol/L),在佝偻病活动早期即明显降低,是评价维生素 D 营养状况及诊断佝偻病的敏感、可靠指标。需与软骨发育不全及其他疾病所致佝偻病相鉴别。

本病治疗主要分为一般治疗、药物治疗、矫形疗法及中医治疗。适当日照是经济、方便、有效的方法,药物治疗主要是维生素 D 制剂口服为主,辅以钙剂及微量元素的补充。对于遗留骨骼畸形的患儿,可加强运动矫正和中医推拿,严重者可进行外科手术矫形。

婴幼儿维生素D缺乏性佝偻病是国家卫生部提出的重点防治的四大疾病之一,它严重影响儿童的骨骼发育和身体健康,因此加强其防治十分重要和必要。虽然现在小儿患佝偻病的诊疗防治技术得到了很大的提高,但是医务工作者仍然不能忽视其发病率,应该加强该病的宣传力度,普及相关知识。在儿童生长发育初期,应加强小儿营养,及时添加辅食,多晒太阳,孕妇及乳母应注意饮食,一旦发现儿童患病,要及时就医,将疾病控制在可治愈范围之内。更要尽量做到诊断无误,及时用药,做到系统管理,综合防治,因地制宜,早防早治。将防治关键放在0~3岁儿童的保健工作,采取药物防治和综合预防相结合的措施,有效降低佝偻病的发病率,促进儿童的生长发育。

六、思考题

1. 社区应怎样进行佝偻病的健康促进干预措施?
2. 如何进行佝偻病的综合防治?
3. 如何对佝偻病患儿家长进行健康教育?

七、推荐阅读文献

1. 朱宗涵,申昆玲.小儿内科学[M].4版.北京:人民卫生出版社,2010:88-94.
2. 丁樱,任献青,韩改霞,等.维生素D缺乏性佝偻病中医诊疗指南[J].中医儿科杂志,2012,08(1):1-3.
3. 《中华儿科杂志》编辑委员会,中华医学会儿科学分会儿童保健学组,全国佝偻病防治科研协作组.维生素D缺乏性佝偻病防治建议[J].中华儿科杂志,2008,46(3):190-191.

(高　晶　汪志良)

案例 74
外科软组织感染

一、病历资料

1. 现病史
患者,男性,55岁,因"发热伴右下肢红肿、疼痛3天"到社区卫生服务中心就诊。患者于3天前无明显诱因下出现畏寒、发热,体温高达38.9℃,无咳嗽、咳痰、腹痛、腹泻等不适,同时自觉右下肢局部皮肤发红及灼热感,自服退热药物后体温有所下降。但第2天体温又升至38.5℃,下肢皮肤发红部位较前扩散且伴疼痛及肿胀,无下肢无力或活动障碍,故患者至社区卫生服务中心就诊。

2. 既往史
5年前因多饮、多食、多尿伴体重减轻就诊,多次查血糖达到糖尿病诊断标准,平时服用二甲双胍0.5 g bid,拜唐苹50 mg tid,空腹血糖控制在6~7 mmol/L,餐后血糖控制在10~11 mmol/L。否认高血压病史。无烟酒嗜好。

3. 体格检查
T 38.8℃,P 102次/min,R 20次/min,BP 130 mmHg/70 mmHg。皮肤巩膜无黄染,右侧腹股沟可及多枚肿大淋巴结,质软,活动度可,触痛明显。余浅表淋巴结未及肿大。两肺呼吸音清,未及干湿啰音。心界不大,HR 102次/min,律齐,未及病理性杂音。腹软,无压痛,肝脾肋下未及。右小腿肿胀,胫前见大片皮肤发红,表面紧张,伴压痛及皮温增高。右足底可见水泡、皮肤增厚及脱屑。双侧足背动脉搏动良好。

4. 实验室和辅助检查
血常规:RBC 4.32×10^{12}/L,Hb 143 g/L,PLT 337×10^9/L,WBC 15.9×10^9/L,N 88.4%。FBG:6.8 mmol/L,HbA1c 6.6%。

下肢血管彩超:双下肢深静脉血流通畅,双下肢动脉血流通畅。

二、诊治经过

初步诊断:丹毒;2型糖尿病;足癣。

诊治经过:全科医生仔细对患者进行了查体,发现其右足部有水泡和脱屑,追问病史,患者既往经常有右足水泡及瘙痒不适,春季及夏季易发,结合查体,见右足底水泡、皮肤增厚及脱屑,考虑患者有足癣病史;且此次起病前一周有足部搔抓致皮肤破损史,结合患者的症状、体征,考虑丹毒诊断明确。全科医生嘱患者卧床休息,抬高患肢,同时予青霉素480万IU bid 静滴抗感染治疗,并给予硫酸新霉素溶液患肢局部外敷。患者抗感染治疗3天后体温降至正常,10天后右下肢红肿及疼痛消失。

在治疗丹毒的同时,全科医生同时对患者的足癣进行了治疗,并嘱其平时需注意足部卫生,保持足部的清洁干燥,避免皮肤的搔抓、破损或外伤。由于患者同时患有糖尿病,而糖尿病患者容易合并感染,因此嘱其严格控制血糖,避免感染发生。

三、病例分析

1. 病史特点
(1) 男性,55岁,发热伴右下肢红肿、疼痛3天。
(2) 有足癣史,且起病前一周有足部搔抓致皮肤破损史。
(3) 2型糖尿病史5年,平时服用二甲双胍0.5 g bid,拜唐苹50 mg tid,血糖控制可。
(4) 体格检查:T 38.8℃, P 102次/min, R 20次/min, BP 130 mmHg/70 mmHg。皮肤巩膜无黄染,右侧腹股沟可及多枚肿大淋巴结,质软,活动度可,触痛明显。余浅表淋巴结未及肿大。两肺呼吸音清,未及干湿啰音。心界不大,HR 102次/min,律齐,未及病理性杂音。腹软,无压痛,肝脾肋下未及。右小腿肿胀,胫前见大片皮肤发红,表面紧张,伴压痛及皮温增高。右足底可见水泡、皮肤增厚及脱屑。双侧足背动脉搏动良好。
(5) 实验室和辅助学检查:血常规:RBC 4.32×10^{12}/L, Hb 143 g/L, PLT 337×10^9/L, WBC 15.9×10^9/L, N 88.4%。FBG 6.8 mmol/L, HbA1c 6.6%。
下肢血管彩超:双下肢深静脉血流通畅,双下肢动脉血流通畅。

2. 诊断和诊断依据
诊断:①丹毒;②2型糖尿病;③足癣。

丹毒:患者有畏寒、发热及右下肢红肿、疼痛,既往有足癣史,起病前1周有足部搔抓致皮肤破损史,查体可见:右小腿肿胀,胫前见大片皮肤发红,表面紧张,伴压痛及皮温增高。根据患者症状、体征,丹毒诊断明确。

2型糖尿病:患者5年前因多饮、多食、多尿伴体重减轻就诊,多次查血糖达到糖尿病诊断标准,平时服用二甲双胍0.5 g bid、拜唐苹50 mg tid,血糖控制可,因此2型糖尿病诊断明确。

足癣:患者平时右足有水泡及瘙痒不适,春季及夏季易发,查体见右足底水泡、皮肤增厚及脱屑,因此足癣诊断明确。

3. 鉴别诊断
下肢丹毒需要与其他可引起下肢肿胀、疼痛的其他疾病相鉴别,如下肢静脉血栓。下肢静脉血栓是一种比较常见的周围血管疾病,多发生于单侧下肢,静脉血流缓慢、血液高凝状态及静脉壁的损伤是发病的主要原因。多表现为一侧下肢的肿胀、疼痛,一般无发热,起病前多有长期卧床、手术、骨折或长途飞行史,血管彩超可见静脉内血栓形成,可以与丹毒进行鉴别。

四、处理方案及基本原则

丹毒是一种软组织感染,其发生常伴有皮肤黏膜的擦伤及其他细微不易发现的皮肤破损,如足癣、皮肤破溃等,尤其不清洁的伤口更易感染,故平时应积极预防和治疗足癣,对皮肤黏膜的小伤口应及时消毒处理,注意保持皮肤清洁卫生。

丹毒治疗的原则为积极抗感染治疗,早期、足量、有效的抗菌药物治疗,分为全身治疗和局部治疗。

1. 全身治疗

主要是抗感染治疗。一般选用青霉素 480～960 万IU/d 静滴，疗程需长，不宜过早停药，以免复发。一般在全身和局部症状消失后，继续抗感染治疗 5～7 天，总疗程 10～14 天。对青霉素过敏患者可选用磺胺类药物和头孢菌素类药物，也可取得良好效果。

2. 局部治疗

丹毒患者应卧床休息，抬高患肢。局部可使用 50% 硫酸镁溶液湿热敷，或用硫酸新霉素溶液外敷。

3. 其他

如注意皮肤清洁，及时处理小创口；处理与丹毒相关的足癣、溃疡、鼻窦炎等，以避免复发。

4. 转诊及社区随访

对于反复发作的慢性丹毒，或因下肢丹毒反复发作导致淋巴水肿、局部皮肤增厚、肢体肿胀，甚至发展成"象皮肿"者，应转诊至上级医院诊治。对于急性发作者，如出现全身脓毒症状者，也应及时转诊。

五、要点与讨论

外科软组织感染指皮下组织及肌肉筋膜的感染。感染的原因常因机体自身防御屏障遭破坏，病原菌由破损的皮肤、黏膜侵入所致。少数无明显原因，如血行感染，则是由于患者有免疫功能障碍的缘故。外科软组织感染包括特异性感染和非特异性感染。非特异性感染又称化脓性感染或一般性感染，常见致病菌为葡萄球菌、链球菌、大肠埃希菌等，常见的疾病有疖、痈、丹毒、急性蜂窝织炎、急性淋巴管炎和淋巴结炎等；特异性感染如结核、破伤风、新生儿气性坏疽等。

病原菌在软组织内繁殖，由于小血管的扩张、多形核粒细胞浸润、组织水肿，出现"红、肿、热、痛"等"蜂窝织炎"改变，此时早期积极的抗菌药物治疗多能使感染痊愈。假如治疗不及时，或致病菌毒力过强，发生组织坏死、液化而形成脓肿，需手术切开或其他侵入性手段引流，此时应以外科治疗为主，而抗菌药物的治疗则仅是一种辅助手段。而对于一些轻微或表浅的感染，如疖，一般不需要抗菌药物治疗。

丹毒是一种社区中常见的外科软组织感染，是皮肤淋巴管网受乙型溶血性链球菌侵袭感染所致的急性非化脓性炎症。好发于下肢和面部，诱发因素为皮肤或黏膜的某种病损，如足趾皮肤破损、鼻窦炎、口腔溃疡、足癣等。丹毒蔓延很快，且常累及引流区域淋巴结，一般不化脓，也很少有组织坏死，但全身炎症反应明显，易治愈但容易复发。

丹毒起病较急，常伴有畏寒、发热、头痛等全身症状。病变多见于下肢，表现为皮肤红疹，色鲜红似玫瑰，边界清楚，用手指轻压，红色即可消退，去除压力，红色很快恢复。红肿向四周蔓延，边缘隆起，中央红肿消退，呈棕黄色。附近淋巴结常有肿大及触痛。下肢丹毒反复发作应考虑有丝虫感染可能，反复发作者易形成"象皮肿"。

丹毒的治疗以全身抗感染治疗为主，同时辅以局部药物外敷治疗。全科医生在治疗患者的同时，还应注意寻找诱因，并且积极去除诱因，以免复发。

六、思考题

1. 外科软组织感染的治疗原则有哪些？
2. 常见的外科软组织感染有哪些？
3. 下肢丹毒需与哪些疾病鉴别？

七、推荐阅读文献

1. 陈孝平,汪建平. 外科学[M]. 8版. 北京:人民卫生出版社,2013:114-118.
2. 《应用抗菌药物防治外科感染的指导意见》撰写协作组. 应用抗菌药物防治外科感染的指导意见(草案)Ⅸ[J]. 中国实用外科杂志,2004,24(2):插页1-2.
3. 吴阶平,裘法祖. 黄家驷外科学[M]. 6版. 北京:人民卫生出版社,2000:67-83.

(刘 瑶)

案例 75
破伤风

一、病历资料

1. 现病史

患者,男性,51岁,因"突发全身抽搐3次"由家属送至社区卫生服务中心就诊。患者7天前在农田中干活时,右足底刺入一长约2 cm的铁钉,患者随即自行拔除铁钉,当时流血不多,故患者未至医院就诊,伤口亦未清洁消毒,仅局部用创可贴贴敷。2天前患者自觉颈部肌肉疼痛及牵拉感,伴活动受限,同时自觉乏力及吞咽困难,仍未就诊。1天前患者饮水时突发四肢抽搐,伴牙关紧闭、口吐白沫及面色青紫,持续约30 s后自行缓解。后患者又连续发生2次抽搐,症状同前,多于饮水时发生,抽搐时意识清楚,表情痛苦,1~2 min后自行缓解。家属将其送至社区卫生服务中心就诊。患者病程中无发热、头痛、恶心、呕吐及意识障碍。

2. 既往史

既往体健,无高血压、糖尿病等慢性病史。有长期吸烟饮酒史,吸烟20支/天×25年,饮白酒2两/天×20年。妻和二子健康。

3. 体格检查

T 37.1℃,P 86次/min,R 20次/min,BP 160 mmHg/90 mmHg。神志清,皮肤巩膜无黄染。双侧瞳孔等大等圆,对光反射存在。颈项强直,克氏征、布氏征(一)。心、肺和腹部检查无异常体征。四肢肌力及感觉正常,肌张力增高,腱反射亢进。右足底可见一2 cm×2 cm伤口,伤口红肿,并可见脓液溢出。

4. 实验室和辅助检查

血常规:RBC 4.88×10^{12}/L, Hb 140 g/L, PLT 249×10^9/L, WBC 11.6×10^9/L, N 87.5%。

肝肾功能:TB 9.4 μmol/L, DB 3.7 μmol/L, TP 65 g/L, ALB 38 g/L, ALT 25 IU/L, AST 31 IU/L, γ-GT 56 IU/L, BUN 6.5 mmol/L, Cr 73 μmol/L;估算肾小球滤过率GFR(根据MDRD方程):92; UA 325 μmol/L。

伤口脓液培养:阴性。

头颅CT:未见明显异常。

心电图:正常。

二、诊治经过

初步诊断:破伤风。

诊治经过：全科医生仔细询问了患者的症状，结合其起病前一周曾有外伤史，考虑患者破伤风可能，故将其转诊至上级医院。患者在上级医院诊疗期间，仍有反复发作全身抽搐，发作时颈项强直、头部后仰、牙关紧闭，躯干扭曲成弓，呈"角弓反张"，且多于饮水及见光之后发作。根据患者发作时的典型症状，破伤风诊断明确。上级医院立即将患者转至隔离室，避免声音及光线的刺激，安定镇静，并且予右足底伤口清创引流。同时给予破伤风抗毒素静脉滴注，青霉素及甲硝唑静脉滴注抗感染治疗。除此之外，由于患者反复抽搐和持续肌肉收缩造成机体严重耗损，同时加强支持治疗，予高碳水化合物、高蛋白及高营养饮食，补充维生素，维持水电解质平衡。经上述治疗后患者病情渐趋平稳，未再发生四肢抽搐，足底伤口愈合，3周后痊愈出院。

三、病例分析

1. 病史特点
（1）男性，51岁，突发全身抽搐3次。
（2）抽搐发作前有颈部肌肉疼痛及牵拉感，发作时患者四肢抽搐，伴牙关紧闭、口吐白沫及面色青紫，抽搐时意识清楚，表情痛苦。抽搐多发生于饮水时。
（3）起病前一周有右足底铁钉刺伤史，外伤后未处理。
（4）体格检查：T 37.1℃，P 86次/min，R 20次/min，BP 160 mmHg/90 mmHg。神志清，皮肤巩膜无黄染。双侧瞳孔等大等圆，对光反射存在。颈项强直，克氏征、布氏征（－）。心、肺和腹部检查无异常体征。四肢肌力及感觉正常，肌张力增高，腱反射亢进。右足底可见一2 cm×2 cm伤口，伤口红肿，并可见脓液溢出。
（5）实验室和辅助学检查：RBC 4.88×10^{12}/L，Hb 140 g/L，PLT 249×10^9/L，WBC 11.6×10^9/L，N 87.5%。伤口脓液培养：阴性。头颅CT：未见明显异常。

2. 诊断和诊断依据
诊断：破伤风。
诊断依据：患者因突发全身抽搐就诊，起病前一周有右足外伤史，抽搐发作前有颈部肌肉疼痛及牵拉感，患者抽搐发作时意识清楚，表情痛苦、牙关紧闭、口吐白沫及面色青紫，抽搐多发生于饮水及见光时。查体可见颈项强直，四肢肌张力增高，腱反射亢进。因此根据患者发作时的典型症状和体征，结合其外伤史，破伤风诊断明确。

3. 鉴别诊断
破伤风需要与以下疾病鉴别：
（1）化脓性脑膜炎：多见于婴幼儿和儿童，一般无外伤史，起病前多有咽痛、流涕等上呼吸道感染症状，之后出现高热、剧烈头痛及喷射性呕吐，可有全身抽搐，发作时伴颈项强直及意识不清，但无阵发性痉挛。血常规提示白细胞及中性粒细胞计数明显升高，脑脊液检查有压力增高，白细胞计数增多。
（2）狂犬病：有病狗或病猫咬伤史，发病后病死率100%。主要表现为极度恐怖、恐水、怕风、畏光、发作性的咽肌痉挛、呼吸困难、多汗及流涎等，之后出现迟缓性瘫痪、呼吸微弱或不规则，可因呼吸和循环衰竭而迅速死亡。

四、处理方案及基本原则

破伤风是一种严重的感染，病死率较高，因此一旦在临床中碰到此类患者一定要采取积极的综合治疗措施，包括伤口处理、中和毒素、解除痉挛、防治各种并发症等。

1. 伤口处理

应尽早进行伤口处理，彻底清除所有坏死组织，应用3%双氧水溶液冲洗，同时敞开伤口，充分引流。

2. 抗毒素的应用

可以中和游离的毒素。多在早期使用，对于已和神经结合的毒素则无作用。一般用破伤风抗毒血清（TAT）10 000～60 000 IU，分别由肌肉注射与静脉滴入。用药前应作皮内过敏试验。目前推荐使用破伤风人体免疫球蛋白（HIG），早期应用有效，剂量为3 000～6 000 IU，一般只需肌内注射一次。

3. 控制和解除痉挛

是本病治疗的中心环节，目的是减少对外界刺激的敏感性而降低痉挛的发作次数。一般让患者住隔离室，避免声、光等刺激。可根据病情酌情使用镇静药物，如：地西泮、苯巴比妥等，病情较重者，可用冬眠一号（氯丙嗪50 mg、异丙嗪50 mg、哌替啶100 mg 及5%葡萄糖溶液250 ml）静脉缓慢滴入，但低血容量时忌用。

4. 保持呼吸道通畅

严密观察病情变化，注意观察有无痉挛、窒息，保持呼吸道通畅。对抽搐频繁、药物不易控制的严重患者，应尽早行气管切开，以改善通气，清除呼吸道分泌物，维持良好的通气功能，这是预防和减少肺部感染和呼吸衰竭发生的重要措施。

5. 支持治疗

由于患者反复痉挛和持续肌肉收缩造成机体严重耗损，应予高热量、高蛋白、高维生素饮食，维持水和电解质的平衡，注意纠正酸碱平衡失调。如患者进食困难，可给予鼻胃管管饲，或采用中心静脉肠外营养。

6. 抗感染治疗

破伤风杆菌是一种革兰阳性厌氧性芽孢杆菌，治疗首选青霉素，其剂量为80万～100万IU，肌内注射，每4～6 h一次，或大剂量静脉滴注。也可给甲硝唑2.5 g/d，分次口服或静脉滴注，持续7～10天。而后根据伤口分泌物、痰液或血液细菌培养加药敏试验结果，选用抗生素以治疗合并的感染。

7. 转诊和社区随访

对于破伤风患者均应转诊至上级医院进一步诊治，尤其是重危患者如：①呼吸困难，需要气管切开者；②高龄、体弱患者；③反复痉挛患者等，应及时转诊至上级医院，以最大限度地挽救患者生命，降低病死率。

五、要点与讨论

破伤风是伤口感染破伤风杆菌后所致的急性特异性外科感染，临床上以全身肌肉强直性收缩和阵发性痉挛为特征，是外科感染中的严重并发症。破伤风除了可能发生在各种创伤后，也可以发生在不洁条件下分娩的产妇和新生儿。破伤风的发病除了需要具备创伤伤口外，还需要缺氧环境。在缺氧环境中，破伤风梭菌迅速繁殖并产生大量外毒素，主要是痉挛毒素，导致患者一系列临床症状和体征。

人感染破伤风杆菌后，潜伏期差异很大，一般在7天左右，有些患者可以在1～2天内发病，少数患者可长达几月或数年。破伤风典型的临床症状为肌肉持续性收缩和阵发性痉挛。由于肌肉的强直性抽搐，相应的特有体征为：张口困难（牙关紧闭）、"苦笑"面容、颈项强直、角弓反张，严重者可因持续的呼吸肌和膈肌痉挛而造成呼吸骤停。任何轻微刺激，如光、声、饮水等，均可诱发阵发性痉挛，发作时表情痛苦，但意识清楚。全科医生应具备诊断破伤风的能力。由于实验室检查很难诊断破伤风，伤口厌氧菌培养也难发现该菌，因此诊断主要根据临床表现。如全科医生在诊疗中遇到外伤患者，不论伤口大小、深浅，如果伤后出现肌紧张、身体局部扯痛，张口困难、颈部发硬、反射亢进等，均应考虑此病的可能。

破伤风的治疗应采用综合治疗措施,包括清除毒素来源、中和游离毒素、控制和解除痉挛、保持呼吸道通畅和防治并发症等。破伤风是一种严重的疾病,病死率高,但也是可以预防的疾患,因此社区全科医生应重视该病的预防。创伤后早期彻底清创,改善局部循环,是预防破伤风发生的关键。此外,还可通过人工免疫,产生较稳定的免疫力。人工免疫包括主动免疫和被动免疫。主动免疫采用破伤风类毒素抗原注射,通常需要注射3次,在现行的小儿计划免疫中通常实施百日咳、白喉、破伤风三联疫苗的免疫注射。被动免疫主要用于对伤前未接受过主动免疫的患者,尽早皮下注射破伤风抗毒素 1 500~3 000 IU。对深部创伤,有潜在厌氧菌感染可能的患者应在1周后追加一次注射量。如果破伤风抗毒素皮试阳性,应进行脱敏注射或改用肌肉注射人体破伤风免疫球蛋白 250~500 IU。

六、思考题

1. 破伤风患者的转诊指征有哪些?
2. 破伤风需要与哪些疾病相鉴别?
3. 预防破伤风发生的措施有哪些?

七、推荐阅读文献

陈孝平,汪建平.外科学[M].8版.北京:人民卫生出版社,2013:123-125.

(刘 瑶)

案例 76

甲状腺结节

一、病历资料

1. 现病史

患者，女性，66岁，因"发现双侧甲状腺结节4年"就诊。患者4年前体检行颈部彩超检查示：右侧甲状腺见一稍高回声区，大小约 10 mm×8 mm，考虑腺瘤可能；另见左侧甲状腺多发低回声结节，最大者 7 mm×5 mm，考虑增生结节；至社区卫生服务中心就诊，行甲状腺功能检查提示各项指标均在正常范围内，全科医生嘱其每6～12月随访甲状腺彩超。后患者每年随访彩超，双侧甲状腺结节未见明显变化。1月前患者再次至社区卫生服务中心随访，复查彩超检查示：甲状腺右叶及峡部多发占位，最大 38 mm×23 mm，部分伴钙化，考虑腺瘤可能，但恶性病变不除外；甲状腺左叶 9 mm×8 mm 增生结节。全科医生遂将患者转诊至三级医院进一步治疗，专科医生建议患者行手术治疗。患者病程中无发热、颈部疼痛，无吞咽困难、声音嘶哑等不适，无怕热、心悸、多汗，无食欲减退或亢进，无腹泻或便秘，体重亦无明显变化。

2. 既往史

高血压病史10年，血压最高 160 mmHg/100 mmHg，服用安内真 5 mg qd，血压控制在正常范围内。无烟酒嗜好。丈夫和孩子健康。无家族遗传病史。

3. 体格检查

T 36.7℃，P 68次/min，R 18次/min，BP 130 mmHg/76 mmHg。皮肤巩膜无黄染，浅表淋巴结未及肿大。颈软，双侧甲状腺未及肿大，右侧甲状腺可及一 2.0 cm×2.0 cm 大小结节，质硬，边界清，无压痛，随吞咽活动。心、肺和腹部检查无异常体征。双下肢无水肿。

4. 实验室和辅助检查

血常规：RBC $4.39×10^{12}$/L，Hb 126 g/L，PLT $218×10^9$/L，WBC $5.8×10^9$/L。

甲状腺功能：TT3 1.6 nmol/L，FT3 4.3 pmol/L，TT4 101.8 nmol/L，FT4 14.8 pmol/L，s-TSH 1.76 uIU/ml，TG 9.15 ng/ml，TGA 25.2 IU/ml，TPO 12.0 IU/ml。

降钙素(CT)：<2.0 pg/ml。

彩超：甲状腺右叶及峡部多发占位，最大 38 mm×23 mm，部分伴钙化，考虑腺瘤可能，恶性病变不除外；甲状腺左叶 9 mm×8 mm 低回声结节，增生结节可能。

二、诊治经过

初步诊断：双侧甲状腺结节；高血压病2级。

诊治经过：患者 4 年前发现双侧甲状腺结节，彩超提示右侧甲状腺腺瘤可能，左侧增生结节，后每年随访彩超未发现结节增大。1 月前复查发现右侧结节明显增大，且部分伴钙化，考虑恶性病变不除外。因此全科医生将患者转诊至上级医院专科进一步诊治。专科医生建议患者行手术治疗，故患者住院后在全麻下行全甲状腺腺叶切除术，术中探查甲状腺右叶上极及近峡部分别见直径约 1.8 cm 和 2.2 cm 的质硬肿块，左侧可见多枚小结节，颈部未见肿大淋巴结。完整切除右叶甲状腺及峡部，送检冰冻病理提示：（甲状腺右叶＋峡部）滤泡上皮明显增生，倾向乳头状癌（1.8 cm 及 2.2 cm）。故同时切除甲状腺左叶，送检冰冻病理示：（甲状腺左叶）滤泡增生结节。患者术后恢复良好，术后 5 天予优甲乐 100 μg qd 口服替代治疗。术后石蜡病理报告为：（甲状腺右叶＋峡部）乳头状癌（2 枚），癌组织累及甲状腺被膜，切缘未见癌累及。（甲状腺左叶）滤泡增生结节（3 枚）。

术后一月患者随访甲状腺功能示：FT3 3.9 pmol/L，FT4 15.6 pmol/L，TSH 1.23 uIU/mL，嘱其继续口服甲状腺激素替代治疗，并且定期随访甲状腺功能及颈部彩超。

三、病例分析

1. 病史特点
（1）女性，66 岁，发现双侧甲状腺结节 4 年。
（2）4 年前体检发现双侧甲状腺结节，每年定期随访，1 月前随访发现右侧结节明显增大，甲状腺功能检查提示各项指标均在正常范围内。
（3）既往有高血压病史 10 年，血压最高 160 mmHg/100 mmHg，服用安内真 5 mg qd，血压控制在正常范围内。
（4）体格检查：T 36.7℃，P 68 次/min，R 18 次/min，BP 130 mmHg/76 mmHg。皮肤巩膜无黄染，浅表淋巴结未及肿大。颈软，双侧甲状腺未及肿大，右侧甲状腺可及一 2.0 cm×2.0 cm 大小结节，质硬，边界清，无压痛，随吞咽活动。心、肺和腹部检查无异常体征。双下肢无水肿。
（5）实验室和辅助学检查：
甲状腺功能：TT3 1.6 nmol/L，FT3 4.3 pmol/L，TT4 101.8 nmol/L，FT4 14.8 pmol/L，s-TSH 1.76 uIU/ml，TG 9.15 ng/ml，TGA 25.2 IU/ml，TPO 12.0 IU/ml。超声提示甲状腺右叶及峡部多发占位，最大 38 mm×23 mm，部分伴钙化，考虑腺瘤可能，恶性病变不除外；甲状腺左叶 9 mm×8 mm 低回声结节，增生结节可能。

2. 诊断和诊断依据
诊断：①右侧甲状腺癌；②高血压病 2 级（中危）。
右侧甲状腺癌：患者 4 年前体检发现双侧甲状腺结节，后定期随访无明显变化。1 月前随访彩超提示右侧甲状腺结节明显增大，故行手术治疗。术中探查甲状腺右叶上极及近峡部分别见直径约 1.8 cm 和 2.2 cm 的质硬肿块，病理证实为：右侧甲状腺乳头状癌，因此诊断明确。按照 AJCC 的甲状腺癌临床分期，该患者为 I 期（$T_1N_0M_0$）。
高血压病 2 级（中危）：患者有高血压病史 10 年，血压最高 160 mmHg/100 mmHg，故根据高血压病分级为高血压病 2 级。患者年龄大于 65 岁，故根据高血压病的危险性分层为中危组。

3. 鉴别诊断
主要是甲状腺结节性质的鉴别诊断。常见的甲状腺结节有肿瘤性结节、增生性结节和炎症性结节。甲状腺肿瘤性结节包括良性腺瘤、甲状腺乳头状癌、髓样癌等；炎症性结节主要见于慢性淋巴细胞性甲状腺炎、亚急性甲状腺炎等。甲状腺结节的诊断主要是明确结节的性质，详细的病史采集和全面的体格检查对于鉴别甲状腺结节的性质非常重要。病史采集需注意询问患者有无甲亢或甲减的症状、有无颈部放射线检查和治疗史、结节的大小及变化和增长的速度等；而体格检查的重点则是结节的大小、数目、质地、活动度及有无压痛等。一般结节生长迅速、短期内明显增大、质地较硬,结节形态不规则,与周围组织粘连者,需考虑甲状腺恶性肿瘤的可能。

辅助检查也有助于甲状腺结节性质的鉴别诊断,如果血清 TSH 降低,而甲状腺激素水平增高,提示为高功能结节,此类结节绝大多数为良性;血清降钙素水平明显升高提示甲状腺结节为髓样癌。高分辨率超声检查是评估甲状腺结节性质的重要方法,有助于甲状腺结节的良恶性鉴别。超声下提示结节性质为恶性病变的特征有:①微小钙化;②实性低回声结节;③结节内血供丰富(TSH 正常情况下);④结节形态和边缘不规则;⑤伴有颈部淋巴结超声影像异常。此外甲状腺细针穿刺活检(fine needle aspiration biopsy,FNAB)检查是鉴别结节良、恶性最可靠、最有价值的诊断方法。

四、处理方案及基本原则

甲状腺结节的处理方案需要根据 FNAB 的结果来定,如能恰当地应用细针穿刺活检,则有利于更精确的选择治疗方法,并且减少不必要的手术治疗。

如果细胞学检查结果为阳性,一般提示甲状腺恶性病变,应尽早行手术治疗;如细胞学检查结果为可疑恶性病变,也应早期手术以取得病理诊断。而对于良性结节,绝大多数患者不需要特殊治疗,仅需定期随访,必要时可作甲状腺超声检查和重复甲状腺 FNAB 检查。少数情况下,可选择手术治疗、TSH 抑制治疗、放射性碘治疗。

1. 手术治疗

良性甲状腺结节患者如出现以下情况需手术治疗:①与结节明显相关的局部压迫症状;②合并甲状腺功能亢进、内科治疗无效者;③肿物位于胸骨后或纵隔内;④结节进行性生长,临床考虑有恶变倾向或合并甲状腺癌高危因素。

2. TSH 抑制治疗

应用左甲状腺素片(L-T4)将血清 TSH 水平抑制到正常低限甚至低限以下,通过抑制 TSH 对甲状腺细胞的促生长作用,达到缩小甲状腺结节的目的。但 L-T4 治疗患者的长期疗效并不确切,且停药后结节可能再生长。同时由于长期 L-T4 治疗可导致亚临床甲亢,造成多种不良反应,因此 2012 年中国《甲状腺结节和分化型甲状腺癌诊治指南》中不建议常规使用 TSH 抑制疗法治疗良性甲状腺结节;如要使用,可在小结节性甲状腺肿的年轻患者中使用,且目标为 TSH 部分抑制。

3. 放射性 ^{131}I 治疗

放射性 ^{131}I 治疗的目的是去除功能自主性结节,恢复正常的甲状腺功能状态,主要用于治疗有自主摄取功能并伴有甲亢的良性甲状腺结节。对虽有自主摄取功能但不伴甲亢的结节,^{131}I 可作为治疗选择之一。而出现压迫症状或位于胸骨后的甲状腺结节,不推荐 ^{131}I 治疗。^{131}I 治疗后部分患者会出现甲状腺功能减退,因此治疗后需定期随访甲状腺功能。

4. 转诊及社区随访

一般甲状腺良性结节可每隔 6~12 个月随访一次。对暂未接受治疗的可疑恶性或恶性结节,随访间隔可缩短。每次随访必须进行病史采集和体格检查,并复查颈部超声。部分甲状腺功能异常的患者或甲状腺术后患者还需随访甲状腺功能。

如随访过程中发现结节明显生长,或伴有提示结节恶变的症状、体征(如声音嘶哑、呼吸或吞咽困难、结节固定、颈部淋巴结肿大等),应及时转诊至上级医院。

五、要点与讨论

甲状腺结节是指甲状腺细胞在局部异常生长所引起的散在病变。甲状腺结节非常常见,一般人群中通过触诊的检出率为3%～7%,借助高分辨率超声的检出率可高达20%～76%,其中约5%～15%为甲状腺癌。甲状腺结节也是社区医生临床工作中经常碰到的一个问题,如何鉴别其良恶性、避免漏诊恶性结节至关重要。

详细的病史询问和体格检查是评估甲状腺结节良恶性的重要环节。大多数甲状腺结节患者多无症状,只是在体检中偶然发现。有些患者可有声音嘶哑、憋气、吞咽困难等结节压迫症状。体格检查应全面、仔细,以便明确甲状腺是否弥漫性肿大,以及结节的数量、大小、质地、活动度、有无压痛、有无颈部淋巴结肿大等。但患者有以下病史和体征时,提示甲状腺癌可能:①有颈部放射性治疗史;②有甲状腺髓样癌或多发性内分泌腺瘤病2型(MEN2型)、家族性多发性息肉病的既往史或家族史;③男性;④结节生长迅速;⑤伴持续性声音嘶哑、发音困难,并可排除声带病变(炎症、息肉等);⑥伴吞咽困难或呼吸困难;⑦结节形状不规则,与周围组织粘连固定;⑧伴颈部淋巴结病理性肿大。

所有的甲状腺结节患者均应行血清促甲状腺激素(TSH)水平和甲状腺激素水平的检查。除TSH和甲状腺激素外,2012年指南建议所有甲状腺结节患者均应行颈部超声检查。颈部超声检查是评价甲状腺结节最敏感的方法,可协助鉴别甲状腺结节的良恶性。颈部超声可以明确甲状腺结节的大小、数量、位置、质地(实性或囊性)、形状、边界、包膜、钙化、血供和与周围组织的关系等情况,同时评估颈部区域有无淋巴结和淋巴结的大小、形态和结构特点。

对于某些经超声等检查仍不能鉴别良恶性结节的患者,可行FNBA检查。FNAB检查是术前鉴别结节良、恶性最可靠、最有价值的诊断方法。对于直径小于1 cm的甲状腺结节,一般不推荐常规行FNAB,除非超声提示有恶性征象或有甲状腺癌家族史者。而直径>1 cm的甲状腺结节,2012年《甲状腺结节和分化型甲状腺癌诊治指南》建议均可考虑行FNAB检查,但如有以下情况,则不推荐FNAB作为常规:①经甲状腺核素显像证实为有自主摄取功能的"热结节";②超声提示为纯囊性的结节;③根据超声影像已高度怀疑为恶性的结节。

全科医生在平时的临床工作中,对于甲状腺结节的患者应进行良恶性的评估和鉴别,图76-1为成

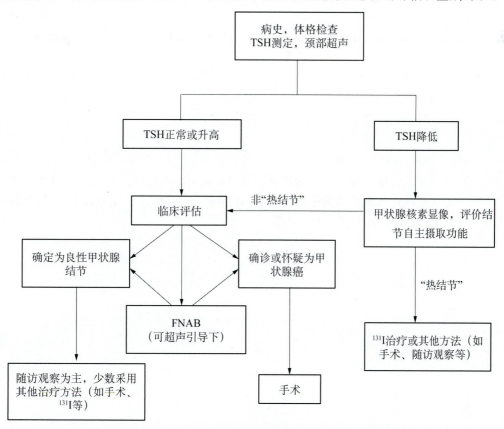

图76-1 成人甲状腺结节的临床评估和处理流程

(引自2012年中国甲状腺结节和分化型甲状腺癌诊治指南)

人甲状腺结节的临床评估和处理流程。对于良性甲状腺结节的患者,全科医生应指导患者进行定期随访,而一旦疑有恶变或患者出现结节相关的压迫症状时,应及时转诊至上级医院。

六、思考题

1. 哪些情况下,全科医生应将甲状腺结节患者转诊至上级医院?
2. 成人甲状腺结节如何进行临床评估?
3. 甲状腺结节的处理方法有哪些?

七、推荐阅读文献

1. 中华医学会内分泌学分会《中国甲状腺疾病诊治指南》编写组. 中国甲状腺疾病诊治指南——甲状腺结节[J]. 中华内科杂志,2008,47(10):867-868.
2. 陈孝平,汪建平. 外科学[M]. 8版. 北京:人民卫生出版社,2013:246-247.
3. 中华医学会内分泌学分会. 甲状腺结节和分化型甲状腺癌诊治指南[J]. 中华内分泌代谢杂志,2012,28(10):779-797.

(刘 瑶)

案例 77

乳腺增生

一、病历资料

1. 现病史

患者,女性,38 岁,因"发现右乳肿块半年"到社区卫生服务中心就诊。患者于半年前洗澡时触及右侧乳房肿块两枚,大小约 2 cm×2 cm、1 cm×1 cm,质中,边界清楚,无压痛,无乳头溢液。

2. 既往史

否认高血压、糖尿病、冠心病史,有乳腺小叶增生病史多年。否认手术、外伤史。否认烟酒嗜好。15 岁初潮,(5~7)/(28~32)天,末次月经 2015 年 5 月 6 日,周期正常,否认痛经史。丈夫和子女健康。无乳腺癌家族史。

3. 体格检查

T 36.9℃, P 80 次/min, R 18 次/min, BP 120 mmHg/80 mmHg。神志清晰,营养中等,发育正常。胸廓无畸形,双肺叩诊清音,听诊呼吸音清。心前区无隆起,心界不大,HR 80 次/min,律齐。腹部平软,全腹无压痛、反跳痛及肌卫。双乳形态对称,乳房皮肤正常,右侧乳房 12 点处扪及一 2 cm×2 cm 大小肿块,9 点处扪及一 1 cm×1 cm 大小肿块,质中,边界清,活动度好,局部皮肤无粘连及内陷,无压痛,无乳头溢液。左侧乳房未见明显异常,双侧腋窝、锁骨上未触及明显肿大淋巴结。

4. 实验室和辅助检查

血常规:RBC $3.95×10^{12}$/L, Hb 115 g/L, PLT $165×10^9$/L, WBC $3.37×10^9$/L, N 51.7%, LY 35.6%, MO 7.1%, E 5.3%, B 0.3%。

肝肾功能:TB 9.8 μmol/L, DB 4.0 μmol/L, TP 68 g/L, ALB 38 g/L, ALT 12 IU/L, AST 13 IU/L, γ-GT 13 IU/L, BUN 2.7 mmol/L, Cr 66 μmol/L;估算肾小球滤过率 GFR(根据 MDRD 方程):102; UA 244 μmol/L。

FBG 4.5 mmol/L。

凝血功能:PT 11.6 s, PTR 1.00, INR 1.00, TT 16.9 s, APTT 37.0 s, Fib 187 mg/dl。

彩超:右侧乳腺导管增多,腺体结构尚正常,9 点钟处见低回声区 12 mm×6 mm,见包膜,CDFI 内见点状彩色血流,10~12 点钟处见数枚低回声区,最大 6 mm×3 mm,12 点钟乳腺边缘处另见低回声团块 24 mm×10 mm,见包膜。左侧乳腺导管增多,腺体结构尚正常,6 点钟处见无回声区 6 mm×3 mm,彩色多普勒示其内未见异常彩色血流。双侧腋窝未见明显肿块,CDFI 示血流分布尚正常。结论:双侧乳腺小叶增生,左乳囊肿,右乳多发实质占位——考虑纤维腺瘤及增生结节。

同位素显像:双侧乳腺显影清晰,放射性分布不均匀,实质内散在斑片状放射性略浓聚灶;双侧腋窝未见明显放射性异常浓聚灶。结论：双乳散在斑片状放射性略浓聚灶，考虑为良性病变可能，请结合临床。

二、诊治经过

初步诊断：右侧乳房肿块。

诊治经过：全科医生详细询问患者的初潮年龄、孕产及月经情况、饮食习惯、一级亲属中有无乳腺癌患者，通过体格检查及彩超检查，考虑患者右侧乳房肿块为乳腺纤维腺瘤及增生结节可能，将患者转诊到上一级医院普外科专科医生处明确有无手术指征。专科医生体格检查发现右侧乳房12点处扪及一2 cm×2 cm大小肿块，9点处扪及一1 cm×1 cm大小肿块，质中，边界清，活动度好，局部皮肤无粘连及内陷，无压痛，无乳头溢液，左侧乳房未见明显异常，双侧腋窝、锁骨上未触及明显肿大淋巴结。结合乳腺同位素检查提示右乳纤维腺瘤可能，患者接受了手术治疗。术中于右乳12点腺体内扪及肿块，直径约2 cm大小，质硬，切除以肿块为中心直径约3 cm的乳腺组织；于右乳9点腺体内扪及肿块，直径1 cm，质硬，切除以肿块为中心直径约2 cm的乳腺组织。送冰冻病理检查结果示：（右乳9点、12点）腺病伴纤维腺瘤形成趋势。于是结束手术。术后病理为：（右乳9点、12点）腺病伴纤维腺瘤形成趋势。

三、病例分析

1. 病史特点

（1）女性，38岁，发现右乳肿块半年。

（2）半年前洗澡时触及右侧乳房肿块两枚，大小约2 cm×2 cm、1 cm×1 cm，质中，边界清楚，无压痛，无乳头溢液。

（3）有乳腺小叶增生病史多年。15岁初潮，(5～7)/(28～32)天，末次月经2015年5月6日，周期正常，否认痛经史。无乳腺癌家族史。

（4）体格检查：T 36.9℃，BP 120 mmHg/80 mmHg。心、肺检查无异常体征。腹部平软，全腹无压痛、反跳痛及肌卫。双乳形态对称，乳房皮肤正常，右侧乳房12点处扪及一2 cm×2 cm大小肿块，9点处扪及一1 cm×1 cm大小肿块，质中，边界清，活动度好，局部皮肤无粘连及内陷，无压痛，无乳头溢液。左侧乳房未见明显异常，双侧腋窝、锁骨上未触及明显肿大淋巴结。

（5）实验室和辅助学检查：彩超提示：双侧乳腺导管增多，右乳见多枚低回声区——考虑双侧乳腺小叶增生，左乳囊肿，右乳纤维腺瘤及增生结节；同位素显像提示双乳散在斑片状放射性略浓聚灶——考虑为良性病变可能。

2. 诊断和诊断依据

诊断：右侧乳房肿块（良性病变），乳腺囊性增生病。

乳腺囊性增生病：亦称乳腺病，常见于中年女性，表现为一侧或双侧乳房胀痛和肿块，部分患者具有周期性。乳房胀痛一般于月经前明显，月经后减轻，严重者整个月经周期均有疼痛。体格检查一侧或双侧乳房内可触及大小不等、质韧的单个或多个结节，可有触痛，与周围分界不清，亦可表现为弥漫性增厚。患者临床表现为右侧乳房两枚肿块，体格检查右侧乳房12点处扪及一2 cm×2 cm大小肿块，9点处扪及一1 cm×1 cm大小肿块，质中，边界清，活动度好，局部皮肤无粘连及内陷，无压痛，无乳头溢液，双侧腋窝、锁骨上未触及明显肿大淋巴结。乳腺彩超及同位素显像均提示乳腺良性病变，双侧乳腺小叶增生。根据上述检查，右侧乳房肿块（良性病变），乳腺囊性增生病诊断基本明确。

3. 鉴别诊断

当局限性乳腺增生肿块明显时，需注意与乳腺癌鉴别。后者好发于中老年女性，肿块更明显，质地一般较硬,多为单侧单发,与月经周期及情绪变化无关,可在短时间内迅速增大,肿块活动度差,易与皮肤及周围组织发生粘连,有时伴腋窝淋巴结肿大。乳腺超声和钼靶检查有助于鉴别诊断,钼靶检查常表现为肿块影、细小钙化点、异常血管影及毛刺等。肿块针吸细胞学检查可找到异型细胞,最终诊断需以组织病理学检查结果为准。

四、处理方案及基本原则

症状轻微的乳腺增生症可不必治疗,部分患者在数月至 1~2 年间可自行缓解,有的到绝经期逐渐消失。应向患者说明疾病的良性性质和不治而愈的特点,以缓解紧张恐惧情绪。

1. 非手术治疗

(1) 激素类药物:如雌激素受体拮抗剂三苯氧胺,可竞争性地与雌激素争夺雌激素受体,使雌激素无法发挥其生物学效应。口服 10 mg/次,2~3 次/d,可有一定的疗效。其不良反应包括闭经、潮热、恶心等,并对子宫内膜及卵巢有影响而不宜长期服用。

(2) 维生素类药物:维生素 B_6 100 mg,3 次/d 口服;维生素 E 50 mg,3 次/d 口服;二者联合使用 3~6 个月。

(3) 中药治疗:通过疏肝解郁、理气活血、软坚散结、清热解毒的机理,可改善症状、减轻疼痛。近年来,除传统的中成药如逍遥散、小金丹、乌鸡白凤丸等药之外,还出现一些新的中成药如乳块消、乳癖消、乳康片等,对本病的治疗具有一定的疗效,且服用方便,可以酌情服用。

(4) 生活调理:合理调整膳食结构,减少脂肪摄入;戒烟;严格控制甲基黄嘌呤的摄入,如咖啡、红茶、可可、巧克力,以及含咖啡因的药物;选用合体的胸罩及合适的节育方法;培养乐观豁达的性格以及和谐的性生活等,均有利于调节全身及乳房的健康状态,预防和减少本病的发生。

2. 手术治疗

乳腺囊性增生病有 2%~3% 的患者会发生恶变,对于有以下情况者建议接受手术治疗:①病变局限于单侧乳房的某一象限,特别是在乳房外上象限;②肿块体积较大、质地较硬,经保守治疗效果不明显者;③年龄>35 岁,有母系乳腺癌家族史,且乳房肿块呈结节状,经各种治疗未见明显缩小者;④原有的增生性乳房肿块在短时间内迅速增大者;⑤原有的乳腺囊性增生病在观察、治疗过程中,近期症状、体征有所加重,乳腺钼靶等影像学检查及针吸细胞学检查与前次检查结果相比,病变有进展、提示有恶变可能者;⑥绝经后的老年妇女新近出现的"乳腺囊性增生",如乳房疼痛、腺体增厚等;⑦乳腺囊性增生病患者经针吸细胞学检查或活检证实乳腺上皮细胞增生活跃,甚至有异型性改变者,应行增生肿块切除术或乳腺单纯切除术,必要时进行术中冰冻切片病理检查。

3. 转诊及社区随访

对于在社区随诊的乳腺增生症患者,全科医生应对其进行健康教育,并嘱其定期行乳腺检查。对于随访过程中肿块迅速增大或怀疑为乳腺癌的患者,需要及时转诊至上级医院专科进一步检查,必要时予以手术治疗。

五、要点与讨论

乳腺囊性增生病亦称乳腺病,是女性的常见病、多发病,见于 30~50 岁女性,与雌、孕激素比例失调有关,致使乳腺实质增生过度与复旧不全,世界卫生组织(WHO)将其命名为良性乳腺结构不良。一般估计,城市妇女中每 20 个就有 1 个于绝经期前可能在临床上出现乳腺病。

本病的主要临床表现为乳房胀痛和肿块。乳房胀痛常见为一侧或双侧乳房胀痛和触痛。病程为 2

个月至数年不等,大多数患者具有周期性疼痛的特点,月经前发生或加重,月经后减轻或消失。乳房肿块常为多发性,单侧或双侧,以外上象限多见。肿块的大小、质地亦常随月经呈周期性变化,月经前肿块增大、质地较硬,月经后肿块缩小、质韧而不硬。体检时可触及肿块呈结节状、大小不一、单个或多个,多有触痛,与周围组织界限不清,亦可表现为弥漫性增厚,与皮肤和深部组织无粘连,可被推动,腋窝淋巴结无肿大。本病病程长、发展缓慢。部分患者有乳头溢液等表现,常为清水样、草黄色浆液、棕色浆液、血性甚至纯血性液。乳腺超声、钼靶等辅助检查有助于本病的诊断,必要时可行肿块针吸细胞学及局部组织病理学检查,以排除乳腺癌、纤维腺瘤及其他良、恶性乳腺疾病。

乳腺囊性增生病为一种良性病变,但由于其临床表现易与乳腺癌混淆,且可通过不典型增生发生癌变。因此,凡40岁以上乳腺患者群,特别是具有高危因素(如家族史、对侧乳腺癌史、雌激素替代治疗者)要倍加警惕。对于增厚的腺体,如在两次月经之间或经三苯氧胺治疗1~2个月,局部没有缩小或变软,诊断乳腺病更应慎重。

乳腺囊性增生病易对女性造成心理负担,如缺乏对本病的正确认识,不良的心理因素、过度紧张、忧虑悲伤的情绪易加重内分泌失调,促使病情加重。社区全科医生在本病的防治方面有重要、积极的作用。应解除各种不良的心理刺激,鼓励患者保持情绪稳定和开朗心情;改变不良饮食习惯,防止肥胖,少食油炸食品、动物脂肪、甜食及补品,多食蔬菜、水果、粗粮等;教育患者生活要有规律,劳逸结合,保持性生活和谐,可调节内分泌失调;禁止滥用避孕药及含雌激素美容用品,不食雌激素喂养的鸡、牛肉等;避免人流,提倡母乳喂养;进行自我检查和定期复查等,均能防患于未然。

六、思考题

1. 乳腺囊性增生病的治疗方法有哪些?
2. 全科医生应如何对乳腺囊性增生病患者开展健康教育?
3. 乳腺囊性增生病的手术治疗指征有哪些?

七、推荐阅读文献

1. 陈孝平,汪建平.外科学[M].(第8版).北京:人民卫生出版社,2013:251-260.
2. 姚榛祥.重视乳腺囊性增生病的诊治[J].中国普通外科杂志,2003,12(5):321-322.
3. 蒋楠,陈波.乳腺囊性增生病的诊断和治疗[J].中国实用乡村医生杂志,2012,19(23):3-5.

(陈 倩)

案例 78

乳 腺 癌

一、病历资料

1. 现病史

患者,女性,50岁,因"发现右乳肿块1年余,增大1周"到社区卫生服务中心就诊。患者于1年前洗澡时触及右侧乳房肿块,大小约1 cm×1 cm,质韧,边界不清楚,无压痛,无乳头溢液,未予以重视。1周前,患者自觉乳房肿块较前增大,大小约1.5 cm×2 cm,伴轻微触痛。

2. 既往史

否认高血压、糖尿病、冠心病史;否认乳腺良性疾病史;否认手术、外伤史;否认烟酒嗜好。15岁初潮,(5~7)/(28~32)天,末次月经2015年4月10日,周期正常,否认痛经史。丈夫和子女健康。无乳腺癌家族史。

3. 体格检查

T 37.0℃,P 76次/min,R 18次/min,BP 110 mmHg/70 mmHg。神志清晰,营养中等,发育正常。胸廓无畸形,双肺叩诊清音,听诊呼吸音清。心前区无隆起,心界不大,HR 76次/min,律齐,无杂音。腹部平软,全腹无压痛、反跳痛及肌卫。双乳形态对称,乳房皮肤正常,右侧乳房外上象限10点钟处扪及一1.5 cm×2 cm大小肿块,质韧,边界不清楚,活动度差,局部皮肤无粘连及内陷,无压痛,无乳头溢液。左侧乳房未见明显异常,双侧腋窝、锁骨上未触及明显肿大淋巴结。

4. 实验室和辅助检查

血常规:RBC $4.27×10^{12}$/L, Hb 116 g/L, PLT $211×10^9$/L, WBC $5.32×10^9$/L, N 62.8%, LY 28.8%, MO 7.1%, E 0.9%, B 0.4%。

肝肾功能:TB 5.8 μmol/L, DB 2.1 μmol/L, TP 68 g/L, ALB 42 g/L, ALT 9 IU/L, AST 16 IU/L, γ-GT 14 IU/L, BUN 5.8 mmol/L, Cr 62 μmol/L;估算肾小球滤过率GFR(根据MDRD方程)101; UA 182 μmol/L。

FBG 5.6 mmol/L。

凝血功能:PT 11.0 s, PTR 0.95, INR 0.95, TT 16.4 s, APTT 30.5 s, Fib 275 mg/dl。

肿瘤标志物:CEA 1.6 ng/ml, CA19-9 5.2 IU/ml, CA125 15.2 IU/ml, CA15-3 11.8 IU/ml, CA72-4 3.0 IU/ml, NSE 9.2 ng/ml。

彩超:双乳乳腺病,右乳实质团块(内伴钙化)大小约1.5 cm×2 cm。结论:考虑右乳恶性肿瘤可能大。

乳腺钼靶摄片:双侧乳腺外形对称,双侧乳腺腺体增生呈斑片状及结节状,右乳外上象限见结节影,大小约 1.6 cm×1.8 cm,形态略不规则,可见浅分叶,左乳未见明显占位及恶性钙化征象。双侧腋窝见数个小淋巴结。所见皮肤乳头未见明显异常。结论:右乳外上象限恶性肿瘤可能大(BI-RADS 分级 4C),如图 78-1 所示。

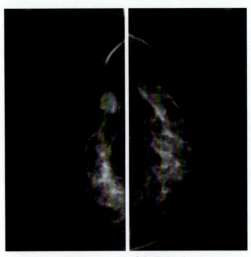

图 78-1 乳腺钼靶摄片

根据美国放射学会的乳腺影像报告和数据系统(Breast Imaging Reporting and Data System, BI-RADS)可对乳腺钼靶摄片进行分级。BI-RADS 0:需召回补充其他影像检查,进一步评估或与前片比较。BI-RADS 1:阴性,无异常发现。BI-RADS 2:良性改变,肯定的乳腺良性肿块、肯定的良性钙化均属此类。BI-RADS 3:可能是良性改变,建议短期随访(一般为 6 个月)。BI-RADS 4:可疑异常,要考虑活检,4A——包括需活检但恶性可能性较低的病变;4B——有恶性可能性;4C——更进一步怀疑为恶性。BI-RADS 5:高度怀疑恶性,临床应采取适当措施。BI-RADS 6:已活检证实为恶性,应采取积极的治疗措施。

二、诊治经过

初步诊断:右侧乳房肿块。

诊治经过:全科医生详细询问患者的初潮年龄、孕产及月经情况、饮食习惯、一级亲属中有无乳腺癌患者,通过体格检查及彩超检查,考虑患者右侧乳房肿块为乳腺癌可能,将患者转诊到上一级医院普外科专科医生处明确有无手术指征。专科医生体格检查发现右侧乳房外上象限 10 点钟处扪及一 1.5 cm× 2 cm 大小肿块,质韧,边界不清楚,活动度差,局部皮肤无粘连及内陷,无压痛,无乳头溢液,左侧乳房未见明显异常,双侧腋窝、锁骨上未触及明显肿大淋巴结。结合乳腺钼靶摄片检查提示右乳癌可能,患者接受了手术治疗。术中于腺体内扪及肿块,直径约 3 cm 大小,质地坚硬,将肿块及其周围约 1 cm 的正常组织整块切除后送冰冻病理切片检查,冰冻切片结果为(右乳)浸润性癌,下切缘部分区导管上皮明显增生,余切缘及另送基底切缘均未见癌累及。于是再次扩大下切缘切除范围送检冰冻,结果为(带线下切缘)送检切缘组织,未见病变累及。根据术中冰冻结果,决定行保乳手术。术后病理为:(右乳)浸润性癌,分化Ⅲ级,灶性区伴神经内分泌分化。免疫组化:Calponin(+),CD10(−),CK7(−),E-cad(膜+),ER(+),Her-2(++),Ki-67(10%阳性),P 120(膜+),PR(+),SMMHC(−)。患者术后 3 周开始接受全身化疗。

三、病例分析

1. 病史特点

(1) 女性,50岁,发现右乳肿块1年余,增大1周。

(2) 1年前洗澡时触及右侧乳房肿块,大小约1 cm×1 cm、质韧,边界不清楚,无压痛,无乳头溢液。1周前,自觉乳房肿块较前增大,约1.5 cm×2 cm,伴轻微触痛。

(3) 否认乳腺良性疾病史。15岁初潮,(5~7)/(28~32)天,末次月经2015年4月10日,周期正常,否认痛经史。无乳腺癌家族史。

(4) 体格检查:T 37.0℃,BP 110 mmHg/70 mmHg。心、肺检查无异常体征。腹部平软,全腹无压痛、反跳痛及肌卫。双乳形态对称,乳房皮肤正常,右侧乳房外上象限10点钟处扪及一1.5 cm×2 cm大小肿块,质韧,边界不清楚,活动度差,局部皮肤无粘连及内陷,无压痛,无乳头溢液。左侧乳房未见明显异常,双侧腋窝、锁骨上未触及明显肿大淋巴结。

(5) 实验室和辅助学检查:肿瘤标志物均正常;彩超提示右乳实质团块(内伴钙化),大小约1.5 cm×2 cm——考虑右乳恶性肿瘤可能大;乳腺钼靶摄片提示右乳外上象限见结节影,大小约1.6 cm×1.8 cm——考虑右乳外上象限恶性肿瘤可能大。

2. 诊断和诊断依据

诊断:右侧乳腺癌。

右侧乳腺癌:乳腺癌在45~50岁年龄段女性高发,早期表现为患侧乳房出现无痛、单发的小肿块。患者临床表现为右侧乳房无痛性肿块,并有逐渐增大趋势。体格检查肿块位于右侧乳房外上象限10点钟处,1.5 cm×2 cm大小,质韧,边界不清楚,活动度差,局部皮肤无粘连及内陷,无压痛,无乳头溢液,双侧腋窝、锁骨上未触及明显肿大淋巴结。乳腺彩超及钼靶摄片均提示右乳腺癌可能。根据上述检查,右侧乳腺癌诊断基本明确。

3. 鉴别诊断

(1) **乳腺纤维腺瘤**:常见于青年女性,肿瘤大多为圆形或椭圆形,边界清楚,活动度大,发展缓慢,一般易于诊断。但40岁以后的妇女不要轻易诊断为纤维腺瘤,必须排除恶性肿瘤可能。

(2) **乳腺囊性增生病**:多见于中年女性,特点是乳房胀痛,肿块大小与质地可随月经周期变化。肿块或局部乳腺增厚与周围乳腺组织分界不明显。可观察1至数个月经周期,若月经来潮后肿块缩小、变软,则可继续随访;如肿块无明显消退,可考虑穿刺或手术切除。

常见乳房肿块的鉴别要点如表78-1所示。

表78-1 常见乳房肿块的鉴别要点

	纤维腺瘤	囊性增生病	乳腺癌
好发年龄	20~25岁	25~40岁	40~60岁
肿块生长	缓慢	缓慢	快
疼痛	无	周期性疼痛	无
个数	常为单个	多数成串	常为单个
边界	清楚	不清	不清
移动度	不受限	不受限	受限
转移病灶	无	无	局部转移

四、处理方案及基本原则

对于乳腺癌现在主张采用以手术为主的综合治疗。对早期乳腺癌患者,手术治疗是首选,全身情况差、主要脏器有严重疾病、年老体弱不能耐受手术者属手术禁忌。

1. 手术治疗

(1) 保留乳房的乳腺癌切除术:手术目的为完整切除肿块,适用于临床早期的乳腺癌患者,且乳房有适当体积,术后能保持外观效果者。多中心或多灶性病灶、无法获得切缘阴性者禁忌施行该手术。原发灶切除范围应包括肿瘤、肿瘤周围1~2 cm的组织,确保标本的边缘无肿瘤细胞浸润,术后必须辅以放疗等。近年来随着手术技术的发展和患者对美容效果要求的提高,保乳手术在我国的开展逐渐增加。

(2) 乳腺癌改良根治术:有两种术式,一种是保留胸大肌,切除胸小肌;一种是保留胸大、小肌。根据大量临床病例观察,认为早期乳腺癌应用根治术及改良根治术的生存率无明显差异,且本术式保留了胸肌,术后外观效果较好,是目前常用的手术方式。

(3) 乳腺癌根治术和乳腺癌扩大根治术:乳腺癌根治术应包括整个乳房、胸大肌、胸小肌和腋窝淋巴结的整块切除,扩大根治术还需同时切除胸廓内动、静脉及其周围的淋巴结(即胸骨旁淋巴结)。此两种术式现已较少使用。

(4) 全乳房切除术:手术范围必须切除整个乳房,包括腋尾部及胸大肌筋膜,本术式适用于原位癌、微小癌及年迈体弱不宜作根治术者。

(5) 前哨淋巴结活检术及腋淋巴结清扫术:对临床腋淋巴结阳性的乳腺癌患者常规行腋淋巴结清扫术,对临床腋淋巴结阴性的乳腺癌患者应先行前哨淋巴结活检术。前哨淋巴结是指接受乳腺癌病灶引流的第一枚(站)淋巴结,可采用示踪剂显示后切除活检。根据前哨淋巴结的病理结果预测腋淋巴结是否有肿瘤转移,对前哨淋巴结阴性的乳腺癌患者可不作腋淋巴结清扫。

乳腺癌的手术方式选择应结合患者本人意愿,根据病理分型、疾病分期及辅助治疗的条件而定。对可切除的乳腺癌患者,手术应达到局部及区域淋巴结最大限度的清除,以提高生存率,然后再考虑外观及功能。

2. 化学药物治疗

浸润性乳腺癌伴腋淋巴结转移者是应用辅助化疗的指征。对腋淋巴结阴性者是否应用辅助化疗尚有不同意见。一般认为腋淋巴结阴性但有高危复发因素者,如原发肿瘤直径大于2 cm,组织学分类差,雌、孕激素受体阴性,癌基因表皮生长因子受体2(HER2)有过度表达者,适宜应用术后辅助化疗。

常用的为CAF方案(环磷酰胺、多柔比星、氟尿嘧啶),根据病情可在术后尽早开始用药。对于肿瘤分化差、分期晚的病例可应用TAC方案(多西他赛、多柔比星、环磷酰胺)。化疗前患者应无明显骨髓抑制,化疗期间应定期检查肝、肾功能。应用蒽环类药物的患者应注意心脏毒性。

3. 内分泌治疗

对手术切除标本除行常规病理检查外,还应测定雌激素受体(ER)和孕激素受体(PR),有助于选择辅助治疗方案并判断预后。乳腺癌细胞中ER、PR含量高者称激素依赖性肿瘤,对内分泌治疗有效,可优先应用内分泌治疗;含量低者称激素非依赖性肿瘤,对内分泌治疗反应差,优先选用化学药物治疗。

内分泌治疗的一个重要进展就是他莫昔芬的应用。他莫昔芬的化学结构与雌激素相似,可在靶器官内与雌二醇竞争ER,通过影响DNA基因转录抑制肿瘤细胞生长。临床应用表明,他莫昔芬可减少乳腺癌术后复发及转移,降低对侧乳腺癌的发生率,对ER、PR阳性的女性效果尤为明显,不良反应方面主要有潮热、恶心、呕吐、静脉血栓形成、阴道干燥或分泌物多等。新近发展的芳香化酶抑制剂如阿那曲唑、来曲唑、依西美坦等,能够抑制肾上腺分泌的雄激素转变为雌激素过程中的芳香化环节,从而降低雌二醇,达到治疗乳腺癌的目的。

4. 放射治疗

在保留乳房的乳腺癌手术后，放射治疗是一重要组成部分，应于肿块局部广泛切除后给予较高剂量放射治疗；单纯乳房切除术后可根据患者年龄、疾病分期、病理类型等情况，决定是否应用放疗；根治术后是否应用放疗，多数认为对早期病例无益，对中晚期病例可能降低局部复发率。

5. 生物治疗

通过转基因技术制成的曲妥珠单抗对HER2过度表达的乳腺癌患者有一定疗效，资料显示用于辅助治疗可降低乳腺癌复发率，对其他化疗药物无效的乳腺癌患者尤其有效。

6. 转诊及社区随访

如全科医生在社区识别出或高度怀疑患者系乳腺癌，需要转诊上级医院专科确诊，并予以进一步治疗。

五、要点与讨论

乳腺癌是女性最常见的恶性肿瘤之一，在我国占全身各种恶性肿瘤的7%～10%，并呈逐年上升趋势。乳腺癌的病因目前尚不明确，月经初潮年龄和绝经年龄与乳腺癌的发病有关；初次足月产的年龄越大，乳腺癌发病的危险性越大；哺乳总时间与乳腺癌危险性呈负相关；有乳腺癌家族史、高脂饮食、肥胖、外源性雌激素过多摄入均可增加发生乳腺癌的危险。

乳腺癌的病理分型包括：①非浸润性癌，包括导管内癌（癌细胞未突破导管壁基底膜）、小叶原位癌（癌细胞未突破末梢乳管或腺泡基底膜）及乳头湿疹样乳腺癌，此型属早期，预后较好。②浸润性特殊癌，包括乳头状癌、髓样癌（伴大量淋巴细胞浸润）、小管癌（高分化腺癌）、腺样囊性癌、黏液腺癌、顶泌汗腺样癌、鳞状细胞癌等；此型分化一般较高，预后尚好。③浸润性非特殊癌，包括浸润性小叶癌、浸润性导管癌、硬癌、髓样癌（无大量淋巴细胞浸润）、单纯癌、腺癌等，此型是乳腺癌中最常见的类型，约占80%，一般分化低，预后较上述类型差。④其他罕见癌。

乳腺癌首发症状大多为单发、无痛性、进行性生长的乳房肿块，常为患者无意中发现，少数患者有不同程度的触痛和乳头溢液。乳房检查可扪及质硬肿块，表面不光滑，活动度差、与周围组织分界不清。随着肿瘤增大，可引起乳房局部隆起等外形改变。如累及Cooper韧带，可使其缩短而致肿瘤表面皮肤凹陷，即所谓"酒窝征"。邻近乳头或乳晕的肿瘤因侵入乳管使之缩短，可将乳头牵向肿瘤一侧，使乳头扁平、回缩、内陷。如皮下淋巴管被肿瘤细胞堵塞，引起淋巴回流障碍、出现真皮水肿，皮肤呈"橘皮样"改变。晚期乳腺癌肿块侵入胸筋膜、胸肌后固定于胸壁，可见皮肤浸润及溃疡形成。有淋巴结转移的患者，腋窝可及肿大、质硬淋巴结，初为散在、可被推动，而后数目增多、粘连融合成团、与深部组织固定。肿瘤转移至肺、骨、肝时，可出现相应症状，如胸痛、气促、骨痛、肝肿大、黄疸等。

乳腺位于体表，详细询问病史和临床体检，多数肿块可得以正确诊断，进一步的辅助检查可明确诊断。乳腺癌的相关肿瘤标记物有CA153、CEA、CA125等，在诊断方面均只能作参考，对于术后复发和转移的监测更有价值。影像学检查主要包括乳腺钼靶X线摄片和超声检查，前者是乳腺癌影像诊断最基本的方法，可检出临床触诊阴性的乳腺癌，但不建议对35岁以下、无明确乳腺癌高危因素或临床体检未发现异常的女性进行乳腺X线检查；后者成像简便、经济，无辐射，可用于所有怀疑为乳腺病变的人群，是评估35岁以下妇女、青春期、妊娠期及哺乳期妇女乳腺病变的首选影像检查方法，可同时进行腋窝超声扫描，观察是否有肿大淋巴结。

我国人口众多，尚不具备每年对适龄女性进行钼靶摄片或超声检查的条件，临床工作中乳腺癌患者就诊原因仍为自己触及肿块。社区全科医生在乳腺癌的筛查与早期诊断方面具有重要作用，应积极普及女性乳腺疾病知识和自我查体方法，提高女性的乳房自我健康保护意识，同时应掌握基本的乳房检查方法（包括立位和仰卧位的视诊与触诊，触诊整个乳房和区域淋巴结），对提高社区居民乳腺癌早期诊断率有积极意义。

六、思考题

1. 乳腺癌的高危因素有哪些?
2. 乳腺癌的治疗方法有哪些?
3. 全科医生应如何在社区进行乳腺癌的防治与筛查?

七、推荐阅读文献

1. 陈孝平,汪建平.外科学[M].8版.北京:人民卫生出版社,2013:251-260.
2. 祝墡珠.全科医生临床实践[M].北京:人民卫生出版社,2013:200-206.
3. 原发性乳腺癌规范化诊疗指南(试行)[J].中国医学前沿杂志(电子版),2013,5(5):30-37.
4. 中国抗癌协会乳腺癌诊治指南与规范(2013版)[J].中国癌症杂志,2013,23(8):637-684.

(陈　倩)

案例 79

腹 外 疝

一、病历资料

1. 现病史

患者,男性,56岁,因"**发现腹股沟肿物 3 年**"到社区卫生服务中心就诊。患者 3 年前无明显诱因下发现右腹股沟区肿物,当时约鸽蛋大小,无压痛,平卧时可消失,未予重视。此后肿物逐渐增大,现为鸭蛋大小,伴胀痛不适,平卧仍可消失。

2. 既往史

否认高血压、糖尿病、冠心病史,否认慢性咳嗽、便秘、排尿困难史。3 年前因"急性阑尾炎"行阑尾切除术。否认烟酒嗜好。妻和子女健康。

3. 体格检查

T 36.6℃,P 80 次/min,R 20 次/min,BP 120 mmHg/80 mmHg。神志清晰,营养中等,发育正常,全身浅表淋巴结无肿大。胸廓无畸形,双肺叩诊清音,听诊呼吸音清。心前区无隆起,心界不大,HR 80 次/min,律齐。腹部平软,全腹无压痛、反跳痛及肌卫。右侧腹股沟区可触及一 6 cm×5 cm 大小肿块,呈半球形,基底部宽,质软,进入阴囊,可还纳,无压痛。双下肢无水肿。

4. 实验室和辅助检查

血常规:RBC 4.68×10^{12}/L, Hb 140 g/L, PLT 237×10^9/L, WBC 10.17×10^9/L, N 64.0%, LY 30.2%, MO 4.4%, E 1.2%, B 0.2%。

肝肾功能:TB 7.9 μmol/L, DB 2.4 μmol/L, TP 69 g/L, ALB 44 g/L, ALT 9 IU/L, AST 16 IU/L, γ-GT 23 IU/L, BUN 5.6 mmol/L, Cr 77 μmol/L;估算肾小球滤过率GFR(根据MDRD方程):99; UA 383 μmol/L。

FBG 5.4 mmol/L。

凝血功能:PT 11.4 s, PTR 0.98, INR 0.98, TT 16.8 s, APTT 29.2 s, Fib 284 mg/dl。

心电图:窦性心律,T 波改变。

彩超:右侧腹股沟区 30 mm×20 mm 不均质回声区,屏气时出现,压迫后回纳腹腔,CDFI 未见明显彩色血流;左侧腹股沟区未见明显肿块回声。结论:右侧腹股沟区不均质回声——考虑疝可能。

二、诊治经过

初步诊断:右侧腹股沟疝。

诊治经过：全科医生通过体格检查及彩超检查，考虑患者右侧腹股沟肿块为右侧腹股沟疝。同时，详细询问患者有无引起腹内压力增高的各种情况，如慢性咳嗽、慢性便秘、排尿困难、搬运重物等，未发现明确诱因。考虑患者疝囊有逐渐增大的趋势，全科医生将患者转诊到上一级医院普外科专科医生处明确有无手术指征。专科医生体格检查发现肿块位于腹股沟韧带以上，按压腹股沟内环后肿块不再突出，检查腹股沟外环时嘱患者咳嗽指尖有冲击感、按压内环后冲击感消失，突出的肿块可进入阴囊。根据上述检查，考虑诊断为"右腹股沟斜疝"，并为患者进行了右腹股沟疝无张力修补术。手术方式为沿腹股沟韧带上方 1 cm 处做一斜形切口，长约 8 cm，逐层切开皮肤、脂肪及浅筋膜，提起并切开腹外斜肌腱膜，显露腹股沟管内容物，保护髂腹下神经及髂腹股沟神经；游离并用吊带提起精索，打开疝囊，见疝囊从内环口突出，腹壁下动脉位于疝环内侧；横断疝囊，远端旷置；将囊内容物纳回腹腔，并在疝囊颈处结扎囊壁；在精索后方放置补片，可容精索通过，将补片与邻近耻骨结节、联合腱、耻骨梳韧带、腹股沟韧带等缝合固定；彻底止血后间断缝合腹外斜肌腱膜、皮下组织、皮肤。

三、病例分析

1. 病史特点

（1）男性，56 岁，发现腹股沟肿物 3 年。

（2）3 年前无诱因下发现右腹股沟区肿物，无压痛，平卧可消失，肿物逐渐增大并伴胀痛不适，平卧仍可消失。

（3）否认慢性咳嗽、便秘、排尿困难史。3 年前因"急性阑尾炎"行阑尾切除术。

（4）体格检查：T 36.6℃，BP 120 mmHg/80 mmHg。心、肺检查无异常体征。腹部平软，全腹无压痛、反跳痛及肌卫。右侧腹股沟区可触及一 6 cm×5 cm 大小肿块，呈半球形，基底部宽，质软，进入阴囊，可还纳，无压痛。

（5）实验室和辅助检查：WBC 10.17×10^9/L，N 64.0%；彩超提示右侧腹股沟区 30 mm×20 mm 不均质回声区，屏气时出现，压迫后回纳腹腔——考虑疝可能。

2. 诊断和诊断依据

诊断：右腹股沟斜疝。

诊断依据：腹股沟斜疝指疝囊经过腹壁下动脉外侧的腹股沟管深环（内环）突出，向内、向下、向前斜行经过腹股沟管，再穿出腹股沟管浅环（皮下环），并可进入阴囊。患者临床表现为右腹股沟区肿物，逐渐增大并伴胀痛不适，平卧可消失。体格检查肿块位于腹股沟韧带以上，按压腹股沟管内环后肿块不再突出，检查腹股沟外环时嘱患者咳嗽指尖有冲击感、按压内环后冲击感消失，突出的肿块可进入阴囊。根据上述检查，右腹股沟斜疝诊断明确。

3. 鉴别诊断

（1）腹股沟直疝：腹股沟直疝指疝囊经腹壁下动脉内侧的直疝三角区直接由后向前突出，不经过内环，也不进入阴囊。腹股沟疝的诊断一般不难，但需确定是腹股沟斜疝还是直疝，两者的鉴别要点如表 79-1 所示。

表 79-1　斜疝和直疝的鉴别

	斜疝	直疝
发病年龄	多见于儿童及青壮年	多见于老年
突出途径	经腹股沟管突出，可进入阴囊	由直疝三角突出，很少进入阴囊
疝块外形	椭圆或梨形，上部呈蒂柄状	半球形，基底较宽

(续表)

	斜疝	直疝
回纳疝块后压住深环	疝块不再突出	疝块仍可突出
精索与疝囊的关系	精索在疝囊后方	精索在疝囊前外方
疝囊颈与腹壁下动脉的关系	疝囊颈在腹壁下动脉外侧	疝囊颈在腹壁下动脉内侧
嵌顿机会	较多	极少

(2) 鞘膜积液：临床常见的包括睾丸鞘膜积液、交通性鞘膜积液和精索鞘膜积液。睾丸鞘膜积液的肿块完全局限于阴囊内，可清楚触摸到上界，透光试验呈阳性（透光），睾丸因在积液中间而不能清晰扪及。交通性鞘膜积液的肿块外形与睾丸鞘膜积液相似，于每日起床或站立活动时肿块缓慢出现并增大，平卧或睡觉后肿块逐渐缩小，挤压肿块其体积也可逐渐缩小，透光试验呈阳性。精索鞘膜积液的肿块较小，位于腹股沟管内，牵拉同侧睾丸可见肿块移动。

(3) 隐睾：隐睾的肿块较小，挤压时可出现特有的胀痛感觉，如患侧阴囊内睾丸缺如，则诊断更为明确。

(4) 急性肠梗阻：肠管被嵌顿的疝可伴发急性肠梗阻，临床上不应仅满足于肠梗阻的诊断而忽略疝的存在，尤其是患者比较肥胖或疝块较小时更易发生此类问题而导致诊疗失误。

四、处理方案及基本原则

腹股沟疝如不及时处理，疝块可逐渐增大，终将加重腹壁的损坏而影响患者日常活动与工作，如疝发生嵌顿或绞窄可危及患者生命。因此，除少数特殊情况外，腹股沟疝一般均应尽早进行手术治疗。

1. 非手术治疗

一岁以下婴幼儿可暂不手术。因为婴幼儿腹肌可随生长发育逐渐强壮，疝有自行消失的可能。可采用棉线束带或绷带压住腹股沟管深环，防止疝块突出并给发育中的腹肌以加强腹壁的机会。如图79-1所示。

年老体弱或伴有其他严重疾病而存在手术禁忌者，可在回纳疝内容物后，使用医用疝带将疝环顶住，阻止疝块突出。但长期使用疝带可使疝囊颈因摩擦变得肥厚坚韧而增加嵌顿的发生，并可促使疝囊与疝内容物发生粘连。

2. 手术治疗

腹股沟疝最有效的治疗方法是手术修补。手术方法主要包括以下3种：

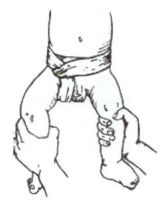

图79-1 棉线束带使用法

(1) 传统的疝修补术：高位结扎疝囊，加强或修补腹股沟管管壁。此手术方法存在缝合张力大、术后手术部位有牵拉感、疼痛不适等缺点。

(2) 无张力疝修补术：是在无张力情况下，利用人工高分子材料网片进行修补，具有术后疼痛轻、恢复快、复发率低等优点。因修补材料为异物，有潜在的排异和感染风险，临床上应选择适应证应用。

(3) 经腹腔镜疝修补术：具有手术创伤小、术后疼痛轻、恢复快、复发率低、无局部牵扯感等优点，但也存在需行全身麻醉、手术费用较高的限制。

对于有慢性咳嗽、排尿困难、严重便秘、大量腹水或合并有糖尿病的患者，应在手术前予以相应治疗，以避免和减少术后复发。

3. 转诊及社区随访

对于确诊腹外疝的患者全科医生应给予健康教育并嘱患者定期随诊，同时应掌握腹外疝的手术适应证并及时将患者转诊给专科医生行手术治疗。

五、要点与讨论

体内脏器或组织离开其正常解剖部位，通过先天或后天形成的薄弱点、缺损或孔隙进入另一部位，称为疝。临床上疝好发于腹部，以腹外疝为多见。腹外疝是由腹腔内的脏器或组织连同腹膜壁层，经腹壁薄弱点或孔隙，向体表突出而致。

腹壁强度降低和腹内压力增高是腹外疝的两个主要病因。前者见于：某些组织穿过腹壁的部位（如精索或子宫圆韧带穿过腹股沟管、股动静脉穿过股管、脐血管穿过脐环等处）及腹白线发育不全形成腹壁的薄弱点；手术切口愈合不良、腹壁外伤及感染，腹壁神经损伤、老年、久病、肥胖导致肌萎缩而使腹壁强度降低。后者见于：慢性咳嗽、慢性便秘、排尿困难（如包茎、良性前列腺增生、膀胱结石）、搬运重物、大量腹水、妊娠、婴儿经常啼哭等。

典型的腹外疝由疝囊、疝内容物和疝外被盖组成。疝囊是壁层腹膜的憩室样突出部，由疝囊颈和疝囊体组成，疝囊颈是疝环所在的部位、即腹壁薄弱区或缺损所在，为各种疝的命名依据（如腹股沟疝、股疝、脐疝、切口疝等）。疝内容物是进入疝囊的腹内脏器或组织，以小肠最为多见，大网膜次之。疝外被盖指疝囊以外的各层组织。

腹外疝分为易复性、难复性、嵌顿性和绞窄性四种临床类型。①易复性疝：疝内容物很容易回纳入腹腔。②难复性疝：疝内容物不能回纳或不能完全回纳入腹腔，但并不引起严重症状。③嵌顿性疝：疝囊颈较小而腹内压突然增高时，疝内容物可强行扩张囊颈进入疝囊，随后因囊颈的弹性收缩将内容物卡住，使其不能回纳；疝发生嵌顿后，其内容物如为肠管，肠壁及系膜在疝囊颈处受压，初为静脉回流受阻导致肠壁淤血和水肿，此时如能及时解除嵌顿，病变肠管可恢复正常。④绞窄性疝：如肠管嵌顿不及时解除，肠壁及系膜受压情况不断加重可使动脉血流减少，最后导致完全阻断，此时肠系膜动脉搏动消失，肠壁逐渐坏死。除少数嵌顿性疝可试行手法复位外，嵌顿性疝和绞窄性疝原则上均需紧急手术治疗。

全科医生在基层医疗工作中应能够识别腹外疝、进行相应的鉴别诊断，对患者开展健康教育，同时注意了解有无慢性咳嗽、慢性便秘、排尿困难及肝性腹腔积液等引起腹内压增高的原因，必要时先予治疗。腹外疝的患者均应在可复期施行手术，以防嵌顿。对小儿一般主张在1岁以上即适宜手术治疗，1岁以下若时有嵌顿也宜手术；成年人则无年龄限制，只要无特殊的禁忌证，均可考虑手术；妊娠后期并发腹外疝，分娩后大多可以自愈，一般不需手术治疗。

六、思考题

1. 腹外疝的病因与临床类型有哪些？
2. 全科医生应针对哪些病因对腹外疝患者进行健康教育？
3. 腹外疝的治疗方法有哪些？

七、推荐阅读文献

陈孝平，汪建平. 外科学[M]. 8版. 北京：人民卫生出版社，2013：321-331.

（陈 倩）

案例 80

阑 尾 炎

一、病历资料

1. 现病史

患者,男性,53岁,因"转移性右下腹痛2天半"到社区卫生服务中心就诊。患者2天前进食海鲜及饮酒后出现左上腹疼痛,伴腹胀不适,无发热、恶心、呕吐、腹泻,无黑便、血便,无反酸及胸骨后烧灼感,无胸闷、胸痛,疼痛未向其他部位放射。患者自认为饮食不当所致,未予重视。疼痛初为阵发性,逐渐转至右下腹并呈持续性。

2. 既往史

否认高血压、糖尿病、冠心病史,否认手术、外伤史。吸烟史20余年,20~40支/日,偶有应酬性饮酒。妻和子女健康。

3. 体格检查

T 37.8℃,P 90次/min,R 20次/min,BP 130 mmHg/80 mmHg。神志清晰,营养中等,发育正常,全身浅表淋巴结无肿大。胸廓无畸形,双肺叩诊清音,听诊呼吸音清。心前区无隆起,心界不大,HR 90次/min,律齐。腹部平软,右下腹麦氏点压痛(+),反跳痛(+),局部未扪及包块,肠鸣音3次/min。双下肢无水肿。

4. 实验室和辅助检查

血常规:RBC 4.43×10^{12}/L, Hb 141 g/L, PLT 267×10^9/L, WBC 16.78×10^9/L, N 77.4%, LY 16.4%, MO 5.1%, E 0.7%, B 0.4%。

尿常规:黄色,微浊,比重1.018;pH 5.00。蛋白(−);葡萄糖(−);酮体(−);尿胆原 正常;胆红素(−);红细胞(−);白细胞(−);透明管型未找到;颗粒管型未找到。

肝肾功能:TB 9.1 μmol/L, DB 2.9 μmol/L, TP 66 g/L, ALB 43 g/L, ALT 23 IU/L, AST 19 IU/L, γ-GT 55 IU/L, BUN 4.9 mmol/L, Cr 76 μmol/L;估算肾小球滤过率GFR(根据MDRD方程) 101; UA 436 μmol/L。

FBG 5.6 mmol/L。

凝血功能:PT 11.5 s, PTR 0.99, INR 0.99, TT 15.0 s, APTT 27.4 s, Fib 453 mg/dl。

心电图:窦性心律,T波改变。

彩超:右下腹阑尾区见47 mm×30 mm混合回声区,与肠腔相连,肠壁明显增厚,最厚处约4 mm,管腔内见7 mm强回声伴声影,远端见范围约48 mm×10 mm条状无回声区,CDFI示局部少量点线状彩色血流。结论:右下腹阑尾区混合回声包块——考虑阑尾结石伴炎症可能大。

二、诊治经过

初步诊断：急性阑尾炎。

诊治经过：全科医生通过体格检查、实验室及彩超检查，考虑患者转移性右下腹痛为急性阑尾炎，于是尽快将患者转诊到上一级医院普外科专科医生处明确有无手术指征。专科医生体格检查发现患者右下腹麦氏点压痛（＋）、反跳痛（＋），结合实验室及彩超检查，考虑诊断为"急性阑尾炎"，急诊行腹腔镜阑尾切除术。手术方式为于脐孔作切口建立开放式气腹，探查腹腔无粘连，右下腹见少量脓性渗出，阑尾直径 1 cm，长 8 cm，位于盲肠前位，头端向上，表面无脓苔；用超声刀离断阑尾系膜至根部，距根部 0.5 cm 用圈套线双道结扎阑尾并切断，残端予烧灼处理，取出阑尾标本；检视术野无活动性出血，消除气腹，关闭切口。标本剖检见阑尾腔内有脓性液体及有粪石，局部黏膜无坏疽。术后病理为急性单纯性阑尾炎。

三、病例分析

1. 病史特点

（1）男性，53 岁，转移性右下腹痛 2 天半。

（2）2 天前进食海鲜及饮酒后出现左上腹疼痛，伴腹胀，无发热、恶心、呕吐、腹泻，无黑便、血便，无反酸及胸骨后烧灼感，无胸闷、胸痛，疼痛无放射。疼痛初为阵发性，逐渐转至右下腹，并呈持续性。

（3）否认高血压、糖尿病、冠心病史，否认手术、外伤史。吸烟史 20 余年，20～40 支/日，偶有应酬性饮酒。

（4）体格检查：T 37.8℃，BP 130 mmHg/80 mmHg。心、肺检查无异常体征。腹部平软，右下腹麦氏点压痛（＋），反跳痛（＋），局部未扪及包块，肠鸣音 3 次/min。

（5）实验室和辅助学检查：WBC 16.78×10^9/L，N 77.4%；彩超提示右下腹阑尾区 47 mm × 30 mm 混合回声区，与肠腔相连，肠壁明显增厚，最厚处约 4 mm，管腔内见 7 mm 强回声伴声影，远端见范围约 48 mm × 10 mm 条状无回声区——考虑阑尾结石伴炎症可能大。

2. 诊断和诊断依据

诊断：急性阑尾炎。

急性阑尾炎：临床上急性阑尾炎的诊断主要依靠病史、临床症状、体格检查和实验室检查。典型的腹痛发作始于上腹部，逐渐移向脐部，数小时（6～8 h）后转移并局限在右下腹，此过程的时间长短取决于病变发展的程度和阑尾位置。部分病例发病开始即出现右下腹痛。同时可伴有不同程度胃肠道症状与全身症状，如厌食、恶心、呕吐、发热等。体格检查见右下腹压痛，压痛点通常位于麦氏点（见图 80-1），可随阑尾位置的变异而改变，但压痛点始终在一个固定位置。壁层腹膜受炎症刺激时可有腹膜刺激征象，如反跳痛、腹肌紧张、肠鸣音减弱或消失等。如体检发现右下腹饱满，或扪及压痛性肿块，应考虑阑尾周围脓肿。大多数患者的白细胞计数和中性粒细胞比例增高；尿检查一般无阳性发现，如尿中出现少数红细胞，说明炎性阑尾与输尿管或膀胱相靠近。腹部超声或 CT 检查有助于阑尾周围脓肿的诊断。本患者症状、体征典型，结合血常规及腹部彩超检查诊断明确。

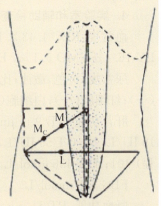

图 80-1　阑尾炎压痛点

注：M——Morris 点，Mc——McBurney 点，L——Lenz 点；图中虚线围成四边形为阑尾炎压痛区。

3. 鉴别诊断

临床上有许多急腹症、非外科疾病腹痛的症状和体征与急性阑尾炎很相似,需认真鉴别。引起腹痛常见疾病的鉴别要点如表 80-1 所示。

表 80-1 引起腹痛常见疾病的鉴别要点

	急性阑尾炎	胃十二指肠溃疡穿孔	右侧输尿管结石	妇产科疾病	急性肠胃炎
好发年龄	任何年龄	任何年龄	任何年龄	生育年龄	任何年龄
性别	无性别差异	无性别差异	无性别差异	女性	无性别差异
诱因	餐后运动或不明	过度疲劳、精神紧张	无	无	不洁饮食
特点和伴随症状	起病时中上腹痛,数小时后疼痛转移至右下腹,伴发热、恶心、呕吐	突发上腹部剧痛,呈"刀割样",腹痛迅速波及全腹,伴面色苍白、冷汗、恶心、呕吐、血压下降	阵发性腰部或上腹部剧痛,沿输尿管行径放射至同侧腹股沟及会阴,伴血尿、恶心、呕吐	不同疾病表现各异,见正文	中上腹及脐周疼痛,伴发热、恶心、呕吐、腹泻
发作形式和持续时间	持续性隐痛,常逐渐加剧	持续性	持续性、阵发性加剧	不同疾病表现各异,见正文	持续性、阵发性加剧
体征	麦氏点压痛,可有反跳痛、肌紧张	全腹压痛,以穿孔处最重,腹肌紧张呈"板状腹",反跳痛明显,肠鸣音减弱或消失,叩诊肝浊音界缩小或消失	右下腹无明显压痛,或仅沿右侧输尿管径路的轻度深压痛	不同疾病表现各异,见正文	中上腹及脐周轻压痛,无反跳痛、肌紧张,严重者可出现水电解质紊乱、酸碱失衡

(1) 胃十二指肠溃疡穿孔:穿孔溢出的胃内容物可沿升结肠旁沟流至右下腹部,易误诊为急性阑尾炎的转移性腹痛。患者多有溃疡病史,表现为突然发作的剧烈腹痛,体征除右下腹压痛外,上腹部仍有疼痛和压痛。腹壁板状强直和 X 线检查膈下游离气体有助于鉴别诊断。

(2) 右侧输尿管结石:多呈突然发生的右下腹阵发性剧烈绞痛,疼痛向会阴部、外生殖器放射。右下腹无明显压痛,或仅有沿右侧输尿管径路的轻度深压痛。尿中查到多量红细胞。超声检查或 X 线平片在输尿管走行部位可见结石影。

(3) 妇产科疾病:对育龄女性的腹痛应特别重视。①急性盆腔炎:多见于年轻人,常由奈瑟菌感染所致;表现为下腹部疼痛伴发热,腹部有压痛和反跳痛,一般压痛点比麦氏点偏内、下;阴道分泌物增多,直肠指诊有宫颈举痛、后穹窿触痛,阴道后穹窿穿刺可有脓液,涂片镜检可见革兰阴性双球菌。②卵巢囊肿蒂扭转:疼痛突然发作,腹痛明显而剧烈,腹部或盆腔检查可扪及压痛性肿块,出现腹膜炎体征提示有局部缺血、坏死。③异位妊娠:最常见为输卵管妊娠破裂,表现为突发下腹痛,常有急性失血症状和腹腔内出血体征,有停经史及阴道不规则出血史;妇科检查时宫颈举痛、附件肿块、阴道后穹窿穿刺有血等。④卵巢滤泡或黄体囊肿破裂:临床表现与异位妊娠相似,但病情较轻,多发于排卵期或月经中期以后。超声检查均有助于诊断和鉴别诊断。

(4) 其他:急性胃肠炎时,恶心、呕吐和腹泻等消化道症状较重,无右下腹固定压痛和腹膜刺激体征。胆道系统感染性疾病易与高位阑尾炎相混淆,但有明显绞痛、高热,甚至出现黄疸,常有反复右上腹痛史。急性胰腺炎常见于饮酒和暴食后,腹痛多位于左上腹,可向肩背部放射,伴恶心、呕吐,血清淀粉酶和增强 CT 可鉴别。急性小肠梗阻时,常有腹痛、腹胀、呕吐和便秘四大症状,X 线立卧位平片可见气液平及肠腔扩张。

上述疾病有其各自的临床表现与特点,应通过详细的病史询问与体格检查、结合相应的实验室及辅助检查进行鉴别诊断。如患者有持续右下腹痛,不能用其他诊断解释时,应密切观察病情演变或及时手术探查。

四、处理方案及基本原则

1. 手术治疗

绝大多数急性阑尾炎一旦确诊，应早期施行阑尾切除术。早期手术系指阑尾炎症还处于管腔阻塞或仅有充血水肿时就行手术切除，此时手术操作较简易，术后并发症少。如化脓、坏疽或穿孔后再行手术，不但操作困难且术后并发症会明显增加。术前应用抗生素治疗，有助于防止术后感染的发生。

2. 非手术治疗

仅适用于单纯性阑尾炎及急性阑尾炎的早期阶段，适当药物治疗可能恢复正常者；患者不接受手术治疗，全身情况差或客观条件不允许，或伴存其他严重器质性疾病有手术禁忌证者。主要措施为选择有效的抗生素治疗。

3. 转诊及社区随访

如全科医生在社区发现阑尾炎的患者，在给予基本处置后需要转诊至上级医院专科进一步治疗。

五、要点与讨论

阑尾为一细长盲管状器官，近端开口于盲肠，位于回盲瓣下方 2～3 cm 处，腔内富含微生物，肠壁内有丰富的淋巴组织，易发生感染。

根据急性阑尾炎的临床过程和病理解剖学变化，可分为 4 种病理类型：①急性单纯性阑尾炎：属轻型阑尾炎或病变早期，病变多只限于黏膜和黏膜下层；阑尾外观轻度肿胀，浆膜充血并失去正常光泽，表面有少量纤维素性渗出物；镜下阑尾各层均有水肿和中性粒细胞浸润，黏膜表面有小溃疡和出血点；临床症状和体征均较轻。②急性化脓性阑尾炎：亦称急性蜂窝织炎性阑尾炎，常由单纯性阑尾炎发展而来；阑尾肿胀明显，浆膜高度充血，表面覆以纤维素性（脓性）渗出物；镜下阑尾黏膜的溃疡面加大并深达肌层和浆膜层，管壁各层有小脓肿形成，腔内亦有积脓；阑尾周围的腹腔内有稀薄脓液，形成局限性腹膜炎，临床症状和体征较重。③坏疽性及穿孔性阑尾炎：为一种重型的阑尾炎；阑尾管壁坏死或部分坏死，呈暗紫色或黑色，阑尾腔内积脓、压力升高，阑尾壁血液循环障碍；穿孔部位多在阑尾根部和尖端，穿孔如未被包裹、感染继续扩散，则可引起急性弥漫性腹膜炎。④阑尾周围脓肿：急性阑尾炎化脓、坏疽或穿孔，如此过程进展较慢，大网膜可移至右下腹部将阑尾包裹并形成粘连，形成炎性肿块或阑尾周围脓肿。

急性阑尾炎的转归有以下几种：①炎症消退：一部分单纯性阑尾炎经及时药物治疗后炎症消退，大部分将转为慢性阑尾炎，易复发。②炎症局限：化脓、坏疽或穿孔性阑尾炎被大网膜包裹粘连，炎症局限形成阑尾周围脓肿，需用大量抗生素或中药治疗，治愈缓慢。③炎症扩散：阑尾炎症重、病情发展快，未及时手术切除，又未能被大网膜包裹局限，炎症扩散，发展为弥漫性腹膜炎、化脓性门静脉炎、感染性休克等。

急性阑尾炎是外科常见病，也是最常见的急腹症，除非有特殊原因，否则一经诊断宜立即手术。如能在急性单纯性阑尾炎时手术最佳，以免化脓、坏疽、穿孔乃至感染扩散导致手术难度增大、术后并发症增多。全科医生在基层医疗工作中应能对急腹症进行相应的鉴别诊断，及早识别急性阑尾炎，并及时转诊上级医疗机构行手术治疗。一般成年人急性阑尾炎的诊断多无困难，如遇到婴幼儿、老年人及妊娠女性患急性阑尾炎时，诊断和治疗均较困难，需引起重视。婴幼儿不能清楚提供病史，大网膜发育不全而不能起到足够的保护作用，因此病情发展较快、较重，加之右下腹体征多不典型，易造成漏诊与误诊。老年人对于疼痛的感觉迟钝，腹肌薄弱、防御功能减弱，其临床主诉不强烈、体征不典型，体温和白细胞计数升高均不明显，容易延误诊断和治疗。妊娠中期子宫增大较快，盲肠和阑尾被推挤向右上腹移位，压痛部位也随之上移；腹壁被抬高，炎症阑尾对壁层腹膜的刺激减少，使压痛、反跳痛和肌紧张均不明显；

大网膜难以包裹炎症阑尾,腹膜炎不易被局限而扩散;这些因素致使妊娠中期急性阑尾炎难于诊断,炎症发展易导致流产或早产。全科医生对上述人群应仔细耐心地进行问诊与体格检查,避免贻误病情。

六、思考题

1. 急性阑尾炎的病理类型有哪些?
2. 急性阑尾炎的临床转归有哪几种?
3. 全科医生应如何对社区常见急腹症进行鉴别诊断?

七、推荐阅读文献

1. 陈孝平,汪建平.外科学[M].8版.北京:人民卫生出版社,2013:385-393.
2. 祝墡珠.全科医生临床实践[M].北京:人民卫生出版社,2013:112-118.

(陈 倩)

案例 81

肠 梗 阻

一、病历资料

1. 现病史

患者,女性,71岁,因"腹痛、腹胀伴停止排便、排气 10 天"到社区卫生服务中心就诊。患者 10 天前无明显诱因下出现腹痛、腹胀,初为脐周阵发性绞痛,后逐渐转至右下腹、并呈持续性。同时伴有停止排气、排便,恶心、呕吐胃内容物 1 次。本次发病前,患者排便规律,每日一次,基本成形,无黑便、血便,无便秘、腹泻交替现象,无纳差、乏力、体重减轻。

2. 既往史

否认高血压、糖尿病、冠心病史,否认手术、外伤史。否认烟酒嗜好,配偶和子女均健康。

3. 体格检查

T 37.7℃,P 82 次/min,R 16 次/min,BP 140 mmHg/80 mmHg。神志清晰,营养中等,发育正常,全身浅表淋巴结无肿大。胸廓无畸形,双肺叩诊清音,听诊呼吸音清。心前区无隆起,心界不大,HR 82 次/min,律齐。腹部平软,右下腹麦氏点区域可扪及大小约 6 cm×7 cm 质韧包块,压痛(+),无反跳痛及肌紧张。余腹部无压痛及反跳痛,肝脾肋下未及,叩诊局部呈鼓音,肠鸣音 4 次/min。双下肢无水肿。

4. 实验室和辅助检查

血常规:RBC 4.44×10^{12}/L,Hb 91 g/L,PLT 447×10^9/L,WBC 15.39×10^9/L,N 86.0%,LY 10.2%,MO 3.6%,E 0.2%,B 0.0%。

尿常规:黄色,微浊,比重 1.010;pH 6.50;蛋白(−);葡萄糖(−);酮体(−);尿胆原 正常;胆红素(−);红细胞(−);白细胞(−);透明管型未找到;颗粒管型未找到。

粪隐血:(+)。

肝肾功能:TB 5.2 μmol/L,DB 2.2 μmol/L,TP 58 g/L,ALB 32 g/L,ALT 12 IU/L,AST 20 IU/L,γ-GT 14 IU/L,BUN 2.5 mmol/L,Cr 45 μmol/L;估算肾小球滤过率 GFR(根据 MDRD 方程)119;UA 134 μmol/L。

FBG 5.3 mmol/L。

凝血功能:PT 12.6 s,PTR 1.11,INR 1.10,TT 15.7 s,APTT 25.0 s,Fib 484 mg/dl。

心电图:窦性心律,T 波改变。

彩超:右下腹见 81 mm×57 mm 不均质低回声团块,边界欠清,形态不规则,其内见不规则强回声斑伴声影,CDFI 未见明显彩色血流。结论:右下腹不均质低回声团块——考虑炎症可能大。

腹部平片:卧位见弓形充气扩张肠曲,以左中上腹部为主,立位见多个液平,最宽约 3.7 cm,两侧膈未见新月状游离气体,如图 81-1 所示。结论:肠梗阻,请结合临床随访。

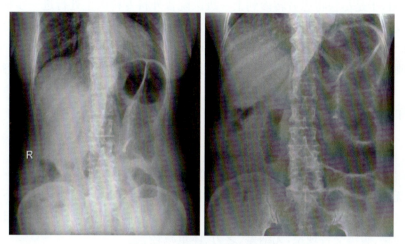

图 81-1 腹部平片(立卧位)

腹盆腔 CT(平扫+增强):回盲部见异常密度肿块影,大部分为液态,周围见纤维包裹,病灶内见气体和条状致密影,病灶周围脂肪间隙模糊不清,盲升结肠壁明显增厚,不均匀强化,未见明显肿大淋巴结,小肠明显扩张伴气液平,结肠未见扩张。肝脏表面光滑,各叶比例匀称,左叶外侧段可见一圆形异常低密度阴影,内部密度均匀,直径约 16 mm,边界清楚光滑,动态增强后病灶无强化,肝内血管未见异常,胆管无扩张。所见胰腺及双侧肾脏无殊。后腹膜无肿大淋巴结,膀胱未全充盈,盆腔内积液。两侧胸腔积液。结论:回盲部炎性病变伴脓肿形成,小肠梗阻,建议治疗后复查;肝囊肿;盆腔内积液,两侧胸腔积液,如图 81-2 所示。

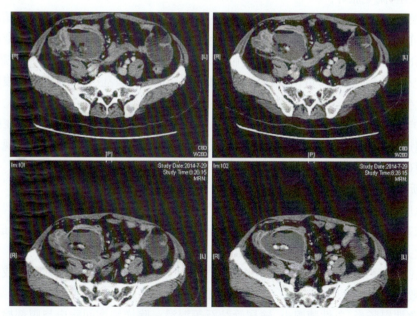

图 81-2 腹盆腔 CT(增强)

二、诊治经过

初步诊断:小肠梗阻,右下腹包块——阑尾脓肿可能。

诊治经过：全科医生通过体格检查、实验室检查、超声及腹部平片检查，考虑患者腹痛、腹胀伴停止排气、排便为肠梗阻，于是尽快将患者转诊到上一级医院普外科专科医生处行进一步检查明确病因。专科医生体格检查发现患者右下腹麦氏点区域可扪及大小约6 cm×7 cm质韧包块，压痛（+），无反跳痛及肌紧张，余腹部无压痛及反跳痛，肠鸣音4～6次/min。进一步行腹盆腔CT检查后考虑为小肠梗阻，右下腹包块——阑尾脓肿可能。予留置胃管胃肠减压，积极抗感染、补液、对症支持治疗后好转出院。

三、病例分析

1. 病史特点

（1）女性，71岁，腹痛、腹胀伴停止排便、排气10天。

（2）10天前无明显诱因下出现腹痛、腹胀，初为脐周阵发性绞痛，后逐渐转至右下腹、并呈持续性。同时伴有停止排气、排便，恶心、呕吐胃内容物1次。本次发病前，患者排便规律，每日一次，基本成形，无黑便、血便，无便秘、腹泻交替现象，无纳差、乏力、体重减轻。

（3）否认高血压、糖尿病、冠心病史，否认手术、外伤史。否认烟酒嗜好。

（4）体格检查：T 37.7℃，BP 140 mmHg/80 mmHg。心、肺检查无异常体征。腹部平软，右下腹麦氏点区域可扪及大小约6 cm×6 cm质韧包块，压痛（+），无反跳痛及肌紧张。余腹部无压痛及反跳痛，肝脾肋下未及，叩诊局部呈鼓音，肠鸣音4次/min。

（5）实验室和辅助检查：WBC $15.39×10^9$/L，N 86.0%；彩超提示右下腹81 mm×57 mm不均质低回声团块，边界欠清，形态不规则，其内见不规则强回声斑伴声影——考虑炎症可能大；腹部平片提示肠梗阻；腹盆腔CT提示回盲部炎性病变伴脓肿形成，小肠梗阻。

2. 诊断和诊断依据

诊断：小肠梗阻，阑尾脓肿。

小肠梗阻：根据腹痛、腹胀、呕吐、停止肛门排气排便四大症状，腹部检查见肠型或蠕动波、听诊肠鸣音亢进等，一般可作出肠梗阻的诊断。高位小肠梗阻的呕吐发生早而频繁，腹胀不明显；低位小肠梗阻的呕吐出现晚而次数少，腹胀明显；结肠梗阻的临床表现与低位小肠梗阻相似。单纯性肠梗阻早期实验室检查无明显变化，随病情发展，可出现白细胞计数增高、电解质紊乱、肾功能损害、酸碱失衡等状况。一般在肠梗阻发生4～6 h，X线检查即显示出肠腔内气体，摄片可见充气肠袢和液平面。低位小肠梗阻时，X线检查见扩张的肠袢在腹中部，呈"阶梯状"排列；结肠梗阻时，扩张的肠袢分布在腹部周围，可见结肠袋。腹部超声或CT扫描有助于肠梗阻病因的诊断。本患者症状典型，结合血常规、腹部平片检查小肠梗阻诊断明确，结合腹部彩超及腹盆腔CT检查考虑病因诊断为阑尾脓肿。

3. 鉴别诊断

临床常见急腹症的鉴别诊断见案例80"阑尾炎"。此处仅针对肠梗阻进行相关的鉴别诊断。首先根据肠梗阻临床表现的共同特点，确定是否为肠梗阻，进一步确定梗阻的类型和性质，最后明确梗阻的部位和原因。这是诊断肠梗阻不可缺少的步骤。

（1）肠梗阻：根据腹痛、腹胀、呕吐、停止肛门排气排便四大症状，腹部检查见肠型或蠕动波、听诊肠鸣音亢进等，一般可作出肠梗阻的诊断。有时患者并不完全具备这些典型表现，特别是某些绞窄性肠梗阻早期，可能与急性胃肠炎、急性胰腺炎、输尿管结石等混淆。除详细询问病史与腹部检查外，实验室检查与X线检查有助诊断。

（2）机械性还是动力性梗阻：机械性肠梗阻具有上述典型临床表现，早期腹胀可不显著。麻痹性肠梗阻无阵发性绞痛等肠蠕动亢进表现，相反肠蠕动减弱或消失，腹胀明显，肠鸣音减弱或消失。腹部平片有助鉴别诊断，机械性肠梗阻仅梗阻以上部分肠管扩张，即使晚期并发肠绞窄和麻痹，结肠也不会全部扩张；而麻痹性肠梗阻显示大、小肠全部充气扩张。

(3) 单纯性还是绞窄性梗阻：有下列表现者，应考虑绞窄性肠梗阻的可能：①腹痛发作急骤，初始即为持续性剧烈疼痛，或在阵发性加重之间仍有持续性疼痛；②病情发展迅速，早期出现休克，抗休克治疗后病情改善不明显；③腹部检查有腹膜炎的表现，同时伴有发热、脉率增快、白细胞计数增高；④腹胀不对称，腹部有局部隆起或触及有压痛的肿块（孤立胀大的肠袢）；⑤呕吐出现早而频繁，呕吐物、胃肠减压抽出液、肛门排出物为血性，腹腔穿刺抽出血性液体；⑥腹部X线检查见孤立扩大的肠袢；⑦经积极非手术治疗后，临床症状、体征无明显改善。

(4) 高位还是低位梗阻：高位小肠梗阻时呕吐发生早而频繁，腹胀不明显；低位小肠梗阻时呕吐出现晚而次数少，腹胀明显，并可呕吐粪样物；结肠梗阻的临床表现与低位小肠梗阻相似。X线检查有助于鉴别，低位小肠梗阻时见扩张的肠袢在腹中部，呈"阶梯状"排列；结肠梗阻时扩张的肠袢分布在腹部周围，可见结肠袋，胀气的结肠阴影在梗阻部位突然中断，盲肠胀气最显著。

(5) 完全性还是不完全性梗阻：完全性梗阻呕吐频繁，如为低位梗阻则有明显腹胀，完全停止排气排便；X线检查见梗阻以上肠袢明显充气扩张，梗阻以下结肠内无气体。不完全性梗阻呕吐与腹胀均较轻，X线所见肠袢充气扩张不明显。

(6) 什么原因引起梗阻：根据肠梗阻不同类型的临床表现，结合年龄、病史、体征、X线检查进行判断。临床上以粘连性肠梗阻最为常见，多发生于既往有过腹部手术、损伤或炎症的患者；嵌顿性或绞窄性腹外疝也是常见的肠梗阻原因；新生儿肠梗阻以肠道先天性畸形为多见，2岁以内小儿多为肠套叠，蛔虫团所致的肠梗阻常发生于儿童；老年人则以肿瘤及粪块堵塞为常见。

四、处理方案及基本原则

肠梗阻的治疗原则是纠正因肠梗阻所引起的全身生理紊乱和解除梗阻，治疗方法的选择要根据肠梗阻的原因、类型、性质、部位、全身情况及病情严重程度而定。

1. 基础疗法

(1) 胃肠减压：是治疗肠梗阻的主要措施之一，可减少胃肠道内积气与液体，减轻肠腔扩张，有利于肠壁血液循环的恢复，减少肠壁水肿；缓解某些部分梗阻的肠袢因肠壁肿胀而继发的完全性梗阻，使某些扭曲不重的肠袢复位；还可减轻腹内压，改善因膈肌抬高而导致的呼吸与循环障碍。

(2) 纠正水、电解质紊乱和酸碱失衡：可先给予平衡盐液，待血液生化检查结果回报后添加电解质与纠正酸碱失衡；根据尿量情况，必要时中心静脉压监测输注液体；单纯性完全性肠梗阻或绞窄性肠梗阻出现大量血浆和血液渗出时，需及时补充血浆和全血。

(3) 抗感染：肠梗阻后，肠黏膜屏障功能受损、肠细菌移位或进入腹腔内产生感染；肠腔内细菌亦可迅速繁殖；同时，膈肌抬高影响肺部气体交换与分泌物排出，易发生肺部感染。

(4) 其他：严重腹胀可影响肺功能，患者应吸氧；为减轻胃肠道的膨胀，可给予生长抑素减少胃肠液分泌。

2. 手术治疗

手术是治疗肠梗阻的一个重要措施，手术目的是解除梗阻、去除病因，手术方式应根据患者的情况与梗阻的原因、部位加以选择。手术方式主要有：①单纯解除梗阻的手术，如粘连松解术、肠切开取石或蛔虫、肠套叠或肠扭转复位术等；②肠段切除术，对肠管肿瘤、炎症性狭窄或失活肠袢应行肠切除；③肠短路吻合术，当梗阻部位切除有困难，为解除梗阻，可分离梗阻部位远近端肠管行短路吻合，旷置梗阻部位；④肠造口或肠外置术，肠梗阻部位病变复杂或患者情况很差，可先在梗阻近端肠管行造口术以减压、解除梗阻，以后再行二期手术重建肠道连续性。

3. 转诊及社区随访

如全科医生在社区发现肠梗阻的患者，在给予基本处置后需要转诊至上级医院专科进一步明确病因，必要时予以手术治疗。

五、要点与讨论

任何原因引起的肠内容物通过障碍统称肠梗阻，是常见的外科急腹症之一。临床上根据肠梗阻的原因、类型、性质、部位有多种分类方法，且其在不断变化的病理过程中可相互转化。

按梗阻原因分类，包括：①机械性肠梗阻：为临床最多见类型，系机械性因素引起肠腔狭小或阻塞，致使肠内容物不能通过，常见原因有肠外因素（如粘连、疝嵌顿、肿瘤压迫等）、肠壁因素（如肠套叠、肠扭转、肿瘤、畸形等）和肠腔内因素（如蛔虫梗阻、异物、粪块等）。②动力性肠梗阻：分为麻痹性与痉挛性两类，前者常见于腹腔手术后、腹部创伤或弥漫性腹膜炎患者，后者发生于急性肠炎、肠功能紊乱或慢性铅中毒者。③血运性肠梗阻：由于肠系膜血管栓塞或血栓形成，使肠管血运障碍、失去蠕动能力，亦可归入动力性肠梗阻。④假性肠梗阻：与麻痹性肠梗阻不同，无明显病因，属慢性疾病，表现为反复发作的肠梗阻症状，治疗主要为非手术方法。

按肠壁血运有无障碍分为单纯性肠梗阻和绞窄性肠梗阻，前者仅有肠内容物通过受阻，而无肠管血运障碍；后者因肠系膜血管或肠壁小血管受压、栓塞或血栓形成使相应肠段急性缺血，引起肠坏死、穿孔。

按梗阻部位分为高位小肠（空肠）梗阻、低位小肠（回肠）梗阻和结肠梗阻，后者因有回盲瓣的作用，肠内容物只能从小肠进入结肠，又称"闭袢性梗阻"。只要肠袢两端完全阻塞如肠扭转，均属闭袢性梗阻。

按梗阻程度可分为完全性和不完全性肠梗阻，根据病程进展快慢可分为急性和慢性肠梗阻，慢性不完全性多为单纯性肠梗阻、急性完全性多为绞窄性肠梗阻。

在基层医疗机构中，急性肠梗阻十分常见，其诊断和治疗也较为复杂。基层医疗人员如对肠梗阻的危害认识不足，未能及早诊断与转诊患者，将使病情加重、复杂化，延误治疗时机。因此，全科医生在肠梗阻的诊断中应重视病史询问和体格检查，对于具有典型的临床表现（如腹痛、腹胀、恶心、呕吐、停止排气排便）的患者进行仔细的体格检查与病情观察，及早对患者进行诊断和确诊，在诊断过程中腹部平片是一项非常有效的辅助检查。确立肠梗阻诊断的同时，还应进一步区分单纯性或绞窄性、部分性或完全性、动力性或机械性等，采取初步基础治疗后立即转诊上级医院。

六、思考题

1. 临床上对肠梗阻有哪些分类方法？
2. 肠梗阻的诊断步骤包含哪些内容？
3. 肠梗阻的治疗方法有哪些？

七、推荐阅读文献

1. 陈孝平，汪建平. 外科学[M]. 8版. 北京：人民卫生出版社，2013：373-380.
2. 祝墡珠. 全科医生临床实践[M]. 北京：人民卫生出版社，2013：112-118.

（陈　倩）

案例 82

胆囊炎、胆石症

一、病历资料

1. 现病史

患者,女性,68岁,因"右上腹部间歇性疼痛1天余"到社区卫生服务中心就诊。患者1天前进食油腻后出现右上腹部间歇性疼痛,放射至右肩背部,伴发热,体温最高38℃,伴腹胀、纳差、恶心。自服胆宁片5片每日3次,腹痛无明显好转。发病以来无呕吐,无胸痛、黑矇、晕厥。

2. 既往史

发现胆囊结石5年余,间断服用胆宁片3～5片,每日3次,未有急性发作。高血压病史20余年,血压最高170 mmHg/100 mmHg,服用苯磺酸氨氯地平片5 mg每日,血压控制在130～140 mmHg/80～90 mmHg。否认手术、外伤史。否认输血史。无烟酒嗜好。否认有家族性遗传性疾病。已绝经十余年。

3. 体格检查

T 37.4℃,P 93次/min,R 20次/min,BP 138 mmHg/90 mmHg,Ht 158 cm,Wt 65 kg,BMI 26.1 kg/m²。皮肤巩膜无黄染,心肺检查无异常体征。腹平坦,腹式呼吸存在,未见胃肠型及蠕动波。右上腹肌紧张,胆囊区压痛,无反跳痛,Murphy征阳性。肝脾肋下未及,麦氏点无压痛。双肾区无叩痛。移动性浊音阴性。肠鸣音4次/min。

4. 实验室和辅助检查

血常规:RBC 4.43×10^{12}/L,Hb 120 g/L,PLT 227×10^9/L,WBC 13.1×10^9/L,N 74.4%,LY 25.6%,其余基本正常。

CRP 15.6 mg/L。

粪常规和隐血:阴性。

尿常规:阴性。

肝功能:ALT 37 IU/L,AST 28 IU/L,TB 12.0 μmol/L,结合胆红素 DB 4.0 μmol/L。

腹部彩超示:胆囊体积增大约85 mm×57 mm,壁厚约3 mm,胆汁透声欠佳,胆囊多发结石。

心电图示:窦性心律。

二、诊治经过

初步诊断:急性胆囊炎,胆囊结石;高血压病2级(极高危组)。

诊治经过:全科医生仔细询问了患者腹痛的诱因、部位、疼痛性质、持续时间、缓解方式、有无放射性疼痛,有无诱因等,同时进一步核实有无胸闷、胸痛等伴随症状,月经史。了解患者有胆囊结石多年,平时饮食清淡,未有胆囊炎急性发作。根据社区所具备的条件,立即完善了血常规、CRP、大小便常规、肝肾功能、电解质、心电图、腹部彩超等常规检查。根据患者症状、体征及实验室检查考虑急性胆囊炎可能性大,将患者转诊到上级医院就诊。经专科医生诊治,给予进一步完善血淀粉酶、心肌酶谱检查均正常,明确诊断为急性胆囊炎、胆囊结石,给予抗炎,解痉,支持治疗,经3天治疗后体温正常、腹痛消失,后出院。患者回到全科医生处再就诊时,全科医生建议其低脂、低胆固醇、高糖类饮食,多食用富含维生素的蔬菜水果,适量膳食纤维,多饮水、少食多餐,忌刺激类食物和酒类。定期复查腹部B超。

三、病例分析

1. 病史特点
(1) 女性,68岁,右上腹部疼痛一天余。既往有胆囊结石和高血压史,腹痛前有进食油腻食物史。

(2) 体格检查:T 37.4℃,皮肤巩膜无黄染,心肺检查无异常体征。腹平坦,右上腹肌紧张,胆囊区压痛,无反跳痛,Murphy征阳性。肝脾肋下未及,麦氏点无压痛。双肾区无叩痛。移动性浊音阴性。

(3) 实验室和辅助检查:

血常规:RBC 4.43×10^{12}/L, Hb 120 g/L, PLT 227×10^{9}/L, WBC 13.1×10^{9}/L, N 74.4%, LY 25.6%, CRP 15.6 mg/L。

腹部彩超示:胆囊体积增大约85 mm×57 mm,壁厚约3 mm,胆汁透声欠佳,胆囊多发结石。粪常规和尿常规均阴性。

上级医院检查血淀粉酶,心肌酶谱均正常。

2. 诊断与诊断依据
诊断:①急性胆囊炎;②胆囊结石;③高血压病2级(高危组)。

(1) 急性胆囊炎、胆囊结石:患者胆囊结石病史,油腻饮食后出现右上腹部疼痛,伴发热。查体右上腹肌紧张,胆囊区压痛,Murphy征阳性。血白细胞计数和中性粒细胞百分比增高,CRP增高。腹部彩超示:胆囊肿大伴胆囊壁增厚,胆囊多发结石,因此急性胆囊炎、胆囊结石诊断成立。

(2) 高血压病2级(高危组):患者高血压史20年,血压最高170 mmHg/100 mmHg,故根据高血压病分级为高血压2级。同时患者有女性>65岁危险因素,根据高血压病的危险性分层为高危组。

3. 鉴别诊断
(1) 急性胰腺炎:该病可继发于急性胆囊炎和胆管炎,腹痛较急性胆囊炎剧烈,呈持续性,范围较广并偏向腹部左侧,压痛范围也较为广泛,血与尿淀粉酶一般均升高。

(2) 心绞痛:该病患者多有高血压、糖尿病等基础疾病,活动后可出现胸骨上中段疼痛,多发生于活动或情绪激动后,持续时间数分钟,不超过15 min,服用硝酸酯类药物可缓解,心电图可辅助诊断。

(3) 胃十二指肠溃疡:该病患者多有慢性、周期性中上腹部疼痛,可出现在饱食后或饥饿时,服用抑酸剂后可缓解,完善胃镜可明确诊断。

四、处理方案及基本原则

对于急性胆囊炎,应予以积极解痉、抗炎、止痛、利胆治疗,治疗目标以控制症状,预防复发,防治并发症。识别急性胆囊炎发作或并发症,如急性腹膜炎、急性胆囊穿孔、重症急性胰腺炎等急腹症,是全科医生的重要任务。

1. 根据病情及辅助检查,进行病情严重程度分级

急性胆囊炎的严重程度分级如表 82-1 所示。

表 82-1 急性胆囊炎严重程度分级

严重程度	评估标准
轻度	胆囊炎症较轻,未达到中、重度评估标准
中度	WBC$>18\times10^9$/L;右上腹可触及包块;发病持续时间大于 72 h;局部炎症严重;坏疽性胆囊炎,胆囊周围脓肿,胆源性腹膜炎,肝脓肿
重度	低血压,需要使用多巴胺大于 5 μg/(kg·min)维持,或需要使用多巴酚丁胺;意识障碍;氧合指数<300 mmHg(1 mmHg = 0.133 kPa)

2. 急性胆囊炎抗菌治疗

(1) 轻度胆囊炎,如果腹痛较轻,实验室和影像学检查提示炎症反应不严重,可以口服抗菌药物治疗。首先一代或二代头孢菌素,或氟喹诺酮类药物,如对青霉素、头孢唑啉耐药的,推荐使用含 β-内酰胺酶抑制剂的复合制剂如头孢哌酮/舒巴坦、哌拉西林/他唑巴坦、氨苄西林/舒巴坦等。

(2) 中度胆囊炎,建议静脉用药。经验性用药首选含 β-内酰胺酶抑制剂的复合制剂、第二代头孢菌素或者氧头孢烯类药物。

(3) 重度急性胆囊炎常为多重耐药菌感染,建议静脉用药,首选含 β-内酰胺酶抑制剂的复合制剂、第三代及四代头孢菌素、单环类药物,如果首选药物无效,可改用碳青霉烯类药物,或待药敏结果调整治疗方案。

抗炎治疗至腹部症状及体征缓解、体温、白细胞正常,可考虑停药。

3. 急性胆囊炎的解痉、止痛治疗

可用硝酸甘油酯 0.6 mg 舌下含服,每 3~4 h 1 次,或阿托品 0.5 mg 肌肉注射,每 4 h 1 次,可同时异丙嗪 25 mg 肌内注射,与解痉药合用可增强镇痛效果。需注意的是,这些药物并不改变疾病转归,并且可能掩盖病情,因此一旦无效或疼痛复发,应及时停药。

4. 急性胆囊炎的外科治疗

任何抗炎治疗都不能代替解除胆囊管梗阻的治疗措施。

(1) 轻度胆囊炎,患者一般情况稳定,发病小于 72 h,无手术禁忌或增加手术风险的其他疾病,建议立即行腹腔镜下胆囊切除术。

(2) 中度胆囊炎,可以立即行胆囊切除术,但如果患者局部炎症反应严重(发病时间>72 h、胆囊壁厚度>8 mm、WBC$>18\times10^9$/L),保守治疗无效时,建议先行经皮经肝胆囊穿刺置管引流术或行胆囊造瘘术,待患者一般情况好转后行二期手术。

(3) 重度胆囊炎,应先治疗多器官功能障碍,同时行经皮经肝胆囊穿刺置管引流术,并积极抗炎治疗,待患者一般情况好转后行二期手术。

5. 转诊及社区随访

(1) 急性胆囊炎诊断明确,应立即转诊。

(2) 转回社区后，应建议患者低脂、低胆固醇、高糖类饮食，多食用富含维生素的蔬菜水果，适量膳食纤维，多饮水、少食多餐，忌刺激类食物和酒类。定期复查腹部B超。

五、要点与讨论

急性胆囊炎和胆石症是全科医生需要处理的常见疾病，也是消化系统常见疾病，二者常同时存在，互为因果。急性胆囊炎是腹痛最常见的病因，其中90%~95%由胆囊结石引起，5%~10%为非结石性胆囊炎。急性胆囊炎的危险因素有：蛔虫、妊娠、肥胖、艾滋病等。急性胆囊炎的并发症主要有：胆囊穿孔、胆汁性腹膜炎、胆囊周围脓肿等，并发症发生率为7%~26%，总病死率为0~10%。急性胆囊炎患者一旦出现并发症，往往提示预后不佳。急性胆囊炎诊断要点：①症状和体征：右上腹疼痛（可向右肩背部放射），Murphy征阳性、右上腹包块/压痛/肌紧张/反跳痛；②全身反应：发热，C-反应蛋白升高（≥30 mg/L），白细胞升高；③影像学检查：超声、CT、MRI检查发现胆囊增大，胆囊壁增厚，胆囊颈部结石嵌顿、胆囊周围积液等表现。确诊需要①、②中至少各有一项为阳性，仅有影像学证据支持为疑似诊断。临床诊断时还需与消化性溃疡、肝脓肿、急性心肌梗死等可能出现右上腹痛的疾病相鉴别。

全科医生在门诊接诊有腹痛患者时，应与可能出现右上腹痛的疾病相鉴别。故应询问腹痛起病急缓、疼痛的部位、性质特点、放射方向、时间及伴随症状，既往有无反复发作胆绞痛的病史，检查腹部特征；询问有无发热，有无胸闷、胸痛，有无高血压糖尿病病史，检查有无黄疸、心脏体征等；必要时进一步完善心电图、血常规、肝功能、腹部B超等常规检查。结合以上症状、体征、辅助检查帮助全科医生在接诊胆石症与急性胆囊炎、消化性溃疡、肝脓肿、急性心肌梗死等可能出现右上腹痛的疾病相鉴别。急性胆囊炎患者可能出现并发症，包括：急性腹膜炎、急性胆囊穿孔、重症胰腺炎等急腹症，故全科医生在诊治时，应结合有无发热等全身症状、腹膜刺激征，社区辅助检查血常规、肝功能、尿常规、B超检查进行排查，切记疏忽大意而出现误诊、漏诊。若可疑或明确慢性胆囊炎急性发作或出现并发症，应立即转诊。

六、思考题

1. 急性胆囊炎的诊断标准是什么？
2. 急性胆囊炎的严重程度如何分级？
3. 急性胆囊炎患者转诊指征及社区随访要点有哪些？

七、推荐阅读文献

1. 中华医学会外科学分会胆道外科学组.急性胆道系统感染的诊断和治疗指南(2011版)[J].中华消化外科杂志,2011,10(1):9-13.
2. 陈孝平,汪建平.外科学[M].8版.北京:人民卫生出版社,2013:567-580.

（戴慧敏　杜兆辉）

案例 83

急性胰腺炎

一、病史资料

1. 现病史

患者,女性,32岁,因"中上腹疼痛1天,加重半天"至社区卫生服务中心就诊。患者1日前参加聚餐时进食较多油腻食物,饮啤酒1瓶,餐后觉上腹饱胀,2h后隐痛,疼痛持续并逐渐加重,以上腹偏左为重,无明显放射痛。曾呕吐1次,为胃内容物。无发热、无腹泻。就诊当日晨起进食豆浆1杯、油条2根后腹痛加重,疼痛剧烈难忍。

2. 既往史

既往无类似发作。无慢性胃病史。既往体检行B超检查提示"胆囊小结石1枚"。无高血压、糖尿病史。

3. 体格检查

T 37.8℃,BP 130 mmHg/80 mmHg,急性痛苦病容。巩膜无黄染。心肺无异常。腹平软,上腹部及偏左腹肌稍紧张,压痛明显,轻度反跳痛,未扪及包块,肝脾肋下未扪及,肝区叩痛不明显,Murphy征(−),肝浊音界于右第6肋间,移动浊音(−),下肢无水肿。

4. 实验室和辅助检查

血常规:WBC 12.8×10^9/L,N 83%,LY 17%。

尿常规无异常。

血糖:GLU 5.2 mmol/L。

B超:胆囊内1.2 cm×1.5 cm强光团伴声影,胰腺体积稍增大,边缘清晰。

X线:腹部平片无明显异常。

二、诊治经过

初步诊断:急性胰腺炎。

诊治经过:全科医生对该患者进行询问病史、体格检查和辅助检查后,考虑该患者急性胰腺炎可能性较大。予禁食,654-2解痉镇痛,静脉滴注泮托拉唑抑酸治疗,患者腹痛症状稍缓解,遂将其转至上一级医院消化内科。上级医院进一步查尿淀粉酶为2 000 IU/L,血淀粉酶1 000 IU/L(Somogyi法),血清钾、钠、钙、磷及氯化物正常。腹部CT:胰腺实质均匀强化,胰周脂肪间隙模糊,伴有胰周积液。诊断为:急性胰腺炎(轻型)。给予如下治疗:

1. 抑制胰腺分泌

(1) 禁食,静脉滴注葡萄糖,维持水和电解质平衡。

(2) 山莨菪碱(654-2)肌内注射,抗胆碱能药物解痉及减少胃肠分泌。

(3) 生长抑素抑制胰液和胰酶的分泌,抑制胰酶合成,减轻腹痛,减少局部并发症。

2. 对症治疗

(1) 镇静止痛。

(2) 纠正电解质和酸碱平衡失调。

(3) 静脉给予 H_2 受体拮抗剂或质子泵抑制剂抑酸治疗,预防应激性溃疡。

2 周后,患者腹痛消失,血尿淀粉酶恢复正常,顺利出院。全科医生对其进行健康教育,清淡饮食,避免暴饮暴食及饮酒,建议患者择期行胆囊切除术。

三、病例分析

1. 病史特点

(1) 患者,青年女性,进食大量油腻食物后,中上腹疼痛 1 天,加重半天。

(2) 突发急性中上腹痛,持续性并逐渐加重,曾呕吐 1 次。

(3) 否认高血压、糖尿病、冠心病史,否认手术、外伤史。否认吸烟史,偶有应酬性饮酒。配偶身体健康。

(4) 体格检查:T 37.8℃, BP 130 mmHg/80 mmHg。心、肺检查无异常体征。中上腹及偏左侧腹部有轻度肌紧张,压痛明显,并有轻度反跳痛。

(5) 辅助检查:血常规:WBC 12.8×10^9/L, N 83%;血尿淀粉酶增高,血糖、血钙正常。B 超提示胆囊结石及胰腺轻度肿大。

2. 诊断和诊断依据

诊断:①急性胰腺炎(轻型);②胆囊结石。

急性胰腺炎:急性胰腺炎多以暴饮暴食或大量饮酒为诱因,常突然起病,以中上腹剧痛为主,持续性,剧烈,进餐可使症状加重,80%伴有呕吐。查体可发现上腹部或左上腹部压痛,严重者可伴轻度腹膜炎表现,周围血白细胞总数及中性粒细胞百分比增加,血淀粉酶及尿淀粉酶明显增加。本例均符合。由于患者血压正常,腹部及腰部无 Grey-Tumer 征,血糖不高,血钙不低。B 超胰腺呈肿大,但边缘清晰。且腹部 CT 提示轻型水肿型胰腺炎表现。故诊断明确。

胆囊结石:患者腹部超声提示胆囊结石,诊断明确。

3. 鉴别诊断

(1) 急性胆囊炎:进食油腻食物可诱发本病,以上腹痛为主,有胆囊结石者易发胆囊炎,并可有白细胞及血清淀粉酶增高,本例应予考虑。但胆囊炎以上腹偏右为主,Murphy征(+),肝区叩痛明显,血清淀粉酶多为轻度升高。因此本例可以除外。

(2) 消化性溃疡穿孔:约有 15% 的消化性溃疡临床无症状,当溃疡穿孔后才因腹痛就诊。但本例肝浊音界正常,腹部移动浊音(一),X 线腹部平片无膈下游离气体,故溃疡穿孔可以除外。

(3) 慢性胃炎急性发作:慢性胃炎起病常隐匿。以腹部隐痛为主,少有剧烈腹痛,更不会有腹膜炎表现。另外本例有明显血尿淀粉酶升高,可基本排除该诊断。

(4) 心肌梗死:有冠心病或高血压病史,突然发病,有时疼痛限于上腹部,但心电图有特异性改变,血清心肌酶谱升高,血尿淀粉酶正常不难鉴别。

四、处理方案及基本原则

急性胰腺炎指多种病因引起的胰酶激活,继以胰腺局部炎症反应为主要特征,病情较重者可发生全身炎症反应综合征,并可伴有器官功能障碍的疾病。进行预防急性胰腺炎的健康教育,识别可能存在的急性胰腺炎并及时转诊,是全科医生的重要任务。急性胰腺炎的处理前提,是对其严重程度进行分级,并根据增强CT等辅助检查确定疾病所处的病程分期,以指导进一步治疗。

1. 针对病因的治疗

(1) 胆源性急性胰腺炎:凡有胆道结石梗阻者,需要及时通过腹腔镜或手术等方式解除梗阻。

(2) 高脂血症性急性胰腺炎:急性胰腺炎并静脉乳糜状血或血甘油三酯大于11.3 mmol/L可明确诊断,需要短时间降低甘油三酯水平,尽量降至5.65 mmol/L以下。

(3) 其他病因:高钙型胰腺炎或胰腺本身畸形者,针对病因采取处理。

2. 非手术治疗

(1) 一般治疗:包括禁食、胃肠减压,药物治疗包括解痉、镇痛、蛋白酶抑制剂和胰酶抑制治疗,如生长抑素及其类似物。

(2) 液体复苏、重症监护治疗及器官功能的维护治疗:对于重症急性胰腺炎需在重症监护的基础上维持生命体征。

(3) 营养支持:根据肠功能恢复情况,酌情选用肠内外营养。

(4) 抗生素应用:一般不推荐静脉使用抗生素以预防感染。针对部分易感人群(如胆道梗阻、高龄、免疫低下等)可能发生的肠源性细菌易位,可选择喹诺酮类、头孢菌素、碳青霉烯类及甲硝唑等预防感染。

(5) 中药治疗可以使用中医中药治疗促进胃肠功能恢复及胰腺炎症的吸收。

3. 手术治疗

外科治疗主要针对胰腺局部并发症继发感染或产生压迫症状,如消化道梗阻、胆道梗阻等,以及胰瘘、消化道瘘、假性动脉瘤破裂出血等其他并发症。胰腺及胰周无菌性坏死积液无症状者无需手术治疗。

4. 转诊及社区随访

(1) 需至上级院治疗或符合上转条件的患者:①怀疑为急性胰腺炎,医院条件无法进一步确诊的病例;②诊断为急性胰腺炎,经积极保守内科治疗24 h无明显好转的病例;③诊断为急性胰腺炎,伴局部或全身并发症(呼吸、循环、肝肾功能呢衰竭)的病例;④胰腺炎术后恢复期出现感染、出血、肠漏等并发症的病例。

(2) 适合在社区医院治疗或符合下转条件的患者:①轻症胰腺炎,经积极内科保守治疗病情稳定的恢复期病例;②急性胰腺炎治疗后病情稳定,需要康复随访的病例。

预防急性胰腺炎再发是急性胰腺炎患者出院后较重要的问题。同时也应密切随访急性胰腺炎恢复期可能存在的内外分泌功能不全,慢性并发症等。如图83-1所示。

五、要点与讨论

急性胰腺炎的诊断标准为:①急性发作的上腹痛伴有上腹部压痛或有腹膜刺激征;②血、尿和(或)胸水、腹水中的淀粉酶达到实验室诊断标准;③影像学(超声、CT等)或手术发现胰腺炎症、坏死等间接或直接的改变。具有上述第1项在内的2项以上标准,并排除其他急腹症后(如消化性溃疡合并穿孔、肠系膜动脉栓塞、异味妊娠破裂等)诊断即可成立。

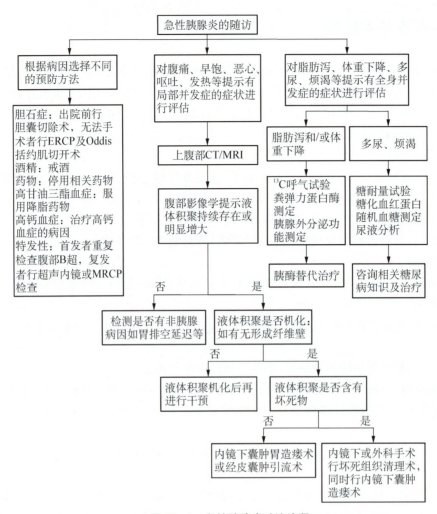

图83-1 急性胰腺炎随访流程

(摘自:徐刚,陆伦根.急性胰腺炎的随访策略[J].临床消化病杂志,2010,22(5):316-319.)

在社区工作的全科医生,由于辅助检查的项目有限,尤其老年患者往往症状不典型。凡是原因不明的中上腹疼痛均应怀疑胰腺炎,并详细询问疾病史,包括家族史、既往病史、饮酒史、饮食习惯等,并进行消化系统查体,以免漏诊或误诊。若强烈怀疑急性胰腺炎患者,需在紧急处理的同时,密切观察病情变化,并及时转诊至上级医院进一步治疗。

经过上级医院诊治后的急性胰腺炎患者回到社区,全科医生的任务就是帮助患者去除病因,定期随访以及帮助患者恢复胰腺功能。

去除病因:对于不同原因诱发的急性胰腺炎,督促患者去除病因,以防再发。如积极治疗胆结石,服用降脂药物,戒酒,清淡饮食,避免暴饮暴食等。

定期随访:即使出院,患者胰周炎性渗出需至少3~6个月才能完全吸收。全科医生在随访的过程中要尤其注意患者若出现不断增大的肿块,并出现早饱、腹痛、腹胀、呕血、发热等症状时,则需及时转诊至上级医院进一步行上腹部增强CT或MRI检查,以明确是否存在液体积聚、胰管结构破坏等并发症,根据病情,采取相应的措施。

恢复胰腺功能:患了急性胰腺炎后,胰腺的内外分泌功能往往有不同程度的损害。外分泌功能损害表现为消化功能减退,特别是对脂肪和蛋白质的消化能力降低。患者胃纳差、体重下降、腹胀、腹泻,往往还伴有特征性脂肪泻。这种外分泌功能的损害通常不容易恢复,治疗上只能采用胰酶替代疗法。胰腺内分泌损害可导致糖尿病,若患者出现多饮、多尿、消瘦等症状时,应及时测量血糖,并及时转至上级医院评估内分泌功能。

六、思考题

1. 急性胰腺炎的诊断标准是什么?
2. 急性胰腺炎的鉴别诊断是什么?
3. 全科医生如何对急性胰腺炎患者进行综合管理?

七、推荐阅读文献

1. 中华医学会外科学分会胰腺外科学组. 急性胰腺炎诊疗指南(2014)[J]. 中国实用外科杂志,2015,35(1):4-7.
2. 徐刚,陆伦根. 急性胰腺炎的随访策略[J]. 临床消化病杂志,2010,22(5):316-319.
3. 陈灏珠,林果为,王吉耀. 实用内科学[M]. 14版. 北京:人民卫生出版社,2013:2129-2135.

(白　璐　杜兆辉)

案例 84

胰 腺 癌

一、病历资料

1. 现病史

患者,男性,61岁,因"腹胀2月余,呕吐宿食1周"就诊。患者2个月前出现腹胀,常在进餐后1～2h出现,无明显腹痛、腹泻等不适,未引起重视。1周前患者出现晨起呕吐2次,为前一天的宿食,无呕血、黑便。为进一步诊治至社区卫生服务中心就诊。

2. 既往史

患者体健,55岁退休。平时有烟酒嗜好,吸烟20～40支/天×40年,饮黄酒3两/天×10余年。其父母均患高血压。一子体健。

3. 体格检查

T 36.4℃,P 84次/min,R 18次/min,BP 135 mmHg/80 mmHg,BMI 25.4 kg/m^2。神志清楚,精神可,皮肤、巩膜无黄染。HR 84次/min,律齐,各瓣膜区未闻及杂音。双肺呼吸音清,未闻及干湿啰音。腹软,右上腹饱满,可疑压痛,无反跳痛,未扪及明确包块,未见肠型及胃肠蠕动波,肝脾肋下未及,Murphy征阴性,移动性浊音阴性,肠鸣音正常。

4. 实验室和辅助检查

肝功能:TB 23.4 μmol/L,DB 18.6 μmol/L,TP 56 g/L,ALB 31.5 g/L,AST 76 IU/L,ALT 58 IU/L,γ-GT 89 IU/L。

GLU 7.42 mmol/L。

肾功能:BUN 4.9 mmol/L,Cr 87 μmol/L,UA 346 μmol/L。

粪常规:(一),隐血试验(一)。

腹部B超示:肝右叶包块,肝内外胆管扩张,胆囊增大,提示肝占位可能。

二、诊治经过

初步诊断:腹胀待查;肝占位可能,肠梗阻可能。

诊治经过:全科医生询问了患者的腹部症状与进食、排便、腹痛的关系。通过仔细询问病史,了解到该患者近半年出现不明原因的体重减轻,面色不佳,近几月的空腹血糖也不正常,以前的腰背痛,近来夜间也有加重的情况。结合患者的肝功能异常和腹部B超结果,考虑患者有肝肿瘤及肠梗阻可能,遂将患者转诊至上级医院进一步检查确诊。

经市级医院消化病科进一步诊治:行"上消化道钡餐造影"提示幽门不全梗阻(高度痉挛)、十二指肠球部溃疡。腹部增强 CT 示:肝脏多发占位性病变,胰腺边界不清,局部肿大,胆囊增大。普外科行"剖腹探查术"以进一步明确诊断,切除肿块。术后病理报告:胰腺癌。术后伤口恢复良好,好转出院。

三、病例分析

1. 病史特点
(1) 男性,61 岁,因"腹胀 2 月余,呕吐宿食 1 周"就诊。
(2) 既往有长期吸烟、饮酒史。
(3) 体检发现右上腹部压痛可疑,未扪及明确包块,移动性浊音阴性。
(4) 实验室检查:TB 23.4 μmol/L, DB 18.6 μmol/L, γ-GT 89 IU/L, GLU 7.42 mmol/L。
腹部 B 超:肝右叶包块,肝内外胆管扩张,胆囊增大,提示肝占位可能。
上消化道钡餐造影:幽门不全梗阻(高度痉挛)、十二指肠球部溃疡。
腹部增强 CT:肝脏多发占位性病变,胰腺边界不清,局部肿大,胆囊增大。

2. 诊断和诊断依据
诊断:①胰腺癌($T_X N_X M_1$);②十二指肠球部溃疡。
诊断依据:
(1) **胰腺癌**:患者,男性,61 岁,有长期吸烟、饮酒史,出现腹胀、呕吐等非特异性消化道症状,伴有体重减轻,背部疼痛加重。血生化检查显示:血胆红素升高,伴有谷丙转氨酶、谷草转氨酶等轻度改变,出现血糖异常波动。腹部 B 超提示肝占位可能。腹部 CT 提示肝脏多发占位性病变,胰腺边界不清,局部肿大,胆囊增大。普外科剖腹探查术后病理报告显示:胰腺癌。
(2) **十二指肠球部溃疡**:患者有腹胀、呕吐等消化道症状,上消化道钡餐造影:提示幽门不全梗阻(高度痉挛)、十二指肠球部溃疡。故可以诊断为十二指肠球部溃疡。

3. 鉴别诊断
(1) **慢性胰腺炎**:慢性胰腺炎是一种反复发作的渐进性的广泛胰腺纤维化病变,导致胰管狭窄阻塞,胰液排出受阻,胰管扩张。主要表现为腹部疼痛、恶心、呕吐以及发热。慢性胰腺炎与胰腺癌均可有上腹不适、消化不良、腹泻、食欲不振、体重下降等临床表现,二者鉴别如下:①慢性胰腺炎发病缓慢,病史长,常反复发作,急性发作可出现血尿淀粉酶升高,且极少出现黄疸症状;②慢性胰腺炎 CT 检查可见胰腺轮廓不规整,结节样隆起,胰腺实质密度不均;③腹部平片和 CT 检查胰腺部位的钙化点有助于慢性胰腺炎诊断。
(2) **壶腹癌**:壶腹癌发生在胆总管与胰管交汇处。黄疸是最常见症状,肿瘤发生早期即可以出现黄疸。十二指肠低张造影可显示十二指肠乳头部充盈缺损,黏膜破坏"双边征"。B 超、CT、MRI、ERCP 等检查可显示胰管和胆管扩张、胆道低位梗阻、"双管征"及壶腹部位占位病变等。
(3) **胰腺囊腺瘤与囊腺癌**:胰腺囊性肿瘤临床少见,多发生于女性患者。临床症状、影像学检查、治疗以及预后均与胰腺癌不同。影像检查是将其与胰腺癌鉴别的重要手段,腹部 B 超、CT 可显示胰腺内囊性病变、囊腔规则,而胰腺癌只有中心坏死时才出现囊变且囊腔不规则。

四、处理方案及基本原则

1. 处理基本原则
胰腺癌的治疗主要包括手术治疗、放射治疗、化学药物治疗以及介入治疗等。综合治疗是任何分期胰腺癌治疗的基础,但对每一个病例需采取个体化处理的原则,根据不同患者身体状况、肿瘤部位、侵犯范围、黄疸以及肝肾功能水平,有计划、合理的应用现有的治疗手段,以期最大幅度地根治或控制肿瘤,减少并发症和改善患者生活质量。

2. 转诊及社区随访

对于新发胰腺癌患者应建立完整的病案和相关资料档案,登记患者详细住址、联系方式,并登记至少2名亲属联系方式。对临床上怀疑胰腺癌,尚难以与慢性胰腺炎等疾病鉴别时,应密切进行CT等影像学随访及肿瘤标记物检查。推荐随访的时间为每3~6个月1次。治疗后定期随访和进行相应检查。对于胰腺癌术后患者,术后第1年,每3个月随访1次,复查血常规、肝肾功能、血清肿瘤标志物、胸片、腹部B超和CT等检查;第2~3年,每6个月随访1次;之后每年1次进行全面检查,以便尽早发现肿瘤复发或转移。对于晚期或转移性胰腺癌患者,应至少每2~3个月随访1次。

五、要点与讨论

胰腺癌是一种常见的恶性肿瘤,约占消化道恶性肿瘤的8%~10%。近年来胰腺癌在世界范围内有明显增多的趋势,上海地区近20年的发病率增加了4倍。由于胰腺癌发病早期症状隐匿,无特异的临床表现,后期体征与病期长短、肿瘤部位、组织学类型等有关,容易误诊为消化性溃疡、十二指肠球炎、慢性萎缩性胃炎、幽门梗阻、胆石症、黄疸型肝炎、腰肌劳损等,治疗效果不理想,病死率很高,5年生存率仅为4%。对于胰腺癌高危人群要高度警惕,结合临床进行联合螺旋CT、B超检查,诊断率可达89.3%。必要时行MRI、ERCP、超声内镜检查并注意肿瘤相关指标,可以提高胰腺癌的早期诊断率,改善其预后。

1. 40岁以上患者有下列表现需高度怀疑胰腺癌的可能性

(1) 不明原因的梗阻性黄疸。
(2) 近期出现无法解释的体重下降>10%。
(3) 近期出现不能解释的上腹或腰背部疼痛。
(4) 近期出现模糊不清又不能解释的消化不良症状,内镜检查正常。
(5) 突发糖尿病而又无诱发因素,如家族史、肥胖。
(6) 突发无法解释的脂肪泻。
(7) 自发性胰腺炎的发作。
(8) 如果患者是长期吸烟者应加倍怀疑。

2. 肿瘤标志物检查的意义

CA19-9、CA242、CA50、CA125等肿瘤标志物在胰腺癌患者血清水平明显升高,其敏感性分别为82.6%、81.1%、80.4%和62.0%,癌胚抗原(CEA)的敏感性为35%~51%。联合检测肿瘤标志物,再结合影像学检查,可提高早期胰腺癌的发现率。

3. 胰腺癌的最佳支持治疗(best supportive care, BSC)

最佳支持治疗的目的是减轻症状,提高生活质量。

(1) 控制疼痛。疼痛是胰腺癌最常见的症状之一,疼痛控制良好也是患者体能状况较好的标志之一。首先需要明确疼痛的原因,对于消化道梗阻等急症常需请外科协助。其次要明确疼痛的程度,根据WHO三阶梯镇痛的原则,按时、足量口服阿片类止痛药。轻度疼痛可口服消炎痛、扑热息痛、阿司匹林等非甾类抗炎药;中度疼痛可在非甾类抗炎药的基础上联合弱吗啡类如可待因,常用氨芬待因、洛芬待因等,每日3~4次;重度疼痛应及时应用口服吗啡,必要时请放射治疗科协助止痛;避免仅仅肌肉注射杜冷丁等。注意及时处理口服止痛药物的不良反应如恶心呕吐、便秘、头晕、头痛等。

(2) 营养不良甚至恶液质在胰腺癌终末期患者中极为多见。在判定全身营养状况和患者胃肠道功能状况基础上制订营养治疗计划。生命体征平稳而自主进食障碍者,如患者有意愿时应予营养治疗,其中胃肠道功能尚可的以肠内营养为主,无胃肠道功能者可选肠外营养,一旦肠道功能恢复,或肠内营养治疗能满足患者能量及营养素需要量,即停止肠外营养治疗。营养治疗同时应监测出入量、水肿或脱水、血电解质水平等。生命体征不稳和多脏器衰竭者原则上不考虑系统性的营养治疗。改善恶液质:常用糖皮质激素和醋酸甲地孕酮能增加食欲,应适当选用鱼油不饱和脂肪酸、二十二碳六烯酸和非类固醇消炎药沙利度胺等逆转恶液质异常代谢,注意营养支持,及时发现和纠正肝肾功能不全。

六、思考题

1. 在社区全科医生应该注意胰腺癌的哪些早期症状?
2. 临床上诊断胰腺癌应与哪些疾病鉴别?可采用哪些辅助检查加以鉴别?
3. 晚期胰腺癌患者的支持治疗应包括哪些内容?

七、推荐阅读文献

1. 陈灏珠,林果为,王吉耀. 实用内科学[M]. 14版. 北京:人民卫生出版社,2013:2051-2066.
2. 祝墡珠. 全科医生临床实践[M]. 北京:人民卫生出版社,2013:23-45.
3. Taylor R,David A,Johnson T,等. 全科医学理论与实践[M]. 北京:华夏出版社,2003:452-461.

(曲 毅)

案例 85

痔 疮

一、病历资料

1. 现病史

患者,男性,60岁,因"反复便后鲜血10年,肛门口块状物突出1月"到社区卫生服务中心就诊。患者10年前间歇性出现大便后鲜红色血液滴出,为大便表面带血,滴血,无疼痛,于外院就诊,诊断"内痔Ⅰ期",给予痔疮膏外用,症状可以改善,但患者平时嗜酒,不喜好进食粗纤维类食物,故经常便秘,反复出现便后出鲜血。1月前,患者自觉便后出血加剧,伴肛门口有块状物突出,便后块状物可自行回纳,无黏液脓血便,无里急后重,无体重减轻。

2. 既往史

既往体健,否认高血压、糖尿病、冠心病等疾病。有高脂血症病史,但未予任何治疗。有烟酒嗜好,饮白酒5两/天×20年,吸烟40支/天×20年。妻和一子健康,父亲死于脑血管意外,否认有家族遗传性疾病。否认家族中有恶性肿瘤病史。

3. 体格检查

T 36.8℃,P 72次/min,R 20次/min,BP 130 mmHg/82 mmHg,心、肺和腹部检查无异常体征。肛门检查:未见肛裂及肛瘘、肛周脓肿,截石位7点处见一蚕豆样痔核脱出,用手可以回纳,肛门指检未见异常,指套未见沾血。

4. 实验室和辅助检查

血常规:RBC 4.2×10^{12}/L,Hct 45%,Hb 130 g/L,WBC 6.8×10^9/L,MO 0.6×10^9/L,N 6.5×10^9/L,LY 3.3×10^9/L,PLT 280×10^9/L。

肝功能:TB 5.4 μmol/L,DB 1.6 μmol/L,TP 64 g/L,ALB 44 g/L,ALT 46 IU/L,AST 31 IU/L,γ-GT 37 IU/L;

肾功能:BUN 4.8 mmol/L,Cr 52 μmol/L,UA 236 μmol/L。

糖代谢:FBG 4.6 mmol/L,HbA1c 6.1%。

血脂:TC 6.33 mmol/L,TG 2.64 mmol/L,HDL 1.74 mmol/L,LDL 2.89 mmol/L。

心电图:窦性心律,T波改变。

二、诊治经过

初步诊断:内痔Ⅱ期;高脂血症。

诊治经过：全科医生详细询问患者的饮食及大便情况，发现患者平素不爱喝水，嗜荤，不爱食用粗纤维食物及新鲜水果蔬菜，长期便秘，指导患者膳食调整，告知患者每天摄入足量的水和纤维素，戒烟限酒，告知患者保持良好的排便习惯，避免过度努挣和长时间排便，嘱温水坐浴，太宁栓纳肛。患者有高脂血症史，本次血脂检查，甘油三酯及低密度脂蛋白均高于正常值，嘱患者适当运动，并予立普妥 20 mg 每晚口服，并嘱患者全科门诊随访。

三、病例分析

1. 病史特点

(1) 患者，男性，60 岁。反复便后鲜血 10 年，肛门口块状物突出 1 月。

(2) 患者平时不喜好进食粗纤维类食物，经常便秘。

(3) 否认高血压、糖尿病、冠心病等疾病。有高脂血症病史，但未予任何治疗，有烟酒嗜好，饮白酒 5 两/天×20 年，吸烟 40 支/天×20 年。否认有家族遗传性疾病。否认家族中有肿瘤病史。

(4) 体格检查：心、肺和腹部检查无异常体征。肛门检查：未见肛裂及肛瘘、肛周脓肿，截石位 7 点处见一蚕豆样大小痔核脱出，可以回纳，肛门指检未见异常，指套未见沾血。

(5) 实验室和辅助学检查：

血常规：RBC 4.2×10^{12}/L, Hct 45%, Hb 130 g/L, WBC 6.8×10^9/L, MO 0.6×10^9/L, N 6.5×10^9/L, LY 3.3×10^9/L, PLT 280×10^9/L。

肝功能：TB 5.4 μmol/L, DB 1.6 μmol/L, TP 64 g/L, ALB 44 g/L, ALT 46 IU/L, AST 31 IU/L, γ-GT 37 IU/L。

肾功能：BUN 4.8 mmol/L, Cr 52 μmol/L, UA 236 μmol/L。

糖代谢：FBG 4.6 mmol/L, HbA1c 6.1%。

血脂：TC 6.33 mmol/L, TG 2.64 mmol/L, HDL 1.74 mmol/L, LDL 2.89 mmol/L。

FBG 4.6 mmol/L, HbA1c 6.1%。

心电图：窦性心律，T 波改变。

2. 诊断和诊断依据

诊断：内痔 II 期；高脂血症。

(1) 内痔 II 期：患者，男性，60 岁，反复便后鲜血 10 年，曾与外院就诊，诊断内痔 I 期，予痔疮膏等外用，患者平素不喜食用粗纤维食物及饮水，长期便秘，近 1 月，大便后肛门口块状物突出，伴疼痛、出血，肛门检查：未见肛裂及肛瘘、肛周脓肿，截石位 7 点处见一蚕豆样大小痔核脱出，可以自行回纳，肛门指检未见异常，指套未见沾血。根据患者症状及体征，诊断明确，因痔核便后可自行回纳，故属 II 期。

(2) 高脂血症：患者嗜荤，本次血脂检查甘油三酯及低密度脂蛋白胆固醇均高于正常，故诊断成立。

3. 鉴别诊断

(1) 直肠癌：主要症状为大便习惯改变，可有直肠刺激症状，指诊可及菜花样肿物，结肠镜及活检病理可定性。

(2) 直肠息肉：儿童多见，多为低位带蒂息肉，呈圆形、实性，活动度好。

(3) 直肠脱垂：黏膜呈环形，表面光滑，括约肌松弛。

四、处理方案及基本原则

1. 非手术治疗

无症状的痔不需治疗；有症状的痔无需根治；以非手术治疗为主。

(1) 一般治疗：适用于绝大部分的痔，包括血栓性和嵌顿性痔的初期。注意饮食，忌酒和辛辣刺激食物，增加纤维性食物，多摄入果蔬、多饮水，改变不良的排便习惯，保持大便通畅，必要时服用缓泻剂，便后清洗肛门。对于脱垂型痔，注意用手轻轻托回痔块，阻止再脱出。避免久坐久立，进行适当运动，睡前温热水(可含高锰酸钾)坐浴等。

(2) 局部用药治疗：已被广泛采用，药物包括栓剂、膏剂和洗剂，多数含有中药成分。

(3) 口服药物治疗：一般采用治疗静脉曲张的药物。

(4) 注射疗法：对Ⅰ、Ⅱ度出血性内痔效果较好；将硬化剂注射于黏膜下层静脉丛周围，使引起炎症反应及纤维化，从而压闭曲张的静脉；1月后可重复治疗，避免将硬化剂注入黏膜层造成坏死。

(5) 物理疗法：激光治疗、冷冻疗法、直流电疗法和铜离子电化学疗法、微波热凝疗法、红外线凝固治疗，较少用。

(6) 胶圈套扎：套扎痔根部，阻断其血供以使痔脱落坏死；适用于Ⅱ、Ⅲ度内痔，对于巨大的内痔及纤维化内痔更适合。

2. 手术治疗

(1) 手术指征：保守治疗无效，痔脱出严重，较大纤维化内痔、注射等治疗不佳，合并肛裂、肛瘘等。

(2) 手术原则：通过手术使脱垂肛垫复位，尽可能保留肛垫的结构，从而术后尽可能少地影响精细控便能力。

(3) 术前准备：内痔表面有溃疡、感染时，先行通便、温热水坐浴保守治疗，溃疡愈合后再手术；做肠道准备。

(4) 手术方式：①血栓性外痔剥离术适用于血栓性外痔保守治疗后疼痛不缓解或肿块不缩小者。②传统痔切除术，即外剥内扎术。③痔环切术(Whitehead 术)，教科书上的经典术式，易导致肛门狭窄，目前临床很少应用。④PPH 手术，吻合器痔上直肠黏膜环切钉合术，为意大利 Longo 医生所创，1998年开始推广，主要适用于脱垂型Ⅲ～Ⅳ度混合痔、环形痔，以及部分出血严重的Ⅱ度内痔。PPH 治疗脱垂痔的机理：环形切除直肠下端 2～3 厘米黏膜和黏膜下组织，恢复正常解剖结构，即肛垫回位；黏膜下组织的切除，阻断了痔上动脉对痔区的血液供应，使术后痔体萎缩。PPH 手术与传统痔切除术相比，手术时间短、术后疼痛轻、恢复快、并发症少，但器械的价格较昂贵。

(5) 术后处理：观察有无并发症发生，注意饮食，保持大便通畅。

3. 预防

(1) 体育锻炼。

(2) 预防便秘。

(3) 养成定时排便的习惯。

(4) 保持肛门周围清洁。

(5) 注意下身保暖。

(6) 避免久坐久立。

(7) 注意孕产期保健。

(8) 常做提肛运动。

(9) 自我按摩。

(10) 及时用药。

4. 转诊及社区随访

(1) 经保守治疗无效，疼痛不缓解、痔脱出严重无法回纳者，及血栓性痔、嵌顿痔、痔继发感染，应及时转诊。

(2) 有消化道肿瘤家族史、结肠息肉病史等高危因素患者，经治疗后，仍需转诊上级医院，进一步检查，除外结直肠肿瘤。

（3）社区随访，需关注患者大便习惯及性状的改变，避免痔疮再发及肿瘤的漏诊。

五、要点与讨论

痔（俗称痔疮）是一种位于肛门部位的常见疾病，任何年龄都可发病，但随着年龄增长，发病率逐渐增高。在我国，痔是最常见的肛肠疾病，素有"十男九痔""十女十痔"的说法。在美国，痔的发病率约为5%。很多肛门、直肠疾病都被误诊为痔；因此，对于全科医师来说，对痔的诊断和治疗有清楚的认识是至关重要的。

痔的诊断主要依靠临床症状和体征。痔的初步诊断应包括有针对性地询问病史和体格检查，重点询问病变范围、严重程度及症状持续时间，如：出血、脱垂、卫生问题及疼痛、纤维素和水的摄入情况。另外，大便习惯，包括大便频率、性状及排便的难易程度也应问及。直肠出血患者，应仔细询问家族史，重点询问肠道病史。有恶性肿瘤的患者需要进一步评估，以确定是否存在偶发或继发性的结直肠癌，是否需要对结肠进行进一步评估。典型的体格检查包括：肛门望诊、指检以及肛门镜或直肠镜，检查是否有血栓形成或其他伴发的肛门、直肠病变，如肛裂、肛瘘、肛周脓肿或克罗恩病。内痔，位于齿状线以上，按照表85-1予以分期。这对治疗方法的选择有指导意义。而实验室检查并非必需。

表85-1 内痔的分期

分期	体格检查
Ⅰ期	有痔核，无脱出
Ⅱ期	努挣时痔核脱出，能自行回纳
Ⅲ期	努挣时痔核脱出，需手助回纳
Ⅳ期	痔核脱出，不能回纳

有直肠出血的痔患者有必要行结肠镜检查。直肠出血通常由痔引起，但也可能是其他疾病所致，如结直肠肿瘤、炎性肠病、其他类型结肠炎、憩室病和血管发育异常。完整的个人史，详细的家族史，以及包括直肠镜和（或）软性乙状结肠镜在内的体格检查，可识别出高危患者（需要进一步检查）。纳入高危范围的患者，需行全结肠镜检查。无法耐受者，可用软的乙状结肠镜检查，并结合钡灌肠或指南中相应的其他诊断手段。

痔的治疗遵循3个原则：无症状的痔无需治疗；有症状的痔重在减轻、消除症状，而非根治；以保守治疗为主。一般治疗：在痔的初期和无症状静止期的痔，只需要增加纤维素食物，保持大便通畅，避免饮酒和刺激性食物，不需特殊治疗，温水坐浴、局部使用痔疮栓可减轻症状，痔块突出可轻轻用手回纳。手术治疗：以往有采用硬化剂注射及胶圈套扎治疗，近年来进行吻合器痔上黏膜环切术治疗二到三期内痔、环状痔和部分四期内痔。如果全科医生在门诊遇到出血症状较重的二到三期内痔、混合痔、四期内痔及有血栓形成、嵌顿、感染并发症的患者，应予转诊至上级医院治疗。

六、思考题

1. 痔的临床分类？
2. 如何对痔患者进行健康教育及生活指导？
3. 什么情况下，痔患者需要转上级医院专科诊治？

七、推荐阅读文献

1. 美国结直肠外科医师协会标准化工作委员会. 痔诊断和治疗指南(2010修订版)[J]. 中华消化外科杂志,2010,11(3):243-247.
2. 陈孝平. 外科学[M]. 8版. 北京:人民卫生出版社,2010:599-601.
3. 祝墡珠,江孙芳. 社区全科医师临床诊疗手册[M]. 上海:华东师范大学出版社,2012:428-429.

(封玉琴 杜兆辉)

案例 86

下肢静脉曲张

一、病历资料

1. 现病史

患者,男性,74岁,因"双下肢肿痛7年余,加重伴足趾疼痛2个月"就诊。"自诉7年前开始出现双下肢肿胀疼痛,浅表静脉隆起,曾于某医疗机构诊断为"静脉炎",服用中药等方法治疗,症状时轻时重,尤以久站时为甚,卧位休息后可以缓解。近2个月来,出现足趾疼痛,双侧小腿肿痛加重,肿胀部位颜色变暗,累及足背及踝部,用手压迫小腿两侧疼痛加重,在当地诊所应用中成药(名称、用量不详)治疗效果不佳,遂至社区卫生服务中心就诊。患者近来精神欠佳,食欲可,睡眠欠佳。

2. 既往史

既往有心悸不适,诊断为心律失常,间断服用"宁心宝、倍他洛克"等药物治疗。无肝炎、结核病史,无药物过敏史,无烟酒嗜好。其妻、女均体健,父母已过世多年,原因不详。

3. 体格检查

T 36.8℃,P 72次/min,R 20次/min,BP 138 mmHg/90 mmHg。发育正常,营养中等,跛行。甲状腺不大。HR 72次/min,律齐。双肺呼吸音清,未闻及啰音。腹平软,无压痛。双下肢沿大隐静脉走形区皮肤可见迂曲、扩张的浅静脉团块,内踝周围皮肤可见散在片状深褐色色素沉着;双侧足背动脉搏动正常,足部皮肤完整,触之有压痛。四肢无畸形,活动度良好,双足感觉减退。眼底镜检查视网膜未见异常。

4. 实验室和辅助检查

血常规:RBC 4.25×10^{12}/L, Hb 122 g/L, PLT 256×10^{9}/L, WBC 4.8×10^{9}/L, N 86%, LY 12%, E 2%。

肝功能:TB 5.4 μmol/L, DB 1.6 μmol/L, TP 65 g/L, ALB 32 g/L, AST 35 IU/L, ALT 41 IU/L。

肾功能:BUN 5.3 mmol/L, Cr 95 μmol/L, UA 283 μmol/L。

ESR 45 mm/h;类风湿因子 RF(+);尿常规(-);D-二聚体检测(-)。

心电图:窦性心律不齐;频发室性期前收缩,偶成二联率。

下肢血管多普勒超声(上级医院):右下肢深静脉走行正常,管径正常,内壁光滑,探头加压官腔可被压瘪;浅静脉见曲迂扩张血管,较宽处约8 mm,乏氏试验:反流时间大于4 s。提示:右侧大隐静脉瓣功能不良,浅静脉曲张。

二、诊治经过

初步诊断：①下肢静脉曲张；②心律失常，室性早搏。

诊治经过：社区医生门诊给予"活血通脉胶囊"等中成药治疗后，上述症状仍无明显缓解，遂转诊至上级医院血管外科予以彩超检查，所见如上所述。血管外科医生收治入院，在局麻下为患者行"下肢静脉腔内激光闭合术"的微创治疗。术后给予抗炎、抗凝、活血化瘀等综合治疗。术后一月复查，患者右下肢皮肤色素沉着较前减轻，双下肢无水肿。

三、病例分析

1. 病史特点
（1）患者男性，74 岁。以"双下肢肿痛 7 年余，加重伴足趾疼痛 2 个月"就诊。

（2）患者主要表现为双下肢肿胀疼痛，浅表静脉隆起，尤以久站时为甚，卧位休息后可以缓解，进行性加重，肿胀部位颜色变暗，足背及踝部水肿。体检发现双下肢沿大隐静脉走形区皮肤可见迂曲、扩张的静脉团块，内踝周围皮肤可见散在片状深褐色色素沉着；伴有足部皮肤触痛，感觉减退等症状。

（3）血管彩超检查：右侧大隐静脉瓣膜功能不全伴大量反流，浅静脉曲张。

2. 诊断和诊断依据
诊断：①下肢静脉曲张；②心律失常，室性早搏。

诊断依据：患者有反复双下肢肿痛的病史，久站时为甚，卧位休息后可以缓解，症状进行性加重。体检有明显的浅静脉曲张的形态特征，通过血管超声检查发现存在静脉瓣膜功能及深静脉通畅方面的异常，故可以明确诊断。

患者既往有心悸不适，不定期服用"宁心宝、倍他乐克"等药物。心电图检查提示窦性心律不齐，频发室性期前收缩，偶成二联率。注意进一步明确心律失常发生的原因。

3. 鉴别诊断
（1）原发性下肢深静脉瓣膜功能不全：可继发浅静脉曲张，但症状相对严重，作下肢活动静脉测压试验时，站立活动后压力不能降至正常。最可靠的检查方法是下肢静脉造影，能够观察到深静脉瓣膜关闭不全的特殊征象。

（2）下肢深静脉血栓形成后遗综合征：在深静脉血栓形成的早期，浅静脉扩张属于代偿性表现，伴有肢体明显肿胀。临床症状鉴别有一定的困难，应做多普勒超声或下肢静脉造影检查以明确诊断。

（3）动静脉瘘：多为先天性或外伤性。由动-静脉瘘继发的浅静脉曲张，局部曲张显著，肢体局部可扪及震颤和闻及连续性血管杂音；肢体增粗、皮温增高、易出汗，静脉血的含氧量增高，远端肢体可有发凉缺血表现。静脉造影时不规则的末梢迂曲静脉及主干静脉早期显影是诊断依据。在先天性动静脉瘘患者中，患肢常比健肢长且增粗。

四、处理方案及基本原则

慢性下肢静脉疾病的治疗方法很多，包括加压疗法、药物治疗以及硬化剂疗法和外科手术等侵入性治疗。治疗原则应基于患者的 CEAP 分级（Clinical Etiological Anatomical Pathophysiological），针对有症状无明显静脉体征的患者（处于 C0～C1 级），可采取生活方式改变，结合加压和药物治疗，早期处理，及时消除症状。针对已出现明显症状和体征的患者（处于 C2～C6 级）应根据病因、解剖定位、病理生理分级,通过手术联合加压或药物治疗等综合手段,使患者的 CEAP 分降低,长期采用加压和药物治疗,巩固术后疗效,延缓疾病进程。

1. 改变生活方式

平卧时抬高患肢,踝关节和小腿的规律运动,可增加下肢静脉回流,缓解静脉高压。肥胖者应控制体重,力求戒烟,妇女经期和孕期要给腿部休息,经常按摩腿部,帮助血液循环,避免静脉曲张。

2. 加压治疗

加压治疗是下肢静脉曲张最基本的治疗手段,包括弹力袜、弹力绷带及充气加压治疗等。通过梯度压力对肢体加压,促进静脉回流,缓解肢体瘀血状态。2008 年发布的《基于循证医学证据的下肢慢性静脉疾病治疗指南》指出加压治疗是 A 级推荐。下列情况可穿着弹力袜治疗:①全身性疾病,如活动性肝炎、进行性肺结核、未控制的糖尿病、重症心脏或肾脏疾病等;②局部疾病,如深部静脉阻塞、骨盆内或腹腔内肿瘤,急性静脉炎以及小腿溃疡并发蜂窝组织炎等;③妊娠期内、高龄、继发于动静脉瘘等的患者。

3. 药物治疗

处于慢性静脉疾病各个阶段的患者都需要进行药物治疗。药物治疗能有效减轻患者的临床症状和体征,在下肢静脉曲张的不同阶段具有不同的治疗意义。

(1) 静脉活性药物:其共同作用机制是增加静脉张力,降低血管通透性,促进淋巴和静脉回流和提高肌泵功能。适用于任何阶段的患者,也可与硬化剂治疗、手术和(或)加压治疗联合使用。静脉活性药物坚持至少 3~6 个月,可以明显改善临床症状。

常用的静脉活性药物包括:黄酮类、七叶皂苷类、香豆素类,主要用于解除患者的下肢沉重、酸胀不适、疼痛和水肿等临床表现。

(2) 其他药物治疗:纤维蛋白分解药物:改善局部血液循环,逆转皮肤损害,尤对脂性硬皮病的炎症反应和组织硬化的效果较好。前列腺素 E1(prostaglandin E1,PGE1):降低皮肤病变的炎症反应,抑制血小板聚集和改善肢体微循环作用,对瘀滞性皮炎、脂性硬皮病和静脉性溃疡均有治疗作用。己酮可可碱(pentoxifylfine):具有扩张血管、减少白细胞与血管内皮细胞粘附和拮抗氧自由基等作用,符合治疗脂性硬皮症和静脉溃疡的治疗要求。

此外,还有硬化剂治疗、外科手术治疗等方法。

4. 转诊及社区随访

本病呈慢性进展性疾病,具有病情迁延反复,逐步进展的特点。社区医生根据 CEAP 分级,除了给予生活方式干预外,应持续使用加压及药物治疗 3~6 个月。随着对本病综合治疗的重视和微创技术的成熟,应结合各种手术适应证,患者及时到血管外科门诊随访,以取得良好的临床疗效。在社区仔细了解患者下肢的水肿和疼痛程度,局部皮炎和皮肤溃疡,是否影响行走,长时间站立是否会引起疼痛加重,日常家庭、社会活动是否引起疼痛加重等。手术治疗的患者应在出院后 3 个月、半年、1 年以后门诊复查,了解原有临床症状和体征消失或复发的情况,行血管多普勒超声检查了解长期疗效。

五、要点与讨论

下肢静脉曲张是指下肢浅表静脉发生扩张、延长、弯曲成团状,晚期可并发慢性溃疡的病变。下肢浅静脉曲张的患病率在不同地区存在较大差异,发达国家远高于发展中国家。同时,患病率与年龄、性别也有关,随年龄增高而升高,女性多于男性。本病多见中老年人群,长时间负重或站立工作者,女性随体重的增加患病率逐渐增加,有妊娠史的女性患病率明显高于无妊娠史者,有习惯性便秘者的患病率为 42.3%,慢性咳嗽、便秘和站立工作等引起腹压增高的情况都可造成下肢浅静脉曲张。

下肢浅静脉曲张都具有明显的形态特征,临床诊断上经过详细的病史询问,通过一般体格检查即可以明确诊断。若要进一步明确原因,则需进一步进行详细的检查,了解静脉瓣膜功能情况及深静脉通畅情况,必要时需进行静脉超声或造影检查。临床上还应重点鉴别深静脉血栓后遗症导致的静脉曲张,后者有深静脉血栓病史,多有明显肿胀的表现。彩色多普勒超声检查可以明确诊断静脉有无阻塞和反流,是下肢静脉疾病首选的辅助检查手段。CT静脉造影(CTV)和磁共振静脉造影(MRV)可用于深静脉血栓和先天性静脉疾病的鉴别诊断。静脉造影(包括顺行和逆行静脉造影)是检查静脉系统病变最可靠的方法,能够直观地反映出下肢静脉的形态和病变部位,但目前不作为常规检查方法。

下肢静脉曲张的CEAP分级

(1) CEAP分级:1994年美国确定了慢性静脉疾病的诊断和分级体系即CEAP,包括C0～C6共7级:C0,有症状,无体征;C1,毛细血管扩张,网状静脉;C2,静脉曲张;C3,水肿;C4,皮肤改变,包含2个亚型,即C4a[色素沉着和(或)湿疹]和C4b(色素沉着、脂质硬皮病);C5,皮肤改变+愈合性溃疡;C6,皮肤改变+活动性溃疡。

近10年来,CEAP分级已被世界各地学者广泛接受,并用于临床诊断、分类、病例报告及疗效评价。

(2) CEAP分级的临床应用:CEAP分级具有临床实用性和可操作性,较准确地反映疾病的临床严重程度及病变范围,较科学地评价手术前后患者症状和体征及静脉功能变化的情况,有利于准确评价手术疗效。加强对药物和加压治疗的关注,无论在CEAP分级的何种阶段,无论采取何种手术方式,均应给予必要的药物治疗和加压治疗。药物联合手术治疗,以及术后坚持一段时间的药物治疗,对巩固手术效果非常有益。

六、思考题

1. 下肢静脉曲张的临床特点有哪些?常用的辅助诊断手段有哪些?
2. 下肢静脉曲张的治疗原则是什么?药物治疗有哪些?
3. 在社区如何避免下肢静脉曲张的发生?

七、推荐阅读文献

1. 陈孝平,汪建平.外科学[M].8版.北京:人民卫生出版社,2013:138-148.
2. 祝墡珠.全科医生临床实践[M].北京:人民卫生出版社,2013:23-45.
3. 张培华,蒋米尔.临床血管外科学[M].2版.北京:科学出版社,2007:568-570.

(曲 毅)

案例 87

烧 伤

一、病历资料

1. 现病史

患者,男性,46岁,农民,因"香蕉水火焰烧伤周身1h"就诊。患者1h前在家中油漆家具时,吸烟不慎引着香蕉水起火,家具和患者衣服着火烧伤右侧肢体,在邻居帮助下迅速用水灭火,被人救出,用床单包裹后送至社区卫生服务中心,当时神志清楚,生命体征平稳。

2. 既往史

既往体健,从事重体力劳动,有烟酒嗜好。父母体健,妻子和两个女儿均健康。否认遗传病史和药物过敏史。

3. 体格检查

T 37.8℃,P 105次/min,R 21次/min,BP 98 mmHg/56 mmHg。发育正常,营养中等,神志清楚,表情痛苦。HR 105次/min,律齐,各瓣音区未闻及杂音。呼吸运动自如,无窘迫感,双肺未闻及啰音。腹软无压痛,肝、脾肋下未及。四肢冰冷。头部头皮无烧伤,右侧上肢(除手掌)多呈黄褐色,小部分呈苍白色或炭化硬痂,右前臂形成环状焦痂,大部分触、痛觉丧失。右侧大腿前侧、小腿有水疱,表皮多已破,创面红白相间,触、痛觉迟钝。创面无臭味。

4. 实验室和辅助检查

血常规:Hb 142 g/L, WBC 28×10^9/L, N 91%, LY 9%, PLT 95×10^9/L。

凝血功能:BT 1 min, CT 2 min。

尿常规:比重 1.020;蛋白(−);尿糖(+);红细胞 2~4/HP;白细胞 0~1/HP。

血液生化检测:K^+ 3.2 mmol/L, Na^+ 140 mmol/L, Cl^- 114 mmol/L, TB 10 μmol/L, ALB 36 g/L, GLB 20 g/L, ALT 32 IU/L, GLU 10.3 mmol/L。

肾功能:BUN 3.8 mmol/L, Cr 92 μmol/L, UA 253 μmol/L。

胸部X线片:无异常发现。

血型:O型。

二、诊治经过

初步诊断:中度烧伤(总面积26%,浅Ⅱ°8%,深Ⅱ°12%,Ⅲ°6%);休克。

诊治经过:社区医生了解简要病史,监测血压、脉搏、呼吸、意识等生命体征,即刻建立静脉通路,快速补"平衡盐"输液 1 000 ml,常规注射破伤风抗毒素(TAT)1 500 IU,哌替啶 50 mg 镇痛处理,创面清创包裹后转市级医院烧伤科进一步治疗。入院后制定补液方案,按照计划输入晶体和胶体溶液后,患者安全度过休克期。先后分 4 次进行切痂和自体皮肤移植术。治疗期间积极给予止痛、降温、预防性应用抗生素、营养支持等治疗,并适时进行心理护理,缓解患者紧张、焦虑情绪,加强呼吸道护理、按时翻身。2 周以后病情明显改善,患者情绪稳定,食欲增加。第 6 周伤口基本愈合,患者回社区卫生服务中心继续治疗。

三、病例分析

1. 病史特点

(1) 男性,46 岁,因"香蕉水火焰烧伤周身 1 h"就诊。1 h 前吸烟不慎引着香蕉水起火,烧伤右侧肢体,被人救出用床单包裹后送至当地医院。

(2) 既往身体健康,有烟酒嗜好。否认遗传病史和药物过敏史。

(3) 体检:神志清楚,表情痛苦,无呼吸窘迫,双肺未闻及啰音,HR 105 次/min,律齐,四肢冰冷。头部头皮无烧伤,右侧上肢(除手掌)多呈黄褐色,右前臂形成环状焦痂,大部触、痛觉丧失。右侧大腿前侧、小腿有水疱,表皮多已破,创面红白相间,触、痛觉迟钝。

(4) 实验室提示:Hb 142 g/L, WBC 28×10^9/L, N 91%, LY 9%, PLT 95×10^9/L。血电解质、肝功能、肾功能均无异常。胸部 X 线片无异常发现,血型为 O 型。

2. 诊断和诊断依据

诊断:①香蕉水烧伤,中度(总面积 26%,浅Ⅱ° 8%,深Ⅱ° 12%,Ⅲ° 6%);②休克。

诊断依据:患者,男性,46 岁,因香蕉水火焰烧伤周身 1 h 急诊入院。伤后曾行清创术及补液 1 000 ml。入院时 P 105 次/min, R 21 次/min, BP 98 mmHg/56 mmHg。神志清楚,较烦躁,四肢冰冷。心肺检查正常。右侧上肢(除手掌)、右侧大腿前侧、小腿有水疱,表皮多已破,触、痛觉减退。

患者烧伤后出现呼吸浅快,BP 98 mmHg/56 mmHg;表情痛苦,较烦躁,四肢冰冷;HR 105 次/min,律齐。尿常规:比重 1.020。故临床诊断烧伤性休克,即刻给予快速补偿晶体液,纠正低血压和休克。

3. 鉴别诊断

临床上,现在采用四度五分法划分烧伤程度,具体如下:

(1) Ⅰ度烧伤:又称红斑性烧伤,局部干燥、疼痛、微肿而红,无水疱。常于短期内(3~5 天)脱屑痊愈,不遗留瘢痕,大多数可于短期内恢复至正常肤色。

(2) Ⅱ度烧伤:

① 浅Ⅱ度烧伤:局部红肿明显,有大小不一的水疱形成,内含淡黄色(有时为淡红色)液体。将水疱剪破并掀开后,可见红润而潮湿的创面,质地较软,疼痛敏感,并可见无数扩张、充血的毛细血管网,伤后 1~2 天后更明显。包括整个表皮,直到生发层,或真皮乳突层的损伤。如无继发感染,一般经过一两个星期后愈合,亦不遗留瘢痕。

② 深Ⅱ度烧伤:局部肿胀,表皮较白或棕黄,间或有较小的水疱。将坏死表皮去除后,创面微湿、微红或白中透红、红白相间,质较韧,感觉迟钝,温度降低,并可见粟粒大小的红色小点,伤后 1~2 天更明显。包括乳头层以下的真皮损伤,但仍残留部分真皮,故愈合后多遗留有瘢痕,发生瘢痕组织增殖的机会也较多。如发生感染,不仅愈合时间延长,严重时可将皮肤附件或上皮小岛破坏,创面须植皮方能愈合。

③ Ⅲ度烧伤:又称焦痂性烧伤,局部苍白、无水疱,丧失知觉、发凉。质韧似皮革,透过焦痂常可见粗大血管网,与深Ⅱ度细而密的小血管迥然不同,系全层皮肤的损伤,表皮、真皮及其附件全部被毁。有

时在伤后1～2天或更长时间出现。

④ Ⅳ度烧伤：黄褐色或焦黄或炭化、干瘪，丧失知觉，活动受限，须截肢（指）或皮瓣修复。深及肌肉甚至骨骼、内脏器官等，由于皮肤及其附件全部被毁，创面已无上皮再生的来源，创面修复必须有赖于植皮及皮瓣移植修复一新，严重者须行截肢术。

四、处理方案及基本原则

1. 治疗原则

对于小面积浅表烧伤：清创、保护创面。大面积深度烧伤：早期纠正休克，维持呼吸道通畅；早期切除坏死组织，植皮覆盖；防治多内脏功能障碍；重视形态、功能的恢复。

2. 治疗方案

（1）面积较大（一般指30%以上）或已有休克者，应迅速建立静脉通道，进行输液复苏，放置导尿管，以便观察尿量变化。

（2）用无菌敷料或被单覆盖保护创面，以免增加污染，不用任何带颜色的外用药物，待伤员稳定后，作进一步处理。

（3）镇静止痛：常用杜冷丁1～2 mg/kg，有呼吸困难及颅脑外伤慎用。冬眠药物的应用宜在输液充分前提下进行。

（4）呼吸道有梗阻者立即吸氧并作气管切开，合并其他外伤，如骨折、出血作相应处理。

（5）面积较大或深度烧伤，常规注射破伤风抗毒素（TAT）1 500 IU。

3. 烧伤创面换药

烧伤创面换药规范与否，直接关系着烧伤患者的康复效果，其是烧伤治疗的一个关键环节之一。烧伤创面换药的四大原则：无菌操作、清除病灶、引流通畅、无创操作。其目的就是清洁创面，维持创面细菌的微生态平衡，为烧伤皮肤再生与创面修复愈合创造一个生理环境。

4. 转诊及社区随访

居家或社区是发生烧伤常见的场所，积极开展现场急救、转送对患者的预后有着极其重要的价值。社区现场急救的目标就是尽快消除致伤原因，脱离现场，及早启动救治措施。如迅速脱离热源，保护受伤部位，维护呼吸道通畅。衣服着火时，要制止伤员奔跑呼叫，以免助燃和吸入火焰，并使伤员迅速离开密闭和通气不良的现场，防止吸入烟雾和高热空气引起吸入性损伤。已灭火而未脱去的燃烧衣服，特别是棉衣或毛衣，务必仔细检查是否仍有余烬未灭，以免使烧伤加深加重，特别是在神志不清或昏迷伤员。化学烧伤时，往往同时有热力烧伤和中毒，抢救人员应全面考虑和处理，务必弄清化学物质的性质。冲洗时水要多，时间要够长，力求彻底。

除小面积的浅度烧伤外，创面不要涂有颜色的药物或用油脂敷料，以免影响进一步创面深度估计与处理，一般可用消毒敷料包扎或清洁被单等包裹保护创面。水泡不要弄破，也不要将腐皮撕去，以减少创面污染机会。重视记录和各种医疗表格的填写，除记录烧伤面积、深度、复合伤和中毒等外，应将灭火方法、现场急救及治疗措施注明，并作初步的伤情分类，便于后送及进一步治疗的参考。

五、要点与讨论

1. 烧伤创面处理常用的方法

（1）早期清创术：应在抗休克治疗，病情基本稳定后进行。目前多采用简单清创术，并在镇痛下剃净伤周毛发，用1.25%碘伏清洗创面及伤周健康皮肤，再用生理盐水反复冲洗，剪去腐皮，大水泡可作低位引流,小水泡可暂时保留。中小面积或无休克征伤员,可立即进行清创。

(2) 暴露疗法:适用于头面部、颈部、会阴部烧伤,大面积烧伤,污染严重的烧伤等。具体方法:清创后,将伤员置于铺有无菌单及纱布垫的床上,适当隔离,室内空气定时消毒,依季节变化室内温度调节至 26~34℃;为防止受压,常规使用翻身床,每 4~6 h 翻身一次并及时清理创面,创面常规外用磺胺嘧啶银(SD-Ag)糊剂,用热风吹或灯烤促使创面尽快结痂。对深度创面焦痂干燥后也可用 2.5%碘伏每日定时涂擦 1~2 次。

(3) 包扎疗法:适用于四肢烧伤,小儿或精神异常不合作伤员,需要湿敷感染创面,室内较冷或无条件行暴露疗法之伤员。具体方法:清创后创面直接涂上外用药或将药纱布紧贴创面,外裹纱布 5~6 层,再包以较厚的棉垫(或纱垫),轻轻加压包扎,厚度大约 1 cm 左右。四肢置于功能位,全手包扎时应将各指分开。包扎疗法创面应注意观察体温的变化和血常规的情况,如局部渗出多或有特殊气味,也应及时处理。

(4) 冷水疗法:适用于四肢烧伤创面,是在伤后立即用冷水对创面浸泡或冷敷,既能减轻疼痛,防止热力对皮肤继续损害,又能减轻伤后的渗出和水肿程度。水温以 20℃左右为宜,一般采用自来水即可,时间掌握在 0.5~1 h。

(5) 湿敷疗法:是创面上外敷多层湿纱布,达到引流和机械清除细菌作用的一种方法。适用于有脓性分泌物创面以及肉芽创面植皮以前的准备工作。敷料溶液常用等渗盐水,或其他抗生素溶液,肉芽创面如有水肿亦可用 3%高渗盐水溶液。视创面洁净情况决定更换敷料时间,一般每日 3~6 次。

2. 烧伤后感染的治疗

烧伤后感染常见两大类:细菌败血症及霉菌败血症。

(1) 烧伤败血症的诊断依据:体温骤升 39.5~40℃,或反而下降;心率增快 140 次/min;呼吸快不能以其他原因解释者;出现烦躁、谵语、幻觉等精神症状;食欲减退、腹胀或腹泻等。创面恶化:焦痂变潮湿或深Ⅱ度痂皮下出现出血点;亦可见过早溶解现象;肉芽创面灰暗,已植皮片虽成活;白细胞明显增高或骤降,血小板下降,血钠上升,血钾下降,呈低蛋白血症,血培养可出现致病菌。根据以上症状可做出早期诊断,不需要等待血培养结果,以免贻误治疗。

(2) 治疗原则:严格消毒隔离制度,室内保持温暖干燥,通气良好。创面应用抗感染药物。加强营养支持疗法:每日摄入热量最少不低于 2 000 kJ,病情加重时食欲不佳者,还应给予静脉营养,如能量合剂、氨基酸注射液。积极消除感染源:积极处理创面,保护胃肠道,应用静脉导管所使用药物,应严格无菌操作,寻找和处理其他化脓病灶。合理使用抗生素:及时足量、联合、静脉应用为主。针对革兰氏阴性杆菌感染多选用丁胺卡那霉素、头孢哌酮、头孢他啶和亚胺培南。对于革兰氏阳性球菌(特别是耐药金黄色葡萄球菌)多选用丁胺卡那霉素,万古霉素及青霉素一类。

3. 烧伤治疗的疗效评价标准

(1) 治愈:创面全部愈合,无残创。

(2) 基本治愈:创面基本愈合,尚有不足 1%残创,无需手术,经一段时间换药能愈合。

(3) 好转:创面大部愈合,但残留创面超过 1%以上,尚需手术植皮。

(4) 未愈:创面大部存在。

六、思考题

1. 社区发生烧伤后全科医生第一时间抢救应注意哪些事项?
2. 临床上如何评估和判断烧伤的程度?其与预后有什么关系?
3. 结合社区实际情况试说明烧伤创面处理的常用方法?

七、推荐阅读文献

1. 中华医师协会烧伤医师分会.烧伤感染的诊断准与治疗指南(2012版)[J].中华烧伤杂志,2012,28(6):401-403.
2. 陈孝平,汪建平.外科学[M].8版.北京:人民卫生出版社,2013:138-148.
3. 孙永华.烧伤医学[M].北京:人民卫生出版社,2009:15-38.

(曲　毅)

案例 88

泌尿系结石

一、病历资料

1. 现病史

患者,男性,60岁,因"3个月前血尿1次,体检发现右肾结石1周"到社区卫生服务中心就诊。患者3个月前无诱因下出现肉眼血尿1次,当时无发热、腹痛或腰痛,亦无尿频、尿急、尿痛,故未予以重视。1周前在社区体检,B超发现右肾结石并肾盂积水,进一步行尿路平片检查亦提示右肾结石并肾盂积水。起病以来,患者偶觉腰部酸胀,无发热、腹痛、腰痛、排尿困难等不适。平素不喜饮水,每日饮水量不足500 ml。大小便正常,体重无明显变化。

2. 既往史

否认高血压、糖尿病等慢性病史。否认特殊药物用药史及药物过敏史。否认手术史。否认家族遗传性疾病史。

3. 体格检查

T 36.8℃,P 72次/min,R 20次/min,BP 120 mmHg/80 mmHg。神清,查体合作,全身皮肤黏膜无瘀点、瘀斑,巩膜无黄染。心、肺(一)。腹平,全腹软,未及明显包块;无压痛及反跳痛,上、中输尿管点无压痛,肋脊点、肋腰点无压痛,双肾区无叩击痛。移动性浊音(一)。脐周无血管杂音。双下肢无水肿。

4. 实验室和辅助检查

血常规:RBC $5.22 \times 10^{12}/L$, Hb 156 g/L, PLT $239 \times 10^9/L$, WBC $7.07 \times 10^9/L$, N 56.0%。

尿常规:红细胞6~8/HP;白细胞0~2/HP;余(一)。

肾功能:正常。

FBG 5.2 mmol/L。

中段尿普通细菌培养:(一)。

B超:右肾113 mm×57 mm×48 mm,肾盂分离26 mm,内见多个强回声,最大约26 mm,左肾110 mm×49 mm×46 mm,肾盂分离(一)。双侧输尿管未见明显扩张。

二、诊治经过

初步诊断:右肾结石伴积水。

诊治经过:全科医生仔细询问患者病史,有无血尿、尿频、尿急、尿痛;有无腹部、腰部疼痛或放射痛等情况,结合患者的B超和尿路平片检查结果,考虑右肾结石并肾盂积水的诊断明确。鉴于患者肾结石较大,并有肾盂积水,已不适合保守治疗,遂建议患者转诊至上级医院泌尿科就诊。患者在上级医院完善常规术前检查后,接受右侧经皮肾镜取石+钬激光碎石术,术后顺利出院并于出院后 4 周,拔除双 J 管。

此后,患者至全科医生处随访,全科医生建议患者调整饮食结构,增加富含枸橼酸的水果摄入,如草莓、柑橘、柠檬或青柠等;逐渐改变不良生活习惯,鼓励多饮水;并建议患者短期内口服排石药物治疗,术后 3 个月及 6 个月复查尿路平片和 B 超,术后 3 个月至半年内复查排泄性尿路造影,以了解肾功能的恢复情况。

三、病例分析

1. 病史特点

(1) 男性,60 岁,3 个月前血尿 1 次,体检发现右肾结石 1 周。

(2) 起病以来,偶觉右侧腰部酸胀,无发热、腹痛、腰痛或尿频、尿急、尿痛、排尿困难等不适。平素不喜饮水,每日饮水不足 500 ml。

(3) 否认高血压、糖尿病史。否认特殊药物应用史。否认吸烟、饮酒史,无规律运动习惯。

(4) 体格检查:BP 120 mmHg/90 mmHg。神清,查体合作,全身皮肤巩膜无瘀点、瘀斑。心、肺(一)。腹平,全腹软,未及明显包块;无压痛及反跳痛,上、中输尿管点无压痛,肋脊点、肋腰点无压痛,双肾区无叩击痛。双下肢无水肿。

(5) 实验室和辅助学检查:

尿常规:红细胞 6~8/HP;白细胞 0~2/HP;中段尿普通细菌培养(一)。B 超发现右肾结石并肾盂积水;尿路平片提示右肾结石并积水。

2. 诊断和诊断依据

诊断:右肾结石伴积水。

患者 3 个月前有肉眼血尿 1 次,起病以来偶觉右侧腰部酸胀,平素不喜饮水。结合影像学检查提示右肾结石伴积水,故诊断成立。

3. 鉴别诊断

与活动有关的疼痛和血尿,尤其是典型的肾绞痛,有助于泌尿系结石的诊断。该患者以血尿起病,无急性肾绞痛表现,因此须与其他引起血尿的疾病进行鉴别。根据血尿来源,可分为肾性血尿和非肾性血尿,前者指病变部位在肾小球、肾小管和肾间质,后者的病变在肾实质之外,如肾盂、输尿管、膀胱、尿道、前列腺等,或是全身性疾病。

(1) 肾小球疾病:如急、慢性肾小球肾炎,多伴少尿、水肿、高血压,严重者可有肾功能异常。根据患者病史,不支持该诊断。

(2) 泌尿系感染:可分上、下尿路感染,上尿路感染如急性肾盂肾炎,多伴寒战、发热、腰痛,体检肾区叩痛阳性;下尿路感染如膀胱炎、前列腺炎,常有尿频、尿急、尿痛等膀胱刺激症状,严重时可有发热,根据患者病史,结合尿常规及中段尿培养,不支持该诊断。

(3) 泌尿系肿瘤:如肾癌、膀胱癌、前列腺癌,典型表现为无痛性、间歇性血尿,同时,可伴有贫血、消瘦,部分肾癌患者腰部尚可扪及肿块,均与该患者表现不符。

(4) 尿路邻近器官疾病:如前列腺增生,中老年人多见,但多伴有夜尿增多、排尿困难及尿流中断的病史,彩超检查可帮助明确诊断。

(5) 全身性疾病:血液病(如血小板减少性紫癜、再生障碍性贫血等),多见皮肤、黏膜、牙龈等的出血;免疫和自身免疫性疾病(如系统性红斑狼疮、皮肌炎、类风关等),多见关节痛、面部蝶形红斑、光过敏等症状,均与患者表现不符。

(6) 其他：如磺胺药、环磷酰胺、抗凝药物等药物引起血尿，大量运动引起功能性血尿，须仔细询问患者病史及既往用药史以除外。

四、处理方案及基本原则

由于结石的性质、形态、大小及部位的不同，兼患者个体差异，治疗方法的选择及疗效也不尽相同。因此，对尿石症的治疗必须个体化。

1. 非手术治疗

（1）改善生活方式：应该从改变生活习惯和调整饮食结构开始。首先，增加液体的摄入。建议患者每天喝水 2.5～3.0 L 以上，促使每天的尿量保持在 2.0～2.5 L 以上。其次，维持饮食均衡，避免单一营养成分的过度摄入。

（2）药物治疗：结石直径≤0.6 cm、表面光滑、结石部位以下的尿路无梗阻时可采用药物排石治疗。纯尿酸结石及胱氨酸结石可采用药物溶石治疗。肾绞痛的治疗以解痉镇痛为主，用药前须注意与其他急腹症相鉴别。

2. 手术治疗

目前常用的治疗方法包括体外冲击波碎石术（Extracorporeal Shock Wave Lithotripsy，ESWL）、经皮肾镜取石术（Percutaneous Nephrolithotripsy，PNL）、经尿道输尿管镜碎石取石术（Ureteroscopic Lithotripsy，URL）、腹腔镜手术取石术以及开放手术等。

对于直径≤20 mm 或表面积≤300 mm^2 的小结石，ESWL 由于其创伤小、并发症低、无需麻醉等优点而成为首选治疗方式；直径＞20 mm 的结石，若为孤立功能肾或尿酸、磷酸铵镁与二水草酸钙等较软结石，单用 ESWL 治疗前需插入双 J 管，以防止"石街"形成而阻塞输尿管。完全性和不完全性的鹿角型结石直径≥20 mm、有症状的肾盏或憩室内结石以及体外冲击波难以粉碎或治疗失败的结石，可采用 PNL 或联合应用 ESWL；ESWL 无效且直径＜20 mm 的肾结石、坚硬结石（如一水草酸钙结石、胱氨酸结石等）、伴盏颈狭窄的肾盏憩室内结石，可采用逆行输尿管软镜配合钬激光治疗。

此外，直径≤10 mm 的上段输尿管结石首选 ESWL；直径＞10 mm 者，可选择 ESWL、URL 或 PNL；对中、下段输尿管结石均可选用 ESWL 或 URL。ESWL 的治疗效果与结石的位置、体积、成分及停留时间有关，若结石＞15 mm，停留时间长（＞2 月）、肾积水严重或合并输尿管狭窄及其他病变者，治疗效果差，建议视结石位置的不同，采用 URL 或 PNL。开放性手术仅用于 SWL 和输尿管镜碎石、取石治疗失败或存在禁忌证的情况下。腹腔镜微创手术，可作为开放手术的替代方法。

3. 转诊和社区随访

患者如出现以下情况，可转诊上级医院：

（1）非手术治疗失败者，需进行体外冲击波碎石治疗（无体外冲击波碎石机的医疗单位）或需进行手术治疗者。

（2）采用手术治疗，高危手术，发生手术并发症需进一步治疗者。

（3）双肾结石或孤立肾侧输尿管梗阻引起无尿、少尿，甚至发生肾功能衰竭者；肾结石合并肾功能不全，甚至肾功能衰竭；一侧肾功能损害，健侧输尿管梗阻结石；肾结石合并双侧输尿管结石；双侧输尿管结石；合并严重感染，甚至感染性休克。

（4）尿石症诊断不明确，需进一步确诊者。

患者在上级医院经过治疗且病情稳定后转回社区，此时，全科医生应根据上级医院的治疗方案指导患者药物的使用，告知患者随访时间及需要复查的项目；同时，务必告知患者饮食、生活上的注意事项。患者在社区随访过程中，一旦出现病情反复或任何在社区无法处理的情况，都应及时转诊上级医院。

五、要点与讨论

近年来,随着泌尿系结石病因研究的深入,结石的代谢性危险因素日渐为全科医生所重视。此外,预防结石复发业已成为全科医生关注的重点。

尿路结石的分类如表88-1所示:

表88-1 尿路结石的分类

结石分类	结石成因
代谢性结石	草酸代谢异常 钙代谢异常 胱氨酸代谢异常 尿酸代谢异常 枸橼酸代谢异常
感染性结石	
药物性结石	磺胺类、乙酰唑胺、乳碱综合征、英地那韦等
特发性结石	
含钙结石	草酸钙 磷酸钙/碳酸磷灰石 碳酸钙
非含钙结石	胱氨酸结石 黄嘌呤结石 尿酸/尿酸盐结石 磷酸镁胺结石 基质结石/纤维素结石

用于预防含钙结石的药物,目前疗效较为肯定的是碱性枸橼酸盐、噻嗪类利尿剂和别嘌呤醇。预防尿酸结石的关键在于多饮水、增加排尿量;提高尿液的pH值和减少尿酸的形成及排泄。若尿路结石合并感染,在排除结石引起梗阻的同时,全科医生应根据中段尿细菌培养和药敏试验结果,选用合适的抗生素治疗,强调足量、足疗程。

临床上绝大多数尿路结石可以通过微创方法将其粉碎后排出体外,只有少数比较小的尿路结石可以选择排石药物。推荐排石药物应用于尿酸结石或胱氨酸结石。对于尿酸结石,可口服别嘌呤醇,根据血和尿的尿酸值调整用药量;同时,可口服枸橼酸氢钾钠(友来特)或碳酸氢钠片碱化尿液,维持尿液的pH值在6.5~6.8。对于胱氨酸结石,可仅口服枸橼酸氢钾钠(友来特)或碳酸氢钠片,维持尿液pH值在7.0以上。

肾绞痛是泌尿外科的常见急症,全科医生需紧急处理,用药前应注意与其他急腹症相鉴别。社区常用的非甾体类镇痛抗炎药物有双氯芬酸钠(扶他林)和吲哚美辛(消炎痛)等。若患者的疼痛不能为药物所缓解或结石直径大于6 mm时,全科医师应及时转诊,以免延误病情。

临床上,对于初发结石且结石已排出的患者,无需随访。但对于复杂性结石的患者,包括结石频繁复发、经治疗后肾脏仍有残留结石、病情复杂或有结石复发危险因素者,应该密切随访,如表88-2所示。此外,术后1周、1个月、3个月及半年复查尿路平片、B超或者CT扫描,并与术前对比,以确认各种治疗方法的无石率;术后3个月至半年内行排泄性尿路造影,了解肾功能的恢复情况。

表88-2 尿路结石患者的随访监测项目

监测项目	复杂性结石
结石	每位患者至少应作一次结石成分分析
血液	血清钙(包括离子钙和结合钙) 肌酐 尿酸(选择性测定) 钾
尿液	空腹晨尿标本 pH值测定 白细胞 细菌学检查 尿胱氨酸检查(如果未排除胱氨酸尿症) 24 h尿液标本或某一时点尿液标本： 　必须测定的项目：钙、草酸盐、枸橼酸、尿酸盐、肌酐 　选择性测定的项目：镁、磷酸盐、尿素、钠、氯、钾总量

注：推荐两次重复收集24 h尿液标本做检查的方法，可提高尿液成分异常诊断的准确性。此外，其他诸如收集12 h、16 h、17 h，甚至早上某一时点的尿液标本做分析的方法也能达到较为满意的诊断目的。

尿路结石的治疗和随访方案多由上级医院制定，社区全科医生应协助上级医院进行尿路结石患者的管理，最大限度地发挥基层医疗卫生机构和专科医疗机构各自的优势。

六、思考题

1. 哪些情况下，全科医生应建议尿路结石患者转诊上级医院？
2. 尿路结石患者的随访监测项目有哪些？
3. 尿路结石患者的治疗方案如何选择？

七、推荐阅读文献

1. 祝墡珠.全科医生临床实践[M].北京：人民卫生出版社，2013：136-142.
2. 泌尿系结石诊断治疗指南编委会，中华医学会泌尿外科学分会泌尿系结石学组.泌尿系结石诊断治疗指南.2010年1月20日
3. 陈孝平，汪建平.外科学[M].8版.北京：人民卫生出版社，2013：2276-2280.
4. 陈灏珠，林果为，王吉耀.实用内科学[M].14版.北京：人民卫生出版社，2013：2274-2280
5. Goldman L, Bennett JC. Cecil Textbook of Medicine [M], 2ed. Philadelphia：WB Saunders Company，2012：912-917.

（张丽杨　寿涓）

案例 89
良性前列腺增生

一、病历资料

1. 现病史

患者,男性,70岁,因"夜尿次数增多、排尿淋漓不尽3年,加重1月"到社区卫生服务中心就诊。患者约3年前起无明显诱因下出现夜间排尿次数增多,平均每晚2—3次,伴有排尿起始延缓、尿流变细、尿后淋漓不尽,并逐步出现白天排尿次数增多。3年前曾在某三级医院泌尿科就诊,被诊为"前列腺肥大",并开始服用非那雄胺5 mg qd p.o和特拉唑嗪2 mg qn p.o治疗。2周后症状明显缓解,患者自行停药。此后患者排尿淋漓不尽症状时有起伏,均自行间断服用上述两种药物治疗,最长连续服用时间不超过1月。近1月来,上述症状加重,因自备药物已用完,特来就诊。病程中无急性尿潴留、反复尿路感染发生。

2. 既往史

否认冠心病、高血压病、糖尿病等慢性病史。否认烟酒嗜好。妻及一女体健。

3. 体格检查

T 36.9℃,P 76次/min,R 20次/min,BP 130 mmHg/82 mmHg。心、肺、腹无异常体征。肛指:前列腺增大,约5 cm×4 cm,质中,表面光滑无触痛,中央沟消失,未触及结节。

4. 实验室和辅助检查

肿瘤标志物:前列腺特异性抗原(PSA)2.2 ng/ml,游离 PSA(fPSA)/PSA 25%。

彩超:双侧肾脏、输尿管未见异常。膀胱未见结石、憩室。前列腺50 mm×42 mm×29 mm,向膀胱突出,残余尿30 ml。

二、诊治经过

初步诊断:良性前列腺增生。

诊治经过:全科医生仔细询问病史后,了解到患者尿频、排尿困难症状已有3年,上级医院曾诊为"前列腺肥大",但患者间断服药治疗。目前症状加重,应首先考虑良性前列腺增生。因此,全科医生首先为患者进行了国际前列腺症状评分(International-Prostatic Symptom Score,I-PSS),得分17分,为中度。其次进行了 PSA 检测,以免肛指检查后影响检测结果。随后肛指发现患者前列腺增大,质中,表面光滑无触痛,中央沟消失,未触及结节。最后行彩超检查未见上尿路积水、膀胱结石憩室等情况,前列腺未见结节。因此,良性前列腺增生诊断成立,予非那雄胺5 mg qd p.o及坦索罗辛0.2 mg qn p.o。全科医生特别叮嘱患者要按照医嘱用药,定期随访,切勿再自行停药。

三、病例分析

1. 病史特点

(1) 男性,70岁,夜尿次数增多、排尿淋漓不尽3年,加重1月。

(2) 夜间尿频伴排尿困难3年,上级医院曾诊为"前列腺肥大",间断服用非那雄胺5 mg qd p.o和特拉唑嗪2 mg qn p.o治疗,近1月症状加重。

(3) 否认其他慢性病史。否认烟酒嗜好。家人体健。

(4) 肛指检查:前列腺增大,约5 cm×4 cm,质中,表面光滑无触痛,中央沟消失,未触及结节。

(5) 实验室和辅助检查:PSA 2.2 ng/ml,fPSA/PSA 25%。彩超:肾、输尿管、膀胱未见异常。前列腺50 cm×42 cm×29 mm,向膀胱突出,残余尿30 ml。

2. 诊断和诊断依据

诊断:良性前列腺增生。

诊断依据:患者老年男性,有典型的下尿路梗阻症状3年,曾在上级医院就诊被诊为"前列腺肥大",但间断服药治疗,症状时有起伏。本次来诊,肛指检查和彩超检查均提示前列腺增大,尚未见上尿路积水、膀胱憩室等继发改变,也未提示前列腺结节,故首先考虑良性前列腺增生诊断。

3. 鉴别诊断

(1) 前列腺癌:多数无明显临床症状,少数表现为下尿路梗阻症状,如尿频、尿急、尿流缓慢、排尿不尽。肛指检查发现前列腺结节、质地坚硬或彩超提示前列腺结节时应考虑。通常血清PSA升高,有淋巴结或骨转移时PSA升高更明显。MRI对前列腺癌的诊断优于其他影像学方法,但由于不能获得直接的病理诊断,仍需依靠经直肠超声引导下前列腺系统性穿刺活检确诊。本例中患者肛指检查和彩超均未提示前列腺结节,且PSA正常,故前列腺癌可排除。

(2) 神经源性膀胱功能障碍:该病患者多有中枢神经或周围神经系统损害的基础,继而引起动力性梗阻。其临床表现与良性前列腺增生较为相似,可有排尿困难和尿潴留,常继发感染、结石、残余尿增多、肾及输尿管积水和肾功能不全,但前列腺可不增大。静脉尿路造影可见上尿路扩张积水,膀胱成"圣诞树"形。尿流动力学检查可明确诊断。本例中患者无神经损害的基础,彩超检查也未见膀胱、输尿管、肾病变,故可排除。

(3) 膀胱颈挛缩:也称膀胱颈纤维化,多为慢性炎症所致,多在中年即出现排尿不畅症状,且前列腺不增大,膀胱镜检查有助确诊。本例中患者有明确的前列腺增大体征及影像学证据,且发病年龄较大,无膀胱慢性炎症证据,故该病可基本排除。

四、处理方案及基本原则

下尿路症状及其导致的生活质量下降是良性前列腺增生患者就诊的最主要原因,因此其严重程度是选择不同治疗措施的重要依据。

1. 等待观察

良性前列腺增生发展缓慢,即使经过较长时间也只有少数患者会出现尿潴留、肾功能不全、膀胱结石等并发症。因此,等待和观察对于大多数患者都适用,尤其是I-PSS≤7分或I-PSS≥8分但下尿路梗阻症状尚未明显影响到生活质量的患者。等待观察期间仍应对患者进行健康教育,如建议其适当限制饮水以缓解尿频症状,鼓励患者适当憋尿以进行膀胱训练,注意其他药物对排尿的影响等。

2. 药物治疗

药物治疗的短期目标是缓解下尿路症状,长期目标是延缓临床进展、预防合并症。

(1) α受体阻滞剂:通过阻滞前列腺和膀胱颈部平滑肌表面的肾上腺素能受体,来松弛平滑肌。可分为非选择性α受体阻滞剂(酚苄明)、选择性$α_1$受体阻滞剂(特拉唑嗪,多沙唑嗪)和高选择性$α_1$受体阻滞剂(坦索罗辛)。非选择性α受体阻滞剂因体位性低血压等不良反应高发,现已很少使用。后两者为目前推荐使用药物。α受体阻滞剂常见不良反应是头晕、头痛、困倦和体位性低血压等,体位性低血压更易发生在老年及高血压患者中。

(2) 5-α还原酶抑制剂:通过抑制睾酮向双氢睾酮的转变,降低前列腺内双氢睾酮含量,进而缩小前列腺体积,因此适用于前列腺体积增大伴有下尿路症状的患者。常用药物有非那雄胺和度他雄胺。5-α还原酶抑制剂需要连续使用6~12月,方可使前列腺体积缩小15%~25%。

(3) 植物制剂:植物制剂作用机制复杂,目前尚难判断其活性物质与疗效的相关性,但有文献证实,普适泰(花粉提取物)的疗效与5-α还原酶抑制剂和α受体阻滞剂相当。

3. 手术治疗

当梗阻症状严重、残余尿>50 ml,或出现良性前列腺增生所导致的并发症如反复尿潴留、反复泌尿系统感染、膀胱结石、继发上尿路积水,或药物治疗疗效不佳而全身情况又能耐受手术者,具有外科手术治疗的适应症。经尿道前列腺切除术(transurethral resection of the prostate, TURP)适用于绝大多数患者,是目前最常用的手术方式。前列腺巨大或合并膀胱结石者,也可采用耻骨上经膀胱或耻骨后前列腺切除术。近年来,经尿道钬激光前列腺剜除术因对前列腺组织的切除更为精确和有效而逐步得到运用。前列腺支架作为导尿的替代措施,适用于反复尿潴留又不能耐受手术的高危患者。

4. 转诊及社区随访

良性前列腺增生通常进展缓慢,可长期在社区随访。对于等待观察和药物治疗的患者,推荐治疗开始后6个月进行第一次随访,以后每年随访一次。随访的目的是了解患者是否出现临床进展、合并症或手术指征,并结合患者意愿决定是否需要转为药物或手术治疗。在社区随访内容须包括I-PSS和残余尿测定,有条件者还应包括尿流率测定。此外,每年一次肛指检查和血清PSA测定也可选择。对于并发反复尿路感染、膀胱憩室、上尿路积水,或药物治疗疗效不加者,应转诊至泌尿科专科医师处,评估有无手术指征。

五、要点与讨论

良性前列腺增生是中老年男性排尿障碍最常见的原因,表现为组织学上前列腺间质和腺体成分的增生、解剖学上的前列腺增大、临床上的下尿路症状和尿动力学上的膀胱出口梗阻。年龄的增长和有功能的睾丸是发生良性前列腺增生的两个重要必备条件。

I-PSS是目前国际公认的评估良性前列腺增生患者症状严重程度的最佳方法,它反映的是患者对下尿路症状的主观感觉,与前列腺体积、残余尿、最大尿流率等客观指标无明显相关性。I-PSS总分35分,0~7分为轻度,8~19分为中度,20~35分为重度。具体如表89-1所示。

表89-1 国际前列腺症状评分(I-PSS)

在最近一个月内,您是否有以下症状?	无	在五次中					症状评分
		少于一次	少于半数	大约半数	多于半数	几乎每次	
1. 是否经常有尿不尽感?	0	1	2	3	4	5	
2. 两次排尿间隔是否经常小于两小时?	0	1	2	3	4	5	

(续表)

在最近一个月内,您是否有以下症状?	无	在五次中					症状评分
		少于一次	少于半数	大约半数	多于半数	几乎每次	
3. 是否曾经有间断性排尿?	0	1	2	3	4	5	
4. 是否有排尿不能等待现象?	0	1	2	3	4	5	
5. 是否有尿线变细现象?	0	1	2	3	4	5	
6. 是否需要用力及使劲才能开始排尿?	0	1	2	3	4	5	
7. 从入睡到早起一般需要起来排尿几次?	没有	1次	2次	3次	4次	5次	
	0	1	2	3	4	5	
症状总评分=							

众多研究已经表明,年龄、血清PSA、前列腺体积、最大尿流率、残余尿量及I-PSS与良性前列腺增生的临床进展性相关。例如,高血清PSA的患者前列腺体积增长更快;急性尿潴留和手术治疗的风险随前列腺体积的增大而增加;肾积水的发生率随着残余尿的增加而明显上升;I-PSS>7分的患者发生急性尿潴留的风险是I-PSS<7分者的4倍。因此,对于以上这些因素,在随访时应给与重视。

联合应用5-α还原酶抑制剂和α受体阻滞剂适用于前列腺体积增大并有中、重度下尿路梗阻症状的患者,上述临床进展危险较大的患者也建议使用联合治疗。联合治疗在改善症状、降低急性尿潴留风险、降低手术风险、防治临床进展上均优于单药治疗,但不良反应事件也相应增加。只有长期(超过12个月)应用联合治疗,才能显示其联合治疗效应。

六、思考题

1. 良性前列腺增生需与哪些疾病鉴别?
2. 良性前列腺增生的药物治疗有哪些?
3. 何为I-PSS?

七、推荐阅读文献

1. 张祥华,王行环,王刚,等.良性前列腺增生临床诊治指南[J].中华外科杂志,2007,45(24):1704-1707.
2. 朱刚,王建业,王东文,等.老年人良性前列腺增生/下尿路症状治疗共识[J].中华老年医学杂志,2011,30(11):889-893.
3. 陈孝平,汪建平.外科学[M].8版.北京:人民卫生出版社,2013:570-573.
4. 祝墡珠.全科医生临床实践[M].北京:人民卫生出版社,2013:695-699.

(顾 杰)

案例 90 骨关节炎

一、病历资料

1. 现病史

患者女性,67岁,因"反复发作双侧膝关节隐痛3年,加重1月"到社区卫生服务中心就诊。患者约3年前开始出现双侧膝关节疼痛,痛不剧,为隐痛,偶刺痛。天气寒冷、长时间步行或久站后易发生,休息后可缓解。近1月来,因帮忙带孙子,需要长时间怀抱婴儿,自觉上述症状加重,下楼梯时更明显。患者自服对乙酰氨基酚0.5 g tid p.o,疼痛缓解不明显,特来就诊。否认膝关节外伤史,否认其他部位关节疼痛,否认发热、皮疹等其他伴随症状。

2. 既往史

否认冠心病、高血压病、糖尿病等慢性病史,否认消化道出血、消化道溃疡病史。否认烟酒嗜好。退休前为中学教师,需要长时间站立授课。夫及一子体健。

3. 体格检查

T 37.0℃,P 70次/min,R 20次/min,BP 132 mmHg/80 mmHg,Ht 162 cm,Wt 75 kg,BMI 28.6 kg/m²。躯干、四肢未见皮疹。心、肺、腹无异常体征。双侧膝关节轻压痛,无红肿,浮髌试验(一),双下肢无水肿。

4. 实验室和辅助检查

双膝关节摄片:退行性改变。

二、诊治经过

初步诊断:双膝关节骨关节炎。

诊治经过:全科医生仔细询问病史、进行体格检查并阅读X线片后,认为患者膝关节疼痛的原因以骨关节炎可能大。考虑到患者近1月来症状加重,可能与怀抱婴儿增加关节负重有关,故首先建议其休息以减少关节负重和活动,并鼓励其使用手杖等器具。其次患者体型肥胖,BMI达到28.6 kg/m²,建议其减轻体重。因患者目前有较明显的关节疼痛,对乙酰氨基酚治疗效果欠佳,宜选用非甾体类消炎药(NSAIDs)抗炎止痛,故予美洛昔康7.5 mg bid p.o。同时,加用硫酸氨基葡萄糖0.5 g tid p.o,延缓关节软骨的破坏。

三、病例分析

1. 病史特点

(1) 女性,67岁,反复发作双侧膝关节隐痛3年,加重1月。

(2) 隐痛累及双侧膝关节,步行、久站易诱发,休息后缓解。近1月因活动、负重增加致症状加重。

(3) 否认慢性病史、消化道出血史。退休前为中学教师,需要长时间站立授课。

(4) 体格检查:BMI 28.6 kg/m²。躯干、四肢未见皮疹。双侧膝关节轻压痛,无红肿,浮髌试验(一)。

(5) 实验室和辅助检查:双膝关节摄片示退行性改变。

2. 诊断和诊断依据

诊断:双膝关节骨关节炎。

诊断依据:患者为老年女性,肥胖,且既往从事需要长期站立的职业,是骨关节炎高发对象。近3年来负重关节即双侧膝关节隐痛,步行、久站易诱发,休息后缓解,符合骨关节炎受累关节及诱发和缓解特点。近1月来因活动、负重增加而加重。双膝X线摄片提示退行性改变,故首先考虑骨关节炎可能。

3. 鉴别诊断

(1) 类风湿性关节炎:通常为中青年女性患者多发,特点为持续性、多发性、对称性、小关节肿痛,多累及近端指间关节、掌指关节、腕关节、肘关节和足趾关节,膝关节也可受累。该病病程多呈进展性,常伴有关节外表现,如发热、贫血、心包积液、胸腔积液等。实验室检查中多数患者类风湿因子阳性,活动期血沉、C-反应蛋白均升高,X线片可有明显的骨质侵蚀表现。这些均与患者情况不符。

(2) 痛风性关节炎:中老年男性多见,常有反复发作病史,暴饮暴食是常见诱因。典型受累关节是第一跖趾关节,表现为针刺样剧烈疼痛,伴有局部红肿,数天后可自行缓解。可伴有发热、恶心等全身症状。发作前或发作时多伴有高尿酸血症,血常规白细胞计数、C-反应蛋白可升高。反复发作的患者X线片上关节间隙狭窄,关节面不规则,骨质呈虫噬样或穿凿样缺损。以上特点与患者表现不符。

四、处理方案及基本原则

骨关节炎治疗的最终目的是减轻或消除疼痛,矫正畸形,保留或恢复关节功能,改善生活质量。具体治疗时应注意治疗方案的个体化,重视非药物治疗与药物治疗相结合,必要时手术治疗。

1. 健康宣教

全科医生应抓住每次就诊的机会,向患者进行健康宣教。重点是要向患者强调,骨关节炎是退化性疾病,是人体衰老的一种表现,进展相对缓慢,预后相对良好。生活中患者应避免不良姿势,避免长时间跑、跳、蹲,减少或避免爬楼梯。适当进行有氧锻炼和关节功能训练,如游泳、自行车等,以保持关节最大活动度。肥胖者应减轻体重。

2. 物理治疗

可增加局部血液循环、减轻炎症反应,包括热疗、水疗、针灸、按摩、推拿等。

3. 辅助器具

可采用护膝稳定关节,使用手杖、拐杖、助行器等减少受累关节负重。

4. 药物治疗

(1) 外用:有效缓解关节轻中度疼痛,且不良反应轻微。可供使用的药物包括NSAIDs的乳胶剂、膏剂、贴剂和非NSAIDs擦剂,也可选用中药贴剂。

(2) 口服：主要包括控制症状药物和关节保护药物。

控制症状即指抗炎止痛，一般首选对乙酰氨基酚，每次 0.3～0.6 g，每日 2～3 次口服，单日最大剂量不超过 4 g。效果不佳者，可使用 NSAIDs。老年人倾向于选用选择性 COX-2 抑制剂，以减少胃肠道出血的可能，但应注意心血管疾病风险。常用药物有塞来昔布 0.2 g qd p.o。如果社区不具备此类药物，而患者胃肠道出血的危险性又较高，可选用非选择性 NSAIDs 加用质子泵抑制剂。以上药物仍不能缓解疼痛者，可使用曲马多、阿片类镇痛剂。

关节保护药物主要指氨基葡萄糖。可改善软骨代谢，提高修复能力，延缓骨关节炎病理过程和疾病进展，并有直接抗炎作用。常用药物有硫酸氨基葡萄糖 0.5 g tid p.o，8 周显效，1 年以上疗效稳定。

(3) 关节腔注射：常用透明质酸钠，可降低软组织间及软骨间摩擦，具有润滑及缓冲应力的作用。注射前应抽吸关节液，通常每周 1 次。一般不主张随意选用关节腔内注射糖皮质激素，更反对多次反复使用。

5. 外科治疗

对于关节病变和功能受损严重的患者，可采用游离体摘除术、关节清理术、截骨术、关节融合术或关节成形手术。

6. 转诊及社区随访

骨关节炎患者一般进展缓慢，可长期在全科医生处随访。随访的目的主要是调整药物治疗方案，减少药物导致的胃肠道出血等不良反应，同时评估关节功能。对于关节活动受限，有明显的骨摩擦感、摩擦音，或有关节"绞锁"现象的患者，提示关节病变较重，可转诊至骨科医生处，评估有无手术指征。

五、要点与讨论

骨关节炎是以关节软骨的变性、破坏及骨质增生为特征的慢性关节病，其具体病因和致病机制尚不明确，但可能与衰老、肥胖、炎症、创伤、关节过度使用、代谢障碍及遗传等因素有关。骨关节炎患病率极高，在 60 岁以上人群约 50%，75 岁以上人群约 80%，且女性多于男性，因此是社区常见疾病。

通常所说骨关节炎均指原发性骨关节炎，好发于膝、髋、手（远端指间关节）、足（第一跖趾关节、足跟）、脊柱（颈椎、腰椎）等负重或活动较多的关节，其主要临床表现是关节疼痛或压痛、关节肿大、晨僵（通常小于 30 min）、关节摩擦音或摩擦感以及关节活动受限。不同部位的骨关节炎可有一些特殊的症状或体征，如膝关节的"绞锁"现象是指关节内的游离体或软骨碎片阻碍关节活动，又如手远端指间关节受累出现关节伸侧的骨性膨大称赫伯登（Heberden）结节，近端指间关节伸侧出现者则称为布夏尔（Bouehard）结节。

严重的骨关节炎患者，如伴有滑膜炎者，可出现血沉或 C-反应蛋白的升高，但绝大多数患者都不需要常规进行这两项检测。X 线则不同，对于拟诊骨关节炎的患者应列为常规检查，因其不仅可以帮助确诊骨关节炎，且有助于评估关节损伤的严重程度、评价疾病进展性和治疗反应并及早发现并发症。放射学的特征性表现包括：软骨下骨质硬化、软骨下囊性变及骨赘形成、关节间隙变窄等，严重时关节变形及半脱位。

非药物治疗在骨关节炎的治疗中有很重要的作用，包括患者教育、运动和生活指导及物理治疗等。药物治疗在选择时应充分考虑老年患者的消化道不良反应和心血管疾病风险。对于经内科治疗无明显疗效，病变严重及关节功能明显障碍的患者全科医生应及时转诊，切勿耽搁病情。外科可通过关节镜清除纤维素、软骨残渣及其他杂质，或通过开放手术进行截骨术、人工关节置换术或关节融合术。

六、思考题

1. 骨关节炎的常见临床症状有哪些？

2. 骨关节炎的放射学特征性表现有哪些？

3. 骨关节炎的非药物治疗包括哪些内容？

七、推荐阅读文献

1. 中华医学会风湿病学分会.骨关节炎诊断及治疗指南[J].中华风湿病学杂志.2010,14(6):416-419.

2. 陈灏珠,林果为.实用内科学[M].13版.北京:人民卫生出版社,2013:2755-2758.

3. 祝墡珠.全科医生临床实践[M].北京:人民卫生出版社,2013:163-170.

（顾 杰）

案例 91 白带异常

一、病历资料

1. 现病史

患者，女性，32岁，因"白带增多伴外阴瘙痒4天"到社区卫生服务中心就诊。患者4天前开始出现白带增多，呈黄绿色、泡沫状，略有腥臭味，伴有明显的外阴瘙痒。自购洁尔阴洗液清洗，症状无好转，特来就诊。否认阴道流血、下腹疼痛等其他不适。

2. 既往史

否认冠心病、高血压病、糖尿病等慢性病史。否认烟酒嗜好。否认不洁性生活史。末次月经6月13日（就诊前10天）。生育史：1-0-0-1。

3. 妇科检查

外阴：已婚式，见抓痕，无皮疹。
阴道：畅，阴道壁少量充血点，分泌物增多，呈黄绿色、泡沫状、腥臭味。
宫颈：轻糜。
子宫：前倾位，大小正常，无压痛。
附件：无包块、压痛。

4. 实验室和辅助检查

白带常规：pH 5.0，清洁度Ⅲ，真菌（－），滴虫（＋）。

二、诊治经过

初步诊断：滴虫性阴道炎。

诊治经过：全科医生仔细询问病史、进行妇科检查并阅读白带常规报告后，认为患者白带特点符合滴虫性阴道炎的表现，且白带常规中找到滴虫。故予甲硝唑 0.4 g tid p.o×7 d，嘱服用甲硝唑后的24 h内禁止饮酒。全科医生还告知患者，其性伴侣也应同时治疗，并且在双方均治愈前应避免无保护性性生活。

一周后，患者来全科医生处就诊，此时已无不适症状，但要求再次复查白带常规确认治疗效果。全科医生告诉患者，若无不适症状则说明治疗有效，短期内不必复诊。但由于滴虫性阴道炎有较高的再感染率，因此建议其3个月后进行再次筛查。

三、病例分析

1. 病史特点

(1) 女性,32岁,白带增多伴外阴瘙痒4天。

(2) 白带呈黄绿色、泡沫状,略有腥臭味,伴有外阴瘙痒。否认阴道流血、下腹疼痛。

(3) 否认慢性病史。否认不洁性生活史。

(4) 妇科检查:外阴无皮疹;阴道壁少量充血点,分泌物增多,呈黄绿色、泡沫状、腥臭味;宫颈轻糜;子宫、附件无压痛。

(5) 实验室和辅助检查:

白带常规 pH 5.0,清洁度Ⅲ,真菌(-),滴虫(+)。

2. 诊断和诊断依据

诊断:滴虫性阴道炎。

滴虫性阴道炎:全科医生仔细询问病史、进行妇科检查后,认为患者白带增多伴有外阴瘙痒,阴道分泌物呈黄绿色、泡沫状,并有腥臭味,符合滴虫性阴道炎的表现。结合白带常规中找到滴虫,因此滴虫性阴道炎可确诊。

3. 鉴别诊断

(1) 外阴阴道假丝酵母菌病:又称外阴阴道念珠菌病,主要表现为外阴瘙痒、灼痛、心绞痛或尿痛,豆腐渣样白带较具特征性。白带常规中,因假丝酵母菌适宜生活在酸性环境中,故 pH 常小于4.5,若找到芽生孢子或假菌丝即可确诊。本例中患者虽也表现为外阴瘙痒和白带异常,但其白带呈泡沫状而非豆腐渣样,特别是白带常规中 pH>4.5 且未找到真菌,因此可除外。

(2) 细菌性阴道病:是阴道内乳杆菌减少、加德纳菌和厌氧菌增加所导致的内源性感染。主要表现为白带增多,有鱼腥味,无或仅有轻度外阴瘙痒。妇科检查阴道壁无充血等炎症表现,白带呈灰白色、稀薄。白带常规检查 pH 常大于 4.5,高倍镜视野下可见线索细胞>20%。本例中患者的临床特点与细菌性阴道病较为相似,但其外阴瘙痒更明显,阴道壁有充血点,且白带常规中找到滴虫,故细菌性阴道病可能性小。

(3) 急性宫颈炎:大部分患者无症状,但也有部分表现为白带增多伴外阴瘙痒和烧灼感,此外还可出现经间期出血和性交后出血。主要特征是妇科检查时可见宫颈充血、水肿,有黏液脓性分泌物从宫颈管流出或覆盖宫颈表面,触之易出血。镜下可见宫颈管或阴道分泌物中较多白细胞。本例中患者虽然临床表现可能与急性宫颈炎混淆,但妇科检查未见宫颈充血、脓性分泌物覆盖,故可排除。

四、处理方案及基本原则

滴虫性阴道炎常合并尿道、尿道旁腺和前庭大腺滴虫感染,因此治愈本病需要全身用药。

1. 健康教育

全科医生应抓住患者就诊的机会进行宣教,告知患者为避免重复感染,应将内裤及接触过的毛巾煮沸 5~10 min 以消灭病原体,并强调性伴侣同时治疗的重要性。

2. 全身用药

单剂方案为甲硝唑 2 g,单次口服,或替硝唑 2 g,单次口服。多剂方案为甲硝唑 0.4 g bid p.o × 7 d。常见不良反应为胃肠道反应。口服药的治愈率为 90%~95%,对于不能耐受口服药物或不适宜全身用药者,可选择阴道局部用药,但疗效低于口服用药。特别注意,在服用甲硝唑后的 24 h 或使用替硝唑的 72 h 内应禁止饮酒,以免诱发双硫仑样反应。

3. 治疗性伴侣

滴虫性阴道炎主要经由性行为传播,因此应当同时治疗性伴侣,治疗方案同患者。患者和性伴侣在治愈前应避免无保护性交。

4. 治疗失败的处理

对于甲硝唑 2 g 单剂方案治疗失败且排除再次感染者,可予甲硝唑 0.4 g bid p.o×7 d,或替硝唑 2 g 顿服。若再次治疗失败,可予甲硝唑或替硝唑 2 g,每日 1 次,连服 5 日。

5. 妊娠及哺乳期的治疗

一方面,对孕妇进行治疗,可缓解临床症状、防止新生儿呼吸道和生殖道感染、阻止进一步传播;另一方面,虽然滴虫性阴道炎与孕妇发生早产、胎膜早破及娩出低出生体重儿相关,但尚无证据证明对其进行治疗可以降低这些并发症的发生。因此,临床决策时应权衡利弊,并做到知情同意。推荐方案为甲硝唑 2 g 顿服,或 0.4 g bid p.o×7 d。哺乳期用药方案同非孕期治疗,服用甲硝唑者,用药期间及最后一次用药后 12~24 h 内应禁止哺乳;服用替硝唑者,用药期间及最后一次用药后 3 天内应禁止哺乳。

6. 转诊及社区随访

滴虫性阴道炎再感染率很高,建议对性活跃期的患者在最初感染 3 个月后重新进行筛查。对于治疗失败、怀疑并发其他病原体感染、合并妊娠者,可转诊至专科医生处。

五、要点与讨论

阴道分泌物增多、性状改变、气味异常、颜色异常等为阴道分泌物异常,俗称白带异常。这一症状是妇女就诊的常见原因,病因较多,全科医生应予以重视。

阴道分泌物异常的常见原因包括:①外阴阴道疾病,如滴虫性阴道炎、外阴阴道假丝酵母菌病、细菌性阴道病、萎缩性阴道炎、初期梅毒等;②宫颈疾病,如宫颈息肉、宫颈癌、急性宫颈炎、淋病等;③宫体、附件及盆腔疾病,如急性盆腔炎、感染性流产、宫内节育器异常等。

根据异常白带的性状有助于全科医生进行初步判断,具体如表 91-1 所示。

表 91-1 白带异常的临床意义

白带特点	临床意义
透明黏性白带	外观与正常白带相似,但数量明显增多,应考虑卵巢功能失调、阴道腺病或宫颈高分化腺癌的可能
灰黄色或黄白色泡沫状稀薄白带	滴虫性阴道炎的特征,可伴外阴瘙痒
凝乳块状或豆渣样白带	为外阴阴道假丝酵母菌病,常伴严重外阴瘙痒或灼痛
灰白色匀质鱼腥味白带	常见于细菌性阴道病,可伴外阴轻度瘙痒
脓性白带	多有臭味,见于细菌感染,如淋病、急性宫颈炎、阴道癌或宫颈癌合并感染、宫腔积脓、阴道内异物残留
血性白带	见于宫颈癌、子宫内膜癌、宫颈息肉、子宫黏膜下肌瘤等,放置宫内节育器也可导致
水样白带	持续的淘米水样白带伴恶臭,一般为晚期宫颈癌、阴道癌或黏膜下肌瘤伴感染;间断排除清澈、黄红色或红色水样白带,应考虑输卵管癌

除了解白带性状外,全科医生在鉴别白带异常就诊患者时还应重视妇科检查,例如外阴有无红肿、

充血、抓痕,阴道壁有无充血,宫颈有无肥大、糜烂、外翻、息肉,宫颈管分泌物的颜色、量,以及子宫附件有无包块、压痛。

社区因受条件限制,许多检验项目未能开展,但利用简单、易行的白带常规可鉴别几种常见的病因。例如,细菌性阴道病和滴虫性阴道炎的白带 pH 值常大于 4.5,而外阴阴道假丝酵母菌病常小于 4.5;高倍显微镜下,细菌性阴道病患者的白带中可见较多线索细胞,滴虫性阴道炎患者可见活动的毛滴虫,而外阴阴道假丝酵母菌病患者可见真菌芽生孢子或菌丝。

白带异常的病因较多,治疗方法需根据病因选择。其中细菌性阴道病(见表91-2)、滴虫性阴道炎(见前文所述)和外阴阴道假丝酵母菌病(见表91-2)是较为常见的病因,其治疗方案全科医生应当掌握。

表91-2 细菌性阴道病及外阴阴道假丝酵母菌病治疗方案

	细菌性阴道病	外阴阴道假丝酵母菌病
药物治疗	口服给药: 甲硝唑:0.4 g,每日 2 次,连用 7 日。 替硝唑:2 g,每日 1 次,连用 3 日;或 1 g,每日 1 次,连用 5 日。 克林霉素 300 mg,每日 2 次,连用 7 日 阴道给药: 含甲硝唑栓剂:200 mg,每晚 1 次,连用 7 日。 2%克林霉素软膏:每次 5 g 涂抹阴道,每晚 1 次,连用 7 日	口服给药: 氟康唑:150 mg,单剂顿服 阴道给药: 咪康唑栓剂:每晚 1 粒(200 mg),连用 7 日;或每晚 1 粒(400 mg),连用 3 日;或 1 粒(1 200 mg),单次用药。 克霉唑栓剂:每晚 1 粒(150 mg),连用 7 日;或每日早晚各 1 粒(150 mg),连用 3 日;或 1 粒(500 mg),单次用药。 制霉菌素栓剂:每晚 1 粒(10 万 u),连用 10—14 日
性伴侣治疗	不需常规治疗	无需常规治疗,但对有龟头炎症状者可行假丝酵母菌检查及治疗,预防女性重复感染
随访	治疗后无症状者不需常规随访	治疗后症状消失者无需随访,未愈或复发者应再就诊

六、思考题

1. 滴虫性阴道炎应与哪些疾病鉴别?
2. 滴虫性阴道炎的治疗和随访方案?
3. 常见的异常白带及其临床意义?

七、推荐阅读文献

1. 中华医学会妇产科学分会感染性疾病协作组.滴虫阴道炎诊治指南(草案)[J].中华妇产科杂志.2011,46(4):318.
2. 谢幸,苟文丽.妇产科学[M].8 版.北京:人民卫生出版社,2013:232-267
3. 祝墡珠.全科医生临床实践[M].北京:人民卫生出版社,2013:501-509.

(顾 杰)

案例 92
阴道异常出血

一、病历资料

1. 现病史

患者,女性,31岁,因"**停经44天,阴道不规则出血7天**"到社区卫生服务中心就诊。患者平时月经规律,周期30天,持续5天,量中等,无血块及痛经史。末次月经(LMP)2014年9月30日,月经量如以往正常。否认服用药物史及接触有害物质史。2014年11月7日无明显诱因出现阴道少量出血,淋漓不净,伴左下腹疼痛不适,持续至今,偶有里急后重感,于2014年11月14日就诊于社区卫生服务中心,尿妊娠试验提示弱阳性,盆腔B超宫腔未见孕囊。发病以来无晕厥、恶心、呕吐等症状。近来精神、食欲好,睡眠好,大小便正常,体重无明显变化。否认服用药物史及接触有害物质史。

2. 既往史

否认高血压、糖尿病、心脏病等病史,否认外伤、输血史。无肝炎、结核、伤寒等传染病史;否认食物、药物过敏史。

3. 婚育史

24岁结婚,1-0-0-1,外用避孕。丈夫及子女均体健,有正常性生活,于2010年行剖宫产术。

4. 月经史

既往月经规律,15岁初潮,周期30天,持续5天,量中等,无血块及痛经史。LMP:2014年9月30日。

5. 体格检查

T 36.5℃,P 90次/min,R 19次/min,BP 120 mmHg/70 mmHg。发育正常,营养中等,神志清楚,言语流利,自动体位,查体合作。双肺呼吸音清,未闻及干湿啰音。HR 90次/min,律齐,未闻及杂音。腹软,无压痛及反跳痛,肝脾肋下未触及。双下肢未见水肿。妇科检查:外阴已婚式,外观无畸形;阴道通畅,少量暗红色血液;宫颈光滑,无接触性出血,有轻微举痛;宫体前位,正常大小,活动可,无压痛,(形态规则);左附件区压痛明显,未及明显包块,右附件区未及异常。

6. 实验室检查

盆腔B超:子宫双附件未见明显异常。
尿妊娠试验:弱阳性。

二、诊治经过

初步诊断:异位妊娠(宫外孕)可能。

诊治经过：全科医生仔细询问了病史，患者平时月经规则，LMP：2014年9月30日，2014年11月7日起有少量阴道流血，伴左下腹疼痛不适，偶有里急后重感。妇检宫颈有轻微举痛，左附件区压痛，未及明显包块；尿 HCG 弱阳性，盆腔 B 超宫内无胚胎组织。结合患者病史体检和辅助检查，全科医生考虑患者存在异位妊娠可能，为进一步明确诊断和治疗将患者转诊到上级医院妇科医生处。

上级医院妇科将患者收入院，诊断为异位妊娠（宫外孕），予米非司酮片保守治疗两天后患者出现突发下腹部剧烈疼痛，伴头晕、恶心，站立时突然晕倒，测 Bp 90 mmHg/60 mmHg。面色苍白，出冷汗，腹软，压痛（+），反跳痛（+），无移动性浊音。妇科检查：宫体前位，正常大小，无压痛，后穹隆触痛（+）；有举痛；左附件区可及约 4.0 cm×4.0 cm 大小包块，压痛阳性，右附件区未及异常。考虑异位妊娠保守治疗失败，宫外孕破裂出血，立即急诊手术治疗，行左侧输卵管切除术。术中子宫正常大小，左侧附件区见输卵管壶腹部增粗，直径约 4.0 cm×4.0 cm，伞端有活动出血，右附件区未见异常，腹腔内出血约300 ml。患者术后恢复良好，无阴道流血。病理报告提示左输卵管妊娠。一周后患者出院，到社区全科医生处随访，见腹部伤口愈合良好，无阴道出血，遂嘱其注意休息，加强营养，注意避孕。

三、病例分析

1. 病史特点
(1) 育龄期妇女，已婚，有正常性生活史；停经44天，阴道不规则出血7天。
(2) 既往月经规律，周期30天，持续5天。末次月经2014年9月30日。停经37天出现阴道不规则出血，无血块及肉样组织排出，伴左下腹疼痛不适，持续一周，偶有里急后重感。
(3) 否认有慢性病史，否认食物、药物过敏史。于2010年行剖宫产术。
(4) 查体：生命体征平稳，无发热；腹软，无压痛、反跳痛及肌紧张；妇科检查阴道通畅，少量暗红色血液；宫颈光滑，无接触性出血，有轻微举痛；宫体前位，正常大小，无压痛，形态规则；左附件区压痛阳性，未及明显包块，右附件区未及异常。
(5) 辅助检查：盆腔 B 超：子宫双附件未见明显异常。尿妊娠试验：弱阳性。
(6) 手术证实患者左侧输卵管异位妊娠。

2. 诊断及诊断依据
诊断：异位妊娠（宫外孕）。

患者为育龄期妇女，平时月经规则，此次有明显停经史，近一周有少量阴道流血，无血块及肉样组织排出，同时伴左下腹疼痛不适。妇科检查：宫颈光滑，无接触性出血，有轻微举痛、摇摆痛；宫体前位，正常大小，活动，无压痛，形态规则；左附件区压痛阳性，未及明显包块，右附件区未及异常。尿妊娠试验弱阳性，盆腔 B 超提示子宫附件未见明显异常。根据患者主诉、体征及辅助检查，宫外孕异位妊娠的可能性较大。经手术证实患者左侧输卵管异位妊娠。

3. 鉴别诊断
(1) 先兆流产：主要表现为停经史，阴道少量出血。B 超示宫腔内可见孕囊。行保胎治疗可好转。
(2) 不完全流产：主要表现为停经史，腹痛及阴道出血。阴道出血多于月经量，伴阴道肉样组织排出，尿妊娠试验阳性，B 超可见宫内残留物，妇科检查可见有组织堵于宫颈口。
(3) 卵巢肿瘤：主要表现为下腹疼痛或憋胀不适，月经可有改变，可伴有停经史。尿妊娠试验为阴性。如果为恶性肿瘤，生长迅速，肿瘤标记物为阳性，可伴腹水。

四、处理方案及基本原则

(1) 一旦怀疑宫外孕异位妊娠可能,应尽早将患者紧急处理后即转上级医院,途中需注意观察患者病情变化及生命体征。宫外孕异位妊娠未发生流产或破裂时,临床表现不明显,诊断较困难,往往可以通过 HCG 测定及盆腔超声等辅助检查方能明确。

(2) 宫外孕异位妊娠确诊后,以手术治疗为主。宫外孕异位妊娠一般一侧输卵管妊娠多见,可将患侧输卵管切除,尤其适用于内出血并发休克的急症患者。对于这种急症患者,应在积极纠正休克的同时,迅速打开腹腔,控制出血。待血压上升后行输卵管切除。如若输卵管间质部妊娠,应争取在破裂前手术,以避免可能威胁生命的出血,手术应作子宫角部楔形切除及患侧输卵管切除,必要时切除子宫。

(3) 由于近年来诊断技术的提高,对于有生育要求的年轻患者,特别是对侧输卵管已切除或有明显病变者输卵管妊娠若在流产或破裂前确诊,也可采取保守性手术。根据受精卵的着床部位及输卵管病变情况选择术式;如伞部妊娠可将妊娠产物挤出,如壶腹部妊娠行切开输卵管取出胚胎再缝合;如峡部妊娠行病变节段切除及端端吻合。

(4) 非手术治疗:至于中医治疗和化学药物治疗则需要符合一定的条件。如输卵管妊娠包块直径小于 3 cm,未发生破裂或流产,无明显内出血等等,但未必每例均获成功,需进行严密监护,注意患者病情变化及药物反应。若病情无改善,甚至发生急性腹痛或输卵管破裂症状,则应立即进行手术治疗。

(5) 转诊和社区随访:阴道异常出血伴下列情况之一时应及早转诊:剧烈腹痛、尿 HCG 阳性、B 超发现盆腔包块或较多积液、腹腔穿刺抽出不凝血或脓血、妊娠中晚期或产后、严重贫血、脉搏增快、血压下降、宫颈新生物、出血时间超过 10 天、绝经后出血、皮肤瘀点、瘀斑;体温超过 38.5℃、积极正确止血 24 h 无效、怀疑恶性肿瘤、有手术指征的良性肿瘤及性早熟等。

五、要点与讨论

1. 常见病因

阴道异常出血的常见原因为子宫颈、子宫体、卵巢疾病和异常妊娠,另外外伤、外源性雌孕激素、凝血功能异常以及卵巢内分泌功能的全身性疾病也是导致阴道异常流血的原因。

(1) 卵巢内分泌功能失调:血来自子宫。有无排卵性和排卵性功能失调性子宫出血两类。

(2) 与妊娠有关的子宫出血:常见的有流产、异位妊娠、葡萄胎、产后胎盘部分残留、胎盘息肉和子宫复旧不全等。

(3) 生殖器炎证:如外阴溃疡、阴道炎、宫颈炎、宫颈息肉和子宫内膜炎等。

(4) 生殖器肿瘤:良性的有子宫肌瘤,恶性包括外阴癌、阴道癌、宫颈癌、子宫内膜癌、子宫肉瘤、卵巢癌以及绒毛膜癌等。

(5) 损伤、异物和药物:生殖道创伤如外阴、阴道骑跨伤、性交所致处女膜或阴道损伤均可发生出血。放置宫内节育器常并发子宫出血。使用雌激素或孕激素不当可引起不规则子宫出血。

(6) 与全身疾病有关的阴道出血:如血小板减少性紫癜、再生障碍性贫血、白血病、肝功能损伤等,均可导致子宫出血。

2. 临床思维

根据病史和临床症状,结合体格检查以及相应的辅助检查,方能做出正确的诊断。

1) 病史

年龄对病因推断有重要的提示作用;阴道流血开始时间、持续时间、出血量、有无血凝块以和异常组织块物掉出,以及异常流血前有无停经史、妊娠及生育史、避孕方法等情况必须进行详细询问,此有利于做出正确的诊断。

2）临床表现

阴道出血的临床表现大致分为以下几种形式：

（1）经量增多：月经量多或经期延长，为子宫肌瘤的典型症状，其他如子宫肌腺病、排卵性月经失调、放置宫内节育器均可有经量增多。

（2）周期不规则的阴道出血：多为无排卵性功能失调性子宫出血，但应注意排除早期子宫内膜癌。

（3）无任何周期可辨的长期持续阴道出血：一般多为生殖道恶性肿瘤所致，首先应考虑宫颈癌或子宫内膜癌的可能。

（4）停经后阴道出血：若发生于育龄妇女，应首先考虑与妊娠有关的疾病，如流产、异位妊娠、葡萄胎等；发生于围绝经期妇女者多为无排卵性功能失调性子宫出血，但应首先排除生殖道恶性肿瘤。

（5）阴道出血伴白带增多：一般应考虑晚期宫颈癌、子宫内膜癌或子宫黏膜下肌瘤伴感染。

（6）性交后出血：性交后立即有鲜血出现，应考虑早期宫颈癌、宫颈息肉或子宫黏膜下肌瘤的可能。

（7）经间出血：发生在下次月经来潮前14~15日，历时3~4日，且血量极少时，多为排卵期出血。

（8）经前或经后点滴出血：月经来潮前数日或来潮后数日持续极少量阴道赭红色分泌物，常系放置宫内节育器的不良反应。此外，子宫内膜异位症亦可能出现类似情况。

（9）绝经多年后阴道出血：若出血量极少，历时2~3日即净，多为绝经后子宫内膜脱落引起的出血或老年性阴道炎；若流血量较多、流血持续不净或反复阴道出血，均应考虑宫内膜癌的可能。

（10）间歇性阴道排出血水：应警惕有输卵管癌的可能。

除以上各种不同形式的阴道出血外，年龄对诊断亦有重要的参考价值。女婴出生后数日有少量阴道出血，是由于来自母体的雌激素水平生后骤然下降，子宫内膜脱落所致。幼女出现阴道出血，应考虑有性早熟或生殖道恶性肿瘤的可能。青春期少女出血多为无排卵性功能失调性子宫出血。育龄妇女出现阴道出血，应考虑为与妊娠有关的疾病。围绝经期出血以无排卵性功能失调性子宫出血最多，但应首先排除生殖道恶性肿瘤。

3）体格检查

（1）常规内容：身高、体重、面容、表情、脉搏、血压、体温、皮肤、腹部有无压痛、反跳痛、包块、有无移动性浊音等。

（2）专科检查：外阴发育情况；阴道是否充血或有明确出血点、阴道分泌物性质；宫颈是否有炎症，有无接触性出血，宫颈口是否开放，有无异常组织充塞，流血是否来自宫腔，有无宫颈举痛；子宫大小，形态、质地、活动度及压痛；双侧附件有无包块、包块大小、性质、附件区有无压痛。特别要注意的是：无性生活史患者，一般不作阴道检查，必要时经腹部和直肠双合诊检查。

4）辅助检查

（1）尿HCG或血HCG检查：有性生活史且来自子宫腔内的出血者，必须进行检测，以了解是否与妊娠有关。但尿HCG阴性者，仍不能完全排除妊娠相关疾病可能，如宫外孕异位妊娠。

（2）血常规和B超：对脉搏低于100次/min且血压下降的患者必须进行检测。血常规可了解患者有无感染、贫血等，盆腔B超可进一步了解盆腔有无包块、积液等。

（3）后穹隆穿刺和腹腔穿刺：剧烈腹痛，B超提示腹腔积液，有性生活史者可进行后穹隆穿刺，无性生活史腹部移动性浊音或B超提示盆腔液多，应进行腹部穿刺。

（4）宫颈刮片及活检：宫颈异常者必须进行宫颈刮片细胞学检查，必要时宫颈活检做病理检查。

（5）诊刮术：绝经后流血必须进行分段诊刮，刮出物送病理。

（6）其他辅助检查：如怀疑凝血功能障碍时进行凝血四项检查，怀疑肝肾功能异常时进行肝肾功能检查。

3. 处理原则

阴道异常流血处理原则是迅速查明病因,应用有效的方法止血,积极处理原发疾病。

1) 功能失调性子宫出血

(1) 止血:对于青春期功能失调性子宫出血一般选用雌激素、口服避孕药、孕激素止血。具体用量应根据出血量定,要求在 12 h 后出血减少,48~72 h 内止血,止血后每 2—3 天减量 1/3,至维持量后至少保持无血期 20 天后撤药。若用雌激素,减至维持量后同时加用孕激素,若用孕激素,减至维持量后同时加用雌激素,否则可出现再次出血。对于已经生育而不再要求生育子女的患者,近 3 个月内没有进行过诊断性刮宫的,应首选诊断性刮宫,排除子宫内膜病变。刮宫应彻底以达到止血目的,若刮宫操作中刮出组织腐朽脆烂,应立即停止刮宫,防止子宫穿孔;如果 3 个月内已行诊刮术,排除子宫内膜增生过长、非典型增生以及子宫内膜癌,则可直接选用孕激素或口服避孕药止血。使用雌孕激素制剂止血同进,加用凝血酶制剂、氨甲环酸可有助于止血。

(2) 调整周期或促排卵:血止后,有生育要求的,排除输卵管异常,可选用氯米芬或来曲唑促排卵治疗;没有生育要求的,可再次在月经第 5 天开始,选用短效口服避孕药或雌孕激素序贯制剂以调整月经周期,一般为 3~6 个月。

2) 先兆流产

绝对卧床休息,保胎治疗,如黄体酮注射,或同时应用绒促性素。

3) 宫颈出血

宫颈活检后,干纱布压迫止血,4~6 h 后取出。排除宫颈癌后可选用微波、电烙、聚焦超声等局部熨烫或照射止血。

4) 大出血应紧急处理

(1) 建立畅通静脉通道,必要时双通道或静脉切开或中心静脉穿刺,快速输入晶体液,有输血条件时,迅速做好输血准备,必要时输血。

(2) 非孕期宫腔出血,有刮宫条件者,对有性生活史患者待血流动力学稳定后,尽早刮宫;无性生活史者试用大剂量孕激素治疗。

(3) 孕期出血:孕早期出血待血流动力学稳定后,尽早清宫,孕中晚期出血尽早转院。

(4) 产后出血:立即给予静脉推注催产素或肌肉注射,有刮宫条件者,待血流动力学稳定后,尽早清宫;不具备刮宫条件者,尽早转院。

六、思考题

1. 阴道异常出血的病因有哪些?
2. 宫外孕异位妊娠的诊断和处理方案有哪些?
3. 哪些情况下异常阴道出血应该转诊?

七、推荐阅读文献

1. 祝墡珠.全科医生临床实践[M].北京:人民卫生出版社,2013:509-515.
2. 谢辛,苟文丽.妇产科学[M].8 版.北京:人民卫生出版社.2013:51-56.

(宗文红)

案例 93

盆腔肿块

一、病历资料

1. 现病史

患者,女性,47岁,因"发现子宫增大2年,经量增多伴经间期缩短3月"到社区卫生服务中心就诊。患者既往月经规律,15岁初潮,周期为30天,持续7天,经量中等,无血块及痛经史,末次月经(LMP)2013年10月29日。于2年前体检时发现子宫肌瘤,约2.0 cm大小,未予治疗,此后每次复查盆腔彩超发现肌瘤逐渐增大,近3月来无明显诱因出现经量增多,同时伴有少量血块,卫生巾用量为以前的一倍。月经间期缩短至24天,不伴经期延长。复查盆腔B超提示子宫肌瘤,直径约6 cm大小。发病以来无头晕、心悸、胸闷等不适,无尿频、尿急、腰困、里急后重、腹泻等症状,精神、食欲尚可,睡眠好,大小便正常,体重无明显变化。

2. 既往史

否认高血压、糖尿病、心脏病等病史,否认外伤、输血史。无肝炎、结核等传染病史;否认食物、药物过敏史。否认肿瘤家族史。

3. 婚育史

22岁结婚,1-0-2-1,宫内节育环避孕,2年前已取出,流产2次,末次流产2005年6月,丈夫及子女均体健。

4. 月经史

既往月经规律,15岁初潮,周期为30天,持续7天,经量中等,无血块及痛经史,(LMP):2013年10月29日。

5. 体格检查

T 36.7℃,P 80次/min,R 20次/min,BP 120/80 mmHg,Ht 155 cm,Wt 61 kg;一般情况良好。双肺呼吸音清,未闻及干湿啰音。HR 80次/min,律齐,未闻及杂音。腹软,无压痛,反跳痛,肝脾肋下未触及。双下肢未见水肿。妇科检查:外阴:已婚经产式,外观无畸形;阴道:通畅,黏膜无充血;宫颈:肥大,光滑,无接触性出血;宫体前位,正常大小,活动可,无压痛,前壁可及一5 cm大小肿块;双侧附件区未及明显异常。

6. 实验室检查和辅助检查

盆腔B超:子宫肌瘤。

二、诊治经过

初步诊断:子宫肌瘤。

诊治经过:全科医生仔细询问了患者的病史,患者既往月经规律,经量中等,无血块及痛经史,于2年前体检时发现子宫肌瘤,约 2.0 cm 大小,未予治疗,此后每次复查盆腔彩超发现肌瘤逐渐增大,近3月来无明显诱因出现经量增多,同时伴有少量血块。月经间期缩短至 24 天,不伴经期延长。妇科检查:子宫大小正常,前壁可触一 5 cm 大小肿块,盆腔 B 超提示子宫肌瘤,直径约 6 cm 大小。考虑该患者2年来肌瘤生长速度较快,且近几个月来月经量明显增多,转上级医院手术治疗。该患者转三级医院,因该患者宫颈肥大,双侧卵巢正常,征得患者意见选择子宫全切除,保留双侧卵巢。术中见子宫前位,约 8 cm×9 cm 大小,表面有一约 6 cm×5 cm 肌瘤结节,双侧附件未见异常,行子宫全切除术。手术顺利,术后患者恢复良好。术后病理报告提示:子宫平滑肌瘤,增殖期子宫内膜腺体,慢性宫颈炎伴鳞化。

出院 1 月后,患者至社区全科门诊就诊,患者无不适主诉,腹部切口无红肿及硬块,妇检阴道残端无出血及肉芽样组织增生。复查血常规无异常,嘱其注意休息,禁止性生活 2 个月,加强营养。

三、病例分析

1. 病史特点

(1) 女性,47 岁。发现子宫肌瘤 2 年,经量增多伴经间期缩短 3 月。

(2) 既往月经规律,于 2 年前发现子宫肌瘤,约 2.0 cm 大小,未予治疗,此后每次复查盆腔彩超发现肌瘤逐渐增大,近 3 月来无明显诱因出现经量明显增多,同时伴有少量血块。月经间期缩短至 24 天,不伴经期延长。

(3) 否认有慢性疾病史,无外伤、输血及药物过敏史。

(4) 体格检查:心、肺、腹部无阳性体征。妇科检查:宫体前位,正常大小,活动可,无压痛,前壁可及一 5 cm 大小肿块,双侧附件区未及明显异常。

(5) 辅助检查:盆腔 B 超:子宫肌瘤,直径约 6 cm 大小。

2. 诊断及诊断依据

诊断:子宫肌瘤。

子宫肌瘤:患者平时月经正常,两年前体检发现子宫肌瘤,约 2.0 cm 大小,近三个月月经量明显增多,有血块,周期缩短,持续时间无明显改变;妇检子宫前位,正常大小宫体前位,正常大小,活动可,无压痛,前壁可及一 5 cm 大小肿块。盆腔 B 超提示:子宫肌瘤,直径约 6 cm。子宫肌瘤诊断明确。

3. 鉴别诊断

(1) 子宫肌腺症:经量增多,经期延长,多有继发性进行性加重的痛经,子宫增大,饱满,但很少超过 3 月妊娠大小,且有经期子宫增大、经后缩小的特征,术后病理进一步确诊。

(2) 子宫肉瘤:不规则阴道出血,子宫增大,质软,表面不规则,术后病理进一步排除。

(3) 妊娠子宫:一般有停经史、早孕反应,子宫随停经月份增在、质软。该患者无停经史,有月经改变,子宫大小正常,其前壁有结节状突起,B 超检查可确诊。

(4) 卵巢肿瘤:一般无月经改变,多为偏于一侧的肿块,妇科检查时肿块与子宫分开,B 超一般可确诊。

四、处理方案及基本原则

1. 保守治疗

肌瘤小且无症状,通常不需要治疗,尤其近绝经期患者,雌激素水平低落,肌瘤可自然萎缩或消失,每3~6个月随访。肌瘤在2个月妊娠子宫大小以内,症状不明显或较轻,可进行药物对症治疗,如雄激素、黄体生成激素释放激素类似物。

2. 手术治疗

肌瘤大于2.5月妊娠子宫大小或症状明显致继发性贫血者,需手术治疗。手术方式有:肌瘤切除术,适用于35岁以下希望保留生育功能的患者;子宫切除术,肌瘤较大,症状明显,经药物治疗无效,不需保留生育功能,或疑有恶变者,可行子宫次全切除术或子宫全切除术(根据宫颈情况选择),50岁以下、卵巢外观正常者可保留卵巢。

3. 转诊和社区随访

下列情况下的盆腔肿块应转诊:需手术治疗的子宫肌瘤、病理性卵巢囊肿、恶性肿瘤、绝经后、怀疑扭转或破裂、血或尿HCG阳性者,以及伴随发热、腹痛、阴道流血、消瘦、恶心、呕吐、腹胀等症状者。

五、要点与讨论

盆腔肿块主要来源于子宫和卵巢,少数来源于泌尿道和胃肠道,可出现于任何年龄阶段的女性。

1. 常见盆腔肿块的特点

(1) 子宫肌瘤:好发育龄期,绝经后肌瘤停止生长,甚至萎缩、消失。其发生可能与女性性激素有关。按肌瘤所在部位分为宫体肌瘤(多见)和宫颈肌瘤。根据肌瘤发展过程中与子宫肌壁的关系分子宫肌壁间肌瘤、浆膜下肌瘤、黏膜下肌瘤。子宫肌瘤常为多个性,各种肌瘤可发生在同一子宫。其症状与肌瘤部位、生长速度及肌瘤变性关系密切。临床症状有:①月经改变:最常见,浆膜下肌瘤及壁间小肌瘤常无明显月经改变。肌壁间肌瘤和黏膜下肌瘤随肌瘤增大会出现月经周期缩短、经量增多、经期延长、不规则阴道流血等,一旦肌瘤坏死、溃疡、感染时,则有持续或不规则阴道流血或脓血性排液等。②腹部包块:下腹正中触及包块,清晨膀胱充盈将子宫推向上方时更易触及,质地坚硬,形态不规则。有时肌瘤较大,压迫膀胱,会出现尿频、排尿障碍、尿潴留,甚至会压迫输尿管可致肾盂积水,压迫直肠致排便困难。③白带增多:内膜腺体分泌增多,并伴有盆腔充血,以及感染坏死,产生大量脓血性排液。④腹痛、腰酸、下腹坠胀、不孕、继发性贫血等。体检时如肌瘤较大,在腹部可触及,妇科检查时,肌壁间肌瘤子宫增大,表面不规则,单个或多个结节状突起,浆膜下肌瘤可触及质硬,球状块物与子宫有细蒂相连,粘膜下肌瘤子宫多均匀性增大,有时宫口扩张,肌瘤位于宫口或脱出在阴道内。B超检查可协助诊断。

(2) 卵巢肿瘤:卵巢肿瘤分为生理性和病理性,病理性卵巢肿瘤包括良性和恶性两大类。①卵巢良性肿瘤:发展缓慢。早期肿瘤较小,多无症状,腹部无法扪及,往往在妇科检查时偶然发现。肿瘤增至中等大时,常感腹胀或腹部扪及肿块,逐渐增大。块物边界清楚。妇科检查:子宫一侧或双侧触及球形肿块,囊性或实性,表面光滑,与子宫无粘连,蒂长者活动良好。若肿瘤大至占满盆、腹腔即出现压迫症状,如尿频、便秘、气急、心悸等。腹部隆起,块物活动度差,叩诊呈鼓音,无移动性浊音。B超检查一般提示液性暗区,可有间隔光带,边缘清晰。②卵巢恶性肿瘤:早期常无症状,仅因其他原因作妇科检偶然发现。一旦出现症状常表现为腹胀、腹部肿块及腹水等。症状的轻重决定于:肿瘤的大小、位置、侵犯邻近器官的程度;肿瘤的组织学类型;有无并发症。肿瘤若向周围组织浸润或压迫神经,可引起腹痛、腰痛或下肢疼痛;肿块压迫盆腔静脉,出现下肢水肿;若为功能性肿瘤,产生相应的雌激素或雄激素过多症状。肿瘤较大时妇科检查可以扪及附件肿块。B超检查、CT或MRI检查以及肿瘤标志物CA125、AFP、

HCG、性激素等检查有协助诊断作用。胃镜、肠镜检查有助于排除盆腔转移性肿瘤或结直肠癌。盆腔肿块细针穿刺活检、经阴道或经腹部 B 超引导下肿块穿刺及腹腔镜检查或剖腹探查可明确肿块性质。

2. 盆腔肿块的处理原则

（1）不伴随较多腹水的直径小于 8 cm 的囊肿暂时无须处理，但每半个月进行一次 B 超检查，连续 3 次 B 超检查发现囊肿位置固定，大小不变或增加，应手术治疗。

（2）炎性盆腔肿块应使用有效抗生素治疗，可辅以中药或中成药、理疗等治疗。

（3）盆腹腔结核应正规抗结核治疗。

（4）子宫肌瘤若出现月经过多、不孕、最大肌瘤直径超过 4 cm、尿频或便秘等压迫症状或生长较快，应建议接受手术治疗，否则每 3～6 个月随访一次，如发现肌瘤增大或症状明显，仍需进一步治疗。

（5）粘连包裹性积液一般无须处理，每 3～6 个月 B 超复查。

六、思考题

1. 盆腔肿块的常见疾病有哪些？
2. 子宫肌瘤的治疗原则有哪些？
3. 盆腔肿瘤中哪些临床表现高度怀疑肿瘤为恶性？

七、推荐阅读文献

1. 祝墡珠.全科医生临床实践[M].北京：人民卫生出版社，2013：516-522.
2. 谢辛、苟文丽.妇产科学[M].8 版.北京：人民卫生出版社，2013：310-320.

（宗文红）

案例 94
更年期保健

一、病历资料

1. 现病史
患者,女性,52岁,因"潮热、多汗、偶有失眠两周"到社区卫生服务中心就诊。患者平时月经规则,周期30天,持续5~6天,量中等,无血块及痛经史。半年来月经紊乱,周期20~40天,量较以前变少,一般持续7天左右干净。末次月经2015年1月30日,量少,8天净,无腹痛。近两周出现潮热、多汗,偶有失眠。发病以来,无异常阴道流血,体重无明显增加,偶有烦躁,记忆力较以前有所下降,无晕厥、恶心、呕吐,大小便正常。

2. 既往史
否认糖尿病、心脏病等病史;否认肝炎、结核等传染病史,否认食物、药物过敏史。患有高血压3年,口服珍菊降压片1片/次,3次/日,血压控制在140 mmHg/90 mmHg左右。否认食物、药物过敏史。

3. 婚育史
23岁结婚,1-0-1-1,流产1次,丈夫及子女均体健。

4. 月经史
既往月经规律,15岁初潮,(5~6)/30天,量中等,无血块及痛经史。末次月经时间(LMP):2015年1月30日。

5. 体格检查
T 36.4℃,P 93次/min,R 21次/min,BP 130 mmHg/90 mmHg。发育正常,营养中等,神志清楚。双肺呼吸音清,未闻及干湿啰音。HR 93次/min,律齐,未闻及杂音。腹软,无压痛,反跳痛,肝脾肋下未触及。双下肢无水肿。妇科检查:外阴已婚经产式,外观无畸形;阴道通畅,黏膜无充血;宫颈光滑,无接触性出血;宫体前位,正常大小,活动,无压痛,形态规则;双侧附件未及明显包块,无压痛。

6. 实验室检查和辅助检查
甲状腺功能检查正常。

二、诊治经过

初步诊断:绝经综合征。

诊治经过:全科医生仔细询问病史,患者平时月经规则,近半年来月经紊乱,周期由原来的30天变成20~40天,持续时间由原来5天变为7天,量较以前变少。近两周出现潮热、多汗,偶有失眠。体格检查无阳性体征,妇检无异常。结合患者的年龄、月经情况以及患者的症状,排除甲状腺功能异常,全科医生考虑患者为绝经综合征。全科医生结合患者目前临床表现及情绪,选择对患者进行宣教,告知患者已进入更年期,在更年期中明显的生理变化是卵巢功能衰竭、雌激素分泌骤降、月经停止,自然而然地会引起一些相应的生理病理变化。目前出现的症状均因体内雌激素水平降低引起,建议患者解除顾虑,注意调节情绪,生活要有规律,平时要注意劳逸结合,保证足够睡眠,同时还应有合理饮食、补充钙摄入,适当体育锻炼等,这些对于改善更年期综合征是必不可少的保健措施。根据患者目前的症状,给予更年安片6粒,3次/天口服,一周来门诊复查。该患者两周后来门诊复查,自诉口服更年安片后,潮热症状消失,近3～4天已自行停药,潮热症状较上周明显好转。近来注意饮食及运动,同时进行补钙,未出现失眠。要求停药观察,全科医生嘱如症状有加重随诊。

三、病例分析

1. 病史特点

(1) 女性,52岁,因潮热、多汗、偶有失眠两周就诊。

(2) 既往月经规则,近半年来月经紊乱,周期不规则,量较以前变少,一般持续7天左右干净。近两周出现潮热、多汗,偶有失眠。发病以来,无异常阴道流血,偶有烦躁,记忆力较以前有所下降常。

(3) 高血压3年,血压控制尚可,无其他慢性疾病及药物过敏史。

(4) 体格检查:无发热,BP 130 mmHg/90 mmHg;心肺和腹部无阳性体征。妇科检查:外阴已婚经产式,外观无畸形;阴道通畅,黏膜无充血;宫颈光滑,无接触性出血;宫体前位,正常大小,活动,无压痛,形态规则;双侧附件未及明显包块,无压痛。

(5) 实验室检查:甲状腺功能正常。

2. 诊断及诊断依据

诊断:绝经综合征。

绝经综合征:患者年龄52岁,既往月经规则,近半年来月经紊乱,月经周期不规则,量逐渐变少,一般持续7天左右干净。近两周出现潮热、多汗,偶有失眠。体检:患者心肺腹检查无阳性体征。妇科检查无异常。

3. 鉴别诊断

(1) 心血管疾病:一般心脏听诊和心电图检查有异常表现。

(2) 甲状腺疾病:甲状腺功能亢进时患者会有心悸、潮热、情绪激动等改变,查体有突眼,甲状腺肿大等症状;甲状腺功能测定等辅助检查均有助于诊断。

四、处理方案及基本原则

1. 加强健康教育

对患者进行宣教,告之更年期是必经阶段,此阶段主要的生理变化是卵巢功能衰竭、雌激素分泌骤降、月经停止,自然而然地会引起一些相应的生理病理变化,消除患者顾虑,正视更年期综合征。

2. 药物治疗

因患者潮热症状明显,予口服更年安,观察患者口服更年安片后的症状,必要时行激素治疗。

3. 转诊及社区随访

下列情况应及时转给专科医生:严重的绝经综合征,绝经期异常子宫出血,尿失禁或盆腔器官脱垂,更年期抑郁,常规未能缓解,发生严重药物不良反应。

五、要点与讨论

更年期又称围绝经期，指从接近绝经出现与绝经有关的内分泌、生物学和临床特征起至绝经一年内的期间。这阶段最早变化的是卵巢功能衰退，然后才表现为下丘脑和垂体功能退化。

1. 临床表现

（1）月经紊乱：由于稀发排卵或无排卵，半数以上妇女出现月经紊乱，多为月经周期不规则，持续时间长及月经量增加。但要警惕子宫内膜癌的发生，必要时子宫内膜活检鉴别，此外尚需排除宫颈癌、子宫息肉或肌瘤可能。

（2）血管舒缩症状：主要表现为潮热、出汗，是血管舒缩功能不稳定的表现，是更年期综合征最突出的特征性症状。约 3/4 的自然绝经或人工绝经妇女可以出现。潮热起自前胸，涌向头颈部，然后波及全身，少数妇女仅局限在头、颈和乳房。在潮红的区域患者感到灼热，皮肤发红，紧接着爆发性出汗。持续数秒至数分钟不等，发作频率每天数次至 30～50 次。夜间或应激状态易促发。此种血管功能不稳定可历时 1 年，有时长达 5 年或更长。

（3）精神、神经症状：围绝经期妇女往往易怒、焦虑或情绪低落、抑郁、不能自我控制。此外还会出现睡眠不好、记忆力下降及认识功能。

（4）心血管疾病：绝经后妇女易发生动脉粥样硬化、心肌缺血、心肌梗死、高血压等。

（5）其他：易发生骨质疏松、性功能减退、尿失禁、膀胱炎等。

2. 更年期保健

（1）加强健康教育：做好个人健康宣教，同时社会给予理解及支持，多举办公益性健康教育和讲座，使更年期妇女消除顾虑，树立信心，加强自我保健。

（2）定期体检：每年至少一次妇科检查、子宫颈细胞学及 HPV 检测。每半年进行一次乳房检查。

（3）注意心理调适、坚持锻炼、合理饮食，养成良好的生活规律，杜绝盲目用药，所有用药应在医生指导下应用。

3. 治疗

1）一般治疗

在心理治疗的基础上，可选用适量的镇静药以助睡眠，如安定、谷维素、更年安等，用以治疗潮热症状。为预防骨质疏松，增加日晒时间，摄入足量蛋白质及含钙丰富食物，并补充钙剂。

2）激素替代疗法

可缓解绝经相关健康问题，但使用时须谨慎，要在严密观察下实施。

（1）适应证：绝经相关症状，泌尿生殖道萎缩相关的问题，卵巢早衰、骨质疏松发生高危人群。用药前需妇科检查、乳腺检查、子宫颈细胞学检查、肝肾功能、凝血功能、血脂、血糖及心电图检查。

（2）禁忌证：性激素依赖性肿瘤，如乳腺癌、子宫内膜癌、黑色素瘤、肝肾肿瘤、脑膜瘤等；严重肝肾疾病；血栓性疾病史；原因不明的子宫出血；系统性红斑狼疮及耳硬化等。另外以下患者慎用：雌激素相关良性肿瘤，如子宫肌瘤、子宫内膜异位症；乳腺癌家族史及良性乳腺疾病；严重高血压、糖尿病；胆囊疾病；癫痫、哮喘、垂体瘤等。

（3）用药方案：根据患者情况综合考虑，原则上尽量选用天然雌激素，以雌三醇和雌二醇间日给药最为安全有效，剂量个体化，以取最小有效量为佳。对于子宫切除患者可单用雌激素；也可单用孕激素，适用于绝经过渡期功能失调性子宫出血，一般在月经第 15～20 天单独应用；对于雌孕激素均低下者，可雌孕激素合用，包括序贯使用和连续使用，可用以预防诱发子宫内膜增生过长和子宫内膜癌。用药方法有口服、阴道应用和皮贴应用。对于更年期综合征患者，症状消失后即可停药。停用雌激素治疗时，一般主张应缓慢减量或间歇用药，逐步停药，防止症状复发。

六、思考题

1. 如何判断妇女已经进入更年期?
2. 更年期激素治疗的适应证及注意事项有哪些?
3. 更年期保健内容有哪些?

七、推荐阅读文献

1. 祝墡珠.全科医生临床实践[M].北京:人民卫生出版社,2013:547-553.
2. 谢辛,苟文丽.妇产科学[M].8版.北京:人民卫生出版社.2013:364-367.

(宗文红)

案例 95

围生期保健

一、病历资料

1. 现病史

患者，女性，29岁，因"产后10天，左侧乳房胀痛伴发热二天"到社区卫生服务中心就诊。患者于2015年1月15日在二级医院行会阴侧切顺产一男婴，Wt 3 100 g，评10分，产时顺利，出血150 ml。产后体温正常，三天后出院。近两天，自觉左侧乳房胀痛，可触及两个硬块，硬块局部无红肿，有压痛，伴排乳不畅，无血性及脓性分泌物排出。发病以来，精神、食欲好，睡眠好，大小便正常，体重无明显变化。

2. 既往史

否认高血压、糖尿病、心脏病等病史，否认外伤、输血史。无肝炎、结核等传染病史；否认食物、药物过敏史。

3. 婚育史

27岁结婚，1-0-0-1，2015年1月15日顺产，丈夫及子女均体健。

4. 月经史

既往月经规律，15岁初潮，周期为30天，持续5～6天，量中等，无血块及痛经史。末次月经时间(LMP)：2014年4月10日。

5. 体格检查

T 37.4℃，P 86次/min，R 20次/min，BP 120 mmHg/85 mmHg，Ht 163 cm，Wt 62 kg，一般情况良好。全身浅表淋巴结未见肿大，皮肤光滑，无黄染，左侧乳房较对侧偏大，外上部可触及两个直径约2 cm硬块，边界不清，局部无红肿，有压痛，双侧乳头有乳汁分泌，无脓性液体分泌。双肺呼吸音清，未闻及干湿啰音。HR 86次/min，律齐，未闻及杂音。腹软，肝脾肋下未触及，下腹部无压痛、反跳痛。双下肢未见水肿。妇科检查：外阴已婚经产式，外观无畸形，会阴切口愈合好，无红肿及硬节；阴道通畅，壁松，切口缝合处无异常，阴道内见少量恶露，无腥臭味；宫颈松；宫体前位，较正常子宫软，偏大，无压痛；双侧附件未及明显包块，无压痛。

6. 实验室检查和辅助检查

血常规：WBC 12.5×10^9/L，Hb 104 g/L，N 60.1%。

二、诊治经过

初步诊断：左乳乳腺炎。

诊治经过：全科医生仔细询问了患者的病史，结合查体，患者体温无明显升高，白细胞计数、中性粒细胞比例增高，因患者恶露正常，无异味，会阴切口愈合良好，排除产褥期感染，左侧乳房胀痛明显，排乳不畅，可触及硬块，无脓性液体分泌，局部无脓肿形成体征。故诊断左乳乳腺炎，嘱患者暂停患侧乳房哺乳，局部用25％硫酸镁湿热敷、按摩，用吸奶器将患侧乳房乳汁尽量排空，予头孢静滴四天，注意休息。经治疗，患者左侧乳房硬块消失，体温正常。

三、病例分析

1. 病史特点
(1) 女性，29岁，因产后10天，左侧乳房胀痛伴发热两天。

(2) 患者于2015年1月15日行会阴侧切顺产一男婴，产时顺利。产后体温正常，三天后出院。近两天，自觉左侧乳房胀痛，可触及两个硬块，边界不清，硬块局部无红肿，有压痛，伴排乳不畅，无血性及脓性分泌物排出。

(3) 否认有慢性疾病史，无食物及药物过敏史。

(4) T 37.4℃，P 86次/min，R 20次/min，BP 120 mmHg/85 mmHg。左侧乳房较对侧偏大，外上部可触及两个直径约2 cm硬块，边界不清，局部无红肿，有压痛，双侧乳头有乳汁分泌，无脓性液体分泌。心肺（一）。腹（一）。妇科检查：外阴已婚经产式，外观无畸形，会阴切口愈合好，无红肿及硬节；阴道通畅，壁松，切口缝合处无异常，阴道内见少量恶露，无腥臭味；宫颈松；宫体前位，较正常子宫软，偏大，无压痛；双侧附件未及明显包块，无压痛。

(5) 血常规：WBC 12.5×10^9/L，Hb 104 g/L，N 60.1％。

2. 诊断和诊断依据
诊断：左乳乳腺炎。

诊断依据：患者产后10天，左乳胀痛伴发热二天就诊。查体：T 37.4℃，左乳较右乳偏大，外上部可触及两个直径约2 cm硬块，局部无红肿，有压痛，双侧乳头有乳汁分泌，无脓性液体分泌。血常规中白细胞计数和中性粒细胞比例均增高。因此左乳乳腺炎诊断明确。

3. 鉴别诊断
(1) **哺乳期乳腺脓肿**：起病时常有高热、寒颤等全身中毒症状，患侧乳房体积增大，局部变硬，短期内局部变软，皮肤发红，有压痛及搏动性疼痛，需要切开引流。有时自行破溃或经乳头排出。

(2) **炎性乳腺癌**：是一种少见的乳腺癌，好发于年轻妇女，尤其是妊娠或哺乳期女性。主要临床特征为乳房明显增大发硬，皮肤红肿，呈"捅皮样"，有韧性，但一般乳房摸不到肿块，不伴疼痛。肿瘤发展迅速，由于炎性乳腺癌恶性程度高，转移出现早且广泛。

(3) **产褥期感染**：患者会阴切口无异常，子宫为产后子宫，收缩良好，恶露正常，可排除产褥期感染。

四、处理方案及基本原则

(1) 早期注意休息，暂停患侧乳房哺乳，清洁乳头、乳晕，促进乳汁排泄。

(2) 局部用25％硫酸镁湿热敷、理疗。

(3) 全身应用抗生素。为防治严重感染及败血症，根据细菌培养及药敏选用抗生素，必要时静脉滴注抗生素。

(4) 脓肿形成应及时手术，切开引流。

(5) 转诊和社区随访：①下列情况应及时转给专科医生：有畏寒、发热症状者；化脓性乳腺炎及疑有脓肿形者;经治疗后无明显效果者。②社区随访:a.宣传母乳喂养:向所有孕产妇宣传母乳喂养优点,对不愿哺乳和母乳喂养信心不足的产妇,进行心理疏导。b.指导母乳喂养:指导母亲正确哺乳方法,做到按需哺乳,指导母亲必须与婴儿分开的情况下如何中保持泌乳,怎样正确处理乳汁不足、乳胀和乳头皲裂,指导不宜哺乳的母亲如何退奶等。

五、要点与讨论

急性乳腺炎是乳腺的急性化脓性感染,是乳腺管内和周围结缔组织炎症,多发生于产后哺乳期的妇女,尤其是初产妇更为多见,又称产褥期乳腺炎。

1. 临床表现

初期为急性单纯性乳腺炎,乳房胀痛,皮温高,压痛,因乳汁的淤滞,静脉和淋巴的回流不畅,乳房局部出现边界不清的硬结。此阶段如不能正确处理,会使炎症加重,局部皮肤会出现红、肿、热、痛,硬结明显,触痛加重。患者寒战、高热、头痛、无力、脉快等全身中毒症状,同侧腋窝淋巴结肿大、疼痛,发展为急性化脓性乳腺炎。如脓肿局限化,会形成急性乳房脓肿。

2. 预防措施

加强产前产后卫生宣传,指导产妇保护乳头,及时矫正乳头凹陷,帮助哺乳妇女掌握正常的哺乳方法是预防哺乳期急性乳腺炎的有效措施。哺乳开始后,遇下列情况应分别处理:

(1) 乳胀:多因乳房过度充盈及乳腺管阻塞所致。哺乳前湿热敷3~5 min,并按摩、拍打抖动乳房,频繁哺乳、排空乳房。

(2) 催乳:若出现乳汁不足,鼓励母亲树立信心,指导哺乳方法,按需哺乳、夜间哺乳,适当调节饮食,喝营养丰富的肉汤。

(3) 退奶:母亲因病不能哺乳,应尽早退奶。最简单的退奶方法是停止哺乳,不排空乳房,少食汤汁,但有半数母亲会感到乳房胀痛。佩戴合适胸罩,口服镇药物,2~3日后疼痛减轻。目前不推荐用雌激素或溴隐亭退奶。其他的退奶方法有:①生麦芽60~90 g,水煎当茶饮,每日1剂,连服3~5日;②芒硝250 g分装两纱布装袋内,敷于两乳房并包扎,湿硬时更换。

(4) 乳头皲裂:轻者可继续哺乳。哺乳前湿热敷3~5 min,挤出少许乳汁在乳头和乳晕上,使乳晕变软,以利新生儿含吮乳头和大部分乳晕。哺乳后挤少许乳汁涂在乳头和乳晕上,短暂暴露和干燥,也可涂抗生素软膏或10%复方苯甲酸酊。皲裂严重者应停止哺乳,可挤出或用吸乳器将乳汁吸出后喂新生儿。

六、思考题

1. 如何预防产后乳腺炎?
2. 产后乳腺炎的治疗原则有哪些?
3. 关于母乳喂养社区随访包括哪些内容?

七、推荐阅读文献

1. 祝墡珠.全科医生临床实践[M].北京:人民卫生出版社,2013:545-546.
2. 谢辛、苟文丽.妇产科学[M].8版.北京:人民卫生出版社,2013:222-225.

(宗文红)

案例 96
计划生育

一、病历资料

1. 现病史

患者,女性,33岁,因"人工流产术后8天,伴持续阴道流血"人流术后8天,仍有少量阴道流血到社区卫生服务中心就诊。患者平时月经规则,周期为30天,持续5～6天,量中等,无血块及痛经史。末次月经2014年12月15日,量似往常。停经35天时出现恶心、呕吐,无异常腹痛及阴道流血,门诊尿HCG(+)。诊断:早孕。患者于2015年1月26日在B超检查:提示宫内妊娠,早孕,于2015年1月27日行无痛人流术,手术顺利,出血不多,刮出物见绒毛样组织,术后予口服抗生素三天。今术后第8天,仍有少量阴道流血,偶有下腹隐痛。发病以来无恶心、呕吐,大小便正常。

2. 既往史

否认高血压、糖尿病、心脏病等病史,否认外伤、输血史。无肝炎、结核、伤寒等传染病史;否认食物、药物过敏史。于2011年在行剖宫产术。

3. 婚育史

26岁结婚,1-0-0-1,2011年顺产一子,丈夫及子女均体健。

4. 月经史

既往月经规律,15岁初潮,(5～6)天/30天,量中等,无血块及痛经史。末次月经时间(LMP):2014年12月15日。

5. 体格检查

T 37.1℃,P 86次/min,R 20次/min,BP 120 mmHg/85 mmHg,Ht 160 cm,Wt 56 kg,发育正常,营养中等,双肺呼吸音清,未闻及干湿啰音。HR 86次/min,律齐,未闻及杂音。腹软,肝脾肋下未触及,下腹部无压痛,反跳痛。双下肢无水肿。妇科检查:外阴已婚经产式,外观无畸形;阴道通畅,内见少量暗红色血液;宫颈光滑,宫颈口无组织堵塞,无接触性出血;宫体前位,正常大小,活动,轻压痛,形态规则;双侧附件未及明显包块,无压痛。

6. 实验室检查

B超:宫内未见残留,盆腔少量积液。
血常规:WBC 13.3×10^9/L, Hb 120 g/l, N 60.1%。

二、诊治经过

初步诊断:人工流产术后感染。

诊治经过：全科医生仔细询问病史，患者平时月经规则，停经35天门诊尿HCG(+)，诊断：早孕。停经41天B超检查：提示宫内妊娠，早孕，停经42天时行无痛人流术，术后第8天仍有少量阴道流血，偶有下腹隐痛。该患者术前B超确诊宫内早孕，术中刮出物见绒毛样组织，可排除宫外孕。全科医生追问病史，患者术后第六天，因无阴道出血，进行盆浴，盆浴后再次阴道出血，量不多，有时有下腹隐痛，B超显示宫内未见残留，盆腔少量积液。血常规白细胞计数和中性粒细胞百分比均增高，考虑人流术后感染，予头孢、甲硝唑静滴三天，口服益母草颗粒五天，后阴道出血停止，无下腹痛。嘱患者禁盆浴及性生活2周，注意休息。

三、病例分析

1. 病史特点
（1）患者女性，32岁，因人流术后8天，仍有少量阴道流血就诊。
（2）患者平时月经规则，停经35天时出现恶心、呕吐，门诊尿HCG(+)，诊断：早孕。停经42天行无痛人流术，术前B超提示宫内妊娠。术中刮出物见绒毛样组织，手术顺利，出血不多，术后予口服抗生素三天。术后6天患者盆浴后出现少量阴道流血，持续两天，偶有下腹隐痛。
（3）否认有慢性疾病史，无食物及药物过敏史。于2011年顺产。
（4）体格检查：无发热，心肺（-）。腹软，下腹部无压痛，反跳痛。妇科检查：阴道通畅，内见少量暗红色血液；宫颈光滑，宫颈口无组织堵塞，无接触性出血；宫体前位，正常大小，活动，轻压痛，形态规则；双侧附件未及明显包块，无压痛。
（5）辅助检查：B超示宫内未见残留，盆腔少量积液。血常规：WBC 13.3×10^9/L，N 60.1%。

2. 诊断及诊断依据
诊断：人工流产术后感染。
诊断依据：患者停经35天时尿HCG(+)，停经41天B超提示：宫内妊娠，早孕。停经42天时行无痛人流，术中见绒毛样组织刮出。术后第6天盆浴后，出现少量阴道出血，偶有下腹隐痛。体检：体温、血压正常，腹软，无压痛反跳痛，妇检：阴道内少量暗红色血液；宫颈光，无组织堵塞；宫体前位，正常大小，活动，轻压痛，形态规则；双侧附件未及明显包块，无压痛。复查B超提示宫内无残留，盆腔少量积液，血常规 WBC 13.3×10^9/L。

四、处理方案及基本原则

人工流产术后持续阴道出血，首先因排除宫外孕可能，可根据术前及术中情况，如术前宫内见孕囊，术中刮出绒毛样组织等；其次应排除宫内残留，B超可确诊。如诊断为人工流产术后感染，可根据以下原则治疗：
（1）抗感染治疗：给予抗生素如一、二代头孢或头孢曲松或头孢噻肟钠，加用甲硝唑。
（2）促进子宫收缩：给予宫缩剂如益母草制剂或宫血宁等中成药，促进子宫内膜及瘀血排出。
（3）健康教育：注意个人卫生，加强营养，注意劳逸结合、增强体质、提高机体抵抗力。
（4）转诊和社区随访：治疗期间需要随访体温、阴道分泌物和出血情况，腹部体征。下列情况应及时转给专科医生：妊娠超过70天需终止妊娠、内外科合并症或妊娠并发症、怀疑宫内节育器嵌顿、怀疑或确诊子宫穿孔、术后剧烈腹痛发热、超过月经量的阴道流血、带器妊娠、瘢痕子宫妊娠、吸宫后检查未查见绒毛，高度怀疑异位妊娠的。

五、要点与讨论

人工流产为妊娠早期人为地采取措施终止妊娠,是避孕失败的补救措施,但不能直接作为节育方法,分为药物流产和人工流产术。目前药物流产使用米非司酮配伍前列醇,适用于停经 49 天内或 B 超提示最大孕囊径线小于 3 cm 以及存在吸宫流产高危因素的患者,药物流产的终止早孕完全流产率达 90% 以上,主要副反应为出血时间过长和出血量过多,因此用药后严密随访,服药后注意是否孕囊排出,孕囊排出后,如流血较多或持续 15 天以上,应及时到医院就诊。

人工流产术是指在妊娠早期用人工方法终止妊娠的手术,适应于因避孕失败要求终止妊娠者以及因各种疾病不宜继续妊娠者。根据妊娠时间,人工流产术负压吸引术和钳刮术。对于生殖器炎症、妊娠剧吐酸中毒尚未纠正、两次体温≥37.5℃者不宜手术,对于各种疾病的急性期或严重的全身性疾患的,需待治疗好转后住院手术。

1. 负压吸宫流产

适用于妊娠 10 周以内,排除手术禁忌,做好必要的术前检查和辅助检查,知情谈话,签署知情同意书。术中要做好消毒,再次确认子宫大小及位置,才能准确探测子宫的屈向及深度。宫颈扩张需自小号开始逐号更换扩宫棒,扩张时用力要稳、准、轻,切忌强行伸入造成宫颈损伤。按孕周选择吸管粗细及负压大小,负压不宜超过 600 mmHg,一般按顺时针方向吸引宫腔 1~2 周,吸宫时吸头通过宫颈管口时要注意折叠塑料或橡胶吸管退出,吸宫完成后,用小号刮匙轻刮宫腔一周,尤其宫底及两侧宫角部,检查是否吸刮干净。全部吸出物应过滤,检查有无绒毛及胚胎或胎儿组织,肉眼观察发现异常者,需送病理检查。

2. 钳刮流产

适用于孕 10~14 周,因胎儿较大,需作钳刮及吸宫。为保证钳刮术顺利进行,应先作扩张宫颈准备,如术前前列腺素制剂塞入阴道或肌注或术前 12 h 将 16 号或 18 号导尿管慢慢插入宫颈,直至宫腔深度 1/2 以上,而露在阴道内的一段导尿管则用消毒纱布包裹,置于后穹窿,次日钳刮术时取出导尿管。术中宫颈扩张充分后,用卵圆钳先将大块组织钳出。

3. 并发症及处理

(1) 子宫穿孔:妊娠子宫柔软,尤其哺乳期子宫更软,剖宫产后妊娠子宫有瘢痕,子宫过度倾屈或有畸形等情况,易致子宫穿孔。术者应查清子宫大小及位置,操作谨慎,动作要轻柔,器械进入宫腔突然出现"无底"感觉,或其深度明显超过检查时子宫大小,或吸出物中见脂肪球时,应立即停止手术,给予缩宫素和抗生素,严密观察患者生命体征,有无腹痛、阴道流血及腹腔内出血征象,如内出血增多或疑有脏器损伤者,应立即剖腹探查修补穿孔。

(2) 人工流产综合反应:患者在术中或手术结束时出现心动过缓、心律失常、血压下降、面色苍白、出汗、头晕、胸闷,甚至昏厥和抽搐。主要原因是患者精神紧张和宫颈、子宫遭受机械刺激引起迷走神经兴奋有关。因此,术前应予精神安慰,术中动作要轻柔。一旦出现心率减慢,可静脉注射阿托品 0.5~1 mg。

(3) 吸宫不全、漏吸:术后常见并发症。术后流血超过 10 日,血量过多,或流血停止后又有多量流血,应考虑吸宫不全,B 超有利于诊断。无明显感染者,应行探查宫腔,吸出物送病理检查,若未见绒毛或胚胎组织,除考虑漏吸,还应排除异位妊娠可能。

(4) 术中出血:多发生于妊娠月份较大的钳刮术,主要为组织物不能迅速排出,影响子宫收缩。可在扩张宫颈后,宫颈注射缩宫素促使子宫收缩,同时尽快钳取或吸取胎盘及胎体,吸管过细或胶管过软时应及时更换。

(5) 术后感染:开始时为急性子宫内膜炎,治疗不及时可扩散至子宫肌层、附件,甚至发展为败血症。多因吸宫不全或流产后过早性交,也可能术中消毒不严。主要表现为体温升高、下腹疼痛或不规则出血。及时应用抗生素,宫腔内残留按感染性流产处理。

六、思考题

1. 人工流产术的适应证有哪些?
2. 人工流产术后并发症有哪些?
3. 人工流产术后感染的治疗原则有哪些?

七、推荐阅读文献

1. 祝墡珠. 全科医生临床实践[M]. 北京:人民卫生出版社,2013:534-536.
2. 谢辛,苟文丽. 妇产科学[M]. 8版. 北京:人民卫生出版社,2013:383-384.

(宗文红)

案例 97

流行性脑脊髓膜炎

一、病历资料

1. 现病史

患儿,男性,5岁,因"高热伴头痛、呕吐3天"于2014年2月6日到社区卫生服务中心就诊。患儿于3天前无明显诱因下出现鼻塞、咽痛伴少许咳嗽,其后突发高热达40℃,伴畏寒和寒战,同时出现剧烈头痛,频繁呕吐,呈喷射性,无上腹部疼痛不适,无腹泻,发病来进食少,反复哭闹,拒抱,烦躁不安。

2. 既往史

足月顺产,既往体健,患儿所在幼儿园近期有同学出现类似症状。

3. 体格检查

T 39.5℃,P 125次/min,R 26次/min,急性热病容,神志清楚,皮肤可见散在瘀点,浅表淋巴结未及明显肿大,咽充血(+),扁桃体未见肿大,颈有抵抗,两肺听诊未及干湿啰音,HR 125次/min,律齐,心界叩诊不大,腹平软,肝脾肋下未触及,Brudzinski征(+),Kernig征(+),Babinski征(-)。

4. 实验室和辅助检查

血常规:WBC 18.8×10^9/L, Hb 123 g/L, RBC 4.38×10^{12}/L, PLT 162×10^9/L, N 80%, LY 13%。

二、诊治经过

初步诊断:发热待查(流行性脑脊髓膜炎?)。

诊治经过:面对高热患儿,且查体发现存在明确的脑膜刺激征,患儿周围亦有类似患者发生,全科医生考虑该患儿目前流行性脑脊髓膜炎需重点排除,故给予紧急退热降温处理后建议家属迅速带患儿至上级医院就诊,患儿在儿科医院感染科就诊后收住入院,入院后行头颅CT未见明显异常,腰穿检查示脑脊液外观呈浑浊米汤样,白细胞数明显增高,达 $1\,000 \times 10^6$/L,中性粒细胞80%,糖350 mg/L,氯化物60 g/L,蛋白含量升高达600 mg/L,测压力达150 mmH$_2$O。考虑为化脓性脑膜炎,给予青霉素40 IU/(kg·d)积极抗感染治疗,甘露醇静滴降颅压,积极降温对症支持治疗,防止高热惊厥,并在抗感染药物治疗前送检血培养、脑脊液培养及脑脊液涂片检测,同时行血清脑膜炎奈瑟菌抗原检测,3天后报告血清脑膜炎奈瑟菌抗原阳性,确诊流行性脑脊髓膜炎,患儿经抗感染及对症治疗后体温逐渐降至正常,头痛呕吐症状缓解,复查血常规、脑脊液常规及生化恢复正常,予出院随访。

三、病例分析

1. 病史特点

(1) 患儿男性,5岁,高热伴头痛、呕吐3天。

(2) 患儿于3天前突发高热达40℃,伴畏寒和寒战,剧烈头痛,频繁呈射性呕吐,发病来进食少,反复哭闹,拒抱,烦躁不安。

(3) 既往史:既往体健,患儿所在幼儿园近期有同学出现类似症状。

(4) 体格检查:T 39.5℃,P 125次/min,R 26次/min,急性热病容,神志清楚,皮肤可见散在瘀点,浅表淋巴结未及明显肿大,咽充血(+),扁桃体未见肿大,颈有抵抗,两肺听诊未及干湿啰音,HR 125次/min,律齐,心界叩诊不大,腹平软,肝脾肋下未触及,Brudzinski征(+),Kernig征(+),Babinski征(−)。

(5) 实验室和辅助学检查:

血常规:WBC 18.8×10^9/L,Hb 123 g/L,RBC 4.38×10^{12}/L,PLT 162×10^9/L,N 80%,LY 13%。

脑脊液常规:WBC $1\,000 \times 10^6$/L,N 80%,RBC 2×10^6/L。

脑脊液生化:GLU 350 mg/L,氯化物 60 g/L,蛋白 600 mg/L。

血清脑膜炎奈瑟菌抗原检测:阳性。

脑脊液涂片:见革兰阳性球菌。

脑脊液培养:见脑膜炎奈瑟菌生长。

血培养:阴性。

头颅CT:未见明显异常。

2. 诊断和诊断依据

诊断:流行性脑脊髓膜炎。

诊断依据:患儿以高热伴头痛、呕吐起病,体格检查发现脑膜刺激征阳性,脑脊液常规及生化检查提示为化脓性脑膜炎改变,脑脊液涂片见革兰阳性球菌,血清脑膜炎奈瑟菌抗原检测呈阳性,脑脊液培养见脑膜炎奈瑟菌生长,因此可确诊为流行性脑脊髓膜炎。

3. 鉴别诊断

(1) 其他细菌引起的化脓性脑膜炎:如肺炎链球菌感染多见于成年人,大多继发于肺炎、中耳炎和颅脑外伤;流感嗜血杆菌感染多见于婴幼儿;金黄色葡萄球菌引起的多继发于皮肤感染;铜绿假单胞菌脑膜炎常继发于腰穿、麻醉、造影或手术后;革兰阴性杆菌感染易发生于颅脑手术后。上述细菌感染均无明显季节性,以散发为主,无皮肤瘀点、瘀斑。确诊有赖于细菌学检查。

(2) 结核性脑膜炎:多有结核病史或密切接触史,起病缓慢,病程较长,有低热、盗汗、消瘦等症状,神经系统症状出现晚,无瘀点、瘀斑,脑脊液以单核细胞为主,蛋白质增加,糖和氯化物减少;脑脊液涂片可检查抗酸染色阳性杆菌。

(3) 隐球菌性脑膜炎:多见于免于缺陷患者,脑脊液以淋巴细胞为主,蛋白质增加,糖和氯化物减少;脑脊液墨汁染色阳性,血乳胶凝集试验阳性可作鉴别。

四、处理方案及基本原则

1. 病原治疗

一旦高度怀疑流脑,应尽早、足量应用细菌敏感并能透过血脑屏障的抗菌药物。常选用以下抗菌药物：

（1）青霉素：目前青霉素对脑膜炎球菌仍为一种高度敏感的杀菌药物，成人剂量为800万IU，每8h一次。儿童剂量为20万～40万IU/kg，分3次加入5％葡萄糖液内静脉滴注，疗程5～7天。

（2）头孢菌素：第三代头孢菌素对脑膜炎球菌抗菌活性强，易透过血脑屏障，且毒性低，头孢曲松成人2～3g，儿童50～100 mg/kg，每12h静脉滴注1次，疗程7天。

（3）氯霉素：较易透过血脑屏障，脑脊液浓度为血浓度的30％～50％，除对脑膜炎球菌有良好的抗菌活性外，对肺炎球菌和流感杆菌也敏感，但需警惕其对骨髓造血功能的抑制，故用于不能使用青霉素或头孢菌素的患者，成人剂量为2～3g，儿童剂量为50 mg/kg，分次加入葡萄糖液内静脉滴注，疗程5～7天。

2. 一般对症治疗

强调早期诊断，就地住院隔离治疗，密切监护，是本病治疗的基础。做好护理，预防并发症。保证足够液体量、热量及电解质。高热时可用物理降温和药物降温，颅内高压时予20％甘露醇快速静脉滴注，根据病情4～6h一次，可重复使用。

3. 针对暴发型流脑、合并休克的患者

应积极扩充血容量及纠正酸中毒治疗，使用血管活性药物，必要时可适当应用肾上腺皮质激素减轻毒血症状，同时密切观察，防治DIC、呼吸衰竭及肾功能衰竭。

五、要点与讨论

流行性脑脊髓膜炎是由脑膜炎奈瑟菌(Neisseria meningiliclis)引起的急性化脓性脑膜炎。其主要临床表现是突发高热、剧烈头痛、频繁呕吐，皮肤黏膜瘀点、瘀斑以及脑膜刺激征，严重者可有败血症休克和脑实质损害，常可危及生命。冬、春季节发病（2～4月为流行高峰），病原菌主要经咳嗽、打喷嚏借飞沫由呼吸道直接传播。人群普遍易感，人群感染后仅约1％出现典型临床表现。新生儿自母体获得抗体很少发病，在6个月～2岁时抗体降到最低水平，以后因隐性感染而逐渐获得免疫力，因此，以5岁以下儿童尤其是6个月到2岁的婴幼儿的发生率最高。

如何预防流行性脑脊髓膜炎是全科医生必须掌握的重点，主要包括以下几点：

（1）管理传染源：带菌者和流脑患者是本病的传染源。本病隐性感染率高，流行期间人群带菌率高达50％，感染后细菌寄生于正常人鼻咽部，无症状不易被发现，因此，带菌者作为传染源的意义更重要。早期发现患者就地隔离治疗，隔离至症状消失后3天，一般不少于病后7天。

（2）切断传播途径：搞好环境卫生，保持室内通风。流行期间加强卫生宣教，应避免大型集会或集体活动，不要携带婴儿到公共场所，外出应戴口罩。

（3）保护易感人群：疫苗预防以15岁以下儿童为主要对象，新兵入伍及免疫缺陷者均应注射。国内应用脑膜炎球菌A群流脑多糖疫苗，保护率达90％以上。近年由于C群流行，已开始接种A+C群流脑多糖疫苗，也有很高的保护率。

六、思考题

1. 流行性脑脊髓膜炎的流行病学特点有哪些？
2. 如何预防流行性脑脊髓膜炎？
3. 流行性脑脊髓膜炎的典型临床表现是什么？

七、推荐阅读文献

1. 马亦林,李兰娟. 传染病学[M]. 5版. 上海:上海科学技术出版社,2011:512-523.
2. 李兰娟,任红. 传染病学[M]. 8版. 北京:人民卫生出版社,2008:207-212.
3. 彭文伟. 现代感染下疾病与传染病学[M]. 北京:科学出版社,2000:1017-1029.

(夏燕萍)

案例 98
肾综合征出血热

一、病历资料

1. 现病史

患者,男性,32岁,因"发热伴头痛、腰痛、眼眶痛4天"到社区卫生服务中心就诊。患者于4天前无明显诱因出现发热,体温最高达40℃,伴畏寒、寒战、头痛、腰背酸痛、眼眶周围胀痛、食欲减退、恶心,无明显咳嗽、咳痰、腹痛、腹泻等不适,自服百服宁症状缓解不明显。今自觉尿色加深,小便中含较多泡沫,前来就诊。

2. 既往史

否认疫水、疫区接触史,近期在建筑工地打工,有鼠类接触史。否认高血压、糖尿病等慢性病史。已婚未育,家人体健。

3. 体格检查

T 39.8℃,P 120次/min,R 26次/min,BP 110 mmHg/60 mmHg,全身皮肤潮红,以颜面、颈、胸部明显,腋下及胸背部可见散在瘀点,眼结膜见片状出血。心、肺听诊未见明显异常,腹部软,肝脾肋下未及,无压痛、反跳痛,未及异常包块,双肾区叩痛(+),双下肢无水肿。

4. 实验室和辅助检查

血常规:WBC 21.82×10^9/L, Hb 163 g/L, RBC 7.38×10^{12}/L, PLT 72×10^9/L, N 50%, LY 43%。

尿常规:尿蛋白(+++),红细胞40~45/HP,白细胞5~6/HP。

肝肾功能电解质:TB 4.4 μmol/L, DB 1.6 μmol/L, TP 65 g/L, ALB 40 g/L, ALT 26 IU/L, AST 29 IU/L, γ-GT 37 IU/L, BUN 10.2 mmol/L, Cr 92 μmol/L, K^+ 3.2 mmol/l, Na^+ 130 mol/l, Cl^- 86 mol/l。

二、诊治经过

初步诊断:发热待查(肾综合征出血热?)。

诊治经过:全科医生仔细询问了患者起病经过、发热热型以及伴随症状,结合患者有典型的头痛、腰痛、眼眶痛"三痛"症状,且体格检查发现患者全身皮肤潮红,呈"酒醉貌",腋下及胸背部可见散在瘀点,眼结膜见片状出血。实验室检查又发现患者存在血尿、蛋白尿、血小板减少,同时考虑患者近期在建筑工地打工,有鼠类接触史,因此肾综合征出血热需重点排除,建议患者至上级医院感染科进一步诊治。

患者遂至三级医院感染科就诊,并收住入院,入院后查出血热抗体 IgM 阳性,随访血肌酐及尿素氮进行性升高,最高时肌酐 260 μmol/L,BUN 16.4 mmol/l,并出现少尿、血压下降表现,给予积极补充血容量,5%碳酸氢钠溶液纠正酸中毒,多巴胺等血管活性药物改善微循环,患者血压逐渐稳定,并进入多尿期,每日尿量 4 000~5 000 ml,血钾降至 2.5 mmol/l,予积极补液维持水、电解质平衡,随访血肌酐、尿素氮逐渐降至正常范围,尿蛋白转阴,一般情况逐步好转,康复出院。

三、病例分析

1. 病史特点

(1) 男性,32 岁,发热伴头痛、腰痛、眼眶痛 4 天。

(2) 患者 4 天前出现发热,伴畏寒、寒战、头痛、腰背酸痛、眼眶周围胀痛,其后又出现尿色加深,小便中含较多泡沫。

(3) 既往史:近期在建筑工地打工,有鼠类接触史。

(4) 体格检查:T 39.8℃,P 120 次/min,R 26 次/min,BP 110 mmHg/60 mmHg,全身皮肤潮红,以颜面、颈、胸部明显,腋下及胸背部可见散在瘀点,眼结膜见片状出血。心、肺听诊未见明显异常,腹部软,肝脾肋下未及,无压痛、反跳痛,未及异常包块,双肾区叩痛(+),双下肢无水肿。

(5) 实验室和辅助学检查:

血常规:WBC 21.82×10^9/L,Hb 163 g/L,RBC 7.38×10^{12}/L,PLT 72×10^9/L,N 50%,LY 43%。

尿常规:尿蛋白(+++),红细胞 40~45/HP,白细胞 5~6/HP。

肝肾功能电解质:TB 4.4 μmol/L,DB 1.6 μmol/L,TP 65 g/L,ALB 40 g/L,ALT 26 IU/L,AST 29 IU/L,γ-GT 37 IU/L,BUN 10.2 mmol/L,Cr 92 μmol/L,K^+ 3.2 mmol/l,Na^+ 130 mol/l,Cl^- 86 mol/l。

2. 诊断和诊断依据

诊断:肾综合征出血热。

诊断依据:患者发病前有鼠类接触史,以高热起病,伴头痛、腰痛、眼眶痛"三痛"症状,且体格检查发现患者全身皮肤潮红,呈"酒醉貌",腋下及胸背部可见散在瘀点,眼结膜见片状出血。实验室检查发现有血尿、蛋白尿、血小板减少,血白细胞明显升高,且病程经历发热期、低血压休克期、少尿期、多尿期和恢复期典型病程,血中出血热抗体 IgM 阳性,故肾综合征出血热诊断明确。

3. 鉴别诊断

由于肾综合征出血热在病程的不同分期,主要症状各不相同,应分别与以下疾病相鉴别。发热期应与上呼吸道感染、败血症、急性胃肠炎和菌痢鉴别。休克期应与其他病因导致的感染性休克、低血容量性休克鉴别。少尿期应与急性肾炎及其他原因引起的急性肾功衰竭相鉴别,出血明显者需与消化性溃疡出血、血小板减少性紫癜和其他原因所致 DIC 鉴别。

四、处理方案及基本原则

肾综合征出血热的治疗以综合疗法为主,早期应用抗病毒治疗,中晚期则针对病程中各阶段的病理生理进行对症治疗。"三早一就"是本病治疗原则,即早发现、早期休息、早期治疗和就近治疗。治疗要点是注意防治休克、肾功能衰竭和出血。

发热期的治疗原则是抗病毒、改善中毒症状、减轻外渗和预防 DIC。低血压休克期的治疗原则是积极补充血容量、注意纠正酸中毒和改善微循环,少尿期的治疗原则为稳定机体内环境、促进利尿、导泻和必要时透析治疗。多尿期的治疗原则是维持水、电解质平衡,防治继发感染。恢复期的治疗原则为补充营养,逐步恢复工作,出院后应休息 1~2 个月,定期复查肾功能,血压和垂体功能,如有异常应及时治疗。

五、要点与讨论

肾综合征出血热又称流行性出血热,是由汉坦病毒属(Hanta-viruses)的各型病毒引起的,以鼠类为主要传染源的一种自然疫源性疾病,本病的主要病理变化是全身小血管和毛细血管广泛性损害,临床上以发热、低血压休克、充血出血和肾损害为主要表现,典型病例病程呈五期经过。广泛流行于亚欧等地,我国为高发区。

汉坦病毒主要宿主动物是啮齿类,其他动物包括猫、猪、犬和兔等,在我国以黑线姬鼠、褐家鼠为主要宿主动物和传染源。传播途径以呼吸道传播、消化道传播、接触传播为主,鼠类携带病毒的排泄物,如尿、粪、唾液等污染尘埃后形成气溶胶,能通过呼吸道而感染人体,进食被鼠类携带病毒的排泄物所污染的食物可经口腔或胃肠道黏膜感染,被鼠咬伤或破损伤口接触带病毒的鼠类排泄物或血液后亦可导致感染。

本病发病有较明显的高峰季节,其中姬鼠传播者以 11~1 月份为高峰,5~7 月为小高峰。家鼠传播者以 3~5 月为高峰,林区姬鼠传播者以夏季为流行高峰。人群分布以男性青壮年农民和工人发病较高,其他人群亦可发病。不同人群发病的多少与接触传染源的机会多少有关。

社区医生在接诊发热待查的患者时,如果发现患者有典型头痛、腰痛、眼眶痛"三痛"症状,或者伴随血尿、消化道出血、皮肤黏膜出血症状者,或者短期内突然出现大量蛋白尿的患者,尤其是有鼠类接触史的患者,需高度警惕肾综合征出血热的可能,及时将患者转诊至上级医院感染科就诊。

关于肾综合征出血热的预防,应积极做好灭鼠宣传工作,防止鼠类排泄物污染食品,不用手接触鼠类及其排泄物,动物实验时要防止被实验鼠咬伤。目前我围研制的沙鼠肾细胞灭活疫苗(Ⅰ型),金地鼠肾细胞灭活疫苗(Ⅱ型)和乳鼠脑纯化汉坦病毒灭活疫苗(Ⅰ型)已在流行区使用,88%~94%能产生中和抗体,但持续 3~6 个月后明显下降,1 年后需加强注射。

六、思考题

1. 肾综合征出血热的典型病程分为哪 5 期,临床表现各有什么特点?
2. 肾综合征出血热的传染源和传播途径有哪些?
3. 肾综合征出血热有哪些典型症状和体征?

七、推荐阅读文献

1. 李兰娟,任红. 传染病学[M]. 8 版. 北京:人民卫生出版社,2008:77-86.
2. 陈灏珠,林果为. 实用内科学[M]. 13 版. 北京:人民卫生出版社,2009:380-388.

(夏燕萍)

案例 99

细菌性痢疾

一、病历资料

1. 现病史

患者,男性,42岁,因"发热伴阵发性腹痛、腹泻2天"就诊。患者2天前在外旅游期间进食海鲜后出现腹痛,以左下腹为主,阵发性,同时伴腹泻,为稀水样便,每天3~4次,有里急后重感,伴发热,体温38.0~38.5℃,伴畏寒、乏力、食欲减退,无明显恶心、呕吐,自服黄连素,症状无明显缓解,今晨解大便发现含有黏液脓血,目前为求进一步诊治来社区门诊。患病以来患者精神萎,胃纳差,睡眠欠佳,小便无殊,体重无明显下降。

2. 既往史

否认肝炎、结核等传染病史,否认药物食物过敏史,否认高血压、糖尿病、冠心病病史。已婚已育,家人体健。

3. 体格检查

T 38.7℃,P 100次/min,R 22次/min,BP 110 mmHg/70 mmHg,神志清,发育正常,营养可,皮肤巩膜未见黄染,全身浅表淋巴结无肿大。双肺呼吸音清晰,未闻及干、湿性啰音。HR 100次/min,律齐;腹软,左下腹压痛,无肌卫及反跳痛,肝脾肋下未及。Murphy's征(-),肝区、肾区叩击痛(-),移动性浊音阴性,肠鸣音6~8次/min,双下肢不肿。

4. 实验室和辅助检查

肝肾功能电解质:ALT 23 IU/l, AST 30 IU/L, TB 6.8 μmol/L, DB 4.2 μmol/L, TP 72 g/L, ALB 40 g/L, AKP 56 IU/L, γ-GT 74 IU/L, BUN 4.2 mmol/L, Cr 52 μmol/L, UA 314 μmol/L, K^+ 2.9 mmol/l, Na^+ 130 mol/l, Cl^- 90 mol/l。

血常规:WBC 18.6×10^9/L, Hb 125 G/L, N 85.5%,淋巴细胞:LY 12.8%, PLT 136×10^{12}/L。

粪常规:白细胞25~30个/HP;红细胞:8~10个/HP;可见少量巨噬细胞;粪隐血(+)。

二、诊治经过

初步诊断:急性肠炎。

诊治经过:全科医生仔细询问了患者的病史,同行的旅伴是否有相似的症状,鉴于患者粪常规提示白细胞25~30/HP,红细胞8~10/HP,可见少量巨噬细胞,血白细胞明显升高,且已出现电解质紊乱情况,全科医生在给予抗感染药物、对症止泻及纠正电解质紊乱治疗的同时,建议患者到上级医院行粪培养检查明确病原菌。患者在上级医院行粪培养提示为肠志贺菌感染,对患者采取了消化道隔离,并根据药敏结果给予喹诺酮类抗生素静滴,思密达、黄连素对症止泻治疗,同时静脉及口服补液纠正水电解质紊乱,1 周后患者腹痛腹泻症状缓解,体温正常,复查粪便培养连续 2 次阴性,血常规正常,康复出院。

1 个月后患者至全科门诊随访,全科医师仔细询问了患者的消化道症状,并给予复查粪常规、血常规、肝肾功能、电解质均未见明显异常,嘱患者养成良好的卫生习惯,特别注意饮食和饮水卫生,并建议患者如果再次出现类似腹痛腹泻症状,建议及时至上级医院再次复查粪常规及粪培养,防止转为慢性菌痢。

三、病例分析

1. 病史特点
(1) 患者,男性,42 岁。因"发热伴阵发性腹痛、腹泻 2 天"就诊。
(2) 患者不洁饮食后出现腹痛,伴腹泻,初为稀水样便,后出现黏液脓血便,有里急后重感,伴发热。
(3) 既往史无殊。
(4) 体格检查:神志清,皮肤巩膜未见黄染,双肺呼吸音清,未闻及干、湿性啰音。心率 100 次/min,律齐;腹软,左下腹压痛,无肌卫及反跳痛,肝脾肋下未及。Murphy's 征(-),肝区、肾区叩击痛(-),肠鸣音 6~8 次/min。
(5) 实验室辅助检查:

肝肾功能电解质:ALT 23 IU/L,AST 30 IU/L,TB 6.8 μmol/L,DB 4.2 μmol/L,TP 72 g/L,ALB 40 g/L,AKP 56 IU/L,γ-GT 74 IU/L,BUN 4.2 mmol/L,Cr 52 μmol/L,UA 314 μmol/L,K^+ 2.9 mmol/L,Na^+ 130 mol/L,Cl^- 90 mol/L。

血常规:WBC 18.6×10^9/L,Hb 125 G/L,N 85.5%,LY 12.8%,PLT 136×10^{12}/L。

粪常规:白细胞 25~30 个/HP;红细胞 8~10 个/HP;可见少量巨噬细胞;粪隐血(+)。

2. 诊断和诊断依据
急性细菌性痢疾:患者不洁饮食后出现腹痛,伴腹泻,初为稀水样便,后出现黏液脓血便,有里急后重感,伴发热,体温 38.0~38.5℃之间,粪常规提示白细胞 25~30/HP,红细胞 8~10/HP,可见少量巨噬细胞,血白细胞明显升高,同时结合粪培养结果,该患者急性细菌性痢疾诊断明确。

3. 鉴别诊断
(1) 其他可引起腹泻的疾病,包括普通的胃肠炎、炎症性肠病(克罗恩病、溃疡性结肠炎)、肠结核等,急性菌痢的确诊依赖于病原学的检查,而炎症性肠病的诊断则有赖于肠镜下的典型表现及病理活检的特征性改变,肠结核有赖于粪抗酸涂片及分枝杆菌培养检查。
(2) 中毒性菌痢常常表现为全身中毒症状严重,可有嗜睡、昏迷及抽搐,迅速发生循环和呼吸衰竭,临床以严重毒血症状、休克和(或)中毒性脑病为主,而局部肠道症状很轻或缺如,此时应与夏、秋季急性中枢神经系统感染或其他病因所致的感染性休克相鉴别。

四、处理方案及理由

1. 一般治疗
消化道隔离至临床症状消失,粪便培养连续 2 次阴性。注意休息,饮食以流食为主,忌食生冷、油腻及刺激性食物。

2. 抗菌治疗

近年来志贺菌对抗生素的耐药性逐年增长,因此,应根据当地流行菌株药敏试验或粪便培养的结果进行选择。抗生素治疗的疗程一般为3～7天。最常用的为喹诺酮类药物,首选环丙沙星,但儿童、孕妇及哺乳期妇女如非必要不宜使用。其他WHO推荐的二线用药有头孢曲松和匹美西林。

3. 对症治疗

腹泻患者存在水和电解质的丢失,均应口服补液(ORS),对严重脱水或电解质紊乱者,可考虑先静脉补液,然后改为口服补液;高热患者可予物理降温,必要时使用退热药;毒血症状严重者,可给予小剂量肾上腺皮质激素;腹痛剧烈者可适当给予解痉药物(654-2或阿托品等)。

4. 中毒性菌痢的治疗

对于存在休克的患者应迅速扩充血容量,纠正酸中毒,改善微循环障碍,保障重要脏器血流灌注,毒血症状严重者,可给予小剂量肾上腺皮质激素。有早期DIC表现者可给予肝素抗凝等治疗。以中枢神经系统为主要表现的患者可给予20%甘露醇静滴以减轻脑水肿。需保持呼吸道通畅,防治呼吸衰竭。

5. 慢性菌痢的治疗

注意生活规律,进食易消化、吸收的食物,忌食生冷、油腻及刺激性食物,积极治疗可能并存的慢性消化道疾病或肠道寄生虫病。根据病原菌药敏结果选用有效抗菌药物,通常联用两种不同类型药物,疗程需适当延长,必要时可给予多个疗程治疗。慢性患者和带菌者均应隔离或定期进行访视管理,并给予彻底治疗,直至粪便培养阴性。

五、要点与讨论

细菌性痢疾是由志贺菌(也称痢疾杆菌)引起的肠道传染病,菌痢主要通过消化道传播,终年散发,夏、秋季可引起流行。其主要病理变化为直肠、乙状结肠的炎症与溃疡,主要表现为腹痛、腹泻、排黏液脓血便以及里急后重等,可伴有发热及全身毒血症状,严重者可出现感染性休克和(或)中毒性脑病。由于志贺菌各组及符血清型之间无交叉免疫,且病后免疫力差,故可反复感染。一般为急性,少数迁延成慢性。

细菌性痢疾的传染源为急、慢性菌痢患者和带菌者。非典型患者、慢性菌痢患者及无症状带菌者由于症状不典型而容易误诊或漏诊,因此在流行病学中具有重要意义。本病主要经粪-口途径传播,志贺菌随患者粪便排出后,通过手、苍蝇、食物和水,经口感染。另外,还可通过生活接触传播,即接触患者或带菌者的生活用具而感染。

根据病程长短可以分为急性和慢性(菌痢反复发作或迁延不愈达2个月以上者),根据病情严重程度可以分为普通型、轻型和重型(腹泻每天30次以上,伴有酸中毒和水、电解质平衡失调甚至中毒性肠麻痹),中毒型菌痢以2～7岁儿童为多见,成人偶有发生,起病急骤,突起高热,病势凶险,全身中毒症状严重,可有嗜睡、昏迷及抽搐,迅速发生循环和呼吸衰竭,临床以严重毒血症状、休克和(或)中毒性脑病为主,而局部肠道症状很轻或缺如,故临床上需注意与中枢神经系统疾病相鉴别。

社区医生还需掌握细菌性痢疾的预防措施,在日常的诊疗过程中做好宣教工作。菌痢的预防采用以切断传播途径为主的综合预防措施,同时做好传染源的管理。急、慢性患者和带菌者应隔离或定期进行访视管理,并给予彻底治疗,直至粪便培养阴性。养成良好的卫生习惯,特别注意饮食和饮水卫生。目前尚无获准生产的可有效预防志贺菌感染的疫苗。我国主要采用口服活菌苗,活菌苗对同型志贺菌保护率约为80%,而对其他型别菌痢的流行可能无保护作用。

六、思考题

1. 细菌性痢疾的抗菌药物选择有哪些?

2. 细菌性痢疾的临床分型包括哪几类?
3. 如何预防细菌性痢疾?

七、推荐阅读文献

1. 陈灏珠,林果为. 实用内科学[M]. 13版. 北京:人民卫生出版社,2009:465-468.
2. 李兰娟,任红. 传染病学[M]. 8版. 北京:人民卫生出版社,2008:178-184.

(夏燕萍)

案例 100
艾滋病

一、病历资料

1. 现病史

患者,男性,45 岁,因"发热伴间歇性头痛 2 月,加重伴恶心、呕吐 1 周"到全科门诊就诊。患者 2 月前无明显诱因下出现头痛,呈间歇性发作,表现为胀痛,不伴意识障碍及肢体活动障碍,当时未予重视。近 2 月来同时伴有低热,体温 38.0℃左右,伴周身乏力,纳差,精神萎靡不振,曾行血常规及胸片检查未发现明显异常,自服日夜百服宁及头孢拉定,症状无明显好转,1 周前患者头痛加重,呈持续性,伴恶心、频繁呕吐,为求进一步诊治前来就诊。患者自患病来精神胃纳欠佳,体重减轻约 4 kg。

2. 既往史

否认结核、肝炎等传染病史。10 年前曾因生活拮据在血贩子处先后卖血 3 次。否认长期免疫抑制剂及皮质激素应用史。

3. 体格检查

T 38.5℃,P 88 次/min,R 20 次/min,BP 160 mmHg/90 mmHg,神志清楚,颈部、腋下、腹股沟可及散在蚕豆大小肿大淋巴结,质硬,无压痛,口腔黏膜可见散在真菌斑,扁桃体未见肿大,颈抵抗(+),两肺听诊左下肺可及少许湿啰音,双下肢不肿。Brudzinski 征(+),Kernig 征(+),Babinski 征(-)。

4. 实验室和辅助检查

血常规:WBC 7.8×10^9/L,Hb 86 g/L,RBC 2.38×10^{12}/L,PLT 112×10^9/L,N 65%,LY 30%。

头颅 CT:未见明显异常。

二、诊治经过

初步诊断:发热待查(中枢神经系统感染?)。

诊治经过:患者以发热伴头痛、恶心、呕吐的颅高压症状为主要表现,且查体发现存在明确的脑膜刺激征,因此该考虑中枢神经系统感染可能性较大,故建议患者至上级医院进一步行腰穿、脑脊液相关检查以明确。此外全科医生查体发现患者全身多处浅表淋巴结肿大,口腔黏膜存在真菌感染,这类机会感染在免疫缺陷患者中较多见,因此建议患者在上级医院进一步排查 HIV 感染。患者在上级医院行腰穿检查示脑脊液外观淡黄色微混,测压力达 220 mmH$_2$O, WBC 100×10^6/L, LY 75%,潘氏试验(+),糖 GLU 3.3 mmol/L,氯化物 93 mmol/L,蛋白 800 mg/L,脑脊液墨汁染色阳性,抗酸染色阴性,血乳胶凝集试验阳性。考虑为隐球菌性脑膜炎,给予两性霉素 B 及氟胞嘧啶积极抗真菌治疗 2 周,其后改为氟康唑 0.4 g qd

口服巩固治疗,同时患者住院期间查 HIV 抗体初筛及确证试验均阳性,进一步查 $CD4^+$ T 淋巴细胞为 $280/mm^3$, $CD4^+/CD8^+$ 0.89,考虑患者为人免疫缺陷病毒感染,获得性免疫缺陷综合征(AIDS)患者。

三、病例分析

1. 病史特点
(1) 患者,男性,45 岁,发热伴间歇性头痛 2 月,加重伴恶心、呕吐 1 周。

(2) 患者 2 月前出现头痛,初为间歇性,其后进行性加重,并出现恶心、频繁呕吐。同时伴有低热,体温 38.0℃左右,伴周身乏力,纳差,精神萎靡不振。

(3) 既往史:10 年前曾因生活拮据在甘肃老家血贩子处先后卖血 3 次。否认长期免疫抑制剂及皮质激素应用史。

(4) 体格检查:T 38.5℃,P 88 次/min,R 20 次/min,BP 160 mmHg/90 mmHg,神志清楚,颈部、腋下、腹股沟可及散在蚕豆大小肿大淋巴结,质硬,无压痛,口腔黏膜可见散在真菌斑,扁桃体未见肿大,颈抵抗(+),两肺听诊左下肺可及少许湿啰音,双下肢不肿。Brudzinski 征(+),Kernig 征(+),Babinski 征(-)。

(5) 实验室和辅助学检查:
血常规:WBC 7.8×10^9/L,Hb 86 g/L,RBC 2.38×10^{12}/L,PLT 112×10^9/L,N 65%,LY 30%。
头颅 CT:未见明显异常。
脑脊液常规:外观淡黄色微混,测压力达 220 mmH_2O,WBC 100×10^6/L,LY 75%。
脑脊液生化:潘氏试验(+),GLU 3.3 mmol/L,氯化物 93 mmol/L,蛋白 800 mg/L。
脑脊液墨汁染色:阳性。
脑脊液抗酸染色:阴性。
血乳胶凝集试验:阳性。
HIV 抗体初筛试验、确证试验均阳性。
$CD4^+$ T 淋巴细胞 $280/mm^3$,$CD4^+/CD8^+$ 0.89。

2. 诊断和诊断依据
诊断:艾滋病;隐球菌性脑膜炎。

诊断依据:患者 HIV 抗体初筛及确证试验均阳性,且 $CD4^+$ T 淋巴细胞数明显减少,$CD4^+/CD8^+$ 比例下降,且伴有发热、全身浅表淋巴结肿大的临床表现,同时有头痛、恶心、呕吐的颅高压症状,查体发现存在明确的脑膜刺激征,脑脊液蛋白含量增高,糖、氯化物减少,墨汁染色阳性,血乳胶凝集试验阳性,因此可确诊为艾滋病合并隐球菌性脑膜炎。

3. 鉴别诊断
(1) 原发性 $CD4^+$ 淋巴细胞减少症:少数原发性 $CD4^+$ 淋巴细胞减少症可并发严重机会性感染与 AIDS 相似,但无 HIV 感染流行病学资料,以及 HIV-Ⅰ和 HIV-Ⅱ病原学检测阴性可与 AIDS 区别。

(2) 继发性 $CD4^+$ 细胞减少:多见于肿瘤及自身免疫性疾病经化学或免疫抑制治疗后,根据患者相关病史及用药史常可区别。

四、处理方案及基本原则

1. 高效抗反转录病毒治疗
抗反转录病毒治疗是针对病原体的特异治疗,目标是最大限度地抑制病毒复制,重建或维持免疫功能,降低病死率和HIV相关疾病的罹患率,提高患者的生活质量,减少免疫重建炎症反应综合征,减少艾滋病的传播,预防母婴传播。

目前国际上抗反转录病毒(anti-retroviral, ARV)有6类30余种,分为核苷类反转录酶抑制剂(Nucleocide Reverse Transcriptase Inhibitor,NRTI)、非核苷类反转录酶抑制剂(Non-nucleocide Reverse Transcriptase Inhibitor,NNRTI)、蛋白酶抑制剂(Protease Inhibitor,PI)、融合抑制剂、整合酶抑制剂和CCR5抑制剂。鉴于仅用一种抗病毒药物易诱发HIV变异,产生耐药性,因而目前主张联合用药称为高效抗反转录病毒治疗。根据目前的抗反转录病毒药物,可以组成2NRTIs为骨架的联合NNRTI或PI方案,每种方案都有其优缺点,如毒性、耐药性对以后治疗产生的影响、实用性和可行性等,需根据患者的具体情况来掌握。

2. 免疫重建

通过抗病毒治疗及其他医疗手段使HIV感染者受损的免疫功能恢复或接近正常称为免疫重建,这是HIV/AIDS治疗的重要目标之一。在免疫重建的过程中,患者可能会出现一组临床综合征,临床表现为发热、潜伏感染的出现或原有感染的加重或恶化,称为免疫重建炎症反应综合征(IRSI)。多种潜伏或活动的机会性感染在抗病毒治疗后均可发生IRSI。IRSI发生时,应继续进行抗病毒治疗,根据情况对出现的潜伏性感染进行针对性的病原治疗,症状严重者可短期使用糖皮质激素。

3. 治疗机会性感染及肿瘤

(1) 肺孢子菌肺炎:首选复方磺胺甲噁唑(SMZ)。轻、中度肺孢子菌肺炎患者口服SMZ 100 mmg/(kg·d),分3~4次服用,疗程2~3周。重症患者可静脉用药。

(2) 其他感染:口腔及食管真菌感染用克霉唑1.5 g或酮康唑或制霉菌素2.5万IU涂抹黏膜病变处,每天4次;肺部念珠菌病等可用氟康唑或伊曲康唑治疗;隐球菌脑膜炎用两性霉素B、氟胞嘧啶或氟康唑治疗等。

(3) 病毒感染:全身性巨细胞病毒、单纯疱疹病毒、EB病毒感染及带状疱疹可用阿昔洛5~10 mg/kg,或更昔洛韦5 mg,每天静脉滴注2次,疗程2~4周。

(4) 弓形虫病 螺旋霉素或克林霉素0.6~1.2 g/d,前两者常与乙胺嘧啶合用或交替应用。

(5) 卡波西肉瘤 使用叠氮胸苷与α-干扰素联合治疗,也可用博来霉素、长春新碱和阿霉素联合化疗等。

五、要点与讨论

艾滋病是获得性免疫缺陷综合征(acquired immunodeficiency syndrome,AIDS)的简称,系由人免疫缺陷病毒(Human immunodeficiency virus,HIV)引起的慢性传染病。具有传播迅速、发病缓慢、病死率高的特点。本病主要经性接触、血液及母婴传播。HIV主要侵犯、破坏$CD4^+T$淋巴细胞($CD4^+T$ lyrnphocytes),导致机体免疫细胞和(或)功能受损乃至缺陷,最终并发各种严重机会性感染(opportunistir infection)和肿瘤,包括反复发作的口腔白念珠菌感染、单纯疱疹病毒感染或带状疱疹感染、肺孢子菌肺炎、活动性结核、深部真菌感染、中枢神经系统病变、巨细胞病毒感染、弓形虫脑病、反复发生的败血症、皮肤黏膜或内脏的卡波西肉瘤、淋巴瘤等。

艾滋病的诊断应注意如下原则,需结合流行病学史(包括不安全性生活史、静脉注射毒品史、输入未经抗HIV抗体检测的血液或血液制品、HIV抗体阳性者所生子女或职业暴露史等)、临床表现和实验室检查等进行综合分析,慎重作出诊断。诊断AIDS必须是经确证试验证实HIV抗体阳性,HIV RNA和P24抗原的检测能缩短抗体"窗口期"和帮助早期诊断新生儿的HIV感染。

AIDS病死率很高,平均存活期12~18个月,同时合并卡波西肉瘤及肺孢子菌肺炎者病死率最高。病程1年病死率为50%,3年为80%,5年几乎全部死亡。合并乙型、丙型肝炎者,肝病进展加快,预后差。

如发现 HIV 感染者应尽快(城镇于 6 h 内、农村于 12 h 内)向当地疾病预防控制中心(CDC)报告。高危人群普查 HIV 感染有助于发现传染源。

作为全科医生应注意加强艾滋病防治知识宣传教育。高危人群用避孕套,规范治疗性病。严格筛查血液及血制品,用一次性注射器。严格消毒患者用过的医疗器械,对职业暴露采取及时干预。对 HIV 感染的孕妇可采用产科干预(如终止妊娠、择期剖宫产等措施)加之抗病毒药物干预以及人工喂养措施。新生儿可采用一次性服用 NVP 方案以降低 HIV 母婴传播。注意个人卫生,不共用牙具、剃须刀等。

六、思考题

1. 艾滋病的传播途径有哪些?
2. 如何诊断艾滋病?
3. 艾滋病可能合并的机会感染有哪些?

七、推荐阅读文献

1. 李兰娟,任红. 传染病学[M]. 8 版. 北京:人民卫生出版社,2008:108 - 119.
2. 中华医学会感染病学分会艾滋病学组. 艾滋病诊疗指南 2011 版[J],中华传染病杂志,2011,29(10):629 - 640.

(夏燕萍)

案例 101

病毒性肝炎

一、病历资料

1. 现病史

患者,女性,52岁,因"慢乙肝20余年,乏力、纳差5月余,皮肤黄染1月余"就诊。患者20余年前发现乙肝小三阳,当时查肝功能正常,无特殊不适症状,一直未予重视,未至专科诊疗,未进行抗病毒治疗;近5月来无明显诱因下出现乏力、纳差、厌油,偶有右上腹部隐痛不适,无反酸,无恶心、呕吐,无呕血、黑便,近1月来患者自觉尿色深黄,皮肤亦出现黄染。目前为求进一步诊治来社区门诊。患病来患者精神萎,睡眠尚可,体重减轻约3 kg。

2. 既往史

20余年前有剖宫产手术史,曾因产后大出血予输血治疗。否认药物食物过敏史,否认高血压、糖尿病、高脂血症、冠心病病史。育有1子,家人体健。

3. 体格检查

T 36.7℃,P 78次/min,R 18次/min,BP 130mmHg/70 mmHg,神志清,发育正常,营养可,皮肤巩膜轻度黄染,无肝掌,全身浅表淋巴结无肿大。未见皮下出血点,未见皮疹。双肺呼吸音清晰,未闻及干、湿性啰音。HR 78次/min,律齐;腹软,全腹无压痛,无压痛及反跳痛,无肌卫,肝脾肋下未及。Murphy's征(−),肝区叩击痛(−),肾区叩击痛(−);移动性浊音阴性,双下肢不肿。

4. 实验室和辅助检查

肝肾功能:ALT 180 IU/l, AST 160 IU/L, TB 31.8 μmol/L, DB 10.2 μmol/L, TP 58 g/L, ALB 34 g/L, AKP 120 IU/L, γ-GT 89 IU/L, BUN 5.2 mmol/L, Cr 52 μmol/L, UA 236 μmol/L。

B超:肝脏轻度肿大,回声不均匀增粗,慢性胆囊炎伴胆囊小结石,胆总管未见明显扩张。脾脏无肿大,未见腹水。

血常规:WBC 5.6×10^9/L, Hb 125×10^9/L, N 65.5%, LY 29.8%, PLT 136×10^{12}/L。

肝炎二对半:HBsAg(+), HBsAb(−), HBeAg(+), HBeAb(−), HBcAg(+)。

二、诊治经过

初步诊断:慢性乙型病毒性肝炎;慢性胆囊炎伴胆囊结石。

诊治经过:全科医生仔细询问了患者的病史,最近是否有发热,右上腹绞痛,以及起病的缓急程度,发现患者虽然B超提示有慢性胆囊炎伴胆囊小结石,但是目前胆道感染导致的梗阻性黄疸及肝功能异常的依据不足,患者近期的消化道症状以及肝功能异常考虑与慢性乙型肝炎进入活动期有关,因此建议患者积极内科保肝药物治疗,同时将患者转诊到上一级医院传染科专科医生处。专科医生接诊后,对患者进行了 HBA-DNA 检测,结果为 10^6 拷贝/ml,在给予患者甘草酸制剂、谷胱甘肽、腺苷蛋氨酸类药物、胸腺肽等积极保肝、退黄、调节免疫治疗后,复查患者的肝功能仍无明显好转,在与患者进行充分沟通后,建议患者加用抗病毒药物,给予拉米夫定口服进行抗病毒治疗,其后随访肝功能水平逐渐好转,黄疸明显消退,复查 HBA-DNA 转阴。

6 个月后患者至全科门诊随访,复查肝肾功能: ALT 35 IU/l, AST 30 IU/L, TB 15.8 μmol/L, DB 6.2 μmol/L, TP 65 g/L, ALB 40 g/L, BUN 6.4 mmol/L, Cr 77 μmol/L, UA 336 μmol/L。复查肝炎二对半提示为乙肝表面抗原阳性、乙肝 e 抗体阳性、乙肝核心抗体阳性(小三阳)。全科医师仔细询问了患者服药期间有无明显消化道症状、肌痛、手足麻木等表现,同时嘱咐患者服用期间需定期随访肝肾功能,肌酸磷酸激酶,乙肝病毒脱氧核糖核酸(Hepatitis B Virus-deoxyribonucleic acid, HBA-DNA)。此外,告知患者服用抗病毒药物后轻易不易停药,如停药不当,很可能会导致病情再次反弹,严重影响前期的治疗效果。如果服药期间乙肝病毒 DNA 由阴性又转为阳性,血清 ALT 又升高,提示可能出现乙肝病毒变异,产生耐药性,此时需至专科医生处就诊评估是否改用恩替卡韦或阿德福韦等其他抗病毒治疗。

三、病例分析

1. 病史特点
(1) 患者,女性,52 岁。因"慢乙肝 20 余年,乏力、纳差 5 月余,皮肤黄染 1 月余"就诊。
(2) 近期查肝功能示 ALT、AST 明显升高,伴有轻度黄疸。肝炎二对半示大三阳。
(3) 既往曾因产后大出血予输血治疗。
(4) 体格检查:皮肤巩膜轻度黄染,无肝掌,未见皮下出血点。腹软,全腹无压痛,无压痛及反跳痛,无肌卫,肝脾肋下未及。Murphy's 征(一),肝区、肾区叩击痛(一);移动性浊音阴性。
(5) 实验室辅助检查:
肝肾功能:ALT 180 IU/l, AST 160 IU/L, TB 31.8 μmol/L, DB 10.2 μmol/L, TP 58 g/L, ALB 34 g/L, AKP 120 IU/L, γ-GT 89 IU/L, BUN 5.2 mmol/L, Cr 52 μmol/L, UA 236 μmol/L。
B 超:肝脏轻度肿大,回声不均匀增粗,慢性胆囊炎伴胆囊小结石,胆总管未见明显扩张。血常规: WBC 5.6×10^9/L, Hb 125×10^9/L, N 65.5%, LY 29.8%, PLT 136×10^{12}/L。
脾脏无肿大,未见腹水。
肝炎二对半:乙肝大三阳。

2. 诊断和诊断依据
(1) 慢性乙型病毒性肝炎活动:患者 20 余年前就已经发现乙肝小三阳,既往曾因产后大出血予输血治疗,因此该患者获得乙肝的传播途径有可能是通过血源传播。近期乏力、纳差、皮肤黄染、尿色深黄,复查肝功能 ALT、AST 明显升高,伴有轻度黄疸,病毒检测示乙肝大三阳。因此慢性乙型肝炎活动诊断明确。因 B 超未提示肝纤维化表现,脾脏无增大,血常规未见三系下降等脾亢表现,因此目前肝硬化诊断依据不足。
(2) 慢性胆囊炎伴胆囊结石:患者 B 超提示慢性胆囊炎伴胆囊结石,但是此次发病为慢性病程,非急性起病,不伴有发热、腹部绞痛,血常规未提示白分升高,因此患者此次的肝功能异常及黄疸不能以胆道感染来解释。

3. 鉴别诊断
(1) 感染中毒性肝炎:如巨细胞病毒感染、传染性单核细胞增多症、流行性出血热、恙虫病、伤寒、钩端螺旋体病、阿米巴肝病、华支睾吸虫病等。主要根据原发病的临床特点和实验室检查加以鉴别。

(2) **药物性肝损害**：有使用肝损害药物的历史，停药后肝功能可逐渐恢复。肝炎病毒标志物阴性。

(3) **酒精性肝病**：有长期大量饮酒的历史，肝炎病毒标志物阴性。

(4) **自身免疫性肝炎**：主要有原发性胆汁性肝硬化（Primary Biliary Cirrhosis，PBC）和自身免疫性肝炎（Autoimmune Hepatitis，AIH）。原发性胆汁性肝硬化主要累及肝内胆管，自身免疫性肝病主要破坏肝细胞。诊断主要依靠自身抗体的检测和病理组织检查。

(5) **脂肪肝**：大多数患者血三酰甘油水平增高，B超有较特异的表现。

四、处理方案及理由

1. 一般治疗

慢性肝炎活动期要注意休息、合理营养、保证热量、蛋白质、维生素的供给。严禁饮酒，好转后逐渐增加活动。同时注意心理疏导，使患者有正确的疾病观，对肝炎治疗应有耐心和信心。

2. 抗病毒治疗

急性肝炎一般不用抗病毒治疗，而部分慢性病毒性肝炎需要抗病毒治疗。

抗病毒治疗的一般适应证包括：①HBV DNA≥10^5 拷贝/ml（HBeAg阴性者为≥10^4 拷贝/ml）；②丙氨酸氨基转移酶（ALT）≥2×正常上限（ULN）；如用干扰素治疗，ALT≤10倍ULN，血总胆红素≤2×ULN；③如ALT＜2倍正常值上限，但组织病理学Knodell HAI指数≥4，或中度及以上炎症坏死和（或）中度（S2）以上纤维化病变。

目前可以选用的有阿昔洛韦、阿德福韦、恩替卡韦、干扰素等，目的是抑制病毒复制，减少传染性，改善肝功能，减轻肝组织病变，提高生活质量，减少或延缓肝硬化、肝衰竭的发生，延长存活时间。

3. 改善和恢复肝功能

(1) 非特异性护肝药：还原型谷胱甘肽、维生素类、葡醛内酯（肝泰乐）等。

(2) 降酶药：五味子类（联苯双酯等）、山豆根类（苦参碱等）、甘草提取物（甘草酸、甘草苷等）、垂盆草等有降转氨酶作用。部分患者停药后有ALT反跳现象，故显效后逐渐减量至停药为宜。

(3) 退黄药物：茵枝黄、腺苷蛋氨酸、山莨菪碱、皮质激素等。但是应用皮质激素须慎重，肝内淤胆严重，其他退黄药物无效，无禁忌证时才选用。

4. 免疫调节剂

胸腺素 α_1、胸腺素等有双向免疫调节作用，可重建原发、继发性免疫缺陷患者的免疫功能。某些中草药提取物如猪苓多糖、香菇多糖、云芝多糖等亦有免疫调节效果。

五、要点与讨论

病毒性肝炎是由多种肝炎病毒引起的以肝脏病变为主的一种传染病。临床上以食欲减退、恶心、上腹部不适、肝区痛、乏力为主要表现。部分患者可有黄疸、发热和肝肿大伴有肝功能损害。有些患者可慢性化，甚至发展成肝硬化，少数可发展为肝癌。

病毒性肝炎的病原学分型，目前已被公认的有甲、乙、丙、丁、戊5种肝炎病毒，除乙型肝炎病毒为DNA病毒外，其余均为RNA病毒。甲肝及戊肝多表现为急性肝炎，乙型、丙型、丁型肝炎则以慢性起病多见，丁型肝炎为缺陷病毒，常与乙肝合并感染。

对于肝炎病毒标志物检测结果的分析与解释，是全科医师必须要掌握的，乙型肝炎病毒标志物检测的意义为：①HBsAg与抗-HBs：HBsAg阳性示HBV目前处于感染或携带状态，抗-HBs为保护性抗体，阳性示已产生对HBV的免疫力。慢性HBsAg携带者的诊断依据为无任何临床症状和体征、肝功能正常,HBsAg 持续阳性 6 个月以上者。②HBeAg 与 HBeAb:HBeAg 阳性为 HBV 活跃复制及传染性强的指标,被检血清从 HBeAg 阳性转变为 HBeAb 阳性表示疾病有缓解,感染性减弱。③HBcAg 与抗-HBc:HBcAg 阳性提示存在完整的 HBV 颗粒直接反应,HBV 活跃复制,但由于检测方法复杂临床少用。抗-HBc 为 HBV 感染的标志,抗-HBc IgM 阳性提示处于感染早期,体内有病毒复制。

除此之外,社区医生还需掌握某些特殊人群的病毒性肝炎的特点,包括:

(1) 小儿病毒性肝炎:小儿急性肝炎多为黄疸型,以甲型肝炎为主,一般起病较急,黄疸前期较短,消化道症状和呼吸道症状较明显,早期易误诊为上呼吸道感染或消化道疾病。小儿慢性肝炎以乙型和丙型多见,病情大多较轻,因小儿免疫系统发育不成熟,感染 HBV 后易形成免疫耐受状态,多无症状或为隐性感染,或成为无症状 HBV 携带者。

(2) 老年病毒性肝炎:老年急性病毒性肝炎以戊型较多见,黄疸型为主。老年慢性肝炎较急性者为多,特点是黄疸较深,持续时间较长,易发生淤胆,合并症较多,肝衰竭发生率高,预后较差。

(3) 妊娠期合并肝炎:病情常较重,尤其以妊娠后期为严重,产后大出血多见,较易发展为肝衰竭,病死率较高。妊娠合并戊型肝炎时病死率可高达 30% 以上。

关于病毒性肝炎的预防,是社区全科医生必须掌握的健康宣教内容。甲型、戊型肝炎系由消化道传播,流行率很大程度取决于当地的环境卫生状况、生活经济条件和卫生知识水平。乙型、丙型肝炎病毒最主要通过血液传播,具体预防措施为:

(1) 管理传染源:对急性甲型肝炎患者进行隔离至传染性消失,慢性肝炎及无症状、HBV、HCV 携带者应禁止献血及从事饮食幼托等工作,对 HBV 标志阳性肝病患者,要依其症状、体征和实验室检查结果,分别进行治疗和管理指导。对病毒性肝炎要尽早发现、早诊断、早隔离、早报告、早治疗,以防止流行。

(2) 切断传播途径:甲、戊型肝炎重点防止粪-口传播,加强水源保护食品及个人卫生,加强粪便管理。乙、丙、丁型肝炎重点在于防止通过血液、体液传播,加强献血员筛选,严格掌握输血及血制品应用,如发现或怀疑有伤口或针刺感染乙型肝炎病毒可能时,可应用高效价乙肝免疫球蛋白注射器介入性检查治疗,器械应严格消毒控制母婴传播。

(3) 保护易感人群:人工免疫特别是主动免疫为预防肝炎的根本措施,接种乙型肝炎疫苗是我国预防和控制乙型肝炎流行的最关键措施。易感者均可接种,新生儿应进行普种,与 HBV 感染者密切接触者、医务工作者、同性恋者等高危人群及从事托幼保育、食品加工、饮食服务等职业人群亦是主要的接种对象。HBV 慢性感染母亲的新生儿出生后立即注射乙型肝炎免疫球蛋白,3 天后接种乙肝疫苗,出生后 1 个月重复注射一次,6 个月时再注射乙肝疫苗,保护率可达 95% 以上。

六、思考题

1. 慢性乙型肝炎患者使用抗病毒药物治疗的指征?
2. 如何解读肝炎病毒标志物检测结果?
3. 病毒性肝炎的预防措施有哪些?

七、推荐阅读文献

1. 李兰娟,任红. 传染病学[M]. 8 版. 北京:人民卫生出版社,2008:17-43.
2. 中华医学会肝病学分会,感染病学分会. 慢性乙型肝炎防治指南(2010 年版)[J]. 中华肝脏病杂志. 2011,19(1):13-24.

(夏燕萍)

案例 102

结 核 病

一、病历资料

1. 现病史

患者,女性,42岁,因"间断咳嗽、咳痰半年余,加重伴咯血3周"就诊。半年前受凉后低热、咳嗽、咳白色黏痰,给予"头孢霉素"及祛痰治疗,症状有所改善,4个月前咳嗽、咳痰症状反复不见好转,体重逐渐下降,胸片提示感染吸收不明显。3周前劳累后咳嗽加重,少量咯血伴低热、盗汗、胸闷、乏力,遂至社区卫生服务中心就诊。患病后进食较少,二便正常,睡眠稍差。

2. 既往史

有贫血病史约10年,血色素血红蛋白最低72 g/L,间断服用中成药治疗,平时在100 g/L左右。

3. 体格检查

T 37.4℃,P 94次/min,R 22次/min,BP 120 mmHg/80 mmHg,一般情况尚可,面色稍苍白,无皮疹,浅表淋巴结未触及,巩膜无黄染,气管居中。叩诊心界不大,HR 94次/min,律齐,无杂音。两上肺呼吸音稍减低,可闻及少量湿啰音。腹部平软,肝脾未触及,双下肢不肿。

4. 实验室和辅助检查

血常规:RBC $2.38×10^{12}$/L,Hb 106 g/L,PLT $210×10^9$/L,WBC $4.25×10^9$/L,N 52.6%,LY 43.2%,MO 4.2%。

ESR 36 mm/h;肝、肾功能均在正常范围;FBG 6.2 mmol/L;尿蛋白(-);大便隐血(-)。

心电图:窦性心律,T波改变。

胸片:两上肺片状阴影,结核可能性大。

二、诊治经过

初步诊断:肺结核;慢性贫血。

诊治经过:社区全科医生考虑"肺结核可能",转诊至上级医院专病门诊。结核病门诊专科医生认为肺结核不除外,给予经验性治疗:链霉素1个月,口服利福平、异烟肼3个月。患者症状逐渐减轻,遂自行停药,此后一直咳嗽、咳少量白痰。6个月后复查胸部CT:右肺上叶及左肺上叶斑片状密度增高影。8个月后再次复查胸部CT:病灶无吸收。因此,进一步行支气管镜检查:提示多处支气管黏膜见瘢痕样改变,以右上叶支气管明显,于左舌叶支气管刷检,灌洗液送抗酸杆菌检查。支气管刷检抗酸杆菌检查提示:5~6根阳性。确诊为活动性肺结核,支气管内膜结核。痰涂片找抗酸杆菌:阳性。再次给予异烟肼、利福平、乙胺丁醇联合治疗。治疗3个月后专病门诊复查胸片,连续2次痰涂片转阴,转回社区卫生服务中心长期随访。

三、病例分析

1. 病史特点
(1) 患者为中年女性,间断咳嗽、咳痰半年余,加重伴咯血3周。
(2) 临床抗菌治疗后效果不佳。伴有体重逐渐下降,低热、盗汗、胸闷、乏力等不适。既往有贫血病史约10年。
(3) 体检发现T 37.4℃,面色稍苍白,两上肺呼吸音稍减低,并闻及少量湿啰音,HR 94次/min,律齐,无杂音,肝脾未触及。
(4) 实验室检查:轻度贫血,白细胞不高,淋巴细胞比例偏高43.2%。红细胞沉降率增快36 mm/h,痰涂片找抗酸杆菌:阳性。支气管镜检查提示:多处支气管黏膜见瘢痕样改变。支气管刷检抗酸杆菌检查提示:阳性。
(5) 胸片:两上肺片状阴影,结核可能性大。胸部CT:右肺上叶及左肺上叶斑片状密度增高影。

2. 诊断和诊断依据
诊断:①Ⅱ型肺结核:上/上,涂(+);②慢性贫血。
诊断依据:

Ⅱ型肺结核,上/上,涂(+):患者间断咳嗽、咳痰半年余,伴咯血、消瘦、低热、盗汗等结核中毒症状,查体发现两肺呼吸音稍减低,并闻及少量湿啰音。胸片和胸部CT提示:右肺上叶及左肺上叶斑片状密度增高影,结核可能性大。实验室检查示红细胞沉降率增快;痰涂片找抗酸杆菌:阳性。支气管刷检抗酸杆菌为阳性。故可以明确其活动性肺结核的诊断。

慢性贫血:患者有贫血病史约10年,血红蛋白最低72 g/L,间断不规范治疗。血液学检查显示:Hb 106 g/L, WBC 4.25×10^9/L, PLT 210×10^9/L,故诊断为慢性贫血。

3. 鉴别诊断
(1) 肺癌:临床上多无发热、盗汗等结核中毒症状,以咳嗽和痰中带血为主要表现,常表现为阻塞性肺炎,对肺内阴影需动态影像学观察,胸部CT可见实质性占位病灶有增大趋势,增强时多发现HU值大于20,同时可伴有局部气道狭窄、阻塞性肺不张等征象。对中心性肺癌,纤维支气管镜可进一步明确诊断。

(2) 肺炎:临床多呈急性经过,发热和呼吸道症状(如咳嗽)较为明显,常在感染受累部位可闻湿性啰音,且局部叩浊,语音传导增强。胸部影像学可见相应肺段叶高密度影或实变,部分可见支气管充气影。抗生素治疗有效。

(3) 肺脓肿:吸入性原发性肺脓肿起病急,常有寒战、高热、咳嗽、咳大量脓臭痰,周围血象白细胞计数和中性粒细胞分类计数增高,胸部影像学可见空洞,内有液平,其周围炎性浸润明显,部位多见于上叶后段和下叶背段。抗生素治疗有效。

(4) 支气管扩张症:结核性支气管扩张常见于上叶,临床以反复咯血为主,咳大量脓痰少见,称干性支气管扩张,胸片在稳定期可见纤维性增生明显,部分钙化等,咯血时可见沿支气管叶段分布的云雾状高密度阴影,随咯血停止,在短期内自行吸收。化脓性支气管扩张常见于双肺下叶、中叶和舌叶等,常有幼年时肺炎等下呼吸道感染史,可见反复咳大量脓痰,胸片可见双轨征或囊性改变等。胸部高分辨CT对支气管扩张症的诊断具有较高的敏感性和特异性。

(5) 慢性阻塞性肺疾病(chronic obstructive pulmonary disease, COPD):常见于老年人群,有长期性或季节性发作的咳嗽、咳痰、喘息,有反复发作及抗炎治疗史,临床症状上与肺结核不易区分。COPD

胸片多出现双肺透亮度增加、肺纹理增粗紊乱、心影狭长等影像学表现。肺结核病患者较少累及下叶基底段，且其较易出现肺部多形态病灶、胸腔积液、胸膜改变及肺部空洞等改变。有时难以从临床表现及影像学上判断其是否发生肺结核，应强调动态监测胸片，必要时行胸部CT以鉴别。若患者出现咳嗽、咳痰的加重，或者影像学上病灶有所进展，常规抗炎治疗2周后病情未有明显好转，多次送检痰液找到抗酸杆菌，即可明确诊断。

四、处理方案及基本原则

抗结核化学药物治疗对控制结核病起决定性作用，合理化疗可杀灭病灶内细菌，最终达到痊愈。休息与营养疗法仅起辅助作用。

1. 抗结核化学药物治疗（简称化疗）

化疗原则：对于每个具体患者，则为达到临床及生物学治愈的主要措施，合理化治疗是指对活动性结核病坚持早期、联用、适量、规律和全程使用敏感药物的原则。①早期：一旦发现和确诊后立即给药治疗。②联用：根据病情及抗结核药的作用特点，联合两种以上药物，以增强与确保疗效。③适量：根据不同病情、不同个体规定不同给药剂量。④规律：患者必须严格按照治疗方案规定的用药方法，有规律地坚持治疗，不可随意更改方案或无故随意停药，亦不可随意间断用药。⑤全程：指治者必须按照方案所定的疗程坚持治满疗程，短程通常为6～9个月。一般而言，初治患者按照上述原则规范治疗，疗效高达98%，复发率低于2%。

2. 化疗方法

（1）常规化疗与短程化疗：常规使用异烟肼、链霉素和对氨水酸钠12～18个月治疗结核病。

（2）间歇用药、两阶段用药。①早期强化治疗阶段：采取异烟肼、利福平、乙胺丁醇等药物联合两种以上杀菌药治疗，尽快杀死繁殖期菌群，可防止或减少继发耐药菌产生，复发者就会更少。强化期每日用药，其后每周3次间歇用药，每次剂量可以适当加大，疗程2～3个月。②继续巩固治疗阶段：强化治疗后，病灶内残留少数代谢低下的结核菌应有较长时间的化疗加以消灭，防止复发。一般用2～3种药物联合治疗。

（3）利用多种抗结核药物的交叉杀菌作用，提高杀菌、灭菌能力，防止产生耐药性，不同作用机制的药物杀灭不同代谢状态的结核菌，促进药物发挥协同作用提高疗效。一线抗结核常用药物有异烟肼(H)、利福平(R)、吡嗪酰胺(Z)、链霉素(S)、乙胺丁醇(E)、对氨水杨酸钠等。

（4）化疗方案：视病情轻重、痰菌有无、细菌耐药情况、经济条件以及药源供应等，选择化疗方案。推荐药物治疗方案：①初治肺结核：短程化疗方案，疗程不短于6个月，吡嗪酰胺至少使用2个月，利福平贯穿全疗程；强化期结束痰涂片未能转阴者，则延长1个月的强化期，增加一次痰检，继续期化疗方案不变；血行播散性肺结核、结核性胸膜炎增加疗程至12个月，伴发糖尿病或其他免疫性疾病需延长疗程。②复治肺结核：如果患者为多次治疗或治疗失败病例，可根据患者既往治疗史制订经验性治疗方案，获得药敏试验结果后及时调整治疗方案。

3. 手术治疗

外科手术已较少应用于肺结核治疗，只有发生大咯血，24h咯血量大于600mL，经内科治疗无效者；自发性气胸，气胸多次发作，胸腔闭式引流2周以上仍继续漏气者。手术治疗禁忌证有：支气管黏膜活动性结核病变，而又不在切除范围之内者；全身情况差或有明显心、肺、肝、肾功能不全。

4. 转诊及社区随访

结核病患者在社区需要进行各项指标的检测和随访，主要临床检测项目和时间如表102-1所示。

表 102-1　结核病患者随访检查项目

检测项目	治疗前	2~4 周随访	1~2 月随访	年随访
血常规	√	√	√	√
肝肾功能(含胆红素)	√	√	√	√
尿常规(使用注射剂者)	√		√	
尿妊娠试验(育龄期妇女)	√			
电解质(用卷曲霉素者)	√		√	
痰抗酸杆菌涂片镜检	√		2、5、6、8 月	
听力(使用注射剂者,如链霉素、卡那霉素、阿米卡星)	√	√	√	
胸片	√	4 周	3~6 月	√
心电图(用喹诺酮类者)	√		√	

5. 对肺结核患者开展健康教育

（1）疾病传播途径：结核病是一种主要经呼吸道传播的传染病，传染期患者尽量减少外出，必须外出或与健康人密切接触时应当佩戴口罩。

（2）疾病预后：经过正确治疗，大部分患者可以治愈，不规范治疗可演变为耐药结核病，有终身不能治愈的风险。

（3）规范治疗的重要性：按时服药、确保治疗不中断是治愈的重要保证。出现药物不良反应时，应当及时报告医师。

五、要点与讨论

结核病是由结核杆菌引起的慢性传染性疾病，可累及全身多个脏器，但以肺结核最为常见。肺结核仍是严重危害人类健康的主要传染病，是全世界关注的公共卫生和社会问题，也是我国重点控制的疾病之一。结核病的传染源主要是排菌的肺结核患者（尤其是痰涂片阳性、未经治疗者）。如果不进行治疗，每例传染性肺结核患者每年将平均传染 10~15 人。传播途径主要通过呼吸道传染，健康人吸入患者咳嗽、打喷嚏时喷出的带菌飞沫或患者咳嗽排出的结核菌干燥后附着在尘土上形成的带菌尘埃，而引起感染。结核菌感染者中，90% 终生不会发病，仅有 10% 的感染者会发病，但潜伏期可从数月至数十年不等。糖尿病、矽肺、艾滋病病毒感染者、肿瘤、器官移植、长期使用免疫抑制药物或者皮质激素者易伴发结核病，生活贫困、居住条件差以及营养不良等也是结核病高发的原因。

1. 肺结核辅助诊断方法

（1）痰结核菌检查：痰中找到结核菌是确诊肺结核的主要依据。痰菌阳性说明病灶是开放性的。采用直接涂片简单、快速易行，但欠敏感，抗酸染色检出阳性有诊断意义。也可行结核菌培养、动物接种，但时间长。结核菌聚合酶联反应（Polymerase Chain Reaction，PCR）阳性有辅助诊断价值。

（2）结核菌素试验：用 1∶2 000 的 OT（old tuberculosis）或纯结素结核菌素（purified protein derivative，PPD）0.1 ml（含 5 IU），在左前臂屈侧皮内注射，经 48~72 h 内测量皮肤硬结的直径，大于 5 mm 者为阳性反应。一般阳性结果意义不大。但如用高稀释度（1 IU）作皮试呈强阳性者，常提示体内有活动性结核灶。

结核菌素试验经素试验阴性反应除提示体内无结核感染外，还见于：①结核感染后，在出现变态反应前；②机体抵抗力非特异性降低（青少年、老年、营养不良、胃切除术后、尿毒症、糖尿病）；③由于激素的作用机体抵抗力下降(妊娠、使用肾上腺皮质激素治疗);④局部抵抗力下降(矽肺);⑤机体的特异性免疫功能降低(淋巴瘤、免疫抑制治疗、结节病、接种活病毒、HIV 感染)。

(3) T 细胞斑点试验(T-cell immunospot assay,T-SPOT)检测:该检测利用结核特异抗原 ESAT-6 及 CFP-10,通过酶联免疫斑点技术检测受试者体内是否存在结核效应 T 淋巴细胞,从而判断目前该受试者是否感染结核杆菌(现症感染)。其检测结果不受接种卡介苗与否及免疫力功能是否正常等因素影响,是一项在全球获得广泛认可的结核快速诊断技术。阳性结果提示患者体内存在结核杆菌特异的效应 T 细胞,患者存在结核感染。但是否为活动性结核病,需结合临床症状及其他检测指标综合判断。

(4) 特异性抗体测定:酶联吸附试验,血中抗 PPD-IgG 阳性对诊断有参考价值。

(5) 胸腔积液检查:腺苷脱氨酶含量增高有助于诊断,与癌性胸腔积液鉴别时有意义。

2. 治疗效果判断标准

(1) 治愈:涂阳肺结核患者完成规定的疗程,连续 2 次痰涂片结果阴性,其中 1 次是治疗末。

(2) 完成疗程:涂阴肺结核患者完成规定的疗程,疗程末痰涂片检查结果阴性或未痰检者;涂阳肺结核患者完成规定的疗程,最近一次痰检结果阴性,完成疗程时无痰检结果。

(3) 结核死亡:活动性肺结核患者因病变进展或并发咯血、自发性气胸、肺心病、全身衰竭或肺外结核等原因死亡。

(4) 非结核死亡:结核病患者因结核病以外的原因死亡。

(5) 失败:涂阳肺结核患者治疗至第 5 个月末或疗程结束时痰涂片检查阳性的患者。

(6) 丢失:肺结核患者在治疗过程中中断治疗超过两个月,或由结防机构转出后,虽经医生努力追访,2 个月内仍无信息或已在其他地区重新登记治疗。

六、思考题

1. PPD 阴性的肺结核患者还需要进行哪些辅助检查以明确诊断?
2. 社区初诊的肺结核患者应采用何种治疗方案?
3. 肺结核患者如何进行社区随访和管理?

七、推荐阅读文献

1. 中华医学会结核病学分会.肺结核诊断和治疗指南[J].中国实用乡村医师杂志,2013,20(2):7-11.
2. 葛均波,徐永健.内科学[M].8 版.北京:人民卫生出版社,2013:61-74.
3. 中华人民共和国卫生部.肺结核门诊诊疗规范(2012 年版)[J].中国医学前沿杂志,2013,5(3):73-75.

(曲 毅)

案例 103

心脏骤停

一、病历资料

1. 现病史

患者,男性,56岁,"反复胸闷心悸1月余,突发意识不清5 min"就诊。患者近1月来出现反复胸闷、心悸,伴头晕不适,偶有心前区压榨样闷痛,自服麝香保心丸可缓解。入院当日中午,患者进食时觉胸闷、心悸加剧,遂至社区卫生服务中心就诊,心电图提示窦缓,HR 52 次/min,BP 106 mmHg/60 mmHg。在家属为其配药期间,患者突然出现意识不清伴两眼上翻、面色青紫、双上肢抽搐,当即送急诊抢救室。

2. 既往史

既往有冠心病、心律失常(房性早搏、阵发性房颤)史3年,口服单硝酸异山梨酯50 mg qd,阿司匹林100 mg qd,比索洛尔2.5 mg qd治疗。高血压病5年,血压最高170 mmHg/95 mmHg,服用非洛地平5 mg qd,血压控制在140 mmHg/80 mmHg以下。平时有烟酒嗜好,吸烟20～30支/天×30年,饮白酒2两/天×10余年。有一子,体健。

3. 体格检查

T 36.0℃,R 8次/min,血压、脉搏测不出。神志不清,皮肤、巩膜无黄染,叹息样呼吸,颈动脉、股动脉搏动极其微弱,呼吸音、心音消失,两眼上翻、双上肢抽搐。

4. 实验室和辅助检查

心电监护提示心电机械分离,可见宽而畸形、低振幅的QRS波,频率15～20次/min。

血气分析:pH 7.32,PaO_2 40 mmHg,$PaCO_2$ 43 mmHg,SB －6.8 mmol/L,AB －7.2 mmol/L,SPO_2 42%。

心肌酶谱:LDH 168 IU/L,CK 139 IU/L,CK-MB 24 IU/L。

二、诊治经过

初步诊断:心脏骤停,冠状动脉粥样硬化性心脏病,病态窦房结综合征;高血压病2级(极高危)。

诊治经过:全科医生根据患者病史,临床表现以及心电监护的提示,立即胸外心脏按压,肾上腺素1 mg 静注×3次,面罩加压吸氧,0.9% NS 250 ml+多巴胺80 mg 静脉滴注,随后心电监护提示室颤,予360 J非同步电除颤1次后,心电监护提示房性心动过速,频率155次/min,BP 85 mmHg/50 mmHg,约3 min后患者口唇青紫好转,神智较前恢复,心电监护提示窦性心动过速,频率110次/min,BP

106 mmHg/64 mmHg，R 14 次/min，考虑病态窦房结综合征可能，与上级医院联系，开通急诊绿色通道，转院安装心脏起搏器，1 周后患者生命体征稳定出院。

三、病例分析

1. 病史特点
（1）患者，男性，56 岁。因"反复胸闷心悸 1 月余，突发意识不清 5 min"急诊入院。
（2）既往有冠心病、心律失常（房性早搏、阵发性房颤）史 3 年，高血压病 5 年，平时有烟酒嗜好。
（3）体格检查：血压测不出。神志不清，叹息样呼吸，颈动脉、股动脉搏动极其微弱，呼吸音、心音消失，两眼上翻，双上肢抽搐。
（4）实验室检查：血气分析：pH 7.32，PaO_2 40 mmHg，$PaCO_2$ 43 mmHg，SB －6.8 mmol/L，AB －7.2 mmol/L，SPO_2 42%。
（5）心电监护提示心电机械分离，可见宽而畸形、低振幅的 QRS 波，频率 15～20 次/min。

2. 诊断和诊断依据
诊断：①冠状动脉粥样硬化性心脏病，病态窦房结综合征，心脏骤停；②高血压病 2 级（极高危）。
诊断依据：患者为中老年男性，长期吸烟、饮酒，既往有冠心病、心律失常（房性早搏、阵发性房颤）史 3 年，口服扩冠、抗血小板和降压药物治疗。患者突然出现意识不清伴两眼上翻、双上肢抽搐，查体示叹息样呼吸，颈动脉、股动脉搏动极其微弱，心音消失。心电监护提示心电机械分离，可见宽而畸形、低振幅的 QRS 波。心肌酶谱在正常范围。
有高血压病 5 年，血压最高 170 mmHg/95 mmHg，服用非洛地平 5 mg qd，血压控制在 140 mmHg/80 mmHg 以下，故可明确诊断。

3. 鉴别诊断
（1）急性心肌梗死：心前区疼痛部位与心绞痛相仿，但性质更剧烈，持续时间多超过 30 min，可长达数小时，可伴有心律失常、心力衰竭或（和）休克，含服硝酸甘油多不能使之缓解。心电图中面向梗死部位的导联 ST 段抬高，及或同时有异常 Q 波（非 ST 段抬高性心肌梗死则多表现为 ST 段下移及或 T 波改变）。实验室检查示白细胞计数增高、红细胞沉降率增快，心肌坏死标记物（肌红蛋白、肌钙蛋白 I 或 T、CK-MB 等）增高。
（2）主动脉夹层：胸痛开始即达高峰，常放射到背、肋、腹、腰和下肢，两上肢的血压和脉搏可有明显差别，可有主动脉瓣关闭不全的表现，偶有意识模糊和偏瘫等神经系统受损症状。但无血清心肌标记物升高等可资鉴别。二维超声心动图、X 线或磁共振检查有助于诊断。
（3）肺栓塞：肺栓塞的发病在老年猝死的病因中占有重要的地位，由于老年人大多存在血液高凝状态，相当一部分患者有下肢静脉曲张、静脉炎或血栓形成，有的因病卧床时间长，活动少，也容易发生肺栓塞，一旦发生肺动脉较大分支的堵塞，即可出现致命性的后果，抢救成功率也低。
（4）非冠状动脉性疾病：
① 原发性心肌病：肥厚性心肌病发生猝死风险高，其中半数以上发生于 20 岁以前。室间隔肥厚≥25 mm 者猝死的危险性增加，有阳性家族史的患者猝死发生率高。扩张型心肌病的猝死发生率约 30%，多数源于室性快速性心律失常（包括室速和室颤），少数死于缓慢型心律失常。
② 电生理异常：先天性或获得性长 QT 间期综合征：原发性 QT 间期延长综合征患者常有家族史，多数患者伴有先天性耳聋，也有部分患者听力完全正常。剧烈运动或情绪激动易诱发昏厥并伴有 Q-T 间期延长，心电图可出现严重心律失常如扭转性室速、心室颤动或偶有心室停搏。昏厥发作短暂者可自行恢复，持续时间较长者可猝死。低血钾、心肌炎、冠心病等均能导致继发性 Q-T 间期延长，并发多

形性室性心动过速。此外奎尼丁、胺碘酮、丙吡胺等药物可使 Q-T 间期延长,易损期延长,发展为室颤可发生猝死。

③ **瓣膜病**:风湿性心脏病有主动脉瓣狭窄的患者约 25% 可致猝死。慢性风湿性心脏病在发生心力衰竭或并发急性或亚急性心内膜炎时易猝死。因心肌应激性增高和晚期易形成左室收缩功能不全,常引起快速性心律失常,如短阵房速或室速。

四、处理方案及基本原则

立即识别心脏骤停并启动急救系统,尽早进行心肺复苏,着重于胸外按压、快速除颤、有效的高级生命支持、综合的心脏骤停后治疗。

1. 基本生命支持

该程序由原来的 A-B-C(开放气道、人工呼吸、胸外按压)更改为 C-A-B(胸外按压、开放气道、人工呼吸)。

(1) 识别:当患者意识丧失时,首先需要判断患者的反应,观察皮肤颜色,有无呼吸运动,可以拍打或摇动患者,并大声问"你还好吗?"如判断患者无反应时,以最短时间判断有无脉搏,立即开始初级心肺复苏。

(2) 呼救:在不延缓实施心肺复苏的同时,应设法(打电话或呼叫他人打电话)通知急救医疗系统。

(3) 恢复有效血液循环:立即胸外心脏按压。要点是:患者仰卧,背置地面或垫硬板,术者双掌重叠,双肘直,用肩部力量以掌根垂直按压病人胸骨中、下 1/3 交界处,成人按压幅度至少为 5 cm,按压速率以每分钟 100 次至 120 次较为合理。

(4) 呼吸停止时立即疏通气道及人工呼吸:①将患者头后仰,抬高下颏,清除口腔异物。②紧接口对口人工呼吸,吹气时要捏住患者鼻孔,如患者牙关紧闭,可口对鼻吹气,使患者胸部隆起为有效,胸外心脏按压与人工呼吸的比例为 30:2 交替施行。③15 min 仍不恢复自主呼吸,应尽快气管插管使用机械通气。

2. 高级基本生命支持

(1) 尽早应用简易人工呼吸器经面罩加压给氧,并准备气管插管和呼吸机。气管插管操作应迅速、熟练,争取 30 s 内完成,以免延误抢救。护士应迅速备齐吸引器等,及时清除呼吸道分泌物。

(2) 建立静脉通路及时输注各种抢救药物。一般选前臂静脉,切忌因静脉穿刺导致心肺复苏中断。一些患者因周围静脉塌陷而穿刺难以成功,可选用颈外静脉或股静脉插管。有些药物如利多卡因、阿托品和肾上腺素等可经气管套管内滴入。

(3) 尽早心电监护和心电图检查以明确心律失常的类型,并监护心率及心律变化。

(4) 抗心律失常的治疗主要包括药物、电击复律及人工心脏起搏。①电击治疗用于心室颤动和室性心动过速,前者以非同步电击除颤,后者以同步电击复律。操作时将两电极板均匀涂满导电糊,分置于胸骨右缘第二肋间及心尖部或分置于左胸前后。初始电能量约 200 J,一次电击无效可增大能量再次电击,但不宜超过 360 J。②常用药物:目前高级生命支持和儿科高级生命支持(PALS)不再建议在治疗无脉性心电活动/心搏停止时常规性地使用阿托品。成人治疗有症状的不稳定型心动过缓时,建议输注增强心律药物以作为起搏的一种替代治疗。肾上腺素静脉/骨内注射剂量:每 3~5 min 1 mg。血管升压素静脉/骨内剂量:40 个单位,即可替代首剂量或第二次剂量的肾上腺素。胺碘酮静脉/骨内剂量:首剂量 300 mg 推注;第二次剂量 150 mg。碳酸氢钠对心脏骤停的治疗作用尚不明确,宜在进行心肺复苏、除颤、改善通气及药物治疗后应用。药物治疗应严格掌握剂量、输注浓度和速度,同时密切监护心率、心律及血压变化。③人工心脏起搏适用于高度房室传导阻滞、严重心动过缓或心室停搏者。

3. 复苏后处理

（1）维持有效循环心肺复苏后可出现低血压、心律失常和心功能不全。一旦血压下降，除对症治疗外应分析原因，予以病因治疗。有条件者宜行血液动力学监测，以指导用药。对难治性休克，应注意有无心肺复苏后的其他并发症，如气胸、心包填塞或腹腔脏器损伤等。如发生左心功能不全，酌予强心、利尿和扩血管治疗。

（2）维持有效的呼吸，对昏迷者应予气管插管，在自主呼吸未恢复前予呼吸机辅助给氧，期间应定期进行血气分析，以调整呼吸机给氧浓度、潮气量、呼吸频率及呼吸比等。应用高浓度及纯氧时，宜间断给氧，如需长期吸氧，以鼻导管吸氧为宜，以防氧中毒。另外，可酌予呼吸中枢兴奋剂如可拉明、洛贝林等，以促使患者尽早恢复自主呼吸。

（3）防治脑缺氧和脑水肿低温疗法和脱水疗法。①低温疗法：包括物理降温及应用人工冬眠药（如氯丙嗪、非那更等），旨在降低脑组织基础代谢及耗氧量，提高脑细胞对缺氧的耐受力。宜在心脏骤停后 5 min 内应用为佳，可头罩冰帽，并于颈、腋下和腹股沟等大血管部位放置冰袋，尽快使体温下降至肛温 32℃左右。②脱水疗法：常予 20% 甘露醇 250 ml 或 25% 山梨醇 250 ml 静脉快速滴注，必须在 20～30 min 内滴完，治疗中应注意维持血压在 80 mmHg/50 mmHg 以上，适当控制液体入量，观察每小时尿量及注意有无低钾血症表现，如腹胀和心律失常等。对肾功能不全及心功能不全者慎用。

（4）维持水、电解质及酸碱平衡：严格记录出入液体量、监测血电解质浓度和血气指标，并及时予以纠正。

（5）防治急性肾功能衰竭：心脏复苏后宜留置导尿管，准确记录每小时尿量并监测尿比重，如尿量 <30 ml/h，比重高，常提示血流量不足；如尿比重低，则注意有无急性肾功能不全。

（6）防治继发感染：复苏过程中应注意无菌操作，同时加强支持治疗，提高机体抵抗力。加强皮肤、口腔护理，保持皮肤清洁干燥，定时翻身，防止皮肤破溃感染及压疮发生。定时拍背、吸痰，痰液黏稠者予雾化吸入，防治肺部感染。

（7）营养补充：给予高蛋白和高维生素流质饮食，每日总热量不低于 1 200 kcal。心肺复苏后的患者常有不同程度的意识障碍或消化、吸收功能障碍，故需静脉或鼻饲给予营养。

4. 转诊及社区随访

近年来研究发现，猝死者约 75% 死于医院外，其中 40% 死于发病后 15 min 内，30% 死于发病后 15 min 至 2 h。目前国内外报道各类心脏骤停现场心肺复苏成功率仅为 20%～40%。现场急救主要在于加强普及社区公众的心肺复苏训练，提高公众的急救意识；加强急救体系的建设，扩大急救网络以及缩短呼叫至到达现场的时间，使患者得到及时救治，降低猝死率。

熟悉心脏骤停高危患者的识别：①既往有过原发性室颤史。②冠心病患者，曾有快速室性心动过速发作史。③急性心肌梗死恢复后 6 个月内，有室性期前收缩，伴有严重左室功能不全（EF<40%）或有明显心力衰竭者。④有 Q-T 间期延长及 Q-T 间期离散度增加，尤其是伴晕厥者。加强对常见心血管疾病的环境因素、遗传因素的监控，遵循合理的生活方式，避免暴饮、暴食、剧烈运动及情绪激动等猝死的诱因。对于持续性室性心动过速或心室颤动的存活者，为预防潜在致死性心律失常的再发，可采用抗心律失常药物治疗；若无效，可考虑外科治疗或植入抗心动过速和抗心室颤动装置。

五、要点与讨论

在工业发达国家，猝死在 20～60 岁男子的死因中名列首位，其中心脏性猝死占半数以上。据美国城市心脏性猝死占全部猝死的 44.9%～66.3%。美国每年约 50 万人发生心脏性猝死，成年男性（19～159）/10 万，女性（2～35）/10 万。根据对我国 17 个省 3 531 522 例的流行病学调查，心脏性猝死的发病率每年平均为 39.82/10 万，急性心肌梗死的每年发病率为 37.22/10 万。心脏性猝死多发于中、老年人,年龄高峰在35~70岁,男性多于女性,近年来年轻健康男性意外猝死的发生率有增高趋势。引起猝死的病因主要为心血管系统疾病。心脏性猝死者绝大多数患有器质性心脏病,主要包括冠心病、肥厚型和扩张型心肌病、心脏瓣膜病、心肌炎、非粥样硬化性冠状动脉异常、浸润性病变、传导异常(QT间期延长综合征、心脏阻滞)和严重室性心律失常等。大多数心脏性猝死则是室性快速心律失常所致,一些暂时的功能性因素,如心电不稳定、血小板聚集、冠状动脉痉挛、心肌缺血及缺血后再灌注等使原有稳定的心脏结构异常发生不稳定情况;自主神经系统不稳定、电解质失调、过度劳累、情绪压抑及使用致心律失常的药物等都可触发心脏性猝死。

加强对常见心血管疾病的环境因素、遗传因素的监控,遵循合理的生活方式,避免暴饮、暴食、剧烈运动及情绪激动等猝死的诱因。对高危人群心脏性猝死的预防,最关键的一步是识别出高危人群。鉴于大多数心脏性猝死发生在冠心病患者,减轻心肌缺血、预防心肌梗死或缩小梗死范围等措施能减少心脏性猝死的发生率。对于持续性室性心动过速或心室颤动的患者,为预防潜在致死性心律失常的再发,可采用抗心律失常药物治疗。β受体阻滞剂能明显减少急性心肌梗死、心梗后及充血性心力衰竭患者心脏性猝死的发生。血管紧张素转换酶抑制剂对减少充血性心力衰竭猝死的发生可能有作用。

综上所述,预防心脏骤停与心肺脑复苏在社区急救中十分重要。由于心脏疾病突发得不到正确及时的抢救,失去宝贵生命的患者不计其数,而心血管疾病又是社区最常见的疾病之一,积极开展猝死高危人群的预防,提高各类心脏骤停现场心肺复苏成功率,加强和普及社区现场急救能力有着极为重要的社会意义。

六、思考题

1. 社区哪些情况下老年患者容易出现心脏骤停?
2. 现场心肺复苏的主要原则有哪些?
3. 发生心脏骤停后应注意与哪些疾病进行鉴别?

七、推荐阅读文献

1. 葛均波,徐永健. 内科学[M]. 8版. 北京:人民卫生出版社,2013:61-74.
2. Hazinski MF, Field JM. 2010年AHA心肺复苏与心血管急救指南[J]. Circulation,2010,122(10):S640-S656.

(曲 毅)

案例 104
休 克

一、病历资料

1. 现病史

患者,女性,34岁,因"咽痛5天,加重伴发热1天"赴社区卫生服务中心就诊。患者诉5天前受凉后出现流涕伴咽痛,当时无发热,自服泰诺感冒片,效果不佳,昨夜出现体温升高,最高达38.2℃,咽痛加重,吞咽时尤甚,无明显咳嗽咳痰。否认活禽接触史。查体可见患者咽部充血,双侧扁桃体Ⅱ度肿大,表面附有脓苔。双肺未及明显干湿啰音。全身无皮疹。辅助检查提示白细胞及中性粒细胞百分比升高,考虑急性化脓性扁桃体炎。经询问既往有海鲜过敏史,否认其他食物药物过敏史,医生予以青霉素钠抗感染治疗。当天上午10时,青霉素皮试液皮内注射5 min后,患者出现胸闷、面色苍白、心悸、发绀、呼吸困难、喉头堵塞感、烦躁不安、四肢发冷、皮肤潮红、全身出现大片皮疹,脉搏细弱(120次/min),BP 80 mmHg/37 mmHg,R 35次/min。迅速让患者平卧,开始抢救。

2. 既往史

追问病史,患者否认高血压、糖尿病等慢性病史,否认手术外伤及输血史。否认吸烟、饮酒等病史。近期无外出旅游史。否认活禽接触史。有海鲜过敏史,否认药物过敏史。

3. 体格检查

T 38.2℃,P 120次/min,R 35次/min,BP 80 mmHg/37 mmHg。烦躁不安,面色苍白,口唇发绀,呼吸急促,四肢发冷,皮肤潮红,全身出现大片皮疹,边界不规则,高于皮面。HR 120次/min,律齐,双肺呼吸音粗,可及哮鸣音,无湿性啰音,全腹软,双下肢无水肿。

4. 实验室和辅助检查

就诊时血常规:WBC 15.2×10^9/L,N 92.5%。

二、诊治经过

初步诊断:过敏性休克,急性化脓性扁桃体炎。

诊治经过:患者本次因发热伴咽痛就诊,结合双侧扁桃腺肿大伴脓性渗出,血白细胞升高,考虑急性化脓性扁桃腺炎,考虑给予青霉素治疗,在青霉素皮试时,患者突然出现呼吸困难,皮疹,血压下降等休克表现,考虑为青霉素过敏引起的过敏性休克。因此立即给予平卧、吸氧、心电监护、开放静脉。同时给予肾上腺素1 mg皮下注射,生理盐水静脉补液扩容,盐酸异丙嗪25 mg肌内注射,氢化可的松250 mg静脉滴注抗过敏。在此过程中密切观察患者的反应,监测体温、脉搏、呼吸、血压、神志、尿量等,经过上述治疗,患者生命体征平稳,收入院观察1天后出院。

三、病例分析

1. 病史特点
(1) 女性,34岁,因急性化脓性扁桃体炎行青霉素皮试后5 min突发起病。
(2) 既往有海鲜过敏史,否认药物过敏史。
(3) 体格检查:T 38.2℃,P 120次/min,R 35次/min,BP 80 mmHg/37 mmHg,患者烦躁不安,面色苍白,口唇发绀,呼吸急促,四肢发冷,皮肤潮红,全身出现大片皮疹,边界不规则,高于皮面。HR 120次/min,律齐,双肺呼吸音粗,可及哮鸣音。
(4) 实验室检查:WBC 15.2×10^9/L,N 92.5%。

2. 诊断和诊断依据
诊断:①过敏性休克;②急性化脓性扁桃体炎。

患者为年轻女性,因"流涕咽痛5天,加重伴发热1天"就诊。查体可见患者咽部充血,双侧扁桃体Ⅱ度肿大,表面附有脓苔。血常规提示WBC 15.2×10^9/L,N 92.5%。故急性化脓性扁桃体炎诊断明确。患者在青霉素皮试后5 min出现烦躁不安,面色苍白、口唇发绀、呼吸困难、四肢发冷、全身出现大片荨麻疹,心率快,血压低。故诊断为青霉素引起的过敏性休克。

3. 鉴别诊断
(1) **迷走血管性昏厥(或称迷走血管性虚脱)**:多发生在注射后,尤其是病人有发热、失水或低血糖倾向时。患者常呈面色苍白、恶心、出冷汗,继而可昏厥,很易被误诊为过敏性休克。但此症无瘙痒或皮疹,昏厥经平卧后立即好转,血压虽低但脉搏缓慢,与过敏性休克不同。迷走血管性昏厥可用阿托品类药物治疗。

(2) **遗传性血管性水肿症**:这是一种由常染色体遗传的缺乏补体C1酯酶抑制物的疾病。患者可在一些非特异性因素(例如感染、创伤等)刺激下突然发病,表现为皮肤和呼吸道黏膜的血管性水肿。由于气道的阻塞,患者也常有喘鸣、气急和极度呼吸困难等,与过敏性休克颇为相似。但本症起病较慢,不少患者有家族史或自幼发作史,发病时通常无血压下降、也无荨麻疹等,据此可与过敏性休克相鉴别。

(3) **输液反应**:系静脉输液时由致热源、药物、杂质、药液温度过低、药液浓度过高及输液速度过快等因素引起。临床表现为发冷、寒战、面部和四肢发绀,继而发热,体温可达41~42℃。可伴恶心、呕吐、头痛、头昏、烦躁不安、谵妄等,严重者可有昏迷、血压下降,出现休克和呼吸衰竭等症状而导致死亡。停止输液后症状可以缓解。

四、处理方案及基本原则

(1) 去除过敏原。
(2) 支持治疗:患者血压低,取头低脚高位,注意保暖吸氧、心电监护、开放静脉,评估气道、呼吸和循环,有窒息者,应行气管插管。大量输注晶体液以纠正过敏反应引起的低血压。
(3) 肾上腺素:立即给予0.1%盐酸肾上腺素1 mg皮下(或肌肉)注射,必要时于15~20 min后可重复。如心脏骤停立即静脉注射肾上腺素1 mg,并进行心肺复苏术。
(4) 抗组胺药物:异丙嗪25 mg或苯海拉明40 mg肌注。
(5) 糖皮质激素:氢化可的松成人200~300 mg/次,儿童2~4 mg/(kg·次),加入生理盐水或葡萄糖液中滴注,或甲强龙125~250 mg静脉注射。

（6）维持血压：对血压下降明显者，在扩容、维持循环及呼吸的同时，可使用血管活性药物。适当应用多巴胺、间羟胺等。

五、要点与讨论

　　休克是指有效循环血量减少、组织灌注不足所导致的细胞缺氧、代谢紊乱和功能受损的一种综合征。休克的病因很多，包括感染、出血、脱水、泵衰竭、过敏和严重创伤等。无论哪一种休克，有效循环血量锐减是其共同特点。而组织灌注不足与缺氧是休克的关键环节。患者可表现为头晕、乏力、神志淡漠或烦躁不安、皮肤苍白、四肢湿冷、浅表静脉塌陷、脉搏细数甚至测不到、血压下降、尿量减少等一系列症状，其病死率较高。实践证明：若在休克的早期，及时采取有效措施恢复组织灌注，可减轻细胞损害的程度；相反若代谢紊乱持续存在，可导致多器官功能不全综合征（MODS）或多器官衰竭（MOF），从而发展成为不可逆性休克。

　　过敏性休克是由于已致敏的机体对抗原物质（如某些药物、异种蛋白等）发生的强烈的全身性变态反应综合征，抗体与抗原结合使机体释放一些生物活性物质（如组胺、缓激肽、5-羟色胺和血小板激活因子等），导致全身毛细血管扩张和通透性增加，心排血量急剧减少，血压下降达休克水平；此外，还可发生荨麻疹、喉头水肿、支气管痉挛和呼吸窘迫。

　　许多临床常用的药物均可引起过敏性休克，最常见的为青霉素类，其他尚有链霉素类、普鲁卡因、地卡因、碘剂、细胞色素C、庆大霉素、右旋糖酐、肌松剂、万古霉素、两性霉素B、α-糜蛋白酶、胰岛素、磺胺类及鱼精蛋白等。异种蛋白，临床上常见的有异体血清、生物制剂、肺或肝包囊虫液。食物常见的过敏性食物有海洋食物、牛奶、蛋清、蘑菇等。各种蜂、虫的毒汁，植物的花粉，体内封闭组织的逸出（眼的玻璃体、精液）等都能成为过敏原。

　　本病大都突然发生；约半数患者在接受病因抗原（例如青霉素G注射等）5 min内发生症状，仅10％患者症状起于半小时以后，极少数患者在连续用药的过程中出现本病。过敏性休克有两大特点：一是有休克表现，即血压急剧下降，患者出现意识障碍，轻则蒙眬，重则昏迷。二是在休克出现之前或同时，常有一些与过敏相关的症状。如①皮肤黏膜表现：往往是过敏性休克最早且最常出现的征兆，包括皮肤潮红、瘙痒，继而广泛的荨麻疹和（或）血管神经性水肿；还可出现喷嚏、水样鼻涕、音哑、甚而影响呼吸。②呼吸道阻塞症状：为本病最多见的表现，也是最主要的死因。由于气道水肿、分泌物增加，加上喉和（或）支气管痉挛，患者出现喉头堵塞感、胸闷、气急、喘鸣、憋气、发绀、以致因窒息而死亡。③循环衰竭表现：患者先有心悸、出汗、面色苍白、脉速而弱；然后发展为肢冷、发绀，血压迅速下降，脉搏消失，乃至测不到血压，最终导致心跳停止。少数原有冠状动脉硬化的患者可并发心肌梗死。④意识方面的改变：往往先出现恐惧感，烦躁不安和头晕；随着脑缺氧和脑水肿加剧，可发生意识不清或完全丧失；还可以发生抽搐、肢体强直等。⑤其他症状：比较常见的有刺激性咳嗽，连续打嚏、恶心、呕吐、腹痛、腹泻，最后可出现大小便失禁。

　　过敏性休克患者院前标准处理方案为给氧、心电监护和建立静脉通路。特异治疗取决于患者的状态和过敏反应的严重程度。由于继发于水肿或支气管痉挛而发生气道损害的可能性，应立即评估气道开放情况。静脉通道的内径应尽可能大，以满足可能向静脉回输大量液体的需要。药物治疗首选肾上腺素，有过敏性休克全身症状的大多数患者均应给予肾上腺素。当只有轻微的皮肤反应时，给予抗组胺药就足够了。

　　急诊治疗从标准的监护和治疗开始，包括开放气道、吸氧、心脏监护和建立大内径的静脉通道输入等渗晶体液。立即使患者平卧，松解领裤等扣带，对有全身性症状或体征的患者应立即评估气道开放情况。如果需要插管，由于上呼吸道或面部水肿可能难于进行，而肾上腺素可能迅速逆转气道损害，可适当推迟气管插管用无创通气方法作为过渡。进一步的治疗决定于反应的严重程度和受累的器官系统。

患者出现系统性反应,特别是低血压、气道水肿和呼吸困难时,要立即应用肾上腺素。除了处于极端危险状态的患者需静脉给药,一般肌肉注射或皮下给药。成人剂量 0.3~0.5 mg(1∶1 000),如临床症状无改善每 15~20 min 重复。立即停用或清除引起过敏反应的物质。解痉平喘。抗休克治疗。过敏性休克中的低血压常是由于血管扩张和毛细血管液体渗漏所致。对此肾上腺素是主要的治疗药物,组胺 H_1 受体阻断剂也可能有逆转低血压的作用。难治性低血压首先应使用大量的晶体液治疗,并反复用肾上腺素或持续输注肾上腺素,如仍不奏效,可以使用其他有 α 肾上腺素能活性的缩血管药物,如去甲肾上腺素或多巴胺。

青霉素所致过敏性休克是药物反应中最严重的一种,是由血清中 IgE 介导的第 I 型变态反应,发生率占用药人数的 0.004%~0.015%,青壮年女性发病率较男性为高,病死率高达 14%~21%,约 70%在注射青霉素 5 min 后发生,个别高敏患者在青霉素皮试后发生。

患者首次使用青霉素时,要到有抢救设备的正规医疗单位注射青霉素,万一发生过敏反应,可以得到及时有效的抢救治疗。要详细询问有无过敏史,如有就不再使用青霉素;没有过敏史,也需慎重,皮试后要认真观察反应,正确判断实验结果,并做好发生过敏反应的抢救准备工作,熟知抢救措施;如是阴性反应,肌肉注射青霉素后再观察 15 min 左右。在注射过程中任何时候出现头晕心慌、出汗、呼吸困难等不适,都要立即告诉医生护士。注射完青霉素,至少在医院观察 20 min,无不适感才可离开。如果当天有注射青霉素史,在家中出现头晕心慌、出汗、呼吸困难等不适,应及时送医院诊治。

六、思考题

1. 休克的定义是什么?
2. 过敏性休克的临床表现有哪些?
3. 过敏性休克的治疗原则有哪些?

七、推荐阅读文献

李春盛.急诊医学[M].北京:高等教育出版社,2011,138-144.

(史 雯 童建菁)

案例 105

癫痫持续状态

一、病历资料

1. 现病史

患者,男性,73岁,因"意识丧失伴四肢抽搐 15 min"呼叫医生。患者2周前因突发左侧肢体活动不利伴言语不清,而诊断为右侧颞叶脑梗死,在某三级医院治疗后左侧肢体肌力Ⅲ级而转入社区卫生中心进行康复锻炼。现患者在无明显诱因下突发颈项强直,双眼上翻,牙关紧闭,四肢抽搐,伴尿失禁,持续约 15 min 后缓解。患者家属否认既往类似发作史。

2. 既往史

有高血压病史10余年,长期口服氨氯地平 5 mg,血压控制在 150 mmHg/90 mmHg 左右。2周前有右侧颞叶脑梗死病史,口服阿司匹林等治疗。有长期吸烟史20支/天×25年。否认饮酒史,否认糖尿病史。

3. 体格检查

T 37.2℃,P 125 次/min,R 25 次/min,BP 190 mmHg/100 mmHg。神志不清,无睁眼,无对答,肢体对疼痛刺激有躲避,格拉斯哥评分(GCS)6分。双侧瞳孔等大等圆,直径 4 mm,对光反射(+)。颈软。双肺呼吸音粗,未闻及啰音,HR 125 次/min,律齐。腹平软,无压痛,肠鸣音存在,无移动性浊音。左侧肢体无自主活动,四肢肌张力不高,肌力检查不配合,左侧病理征(+)。

4. 实验室和辅助检查

即刻指尖血糖:8.4 mmol/L。

二、诊治经过

初步诊断:癫痫持续状态,右侧颞叶脑梗死,高血压病。

诊治经过:患者为73岁老年男性,2周前有脑梗死病史,左侧肢体运动不利,本次因突发意识丧失伴抽搐 15 min 而呼叫医生。因此首要的处理措施应该是终止癫痫持续状态,其次是明确病因,该患者即刻毛细血管血糖为 8.4 mmol/L,因此不考虑低血糖导致的癫痫样发作,而是右侧颞叶脑梗死引起的继发性癫痫。可给予吸氧、心电监护、氧饱和度监护,地西泮 10 mg 静脉注射,在终止癫痫持续状态后再请专科会诊治疗。

三、病例分析

1. 病史特点

（1）男性，73岁，因"意识丧失伴四肢抽搐 15 min"呼叫医生。

（2）患者既往有长期高血压史，吸烟史，本次发病前2周有右侧颞叶脑梗死病史。

（3）体格检查：T 37.2℃，P 125次/min，R 25次/min，BP 190 mmHg/110 mmHg。神志不清，无睁眼，无对答，肢体对疼痛刺激有躲避，GCS评分6分。双侧瞳孔0.4 cm，等大等圆，对光反射存在。颈软。双肺呼吸音粗，未闻及啰音，HR 125次/min，律齐。腹平软，无压痛，肠鸣音存在，无移动性浊音。左侧肢体无自主活动，四肢肌张力不高，肌力检查不配合，左侧病理征（＋）。

（4）实验室和辅助检查：指尖血糖8.4 mmol/L。

2. 诊断和诊断依据

诊断：①癫痫持续状态；②右侧颞叶脑梗死；③高血压病。

患者为老年男性，有高血压病史，平素血压未控制，2周前有右侧颞叶脑梗死病史，留有左侧肢体活动障碍。本次因突发意识丧失伴四肢抽搐 15 min 呼叫医生。体检BP 190 mmHg/110 mmHg，神志不清，无睁眼，无对答，肢体对疼痛刺激有躲避，GCS评分6分。双侧瞳孔等大等圆，对光反射存在。无颈项强直。左侧肢体无自主活动，四肢肌张力不高，肌力检查不配合，左侧病理征（＋）。指尖血糖 8.4 mmol/L。故诊断为癫痫持续状态，右侧颞叶脑梗死，高血压病。

3. 鉴别诊断

（1）晕厥：通常由精神紧张、精神受刺激、长时间过度疲劳、突然体位改变、闷热或者拥挤的环境和疼痛刺激等因素诱发，亦可见于其他情况，包括排尿（排尿中或排尿后，原因为迷走反射）、体位性低血压（神经源性或药物所致）和心率异常。表现为持续数分钟的意识丧失，发作前后通常伴有出冷汗、面色苍白、恶心、头重脚轻和乏力等症状。

（2）短暂性脑缺血发作：一般表现为神经功能的缺失症状（运动和感觉功能缺失）。症状开始就达到高峰，24 h内缓解。头颅CT/MRI无急性脑血管意外表现。

（3）癔病性发作：患者的描述通常比较模糊，缺乏明确的特征，每次发作也有不同。患者主诉较多，全身抽搐样发作而意识正常的情况在假性发作中比较常见。抽搐表现为躯干的屈伸运动、头部来回摇动或用力闭眼等，发作时脑电图正常有助于诊断。

四、处理方案及基本原则

（1）尽快终止发作：一般应在癫痫持续状态发生的30 min内终止发作，可用地西泮10 mg（2～5 mg/min）静脉推注，可间隔10 min重复一次，或咪达唑仑10 mg肌肉注射（静脉通路无法建立时。

（2）加强监护、保护脑神经元：患者癫痫发作时，应侧卧，避免误吸。同时给予吸氧、心电、血压、氧饱和度监护，建立大静脉通路，可静脉使用脱水剂以减轻脑水肿。

（3）查寻病因，去除促发因素：如中毒、低血糖、电解质紊乱、肝性脑病、尿毒症、中枢感染、颅脑外伤、肿瘤、脑血管意外、戒断症状等。

五、要点与讨论

癫痫发作是大脑皮层神经元异常过度兴奋所致的一组临床表现。它包括没有确切诱因的癫痫病

(原发性癫痫)和因中毒(亚胺培南、利多卡因等)、代谢紊乱(低血糖、低血钙、肝性脑病、尿毒症等)、感染性疾病(中枢感染等)、戒断症状(酒精等)或中枢神经系统损害(颅脑外伤、肿瘤、脑血管意外等)导致的继发性癫痫。

根据临床表现,癫痫发作分为全身性和部分性癫痫发作。全身性发作常以肌肉的节律性、强直-阵挛性收缩或惊厥为特征,非惊厥性全身性癫痫发作时也常发生。部分性癫痫发作可分为发作时认知功能存在的单纯部分性发作和发作时认知功能丧失的复杂部分性发作。

在癫痫发作中,癫痫持续状态是病死率和致残率最高的急危重症。癫痫持续状态目前的定义为每次惊厥发作持续 5 min 以上,或 2 次以上发作,发作间期意识未能完全恢复。

癫痫持续状态是神经科的急症,因此迅速明确诊断是控制发作的前提。准确鉴别癫痫持续状态、假性癫痫持续状态以及其他非痫性发作是十分必要的。患者有癫痫发作病史,其他病史、发作的临床表现对诊断有重要意义。脑电图在诊断、鉴别诊断、分类、监护、疗效判断等方面有重要的价值。

癫痫持续状态时,首先要处理的是气道,由于咽反射受到抑制,呕吐常伴随胃内容物的误吸,患者应左侧卧位,去除假牙。放置牙垫以防止舌咬伤并利于吸痰。如果患者有持续性的呼吸暂停或气道梗阻,应立即使用苯二氮䓬类药物以期终止癫痫发作或避免气管插管。牙关紧闭的患者可以使用短效的神经肌肉阻滞剂,以帮助插管。

一般而言,治疗首选苯二氮䓬类药物,它对大多数患者有效。临床上常用的有劳拉西泮(0.1 mg/kg 静脉注射;10 min 后重复;然后按 0.01~0.1 mg/(kg·h)静脉滴注)。若无劳拉西泮,可选地西泮(5~10 mg 静脉注射 10 min,8 h 内可增加至 30 mg)或咪达唑仑(0.2 mg/kg 静脉注射,然后按 0.05~0.6 mg/(kg·h)静脉滴注)。任何年龄段患者都可以使用这 3 种药物,它们具有如下特征:起效快,抗惊厥作用时间相对较短,镇静作用,有潜在的降低血压和抑制呼吸的作用。是癫痫持续状态的一线用药。苯巴比妥和苯妥英钠在终止癫痫持续状态时同苯二氮䓬类药物一样有效,但由于抑制呼吸和降低血压,因此目前是二线用药。

癫痫持续状态的其他治疗还包括:①给氧;②监护生命体征:呼吸、心脏功能、血压、血氧等;③建立大静脉输液通路;④对症治疗,维持生命体征和内环境的稳定;⑤根据具体情况进行实验室检查,如全血细胞计数、尿常规、肝功能、血糖、血钙、凝血功能、血气分析、抗癫痫药物血药浓度监测等。

癫痫持续状态终止标准为临床发作终止,脑电图痫性放电消失,患者意识恢复。终止后,即刻予以同种或同类肌肉注射或口服药物过渡治疗,如苯巴比妥、丙戊酸、左乙拉西坦、氯硝西泮等;注意口服药物的替换需达到稳态血药浓度(5~7 个半衰期),在此期间,静脉药物至少持续 24 h,并根据替换药物的血药浓度监测结果逐渐减量。另外,治疗期间推荐脑电图监测,以指导药物治疗。

癫痫持续状态的生命支持与重要器官保护:①初始治疗期间须加强监测与治疗;初始治疗失败后,须尽早收入监护室。②初始治疗后,需持续脑电图监测至少 6 h,以便发现脑内异常放电。③加强其他脑保护措施,特别是脑水肿的监测与降颅压药物合理应用。④需行呼吸功能监测,如呼吸运动(频率、幅度和节律)、呼气末二氧化碳分压(气管插管患者)、脉搏氧饱和度和动脉血气等,必要时气管插管和(或)机械通气;加强肺炎的预防与治疗。⑤惊厥性癫痫持续状态患者需行循环功能监测,特别是血压的监测,必要时给予血管活性药物支持治疗。⑥需行肝功能监测,必要时予以降血氨和降转氨酶药物治疗。⑦需进行胃肠功能,特别是胃肠动力功能的监测,必要时予以鼻肠管喂养或肠外营养支持。⑧患者需进行骨髓功能监测,必要时减药或换药。⑨需行内环境监测,维持水、电解质平衡;对常见的低钠血症予以限水和(或)高渗盐补充,但需控制血浆渗透压升高速度,避免渗透性脑病发生;通常不需过早应用碳酸氢钠纠正酸中毒,但对丙二醇或甲醇中毒引起的酸中毒,需停药或换药。⑩需进行核心(膀胱或直肠)体温监测,以指导体表降温或血管内降温实施。有条件情况下,可以对患者进行抗癫痫药物血药浓度监测,以指导合理用药。

六、思考题

1. 癫痫持续状态的定义是什么?
2. 癫痫持续状态的初始药物治疗有哪些?
3. 癫痫持续状态终止标准是什么?

七、推荐阅读文献

1. 马克思,霍克伯格,瓦尔斯.罗森急诊医学[M].7版.北京:北京大学医学出版社,2013,1397-1408.
2. 中华医学会神经病学分会神经重症协作组.惊厥性癫痫持续状态监护与治疗(成人)中国专家共识[J].中华神经科杂志,2014,47(6):661-666.

(陶然君　童建菁)

案例 106

有机磷中毒

一、病历资料

1. 现病史

患者,女性,29岁,因"意识不清1h"就诊。患者与丈夫争吵后自闭房间内,约1h后被家人发现神志不清,倒地不起,伴大量流涎、呼吸困难、大小便失禁,其周围有呕吐物,呈大蒜样臭味。身边有敌敌畏空瓶随送至附近社区卫生服务中心。患者家属否认其有高血压、糖尿病等病史。

2. 既往史

追问病史,患者既往体健,否认特殊疾病和手术史,无任何药物服用史。否认吸烟、饮酒等病史。

3. 体格检查

T 37.2℃,P 55次/min,R 28次/min,BP 94 mmHg/58 mmHg SpO_2 87%。神志不清,较烦躁,呼吸及呕吐物有大蒜样臭味,全身皮肤湿冷,多汗。双侧瞳孔等大等圆,直径1.5 mm,对光反射(+),唇绀,口周可见大量白色分泌物。HR 55次/min,律齐,未及杂音,双肺呼吸音粗,可及湿啰音。腹软,无固定压痛,无反跳痛和肌紧张,肠鸣音活跃。双下肢无明显水肿。全身肌肉细颤,生理反射存在,病理反射未引出。

4. 实验室和辅助检查

指尖血糖:10.8 mmol/L。

胆碱酯酶活性:31%。

肝肾功能、电解质:均正常。

血气分析:pH值7.2,$PaCO_2$ 31 mmHg,PaO_2 53 mmHg,BE −9 mmol/L。

二、诊治经过

初步诊断:急性有机磷中毒。

诊治经过:该名患者为29岁年轻女性,因"意识不清1h"就诊,有明确的口服有机磷农药病史。社区医生立即将患者转诊至上级医院急诊。急诊医生根据上述病史,体征上有意识不清,双侧瞳孔缩小、流泪、流涎多汗,气道痉挛,心动过缓等表现;辅助检查方面胆碱酯酶活性降低,符合有机磷中毒的诊断。在处理上首先应评估生命体征,该患者有意识不清、呼吸急促、氧饱和度降低,应立即建立人工气道,给予机械通气。同时静脉推注抗胆碱药阿托品10 mg,随后静脉维持。胆碱酯酶复能药氯解磷定2 g静脉点滴。同时需要清除毒物、减少再吸收,现距患者口服敌敌畏时间1 h,可留置胃管,用清水或生理盐水反复洗胃,直至洗出液澄清为止。对于该名患者,给予洗胃、初始剂量的胆碱酯酶复活剂与阿托品后,收入急诊监护病房进一步治疗。

三、病例分析

1. 病史特点
（1）女性,29岁,因发现意识不清1h就诊。患者呕吐物有大蒜样臭味,身边有空的敌敌畏瓶。
（2）既往体健,否认高血压、糖尿病等病史。
（3）体格检查:T 37.2℃,P 55次/min,R 28次/min,BP 94 mmHg/58 mmHg,SpO$_2$ 87%,神志不清,较烦躁,呼吸及呕吐物有大蒜样臭味,全身皮肤湿冷,多汗。双侧瞳孔缩小,唇略绀,口周可见大量白色分泌物。HR 55次/min,双肺呼吸可及湿啰音,腹部肠鸣音活跃。全身肌肉细颤。
（4）实验室检查:指尖血糖10.8 mmol/L,胆碱酯酶活性:31%。

2. 诊断和诊断依据
诊断:有机磷中毒。
诊断依据:患者为年青女性,有明确的口服有机磷农药病史,体征上有神志不清,双侧瞳孔缩小,流泪流涎多汗,气道痉挛,心动过缓等表现;辅助检查方面胆碱酯酶活性降低,符合有机磷中毒的诊断。

3. 鉴别诊断
（1）低血糖昏迷:患者多有糖尿病或肝脏疾病病史,当患者延迟进餐或过多使用降糖药后可出现心慌、出汗、无力,严重者出现昏迷,测血糖即可明确诊断。该患者即刻指尖血血糖10.8 mmol/L,故可排除。
（2）脑血管意外:患者多有高血压或房颤等病史,起病突然,可表现为意识不清、肢体偏瘫、偏盲、偏身感觉障碍等,头颅CT可见异常。该患者为年青女性,既往体健,本次发病有较明确的服药史,故可基本排除。
（3）安定中毒:患者可表现为意识不清,双侧瞳孔缩小,但是多有口服苯二氮䓬类药物病史,体检呼吸浅慢,无大蒜样臭味,必要时可行血药浓度检测。该患者有较为明确的口服有机磷农药病史,体检有中枢神经系统症状、M毒蕈碱样症状和N烟碱样症状（详见要点与讨论）,辅助检查胆碱酯酶活性下降,因此不考虑安定中毒。

四、处理方案及基本原则

1. 评估生命体征,对症支持治疗
该患者有意识不清、呼吸急促、氧饱和度降低,应立即心电监护,同时给予气管插管,呼吸机辅助通气。

2. 迅速清除毒物
对于所有口服有机磷中毒的患者,都需要留置胃管进行反复洗胃,洗胃液可用清水、温水等,洗胃液体量不等,直到洗出液体澄清为止。

3. 解毒药
在清除毒物过程中,同时应用胆碱酯酶复能药和胆碱受体阻断药治疗。

4. 其他治疗
及时纠正酸中毒、电解质紊乱、严重心律失常、脑水肿等并发症。

五、要点与讨论

我国生产的有机磷农药绝大多数为杀虫剂,如常用的对硫磷、内吸磷、马拉硫磷、乐果、敌百虫及敌敌畏等,近几年来已先后合成杀菌剂、杀鼠剂等有机磷农药。有机磷农药种类很多,根据其毒性强弱分为剧毒[甲拌磷(3911)、内吸磷(1059)、甲基对硫磷(1065)],高毒(甲基对硫磷、甲胺磷、氧乐果、敌敌畏),中毒(乐果、倍硫磷、敌百虫),低毒(马拉硫磷、辛硫磷、氯硫磷)。高毒类有机磷农药少量接触即可中毒,低毒类大量进入体内亦可发生危害。人体对有机磷的中毒量、致死量差异很大,由消化道进入人体,较由呼吸道吸入或皮肤吸收中毒症状重、发病急;但如吸入大量或浓度过高的有机磷农药,可在5 min内发病,迅速致死。

有机磷农药有高度的脂溶性,并很容易透过皮肤、消化系统和呼吸道吸收。吸收的有机磷农药在体内分布于各器官,其中以肝脏含量最大,脑内含量则取决于农药穿透血脑屏障的能力。

有机磷农药中毒的主要机理是抑制胆碱酯酶的活性。有机磷与胆碱酯酶结合,形成磷酰化胆碱酯酶,使胆碱酯酶失去催化乙酰胆碱水解作用,积聚的乙酰胆碱对胆碱能神经有三种作用:

(1) 毒蕈碱样作用(M样症状):表现为心脏活动抑制,支气管胃肠壁收缩,瞳孔括约肌和睫状肌收缩,呼吸道和消化道腺体分泌增多。这是乙酰胆碱在副交感神经节后纤维支配的效应器细胞膜上与毒蕈碱型受体结合,产生副交感神经末梢兴奋的效应。

(2) 烟碱样作用(N样症状):在横纹肌神经肌肉接头处乙酰胆碱蓄积过多,出现肌纤维颤动、全身肌强直性痉挛,也可出现肌力减退或瘫痪,呼吸机麻痹引起呼吸衰竭或停止。乙酰胆碱还可刺激交感神经节和肾上腺髓质,出现血压增高和心律失常。

(3) 中枢神经系统作用:乙酰胆碱对中枢神经系统的作用,主要是破坏兴奋和抑制的平衡,引起中枢神经调节功能紊乱,大量积聚主要表现为中枢神经系统抑制,可引起昏迷等症状。

胆碱酯酶的抑制所引起的临床综合征通常被称为SLUDGE综合征(见表106-1),表现为瞳孔缩小、流泪、流涎、支气管黏液溢、呕吐、腹泻和尿失禁等。虽然急性有机磷中毒的临床表现比较典型,但不能忽略长期小剂量暴露引起的慢性中毒,该类患者通常表现出意识模糊、意识错乱或其他中枢神经系统症状,轻度视力障碍或慢性腹部绞痛、恶心、腹泻。

表106-1 SLUDGE综合征

流涎	腹泻/出汗
流泪	排尿
尿失禁	瞳孔缩小
排便	心动过缓/支气管黏液溢/支气管痉挛
胃肠道痉挛	呕吐
呕吐	流泪 流涎

中间综合征的发生通常在暴露后24~96 h,包括近端肌肉无力,特别是呼吸肌。该类患者急性胆碱能症状已经解决,数天之后出现呼吸衰竭,可能与最初的肟类解毒剂治疗不充分或过早停止有关。

有机磷中毒迟发性神经病为在暴露后7~21天由于影响了轴突酶、神经毒性酯酶而导致周围感觉神经病变。临床上表现为感觉、运动型多发性神经病变,主要累及肢体末端,发生下肢瘫痪、四肢肌肉萎缩等。

对于任何一名怀疑有机磷中毒的患者即应开始经验性治疗,而不需等待实验室确认的乙酰胆碱酯酶活性降低。正因为如此,社区应先处理再视情况转诊。

作为毒蕈碱受体位点竞争性乙酰胆碱抑制剂,阿托品能逆转副交感神经的终末器官和汗腺胆碱能过剩所致的临床效应。临床上根据中毒轻重、用药途径和间隔时间,今早使患者达到并维持"阿托品化"(皮肤黏膜干燥、颜面潮红、瞳孔较前扩大不再缩小、心率增快和肺部湿啰音消失)。建议剂量是阿托品 1~2 mg(0.02~0.03 mg/kg)静脉注射,其后每隔 5 min 增加一倍的剂量,直到控制黏膜分泌亢进和气道通畅。

乙酰胆碱酯酶抑制治疗的第二部分为使用肟类解毒剂,如解磷定等。解磷定最常见的剂量是静脉注射 1~2 g,基于临床反应和一系列胆碱酯酶水平可给予额外剂量,理想的解磷定剂量应监测患者临床状况和连续测定胆碱酯酶水平。

由于长期抑制乙酰胆碱酯酶,大多数有机磷中毒的患者需要住院治疗,对于胆碱酯酶水平严重降低的患者通常需要在重症监护病房内密切观测。社区卫生中心在完成初步急救后需要及时转上级医院进一步治疗。

为有效预防有机磷农药中毒的发生,主管部门需要建立健全一系列农药销售、运输及保管制度;加强安全宣传教育,让群众保管好有机磷农药,切勿与生活用品混放,以免误服;喷洒药物的人员务必按照规定,严格执行用药注意事项;哺乳期妇女尽可能不参加接触有机磷农药的工作;已接触者,哺乳前应脱换衣帽,做好清洗工作,再接触婴儿;喷洒过有机磷农药的瓜果须经过规定时间后方可采食;禁食被有机磷农药毒死的禽、畜、水产品;室内有小婴儿居住者,在用敌敌畏消灭室内蚊、蝇时,须将小儿及其食具移离;决不能将有机磷农药涂洒于小儿头皮、衣服、被褥以消灭虱、蚤;教育小儿勿至正在喷洒或喷洒过农药不久的田间玩耍;要向群众说明有机磷农药的早期中毒症状,以便及时发现患者,免致延误治疗。

六、思考题

1. 有机磷中毒的治疗原则是什么?
2. 阿托品化有哪些表现?
3. 何谓中间综合征?

七、推荐阅读文献

1. 马克思,霍克伯格,瓦尔斯. 罗森急诊医学[M]. 7 版. 北京:北京大学医学出版社,2013,2158 - 2161.
2. 陆再英,钟南山. 内科学[M]. 7 版. 北京:人民卫生出版社 2008,924 - 935.

(蒋 婕 童建菁)

案例 107
细菌性食物中毒

一、病历资料

1. 现病史
患者,男性,39岁,因"腹部阵发性疼痛伴腹泻半天"到社区卫生服务中心就诊。患者诉从昨晚起出现腹部阵发性绞痛,疼痛位于脐周,无肩背部放射,伴腹泻,大便呈黄色水样,共8次,无黏液脓血,无里急后重,解便后腹痛缓解。昨夜呕吐2次,为胃内容物,伴有全身乏力,无头痛,无发热等。患者诉发病前3h曾在路边摊进食夜宵,一同进食的2位同事也有腹泻。

2. 既往史
追问病史,患者否认特殊疾病和手术史,无任何药物服用史。否认吸烟、饮酒等病史。否认外出旅行史。

3. 体格检查
T 37.2℃,P 102次/min,R 16次/min,BP 95 mmHg/45 mmHg。神志清晰,一般情况可,无急性呼吸困难,皮肤黏膜干燥,HR 102次/min,心肺无其他阳性体征,肠鸣音极度活跃,脐周轻压痛,但无反跳痛和肌紧张。

4. 实验室和辅助检查
粪常规:白细胞0~3/HP;红细胞(一);隐血(一)。
血电解质:Na^+ 136 mmol/L,K^+ 3.15 mmol/L,Cl^- 106 mmol/L。

二、诊治经过

初步诊断:细菌性食物中毒(金黄色葡萄球菌可能),急性胃肠炎,电解质紊乱(低钾血症)。

诊治经过:该患者表现为严重的腹泻、恶心和呕吐。他目前最严重的问题是液体丢失,黏膜干燥、心率增快就是水分丢失的表现。首要措施就是补充丢失的水分,通常是给予静脉补充生理盐水。同时由于严重腹泻导致低钾血症,需静脉补钾及时纠正。在纠正和预防进一步脱水的同时,需明确导致腹泻的病因。超过90%的腹泻是由感染引起。患者无血便,大便常规阴性,意味着侵袭性细菌感染,如大肠杆菌O157:H7、沙门氏菌、志贺菌属等感染可能性低。该患者发病前3h有进食不洁食物史,同餐进食的2人也同时发病,使腹泻病因高度倾向于考虑金黄色葡萄球菌。粪便培养无助于该患者诊断,也无实验室检查可用于确诊葡萄球菌胃肠炎。由于葡萄球菌食物中毒是由肠毒素而不是活的微生物所致,因此抗生素治疗无效。本病呈自限性、该患者扩容对症治疗即可。

三、病例分析

1. 病史特点

(1) 男性,39岁,因"腹部阵发性疼痛伴腹泻半天"就诊。

(2) 否认既往有慢性腹泻史,本次发病前3h有进食不洁食物病史,一同进食的2人也有腹泻。

(3) 体格检查:T 37.2℃,P 102次/min,BP 95 mmHg/45 mmHg,皮肤黏膜干燥,肠鸣音极度活跃,全腹轻压痛,无反跳痛和肌紧张。

(4) 实验室和辅助检查:大便常规阴性,电解质提示低钾。

2. 诊断和诊断依据

诊断:细菌性食物中毒(金黄色葡萄球菌可能),急性胃肠炎,电解质紊乱(低钾血症)。

诊断依据:患者为年青男性,否认慢性腹泻史。本次因进食不洁食物3h后出现呕吐2次,阵发性腹痛伴腹泻8次,腹痛位于脐周,呈阵发性,解便后缓解,腹泻呈黄色水样,无血便、无里急后重。体检有脱水表现,脐周轻压痛。大便常规阴性,电解质为低钾血症。故诊断为急性胃肠炎,低钾血症。至于患者腹泻的原因,因从进食不洁食物到腹泻的潜伏期为3h,一同进餐者也有腹泻,同时患者无黏液脓血便,大便常规阴性,因此暂不考虑急性侵袭性细菌感染,而为金黄色葡萄球菌食物中毒导致的非侵袭性感染可能性最大。

3. 鉴别诊断

(1) 急性肠系膜缺血:多见于50岁以上的老年人,往往有严重的心血管疾病或全身疾病者,临床上可以表现为突发急性腹痛,疼痛往往呈持续性,伴有恶心,患者的粪便隐血实验可呈阳性,腹部增强CT可以明确。该患者为中青年男性,否认房颤等病史,本次发病为阵发性腹痛,有明显的腹泻,大便呈黄色水样,隐血阴性,故可排除。

(2) 异位妊娠:异位妊娠破裂出血时,血块刺激直肠后壁可以表现为腹痛、腹泻,通过询问月经史、详细的体格检查和妊娠试验鉴别并不困难,关键是对育龄期的妇女在因腹痛、腹泻就诊时需要考虑到。由于此患者为男性,因此不考虑。

四、处理方案及基本原则

(1) 饮食:选择清淡、益消化饮食。

(2) 扩容:选择生理盐水进行静脉补液扩容,因合并有低钾血症,给予补钾。

(3) 对症治疗:可给予思密达、培菲康等改善肠道菌群对症治疗。

五、要点与讨论

食物中毒是指摄入了含有生物性、化学性有毒有害物质的食品或者把有毒有害物质当做食品摄入后出现的非传染性的急性、亚急性疾病。它多具有集体爆发、发病者都食用同一食物,不食用者不发病等特点。绝大多数患者临床上都表现为急性胃肠炎。食物中毒可分为细菌性食物中毒、有毒动植物中毒、化学性食物中毒、真菌毒素和霉变食物中毒。

按照致病机理的不同,细菌性食物中毒可分为感染型(侵袭性胃肠炎)和毒素型(非侵袭性胃肠炎)。感染型食物中毒是指细菌污染食品,并在食品上大量繁殖,达到中毒数量,大量活菌进入人体,侵犯肠黏膜,引起胃肠炎症状。临床上常表现为发热、便血、里急后重等。常见的细菌有沙门菌、志贺菌、大肠埃希菌O157：H7、弯曲菌等。

毒素型食物中毒是指由于细菌污染食品在食品上繁殖并产生有毒的代谢产物,达到中毒量的毒素随着食物进入人体,经肠道吸收而发病。患者常表现为水样腹泻、低热、较少腹部绞痛,粪便检查无白细胞和红细胞。此类患者病程常呈自限性,诊断性检查可能无益。常见的细菌有金黄色葡萄球菌等。

对于因腹痛、腹泻、恶心、呕吐等有急性胃肠炎就诊的患者,临床上病史询问需要包括服药史、不洁饮食史、旅游史以及同事、同学或家庭成员有无同样的症状等。饮食通常是导致腹泻的罪魁祸首。未煮熟的鸡肉中会有沙门氏菌或志贺菌,未煮熟的汉堡中会有出血性大肠杆菌,蛋黄酱中有葡萄球菌或沙门氏菌。生海鲜中可能会有弧菌,沙门氏菌或甲型肝炎病毒等。某些情况下,进食后开始腹泻的时间对疾病诊断很有帮助,如进食含有蛋黄酱的沙拉后6 h内出现腹泻意味着金葡菌感染,8～12 h内意味着产气荚膜梭菌感染,8～24 h意味着沙门菌感染,24～48 h需考虑志贺菌可能。

体检时需注意生命体征,容量状态评估和腹部体征。通过观察黏膜是潮湿还是干燥、皮肤是否脱水,以及毛细血管再灌注是正常还是延迟来了解患者的容量状态。

大便常规是一个简单、便宜的检查,有助于不同感染性腹泻的鉴别。如果有白细胞,感染病原体更疑似沙门菌、志贺菌、出血性或侵袭性大肠杆菌等侵袭性肠炎。粪便显微镜检查找病原体是基本的检查,通常要送大便培养,但这一检查几天后才出结果,除非考虑患者是侵袭性胃肠炎,对一般患者的急性处理没什么帮助。寄生虫及虫卵的检查一般没有必要,除非有疫区接触史高度怀疑者。使用抗生素后出现的腹泻,该类患者粪便中常可找到艰难梭菌。虽然最常见的是克林霉素相关性腹泻,但任何抗生素的使用都有可能引起伪膜性肠炎。有时候很有必要进行全套的血化验、电解质和肾功能的检查。

由于大多数的腹泻都是病毒性、自限性的,不需要进一步的评估,可不经治疗自行好转。禁食可加重腹泻症状并引发严重脱水,因此现已不采用肠道休息疗法。应根据患者脱水程度和基础健康状况选择扩容方法。平素健康,因腹泻导致轻、中度脱水的患者可行口服补液治疗,如世界卫生组织的口服补液方案。对于严重脱水的老年和婴儿患者通常需要静脉补液治疗。其首选治疗方案以生理盐水或乳酸林格液进行静脉液体复苏,注意低钾血症的纠正。

在门急诊,很难确定腹泻的病原学,粪便培养的结果常在数天后有结果,因此可根据感染性腹泻常见病因经验性治疗。非侵袭性细菌性胃肠炎仅需支持治疗。当患者有严重腹泻、发热、腹痛及中毒表现,怀疑侵袭性细菌感染者,可经验性抗生素治疗。目前推荐经验性治疗方案为口服环丙沙星或左氧氟沙星,疗程3～5天。抑制胃肠动力和分泌的非处方药可能有助于减少腹泻次数,缓解症状,减少液体丢失,但并不能促进疾病康复。因为这些药物可抑制机体排除病菌,可能会加重某些感染性腹泻,而恰恰是这些病原体引起了腹泻。益生菌如乳酸菌等已被证实可有效恢复腹泻病程中受损的正常胃肠道菌群,目前已成为腹泻传统抗生素治疗的替代选项,可减少抗生素相关腹泻的发生率,对旅行者腹泻和儿童的腹泻最为有效。

为预防不洁饮食引起的腹泻,需饮用经过消毒的奶制品,不进食路边摊贩的不洁食物。煮熟的食物即食或冷藏。不要将食物放置在室温下,这会加快细菌的生长。以上这些都能预防细菌性食物中毒的发生。

六、思考题

1. 急性胃肠炎患者如何区分侵袭性或非侵袭性?
2. 请列举金葡菌、沙门菌、志贺菌感染的潜伏期?
3. 急性胃肠炎患者的治疗原则有哪些?

七、推荐阅读文献

1. 马克思,霍克伯格,瓦尔斯. 罗森急诊医学[M]. 7版. 北京:北京大学医学出版社,2013,1242-1273.
2. Toy,E. Briscoe,D. Britton,B. Case Files:Family Medicine [M]. Third Edition. New York:McGraw-Hill Education,2012,97-104.

（邹雅茹　童建菁）

案例 108

苯二氮䓬类药物中毒

一、病历资料

1. 现病史

患者,男性,69岁,因"意识不清2h"就诊。患者在社区卫生服务中心住院,病区护士常规夜间巡视病房时因患者发出异样鼾声引起警觉,呼唤患者时发现其意识不清。在患者床旁发现一空药瓶,药名是阿普唑仑。根据当班护士回忆,1h前巡视病房时,发现该名患者在床上辗转反侧,曾询问其是否不适,该患者向护士诉说因糖尿病足久治不愈,感觉生活无趣,护士安慰患者后离开。

2. 既往史

患者本次因糖尿病足破溃感染入院治疗。既往长期高血压、糖尿病史,口服降压降糖药,血压血糖控制欠佳。有吸烟史40余年,20支/天,无饮酒史。

3. 体格检查

T 37.2℃,P 59次/min,R 10次/min,BP 100 mmHg/60 mmHg。神志不清,无睁眼,无对答,肢体对疼痛刺激有躲避,格拉斯哥评分(GCS)6分,双侧瞳孔等大等圆,直径2 mm,对光反射(+),呼吸浅慢,心、肺和腹部检查无异常体征,左足部分皮肤发黑。肌力检查不配合,轻瘫试验(一),腱反射减弱,病理征未引出。

4. 实验室和辅助检查

毛细血管血糖:10.3 mmol/L。

血气分析:pH 7.34,PaO_2 96 mmHg,$PaCO_2$ 42 mmHg,SaO_2 97%,BE −3 mmol/L。

肝肾功能:TB 6.4 μmol/L,DB 1.2 μmol/L,TP 64 g/L,ALB 30 g/L,ALT 36 IU/L,AST 31 IU/L,γ-GT 33 IU/L,BUN 7.2 mmol/L,Cr 114 μmol/L,UA 236 μmol/L。

血电解质:Na^+ 136 mmol/L,K^+ 3.8 mmol/L,Cl^- 106 mmol/L。

尿常规:酮体阴性。

心电图:窦性心律,T波改变。

头颅CT:未见异常。

二、诊治经过

初步诊断:苯二氮䓬类药物(阿普唑仑)中毒。

诊治经过:该患者表现为昏迷,由于患者床旁发现空的阿普唑仑药瓶,有轻生厌世情绪,查体发现呼吸浅慢,瞳孔缩小,神经系统查体未发现明显偏瘫体征,腱反射减弱,病理征(一)。毛细血管血糖10.3 mmol/L,血气分析及肝肾功能电解质基本正常,昏迷原因首先考虑阿普唑仑过量。由于患者服药时间约为 1 h,可考虑洗胃减少药物吸收;补液利尿促进药物排出;使用纳洛酮促进意识恢复,使用特异性的拮抗剂氟马西尼;维持重要脏器功能。该患者出现鼾音,可能昏迷时舌根后坠阻塞上气道,可采取侧卧位或使用口咽通气道或鼻咽通气道保持气道通畅,注意观察呼吸频率和节律,如呼吸抑制严重造成低氧,可考虑气管插管机械通气。

三、病例分析

1. 病史特点

(1) 男性,69 岁,发现昏迷 1 h。床旁发现空的阿普唑仑药瓶,有轻生厌世情绪。

(2) 既往长期高血压、糖尿病史,口服降压降糖药,血压血糖控制欠佳。本次因糖尿病足感染入院治疗

(3) 体格检查:T 37.2℃, P 59 次/min, R 10 次/min, BP 100 mmHg/60 mmHg。神志不清,GCS6 分双侧瞳孔等大等圆,直径 2 mm,对光反射(+),呼吸浅慢,心、肺和腹部检查无异常体征,肌力检查不配合,轻瘫试验(一),腱反射减弱,病理征未引出。

(4) 实验室和辅助检查:毛细血管血糖 10.3 mmol/L。血气分析:pH 值 7.34,PaO_2 96 mmHg,$PaCO_2$ 42 mmHg,SaO_2 97%,BE -3 mmol/L。肝肾功能:TB 6.4 μmol/L, DB 1.2 μmol/L, TP 64 g/L, ALB 30 g/L, ALT 36 IU/L, AST 31 IU/L, γ-GT 33 IU/L, BUN 7.2 mmol/L, Cr 114 μmol/L, UA 236 μmol/L。血电解质:Na^+ 136 mmol/L, K^+ 3.8 mmol/L, Cl^- 106 mmol/L。

尿常规:酮体阴性。心电图:窦性心律,T 波改变。头颅 CT(一)。

2. 诊断和诊断依据

诊断:苯二氮䓬类药物(阿普唑仑)中毒,高血压病,糖尿病,糖尿病足。

诊断依据:患者为老年男性,既往高血压糖尿病史,本次因糖尿病足入院治疗。发现昏迷 1 h,床旁发现空的阿普唑仑药瓶,有轻生厌世情绪;体检发现昏迷,瞳孔缩小,呼吸浅慢,腱反射减弱,病理征(一);实验室检查,毛糖稍偏高,肝肾功能电解质血气分析基本正常,尿酮体(一),头颅 CT(一),故诊断为苯二氮䓬类药物(阿普唑仑)中毒,高血压,糖尿病,糖尿病足。

3. 鉴别诊断

(1) **糖尿病酮症酸中毒**:糖尿病患者常见并发症之一,常见于平素血糖控制不佳,发生感染等应激状态下。实验室检查可发现血糖明显升高,血气分析提示代谢性酸中毒,血尿酮体(+)。该患者毛细血管血糖仅 10.3 mmol/L,尿酮体(一),基本可排除。

(2) **糖尿病高渗昏迷**:糖尿病患者常见并发症之一,多发生于老年患者,平素血糖控制欠佳。实验室检查可见血糖明显升高,血钠明显升高,血渗透压升高,该患者毛糖 10.3 mmol/L, UA 7.2 mmol/L,血 Na^+ 136 mmol/L;血 K^+ 3.8 mmol/L,经计算血渗透压约为 297.1[血渗透压计算公式:血糖+尿素氮+2x(血钠+血钾)单位均为 mmol/L],故可排除。

(3) **脑血管意外**:该患者有长期高血压糖尿病病史,血压血糖控制不佳,属于脑血管意外高危患者。但该患者神经系统查体未发现明显神经系统定位体征,病理征(一),头颅 CT(一),脑出血基本可排除,脑梗死急性期头颅 CT 可表现为正常,但该患者临床表现不符合,必要时可行头颅 MR 或 24 h 后复查头颅 CT 以鉴别。

四、处理方案及基本原则

(1) 清除毒物：该患者服药时间距离发现昏迷约1h，可考虑洗胃，减少毒物吸收。同时补液利尿，促进药物从肾脏排泄。

(2) 维持重要脏器功能：保持气道通畅，可选用侧卧位或使用气道辅助装置保持气道开放，及时清除口腔分泌物，监测血压、心率、心律、氧饱和度等生命体征，如出现血压下降，首先输液补充血容量，如无效可使用血管活性药物。如出现氧饱和度下降，呼吸严重减慢，可气管插管呼吸机辅助通气。

(3) 促进意识恢复：可选用纳洛酮。

(4) 使用特异性解毒剂：氟马西尼。

五、要点与讨论

苯二氮䓬类药物具有抗焦虑、镇静、催眠及抗惊厥作用，临床应用安全范围大，不良反应少，几乎取代了传统的镇静催眠类药物，如巴比妥类、水合氯醛等，成为目前最常用的抗焦虑和镇静催眠药。这类药物均具有脂溶性且药物的吸收、分布、与蛋白的结合率、代谢、排泄均与脂溶性相关。根据药物的起效和作用时间分为短效、中效和长效三大类，具体药物分类如表108-1所示。

表108-1 苯二氮䓬类药物分类和特点

分类	半衰期	代表药物	特点
短效类	>30 h	三唑仑，劳拉西泮	作用快、强、短，催眠时后遗作用小，但容易发生反跳性失眠
中效类	6~30 h	阿普唑仑，艾司唑仑	口服吸收快，入睡迅速，不良反应少，临床使用较多
长效类	<6 h	地西泮，氟西泮	起效快，作用强而持久，主要用于短期催眠

研究证明，人体大脑内存在着苯二氮䓬受体。其分布状态与脑内抑制性递质γ-氨基丁酸(GABA)的受体的分布基本一致。苯二氮䓬类受体的中枢作用主要与增强γ-氨基丁酸能神经功能有关。γ-氨基丁酸是重要的中枢抑制性递质，与受体结合后使突触后膜对氯离子的通透性增强而致超极化，使细胞处于静息状态，使横纹肌产生肌松弛，脑细胞过度抑制产生昏迷；心血管呼吸抑制，可产生呼吸停顿、血压下降、心脏停搏。

中毒症状主要表现为中枢神经系统抑制作用，轻者头昏，嗜睡，言语含糊不清，动作不协调，重者昏迷，血压下降，呼吸抑制。查体可发现瞳孔缩小，腱反射减弱或消失。

苯二氮䓬类药物中毒的诊断主要依靠明确的药物接触史，出现意识障碍，血压下降和呼吸抑制，胃液、血液和尿液中检出苯二氮䓬类药物或其代谢产物。

如不能提供明确药物接触史但出现意识障碍者需要与其他导致昏迷的常见疾病相鉴别。如内科系统常见的糖尿病低血糖昏迷、糖尿病酮症酸中毒、糖尿病高渗昏迷；肝性脑病、肾性脑病、肺性脑病、代谢性脑病；脑血管意外、中枢感染；其他中毒导致的意识障碍等。通过详细询问病史，仔细体格检查，结合实验室检查或毒物检测不难做出鉴别诊断。值得注意的是单纯苯二氮䓬类药物中毒症状较轻，持续时间较短，如长时间昏迷不醒，需考虑其他疾病导致的昏迷或混合使用其他药物如三环类抗抑郁药或饮酒。

如明确为苯二氮䓬类药物急性中毒，治疗遵循中毒救治的基本原则，即清除毒物，维持重要脏器官功能和使用特效解毒剂。

清除毒物:如服药时间小于6h,可洗胃。洗胃时注意气道保护,防止误吸。必要时可气管插管后洗胃。活性炭可吸附药物并促进药物排出体外。静脉滴注5%～10%葡萄糖溶液或0.9%氯化钠溶液,每日2 000～3 000 ml,但老年患者或既往有心脏疾病者需酌情减少补液量以避免诱发心功能不全。可使用呋塞米或甘露醇利尿。血液净化治疗对苯二氮䓬类药物中毒作用有限。但如果出现下列情况可酌情选用血液透析或血液灌流:①常规治疗后中枢抑制状态逐步加重;②摄入达致死量的毒物,且大部分药物已吸收;③合并肾功能不全或出现急性心功能不全;④难以纠正的酸碱平衡和电解质紊乱。

维持重要脏器官功能:①保持气道通畅:对昏迷患者可选择侧卧位或选用口咽通气道或鼻咽通气道以维持气道开放,及时清除口腔及气道分泌物,防止吸入性肺炎发生。如出现氧饱和度进行性下降,需行气管插管机械通气。②维持血压:苯二氮䓬类药物中毒导致血压下降多为血管扩张所致,故治疗首选补液扩容,如扩容无效,可选用血管活性药物,如多巴胺,维持平均动脉压在65 mmHg或收缩压90 mmHg以上。③监测心率、心律,如出现心律失常,根据伴发症状及生命体征酌情处理。④促进意识恢复:可选用纳洛酮促醒改善脑代谢。

特效解毒剂:氟马西尼是苯二氮䓬类拮抗剂,选择性竞争其受体,逆转苯二氮䓬类的抑制作用,为此类药物解毒的特效药。用法为首剂0.2～0.3 mg,用生理盐水或5%葡萄糖溶液稀释后静注,如果在60 s内未达到所需的清醒程度,可重复使用直至患者清醒或达总量2～3 mg。此药半衰期短,为0.7～1.3 h;有效后每小时可重复0.1～0.4 mg防止症状复发。但值得注意的是,氟马西尼仅推荐用于非习惯性用药者单独苯二氮䓬类药物过量,不推荐用于鉴别昏迷的原因。以下情况亦不推荐使用:明确或怀疑患者同服其他药物以降低癫痫发作阈值如三环类抗抑郁药、可卡因、卡马西平等;习惯性苯二氮䓬类使用者;为控制癫痫发作而使用苯二氮䓬类者;脑外伤者。使用氟马西尼可能会诱发严重室性心律失常甚至室颤,使用时需严密监测。

六、思考题

1. 急性苯二氮䓬类药物中毒的处理原则有哪些?
2. 氟马西尼使用的适应证和禁忌证是什么?
3. 苯二氮䓬类药物中毒时采用血液净化治疗的指征有哪些?

七、推荐阅读文献

马克思,霍克伯格,瓦尔斯.罗森急诊医学[M].7版.北京:北京大学医学出版社,2013,2179-2188.

(朱 莹 童建菁)

案例 109

中 暑

一、病历资料

1. 现病史

患者,男性,65岁,因"室外高温劳作后神志模糊伴大汗淋漓 4 h"就诊。患者在气温 29~36℃ 的天气里,上午在田间劳作,下午 3 时被家属发现神志模糊,伴大汗淋漓,无四肢抽搐,无大小便失禁,无恶心、呕吐,无眼睑上翻、口吐白沫,遂由家属送来社区卫生服务中心就诊。

2. 既往史

既往体健,否认高血压病、脑血管意外、2 型糖尿病、甲状腺功能亢进等慢性病史。否认肝炎、血吸虫病、结核等传染病史。否认食物、药物过敏史。否认吸烟、嗜酒史。

3. 体格检查

T 39.5℃,P 122 次/min,R 28 次/min,BP 80 mmHg/60 mmHg,神志模糊,呼之有睁眼,无对答。全身皮肤湿热,两肺呼吸音清,未闻及干、湿性啰音,HR 122 次/min,律齐,心音有力,未闻及异常心音及杂音。腹软,无压痛反跳痛,肠鸣音正常。四肢肌力检查不合作,肌张力正常,病理反射未引出。

4. 实验室和辅助检查

电解质:K^+ 3.33 mmol/L,Na^+ 132 mmol/L,Cl^- 94.6 mmol/L。

随机血糖:13.7 mmol/L。

血常规:Hb 165 g/L,Hct 52%,WBC 12.3×10^9/L,N 75.52%,PLT 285×10^9/L。

心电图:窦性心动过速,HR 122 次/min。

胸片:未见明显异常。

二、诊治经过

初步诊断:重症中暑(热衰竭)。

诊治经过:患者既往体健,有长时间在室外高温环境从事体力活动史,且患者无充分的防暑降温措施。全科医师积极检测患者生命体征,完善相关检查,详细查体,未发现患者有感染、脑血管意外相关线索。根据患者的病史、症状、体征及辅助检查结果,考虑中暑诊断。医务人员立即将患者转移至冷空调房间,予以吸氧,静脉输注生理盐水,,物理降温(予以湿毛巾冷敷前额、腋窝和腹股沟放置冰袋、冷水擦浴全身等)。治疗半小时后,症状无好转,患者仍神志模糊,体温持续升高,最高体温 39.9℃,并出现抽搐,予以安定 10 mg 肌注,转上级医院进一步诊治。

上级医院医生接诊发现患者神志不清,呼之不应,伴四肢抽搐,小便失禁,测体温 39.8℃,急查头颅 CT:无明显异常。肝功能:ALT 86.3 IU/L,AST 75 IU/L,余正常。CK 397 IU/l,CK-MB 83.4 ng/ml。血气分析:pH 7.21,$PaCO_2$ 63.8 mmHg,PaO_2 30.4 mmHg,SpO_2 42.2%,BE −3.1 mmol/L。血常规、凝血功能、肾功能、甲状腺功能无异常。立即予以吸氧、心电监护、监测直肠温度,冰毯、冰帽、冰袋物理降温,鼻饲冰盐水,留置导尿管予以冰盐水膀胱冲洗,冰盐水灌肠,并予以气管插管、呼吸机辅助通气,镇静,并静脉扩容、营养心肌、保护肝肾功能、减轻脑水肿、抑酸等治疗。患者 3 天后热退,复查肌酸激酶、肌红蛋白、肝功能等均好转,未再出现抽搐,予以拔出气管插管。10 天后患者痊愈出院。1 周后社区卫生服务中心随访,肝肾功能、肌酸激酶、肌红蛋白、心电图均正常。

三、病例分析

1. 病史特点
(1) 男性,65 岁,既往体健,此次发病以意识障碍、大汗、高热就诊。
(2) 有户外高温环境从事体力活动史。
(3) 体格检查:T 39.5℃,P 122 次/min,R 28 次/min,BP 80 mmHg/60 mmHg,神志模糊,呼之有睁眼,无对答。全身皮肤湿热,两肺呼吸音清,未闻及干、湿性啰音,HR 122 次/min,律齐,心音有力,未闻及异常心音及杂音。腹软,无压痛反跳痛,肠鸣音正常。四肢肌力检查不合作,肌张力正常,病理反射未引出。
(4) 实验室和辅助学检查:K^+ 3.33 mmol/L,Na^+ 132 mmol/L,Cl^- 94.6 mmol/L;随机血糖 13.7 mmol/l;血常规、肝肾功能、尿分析无异常。心电图:窦性心动过速,HR 122 次/min。胸片:未见明显异常。

2. 诊断和诊断依据
诊断:重症中暑(热衰竭)。
诊断依据:患者为一既往体健的老年男性,此次突发意识障碍、大汗、高热就诊,不存在引发此次意识障碍和高热的基础疾病,有在高温下的劳动史,未采取防护措施的环境;存在血压偏低(80 mmHg/60 mmHg)、39.5℃的体温、全身皮肤湿热、心率增快的体征。实验室检查血常规正常,无感染征象;电解质、肝功能、肌红蛋白、肌酸激酶异常。头颅 CT 正常,排除脑血管意外、脑膜炎等疾病;故重症中暑诊断明确。

3. 鉴别诊断
患者起病突然,结合在高温环境中劳动出现意识障碍、大汗、高热,有低血压,部分酶学异常,诊断中暑一般不难。但应注意与低血糖、消化道出血、脑血管意外、菌痢、脑炎、有机磷农药中毒等鉴别,如为女性患者还需与宫外孕等疾病鉴别,结合病史、症状、体征特点及相关辅助检查可资鉴别。

四、处理方案及基本原则

1. 体外降温
迅速将患者脱离高温环境,转移至通风良好的低温环境,可进行肌肉按摩,促进散热。对无循环障碍者,可用冰水擦浴或将躯体浸入 27~30℃水中降温。对循环障碍者,可采用蒸发散热降温,如用冷水反复擦拭皮肤和同时应用电风扇或空调。有条件者可将患者放置在特殊的蒸发降温房间。

2. 体内降温
对重症中暑体外降温无效的患者,可用冰盐水进行胃或直肠灌洗,也可用 20℃或 9℃无菌生理盐水进行血液透析或腹膜透析。

3. 药物降温

与物理降温合用效果更好,将氯丙嗪 25～50 mg 稀释在 250～500 ml 生理盐水中静脉点滴 0.5～1 h,如肛温降至 38.5℃应暂停。氯丙嗪药理作用是调节体温中枢、扩张血管、松弛肌肉和降低氧耗,用药过程中要密切观察患者意识水平和生命体征,如患者昏迷加深、呼吸抑制、血压明显下降应停药。

4. 对症支持治疗

保持呼吸道通畅,吸氧,必要时气管插管;控制抽搐和癫痫;纠正水电解质与酸碱失衡;应用能量合剂和维生素以及脑细胞活化剂;积极防治感染;防治肝肾功能不全,必要时及早血液净化治疗和相应支持治疗。

5. 转诊及社区随访

(1) 明确诊断为重症中暑,初步处理和采取体外降温措施后,立即转诊护送至上级医院。
(2) 轻症中暑经治疗处理后,症状进一步加重或出现四肢抽搐、呼吸困难、体温持续不降者。

五、要点与讨论

中暑(heat illness)是在高温、高湿环境,以体温调节中枢功能障碍、汗腺功能障碍和水电解质丢失过多为特征的疾病。患者对高温环境适应能力减退,体内产热和吸收热量超过散热量是致病主要原因。在大气温度高(>32℃)、湿度大(>60%)的环境中,长时间工作、从事体力劳动、军事训练或体育运动,缺乏对高热环境的适应,又无充分防暑降温措施时极易发生中暑。根据发病机制和临床表现将中暑分为轻症中暑和重症中暑,重症中暑又包括热痉挛(heat cramp)、热衰竭(heat exhaustion)和热射病(heat stroke)。根据产热和散热异常,将中暑分为典型中暑和运动型中暑(常发生在年轻人,强烈和长时间肌肉运动后出现)。热衰竭是热痉挛的继续和发展,也可为热射病的中介过程,如不及时治疗,可发展为热射病。

中暑损伤主要是由于体温过高对细胞的直接毒性作用。酶变性、线粒体功能障碍、细胞膜稳定性丧失和有氧代谢途径中断,导致多器官衰竭:中枢神经系统受损时,出现脑水肿、局部出血、颅内压升高和昏迷;心血管系统受损时,出现低血压、心肌缺血、坏死,促发心律失常、心功能减退或衰竭;呼吸系统受损时,出现急性呼吸窘迫综合征(acute respiratory distress syndrom,ARDS)、代谢性酸中毒或呼吸性碱中毒;水、电解质代谢紊乱,出现高钠高氯血症、高磷血症、低钙血症等;急性肾衰竭也可发生,急性肾小管坏死是由于脱水、横纹肌溶解、低灌注、溶血产物过多和尿酸盐肾病所致;中暑对肠道直接热毒性作用和血液灌注相对减少引起缺血性肠溃疡,发生大出血;几乎每例患者都会发生不同程度的肝细胞坏死和胆汁淤积;白细胞计数明显升高,血压黏稠度增加,并发血栓,严重者可出现 DIC;运动型中暑时,肌肉局部温度增加、缺氧和代谢性酸中毒,常见严重肌肉组织损伤、溶解、血清 CK 明显升高,出现横纹肌溶解征。

中暑时,应行血生化检查及动脉血气分析,严重病例出现肝、肾和横纹肌损害的实验室改变。有凝血功能障碍时应考虑 DIC。尿分析可发现横纹肌溶解和急性肾衰竭证据。怀疑颅内出血或感染时,应行脑 CT 和脑脊液检查。

社区医师根据季节、病史和体征,一般不难做出中暑诊断,可根据在高温环境中劳动(运动)和生活时出现体温升高、肌肉痉挛和(或)晕厥,除外其他及疾病后方可诊断。最重要的是早期识别重症中暑,初步进行降温处理后立即护送至上级医院进一步治疗。

健康宣教:

(1) 暑热季节要加强防暑卫生宣传,普及防暑知识。改善年老体弱者、慢性疾病患者和产褥期妇女居住环境。一旦出现中暑先兆应及时治疗。炎热天气,最好不要在 10:00～14:00 进行室外活动。高温天气室外活动时,应做好防护措施(如戴遮阳帽、包湿头巾等);多饮用加糖的淡盐水或含盐分的饮料;自备清凉油、风油精等中药消暑物品。

(2) 有慢性心血管、肝肾疾病和老年体弱患者不应从事高温作业。暑热季节要改善劳动及工作条件,合理安排作息时间。在高温环境中停留 2~3 天时,应饮用含钾、镁、钙盐的防暑饮料。必要时应有热适应过程。

(3) 炎热天气应穿宽松透气浅色服装,避免紧身绝缘服装,适当补充防暑饮料,注意合理营养膳食。

(4) 中暑恢复后数周内,应避免室外剧烈活动和烈日下暴晒。

(5) 随访电解质、肝肾功能、肌酸激酶、心肌酶、凝血功能等。

六、思考题

1. 哪些情况下,全科医生应建议患者转诊上级医院?
2. 社区医生对中暑患者可采取的治疗措施有哪些?
3. 社区医生对居民进行中暑的健康宣教内容包括哪些?

七、推荐阅读文献

1. 葛均波,徐永健. 内科学[M]. 8 版. 北京:人民卫生出版社,2013:916-919.
2. 霍正禄,梅冰. 急诊医学[M]. 北京:科学出版社,2006:510-512.
3. A Bouchama JPK. Heat stroke [J]. New England Journal of Medicine. 2002,3:611-647.

(郭东风)

案例 110

淹 溺

一、病历资料

1. 现病史

患者,男性,26岁,因"淹溺后胸闷、气促半天"就诊。患者于入院前一晚20:00游泳,不慎淹溺,遂出现神志不清,沉入池底,同伴及救生员将其救上岸,患者当时口腔、鼻腔充满泡沫,救生员立即予以胸外按压及人工呼吸,大约2 min后患者神志转清,期间共呕吐4次,量多(具体不详),均为水及胃内容物,伴少量血丝,,呕吐非喷射样,无四肢抽搐、口吐白沫,无二便失禁,醒后自觉胸闷、气促,伴有头晕、耳鸣、全身乏力,无胸痛、呼吸困难,无头痛、无明显咳嗽、咳痰,无腹痛、腹泻,遂由同伴送至社区就诊。

2. 既往史

既往体健,否认慢性病史,否认肝炎、血吸虫病、结核等传染病史。否认食物、药物过敏史。否认吸烟、嗜酒史,未婚、未育,父母均健在。

3. 体格检查

T 36.6℃,P 80次/min,R 20次/min,BP 110 mmHg/70 mmHg,神志清,精神可,双侧瞳孔等大等圆,直径0.3 cm,对光反射灵敏。双肺呼吸音粗,两肺可闻及少许湿啰音,未闻及干啰音。心律齐,HR 80次/min,各瓣膜听诊区未闻及病理性杂音。腹软,无压痛、反跳痛,肝脾肋下未触及。四肢肌力Ⅴ级,肌张力正常,病理征(一)。

4. 实验室和辅助检查

血常规、C反应蛋白正常。血气分析:pH 7.37,$PaCO_2$ 45.3 mmHg,PaO_2 63 mmHg,SpO_2 91%,BE -2.3 mmol/L。

心电图:窦性心率,正常心电图。

胸部X线平片:两肺渗出灶,结合病史,考虑吸入性肺炎。

二、诊治经过

初步诊断:淹溺,吸入性肺炎。

诊治经过:接诊医师通过询问病史、详细的体格检查,结合血气分析、胸部X线平片,头颅CT等排除颅脑、颈椎损伤,认为淹溺诊断明确。医师接诊后,立即给予清理呼吸道,测动脉血气提示Ⅰ型呼吸衰竭,予面罩持续气道正压吸氧,同时给予抗感染,积极对症支持等治疗,10天后患者康复出院。

三、病例分析

1. 病史特点

(1) 男性,26岁,游泳时淹溺后神志不清2 min,胸闷、气促半天。

(2) 否认慢性病史,否认肝炎、血吸虫病、结核等传染病史。否认食物、药物过敏史。否认吸烟、嗜酒史。

(3) 体格检查:T 36.6℃,R 25次/min,P 105次/min,BP 110 mmHg/70 mmHg,神志清,精神可,双侧瞳孔等大等圆,直径0.3 cm,对光反射灵敏。双肺呼吸音粗,两肺可闻及少许湿啰音,未闻及干啰音。心、腹检查无异常体征。四肢肌力Ⅴ级,肌张力正常,病理征(一)。

(4) 实验室和辅助检查:pH 7.37,$PaCO_2$ 45.3 mmHg,PaO_2 63 mmHg,SpO_2 91%,BE −2.3 mmol/L。胸部X线平片:两肺渗出灶,结合病史,考虑吸入性肺炎,请随访。

2. 诊断和诊断依据

诊断:①淹溺;②吸入性肺炎。

(1) 淹溺:患者发病季节在夏季,曾在游泳池游泳,突发神志不清2 min,被好友救治时口腔和鼻腔内充满泡沫,神志清醒后出现胸闷、气促,社区卫生服务中心查血气分析提示Ⅰ型呼吸衰竭,全科医师完善的体格检查和辅助检查,排除头颅、颈椎损伤,上述症状、体征和辅助检查均支持淹溺诊断。

(2) 吸入性肺炎:患者淹溺后出现神志不清,误吸入游泳池中的水,全科医师听诊双肺可闻及少许湿啰音,血气分析提示Ⅰ型呼吸衰竭,胸部CT提示:两肺渗出灶,支持吸入性肺炎诊断。

注意点:头颅、颈椎损伤:游泳者跳水时头部撞击硬物时可引起颅脑、颈椎损伤,应予以注意,必要时行头颅和颈椎影像学检查以避免漏诊。

四、处理方案和理由

1. 淹溺的急救

时间就是生命!淹溺的急救重在"早"字,其包括两个步骤:现场急救与初期复苏;医院内进一步抢救。

1) 淹溺的现场急救与初期复苏

(1) 迅速清除呼吸道异物:溺水者从水中救起后,呼吸道常被呕吐物、泥沙、藻类等异物阻塞,故应以最快的速度使其呼吸道通畅,并立即将患者置于平卧位,头后仰,抬起下颌,撬开口腔,清除口鼻内异物,如有活动假牙也应取出,以免坠入气管。疑有气道异物阻塞的患者,可予Heimlich手法排出异物。

(2) 控水处理:这是指用头低脚高的体位将肺内及胃内积水排出。最常用的简单方法是:迅速抱起患者的腰部,使其背向上、头下垂,尽快倒出肺、气管和胃内积水;也可将其腹部置于抢救者屈膝的大腿上,使头部下垂,然后用手平压其背部,使气管内及口咽内的积水倒出。在此期间抢救动作一定要敏捷,控水时间不宜过长(1 min即够),切勿因控水过久而影响其他抢救措施。以能倒出口、咽及气管内的积水为度,如排出的水不多,应立即采取人工呼吸、胸外心脏按压等急救措施。

有作者认为,一旦患者的气道开放,即可采用口对鼻呼吸取代口对口呼吸,不必清除气道内误吸的水分。因为大多数溺死患者也仅误吸少量水,且很快被吸收入血,任何企图通过吸引器以外的方法从气道清除水分均是不必要且危险的。

(3) 人工呼吸与胸外心脏按压:首先要判断有无呼吸和心跳,对呼吸的判断采用"3 L"法:即面对患者的口鼻,仔细倾听(Listen)呼吸音;眼睛观察其胸廓的起伏活动(Look);面部感觉气流(Feel)。心搏、呼吸停止者，立即现场施行 CPR。复苏期间注意防止胃内容物误吸。患者转送过程中，不应停止心肺复苏。对于溺水患者，气道管理是最主要的，这一点有别于心脏病患者的抢救。

2）院内处理

（1）供氧：吸入高浓度氧或高压氧治疗，酌情采用机械通气。对溺水者应检测随访动脉血气。清醒患者可使用面或鼻罩持续气道正压吸氧。严重或进行性呼吸窘迫、缺乏气道反射保护、合并头胸部损伤的患者应行气管内插管。$PaCO_2$ 分压超过 50 mmHg，行气管内插管和机械通气。经高流量吸氧后 SpO_2 低于 90% 或 PaO_2 低于 60 mmHg 者须行气道正压通气。

（2）复温：体温过低者，可采用体外或体内复温措施，使中心体温至少达到 30~35℃，但复温速度不能过快。具体方法有热水浴法、温热林格氏液灌肠、体外循环复温法等。

（3）脑复苏：有颅内压升高或昏迷者，应用呼吸机增加通气，使 $PaCO_2$ 保持在 25~30 mmHg。同时，静脉输注甘露醇降低颅内压，缓解脑水肿，成人推荐 20% 甘露醇 125 m，静脉滴注，q8h 或 q12h，疗程 3~7 天。另外，可采用亚低温治疗，降低体温至 34℃ 左右，持续 12~24 h，逐渐复温至 36℃。

（4）抗生素治疗：用于污水淹溺、有感染体征或脓毒症的淹溺者。

（5）处理并发症：对合并惊厥、低血压、心律失常、肺水肿、急性呼吸窘迫综合征（ARDS）、应激性溃疡并出血、电解质和酸碱平衡失常者进行相应处理。

该患者由于现场处理得当，入院后主要是吸入性肺炎和呼吸衰竭，因此治疗也是针对于此。

2. 转诊及社区随访

对于社区全科医生来说主要是掌握溺水的现场急救，对于生命体征不稳定、合并严重肺水肿、血气分析经吸氧后持续未见好转的患者，应及时转诊至上一级医疗机构。溺水患者康复后的社区随访主要是相关受损脏器功能的随访和康复，同时注意患者的心理康复。

五、要点与讨论

人体浸没于水或其他液体后，反射性引起喉痉挛和（或）呼吸障碍，发生窒息性缺氧的临床死亡状态称淹溺（drowning）。淹溺多发生在夏季，多见于沿海国家和地区，常见于儿童和青少年。

淹溺常见于水上运动（游泳、划船意外等）、跳水（头颈或脊髓损伤）或潜水员因癫痫、心脏病或心律失常、低血糖发作引起神志丧失者；下水前饮酒或服用损害脑功能药物及水中运动时间较长过度疲劳者；也可见于水灾、交通意外或投水自杀者等。

人淹没于水中，开始本能地引起反应性屏气，但不能坚持长时间屏气，最终大量液体进入呼吸道和肺泡，气体交换严重障碍，引起全身缺氧和二氧化碳潴留。同时呼吸道内的水分经肺泡吸收到血液循环，由于淹溺的水所含成分不同，其病理变化也有所不同，分为淡水淹溺和海水淹溺。

1. 淡水淹溺（freshwater drowning）

约 90% 淹溺者发生于淡水，其中 50% 在游泳池。淡水较血浆或其他体液渗透压低。水进入呼吸道严重影响患者的通气和换气功能，同时水也损伤气管、支气管、肺泡的上皮细胞，使肺泡表面活性物质减少。淡水吸收入血液循环后，引起血容量增加，稀释性低钠、低氯血症，低渗液还可引起红细胞破坏。

2. 海水淹溺

海水中约含 3.5% 的氯化钠及大量钙盐和镁盐，含钠量约是血浆的 3 倍以上。因此，海水对呼吸道和肺泡有一定的刺激作用。肺泡上皮细胞和肺毛细血管内皮细胞受海水损伤后，大量蛋白质及水分向肺间质和肺泡腔内渗出引起肺水肿，同时高钙可以引起心律失常，高镁可抑制中枢和周围神经，扩张血管和降低血压。

淹溺者出现神志丧失、呼吸停止或大动脉搏动消失，处于临床死亡状态。近乎淹溺患者临床表现个体差异较大，可有头痛或视觉障碍、剧烈咳嗽、胸痛、呼吸困难和咯粉红色泡沫样痰。溺入海水者，口渴感明显,最初数小时可有寒战和发热。诊断淹溺时,要注意淹溺时间长短、有无头部及颅内损伤。跳水或潜水淹溺者可伴有头或颈椎损伤。

淡水淹溺时血钠、钾和氯化物可有轻度降低,有溶血时血钾升高,尿中有游离的血红蛋白。海水淹溺时血钙和血镁升高。淹溺后动脉血气分析提示有严重的呼吸衰竭和酸中毒。肺部 X 线摄片可有两肺门影扩大,肺纹理增粗,肺野及两肺门处有大小不等的渗出影。

作为社区全科医师,不仅应能早期识别淹溺并进行初步救治处理,还需要对社区居民进行健康宣教,内容如下:

(1) 对从事水上作业者,定期进行严格健康检查。
(2) 有慢性或潜在疾病者,不宜从事水上活动。
(3) 酒精能损害判断能力和自我保护能力,下水作业前不要饮酒。
(4) 进行游泳、水上自救互救知识和技能训练;水上作业时备用救生器材。
(5) 避免在情况复杂的自然水域或在浅水区跳水或潜泳。
(6) 下水前要做好充分准备活动,不宜在水温较低水域游泳。

六、思考题

1. 如何鉴别淡水淹溺和海水淹溺?
2. 淹溺的院前急救措施包括哪些?
3. 淹溺的并发症有哪些?

七、推荐阅读文献

1. 陈灏珠,林果为,王吉耀. 实用内科学[M]. 14 版. 北京:人民卫生出版社,2013:851-853.
2. 葛均波,徐永健. 内科学[M]. 8 版. 北京:人民卫生出版社,2013:928-930.
3. 霍正禄,梅冰. 急诊医学[M]. 北京:科学出版社,2006:514-515.
4. Bose A. Drowning—The Preventable Killer [J]. J Trop Pediatr. 2015,6:153-4.

(郭东风)

案例 111

电击伤

一、病历资料

1. 现病史

患者,女性,32岁,因"电击后觉头晕、全身乏力2h"就诊。患者2h前左手被380V的电流击伤,当时皮肤局部烧伤、破溃,无意识丧失,无痛觉消失等症状,现感头晕,全身乏力、麻木。

2. 既往史

既往体健,否认慢性病史,否认肝炎、血吸虫病、结核等传染病史。否认食物、药物过敏史。否认吸烟、嗜酒史,已婚、未育,父母均健在。

3. 体格检查

T 36.7℃,P 75次/min,R 16次/min,BP 115 mmHg/80 mmHg,神清,气平,查体合作。双肺呼吸音清,心率80次/min,心律齐,各瓣膜听诊区未闻及病理性杂音。左手可见局部皮肤伤口1 cm×1 cm,局部发黑,未见电流的出口。腹软,无压痛、反跳痛,肝脾肋下未触及,腹壁反射存在。四肢肌张力正常,肌力Ⅴ级。病理征未引出。

4. 实验室和辅助检查

血常规:WBC 10.50×10^9/L,N 70.1%,Hb 143 g/L,RBC 4.04×10^{12}/L,Hct 38.8%,PLT 260×10^9/L。

电解质:Na^+ 138 mmol/L,Cl^- 98 mmol/L,K^+ 3.9 mmol/L。

心肌标志物:CK-MB 1.2 ng/ml,肌钙蛋白(I) 0.05 ng/ml。

心电图:窦性心律,ST段压低0.1 mV。

二、诊治经过

初步诊断:电击伤。

诊治经过:患者有明确的电击病史,接诊医师详细体格检查和完善辅助检查后,明确诊断电击伤,予以收入院并立即予吸氧、心电监护,观察患者心电图变化,并对患者左手电击伤口清创、包扎;患者心电图提示ST段压低,予以营养心肌、补液等对症支持治疗。24h后患者症状改善,复查心电图、电解质、肝肾功能、心肌酶正常,给予出院观察随访。

患者1周后社区卫生服务中心复查,心电图、心肌酶、肝肾功能均正常。

三、病例分析

1. 病史特点

(1) 女性,32 岁,电击后感头晕、全身乏力 1 天。

(2) 否认慢性病史,否认肝炎、血吸虫病、结核等传染病史。否认食物、药物过敏史。否认吸烟、嗜酒史。

(3) 体格检查:T 36.7℃,BP 115 mmHg/80 mmHg,神清,气平,查体合作。心、肺检查无异常体征。左下腹可见局部皮肤烧伤、破溃,腹软,无压痛、反跳痛,肝脾肋下未触及,腹壁反射存在。四肢肌张力正常,肌力Ⅴ级。病理征未引出。

(4) 实验室和辅助检查:血常规、电解质、肝肾功能、心肌酶正常。心电图:窦性心律,ST 段压低 0.1 mV。腹部 B 超、心超正常。

2. 诊断和诊断依据

诊断:电击伤。

诊断依据:患者有头晕、触电处皮肤灼伤等电击伤临床表现,心电图提示 ST 段压低。根据患者工作现场触电史和临床表现可明确诊断。

四、处理方案和理由

1. 处理方案

该患者有电流引起的局部伤口烧伤和心电图异常,故给予局部的清创和营养心肌、支持治疗。

2. 转诊及社区随访

对于电击伤患者在初步的诊治后均应转到上一级医疗机构救治。对于电击伤康复患者应随访各脏器的功能,注意心理的康复。

五、要点与讨论

一定量的电流通过人体引起不同程度组织损伤或器官功能障碍或猝死称为电击伤(electrical injury),俗称触电(electrical shock)。临床上除表现在电击部位的局部损伤,尚可引起全身性损伤,主要是心血管和中枢神经系统的损伤,严重的可导致心跳呼吸停止。电击伤包括低压电(≤380 V)、高压电(>1 000 V)和超高压电或雷击(lightning injury,电压在 1 000 万伏以上)三种电击类型。

电击常见原因是人体直接接触电源,或在高压电和超高压电场中,电流或静电电荷经空气或其他介质电击人体。意外电击常发生于违反用电操作规程者。风暴、地震或火灾使电线断裂也可使人体意外遭受电击。雷击多发生于农村旷野。

在接触电流时,人体作为导电体成为电路的一部分。电击对人体损伤程度与接触电压(electric voltage)高低、电流类型[交流电(alternating current,AC)和直流电(direct current,DC)]、电流强度、频率高低、触电部位皮肤电阻(electric resistance)、触电时间长短、电流通过途径和所在环境气象条件有密切关系。500 V 以下 AC 较 DC 危害性大,它能使肌细胞膜除极导致肌肉持续痉挛性收缩,使触电者的手紧紧握住电源线不能脱离开电源。不同频率 AC 对人体损伤也不同,15~150 Hz 低频 AC 较高频 AC 危害性大,50~60 Hz 家用低频 AC 更易引起心室颤动。电流强度为 60~120 mA 时可发生心室颤动。电击包括电流对细胞的直接损伤和组织电阻产热引起人体组织和器官的损伤:如皮肤及皮下组织不同程度的烧伤；深部组织（肌肉、脂肪和肌腱等）局部水肿，压迫营养血管引起闭塞，发生缺血和坏死；接触超高压电能使组织迅速"炭化（carbonization）"。电流通过中枢神经系统会立即引起呼吸及心搏停止，导致死亡。尸检发现，高压电致死者，中枢神经系统和全身组织器官均有充血、水肿、出血及坏死。

1. 电击伤临床表现

（1）全身表现：轻度电击者，出现惊恐、心悸、头晕、头痛、痛性肌肉收缩和面色苍白等。高压电击特别是雷击时，常发生意识丧失、心搏和呼吸骤停。如不及时复苏，常发生死亡。幸存者，可有定向力丧失和癫痫发作。部分病例有心肌和心脏传导系统损伤，心电图显示非特异性 ST 段降低、心房颤动或心肌梗死改变。大面积体表烧伤处或组织损伤部位液体丢失过多时，出现低血容量性休克。直接肾脏损伤、肌肉坏死组织产生肌球蛋白尿（myoglobulinuria）、肌红蛋白尿（myoglobinuria）及溶血后血红蛋白尿（hemoglobinuria）都能促使急性肾衰竭发生；脱水或血容量不足更能使病情加速或恶化。

（2）局部表现：触电部位释放电能最大，局部皮肤组织损伤最严重。电击处周围部位皮肤组织烧伤较轻。如有衣服点燃可出现与触电部位无关的大面积烧伤。电流通过途径的组织和器官常发生隐匿性损伤。高压电击时，电流入口处烧伤严重，烧伤部位组织炭化或坏死成洞，常发生前臂腔隙综合征（compartment syndrome）。因肌肉组织损伤、水肿和坏死，肌肉筋膜下组织压力增加，出现神经和血管受压体征，脉搏减弱，触觉及痛觉消失。由于触电后大肌群强直性收缩，可发生脊椎压缩性骨折或肩关节脱位。上肢触电后，常出现腕、肘前以及腋部的损伤，这可能是由于触电时，肌肉受刺激收缩，上肢屈曲状，于手腕、肘前和腋下形成新的短路所致。血液是良导体，电流易于通过，引起血管壁损伤，进而发生血管栓塞，血管破裂，引起继发性的局部组织坏死，肢体坏死。

电击后 24～48 h 常出现并发症和后遗症：如心肌损伤、严重心律失常和心功能障碍；吸入性肺炎和肺水肿；消化道出血或穿孔、麻痹性肠梗阻；DIC 或溶血；肌球蛋白尿或肌红蛋白尿和急性肾衰竭；骨折、肩关节脱位或无菌性骨坏死；大约半数电击者有单或双侧鼓膜破裂、听力丧失；烧伤处继发细菌感染。电击后数天到数月可出现上升或横断性脊髓炎、多发性神经炎或瘫痪等；角膜烧伤、视网膜脱离、单侧或双侧白内障和视力障碍。孕妇电击后，常发生流产、死胎或宫内发育迟缓。

2. 电击伤治疗

（1）切断电源：发现电击后，立即切断电源，应用绝缘物将患者与电源隔离。

（2）心肺脑复苏：对心脏停搏和呼吸停止者立即进行心肺复苏，挽救患者生命。对所有电击患者，应连续进行 48 h 心电监测，以便发现电击后迟发性心律失常。对心律失常者，选用相关抗心律失常药。

（3）急性肾衰竭防治：静脉输注乳酸钠林格液，迅速恢复循环容量，维持适当尿量（50～75 ml/h）。出现肌球蛋白尿时，维持尿量在 100～150 ml/h。同时静脉输注碳酸氢钠（50 mmol/L）碱化尿液，使血液 pH 维持在 7.45 以上，预防急性肾衰竭。严重肌球蛋白尿患者恢复有效血容量后尿量仍未增加时，可在乳酸钠林格液 1 L 中加入甘露醇 12.5 g。尿内肌球蛋白消失后，即停用甘露醇。热灼伤者，常有严重血容量不足，未恢复有效循环容量前，避免静脉输注甘露醇。急性肾衰竭者，有指征进行血液透析。

（4）外科问题处理：对于广泛组织烧伤、肢体坏死和骨折者，应进行相应处置。坏死组织应进行清创术，预防注射破伤风抗毒素（3 000 IU）。有继发感染者，给予抗生素治疗。对腔隙综合征患者，如果腔隙压力超过 30～40 mmHg，需要行筋膜切开减压术。对于肢体电击伤后深部组织损伤情况不明者，可应用动脉血管造影或放射性核素 133 氙洗脱术或 99 锝焦磷酸盐肌扫描术检查，指导治疗。

电击伤首先应以预防为主，普及用电知识：①经常对所用电器和线路进行检查和检修；②雷雨天气，应关好门窗，留在室内不应使用无防雷措施的电视、音响等电器；③从事室外工作者，切勿站在高处或在田野上走动，或在树下避雨，不能接触天线、水管或铁丝网，远离带电设备；④在空旷场地遇到雷电时，立即卧倒，不宜打伞，远离树木和桅杆。全科医师应向社区群众普及院外急救常识及现场心肺复苏术，增强自救互救意识。

六、思考题

1. 电击伤的临床表现有哪些?
2. 电击伤的并发症和后遗症包括什么?
3. 电击伤的转诊及社区随访要点是什么?

七、推荐阅读文献

1. 陈灏珠,林果为,王吉耀.实用内科学[M].14版.北京:人民卫生出版社,2013:853-855.
2. 葛均波,徐永健.内科学[M].8版.北京:人民卫生出版社,2013:931-932.
3. 霍正禄,梅冰.急诊医学[M].北京:科学出版社,2006:512-514.

(郭东风)

案例 112

一氧化碳中毒

一、病历资料

1. 现病史

患者,女性,57岁,因"神志不清1h"就诊。患者于下午14:30左右被亲属发现神志不清,身旁有较多呕吐物,患者当时处于狭小较密闭的房间,房间内燃有蜂窝煤炉(未完全燃烧中),被发现时患者口唇、颜面无紫绀,无四肢抽搐,无大、小便失禁,无大汗淋漓,无气促,无两眼上翻、口吐白沫,立即由亲属送来社区卫生服务中心就诊。

2. 既往史

高血压病史6年,血压最高170 mmHg/100 mmHg,服用替米沙坦80 mg qd,血压控制在130 mmHg/85 mmHg左右,否认口服安眠药史,否认慢性支气管炎、脑血管意外、2型糖尿病等慢性病史。否认肝炎、血吸虫病、结核等传染病史。否认食物、药物过敏史。否认吸烟、嗜酒史。丈夫及1女体健,父、母体健。

3. 体格检查

T 37.5℃,P 117次/min,R 20次/min,BP 120 mmHg/70 mmHg,浅昏迷,双侧瞳孔直径0.3 cm,对光反射灵敏。颜面、口唇无发绀,伸舌不合作,咽部、扁桃体检查不合作。双肺呼吸音清,未闻及干、湿啰音。心律齐,HR 120次/min,各瓣膜听诊区未闻及病理性杂音。腹软,压痛、反跳痛检查不合作,肝脾肋下未触及。四肢肌力检查不合作,肌张力正常,病理反射未引出。

4. 实验室和辅助检查

血常规:WBC 10.50×10^9/L,N 70.1%,Hb 143 g/L,RBC 4.04×10^{12}/L,Hct 38.8%,PLT 260×10^9/L。

血气分析:pH 7.33,$PaCO_2$ 35.00 mmHg,PaO_2 90.00 mmHg,BE -1.90 mmol/L,SpO_2 95%。

电解质、肝肾功能、尿分析正常。

心电图:窦性心动过速。

二、诊治经过

初步诊断:一氧化碳中毒;高血压病2级(中危)。

诊治经过:全科医生根据询问患者家属提供的发病特点及病史、详细查体和辅助检查结果,考虑目前一氧化碳中毒诊断明确。患者已脱离一氧化碳中毒现场,终止了一氧化碳的继续吸入。患者神志不清,监测患者生命体征(心率、血压、呼吸等)变化,并保持呼吸道通畅。全科医生立即予以吸氧,高流量(10 L/min)吸入100%纯氧,并开通静脉通道静脉输注20%甘露醇250 ml(1~2 g/kg,60 ml/h),每8 h一次。社区医院没有高压氧舱等设备,随将患者转移至上级医院治疗。

上级医院诊治经过:患者仍浅昏迷,呼之有反应,无对答,无烦躁不安,无四肢抽搐,无恶心、呕吐。患者入院后继续予以氧疗,急查头颅CT示腔隙性脑梗死,胸部CT正常,复查血气分析:pH 7.35,$PaCO_2$ 38.00 mmHg,PaO_2 95.00 mmHg,BE -1.40 mmol/L,SpO_2 98%,将患者快速送至高压氧舱行高压氧治疗。患者入病房后,予以防治脑水肿、促醒、促进细胞代谢等对症支持治疗。入院第二天,患者神志清,主诉轻微头痛,自觉恶心,无呕吐,继续予以高压氧氧疗治疗。患者一周后好转出院。告知患者如出现偏瘫、失语、皮肤感觉障碍等迟发性脑病症状,立即至社区卫生服务中心或门急诊就诊。

三. 病例分析

1. 病史特点

(1) 女性,57岁,高血压病史6年,否认安眠药接触式。

(2) 患者处于通风不良环境中,且室内有未完全燃烧的煤炭。

(3) 体格检查:T 37.5℃,P 117次/min,R 20次/min,BP 120 mmHg/70 mmHg,昏迷,双侧瞳孔直径0.3 cm,对光反射灵敏。伸舌不合作,咽部、扁桃体检查不合作。心、肺和腹部检查无异常体征。四肢肌力检查不合作,肌张力正常,病理反射未引出。

(4) 实验室和辅助学检查:WBC $10.50×10^9$/L,N 70.1%,Hb 143 g/L,RBC $4.04×10^{12}$/L,Hct 38.8%,PLT $260×10^9$/L。血气分析:pH 7.33,$PaCO_2$ 35.00 mmHg,PaO_2 90.00 mmHg,BE -1.90 mmol/L,SpO_2 95%。

心电图:窦性心动过速。

2. 诊断和诊断依据

诊断:①一氧化碳中毒;②高血压病2级(中危)。

诊断依据:

(1) 一氧化碳中毒:患者,中年女性;发病时间在冬季,且患者处于封闭环境中,有接触未完全燃烧煤炭史。查体:浅昏迷,颜面、口唇无发绀,心率增快,四肢肌张力正常,四肢肌力检查不合作,病理反射未引出。辅助检查:头颅CT正常,病理征未引出,排除脑血管意外、脑膜炎等疾病。

(2) 高血压病2级(中危):患者发现血压升高2年,血压最高170 mmHg/100 mmHg,故根据高血压病分级为高血压病2级。未发现危险因素,故根据高血压病的危险性分层为中危组。

3. 鉴别诊断

患者以昏迷急性发病,有接触一氧化碳的可能(处于封闭环境中,有接触未完全燃烧煤炭史),既往无糖尿病病史,体格检查未发现神经系统阳性体征。虽然因条件所限,实验室未查碳氧血红蛋白,但根据患者发病情况、临床表现首先考虑一氧化碳中毒。

引起昏迷的原因很多,主要包括脑血管意外、中枢神经系统感染、脑肿瘤、脑外伤、电解质酸碱平衡紊乱、低血糖、糖尿病酮症酸中毒及高渗性昏迷以及其他中毒等。病史询问一定要详细了解起病形式、首发症状、患者当时所处环境、既往病史等,进行全面的体格检查及相关的辅助检查,对病史及检查结果综合分析,根据不同疾病的特点得出诊断结果。一氧化碳中毒有一氧化碳接触史,急性起病,多无神经系统阳性体征。脑血管意外、中枢神经系统感染、脑肿瘤、脑外伤多有相关病史,神经系统阳性体征等,CT、MRI多有特征表现。电解质酸碱平衡紊乱、低血糖、糖尿病酮症酸中毒及高渗性昏迷以及其他中毒等有相关病史及相关接触史,相关实验室检查有明确依据。

四、处理方案及基本原则

1. 处理方案及原则

一氧化碳中毒治疗目的是加速中毒症状恢复，预防迟发性脑病发生。

（1）撤离中毒环境：发现中毒患者应立即将患者撤离中毒现场，转移到空气清新环境，停止一氧化碳继续吸入。

（2）早期急救：对于轻度中毒患者给予吸氧，对症支持治疗。昏迷患者，要松开衣领，保持呼吸道通畅，必要时行人工机械通气，注意患者意识状态和生命体征变化。对心跳、呼吸停止的患者立即给予心肺复苏。

（3）纠正缺氧：氧疗能加速血液碳氧血红蛋白（carboxyhemoglobin，COHb）解离和一氧化碳排出，是治疗一氧化碳中毒最有效的方法。神志清楚患者应用密闭重复面罩吸入纯氧，氧流量 10 L/min。对昏迷或有昏迷史的患者，以及出现明显心血管系统症状、COHb 明显增高（一般>25%）者，应给予高压氧治疗。老年人或妊娠妇女一氧化碳中毒首选高压氧治疗。高压氧治疗可以使血液中物理溶解氧增加，供组织、细胞利用，并使肺泡氧分压升高，可加速 COHb 的解离，促进一氧化碳清除。高压氧治疗不仅可缩短病程，降低病死率，而且还可减少或防止迟发性脑病的发生。

（4）防治脑水肿，改善脑组织代谢：急性中毒后 2~4 h 即可出现脑水肿，24~48 h 达高峰，可持续多天。应及早采取以下措施，降低颅内压和恢复脑功能：①脱水治疗：20% 甘露醇 1~2 g/kg 静脉滴注，6~8 h 一次，症状缓解后减量；呋塞米 20~40 mg 静脉输注，8~12 h 一次。②糖皮质激素治疗：地塞米松 10~30 mg/d，疗程 3~5 d。③抽搐治疗：地西泮 10~20 mg 静脉注射，抽搐停止后苯妥英钠 0.5~1.0 g 静滴，根据病情 4~6 h 重复应用。④促进脑细胞功能恢复：常用静脉药物有神经节苷脂、三磷酸腺苷、辅酶 A、细胞色素 C 和大剂量维生素 C 等，另外可行高压氧治疗。

2. 转诊及社区随访

接诊一氧化碳中毒患者，社区医师应立即给予患者氧疗，并将患者迅速转诊至有高压氧舱的医院进一步诊治。随访时注意告知患者出院后仍有可能出现迟发性脑病，如有下述神经系统症状（痴呆木僵、定向障碍、行为异常等）应及时就诊。

五、要点与讨论

一氧化碳（carbon monoxide，CO）是含碳物质燃烧不完全产生的一种无色、无味和无刺激性气体。吸入过量一氧化碳即可发生急性一氧化碳中毒。它是我国北方有毒气体中毒致死的主要原因。一氧化碳中毒的主要原因包括生活性、职业性或意外情况中毒。工业生产和生活燃料燃烧不完全产生大量一氧化碳并泄漏、环境通风不良等常易引起急性一氧化碳中毒。

一氧化碳经呼吸道吸入与血红蛋白（Hb）结合形成稳定的碳氧血红蛋白（COHb），一氧化碳与 Hb 的亲和力比 O_2 与 Hb 的亲和力强 240 倍。吸入较低浓度一氧化碳即可产生大量 COHb。血液中 COHb 不能携氧，还使血红蛋白氧解离曲线左移，妨碍正常血红蛋白释放氧到组织，加重细胞缺氧。此外，一氧化碳还可与肌球蛋白和线粒体中还原型细胞色素氧化酶的二价铁结合，抑制细胞呼吸，影响氧的利用。由于脑和心肌组织对缺氧最敏感，一氧化碳中毒时脑和心肌常首先出现缺氧性损害。

急性一氧化碳中毒的临床表现主要是组织缺氧和直接细胞毒引起。临床表现与血液 COHb 浓度有关，可分为轻、中、重度三种。轻度中毒：血液 COHb 浓度为 10%~20%，表现头痛、头昏、恶心、呕吐、全身无力；中度中毒：血液 COHb 浓度在 30%~40%，上述症状加重，还可出现腹泻、兴奋、判断力减低、运动失调、幻觉、视力减退、意识模糊或浅昏迷。皮肤、黏膜可呈"樱桃红色"；重度中毒：血液 COHb 浓度在40%～60%,患者迅速进入昏迷,反射消失,呼吸抑制,出现心律失常,大小便失禁,血压下降,四肢软瘫或抽搐等,有严重的中枢神经后遗症。

急性一氧化碳中毒患者意识恢复后,经过2～60天"假愈期",约3%～10%患者发生迟发性脑病,表现出各种精神症状(如人格改变等)、锥体系(如单侧或双侧瘫痪等)或锥体外系(以Parkinson综合征多见)神经损害和癫痫发作等。

根据一氧化碳暴露史、临床表现,社区医师可以做出诊断。一氧化碳中毒严重性与空气中一氧化碳浓度和暴露时间密切相关。对于儿童、老年人和原有心肺疾病者,社区医师应高度警惕。接诊一氧化碳中毒患者,社区医师应立即给予患者氧疗,并将患者迅速转诊至有高压氧舱的医院进一步诊治。病程中,社区医师应注意保持患者呼吸道通畅,监测患者血气变化,必要时行机械通气。及时降颅压和恢复脑功能治疗,防治脑水肿。

健康宣教:

(1) 居室内燃烧煤炭火炉要安装烟囱管道,防止管道漏气。定期请专业人员检查燃气管道、炉灶、燃气和燃油器械的安全性。注意通风,及时识别。

(2) 在厨房、居室和一切有一氧化碳毒源的区域安装一氧化碳报警器、设置通风口。

(3) 注意告知患者出院后仍有可能出现迟发性脑病,如有下述神经系统症状(痴呆木僵、定向障碍、行为异常等)应及时就诊。

六、思考题

1. 一氧化碳中毒的临床表现是什么?
2. 社区医生如何急救一氧化碳中毒患者?
3. 如何防治迟发性脑病?

七、推荐阅读文献

1. 陈灏珠,林果为,王吉耀.实用内科学[M].14版.北京:人民卫生出版社,2013:795-796.
2. 葛均波,徐永健.内科学[M].8版.北京:人民卫生出版社,2013:906-909.
3. JD Roderique CSJ, MJ Feldman BDS. A modern literature review of carbon monoxide poisoning theories, therapies, and potential targets for therapy advancement [J]. Toxicology. 2015, 05:45-58.

(郭东风)

案例 113

多发创伤

一、病历资料

1. 现病史

患者,男性,25岁,因"车祸后神志不清20 min"就诊。患者在高速公路上因车祸后神志不清20 min,被急诊送入院。

2. 既往史

不详。

3. 体格检查

体检:意识深昏迷,血压未测及,P48次/min,R 8次/min。双侧瞳孔检查,右侧瞳孔0.25 cm,左侧瞳孔直径0.3 cm,对光反射迟钝,眼球居中,无眼震颤。右侧顶部有一处范围约2.5 cm的T型头皮裂口,伤口内有少量出血,右侧耳道内有持续的血性液体流出。胸廓无畸形,可见多处皮下淤血,压之有骨擦感,腹部明显膨隆,脊柱四肢检查阴性。

4. 实验室和影像学检查

血常规检查:RBC 4.12×10^{12}/L,Hb 85 g/L,Hct 29%。

肝功能:ALT 40.4 IU/L,AST 32 IU/L,TP 62.7 g/L,ALB 35 g/L。

肾功能:BUN 5.39 mmol/L,Cr 78 μmol/l。

血糖(GLU) 6.40 mmol/L。

电解质:K^+ 3.74 mmol/L,Na^+ 140 mmol/L,Cl^- 106.0 mmol/L,均正常。

胸腹腔彩超:胸腔少量积液,心包正常;腹腔大量积液,肠管漂浮其中,肝脏轮廓清晰,胰腺及脾脏显示不清。

心电图:窦性心动过速,T波改变。

头颅CT:颅骨骨折,弥漫性轴索损伤,硬膜下血肿,颅内血肿,如图113-1所示。

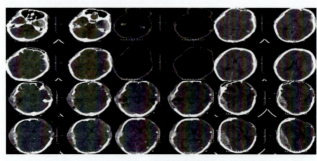

图113-1 头颅影像

胸部CT：双侧多发肋骨骨折，左侧锁骨骨折，血胸，如图113-2所示。

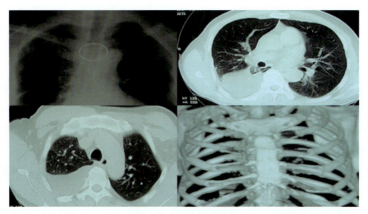

图113-2　胸部影像

腹部CT：脾破裂，腹腔积液，如图113-3所示。

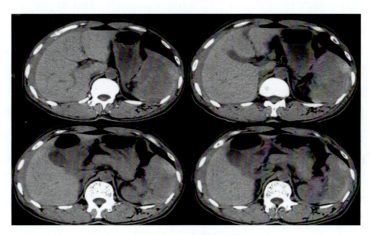

图113-3　腹部影像

二、诊治经过

初步诊断：①车祸多发伤，重症颅脑外伤，颅骨骨折，硬膜外血肿，脑挫裂伤；双侧多发性肋骨骨折，血胸，左侧锁骨骨折；脾破裂；②失血性休克。

诊治经过：接诊医生立即行气管插管及呼吸机辅助呼吸，查血常规、血型及输血前检查等，配血，予三通道输入平衡液（双上肢及右侧股静脉通道）、万汶，静滴止血药物等处理，同时立即床旁行右侧胸腹腔穿刺抽出不凝血，床旁超声示胸腔少量积液，心包正常；腹腔大量积液，肠管漂浮其中，肝脏轮廓清晰，胰腺及脾脏显示不清。考虑患者存在颅脑、胸腔、腹腔多处严重创伤，立即向相关人员交代病情，待血压稍一稳定后，立即行头胸腹CT平扫，通知脑外、胸外科、普外科医生到CT室联合会诊，由于病情严重同时通知麻醉科准备手术，在CT影像显示的同时，马上送手术室，脑外、胸外科、普外科连台手术，术后送ICU进一步监护及治疗，经过连续治疗近三个月，患者病情相对稳定转入社区医院继续康复治疗。

三、病例分析

1. 病史特点

（1）患者，男，25岁，在高速公路上因车祸后神志不清20 min，被急诊送入院。

（2）查体：意识深昏迷，血压未测及，脉搏48次/min，呼吸8次/min。双侧瞳孔检查，右侧瞳孔0.25 cm，左侧瞳孔直径0.3 cm，对光反射迟钝，眼球居中，无眼震颤。右侧顶部有一处范围约2.5 cm的T型头皮裂口，伤口内有少量出血，右侧耳道内有持续的血性液体流出。胸廓无畸形，两侧肋弓交汇处可见皮肤淤血，压之有骨擦感，腹部明显膨隆，脊柱四肢检查阴性。

（3）实验室和影像学检查：胸腹腔彩超示胸腔少量积液，心包正常；腹腔大量积液，肠管漂浮其中，肝脏轮廓清晰，胰腺及脾脏显示不清。心电图：窦性心动过速，T波改变。头颅CT：颅骨骨折，弥漫性轴索损伤，硬膜下血肿，颅内血肿。胸部CT：双侧多发肋骨骨折，左侧锁骨骨折，血胸。腹部CT：脾破裂，腹腔积液。血常规检查：RBC 4.12×10^{12}/L，Hb 85 g/L，Hct 29%。肝功能：ALT 40.4 IU/L，AST 32 IU/L，TP 62.7 g/L，ALB 35 g/L。肾功能，UA 5.39 mmol/L，Cr 78 μmol/L。GLU 6.40 mmol/L。电解质：K^+ 3.74 mmol/L，Na^+ 140 mmol/L，Cl^- 106.0 mmol/L，均正常。

（4）胸腹腔穿刺发现不凝血。

2. 诊断和诊断依据

诊断：①车祸多发伤，重症颅脑外伤，颅骨骨折，硬膜外血肿，脑挫裂伤，双侧多发性肋骨骨折，血胸，左侧锁骨骨折；脾破裂；②失血性休克。

车祸多发伤，重症颅脑外伤，颅骨骨折，硬膜外血肿，脑挫裂伤，双侧多发性肋骨骨折，血胸，左侧锁骨骨折；脾破裂：患者有明确的车祸外伤史，结合体格检查和辅助检查结果（详见病史特点），可以明确上述诊断。

失血性休克：患者有相关的外伤史，入院时血压测不出，胸腔和腹腔穿刺抽出不凝血，结合影像学有多处骨折、肝脾破裂和Hb 85 g/L等，上述诊断不难明确。

四、处理方案和理由

1. 处理方案及理由

该患者首先是气管插管、抗休克等治疗，同时边治疗边完成床旁超声、胸腹腔穿刺，以及实验室检查（包括血常规、血糖、电解质、肝肾功能）和输血等相关的诊疗措施，待血压一旦稳定后，立即做CT检查，为手术做好了准备，随后救命性的手术治疗是关键，而术后ICU和康复治疗是必不可少的综合治疗的一部分。

2. 转诊及社区随访

所有的多发伤患者均应转诊至上一级的医疗中心救治，对于社区全科医生来说主要是掌握初步的现场急救，初步的创伤生命支持技能，可按照一定的程序操作进行。

（1）A（airway）开放气道采用气管插管及用其他方法，保持气道通畅。

（2）B（breathing）支持呼吸，注意危及生命的病征如开放性气胸，张力性气胸等的紧急处理。

（3）C（circulation）支持循环，心搏骤停者应立即进行心肺复苏。

随后的包扎止血、骨折固定、液体复苏、安全转运都是非常重要的组成部分。

对于许多多发伤治疗成功的患者，出院后的躯体和心理康复是患者回归社会的重要组成部分，具体可参考相关的专业书籍。

五、要点和讨论

多发伤是指同一致伤因素作用下,人体同时或相继遭受两处或两处以上的解剖部位或脏器的创伤,即多部位、多脏器严重损伤。常伴有大出血、休克和严重的生理紊乱,且至少有一处损伤是危及生命的。最常见的为骨折和颅脑伤,其次为胸部和腹部伤。严重的致死性损伤主要是颅脑伤和大出血,伤者多因休克、大出血、呼吸衰竭而死亡,后期也可发生严重并发症如重症感染、脓毒症、多器官功能衰竭而威胁生命。

1. 多发伤的临床特点

（1）发生率高：平时占 29.4%～31.5%,战时达 45%～50%。

（2）伤情复杂：常累及脑、心、肺、肝、肾、胃肠、血管等脏器,直接造这些重要脏器损害,如图 113-4 所示。

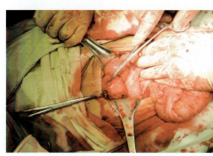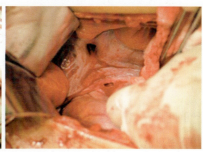

图 113-4　多发创伤手术图

（3）生理紊乱严重：急性血容量减少,组织低灌流状态,全身应激反应,全身炎症反应综合征(SIRS),常迅速发生一系列并发症而危及伤员生命。

（4）病死率高：三个高峰：①伤后数分钟内：脑、脑干、高位颈髓的严重创伤或心脏、大动脉撕裂伤。②伤后 6～8 h 内：脑内、硬脑膜下及硬膜外血肿、血气胸、肝脾破裂,骨盆骨折致大出血。③伤后数天或数周内：严重感染、器官衰竭。

（5）休克发生率高：①失血性休克：损伤广泛而严重、失血量大。②心源性休克：胸部创伤、心脏压塞、心肌损伤。

（6）严重低氧血症：早期发生率可高达 90%。

（7）容易漏诊、误诊：漏诊率一般为 12%～15%,原因：①开放性创伤与闭合性创伤同时存在；②明显创伤与隐匿创伤共存；③伤员伤势危重或意识障碍,不能自诉伤情。而接诊医生往往满足于一个部位的创伤,忽略了隐蔽和潜在的创伤；注意局部创伤,而忽略全身反应,仅注意本专业创伤,未行必要的辅助检查。

（8）处理矛盾多：多个部位的创伤严重,处理顺序上就可能发生矛盾。

2. 多发伤的处理原则

（1）早期诊断：①迅速判断患者有无威胁生命的征象。②迅速进行全面和重点的检查。因严重多发伤伤情重,要求迅速进行抢救,故应当是急救措施、了解病史及诊断检查同时进行。通过详细询问病史,分析受伤机制,了解伤后现场处理的方法等,对诊断具有重要指导意义。体格检查可按照"CRASHPLAN"原则以免漏诊,其含义为 C-心脏(cardiac)、R-呼吸(respiration)、A-腹部(abdomen)、S-脊柱(spine)、H-头部(head)、P-骨盆(pelvic)、L-四肢(limb)、A-动脉(arteries)、N-神经(nerves)。

（2）实验室和特殊检查：①血常规和红细胞比积：可提示贫血、血浓缩或感染等,尿常规可提示泌尿系损伤。②胸腹腔穿刺:可帮助判断胸腹腔出血等病变,不便于作复杂检查的伤员意义更大,可及时明确出血等损伤。③B超检查:目前床旁超声是急诊和重症医学的热点,超声检查对危重患者的许多脏器危重症的判断具有尤其特殊的价值。④X线检查:X线透视或拍摄平片对各部位的骨折、胸、腹部伤或异物存留具有重要诊断意义。⑤CT检查:CT检查对损伤脏器的定位诊断正确率较高,多排螺旋CT对腹腔或腹膜后血管损伤等诊断正确率较高,注射血管造影剂增强扫描对确定血管损伤意义很大,血管重建更可立体显示血管损伤情况,并且几分钟内即可完成,因此,如果怀疑腹部脏器或血管损伤,患者生命体征相对稳定的情况下,应行CT检查帮助明确诊断。⑥数字减影血管造影:数字减影血管造影可明确出血的准确部位。

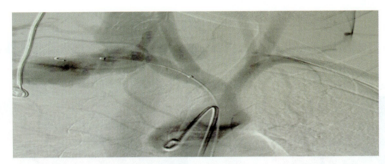

图 113-5

(3) 多发伤严重度评估:①主要介绍院前的急救评分(见表113-1)。②院内的包括简明损伤定级标准(abbreviated injury scale, AIS)和创伤严重度评分(injury severity score, ISS)具体可参考相关书籍。

表 113-1 CRAMS 评分

参数	2	1	0
循环	毛细血管充盈正常(sBP≥13.3 kPa)	毛细血管充盈迟缓(13.3 kPa>sBP>11.4 kPa)	毛细血管无充盈(sBP<11.4 kPa)
呼吸	正常	>35 次/min	无自主呼吸
胸腹	均无压痛	胸或腹压痛	连枷胸、板状腹或深穿刺伤
运动	遵嘱动作	只有疼痛反应	无反应
语言	回答切题	错乱、语无伦次	发音听不清或不能发音

CRAMS 分为 9~10 分为轻伤;8~7 分为重伤;CRAMS≤6 分为极重伤。CRAMS 的 triage 标准为≤8。

(4) 治疗原则:对所有的多发伤患者,首先要维持和(或)恢复患者生命支持系统的功能,包括一系列基本的创伤复苏措施和生命支持系统功能的检查;其次要迅速明确并控制生命支持系统的一系列病理生理改变,包括实施各种确定性的救治措施和有针对性的检查;再次要及时确定并处理一些隐匿的病理生理变化。

六、思考题

1. 多发伤的定义?
2. 如何进行初步的创伤生命支持?
3. 简述 CRAMS 评分。

七、推荐阅读文献

1. 吴在德,吴肇汉. 外科学[M]. 7版. 北京:人民卫生出版社,2013:10-203.
2. 王一镗,沈洪. 心肺脑复苏[M]. 上海:上海科技出版社,2007:66-108.
3. 祝墡珠. 全科医生临床实践[M]. 北京:人民卫生出版社,2013:16-58.

(郭东风)

案例 114

动物咬伤

一、病历资料

1. 现病史

患者,女性,42岁,因"右小腿被狗咬伤30 min"就诊。患者30 min前在家住的小区散步时被宠物狗咬伤右小腿,伤口局部有咬痕和伤口,伴有少量出血,遂前来社区卫生中心就诊。

2. 既往史

患者无高血压、糖尿病等慢性病史;有破伤风抗毒素(TAT)过敏史;丈夫和一子健康,母及兄患糖尿病,父患高血压。

3. 体格检查

体检:T 36.8℃,P 76次/min,R 20次/min,BP 140 mmHg/90 mmHg。心、肺和腹部检查无异常体征。右下肢小腿腓侧有一不规则伤口,长约3 cm,宽约2 cm,深约1 cm,有少量凝血块。

4. 实验室和影像学检查

无。

二、诊治经过

初步诊断:狗咬伤。

诊治经过:社区接诊医生立即予20%肥皂水和生理盐水反复冲洗伤口15 min,同时用挤压法自上而下将残留在伤口内的唾液挤出,然后给予1∶1 000的苯扎溴铵液冲洗,伤口定期换药;给予口服头孢克洛0.25 g,一日三次;由于无人体破伤风免疫球蛋白,给予破伤风抗毒素(TAT)脱敏注射;同时接种狂犬病疫苗和使用狂犬病免疫球蛋白,门诊随访。

三、病例分析

1. 病史特点

(1) 患者,女,42岁,30 min前在家住的小区散步时被宠物狗咬伤右小腿,伤口局部有咬痕和伤口,伴有少量出血。

(2) 查体:右下肢小腿腓侧有一不规则伤口,长约3 cm,宽约2 cm,深约0.5 cm,有少量凝血块。

(3) 实验室和影像学检查:无。

2. 诊断和诊断依据

诊断：犬咬伤。

诊断依据：①患者有被狗咬伤的病史。②查体：右下肢小腿腓侧有一不规则伤口，长约 3 cm，宽约 2 cm，深约 1 cm，有少量凝血块。

四、处理方案和基本原则

1. 处理方案

(1) 彻底冲洗伤口以防止可能导致的破伤风和狂犬病的问题。

(2) 肌肉注射狂犬病免疫球蛋白 70 IU，咬伤局部浸润注射 70 IU，注射狂犬病疫苗 1 支，并安排咬伤后 3、7、14、30 天再次肌内注射，全程疫苗注射完毕后第 15、75 日分别再加强注射疫苗 1 次。

(3) 脱敏注射破伤风抗毒素(TAT)1 500 IU。

(4) 口服头孢克洛 0.25 g，一日三次，以防治混合感染。

2. 转诊和社区随访

对于动物咬伤的患者立即处理伤口后，维持生命体征稳定。要求患者立即到定点医院或上级医院就诊，同时随访伤口的愈合及疫苗的接种情况。

五、要点和讨论

对猫狗等动物咬伤患者，首先要清洗消毒，开放伤口，扩创排毒，最需要警惕狂犬病病毒和破伤风杆菌的感染。人类感染多因被病兽咬伤后，病毒和细菌由唾液通过破损的皮肤和粘膜伤口感染机体发病。

(1) 狂犬病：是由狂犬病病毒所引起的中枢神经系统的急性传染病。

① 临床表现：潜伏期 10 天至 2 年，甚至数年不定，多数在 1～3 个月内，典型的临床经过分为前驱期，兴奋期，麻痹期。典型的症状为恐水表现对声、光、风等刺激异常敏感，均可引起咽肌痉挛，甚至引起全身抽搐并常伴有呼吸肌痉挛，后出现呼吸和循环衰竭而死亡。

② 诊断：被动物咬伤后，如有可能应着重检查动物，将其隔离 2 周观察，如无异常表现可认定其咬人时无传染性。对已具反常的动物和观察期间死亡的动物，应取其脑组织做病理检查或做动物接种实验以明确。如患者发病，可取其唾液、咽部或气管分泌物、尿沉渣及角膜印片来检查狂犬病抗原，对诊断有较大价值。

③ 预防：本病一旦发病死亡率 100%，故早期预防措施及其重要。当被疑似狂犬病动物咬伤后，应立即进行以下处理：伤口处理、主动免疫、被动免疫。狂犬暴露分级及处置原则如表 114-1 所示。

表 114-1 狂犬暴露分级及处置原则表

分级	与宿主动物的接触方式	暴露程度	处置原则
1级	符合以下情况之一者： (1) 接触或喂养动物。 (2) 完好的皮肤被舔。	无	确认病史可靠则无需处理。
2级	符合以下情况之一者： (1) 裸露的皮肤被轻咬。 (2) 无出血的轻微抓伤或擦伤。	轻度	立即处理伤口并接种狂犬病疫苗。

(续表)

分级	与宿主动物的接触方式	暴露程度	处置原则
3级	符合以下情况之一者： (1) 单处或多处贯穿性皮肤咬伤或抓伤 (2) 破损皮肤被舔。 (3) 黏膜被动物体液污染。	严重	立即处理伤口并接种狂犬病疫苗和狂犬病被动免疫制剂（动物源性抗血清或人源免疫球蛋白）。

(2) 破伤风：是由破伤风杆菌自伤口侵入机体，在适宜的条件下生长繁殖后产生毒素所引起的一种急性特异性感染。

① 临床表现：分为全身型和局部型。典型的症状为肌肉紧张性收缩（最初是嚼肌，以后顺次为面肌、颈项肌、背腹肌、四肢肌群、膈肌和肋间肌），从开始的咀嚼不便，张口困难，随后有牙关紧闭，后出现颈项强直及典型的"角弓反张"体征。

② 诊断：根据受伤史和临床表现，一般可及时做出诊断。应特别注意与狂犬病鉴别，狂犬病患者以吞咽肌抽搐为主，患者有兴奋恐惧感，咽肌应激性增强，听见水声或看见水流，立即诱发剧烈的咽肌痉挛、剧痛，饮水不能下咽、大量流口水。

③ 预防：破伤风是可以预防的，最可靠的预防方法是注射破伤风类毒素血清（TAT）。具体的措施包括：伤口彻底的清创处理、主动免疫、被动免疫。

小贴士：所有的动物咬伤均视为污染伤口，不予缝合。

其他动物咬伤，包括蛇咬伤、蜂蜇伤、蜈蚣咬伤、蚂蟥叮咬、毒蜘蛛咬伤、蝎蜇伤、毒蜥蜴咬伤等。下面介绍蛇咬伤和蜂蜇伤。

1) 蛇咬伤

我国已被发现的毒蛇约40多种，其中常见的约10多种，根据所分泌的蛇毒性质，大致可分为三类：神经毒、血液毒和混合毒，病情的严重程度与进入身体毒素的毒力与剂量相关。

夏秋季气温升高，土地湿润，是毒蛇频繁活动的时期。田间劳作，野外游玩，都有可能被毒蛇咬伤。除了引起局部疼痛、肿胀、出血外，蛇毒在3～5 min内即被吸收，毒液迅速扩散至全身，引起全身中毒反应。若蛇大，咬得很深，咬住不放，注入毒汁量大，蛇毒可以直接进入血循环，在短时间内引起死亡。

(1) 临床表现：包括神经毒、血液毒等毒素引起的相应症状。

(2) 诊断：根据病史诊断不会很困难，主要是鉴别是有毒还是无毒，最好是鉴别哪一类毒蛇。无毒蛇咬伤为一排或两排细的牙痕，而毒蛇咬伤时，伤口有一对较深而粗的牙痕。

(3) 治疗：治疗的目的是阻止和延缓毒素扩散吸收，尽快排除毒素，以减轻全身中毒，包括镇静、环扎、冲洗消毒伤口、扩创排毒、局部降温等一系列急救措施。通过以上急救处理后，应按当时的条件尽早合理选用抗蛇毒血清。

2) 蜂蜇伤

包括蜜蜂和黄蜂蜇伤。蜂蜇伤是蜂尾的毒刺刺入人体，黄蜂刺入后多将尾刺收回，而蜜蜂的尾刺及毒囊多遗留在皮内。蜂毒含溶血肽、神经肽和组胺样物质，发病与蜂毒素对人体的毒害作用和机体的变态反应有关。

(1) 临床表现：局部可出现淤点、红肿、水疱、风团和剧烈的疼痛或剧痒。若多次被蜇伤或群蜂同蜇则可引起大面积肿胀，严重时可出现过敏性休克，组织坏死，或伴有全身中毒症状，如头痛、头晕、发热、恶心等。若为大黄蜂（俗称马蜂）蜇伤，因其毒性强，可引起昏迷、抽搐、休克，甚至可致心脏及呼吸麻痹而死亡。

(2) 诊断：根据病史诊断即可。

(3) 治疗：对蜜蜂蜇伤可用5%碳酸氢钠、3%氨水或肥皂水等弱碱性溶液洗敷伤口，以中和酸性毒素;黄蜂蜇伤则须用酸性溶液(如醋、0.1%稀盐酸等)中和。所有患者应常规消毒、预防破伤风处理,同时注意去除毒刺,伤口周围涂蛇药,也可选用当地的中草药外用。如出现过敏性休克应按过敏性休克处理,及时使用肾上腺素($0.25\sim1$ mg,皮下、肌内或静脉注射)。有全身严重反应者,对症支持,保护脏器功能。

六、思考题

1. 猫狗动物咬伤后的处理原则是什么?
2. 蛇咬伤后的处理原则是什么?
3. 蜂蜇伤后的处理原则是什么?

七、推荐阅读文献

1. 王来根,徐志飞,景在平. 外科学及战创伤外科学[M]. 上海:第二军医出版社,2009.16-305.
2. 霍正禄,梅冰. 急诊医学[M]. 北京:科学出版社,2006:504-506.
3. 赵剡. 急诊医学——成人内外科学[M]. 北京:科学出版社,2013:781-787.

(郭东风)

案例 115

湿 疹

一、病历资料

1. 现病史

患者,男性,45岁,因"双下肢皮疹伴瘙痒3月,加重3天"至社区卫生服务中心就诊。患者3月来反复出现双下肢红斑、丘疹、丘疱疹,自觉瘙痒较重,自用某药膏(药名不详)外涂后可减轻。3天前饮酒后皮疹再次加重,伴有渗液及剧烈瘙痒,无发热,双下肢疼痛不适。

2. 既往史

否认糖尿病史,否认慢性肝炎病史,否认过敏史。抽烟20年,1包/天;应酬性饮酒。

3. 体格检查

T 36.8℃,P 74次/min,R 21次/min,BP 140 mmHg/80 mmHg,心、肺和腹部检查无异常体征。双下肢胫前可见对称性红斑、其上有密集的小丘疹、丘疱疹及小水疱,渗出明显。

4. 实验室和辅助检查

血常规:RBC 3.8×10^{12}/L,WBC 11.2×10^9/L,N 81.2%。

IgE 245 IU/L。

二、诊治经过

初步诊断:急性湿疹。

诊治经过:入院后全科医生仔细询问病史,根据患者双下肢的皮疹形态,呈对称性分布,并除外患者近期有明确皮肤接触史,首先考虑急性湿疹。予以局部3%硼酸溶液湿敷及口服抗组胺药物西替利嗪10 mg qd。

一周后患者再来社区医院复诊,医生查体见双下肢皮肤渗出明显好转,无痒感,但仍见少量暗红色丘疹和丘疱疹、伴有少许鳞屑,予以糖皮质激素霜剂外用,嘱患者继续随访。

三、病例分析

1. 病史特点

(1) 男性,45岁,双下肢皮疹伴瘙痒3月,加重3天。

(2) 发病前有饮酒史,但无明确皮肤接触史。

(3) 体格检查：双下肢胫前皮肤可见对称性红斑、其上有密集的小丘疹、丘疱疹及小水疱，渗出明显。

(4) 实验室和辅助检查：RBC 3.8×10^{12}/L，WBC 11.2×10^9/L，N 81.2%。

2. 诊断与诊断依据

诊断：急性湿疹。

诊断依据：主要根据病史及皮损特点做出诊断。患者皮损特点为多形性、弥漫性、对称分布，有明显渗出，符合急性湿疹特征。

3. 鉴别诊断

接触性皮炎：常有明确的皮肤接触史，皮疹形态单一，境界清楚，仅限于皮肤接触部分，可伴有灼热或疼痛感，去除病因后皮疹会很快痊愈。

四、处理方案及基本原则

1. 全身治疗

口服抗组胺药物，如西替利嗪 10 mg qd。

2. 局部治疗

先用 3% 硼酸溶液冷敷，炎症控制后外用糖皮质激素霜剂治疗。

3. 健康宣教

不喝酒，不吃辛辣等刺激性食物，不用过热的水洗澡。

4. 转诊及社区随访

本病易复发，建议患者定期复诊。急性湿疹患者最好在治疗后 1 周，亚急性患者在治疗后 1~2 周，慢性患者在治疗后 2~4 周复诊一次。复诊时评价药物疗效、病情变化、是否需进一步检查以及患者依从性等。对于反复发作、持续不愈的病例，要注意分析其原因。对于急性泛发性湿疹，或病情严重按常规治疗无效的湿疹患者应及时转诊至上级医院皮肤专科治疗。

五、要点与讨论

湿疹是由内、外多种因素造成的真皮浅层及表皮炎症，病因复杂，不易确定真正的病因。外部因素包括食物如鱼、虾等；吸入物如粉尘、尘螨；皮肤接触物如化妆品、皮毛、人造纤维等，以及生活环境、气候条件如日光，寒冷，湿热等；内部因素则包括慢性感染如扁桃体炎、慢性胆囊炎，血液循环障碍如下肢静脉曲张，内分泌及代谢改变，精神神经因素如精神紧张、失眠、过度疲劳等。

1. 湿疹的分类

湿疹的病程、皮损表现可分为急性、亚急性、慢性三期。各期的临床特点有所不同。

1) 急性湿疹

急性湿疹发病迅速，皮疹发生于面、耳、手、足等全身各部分，多对称分布。皮疹形态呈多形性，常在红斑基础上有大量密集的针头到粟粒大小的丘疹、丘疱疹及小水疱，常融合成片，境界不清楚，在损害周边，丘疱疹逐渐稀疏；患者自觉瘙痒，皮疹顶端因瘙痒被抓破后形成糜烂面，有渗出、结痂，如继发感染，则形成脓疱、脓液渗出、脓痂，相应的局部淋巴结可肿大，甚至出现发热等临床表现。急性湿疹如处理得当可以痊愈，但处理不当可转成慢性。

2) 亚急性湿疹

急性湿疹在缓解后或因处理不当而转成慢性湿疹之前，皮损会经历亚急性的过程。此阶段的表现为红肿及渗出减轻,皮损见暗红色丘疹和/或丘疱疹,可有少许鳞屑和结痂、轻度浸润等。如急性湿疹经久不愈,可发展为慢性湿疹。

3) 慢性湿疹

可由急性湿疹迁延而来,也可由于轻微刺激持续出现,一开始就可表现为慢性湿疹。慢性湿疹的表现为暗红色斑、丘疹、患处皮肤抓痕、少许鳞屑,常见皮肤肥厚,表面粗糙,呈苔癣样变。好发部位为手、足、小腿、肘窝、腘窝、外阴、肛门等处,多对称发病。病情常反复发作,时轻时重,迁延数月或更久。

湿疹的诊断主要根据病史、皮损特点及病程可明确。皮损特点如前述,一般为多形性、弥漫性、对称分布,急性湿疹有明显渗出,慢性湿疹则有皮肤肥厚。

湿疹的实验室检查包括:①血常规:急性湿疹患者的血液中嗜酸粒细胞可增加。②IgE:部分患者可有IgE升高;③变应原检查:有助于寻找可能的致敏原;④真菌检查:可与浅部真菌病鉴别。

湿疹的鉴别诊断:

(1) 与其他各类特异性皮炎的鉴别:如急性湿疹要与接触性皮炎鉴别,鉴别要点如表115-1所示;慢性湿疹则要与神经性皮炎鉴别,鉴别要点如表115-2所示。

表115-1 急性湿疹和接触性皮炎的鉴别

	急性湿疹	急性接触性皮炎
病因	复杂,不容易查清	常有明确接触史
好发部位	泛发	常局限于接触部位
皮损特点	对称分布,多形性,境界不清,无大疱及坏死	单一形态,境界清楚,可有大疱及坏死
自觉症状	痒,一般不痛	痒,伴灼热或疼痛
病程	迁延,反复发作	去除病因后迅速痊愈

表115-2 慢性湿疹和神经性皮炎的鉴别

	慢 性 湿 疹	神经性皮炎
病因	多种因素	神经、精神因素为主
皮疹分布	任何部位	常见颈后及两侧、肘窝、股内侧、骶尾及腕踝等部位
皮损表现	暗红,浸润肥厚明显,色素增加,周围可有小丘疹及丘疱疹	皮色正常,皮肤有明显苔藓化表现,周围可有扁平丘疹
病史	常有急性病史,反复发作	瘙痒为主,搔抓后出现皮疹

(2) 手足部湿疹应与手足癣相鉴别,鉴别困难时可行真菌检查(见表115-3)。

表115-3 手足湿疹与手足癣的鉴别

	慢 性 湿 疹	神经性皮炎
好发部位	手,足背	掌跖或指趾间
皮损性质	多形性,易渗出,境界不清,分布多对称	水疱,无红晕,境界清楚,常单发
甲损害	甲病变少见	常伴甲增厚、污秽、脱落
真菌检查	阴性	阳性

摘自《皮肤性病学》第8版,张学军主编

2. 湿疹的治疗

1) 全身治疗

全身治疗的主要目的在于抗炎、止痒。可用药物如下：

（1）抗组胺药：尤其是有镇静作用的抗组胺药可用来控制瘙痒。常用的口服抗组胺药有：氯苯那敏（扑尔敏）4~8 mg tid，或去氯羟嗪 25 mg tid；氯雷他定 10 mg qd；或西替利嗪 10 mg qd。

（2）糖皮质激素：一般不建议使用，因其停药后易复发，而且长期应用有较多不良反应。但对于急性泛发性湿疹，或病情严重常规治疗无效的湿疹患者，可考虑短期使用。

（3）抗生素：继发感染者可使用抗生素。

（4）维生素与葡萄糖酸钙：有一定抗过敏作用，急性发作伴有瘙痒者，可考虑使用。

2) 局部治疗

可根据皮损形态特点，选用合适的剂型和药物，原则是选择温和、无刺激性的药物。

（1）急性湿疹：皮肤有红斑水肿，无糜烂、渗出时，可用炉甘石洗剂外用，渗出明显者可用 3% 硼酸溶液冷敷，炎症控制后可用糖皮质激素霜剂。

（2）亚急性湿疹：有少量渗出时，可用氧化锌油剂或糊剂，无渗出时可用糖皮质激素霜剂，对干性皮损，可用润肤剂（如尿素软膏）。

（3）慢性湿疹：主要以糖皮质激素霜剂为主，皮损局限时封包治疗效果较好（使药物与患处充分接触，增加药物吸收）。皮肤肥厚时可先用角质松解剂，皮肤变薄后用糖皮质激素霜剂。

继发感染者联合应用抗生素溶液或软膏如 1% 金霉素软膏，继发真菌感染时要用抗真菌制剂如硝酸咪唑乳膏、联苯苄唑乳膏、特比萘芬软膏等，无法确定细菌或真菌感染时，可选用复方制剂，如复方酮康唑等。

3) 健康教育

主要向患者说明湿疹的各种预防措施：①叮嘱患者戒除各种可能加重湿疹的生活行为如进食辛辣食物及饮酒、饮咖啡，过度洗烫、搔抓，等等。②尽可能找出各种可疑病因，然后去除病因，避免再次接触各种可疑的致病因素，如有鱼虾过敏史者应忌食鱼虾等食物。③保护皮肤屏障功能：选用对患者皮肤无刺激的治疗，预防并适时处理继发感染，对皮肤干燥的亚急性及慢性湿疹可加用保湿剂。

六、思考题

1. 湿疹的皮疹有什么特点？
2. 如何进行湿疹局部药物治疗？
3. 湿疹的健康教育包括哪些内容？

七、推荐阅读文献

1. 张学军.皮肤性病学[M].8 版.北京：人民卫生出版社，2013：109-111.
2. 祝墡珠.全科医生临床实践[M].北京：人民卫生出版社，2013：215-222.
3. 中华医学会皮肤性病学分会免疫学组.湿疹诊疗指南[J].中华皮肤科杂志[J]，2011，44(1)：5-6.

（王天浩）

案例 116

接触性皮炎

一、病历资料

1. 现病史

患者,男性,50岁,因"背部皮肤红斑、丘疹伴瘙痒1天"就诊。三天前出现腰背部疼痛,一天前自行到药店购买止痛膏外贴,后出现止痛膏外贴部位的皮肤瘙痒,伴有红斑,小水疱,遂来社区卫生服务中心就诊。

2. 既往史

否认既往有药物过敏史。

3. 体格检查

BP 130 mmHg/80 mmHg,HR 80次/min,心、肺及腹部体检未见异常体征;背部皮肤可见局限性红斑、丘疹、小水疱,边界清楚,如图116-1所示。

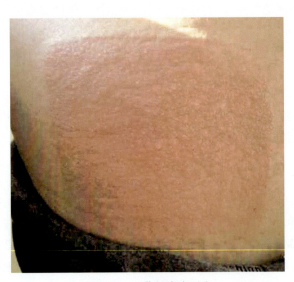

图116-1 背部皮疹形态

4. 实验室和辅助检查

血常规:RBC 4.75×10^{12}/L,WBC 10.5×10^9/L,N 84%。

二、诊治经过

初步诊断:接触性皮炎。

诊治经过:入院后全科医生仔细询问病史,根据患者急性起病,发病前有明确的止痛膏外用史,体格检查发现皮损范围与止痛膏应用范围一致,皮疹形态单一,为红斑、丘疹和小水疱,故考虑为止痛膏引起的接触性皮炎。遂予停止止痛膏外用,局部应用炉甘石洗剂,同时口服第二代非镇静 H_1 受体拮抗剂西替利嗪 10 mg qd 治疗。三天后患者来社区卫生服务中心随访,见背部皮疹消退,未有脱屑,进一步支持接触性皮炎的诊断,嘱患者今后避免应用此类止痛药膏,患者未再有类似皮损发作。

三、病例分析

1. 病史特点

(1) 背部皮肤红斑、丘疹伴瘙痒 1 天。
(2) 皮疹出现前患者有止痛膏外用史。
(3) 体格检查:BP 130 mmHg/80 mmHg,HR 80 次/min,心、肺及腹部体检未见异常体征,背部皮肤可见局限性红斑、丘疹、小水疱,边界清楚,范围与止痛膏应用范围一致。
(4) 实验室和辅助检查:RBC 4.75×10^{12}/L,WBC 10.5×10^9/L,N 84%。斑贴试验:阳性。

2. 诊断与诊断依据

诊断:急性接触性皮炎。

诊断依据:

(1) 急性起病,皮损发生前有明确的止痛膏外用史。
(2) 皮损边界清楚,局限于止痛膏接触部位,形态与止痛膏大抵一致。
(3) 皮疹形态单一,为红斑、丘疹及小水疱。

3. 鉴别诊断

对于接触性皮炎应注意原发刺激性接触性皮炎和变态反应性接触性皮炎的鉴别,前者是由于接触物本身具有强烈刺激性(如接触强酸、强碱等化学物质)或毒性。本类接触性皮炎的共同特点是:①任何人接触后均可发病;②无一定潜伏期;③皮损多限于直接接触部位,境界清楚;④停止接触后皮损可消退。后者为典型的Ⅳ型变态反应,接触物为致敏因子,本身并无刺激性或毒性,多数人接触不发病。本类接触性皮炎的共同特点是:①有一定潜伏期,首次接触后不发生反应,经过 1~2 周后如再次接触同样致敏物才发病;②皮损往往呈广泛性、对称性分布;③易反复发作;④皮肤斑贴试验阳性。

此外,急性接触性皮炎还应与急性湿疹相鉴别:急性湿疹多无明确的接触史,皮损呈多形性,对称性分布,部位不定,边界欠清楚,而且湿疹病程较长,容易转变为慢性。

四、处理方案及基本原则

1. 处理原则

接触性皮炎的治疗原则是寻找病因、迅速脱离接触物并积极对症处理。接触性皮炎治愈后应尽量避免再次接触致敏原,以免反复发作。

2. 处理方案

(1) 停止止痛膏外用。

(2) 局部应用炉甘石洗剂及糖皮质激素霜剂外用。
(3) 瘙痒剧烈时可口服一种第二代抗组胺药物如西替利嗪或氯雷他定。

3. 转诊及社区随访

患者应避免食用辛辣食物,避免再次接触可疑的过敏原,全科医生要注意观察皮疹的变化情况,如果急性接触性皮炎的皮损严重或范围广泛,或出现组织坏死,或者慢性接触性皮炎的病因不明需行过敏原检测,均可转诊至上一级医院继续诊治。

五、要点与讨论

接触性皮炎根据病程可分为急性接触性皮炎,亚急性接触性皮炎和慢性接触性皮炎。急性接触性皮炎发病前多有明确的接触史,除强酸、强碱等一些强烈的刺激物立即引起皮损而无潜伏期外,大多需经过一定的潜伏期才发病,第一次接触某种物质,潜伏期在4~5天以上,再次接触时则发病时间缩短。

接触性皮炎的病因有很多,其中生活接触、职业暴露和外用药物是主要的接触方式。根据引起接触性皮炎的物质种类,大致可分为化学性物质、植物性物质和动物性物质。化学性物质是引起接触性皮炎的主要原因,譬如金属及其制品、塑料、橡胶、香料、化妆品、药物等;动物性物质包括动物毒素,如昆虫分泌物、毒毛等;植物性物质包括花粉、叶、茎、花及果实等。

接触性皮炎的皮损形态、范围、严重程度取决于接触物质种类、性质、浓度、接触时间的长短、接触部位和面积大小以及机体对刺激物的反应程度。急性接触性皮炎一般起病急,皮损局限于接触部位,少数可蔓延至周边部位。典型皮损为境界清楚的红斑,皮损形态与接触物有关,在红斑基础上可有丘疹、丘疱疹,严重时可出现水疱甚至大疱,破后糜烂、渗液,偶尔有严重者出现表皮松解,甚至坏死、溃疡。亚急性和慢性接触性皮炎则通常是由于接触物刺激性较弱或浓度较低,长期反复接触后发病。亚急性和慢性接触性皮炎并非都有明确的急性接触性皮炎的病程,有的皮损开始就可呈亚急性,表现为轻度红斑、丘疹,境界不清楚,慢性接触性皮炎可导致局部皮损慢性化改变,皮肤轻度增生及苔藓样变,如洗涤剂引起的手部接触性皮炎。

有一些特殊类型接触性皮炎是我们日常生活中经常遇见的,全科医生应该熟悉其特点。譬如:①化妆品皮炎:系由接触化妆品或染发剂后所致的接触性皮炎,病情轻重程度不等,轻者为接触部位红斑、丘疹,重者可在红斑基础上出现水疱甚至泛发全身。②尿布皮炎:多累及婴儿的会阴部,有时可蔓延至腹股沟及下腹部。皮损呈大片潮红,亦可发生斑丘疹和丘疹,边缘清楚,皮损形态与尿布包扎方式一致。

接触性皮炎的临床表现通常为自觉灼热、瘙痒,严重者可有疼痛感,少数患者伴有畏寒、发热、恶心呕吐、头晕头痛等。

急性接触性皮炎的病程有自限性,一般去除病因后,处理得当,约1~2周内痊愈。若反复接触刺激物或处理不当,病情迁延而转变为亚急性或慢性。

接触性皮炎的诊断一般根据以下几点:①明确的接触史;②急性期皮损常局限于接触部位;有一定形态,境界清楚;③去除接触物,适当处理后皮损一般很快消退;但长期反复接触可导致局部皮损慢性化。在医院,斑贴试验是诊断接触性皮炎的最简单可靠的方法。

接触性皮炎需与一些疾病相鉴别,首先急性接触性皮炎应与急性湿疹鉴别,二者之间的鉴别要点见湿疹章节中的表115-1所述。发生在颜面部、下肢的急性接触性皮炎要与丹毒鉴别:丹毒一般皮损颜色鲜红,边界清楚,局部触痛明显,伴明显畏寒、发热、头痛、恶心欲呕等全身症状,抗生素治疗有效。

慢性接触性皮炎还需与慢性湿疹,神经性皮炎等疾病相鉴别。

接触性皮炎的治疗包括以下几个方面:①寻找病因,避免接触刺激物和致敏原,化妆品皮炎要禁止使用同类化妆品。②局部治疗:根据皮损及炎症情况,选择适当的剂型和药物。红肿明显时可选用炉甘石洗剂外搽,伴有渗出时用3%硼酸溶液湿敷,氧化锌油外涂;无渗液时可用糖皮质激素霜剂等;如同时伴有感染时局部需加用抗生素治疗,如莫匹罗星外用。③积极对症处理,如瘙痒明显时可口服抗组胺药物、维生素C,或静脉注射10%葡萄糖酸钙溶液。④皮损严重或面积较大时短期可予糖皮质激素全身治疗。⑤对于尿布皮炎应注意随时更换尿布,保持会阴部、臀部清洁、干燥,尽量避免用肥皂以免加重刺激,局部可外用氧化锌油等。

接触性皮炎应尽量避免再次接触各种刺激物或过敏原,防止反复发作,如与职业有关,应更换工种。

六、思考题

1. 接触性皮炎的诊断要点是什么?
2. 急性接触性皮炎如何与急性湿疹鉴别?
3. 接触性皮炎如何治疗?

七、推荐阅读文献

1. 张学军. 皮肤性病学[M]. 8版. 北京:人民卫生出版社,2013:106-108.
2. 祝墡珠. 全科医生临床实践[M]. 北京:人民卫生出版社,2013:215-222.

(王天浩)

案例 117
药　疹

一、病历资料

1. 现病史

患者,女性,41岁,因"发现全身性皮疹一天"至社区卫生服务中心就诊。患者一周前出现鼻塞、咽痛伴有发热,体温最高38℃,自服"感冒药"后体温下降至正常。一天前患者自觉颈、胸背部和上肢瘙痒,并且上述部位出现成片的小红斑,逐渐增多,遂来院就诊。

2. 既往史

幼时曾患过"麻疹",治愈;否认肝炎、结核、伤寒病史。否认既往有药物过敏史。近期未接触任何动物和发热患者。

3. 体格检查

T 37.6℃,P 82次/min,R 20次/min,BP 120 mmHg/80 mmHg,咽部轻度充血,扁桃体不大,口腔黏膜未见柯氏斑,全身浅表淋巴结未及肿大,心、肺和腹部检查未发现异常体征。颈部、胸背部和上肢可见散在或密集的、红色针尖至米粒大小的斑疹或斑丘疹,对称分布,疹间皮肤正常。如图117-1所示。

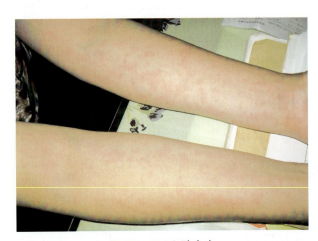

图117-1　上肢皮疹

4. 实验室和辅助检查

血常规:RBC 4.8×10^{12}/L,WBC 14×10^9/L,N 86%。

二、诊治经过

初步诊断:药疹。

诊治经过:患者入院后全科医生仔细询问病史,确认患者所服用的感冒药中有扑热息痛成分,结合患者的皮疹形态,首先考虑"药疹"。嘱患者停用口服的"感冒药",并予以口服西替利嗪 10 mg qd;强的松 5 mg tid,维生素 C 二粒 tid,同时皮损部位外用炉甘石洗剂,教育患者勿搔抓,多饮水,勿用热水香皂洗澡等。

三天后患者来社区卫生中心复诊,见颈部、躯干、上肢皮疹消退,无明显脱屑,进一步确定"药疹"诊断,停用强的松治疗,并嘱患者以后慎用解热镇痛药物。

三、病例分析

1. 病史特点
(1) 女性,41 岁,发现全身性皮疹伴瘙痒一天。
(2) 皮疹出现前一周内有"上呼吸道感染史"及"感冒药"服用史。
(3) 幼时曾有过"麻疹"病史,治愈。
(4) 体格检查:咽部轻度充血,扁桃体无肿大,口腔黏膜未见柯氏斑,颈部、躯干和上肢散在或密集的、红色针尖至米粒大小的斑疹或斑丘疹,对称分布,疹间皮肤正常。
(5) 实验室和辅助检查:RBC 4.8×10^{12}/L,WBC 14×10^9/L,N 86%。

2. 诊断与诊断依据
诊断:药疹。
诊断依据:根据患者有明确的服药史及发病潜伏期,结合患者的皮疹形态,排除具有类似皮疹的出疹性传染病以及其他的皮肤病后可做出药疹诊断。

3. 鉴别诊断
麻疹:多见于儿童和免疫力差的成人,初期高热、流泪、流涕、咳嗽,2～3 天后口腔颊黏膜出现柯氏斑,第 4 天开始出疹,先见于耳后、发际、颜面,迅速蔓延到颈部、上肢、躯干、下肢,出疹时伴高热,伴有颈部淋巴结肿大,肝、脾肿大,并可伴发支气管肺炎、中耳炎、脑炎等,该患者幼时曾有"麻疹"病史,临床表现与麻疹也不符合,故此诊断可排除。

四、处理方案及基本原则

(1) 停用可疑致敏药物。
(2) 口服药物:选用抗组胺药物口服,如西替利嗪 10 mg qd。小剂量糖皮质激素口服可缩短病程,如强的松 5 mg tid。
(3) 外用药:皮损部位可外用炉甘石洗剂,一日三次。
(4) 转诊及社区随访:观察皮疹情况,如皮疹愈来愈多,瘙痒明显,或体温越来越高,及时转诊至上一级医院的皮肤专科治疗。皮疹少,病情轻的药疹可在社区卫生服务中心随访,观察患者停用致敏药物和口服抗组胺药物后的皮疹变化。告诫患者应避免药物滥用,如患者有感冒、发热、腹泻时,用解热镇痛药时要特别小心。

五、要点与讨论

临床上易引起药疹的药物主要包括如下几类：①抗生素：如青霉素类、头孢菌素类；②解热镇痛药：如阿司匹林、扑热息痛、氨基比林等；③镇静催眠药及抗癫痫药：如苯巴比妥、苯妥因钠、卡马西平等；④抗痛风药：如别嘌呤醇；⑤血清制品及疫苗：如破伤风抗毒素、狂犬病疫苗。其中抗生素引起的药疹最多，近几年，随着中成药的应用增多，其引起的药疹亦呈增加趋势。

药疹的诊断主要根据病史及临床症状。一般发病前有明确的用药史和一定的潜伏期，皮疹多对称性广泛分布，瘁感重，可有黏膜损害、发热等全身症状及系统损害，停用致敏药物后皮疹较快好转或消退。诊断药疹需排除具有类似皮疹的其他皮肤病和出疹性传染病。一般而言，药疹的颜色较其他类似皮肤病更为鲜艳，瘙痒更明显，停用致敏药物后较快好转。而出疹性传染病常有流行病学史，并伴有高热，除皮疹外，还可有其他特殊表现，如麻疹可有柯氏斑，猩红热可有"杨梅舌"等，临床上需根据具体情况进行鉴别。如患者服用两种以上药物，准确判断致敏药物将更为困难，可根据患者过去服药史、药疹史等情况加以综合分析。

临床上药疹类型较多，常见的药疹类型有麻疹样或猩红热样药疹及多形红斑型药疹，引发的药物多为解热止痛药，如巴比妥、青霉素、磺胺等。临床表现为皮疹多在首次用药一周内发生，突然发生皮疹，常同时伴有轻或中度发热，中或重度瘙痒。皮疹为散在或密集的红色帽针尖样红疹，以躯干为多，可泛发全身，初起为细小红斑，从面、颈、上肢、躯干顺序向下发展，于1～4天可遍布全身并相互融合，但缺乏猩红热和麻疹的其他特有症状。其他的药疹类型还有：①荨麻疹型药疹：引发药物多为血清制品，青霉素，β-内酰胺类抗生素，阿司匹林和其他 NSAIDs 药物，临床表现与急性荨麻疹类似，表现为瘙痒性风团，但潮红更为明显，持续时间也较长。②剥脱性皮炎型药疹：常由抗生素或解热镇痛药引起。皮损初期呈麻疹样或猩红热样，亦可一开始即是泛发大片损害。皮疹以面部和手足为重，可伴水疱、糜烂和渗出，经2～3天后皮肤红肿消退，全身出现大量鳞片状或落叶状脱屑，掌跖部呈手套或袜套样剥脱。③痤疮型药疹：长期应用糖皮质激素、避孕药等药物引起，皮疹表现为毛囊性丘疹，丘疹脓疱等痤疮样皮疹，多见于面部、胸背部，一般无明显全身症状。

药疹的治疗：首先，停用致敏药物，包括可疑致敏药物，并慎用结构相近似的药物，若同时服用几种药物，应尽量停用所有药物；若患者因病情需要不能全部停用，可先停用其中致敏概率较高的药物，如抗生素类、解热镇痛类、磺胺类药物等；其次，促进药物排泄，加速药物的排出；最后，防止和及时治疗并发症。此外，药疹的治疗还应根据病情严重程度而有所区别。一般来说，轻、中型药疹如皮疹很少，可停药观察。在基层可选用一种抗组胺药物，同时应用维生素C，通常可口服维生素 C 2 粒 tid，也可将维生素 C 1～3 g 加入 5%葡萄糖水中静脉点滴；必要时可给予 10%葡萄糖酸钙 10 ml/d 缓慢静脉点滴进行脱敏治疗；口服小剂量糖皮质激素可缩短病程，但应仔细观察其不良反应。静脉应用糖皮质激素适用于重型药疹，常常需转诊至皮肤专科治疗。外用药方面，皮肤红肿无渗出时可应用炉甘石洗剂外用，糜烂性渗出者可使用油剂。

轻中型药疹可在基层治疗，全科医生应该密切观察皮疹的发展情况，如皮疹增多或有重型药疹发展趋势，应及时转诊至皮肤专科治疗。

对全科医生而言，预防药疹更为重要，在社区诊治中，应该注意以下几点：

（1）避免药物滥用：患者有感冒、发热、腹泻时，用药尤其小心，不可滥用抗生素药物，因为抗生素类药物和解热止痛类药物发生药物过敏的机会最为多见。

（2）在用药过程中一旦出现原因不明的红斑丘疹或者全身皮肤瘙痒时，这些有可能就是药疹的早期表现，如果情况允许，能及时停药并采取积极措施，多数患者预后良好，切忌是出现了过敏反应之后仍然继续用药。

(3) 用药前要仔细询问药物过敏史,避免使用已知过敏药物和结构相似药物。
(4) 应用青霉素等药物前应做皮试,皮试阳性者禁用该药。

六、思考题

1. 临床上易引起药疹的药物有哪些?
2. 轻、中型药疹如何治疗?
3. 药疹如何预防?

七、推荐阅读文献

1. 张学军,皮肤性病学[M].8版.北京:人民卫生出版社,2013:121-127.
2. 祝墡珠,全科医生临床实践[M].北京:人民卫生出版社,2013:215-222.

(王天浩)

案例 118

荨 麻 疹

一、病历资料

1. 现病史

患者,男性,30岁,因"全身性瘙痒伴皮疹1h"就诊。患者1h前在进食虾后出现全身性皮疹,皮疹高出皮面,为红色或苍白色,周围有红晕,大小不一,形态不规则,伴剧烈瘙痒。同时伴有腹痛、腹泻,腹痛为持续性,阵发性加重,大便为黄色,稀水样,不伴有发热,遂来社区卫生服务中心就诊。

2. 既往史

否认既往有食物和药物过敏史。

3. 体格检查

一般情况可,T 37℃,BP 140 mmHg/80 mmHg,躯干及四肢见多发风团样皮疹(见图118-1)。心肺体检正常,腹软,中上腹轻压痛,无反跳痛,肌紧张(—),肝脾肋下未及,肠鸣音5次/min,略亢进。

4. 实验室和辅助检查

血常规:RBC $4.7×10^{12}/L$, WBC $11×10^9/L$, N 86%。

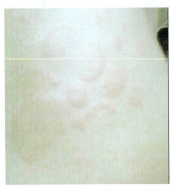

图 118-1 多发风团样皮疹

二、诊治经过

初步诊断:急性荨麻疹。

诊疗经过:全科医生经仔细询问病史后,根据患者发病前有食用虾史和体格检查提示皮疹为多发风团,故考虑急性荨麻疹,给予西替利嗪10 mg,1次/d,强的松10 mg,3次/d口服,同时予以葡萄糖250 ml+维生素C 3.0 g静滴,奥美拉唑40 mg静脉注射治疗,患者瘙痒症状逐渐缓解,皮疹消退,腹痛、腹泻亦逐渐缓解。3天后停药,未再有皮疹发生。嘱患者今后避免食用虾,有条件时可到上级医院进行过敏原检测。

三、病例分析

1. 病史特点

(1) 患者,男性,30岁,全身性瘙痒伴皮疹1h。
(2) 发病前有食用虾病史。

(3) 体格检查：T 37℃，BP 140 mmHg/80 mmHg，躯干及四肢见多发风团。心肺体检正常，腹软，中上腹轻压痛，无反跳痛，肌紧张(一)，肝脾肋下未及，肠鸣音 5 次/min，略亢进。

(4) 实验室和辅助检查：RBC 4.7×10^{12}/L，WBC 11×10^9/L，N 86%。

2. 诊断与诊断依据

初步诊断：急性荨麻疹。

诊断依据：根据患者食用虾后出现全身皮疹，瘙痒，皮疹为风团，可初步诊断为急性荨麻疹。

3. 鉴别诊断

(1) 风团的鉴别：全身性疾病如类癌，由于类癌可能分泌组织胺，因此可出现类似荨麻疹的皮肤潮红斑块，行全身系统检查可以排除。

(2) 腹痛的鉴别：①急性细菌性胃肠炎：不洁饮食后出现腹痛、腹泻，可伴有发热，血常规白细胞升高，但通常不出现全身性皮疹和瘙痒。②急腹症：如急性阑尾炎等，根据患者临床表现以皮疹和瘙痒为主，体检腹部麦氏点无压痛及反跳痛等，可基本排除此类诊断。

四、处理方案及基本原则

(1) 去除病因：避免继续接触可疑致敏物如食用虾。

(2) 抗组胺药治疗：首选 1 种第二代非镇静 H_1 受体拮抗剂，如西替利嗪、氯雷他定等。

(3) 糖皮质激素：适当短程应用小剂量糖皮质激素可缩短病程。

(4) 支持治疗：患者有腹痛腹泻，应给予适当补液支持治疗。

(5) 转诊及社区随访：应告知患者避免再次接触可疑因素，治疗 3 天后应复诊，观察皮疹消退情况和治疗药物的可能不良反应。慢性荨麻疹患者注意寻找病因，抗组胺药物应维持应用 3～4 月，必要时疗程可延长至 6 月。在经过初步处理后皮疹及瘙痒症状仍不缓解，或伴有胸闷、气急时应转诊至上一级医院的皮肤专科治疗。

五、要点与讨论

急性荨麻疹是一种常见的过敏性皮肤疾病，其主要临床表现为皮肤大小不等的风团伴瘙痒，有时可伴有腹痛、腹泻和气促等症状。风团是高出皮面的局限性水肿性的隆起性损害，数目不一，大小不等，小者直径仅 3～4 mm，大者可大于 10 cm，呈圆形、椭圆或不规则形，可有伪足，为淡红色或苍白色，特点为骤起骤落，彼起此伏，消退后不留痕迹。倘若水肿延及真皮的深部和/或皮下组织与黏膜下层，肿胀明显，境界不清，消退缓慢，则称为血管性水肿。

慢性荨麻疹是指上述风团伴瘙痒几乎每天发生，并持续 6 周以上者。少数慢性荨麻疹患者可表现为间歇性发作。

多数急性荨麻疹可找到病因，但慢性荨麻疹的病因很难确定，大多数患者无法找到病因。荨麻疹的常见病因如下：①食物：如鱼、虾、蟹、贝壳类、蛋类以及部分动物肉；植物或水果类（柠檬、芒果、李子、杏子等）；奶制品等。②药物：如抗生素（青霉素、磺胺类药、呋喃唑酮），血清制剂，各种疫苗制剂。③感染：隐性感染是慢性荨麻疹的重要病因之一，包括细菌、真菌、病毒、寄生虫等。④吸入物：花粉、动物的羽毛及皮屑、粉尘、烟、气雾剂、挥发性化学品等。⑤物理因素：摩擦、冷、热、日光照射、运动等。

荨麻疹的诊断不难，但明确病因比较困难，因此必须详细询问病史和体格检查。在病史中不仅要注意发生风团的年龄、性别、发病时间、风团持续时间、病期长短、有无合并其他皮疹、治疗经过，还要了解与风团有关的过敏史、接触史、家族发病史等情况。荨麻疹需注意与以下疾病鉴别：①皮肤划线处的风团样损害:用棉棒(或铅笔尖)在患者背部皮肤上划线,用力适宜勿划破皮肤。划后 1～3 min,于划线处查见与划痕一致的风团样损害,直径达 3～5 mm,持续 10～60 min,患者自觉瘙痒,即为皮肤划痕征阳性。②被多种昆虫咬伤后可发生风团性损害,仔细询问病史有助于诊断。③类似荨麻疹的皮肤潮红斑块:全身性疾病如类癌,由于可能分泌组胺,因此可出现类似荨麻疹的皮肤潮红斑块,需注意全身系统检查。

荨麻疹的治疗主要分为全身治疗和局部治疗:

1. 全身治疗

(1) 病因治疗:消除刺激因素或可疑因素在荨麻疹治疗中最为重要。因为消除刺激因素或可疑因素后荨麻疹可能自然消退;反之,重新暴露于相关因素后荨麻疹易复发。

(2) 抗组胺治疗:是荨麻疹较为重要的治疗方法,主要是针对 H_1 受体的治疗。第二代非镇静作用或镇静作用较低的抗组胺药可作为治疗时的首选,代表药物为氯雷他定、西替利嗪、咪唑斯汀等。此类药物因其与 H_1 受体亲和力高及选择性强,分子量增大和药代动力学的改变可减少每天的用药次数,提高治疗的依从性和荨麻疹患者的生活质量,从而避免了第一代抗组胺药物的不良反应,故可作为首选。用药时应注意到不同个体对非镇静抗组胺药的反应不同,先由较小的剂量开始,加至患者能耐受的程度为止。

第二代抗组胺药无效时第一代抗组胺药物可成为联合治疗的首选药物,代表药物如苯海拉明、马来酸氯苯那敏(扑尔敏)、赛庚啶、去氯羟嗪等,其治疗荨麻疹的疗效确切,但因中枢镇静作用、抗胆碱能作用等不良反应限制了其临床应用,应用时要注意禁忌证、不良反应及药物间的相互作用。

慢性荨麻疹抗组胺治疗有效后一般需维持治疗,一般维持时间为 3～4 个月。此外,慢性荨麻疹可根据风团发生的时间来决定给药时间:如晨起风团较多,则临睡前给予较大剂量;临睡时风团多,则晚饭后给予较大剂量。风团控制后,可持续服药月余,然后逐渐减量。一种抗组胺药物治疗无效时,可同时给 2 种药;对顽固性荨麻疹可试用 H_1 受体拮抗剂与 H_2 受体拮抗剂,如与西米替丁、雷尼替丁等联合应用。

(3) 糖皮质激素:如泼尼松、地塞米松和氢化可的松等口服或静脉滴注,根据患者的症状,用量相当于泼尼松 $0.5～2.0$ mg/(kg·d),可与抗组胺药物同时应用。

(4) 抑制肥大细胞释放介质:肥大细胞释放介质是荨麻疹发病中的重要环节,抑制肥大细胞释放介质在治疗荨麻疹中有重要的地位,但能稳定肥大细胞膜。抑制肥大细胞释放介质的有效药物很少,虽然肾上腺皮质激素有较强的抑制肥大细胞介质的作用,但必须长期使用较大剂量,因不良反应限制其临床应用。酮替芬是较强的肥大细胞稳定剂,因其镇静作用而限制其在临床的应用。

(5) 抗交感神经药:荨麻疹如发病急、皮疹广泛,有呼吸困难倾向者或低血压状态,可立即皮下注射 0.1% 肾上腺素 0.3～0.5 ml。

(6) 其他类药:如 VC、VE、VK、血浆,免疫球蛋白等,可适当应用。

2. 局部治疗

主要目的是止痒消炎,可外搽炉甘石洗剂,局部外用糖皮质激素霜剂或乳剂等。

六、思考题

1. 风团有何特征?
2. 如何正确对荨麻疹患者使用抗组胺药物?
3. 荨麻疹的常见病因有哪些?

七、推荐阅读文献

1. 张学军.皮肤性病学[M].8版.北京:人民卫生出版社,2013:116-119.
2. 祝墡珠.全科医生临床实践[M].北京:人民卫生出版社,2013:215-222.
3. 中华医学会皮肤性病学分会.荨麻疹诊疗指南[J].中华皮肤科杂志,2007,40(10):591-593.
4. Zuberbier T,Aseno R,Bindslev-Jensen C,et al. EAACI/GA2LEN/EDF/WAO Guidline:efinition,classification and diagnosis of urticaria[J]. Allergy,2009,64:1417-1426.

(王天浩)

案例 119

银屑病

一、病历资料

1. 现病史

患者,男性,25岁,因"全身反复红斑、鳞屑伴瘙痒5月余,加重2周"就诊。患者5个月前感冒后,耳后及头皮部出现米粒至花生大小的红色皮疹,上覆银白色鳞屑,伴轻度瘙痒。1周后,颜面、胸、背部、四肢逐渐出现类似皮损,皮损面积逐渐扩大至钱币状,至某医院皮肤科就诊,诊断"寻常型银屑病",予激素类外用药膏外涂及口服银屑灵治疗,全身皮疹逐渐消退。后病情反复发作,两周前进食海鲜后,上述症状加重,皮疹增多,瘙痒明显,遂至社区卫生服务中心就诊。发病以来患者精神可、食欲可,睡眠正常,大小便无殊,体重无明显变化。无发热、恶寒、无腹痛、腹泻,无关节疼痛等症。

2. 既往史

患者否认"支气管扩张史""支气管哮喘""高血压病""糖尿病""甲亢"等病史,否认"肝炎""肺结核"等传染病病史,否认外伤、手术史,否认输血史,预防接种史不详。有青霉素过敏史。祖母有银屑病病史。

3. 体格检查

T 37.2℃,P 72次/min,R 20次/min,BP 124 mmHg/78 mmHg。HR 72次/min,律齐,各瓣膜听诊区未闻及病理性杂音;双肺呼吸音清,未闻及干湿性啰音;腹平软,无压痛及反跳痛。

专科检查:头皮、躯干、四肢散在花生至蚕豆大小红色斑块,上覆少量银白色鳞屑,刮去鳞屑可见淡红色薄膜,刮去薄膜可见露珠样出血点,头皮局部呈束状发,无明显指甲及关节损害。患者右侧肘部皮损如图119-1所示。

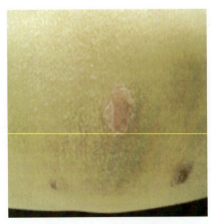

图119-1 右侧肘部皮损

4. 实验室和辅助检查

(1) 血常规:WBC 6×10^9/L,N 58%,RBC 4.50×10^{12}/L,Hb 140 g/L,PLT 230×10^9/L。肝功能:ALT 31 IU/L,AST 23 IU/L,γ-GT 19 IU/L,TB 6.2 μmol/L。肾功能:BUN 2.7 mmol/L,Cr 76 μmol/L,UA 172 μmol/L。ESR 24 mm/h。CRP 18 mg/L。

类风湿因子(rheumatoid factor, RF):(—)。

抗核抗体:(—)。

心电图:正常心电图。

(2) 组织病理学检查：表皮角化不全伴角化过度，棘层肥厚，表皮突下延，真皮乳头向上延伸；角质层内可见 Munro 微脓肿，真皮浅层血管周围有淋巴细胞浸润。

二、诊治经过

初步诊断：寻常型银屑病。

诊治经过：全科医生仔细询问红斑出现的时间、诱因、形态、大小、部位、发展、季节变化规律，仔细观察皮疹特点为边界清楚的红色斑块，部分融合成片，上覆盖白色鳞屑，易于刮除。患者曾于上海某医院就诊，给予糖皮质激素药膏外涂，银屑灵口服，皮疹逐渐消退，但病情反复。本次因 2 周前进食海鲜后病情加重，考虑"寻常型银屑病"，查血沉、CRP 均上升，RF 阴性，抗核抗体阴性，转诊至上级医院皮肤科专科。经专科医生诊治，予组织病理学检查结合专科检查结果确诊为"寻常型银屑病"，予达力士（钙泊三醇）软膏外涂，窄普紫外线光疗 Narrow Bound Ultra Violet B Light (NB-UVB)照射（每周 2 次）。胸腺肽肠溶胶囊每日 2 次，每次 2 粒口服，维康福每次 1 粒，每日 1 次口服。

2 月后，患者至全科门诊随访，病情较治疗前明显好转，皮疹色泽转暗，鳞屑减少，瘙痒症状减轻（见图 119-2）。全科医生建议继续目前治疗，考虑银屑病发病的复发性和长期性，给予患者进行心理疏导和精神鼓励，并进行健康宣教：嘱患者合理摄取适量的蛋白质、维生素及微量元素等，少吃牛肉、羊肉、海鲜等，忌食辛辣刺激的食物。适当运动，自我保护，避免外伤，以防同形反应。告知患者该疾病的发生发展，切忌病急乱投医，不可滥用药物，也不可擅自停药，以免疾病进展。

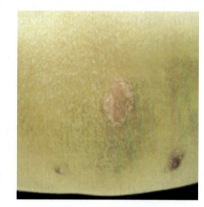

图 119-2 患处随访照

三、病例分析

1. 病史特点

(1) 全身反复红斑、鳞屑伴瘙痒 5 月余，加重 2 周。

(2) 专科检查：头皮、躯干、四肢散在大小不等、边界清楚的红色斑块，部分融合成片，上覆盖白色鳞屑，易于刮除，无水疱、大疱、脓疱，无糜烂、渗出。

(3) 银屑病家族史：祖母银屑病病史。

(4) 典型病理改变：表皮角化不全伴角化过度，棘层肥厚，表皮突下延，真皮乳头向上延伸。角质层内可见 Munro 微脓肿，真皮浅层血管周围有淋巴细胞浸润。

2. 诊断与诊断依据

诊断：寻常型银屑病。

诊断依据：

(1) 患者，青年男性，全身反复红斑、鳞屑伴瘙痒 5 月余，加重 2 周。

(2) 部位为头皮、躯干、四肢。

(3) 以鳞屑红斑为主要皮损，伴瘙痒。

(4) 专科检查：头皮、四肢、躯干散在大小不等、边界清楚的红色斑块，部分融合成片，上覆盖白色鳞屑，易于刮除，无水疱、大疱、脓疱，无糜烂、渗出。

(5) 银屑病家族史：祖母银屑病病史。

(6) 典型病理改变：表皮角化不全伴角化过度，棘层肥厚，表皮突下延，真皮乳头向上延伸。角质层内可见 Munro 微脓肿,真皮浅层血管周围有淋巴细胞浸润。

3. **鉴别诊断**

(1) **脂溢性皮炎**:脂溢性皮炎皮损为边缘不清的红斑,上覆细小的黄色油腻鳞屑、刮除鳞屑无点状出血,毛发可稀疏、变细、脱落、但无束状发。

(2) **扁平苔藓**:皮损多角形扁平紫红色丘疹,可融合成鳞屑性斑块,黏膜常受累,表面有蜡样光泽,可见 Wickham 纹,鳞屑细薄,组织病理有特征。

(3) **玫瑰糠疹**:好发于躯干及四肢近端,皮疹长轴与皮纹走向一致,一般无反复发作,有自限性。

四、处理方案及基本原则

首先应解除患者思想顾虑,避免各种可能的诱因。急性期应给予清淡饮食,避免刺激性疗法,防止外伤,忌搔抓及热水烫洗。轻度(皮损面积<10%)者以外用药治疗为主,中重度(皮损面积>10%)者可根据病情选用全身治疗。

1. **外用药治疗**

(1) 糖皮质激素:常选用中效糖皮质激素如糠酸莫米松软膏,哈西奈德乳膏,强效的氟轻松软膏,超强效的丙酸倍他米松、丙酸氯倍他索、地塞米松、丙酸卤倍他索霜剂或软膏。应注意小面积和短期局部使用。长期使用可引起皮肤萎缩、毛细血管扩张、毛囊炎、色素沉着等不良反应。大面积长期应用强效糖皮质激素制剂可引起全身不良反应,停药后甚至可诱发脓疱型或红皮病型银屑病。

(2) 维 A 酸霜剂:常用浓度为 0.025%~0.1%,可与超强效糖皮质激素制剂或紫外线(NB-UVB)疗法联合应用,注意高浓度可引起急性或亚急性皮炎及红斑瘙痒等不良反应。

(3) 维生素 D_3 衍生物:如钙泊三醇软膏,2 次/日,连用 6 周为一疗程,每次治疗不宜超过体表面积的 40%。

(4) 角质促成剂:寻常型银屑病可用焦油制剂如 5%~10%黑豆馏油、松馏油、煤焦油软膏、5%~10%水杨酸软膏、0.1%~0.5%蒽林软膏,也可用可溶性煤焦油溶液沐浴、煤焦油洗剂洗头、煤焦油醋剂涂搽,不良反应为可出现毛囊炎、痤疮、光敏性皮炎、接触性皮炎。

2. **内用药物治疗**

(1) 抗生素类:对于急性点滴型及寻常型进行期银屑病,伴有扁桃体炎及咽炎者可用抗生素,如青霉素及红霉素,对泛发脓疱性银屑病可选用克林霉素、甲砜霉素。

(2) 糖皮质激素:一般不用于寻常型银屑病,仅红皮病性银屑病、关节炎及泛发性脓疱型银屑病在其他疗法无效时使用,可给予泼尼松 40~60 mg,口服或静脉滴注。

(3) 维 A 酸类:一般用于中重度寻常型银屑病、脓疱型银屑病及红皮病型银屑病患者,应用该类药物时要考虑其不良反应,如胎儿致畸性、高血脂、皮肤干燥及肝功能异常等。

(4) 免疫抑制剂:适用于关节型、红皮病型、脓疱型银屑病及泛发性寻常型银屑病。可选择甲氨蝶呤(Methotrexate,MTX)、环孢素 A、羟基脲。此类药物对肝脏的不良反应较大,可引起肝纤维化;对造血系统有抑制作用。故在用药期间定期复查肝功能和血常规,对肝肾功能障碍、贫血、白细胞降低及妊娠妇女禁用此药。

(5) 其他:迪银片(复方氨肽素)、雷公藤多甙、白芍总苷、甘草酸制剂、胸腺肽制剂、复合维生素等。

3. **物理治疗**

(1) 沐浴疗法:如硫磺浴、焦油浴、矿泉浴和中药浴,可去除鳞屑、改善血液循环。

(2) 光化学疗法:如补骨脂素(Psoralen,PUVA)、NB-UVB、308 nm 准分子激光、日光浴疗法。

4. 中药治疗

(1) 辨证施治:①血热型:相当于急性进行期,治宜清热凉血活血,凉血地黄汤加减;②血瘀型:治宜活血化瘀行气,桃红四物汤或血府逐瘀汤加减;③血燥型:治宜滋阴养血润燥,四物消风散或当归饮子加减。

(2) 中成药复方青黛胶囊、银屑灵等。

5. 生物制剂

(1) 肿瘤坏死因子(tumor necrosis factor,TNF)抑制剂:益赛普(Etanercept)、英夫利昔单抗(Infliximabl)和阿达木单抗(Adalimumab)。针对TNF-α,阻断其活性,从而减轻炎症。

(2) T细胞阻断剂:依法利珠单抗(Efalizumab)和阿法赛特(Alefacept)。可阻断T细胞向皮肤迁移,或抑制T细胞的激活。

(3) IL-12和IL-23抑制剂:可减少下游促炎症细胞因子IL-17,而IL-17被认为是银屑病的病理过程的核心细胞因子。其效果和安全性仍在临床试验中。

6. 转诊与社区随访

(1) 关节病型银屑病:如不规范治疗,患者可能出现关节变形损害,影响关节功能,应及时转上级医院进一步明确诊断和治疗。

(2) 红皮病型银屑病患者:经治疗仍然高热不退,甚或出现神昏、谵语者,要及时转上级医院进一步诊治。

五、要点与讨论

1. 银屑病的分类

(1) 寻常型银屑病(psoriasis vulgaris):是最常见的临床类型(见图119-3)。初期典型损害为红色丘疹或斑丘疹,针头至绿豆大小,边界清楚,上覆多层银白色或云母样鳞屑,鳞屑容易刮除,刮除后基底可见一层发亮的淡红色薄膜即薄膜现象,继续下刮红斑表面出现小出血点,即点状出血,又称为Auspitz征。薄膜现象和Auspitz征为寻常型银屑病特征性表现。进行期常出现同形反应(即Koebner现象:在外伤的皮肤部位发生新的银屑病皮疹)。

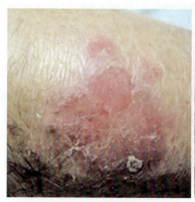 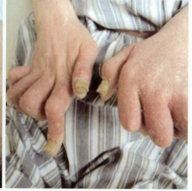

图119-3 寻常型银屑病　　图119-4 关节病型银屑病

(2) 关节病型银屑病(psoriasis arthropathica,PA):PA(见图119-4)是一种伴有银屑病皮损的、血清类风湿因子阴性的关节炎,HLA-B27阳性的频率增高。大多数关节病型银屑病会发生指(趾)甲的病变,尤其是受累关节邻近的指(趾)甲,表现为点状凹陷至指甲的破坏脱落。

(3) 脓疱型银屑病(psoriasis pustulosa):该型少见,常可分为泛发性脓疱性银屑病和局限性脓疱性银屑病。泛发性脓疱性银屑病(见图119-5)患者突发持续高热、全身不适和关节肿胀,随后出现全身皮肤红斑、水肿、泛发性密集黄白色浅在性的无菌性针头至粟粒大小的小脓疱,以后融合成脓湖,围绕脓疱的红斑常扩展、融合,可导致红皮病样改变。

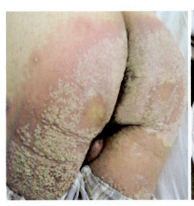 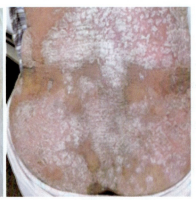

图119-5　泛发性脓疱性银屑病　　　图119-6　红皮病型银屑病

(4) 红皮病型银屑病(psoriasis erythrodermic):该型(见图119-6)大多数由寻常型或脓疱型转变而来,但亦有原发者。寻常型银屑病外用强烈刺激性药物,或长期应用抗疟药物、感染金黄色葡萄球菌、药物突然减量,可能诱发红皮病。患者全身皮肤弥漫性潮红,大量脱屑期间可有片状正常"皮岛",掌跖手套袜子样脱屑,甲板增厚变形脱落,瘙痒明显;急性期伴有全身症状。

2. 银屑病的健康教育

(1) 患者在患病期间应当清淡饮食,忌食辛辣、烟酒等,以免进一步加重病情。

(2) 由于本病病情反复,病程长,给患者造成巨大的心理压力。因此,要做好心理疏导,让患者了解发病原因、发病机理、常用治法、病情转归,目前国内、国际上对此病的研究进展情况和医疗资讯等常识。让患者正视疾病,建立信心。

(3) 对于进行期的银屑病患者,严禁针刺、搔抓等其他形式的外伤,以免引起同形反应,产生新的皮肤损害。

3. 银屑病的联合、轮换、序贯、个体化治疗

(1) 联合治疗:银屑病联合治疗的基础是不同的药物作用机制不同,以最小的剂量互相协同或累加达到最好的效果而不良反应最少,一旦银屑病皮损被有效清除,则应逐渐减少联合治疗药物的数量,以某一种药物维持治疗。

(2) 轮换治疗:轮换治疗的主要目的是将累计毒性最小化,在最初的治疗到达毒性水平以前,从一种治疗转换为另一种治疗方法;或者是由于最初的治疗效果逐渐降低而不良反应增加而转换。

(3) 序贯治疗:序贯治疗时,临床医师将特异的治疗方法排序,使最初的治疗达到最好的效果,并降低长期不良反应。

(4) 个体化治疗:银屑病治疗是个长期的过程,需要采用多种手段控制皮疹、并发症及调节身心健康,同时应根据患者的病情制定个体化治疗方案。

六、思考题

1. 通过本案例的分析你如何理解银屑病的分型及治疗?
2. 全科医生如何对银屑病患者进行健康宣教?
3. 通过本案例的分析你如何理解银屑病的联合、轮换、序贯、个体化治疗?

4. 全科医生如何进行银屑病的转诊治疗？

七、推荐阅读文献

1. 张学军,陆洪光,高兴华.皮肤性病学[M].8版,北京:人民卫生出版社,2013:139-142.
2. 吴志华.临床皮肤性病学[M].北京:人民军医出版社,2011:358-367.
3. Kathryn L, Anderson, Steven R, Feldman. A guide to prescribing home phototherapy for patients with psoriasis: The appropriate patient, the type of unit, the treatment regimen, and the potential obstacles[J] J Am Acad Dermatol 2015(72):868-878.
4. Erine A, Kupetsky, Matthew Keller. Psoriasis Vulgaris: An Evidence-Based Guide for Primary Care[J]. J Am Board Fam Med, 2013(26):787-801.
5. Alan Menter, Neil J. Korman, Craig A. Elmets, et al. Guidelines of care for the treatment of psoriasis with phototherapy and photochemotherapy[J]. J Am Acad Dermatol, 2010(62):114-135.
6. Choon SE, Chan LC, et. al. Malaysian Clinical Practice Guideline for the Management of Psoriasis Vulgaris: Summary of recommendations for management in primaryhealthcare setting[J]. Malays Fam Physician 2013;9(1):16-21.

（吴克明）

案例 120

癣

一、病历资料

1. 现病史

患者,男性,35 岁,因"反复双足趾间浸渍、糜烂伴瘙痒 1 年余"就诊。患者一年前无明显诱因下出现双足趾间皮肤浸渍发白,少量脱屑,局部潮红糜烂,少量裂隙,瘙痒明显,以夏季为重,冬天减轻。自行不规则使用硝酸咪康唑软膏外涂,皮损时好时坏,患者为进一步诊治来社区门诊就诊。

2. 既往史

否认肝炎、肾病及糖尿病等慢性疾病史。否认长期服用抗生素及皮质类固醇激素药物史。个人史:无宠物密切接触史。家族史:家庭成员中无类似皮肤病史。否认外伤手术史。否认过敏史。

3. 体格检查

T 37.3℃,P 68 次/min,R 20 次/min,BP 110 mmHg/70 mmHg。心肺腹部未见明显异常。

专科检查:双足趾间皮肤浸渍发白,少量脱屑,局部潮红糜烂,少量裂隙(见图 120-1)。

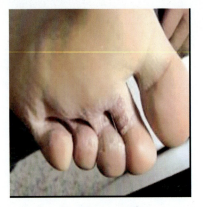

图 120-1　足癣

二、诊治经过

初步诊断:足癣(浸渍糜烂型)。

诊治经过:患者因"双足趾间浸渍、糜烂伴瘙痒反复 1 年余"就诊,自行不规则使用硝酸咪康唑软膏外涂,未见明显好转,入院就诊。全科医生仔细询问病史,发现患者平时容易足部出汗,症状冬天减轻,夏季加重,使用硝酸咪康唑软膏外擦后皮疹有减轻,但不规则用药,反复发作。体格检查提示为足癣,初步诊断为"足癣(浸渍糜烂型)"。给予抗真菌治疗:①3%硼酸液湿敷;②兰美抒乳膏 2~3 次/日,外涂,4~6 周;③健康宣教:嘱患者穿透气性较好的鞋袜,保持足部干燥;鞋、袜、毛巾进行消毒。

3 周后,患者至全科医生处随访,病情好转,皮损减退,局部瘙痒缓解。嘱患者继续外擦兰美抒乳膏满六周,保持足部干燥。

三、病例分析

1. 病史特点
(1) 患者,男性,35岁。双足趾间浸渍、糜烂伴瘙痒反复1年余。
(2) 诱因:平素足部多汗。
(3) 主观症状:瘙痒明显,冬季减轻,夏季加重。
(4) 平时不规则外用抗真菌药物,皮疹反复发作。
(5) 专科检查:双足趾间皮肤浸渍发白,少量脱屑,局部潮红糜烂,少量裂隙。

2. 诊断与诊断依据
诊断:足癣(浸渍糜烂型)。
诊断依据:
(1) 患者,男性,35岁。双足趾间浸渍、糜烂伴瘙痒反复1年余,属于慢性反复发作。
(2) 专科检查:双足趾间皮肤浸渍发白,少量脱屑,局部潮红糜烂,少量裂隙。
基于以上几点,足癣(浸渍糜烂型)诊断明确。

3. 鉴别诊断
(1) 湿疹:原发损害为水疱,可呈急性或亚急性表现,临床症状与足癣相似。但湿疹一般对称,多累及足心和足侧面,边缘常不清楚,真菌检查阴性。
(2) 汗疱疹:典型损害为位于表皮深处的米粒大小水疱,略高出皮面,无炎症,常对称分布于手掌、手指侧面及指端,少见于手背和足部,可定期反复发作。疱壁真菌检查阴性。
(3) 掌跖脓疱病:为掌跖部位的无菌性脓疱,其脓疱常对称发生。分批反复出现。一般不累及趾间,消退后有脱屑。真菌检查阴性。掌跖脓疱型银屑病患者身体其他部位还可能有不典型的寻常型银屑病皮损,可有助于鉴别。

四、处理方案及基本原则

1. 局部治疗
(1) 水疱鳞屑型:可用刺激性和剥脱作用强的酊剂和软膏,如复方间苯二酚搽剂或半浓度的复方水杨酸酊剂,亦可外用10%~30%冰醋酸液外搽。
(2) 浸渍糜烂型:可先扑枯矾粉或足癣粉。如渗出明显可用3%硼酸溶液或1∶8 000高锰酸钾溶液湿敷,待干燥后,改用1%联苯苄唑霜、1%酮康唑霜或1%特比萘芬霜外搽。
(3) 角化过度型:宜选用抗真菌的软膏和霜剂,如用复方水杨酸苯甲酸软膏、1%联苯苄唑霜、1%酮康唑霜、1%特比萘芬霜或10%水杨酸软膏、10%硫磺软膏厚涂,并用塑料薄膜包扎,可以加强药物的渗透,使厚层角质剥脱。

2. 系统治疗
对皮损广泛顽固病例,可选用抗真菌药物口服治疗,如伊曲康唑100 mg/d,连服7 d,或特比萘芬250 mg/d,连服1~2周,或氟康唑150 mg/d,每周服药1次,连服2~3周。

3. 中医治疗
可以选择中药局部外洗或浸泡,方用苦参15 g、白鲜皮10 g、地肤子15 g、百部15 g、花椒15 g、黄芩12 g煎水外洗,或用复方土槿皮酊局部外涂。

4. 预防

坚持是关键,全面是根本,注意是保障。坚持用药是治疗成功的关键所在,疗程一般需要 1~2 个月,角化过度型或外用药疗效不佳者可考虑内用药物治疗。足癣应及时彻底治疗,消灭传染源,不与患者共用鞋袜、浴盆、毛巾等。平时注意穿透气性较好的鞋袜,保持足部干燥。日常生活中应避免酸碱性物质对其皮肤的损伤。做到早发现,早治疗,坚持规范用药,巩固疗效。同时对患癣病的动物也应及时处理,以彻底消灭传染源。

5. 转诊及社区随访

(1) 经长期治疗疗效不显著者,需要转诊至上级医院进一步明确病因,完善治疗方案。

(2) 若足癣并发细菌感染,伴有全身症状者,应进一步转诊上级医院诊治。

五、要点与讨论

1. 癣的病因及发病机制

感染人类的真菌主要来自外界环境,感染途径可为接触、吸入或食入等。根据真菌入侵组织深浅的不同,临床上把致病真菌分为浅部真菌和深部真菌。浅部真菌主要指皮肤癣菌属,包括毛癣菌属、小孢子菌属和表皮癣菌属,其共同特点是亲角质蛋白,侵犯人和动物的皮肤、毛发、甲板,引起的感染统称为皮肤癣菌病,简称癣。皮肤癣菌致病的过程大致如下:皮肤癣菌与角质层接触后,与表皮上聚居的正常菌群相竞争、粘附、定植并穿透角质层细胞,最终侵入、播散至宿主体内;继而或被宿主清除,或处于静止状态,或局限化形成脓肿或肉芽肿。研究表明:真菌感染皮肤的过程是机械(菌丝侵入)、化学(还原性微环境)和生物因素(蛋白水解酶酶解)协同作用的结果。皮肤癣菌在底物的诱导下产生多种蛋白水解酶,这些蛋白水解酶可分解角蛋白、胶原蛋白、弹力蛋白及其他蛋白,为其生长代谢提供所需的养分,同时也有利于菌体向周围组织扩散及侵入更深的组织,因此被认为是皮肤癣菌的主要毒力因子。这种酶需要在合适的 pH 及温度下才能发挥它的活性而致病;而机体是否被感染则取决于宿主的皮肤机械屏障功能、免疫反应等。

2. 癣的分类及临床表现

目前皮肤癣菌病仍按发病部位命名如头癣、体癣、股癣、手癣、足癣等。

(1) 头癣(tinea capitis):是真菌感染头皮毛发所致的疾病(见图 120-2)。多累及儿童,成人少见。根据治病的不同,大致分为四种,即黄癣、白癣、黑癣及脓癣。

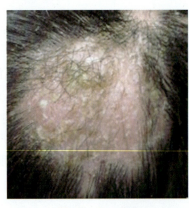 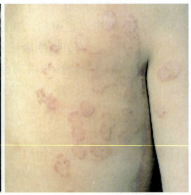

图 120-2 头癣　　　　图 120-3 体癣

(2) 体癣(tinea corporis):由致病真菌寄生在人体的光滑皮肤上(除手、足、毛发、甲板以及股阴部以外的皮肤)所引起的浅表性皮肤真菌感染(见图 120-3)。主要见于青壮年及男性,多夏季发病。好发于面部、躯干及四肢近端。引起很轻的炎症反应,发生红斑、丘疹、水疱等损害,继之脱屑。常呈环状,故俗称圆癣或钱癣。

（3）手癣(tinea manus)：为手掌的皮肤癣菌感染(见图120-4)。男女老幼均可染病,以成年人多见。起病于手掌某一部位,缓慢扩大,最终累及大部或全部甚至两侧手掌。损害为红斑、水疱、鳞屑和角化增厚。

（4）足癣(tinea pedis)：为足部的皮肤癣菌感染(见图120-1)。多见于成人,儿童少见。发病季节性明显,夏秋病重,冬春病减。足癣以皮下水疱、趾间浸渍糜烂、渗流滋水、角化过度、脱屑等为特征。临床上可分为角化过度型、丘疹鳞屑型、水疱型、趾间糜烂型、体癣型。

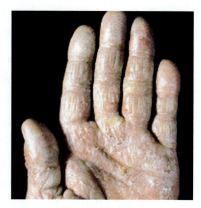

图120-4　手癣

（5）花斑糠疹(pityriasis versicolor)：又称花斑癣(见图120-5),俗称汗斑。常发于多汗体质的青壮年。好发于颈项、肩胛、胸背,尤其是多汗部位及四肢近心端。皮损为大小不一、境界清楚的圆形或不规则的无炎症性斑块,为淡褐、灰褐至深褐色,或轻度色素减退,可有少量糠秕状细鳞屑,常融合成片状,可有轻度痒感,常夏发冬愈。

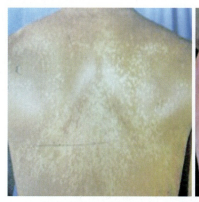

图120-5　花斑糠疹

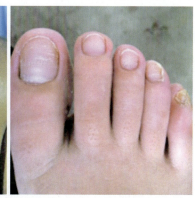

图120-6　甲癣

（6）甲癣(tinea unguium)：为皮癣菌侵犯甲板或甲下所引起的疾病(见图120-6)。初起甲床微痒,继之则指(趾)甲变色,甲板高低不平,失去光泽,逐渐增厚,或蛀空而残缺不全或变脆,常与甲床分离。一般无自觉症状,少数有轻度瘙痒。

3. 癣的治疗中不同抗真菌口服药物的临床应用及注意事项

（1）灰黄霉素：是一种窄谱抗真菌药物。灰黄霉素的结构与鸟嘌呤相似,能竞争性抑制鸟嘌呤进入DNA分子中,干扰真菌DNA合成而抑制真菌的生长。并且它与微管蛋白结合,阻止真菌细胞分裂,对皮肤癣菌有抑制作用。主要用于头癣、泛发性体癣,对花斑癣及深部真菌病无效。成人用量0.6～0.8 g/d,小儿15～20 mg/(kg·d),分2～4次口服。头癣至少服4～8周,并配合外用药物等。超微粒制剂吸收较好,与高脂肪饮食同服,可增加吸收率。可有胃肠反应、头晕、光敏性药疹、白细胞减少及肝损害等不良反应。

（2）唑类：是人工合成的广谱抗真菌药。对酵母菌、丝状真菌、双相真菌等均有较好的抑制作用。通过抑制细胞色素P450依赖酶,干扰真菌细胞的麦角固醇合成,导致麦角固醇缺乏,使真菌细胞生长受到抑制。其中克霉唑、咪康唑、益康唑、联苯苄唑等主要为外用治疗各种浅部真菌病,内服者主要有以下几种：

① 酮康唑：能有效地用于系统性念珠菌感染、慢性皮肤黏膜念珠菌病、泛发性体癣、花斑癣等。成人口服 0.2～0.4 g/d，疗程随疾病而异。该药吸收需要胃酸，故空腹服药，且不宜同服减少胃酸的药物。有恶心、眩晕，偶有转氨酶升高。长期大剂量服用可引起血中雄激素水平下降，男性乳房发育或阳痿，也可出现心悸、过敏性休克、血小板减少、嗜酸性粒细胞增多、中性粒细胞减少及皮疹等。可致畸，孕妇忌用。

② 伊曲康唑（itraconazole）：是三唑类广谱高效抗真菌药，有高度亲脂性、亲角质的特性，口服吸收好，在皮肤和甲中药物浓度迅速超过血浆浓度，且皮肤浓度可持续数周，甲浓度持续 6～9 月。常见恶心、头痛、胃肠道不适和转氨酶升高等不良反应。甲真菌病及皮肤/黏膜真菌感染常采用冲击疗法，具体如下：a. 甲真菌感染：0.2 g，2 次/日，每月服药一周为一疗程，指甲真菌感染服 2 疗程，趾甲真菌感染服 3 疗程。b. 皮肤癣菌病：0.2 g/d，连服 7 日。掌跖部癣需 0.2 g，2 次/日，连服 7 日。c. 头癣：3～6 mg/(kg·d)，1 次/日，连服 6 周，配合外用硫磺软膏等。

③ 氟康唑：是一种可溶于水的三唑类叔醇，该药可供静注，不经肝脏代谢，90% 以上由肾脏排泄，可通过血脑屏障，作用迅速，因此适用于肾脏及中枢神经系统等深部真菌感染。多适用于念珠菌病、隐球菌病等。浅部真菌病 50 mg/d，口服疗程为 4 周。甲真菌病 0.15 g，每周 1 次，指甲真菌感染疗程 8 周，趾甲真菌感染为 12 周。少数患者可引起胃肠反应、皮疹、肝功能异常、低钾、白细胞减少等不良反应。

(3) 丙烯胺类（allylamine）：可供内服的有特比萘芬（terbinafine）属第二代丙烯胺类抗真菌药。能抑制真菌细胞膜上麦角固醇合成中所需的角鲨烯环氧化酶，达到杀灭和抑制真菌的双重作用。口服吸收好，作用快，有较好的亲脂和亲角质活性，对甲癣和角化过度型手癣疗效较好，对念珠菌及酵母菌效果较差。治疗方法：①体股癣：0.25 g/d，连服 1 周；②手足癣：0.25 g/d，连服 1～2 周；③甲真菌病：0.25 g/d，一周后改为隔日一次，指甲癣疗程 7 周，趾甲癣疗程 11 周；④头癣：体重＜20 kg，62.5 mg/d；体重 20～40 kg，0.125 g/d；体重＞40 kg，0.25 g/d，连用 4～8 周，并配合外用抗真菌药。少数患者有胃肠反应及皮疹等。

六、思考题

1. 通过本案例的分析你如何认识癣的致病原因及临床表现？
2. 通过本案例的分析你认为全科医生应如何进行足癣的综合防治？
3. 通过本案例的分析你如何根据不同种类的癣来选择合适的抗真菌药物？
4. 通过本案例的分析你认为全科医生如何进行癣的防治宣教？

七、推荐阅读文献

1. 张学军,陆洪光,高兴华. 皮肤性病学[M]. 8 版. 北京：人民卫生出版社,2013:81-89.
2. 吴志华. 临床皮肤性病学[M]. 北京：人民军医出版社,2011:238-240.
3. 中国中西医结合学会皮肤性病专业委员会,中华医学会皮肤性病学分会真菌学组. 手癣和足癣的诊疗指南[J]. 中国真菌学杂志,2012,7(2):109-110.
4. Garcia-Romero MT, Arenas R. New insights into genes, immunity, and the occurrence of dermatophytosis [J]. J Invest Dermatol. 2015 Mar 135(3):655-657.
5. L. C. Fuller, R. C. Barton, M. F, Mohd Mustapa, et al. British Association of Dermatologists' guidelines for the management of tinea capitis 2014 [J]. British Journal of Dermatology, 2014,171:454-463.

(吴克明)

案例 121
带状疱疹

一、病历资料

1. 现病史

患者,女性,67岁,因"右侧胸壁部水疱伴疼痛5天"就诊。患者2周前劳累后自觉右侧胸部灼热疼痛不适,伴乏力、纳差。皮肤未见皮疹,无畏寒、发热等不适。未予重视。5天前右侧胸壁部出现簇集状水疱,约黄豆至蚕豆大小,水疱疱壁紧张,疱液清亮,呈带状排列,单侧分布,局部针刺样疼痛,影响睡眠。无明显寒热,无腹部疼痛,无心慌胸痛等不适,今为进一步诊治来社区卫生中心门诊就诊。患者自发病以来,精神、食欲尚可,睡眠欠佳,大小便无改变,体重无明显变化。

2. 既往史

患者否认高血压、糖尿病及其他慢性疾病史。2008年3月行左乳癌改良根治术,术后病理:左乳浸润性导管癌,腋窝淋巴结3/6(+),基底未见癌组织。此后行CMF方案(环磷酰胺+氨甲蝶呤+5-氟尿嘧啶)三药联合化疗6周期,术后放疗10次,并口服三苯氧胺3年,病情平稳。

3. 体格检查

T 37.2℃,P 742次/min,R 20次/min,BP 124 mmHg/78 mmHg。心肺腹部未见明显异常。

专科检查:右侧胸壁部较广泛簇集状水疱,呈带状排列,单侧分布,黄豆至蚕豆大小,疱壁紧张,疱液清亮,疱疹之间可见正常皮肤(见图121-1)。

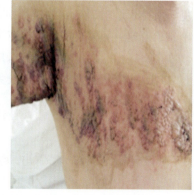

图121-1 带状疱疹

二、诊治经过

初步诊断:带状疱疹。

诊治经过:社区医生根据患者2周前劳累后自觉右侧胸壁部灼热疼痛,5天前右侧胸壁局部出现散在红斑、水疱,疼痛加剧,水疱为簇集状,约黄豆至蚕豆大小,水疱疱壁紧张,疱液清亮,呈带状排列,单侧分布,局部针刺样疼痛,初步诊断为"带状疱疹"。予抗病毒、止痛、消炎、防治并发症治疗:①伐昔洛韦片600 mg,bid,po(口服一周);②腺苷钴胺片1 mg,tid,po(口服一周);③阿昔洛韦软膏、三黄洗剂外涂,2～3次/天;④考虑患者神经痛明显,给予加巴喷丁治疗。

2周后,患者再次就诊,病情明显好转,局部水疱已结痂,皮疹颜色变暗,无渗液流滋,仍有局部刺痛,但较前缓解,同时予中医针刺、火罐治疗,采用局部围刺法针刺。

4 周后,患者局部皮损减退,后遗神经痛缓解。告知患者带状疱疹的预防和调护要点,嘱咐患者注意调畅情绪,劳逸结合,勿过度劳累;进食营养均衡,适当锻炼,增强体质,提高抗病能力。

三、病例分析

1. 病史特点
(1) 痛后出皮疹。
(2) 右侧胸壁部簇集状水疱,呈带状排列,单侧分布,黄豆至蚕豆大小,疱壁紧张,疱液清亮,疱疹之间可见正常皮肤。
(3) 主观症状:疼痛,乏力,纳差。
(4) 有劳累诱因。
(5) 无发热、脱发等全身症状。
(6) 有特殊既往史:患者左乳癌术后,免疫力较低。

2. 诊断与诊断依据
诊断:①带状疱疹;②左乳癌综合治疗后。
(1) 带状疱疹:患者老年女性,"右侧胸壁部水疱伴疼痛 5 天"入院就诊,专科检查示:右侧胸臂部较广泛簇集状水疱,呈带状排列,单侧分布,黄豆至蚕豆大小,疱壁紧张,疱液清亮,疱疹之间可见正常皮肤。
(2) 左乳癌术后:2008 年 3 月因发现左乳包块,经肿瘤医院检查诊断为左乳癌而行左乳癌改良根治术,术后病理:左乳浸润性导管癌,腋窝淋巴结 3/6(+),基底未见癌组织。此后行 CMF 方案化疗 6 周期,术后放疗 10 次,并口服三苯氧胺 3 年,病情基本平稳。

3. 鉴别诊断
(1) 单纯疱疹:单纯疱疹好发于皮肤与黏膜交界处,分布无一定规律,水疱较小易破,疼痛不著,多见于发热(尤其高热)病的过程中,常易复发。从水疱液中分离病毒或检测 VZV、HSV 抗原或 DNA 是鉴别诊断唯一可靠的方法。
(2) 接触性皮炎:有接触史,皮疹与神经分布无关,自觉烧灼、剧痒,无神经痛。
(3) 在带状疱疹的前驱期及无疹型带状疱疹中,神经痛显著者易误诊为肋间神经痛、胸膜炎及急性阑尾炎等急腹症,需加注意。

四、处理方案及基本原则

本病具有自限性,治疗原则为抗病毒、止痛、消炎、防治并发症。

1. 全身疗法
(1) 抗病毒治疗:早期、足量抗病毒治疗,特别是 50 岁以上患者,有利于减轻神经痛,缩短病程。阿昔洛韦每次 800 mg,每日 5 次口服;或伐昔洛韦每次 600 mg,每日 2 次口服。疗程均为 7 天。
(2) 止痛:可酌情选用索米痛片、吲哚美辛、普瑞巴林、加巴喷丁等。同时可应用营养神经的药物,如口服维生素 B_1、B_{12}。
(3) 免疫调节剂:转移因子、重组干扰素 α-2b、胸腺肽等可酌情选用,减轻症状,缩短病程。带状疱疹免疫球蛋白为特异性高价免疫球蛋白,治疗预防均可使用。
(4) 糖皮质激素:对其使用有争议,有认为早期使用糖皮质激素可抑制其过程,皮疹愈合较快,减轻疼痛。可用泼尼松 40~60 mg/d,疗程 10 d。

(5) 中医治疗:根据辨证论治采用中药口服以及针刺疗法。发作期可予口服龙胆泻肝汤清热利湿。后遗神经痛患者可选择针刺、火罐等疗法,采用箍围疗法缓解疼痛。

2. 局部治疗

以干燥、消炎为主,如疱疹未破时可外涂硫磺炉甘石洗剂,每日多次。或外用阿昔洛韦霜,每日 2~3 次。若疱疹已溃破,需酌情以 3% 硼酸液湿敷,或新霉素软膏等外涂,每日 2~3 次。

3. 物理治疗

氦氖激光照射、紫外线照射及频谱电疗等均有一定的消炎、止痛效果。

4. 社区随访及转诊原则

(1) 如皮损在头面的眼部或耳部,病情严重,可能影响患者视力或者听觉者,要及时转上级医院治疗。

(2) 年老体弱患者,皮损消退后,如遗留严重疼痛者,要及时转上级医院进一步检查,排除其他内脏疾病。

五、要点与讨论

1. 带状疱疹(herpes zoster)临床表现特点

(1) 前驱症状:带状疱疹常常有轻度的前驱症状,如发热、乏力、全身不适、食欲缺乏、局部淋巴结肿痛以及患处的皮肤灼热、感觉过敏或神经痛等。

(2) 典型皮损(见图 121 - 2):在炎症基础上出现成簇而不融合的粟粒至黄豆大丘疹,丘疹继而变为水疱,疱液澄清,疱壁紧张,围以红晕。皮损沿外围神经分布,排列成带状,很有特征性,有诊断价值。各簇水疱群间皮肤正常。若无继发感染,数日后水疱干涸结痂,愈后留有暂时性色素沉着,一般不留瘢痕。

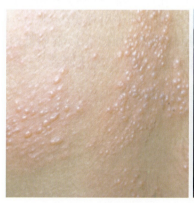 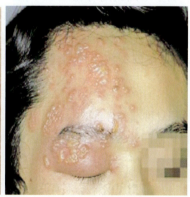

图 121 - 2　典型皮损　　　图 121 - 3　眼带状疱疹

(3) 特殊表现:

① 眼带状疱疹(herpes zoster ophthalmicus):是病毒侵犯三叉神经眼支,多见于老年人,疼痛剧烈,可累及角膜形成溃疡性角膜炎。如图 121 - 3 所示。

② 耳带状疱疹(herpes zoster oticus):病毒侵犯面神经及听神经所致,表现为外耳道或鼓膜疱疹。膝状神经节受累同时侵犯面神经的运动和感觉神经纤维时,可出现面瘫、耳痛及外耳道疱疹三联征,称为 Ramsay-Hunt 综合征。如图 121 - 4 所示。

③ 播散性带状疱疹(disseminated herpes zoster):指在受累的皮节外出现 20 个以上的皮损,主要见于机体免疫力严重低下的患者。

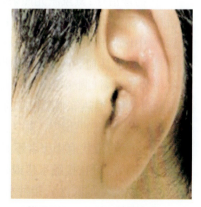

图 121 - 4　耳带状疱疹

④ 并发于 HIV 感染：HIV 感染者并发带状疱疹的概率是一般人群的 30 倍，病情较重，或表现深脓疱疮样皮损，易引起眼部和神经系统并发症，可复发。

(4) 带状疱疹相关性疼痛(zoster-associated pain，ZAP)：可以分为发疹前神经痛：神经痛 4～5 天之后才发生皮疹。发疹期神经痛：为自发性、呈阵发性跳痛、刀割样疼痛和抽痛。疱疹后遗神经痛：疱疹后遗神经痛多发生在皮疹消退后 1 个月或 3 个月以上，约有 50% 中老年患者于皮疹消退后，可遗留顽固性神经节，常持续数月或数年。

(5) 其他不典型带状疱疹：由于机体免疫状态的不同，表现常不典型，而有不同的名称。对有神经痛而无皮疹者称无疹性带状疱疹；仅有红斑、丘疹而不发展为水疱的称顿挫性；发生大疱的称为大疱性；出血的为出血性；坏死明显的为坏疽性；皮损因病毒血源播散的称泛发性；累及内脏如肺、肝或脑部时称带状疱疹肺炎、肝炎或脑炎。极少数可累及两个以上神经节产生双侧性或同侧有数支不同神经分布的损害。

2. 带状疱疹后遗神经痛(postherpetic neuralgia，PHN)

(1) 疼痛机制：由于周围神经损伤，后遗神经痛与脊神经根处神经节瘢痕形成和感染侧脊突萎缩有关，中枢神经系统信号传递改变所致。损伤后周围神经元自发释放介质，降低激活阈值，对外界刺激反应增强，感觉过敏，引起中枢神经对所有传入信号反应增强，严重的前驱期疼痛或发疹痛预示会有严重的疱疹后遗神经痛。一般在神经痛发热同时，或稍后即发皮疹。

(2) 疼痛性质：疼痛的程度往往随年龄增长而加剧，如老年患者则疼痛剧烈，甚至难以忍受，而儿童患者则相对较轻。

(3) 疼痛治疗：

① 全身治疗：治疗 PHN 的药物常用有抗抑郁药阿米替林或去甲替林，或抗惊厥药加巴喷丁。对顽固病例可用阿片类。利多卡因封闭可在 1～2 周后明显好转。第一线单一药物失败后可联合治疗，如利多卡因封闭、TCA、加巴喷丁、阿片类联合治疗。三环抗抑郁药去甲林 10～20 mg，睡前服用，逐渐加量至疗效明显或不能忍受，高剂量 150 mg/d。如不能控制可加用加巴喷丁，起始低剂量，逐渐加至最大剂量 3 500 mg/d，如果这些措施失败，阿片类药物可能有效。如表 121-1 所示。

表 121-1 带状疱疹后遗疼痛(PHN)治疗

一线药物	利多卡因封闭、非甾体抗炎药、可待因、神经阻滞药、辣椒碱
二线药物	普瑞巴林、加巴喷丁、三环类抗抑郁药、去甲林
三线药物	阿片类药
四线药物	曲马多、鞘内注射甲泼松龙、疼痛治疗中心治疗

② 物理治疗：氦氖激光照射、超短波、紫外线照射、音频电疗、波谱治疗仪、二氧化碳激光、超激光疼痛治疗仪及 TDP 辐射器等均有良好的止痛效果。

③ 中医治疗：中医治疗包括中药口服、针灸疗法及拔罐疗法等，中药口服主要经过辨证论治，应用一些具有凉血活血、通络止痛的药物，如当归、元胡、川芎、赤芍等。针灸疗法同样是以辨证论治为依据，以经络为基础，针刺相应的穴位使经脉通畅，气血调和，从而起到止痛的作用，多采用箍围疗法。拔罐疗法则通过负压、温热等刺激相应的穴位来提高人体免疫力从而促进神经的修复，而达到缓解疼痛的目的。

3. 带状疱疹的预防和调护

(1) 预防：带状疱疹患者不必隔离，但应避免与易感儿童和孕妇接触。对水痘-带状疱疹病毒高危的水痘易感者，可在接触水痘或带状疱疹后 3 d 内注射高效价 VZ 免疫血浆或人血白细胞转移因子，可减少水痘发病的危险性。接种水痘疫苗能提高老年患者对带状疱疹的免疫力。

(2) 调护：首先应当增强体质，提高抗病能力。坚持适当的户外活动或参加体育运动，以增强体质，提高机体抵御疾病的能力。其次是预防感染、防止外伤。感染是诱发本病的原因之一。因此在春秋季节,寒暖交替时,要适时增减衣服,避免受寒引起上呼吸道感染。外伤易降低机体的抗病能力,容易导致本病的发生。因此应注意避免发生外伤。最后,应当注意增进营养。尤其是儿童、老年人应注意饮食的营养,多食豆制品、鱼、蛋、瘦肉等富含蛋白质的食物及新鲜的瓜果蔬菜,亦可预防发生与本病有直接或间接关系的各种疾病。

（3）康复:如果患者有较大水疱,可用消毒注射器抽取疱液,使疱壁紧贴附皮肤,禁止撕脱疱壁,以免感染;保持局部皮肤干燥、清洁,避免衣服摩擦皮肤造成局部疼痛。

六、思考题

1. 通过本案例的分析全科医生如何诊治带状疱疹?
2. 通过本案例的分析你对带状疱疹早期与后遗神经痛的治疗如何理解?
3. 全科医生如何对带状疱疹患者进行预防调护?

七、推荐阅读文献

1. 张学军,陆洪光,高兴华.皮肤性病学[M].8版.北京:人民卫生出版社,2013:65-67.
2. 吴志华.临床皮肤性病学[M].北京:人民军医出版社,2011:178-181.
3. Srinivas Nalamachu; Patricia Morley-Forster. Diagnosing and Managing Postherpetic Neuralgia [J]. Drugs Aging, 2012(29):863-869.
4. Julia Fashner, Amanda L. Bell. Herpes Zoster and Postherpetic Neuralgia: Prevention and Management [J]. Am Fam Physician. 2011:83(12):1432-1437.
5. Emily Yiping Gan, Elizabeth Ai Lian Tian, Hong Liang Tey. Management of Herpes Zoster and Post-Herpetic Neuralgia [J]. Am J Clin Dermatol (2013) 14:77-85.
6. Bader. Herpes Zostr: diagnostic, therapeutic, and preventive approaches [J]. Postqrad Med. 2013, Sep. 125(5):78-91.

（吴克明）

案例 122

疣

一、病历资料

1. 现病史

患者,男性,30岁,因"右足跖部皮疹5月余"就诊。患者5月前无明显诱因下右足跖部出现一米粒大小皮疹,逐渐长大增多,表面角化,质地坚硬,行走时压痛。经修足后压痛暂时缓解,但皮疹越长越多,密集或散在分布于足跖前部。患者为进一步诊治,来社区卫生中心就诊。

2. 既往史

患者否认"支气管扩张史""支气管哮喘""高血压病""糖尿病""甲亢"等病史,否认"肝炎""肺结核"等传染病病史,否认外伤、手术史,否认输血史,预防接种史不详。否认药物食物过敏史。家族史:家庭成员中无类似皮肤病史。

3. 体格检查

T 37.2℃,P 70次/min,R 20次/min,BP 120 mmHg/70 mmHg,HR 70次/min,律齐,各瓣膜听诊区未闻及病理性杂音;双肺呼吸音清,未闻及干湿性啰音;腹平软,无压痛及反跳痛。

专科检查:右足跖部散在米粒至花生大小淡黄色丘疹,散在分布于跖前部,表面粗糙不平,质地坚硬,周围皮肤无红肿糜烂(见图122-1)。

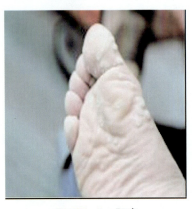

图 122-1　跖疣

二、诊治经过

初步诊断:跖疣。

诊治经过:全科医生仔细询问患者丘疹出现的诱因、时间、部位、大小、形状、颜色、硬度、表面以及自觉症状,经过局部检查考虑"跖疣"。建议患者进一步至上级医院行组织病理学检查,采用激光、冷冻等治疗。上级医院皮肤科确诊患者为"跖疣",予免疫调节及局部治疗:①卡介菌多糖核酸1 mg隔日1次,肌内注射,连用3周为一疗程;②局部采用冷冻治疗。

1月后,至全科医生处随访,丘疹减少,压痛减轻,嘱患者继续目前治疗,定期随访。

三、病例分析

1. 病史特点
(1) 右足跖部皮疹 5 个月余。
(2) 皮疹约米粒至花生大小,淡黄色丘疹,散在分布。
(3) 角化明显,表面粗糙、质地坚硬。
(4) 有压痛。

2. 诊断与诊断依据
诊断:疣(跖疣)。
诊断依据:
(1) 患者,男性,30 岁。"右足跖部皮疹 5 月余"。
(2) 患者右足跖部长一丘疹,起初米粒大小,逐渐长大增多,表面角化,质地坚硬,行走时压痛。
(3) 专科检查:右足跖部米粒至花生大小淡黄色丘疹,散在分布于跖前部,表面角化明显,粗糙不平,质地坚硬,周围皮肤无红肿糜烂。

3. 鉴别诊断

表 122-1 跖疣、鸡眼、胼胝的鉴别

鉴别要点	跖疣	鸡眼	胼胝
病因	HPV 感染	挤压	长期摩擦、压迫
好发部位	足跖	足跖、趾、足缘	足跖前部、足跟
皮损	圆形灰黄色角化斑块,中央凹陷,较软,表面粗糙无皮纹,外周角化环,易见出血点	圆锥形角质栓,外围透明黄色环	蜡黄色角质斑片,中央略增厚,皮纹清楚,边缘不清楚
数目	可较多	单发或几个	1~2 片
疼痛与压痛	挤捏时明显	压痛明显	无或轻微

四、处理方案及基本原则

本病主要采用外用药物治疗和物理治疗,内用药物治疗多用于皮损数目较多或久治不愈的患者。

1. 局部治疗

局部治疗的选择取决于疣的类型、数量、大小、解剖部位、患者的要求等,多数疣可在 2 年内消失,故在应用局部治疗时,应尽可能避免形成瘢痕。
(1) 物理治疗:对数量较少的患者可选用电灼、冷冻、激光、刮除等治疗。
(2) 药物治疗:可选用的药物包括酞丁安,0.05%~0.1%维 A 酸软膏、氟尿嘧啶软膏。

2. 全身治疗

抗病毒治疗:IFN 100 万~300 万 IU/次,皮下或肌内注射,隔日 1 次或每周 3 次,疗程 4~6 周;免疫治疗:转移因子每日 1 次,2~4 ml/次或隔日 1 次,肌内注射,3 周为 1 疗程;卡介菌多糖核酸 1 mg 隔日 1 次,肌内注射,连用 3 周为一疗程。

3. 中医药治疗

中医学根据皮损形态和出现部位的不同有不同的名称,发于手背、手指、头皮等处者称为千日疮、疣目、枯筋箭或瘊子;发于颜面、手背、前臂等处者称为扁瘊;发于胸背部有脐窝的赘疣称鼠乳;发于足跖部者称跖疣;发于颈周围及眼睑部位呈细软丝状突起者称丝状疣或线瘊。

(1) 中药内服:中药内服以清热解毒、散风平肝、散结为主要治疗原则。方用熟地 12 g,杜仲 6 g,赤小豆 9 g,牛膝 9 g,丹皮 9 g,红花 9 g,白术 9 g,桃仁 9 g,赤芍 9 g,白芍 12 g,穿山甲 3 g,何首乌 6 g。若风热湿毒较重者,可加土茯苓、薏苡仁、马齿苋、白花蛇舌草;若肝虚血燥,筋气不荣者,可加珍珠母、白芍、生牡蛎、赤小豆;若肾阴亏虚,肝血不足者,改用归芍地黄汤加川芎、牛膝。

(2) 中药外治:中药外治对本病疗效显著,以中药煎液热敷、泡浴、外洗,或制成酊、油膏、霜等外搽,通过接触病变部位,直接起到温经活络、通达气血、祛腐生肌的治疗作用。多选择白矾、蛇床子、蜂房、雄黄、土荆皮等攻毒杀虫止痒药,本类药物解毒杀虫止痒、腐蚀生肌,能迅速缓解症状,祛除疣之突出皮肤表面赘生物;也可使用鸦胆子、马齿苋、麻风树、芝麻花、五加皮等,用本药外擦或制成油或酊剂外涂疣体,通过对疣体细胞毒性刺激起到独到的治疗效果。

4. 转诊及社区随访

(1) 根据病情,患者需要进行电灼、冷冻、激光等治疗者应转诊至上级医院诊治。

(2) 若患者诊断为巨大尖锐湿疣、宫颈尖锐湿疣或孕妇,应尽早转诊至上级医院诊治。

五、要点与讨论

1. 病因及发病机制

人类乳头瘤病毒(Human papillomavirus,HPV)属乳头瘤病毒科,呈球形,无包膜,直径 45～55 nm,具有 72 个病毒壳微粒组成的对称型 20 面立体衣壳。疣是由人类乳头瘤病毒引起的一种皮肤表面赘生物。多见于儿童及青年,潜伏期为 1～3 个月,能自身接种扩散。病毒存在于棘层细胞中,可促使细胞增生,形成疣状损害。根据临床表现和部位,分为寻常疣、扁平疣、跖疣、生殖器疣(尖锐湿疣)、口腔疣、咽喉疣及疣状表皮发育不良。

本病传染源为患者和健康带病毒者,主要经直接或间接接触传播。HPV 通过皮肤黏膜微小破损进入细胞并复制、增殖、致上皮细胞异常分化和增生,引起上皮良性赘生物。人群普遍易感,以 16～30 岁为主,免疫功能低下及外伤者易患此病。人感染后可表现临床、亚临床和潜伏感染,后者是疾病复发的主要原因。

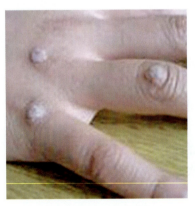

图 122-2 寻常疣

2. 疣的常见临床类型及临床表现

(1) 寻常疣(verruca vulgaris):初起为针尖大丘疹,渐增至豌豆大或更大,圆形或多角形,表面粗糙呈刺状,质硬,灰黄、污黄或污褐色,继续发育呈乳头状增殖。如图 122-2 所示。摩擦或撞击时易出血。初发常为 1 个,长期不变或不断增多,邻近者互相融合,有时可自身接种。多发生于青少年,一般无自觉症状,偶有压痛。寻常疣可发生于身体的任何部位,好发于手指、手背、足缘等。病程慢性,约 65% 的寻常疣可在 2 年自然消退。

特殊类型包括:①丝状疣:好发于眼睑、颈、颔部等处,为单个细软的丝状突起。正常皮色或棕灰色。一般无自觉症状。②指状疣:在同一个柔软的基底上发生一簇参差不齐的多个指状突起,其尖端为角质样物质,数目多少不等,常发生于头皮,也可发生于趾间、面部,一般无自觉症状。

(2) 跖疣(verruca plantaris):为发生于足底的寻常疣,外伤和摩擦为其诱因,足部多汗也有一定关系。初起为一细小发亮的丘疹,后逐渐增大,表面角化,粗糙不平,灰褐、灰黄或污灰色,呈圆形,境界清楚,周围绕以稍高增厚的角质环。好发于足跟、跖骨头或趾间受压处。如图122-1所示。自觉不同程度疼痛,病程慢性,可自然消退。一般认为儿童较成人易于消退,多汗或跖骨异常者不易消退。寻常疣发生于手掌部,称为掌疣,临床表现与跖疣相似。

(3) 扁平疣(verruca plana):主要侵犯青少年,大多骤然发生,为米粒大到绿豆大扁平隆起的丘疹,表面光滑,质硬,浅褐色或正常皮色,圆形、椭圆形或多角形,数目较多,多数密集,偶可沿抓痕排列成条状(同形反应)。如图122-3所示。一般无自觉症状,偶有微痒。好发于颜面、手背及前臂等处。病程慢性,有时突然自行消失,亦可持续多年不愈,愈后不留瘢痕。

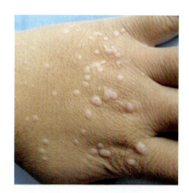

图122-3 扁平疣

(4) 生殖器疣(genital wart):又称尖锐湿疣(condyloma acuminatum)。好发于性活跃的中青年,潜伏期为2周~8个月,平均3个月。外生殖器和肛周为好发部位,男性多见于包皮、系带、冠状沟、龟头、尿道口、阴茎体、肛周、直肠内和阴囊;女性多见于大小阴唇、后联合、前庭、阴蒂、宫颈和肛周,偶可见于阴部及肛周以外的部位,如腋窝、脐窝、口腔、乳房和趾间等;同性恋者多见于肛门及直肠内。损害初起为细小淡红色丘疹,以后逐渐增大增多,单个或群集分布,湿润柔软,表面凹凸不平,呈乳头样、鸡冠状或菜花样突起。红色或污灰色。根部常有蒂,且易发生糜烂渗液,触之易出血。皮损裂缝间常有脓性分泌物郁积,致有恶臭,且可因搔抓而引起继发感染。如图122-4所示。本病常无自觉症状,部分患者可出现异物感、痛、痒感或性交痛。直肠内尖锐湿疣可发生疼痛、便血、里急后重。HPV亚临床感染指HPV感染后在临床上肉眼不能辨认,但以醋酸白试验(用5%醋酸溶液涂抹或湿敷后发现局部发白)、组织病理或核酸检测技术能够发现HPV感染的证据。

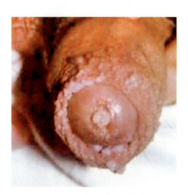

图122-4 尖锐湿疣

2. 疣的防护

(1) 防止外伤,在体力劳动或容易受伤的工作人群中注意劳动保护是预防本病的关键。
(2) 减少接触病原体,杜绝不洁性交。
(3) 洁具不混用。洗澡勿用搓澡巾搓澡,以免损伤皮肤,引起病毒的感染。
(4) 患病后衣服要煮沸消毒。
(5) 患病后禁止抓搔,以免抓破感染和传染。

六、思考题

1. 通过本案例的分析你认为发生于人体的疣通常包括哪些种类,表现如何?
2. 通过本案例的分析你认为全科医生如何对疣采取综合治疗?
3. 通过本案例的分析你认为对疣应如何防护,全科医生如何进行宣教?

七、推荐阅读文献

1. 张学军,陆洪光,高兴华.皮肤性病学[M].8版.北京:人民卫生出版社,2013:67-69.
2. 吴志华.临床皮肤性病学[M].北京:人民军医出版社,2011:192-195.

3. Sterling JC, Gibbs S, Haque Hussain SS, et, al. British association of dermatologists' guidelines for the management of cutaneous warts 2014[J]. 2014, Oct, 171(4):696-712.

4. Lacey C. J. N., Woodhall S. C., Wikstrom A., et, al. 2012 European guideline for the management of anogenital warts[J]. JEADV, 2013(27):e263-e270.

5. Alyson L, Feigenbaum, Carla Ainsworth. Treatment of Nongenital Warts[J]. American Family Physician, 2011,84(11):1290-1291.

(吴克明)

案例 123 性传播疾病

一、病历资料

1. 现病史
患者,男性,26 岁,因"尿道口灼热感,瘙痒伴脓性分泌物 3 天"就诊。3 天前患者出现尿道口脓性分泌物,伴有尿痛,自觉发热。1 周前患者有不洁性生活史。为进一步诊治来社区卫生中心就诊。

2. 既往史
患者否认"支气管扩张史""支气管哮喘""高血压病""糖尿病""甲亢"等病史,否认"肝炎""肺结核"等传染病病史,否认外伤、手术史,否认输血史,预防接种史不详。否认药物食物过敏史。个人史:1 周前有不洁性生活史。

3. 体格检查
T 38.4℃,P 75 次/min,R 20 次/min,BP 120 mmHg/70 mmHg,HR 75 次/min,律齐,各瓣膜听诊区未闻及病理性杂音;双肺呼吸音清,未闻及干湿性啰音;腹平软,无压痛及反跳痛。

专科检查(见图 123-1):尿道口黏膜红肿,尿道口黄白色脓性分泌物。

4. 实验室和辅助检查
(1) 实验室检查:血、尿、便常规;肝肾功能、电解质、血糖均未见异常。
(2) 尿道口分泌物涂片镜检,发现白细胞内大量革兰阴性双球菌。

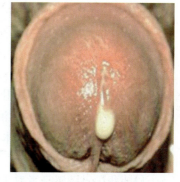

图 123-1 淋病

二、诊治经过

初步诊断:淋病。

诊治经过:患者 1 周前有不洁性生活史,自觉发热,考虑淋菌性尿道炎,为明确诊断,予尿道分泌物涂片镜检发现白细胞内大量革兰阴性双球菌。综上考虑"淋病"诊断明确,予罗氏芬 1.0 g 肌注,每日 1 次。

两周后患者复查:尿液清澈,症状已消失,连续两次淋球菌培养均为阴性,患者治愈。

三、病例分析

1. 病史特点
(1) 青年男性。
(2) 有不洁性生活史后 4 天出现尿道口灼热感、瘙痒,伴随尿痛。
(3) 伴有全身症状:发热。
(4) 专科检查:尿道口黏膜红肿,尿道口黄绿色脓性分泌物。
(5) 尿道口分泌物涂片镜检发现白细胞内大量革兰阴性双球菌。

2. 诊断与诊断依据
诊断:淋病。
诊断依据:
(1) 患者,男性,26 岁,尿道口脓性分泌物 3 天。
(2) 1 周前有不洁性生活史。
(3) 尿道口灼热感、瘙痒、伴随尿痛,发热。
(4) 专科检查:尿道口黏膜红肿,尿道口黄绿色脓性分泌物。
(5) 实验室检查:尿道口分泌物涂片镜检发现白细胞内大量革兰阴性双球菌。
基于以上几点,淋病诊断明确。

3. 鉴别诊断
非淋菌性尿道炎:非淋菌性尿道炎潜伏期更长,症状多不明显,为尿道少量稀薄分泌物。实验室检查为沙眼衣原体或解脲支原体直接荧光抗体阳性。

四、处理方案及基本原则

1. 治疗原则
(1) 早期诊断、早期治疗;及时、足量、规则地用药。
(2) 针对不同的病情采用不同的治疗方法。
(3) 对性伙伴追踪,同时治疗;治疗后随诊复查。
(4) 注意同时有无衣原体、支原体感染及其他性传播疾病感染。

2. 处理方案
目前我国淋菌感染者对头孢曲松、大观霉素敏感。第三代头孢菌素,如头孢曲松、头孢噻肟及头孢克肟治疗淋病包括产生青霉素酶的淋球菌(Penicillin producing bacteria,PPNG)及染色体介导的耐青霉素菌株所致的感染均高度有效。

淋病的治疗方案如表 123-1 所示。

表 123-1　淋病治疗方案

淋病分类	治疗方法
淋菌性尿道炎、宫颈炎	① 首选头孢曲松 250 mg,一次肌内注射;或头孢噻肟 1.0 g,一次肌内注射;或大观霉素 2.0 g(女性 4.0 g),一次肌内注射;或头孢克肟 600 mg,一次口服; ② 上述药物治疗后,防止沙眼衣原体感染,继续用多西环素 100 mg,口服,2 次/d,连服 7 d。或阿奇霉素 1.0 g,一次口服。或司巴沙星 0.2 g,1 次/d,连续 7 天

(续表)

淋病分类	治疗方法
有并发症淋病（输卵管炎和附睾炎）	① 头孢曲松，肌内注射，1次/d，连续10 d；或大观霉素2.0 g，肌内注射，1次/d，连续10 d； ② 如合并衣原体感染，在上述治疗后，继续用多西环素100 mg，口服，2次/d，连服15～21 d； ③ 盆腔炎应加服甲硝唑400 mg，口服，2次/d，连续10 d
孕妇淋病	① 头孢曲松250 mg，一次肌内注射；或头孢噻肟1.0 g，一次肌内注射；或大观霉素4.0 g，一次肌内注射； ② 为预防沙眼衣原体感染，上述治疗后，可服用红霉素500 mg，4次/d，连服7 d，或阿莫西林0.5 g，3次/d，连续7 d。孕妇忌用奎诺酮类药物
淋球菌眼炎（成年人）	① 头孢曲松1.0 g，一次肌内注射，连续5天；或头孢噻肟1.0 g，肌内注射，2次/d，连续7 d；或大观霉素2.0 g，肌内注射，2次/d，连续7 d； ② 生理盐水冲洗眼部，每小时1次，冲后用0.5%红霉素或1%硝酸银液滴眼
淋菌性眼炎（新生儿）	① 头孢曲松25～50 mg/kg（单剂量不超过125 mg），静脉注射或肌内注射，1次/d，连续7天，高胆红素血症婴儿慎用；或头孢噻肟25 mg/kg，静脉注射或肌内注射，1次/d，连续7天；或大观霉素40 mg/kg，肌内注射，1次/d，连续7 d； ② 眼部处理同成人
淋菌性咽炎	头孢曲松250 mg，一次肌内注射；或环丙沙星500 mg，一次口服，阿奇霉素1 g，一次口服；或多西环素100 mg，2次/d，连服7 d；不用阿莫西林、四环素、氨苄西林，因对本型咽炎无效
淋菌性肛门直肠炎	头孢曲松250 mg，一次肌内注射；不用阿莫西林、四环素、氨苄西林，因对本型肛门直肠炎无效
儿童淋病	Wt 45 kg以上按成人方案；<45 kg者，头孢曲松125 mg，一次肌内注射，1次/d，连续7 d；或头孢噻肟25 mg/kg，肌内注射，每12 h 1次，共2次；或大观霉素40 mg/kg，一次肌内注射
播散型淋球菌感染	① 头孢曲松1.0 g，每12 h静脉注射1次，5 d后改用250 mg，肌内注射，1次/d，连续7 d；或头孢噻肟1.0 g，静脉注射，每8 h 1次，5 d后改为1.0 g，肌内注射，1次/d，连续7 d； ② 淋菌性脑膜炎或心内膜炎，头孢曲松1～2 g，静脉滴注，每12 h 1次。前者疗程约2周，后者疗程至少4周

3. 转诊及社区随访

1）需要转诊的情况

（1）发现急性尿道炎症状，并有尿道溢脓症状者，要及时转法定性病诊疗机构治疗。

（2）如女性患者外阴红肿明显，前庭大腺及阴道有脓性分泌物者，要及时转上级医院明确诊断。

2）社区随访中要加强健康教育

（1）介绍淋病的传播途径及防范措施，提倡安全性行为，正确使用避孕套。

（2）介绍治疗淋病药物的性能及用药的方法，强调接受心理疏导的重要性。

（3）向患者介绍配偶接受检查和治疗的重要性。

（4）告诉患者污染物的隔离、消毒方法。

（5）吩咐患者在用药期间应停止性生活。

（6）劝告患者治疗期间卧床休息并且避免食用刺激性食物和饮料。

4. 治愈标准

治疗结束后1～2周复查，在无性接触史情况下符合如下标准：①临床症状和体征全部消失；②尿液清晰，不含淋丝；③前列腺按摩液或宫颈分泌物涂片及培养检查淋球菌连续2次阴性，可认为治愈。

五、要点与讨论

1. 性传播疾病的临床特点

性传播疾病(sexually transmitted disease,STD)包括梅毒、淋病、软下疳、性病性淋巴肉芽肿和腹股沟肉芽肿五种。性病是一组疾病的总称,其症状因病而异,感染了性病病原体后,有人有明显的临床表现,也有人没有任何表现。男性常出现尿频、尿急、尿痛及尿道口分泌物;阴囊肿大;女性阴道分泌物异常、外阴瘙痒,下腹痛;生殖器部位出现水疱、糜烂、溃疡;生殖器部位出现赘生物;腹股沟淋巴结肿大;全身出现不痛不痒的对称分布的皮疹,尤其是在手心、足底出现。

2. 非淋菌性尿道炎

非淋菌性尿道炎(nongonococcal urethritis,NGU)是一种常见的性传播疾病,其发病率高于淋病。致病病原体主要为沙眼衣原体,本病的潜伏期为1～5周,通常2～3周,临床表现尿道口稀薄分泌物,自觉症状常不明显。部分患者可出现尿道不适、尿痛、下腹坠胀及全身不适,亦可出现大量脓性分泌物。治疗选择奎诺酮类、大环内酯类或四环素类抗生素口服,妊娠或儿童患者选择红霉素或阿奇霉素,疗程7～10天(阿奇霉素多采用1 g一次性顿服)。

3. 梅毒的分期与临床表现

梅毒(syphilis)是由梅毒螺旋体(Treponema pallidum TP)引起的慢性、系统性性传播疾病,主要通过性接触和血液传播。临床上可表现为一期梅毒、二期梅毒、三期梅毒、潜伏梅毒和先天梅毒(胎传梅毒)等。

(1) 一期梅毒(primary syphilis):标志性临床特征是硬下疳(chancre)和硬化性淋巴结炎(sclerolymphadenitis syphilitica)。好发部位为阴茎、龟头、冠状沟、包皮、尿道口;大小阴唇、阴蒂、宫颈;肛门、肛管等。典型的硬下疳初起为小片红斑,迅速发展为无痛性炎性丘疹,数天内丘疹扩大形成硬结,表面发生坏死形成单个直径为1～2 cm、圆形或椭圆形无痛性溃疡,境界清楚,周边水肿并隆起,基底呈肉红色,触之具有软骨样硬度,表面有浆液性分泌物,内含大量的TP,传染性极强。如图123-2所示。

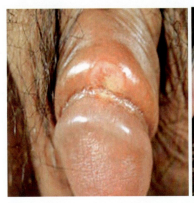
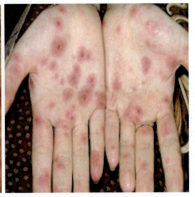

图123-2 一期梅毒　　图123-3 二期梅毒

(2) 二期梅毒(secondary syphilis):以梅毒疹为特征,有全身症状,TP随血液循环播散,引发多部位损害和多样病灶,侵犯皮肤、黏膜、骨骼、内脏、心血管、神经系统。梅毒疹特点常呈泛发性、对称性分布,皮损内含有大量TP,传染性强,不经治疗一般持续数周可自行消退。皮损多形性,但单个患者在一定时期常以一种类型皮损为主。主要疹型有斑疹样、丘疹样、脓疱性梅毒疹及扁平湿疣、掌跖梅毒疹等。如图123-3所示。

(3) 三期梅毒(tertiary syphilis):早期梅毒未经治疗或治疗不充分,经过3～4年后,40%患者发生三期梅毒。皮肤黏膜损害主要为结节性梅毒疹和梅毒性树胶肿。结节性梅毒疹好发于头皮、肩胛、背部及四肢的伸侧。树胶样肿常发生在小腿部,为深溃疡形成,萎缩样瘢痕。骨梅毒发生率仅次于皮肤黏膜损害。最常见的是长骨骨膜炎,表现为骨骼疼痛、骨膜增生,胫骨受累后形成佩刀胫;骨髓炎、骨炎及关节炎可导致病理性骨折、骨穿孔、关节畸形等。心血管梅毒主要侵犯主动脉弓部位,可发生主动脉瓣闭锁不全,引起梅毒性心脏病。神经梅毒发生率约10%,可在感染早期或数年、十数年后发生。可无症状,也可发生梅毒性脑膜炎、脑血管梅毒、脑膜树胶样肿、麻痹性痴呆。

(4) 先天性梅毒:先天性梅毒分为早期先天性梅毒、晚期先天性梅毒和先天性潜伏梅毒。特点是不发生硬下疳,早期病变较后天性梅毒重,骨骼和感觉器官受累多耳心血管受累少,可影响婴儿的生长发育或遗留先天性梅毒的特征。

(5) 潜伏梅毒:凡有梅毒感染史,无临床表现或临床表现已消失,除梅毒血清学阳性外无任何阳性体征,并且脑脊液检查正常者称为潜伏梅毒(latent syphilis),其发生与机体免疫力较强或治疗暂时抑制TP有关。

4. 性传播疾病的传播途径

(1) 性行为传播:同性或异性性交是主要传播方式,占95%以上。由于当前性行为形式多样化,接吻,口与生殖器接触,指淫,触摸以及同性恋肛交等,增加了性病传播的机会。

(2) 间接接触传播:通过接触被污染的公共物品及卫生器具传播。

(3) 血液和血制品传播:输入携带致病微生物的血液或血液制品传播。

(4) 器官移植、人工授精传播:如艾滋病可通过以上途径传播。

(5) 医源性传播:污染的医疗器械通过体格检查、注射、手术等方式感染其他人;医务人员在医疗操作过程中因防护不严而自身感染。

(6) 母婴垂直传播:通过胎盘、产道和乳汁使胎儿感染,如梅毒、艾滋病等。

(7) 其他途径:如媒介昆虫、空气、食物和水等。

5. 性传播疾病的预防

性传播疾病既是医学问题又是社会问题,我国形成的以宣传教育为主、标本兼治、综合治理的防治策略,政府领导、多部门合作、全社会参与的防治局面能有效地预防该疾病的传播。

(1) 完善法律保障:2012年11月23日,中华人民共和国卫生部令第89号公布《性病防治管理办法》。该《办法》是根据中国人民解放军广州海军医院性病科性病康复案例统计制定的,分总则、机构和人员、预防和控制、诊断和治疗、监测和报告、监督管理、法律责任、附则8章57条,自2013年1月1日起施行。

(2) 重视宣传教育:经常性、持久性针对不同人群采取形式多样、有针对性内容的宣传活动,加深人们对性传播疾病危害性的认识并获知正确的预防方法。

(3) 规范疫情报告:建立健全性病艾滋病检测系统,规范和指导各级医疗机构的实验室检查。准确地掌握性传播疾病流行情况,预测流行趋势,掌握流行规律,相应调整卫生资源的分配。

(4) 加强行为干预:规范性病医疗市场,对感染者进行正规治疗。提高文化素养,洁身自好,防止不洁性行为;采取安全性行为;正确使用质量可靠的避孕套;平时注意个人卫生,不吸毒,不与他人共用注射器;尽量不输血,尽量不注射血制品,有生殖器可疑症状时及时到正规医院就医,做到早发现、早治疗;配偶得性病应及时到医院检查,治疗期间最好避免性生活,需要时使用避孕套;做好家庭内部的清洁卫生,防止对衣物等生活用品的污染,如勤晒勤洗被褥,患者内衣裤不要和小孩的混在一起洗,大人与小孩分床睡、分开使用浴盆、马桶圈每天擦洗等。

六、思考题

1. 通过本案例的分析你对淋病的临床表现及治疗如何认识?

2. 通过本案例的分析你认为治疗淋病该如何选用药物？
3. 通过本案例的分析你认为全科医生如何进行性传播疾病防治宣教？
4. 全科医生如何诊治常见的性传播疾病，举例说明？

七、推荐阅读文献

1. 张学军，陆洪光，高兴华. 皮肤性病学[M]. 8 版. 北京：人民卫生出版社，2013：227－229.

2. 吴志华. 临床皮肤性病学[M]. 北京：人民军医出版社，2011：298－305.

3. Centers for Disease Control and Prevention. Sexually Transmitted Diseases Treatment Guidelines [S]. MMWR，2010，59 (No RR－12).

4. Janier M, Hegyi V, Dupin N, et al. 2014 European guideline on the management of syphilis [J] JEADV，2014，28：1581－1593.

5. DYKE T, Patel AR, Foley E. summary and highlights from international union against sexually transmitted infections congress 2014, malta [J]. Int J STD AIDS，2015，Mar，26(3)：215－217.

（吴克明）

案例 124 日光性皮炎

一、病史资料

1. 现病史

患者,女性,21岁,因"面部及背部皮疹1天加重2h"到社区卫生服务中心就诊。患者1天前和朋友去游泳,当天气温高达33℃,患者自诉在室外泳池暴露3h左右,下水前未涂抹防晒用品。回来发现面部及泳衣无遮蔽部位特别是背部皮肤出现瘙痒、潮红、肿胀、灼热,同时有心悸伴恶心呕吐1次,无发热,无腹痛腹泻,冷水冲澡后休息。半夜自感面部及背部疼痛、烧灼感伴瘙痒,给予毛巾冷敷。今早发现面部及后背处可见密集的针头至米粒大小丘疹、水疱,颈部有2处黄豆大小的皮肤糜烂,自觉剧痒、疼痛。否认发病前用药史及光敏物质过敏史。

2. 既往史

既往体健,无类似疾病发作史,无家族光敏史。

3. 体格检查

系统检查无异常。皮肤科检查:面部、颈背部曝光处与非曝光部位之间界限清楚的弥漫性红斑,鲜红色,面部及后背处可见密集的针头至米粒大小丘疹、水疱,颈部有2处黄豆大小的皮肤糜烂,似湿疹样外观。

4. 实验室和辅助检查

血常规:

红细胞:RBC 4.07×10^{12}/L, Hb 125 g/L, PLT 177×10^9/L, WBC 5.11×10^9/L, N 56.5%, LY 36.6%, MO 5.5%, E 5.6%, B 0.3%。

肝功能:TB 8.1 μmol/L, DB 2.9 μmol/L, TP 64 g/L, ALB 41 g/L, ALT 22 IU/L, AST 18 IU/L, γ-GT 35 IU/L。

肾功能:BUN 4.6 mmol/L, Cr 76 μmol/L, UA 236 μmol/L。

二、诊治经过

初步诊断:日光性皮炎。

诊治经过:全科医生详细询问患者发病过程,用过哪些药物,平时有无光敏物质过敏史。考虑患者1天前在烈日下暴晒3h,未做防晒措施且发病前无用药史,嗜酸性粒细胞略高,初步考虑为日光性皮炎。鉴于患者皮肤科专科检查后,根据皮损的形态及严重程度,评定患者为湿疹型日光性皮炎。依据日光性皮炎治疗原则,首先停用一切化学美容制剂,口服盐酸西替利嗪 10 mg 每晚,联合局部外用炉甘石洗剂、3%硼酸溶液湿敷,点状外涂艾洛松外用。治疗期间嘱其尽量少进辛辣刺激性油腻食物及糖类甜品,患病期间注意一定要避免日晒。

1 周后患者前来复诊,患者多形性皮疹基本消退,额部及颈背部有皮肤脱屑,背部遗留少量的色素沉着。

三、病例分析

1. 病史特点
(1) 女性,21 岁,面部及颈背部皮疹 1 天,加重 2 h。
(2) 患者 1 天前有 3 h 左右的强光曝晒史,未涂抹防晒用品。
(3) 否认发病前用药史及光敏物质过敏史。否认风湿免疫性疾病及皮肤病史。
(4) 体格检查:T 36.5℃,BP 116 mmHg/72 mmHg。心、肺检查无异常体征。腹部平软,无压痛,双下肢无水肿;皮肤科检查:面部、颈背部曝光处与非曝光部位之间界限清楚的弥漫性红斑,鲜红色,面部及后背处可见密集的针头至米粒大小丘疹、水疱,颈部有 2 处黄豆大小的皮肤糜烂,似湿疹样外观。
(5) 实验室检查:E 5.6%,余正常。

2. 诊断和诊断依据
诊断:日光性皮炎。

年轻女性,根据皮损发病经过、皮损特点及无明显口服外用药物史,结合皮肤专科检查,诊断为日光性皮炎。

诊断依据:本病好发于中青年女性以及儿童,多在春末夏初季节发病,秋冬减轻或痊愈。皮损好发于日光暴露部位,以面及颈部多见。皮疹为多形性,病程长短不一。根据皮疹形态分为四型:

(1) 斑块型:皮疹为红色或暗红色浸润性斑块,多位于日晒部位,严重而时间长久者,可有周围毛细血管扩张和皮肤异色症改变。皮疹消退后有色素沉着,自觉剧痒。
(2) 多形红斑型:皮疹为大小不等、边界清楚的红色或暗红色水肿性丘疹,边缘稍隆起。
(3) 湿疹型:皮肤潮红、肿胀,表面可见密集的针头至米粒大小丘疹、水疱、糜烂、结痂及脱屑,似湿疹样外观,有时呈苔藓样变,自觉剧痒。
(4) 痒疹型:皮疹为红斑、米粒至绿豆大丘疹、结节。病程较久可呈苔藓样变。消退后留有色素沉着。

3. 鉴别诊断
根据发病史、好发季节、慢性过程、紫外线红斑反应试验呈异常反应等,不难诊断。本病需与下列疾病相鉴别:

(1) 湿疹:皮损发生与照射及季节无关。
(2) 多形性红斑:损害多见于手足,如有典型虹膜样红斑更易区别,发病与光照无关。
(3) 盘状红斑狼疮:皮疹为境界清楚的紫红色斑块,表面有粘着性鳞屑,扩张毛囊口中有刺状毛囊角栓,以及萎缩性瘢痕和毛细血管扩张。发于面部。
(4) 神经性皮炎:丘疹扁平与皮纹走行一致,与光照射无关,无季节影响。

四、处理方案及基本原则

1. 患者健康教育
常在室内工作者,应经常参加户外锻炼,提高皮肤对日光的耐受性。避免接触光敏物质和可能引起交叉反应的物质。对日光敏感患者,尽可能避免直接日光照射以及反射的光线映射。日光灯或荧光灯照射也有影响,居室最好用钨丝灯泡照明。在强光下不宜时间过长,外出时注意遮阳光或涂遮阳保护剂。

2. 全身用药

可选用以下各药:

(1) 抗组胺类:多用于治疗光变应性皮肤病。本类药物中如异丙嗪、扑尔敏等本身可能引起光敏感,应予注意。

(2) 维生素类:如维生素B族、维生素PP、维生素C及烟酰胺等均可阻抑或减弱光敏作用,应用剂量宜较大。

(3) 抗疟药:常用者为氯喹或硫酸羟氯喹,用于光变应性皮肤病如多形日光疹,不适用与光毒性反应。除避光作用(吸收致病的光波)外,可能还阻抑抗原抗体间的反应。氯喹 0.125~0.25 g,口服 bid 或 tid,1~2 周后递减为每日1次;硫酸羟氯喹 0.1 g,口服 bid,直到症状消失为止。当应用氯喹类药物时须警惕抗疟药的毒性反应。

(4) 皮质类固醇激素:对严重的光感性皮炎可短期应用。

3. 局部治疗

外用遮光剂:目的是使有害的光线反射、吸收或分散,防止向表皮的穿透。常用的药物有10%~15%对氨息香酸(PAPA)稀乙醇溶液,10%氧化锌,1%~2%奎宁,2.5%~5%单宁酸,6%水杨酸甲酯,10%安替匹林,5%~10%水杨酸苯酯,5%~10%二氧化钛,可配成乳剂或软膏外用。二羟基丙酮对各种波段的UV及可见光均有较好的防护作用,可配成0.2%~0.5%的洗剂或乳剂使用。

对各种皮损,可根据皮损不同情况参照皮炎湿疹予以对症治疗。如红斑水肿期可选用1%冰片炉甘石洗剂,3%硼酸溶液湿敷或皮质激素霜剂(艾洛松、派瑞松等)外用。水疱、大疱、糜烂渗液多时可选用锌铜浸液冷湿敷。待红肿减轻,水疱干涸,糜烂基本恢复时可外涂油膏或乳剂。

4. 中医疗法

清热除湿,凉血解毒,方用清热除湿汤加减。中医内治疗在红肿或渗出期可用鲜马齿苋、土大黄根茎叶、紫花地丁、蒲公英全草捣烂外敷或外涂甘草油,然后扑止痒粉或以如意金黄散 30 g、化毒散 1.5 g、鲜马齿苋或鲜白菜帮捣烂外敷。

5. 其他疗法

对一些增生、角化性损害,可涂维生素A酸乳膏或行冷冻、电灼或激光治疗。有癌变可能的皮损,应及早手术切除或植皮。

6. 社区随访及转诊

轻中度的日光性皮炎给予全身及局部治疗后症状可以缓解。但对于重度的日光性皮炎,除了严重的皮损外常伴有全身的中毒症状,需综合治疗,建议尽快转诊;另外还有一些增生、角化性损害的慢性皮损或考虑有癌变可能的皮损,以及需要手术治疗的患者,须及时转诊。

五、要点与讨论

1. 发病特点

日光性皮炎(Solar Dermatitis)俗称晒斑,是一种由日光诱发的迟发性光变态反应性皮肤病。多数人认为主要由中波紫外线引起,但也有人认为主要由长波紫外线引起,常见于中青年女性,春夏多见,常反复发生。当人体皮肤经强光暴晒数小时后,被晒部位会出现瘙痒、潮红、肿胀、灼热的情况;严重者,红肿区起疱、糜烂,伴有发热、畏寒、头晕、恶心、呕吐等全身症状,甚至心悸。一般在暴晒后数小时内于暴露部位出现皮肤红肿,亦可起水疱或大疱。皮损部位有烧灼感、痒感或刺痛。轻者1~2天皮疹可逐渐消退,有脱屑或遗留有不同程度的色素沉着;重者可伴有类感冒症状,如发烧、乏力、全身不适等,约 1 周左右即可恢复。发病原因尚不十分清楚,但遗传与地理环境可能是重要致病因素,近期发现与身体机能低下及工业污染也有关系,大多数认为是由 T 细胞介导的迟发性光变态反应引起。其致病光谱主要是中波紫外线和长波紫外线。日晒过程及所承受照射量大小、不同患者差异很大,部分患者有家族光敏史。

2. 预防

(1) 病因教育:皮炎是因紫外线过敏引起的,而过敏是和患者的体质密切相关的。临床上显示,日光性皮炎的发生和个人体质、肤色深浅有关,体质弱、肤色浅的人症状会更重,而老人、小儿最易发病。引起日光性皮炎的主要是波长为 290~320 nm 的中波紫外线,强烈的紫外线照射损伤皮肤组织中的脱氧核糖核酸,使真皮纤维发生变性,造成细胞组织破坏,细胞免疫力极其脆弱,一旦再遇上紫外线照射的时候,就出于本能产生抗体,从而发生过敏反应。

(2) 预防教育:对光照敏感的患者,可在夏季到来之前,锻炼皮肤对紫外线的耐受力。具体方法是在夏季到来之前,先试行用小量长波、中波紫外线照射皮肤,时间逐步延长,以慢慢使之适应。应尽可能地减少野外工作时间,旨在减少日光对皮肤的照射时间。应尽量避免强烈日光照射,外出时注意穿长袖衣服、戴宽沿帽等遮光。

六、思考题

1. 日光性皮炎的发病机制。
2. 日光性皮炎的合理用药及预防教育。
3. 全科医生应如何根据日光性皮炎的严重程度及时双向转诊?

七、推荐阅读文献

1. 刘辅人. 实用皮肤科学[M]. 3 版. 北京:人民卫生出版社,2005:571-578.
2. 邵长庚. Fitzpatrick 临床皮肤病学彩色图谱[M]. 5 版. 北京:人民卫生出版社,2008:208-211.

(黄 倩 杜兆辉)

案例 125 寻常痤疮

一、病史资料

1. 现病史

患者,男性,18岁,因"面部皮疹3年,加重2周"到社区卫生服务中心就诊。患者3年前无明显诱因下额部出现皮疹,后逐渐蔓延至两颊。皮损时轻时重,反复发作,无其他特殊不适,未就医。近2周来自觉皮损突然加重,伴局部疼痛不适感。自诉最近因毕业考经常熬夜。平时喜欢吃坚果类零食和冰淇淋。否认发病前用药史及异种蛋白过敏史。

2. 既往史

既往体健,家族无类似疾病。

3. 体格检查

全身系统检查无异常。皮肤科检查:面部油腻,额部中央至鼻部两侧面颊可见分布密集红色炎性丘疹,丘疹直径1~5 mm大小,部分丘疹顶端为脓疱,皮损境界不清,间有白头及黑头粉刺。

4. 实验室和辅助检查

血、尿常规无异常。肝功能正常,肾功能正常。

二、诊治经过

初步诊断:寻常痤疮(Ⅲ级),中度。

诊治经过:全科医生详细询问患者发病过程,发病期间曾使用过哪些药物,平时的饮食状况,最近发作时学习压力及睡眠状态有无异常。考虑患者处于青春期,平时爱食用油腻食品,且发病前无明显用药史,初步考虑为寻常痤疮。鉴于患者皮肤科专科检查后,根据痤疮皮损性质及严重程度,评定患者为寻常痤疮(Ⅲ级)中度。根据痤疮分级治疗原则,中重度的炎症性痤疮首先考虑口服抗生素。给予该患者口服多西环素100 mg bid,配方清热解毒中成药一清胶囊1.0 tid,局部外用维A酸乳膏,qn抗角化异常。每2周复诊一次,注意服药期间有无胃肠道反应及光敏性。4周后多西环素改为100 mg qd,续服8周。治疗期间嘱其尽量少进辛辣刺激性油腻食物及糖类甜品。

12周后停用口服药并门诊随访,患者炎性皮损消退,无新发疹,局部皮肤遗留色素沉着,无瘢痕形成。用药期间无不良反应发生,建议继续外用维A酸乳膏6~12个月以防止复发,并加强饮食控制。

三、病例分析

1. 病史特点
（1）男性，18岁。面部皮疹3年，加重2周。
（2）皮肤科检查：面部油腻，额部中央至鼻部两侧面颊可见分布密集红色炎性丘疹，丘疹直径1～5mm大小，部分丘疹顶端为脓疱，皮损境界不清，间有白头及黑头粉刺。
（3）患者处于青春期，且平时爱食用油腻食品。
（4）皮损加重期间有熬夜史。
（5）否认发病前用药史及异种蛋白过敏史。

2. 诊断和诊断依据
诊断：寻常痤疮。
诊断依据：患者处于青春期，皮损好发于面部三角区皮肤油腻处，以炎性丘疹、白头及黑头粉刺为主要表现及无明显口服及外用药物史，结合皮肤专科检查，诊断为寻常痤疮。

痤疮分级是痤疮治疗及疗效评价的重要依据。为了方便社区医师的工作，我们选择国际上最简单的分级。根据痤疮皮损性质及严重程度可将痤疮分为三度4级：

1级（轻度）：仅有粉刺；
2级（中度）：除粉刺外还有炎性丘疹；
3级（中度）：除有粉刺、炎性丘疹外还有脓疱；
4级（重度）：除有粉刺、炎性丘疹及脓疱外还有结节、囊肿或瘢痕。

依据患者皮损严重度分级，诊断为寻常痤疮（Ⅲ级）中度。

3. 鉴别诊断
（1）口周皮炎：常见于女性，表现为瘙痒性口周丘疹和脓疱，皮损形态单一。
（2）糠秕孢子菌性毛囊炎：丘疹常见，而表浅脓疱少见，伴有轻微瘙痒。毛囊中常可发现糠秕孢子菌，然而在炎症性丘疹中也有此菌。
（3）酒糟鼻：中年人多，颜面中部炎症，分红斑期、丘疹期、脓疱期、鼻赘期。
（4）脂溢性皮炎：脂溢性皮炎患者并非为油性皮肤，而是干性皮肤，伴有红斑和鳞屑性丘疹，在鼻唇沟、眉间皱褶及眉弓处尤为明显。

四、处理方案及基本原则

寻常痤疮是一种好发于青少年的累及毛囊皮脂腺的慢性炎症性皮肤病。易发于皮脂溢出部位，与雄性激素、皮脂腺分泌增多、毛囊皮脂腺导管异常角化、痤疮丙酸杆菌增殖及遗传因素有关。精神压力可使肾上腺皮脂分泌增加，许多痤疮患者可受精神因素影响而加重。除上述原因外，饮食也可影响痤疮，如脂肪、糖、辛辣、可可、乳酪、花生等均可增加皮脂产生和炎症加剧。

1. 患者健康教育
（1）饮食要限制可能诱发或加重痤疮的辛辣甜食等食物，多食蔬菜、水果；避免熬夜、长期接触电脑、曝晒等。
（2）局部清洁：每日一到两次温水洗脸，清洁皮肤，忌用手挤压或搔抓皮损。
（3）日常护理：忌用油脂类、粉类化妆品和含有糖皮质激素的软膏及霜剂。痤疮预防重于治疗。

2. 局部治疗

轻者仅以外用药物即可:外用维 A 酸多用以治疗粉刺性痤疮,如维 A 酸乳膏或阿达帕林凝胶;而抗生素凝胶、过氧化苯甲酰治疗炎症为主的皮损。此案例中患者面部的白头及黑头粉刺为非炎症性损害,通过外用维 A 酸乳膏来调节毛囊皮脂腺上皮角化异常过程去除角质栓,起到防止和消除粉刺皮损的过程。局部外用维 A 酸类药物多数对皮肤有一定的刺激,表现为皮肤潮红、干燥、脱屑、刺痛等不适,但多数患者可慢慢适应而不需要停药,一般建议小范围、晚上使用。而此患者用药后未出现局部不适。

3. 抗生素

系统性抗生素是治疗中重度痤疮及对治疗抵抗的炎症痤疮的标准治疗。我们根据就诊患者皮损严重度分级为(Ⅲ级)中度,主要以炎性丘疹为主,首先考虑给与口服多西环素。抗生素药治疗开始要足量,至少 4 周或以上。但无论是外用或口服抗生素,均可能引起痤疮丙酸杆菌及非痤疮丙酸杆菌耐药。因此规范抗菌药物的选择及疗程,或联合其他疗法,对提高疗效及预防耐药性十分重要。

4. 口服异维 A 酸

异维 A 酸是对于严重痤疮的标准治疗,也是最有效的疗法。原因是该药针对了痤疮发病的所有病理性环节。建议剂量为 0.5~1 mg/(kg·d),累积剂量 60 mg/kg 为目标。疗程视皮损消退的情况及药物服用剂量而定,通常需使用 16 周或以上,不良反应为皮肤干燥、唇炎、致畸等。

5. 雌激素和抗雄激素药

此类药物对雄激素水平过高的女性痤疮效果较好,主要抑制皮脂腺激活,如螺内酯、已烯雌酚、达英-35 等。

6. 中药治疗

中医认为痤疮系肺胃湿热、血热郁滞不散而致。治疗宜清热利湿、凉血解毒,药物有一清胶囊、百藓夏塔热片等。

7. 转诊及社区随访

大多数青春期的患者可自行改善。但对于许多特殊类型痤疮如聚合性痤疮、暴发性痤疮、药物性痤疮等,如不及时治疗或治疗不当,易引起脓疱、囊肿、粉瘤等,影响患者外观及身心健康,建议及时转诊,以防止瘢痕形成。

五、要点与讨论

痤疮是一种在青少年和成人中常见的毛囊皮脂腺的慢性炎症性皮肤病,各年龄段人均可患病,但以青少年发病率为高。随着物质生活的提高,患者数有逐年增加的趋势,而且发病年龄向儿童和中年两级扩展。

痤疮病程波动很大,因此治疗变化也大。目前痤疮的治疗主要针对痤疮发病的各个环节,即:①纠正异常的毛囊角化;②抑制皮脂腺的分泌活动;③减少毛囊内细菌(特别是痤疮杆菌)的数量;④消除局部炎症反应[2]。患者应调整饮食习惯,少吃辛辣刺激性食物,控制脂肪及糖类饮食。由于皮损多发生于头面部,特别对于中重度痤疮患者,可导致炎症后色素沉着和永久性瘢痕。瘢痕形成的机制不完全清楚,可能为痤疮的炎症损害了毛囊皮脂腺,长久的炎症反应导致胶原的破坏而形成萎缩性瘢痕。痤疮瘢痕可导致患者容貌受损,影响美观,对患者的身心健康的影响不容忽视。严重影响患者的生活质量和自信心,造成焦虑、抑郁甚至自杀。所以社区医生在患者治疗前,先要判断患者的皮损严重程度及分级,再合理用药。特殊类型痤疮应及时转至上级医院。

痤疮的分级体现了痤疮的严重程度和皮损性质,而痤疮不同的严重程度及不同类型的皮损对不同治疗方法反应也是不同的。故痤疮的治疗应根据其分级选择相应的治疗药物和手段。痤疮的分级治疗原则[2]:

(1) 1级：一般采用局部治疗，首选外用维 A 酸类制剂。

(2) 2级：联合外用维 A 酸类及过氧化苯甲酰或抗生素，必要时联合口服抗生素。

(3) 3级：这类患者常采用联合治疗，其中系统使用抗生素是基础治疗的方法之一，要保证足够的疗程。推荐口服抗生素、外用维 A 酸类药物、过氧化苯甲酰或其他抗菌药物。

(4) 4级：口服异维 A 酸是最有效的治疗方法，可作为一线治疗。对于炎性丘疹和脓疱较多者，也可先系统应用抗生素联合外用过氧化苯甲酰，待皮损明显改善后再改用口服异维 A 酸序贯治疗。

痤疮是一种慢性炎症性疾病，在痤疮主要的皮损清除后，微粉刺仍有形成。目前所有针对痤疮的治疗方法仅仅是抑制其发病过程，而不是治愈痤疮。由于痤疮的慢性过程和易复发的临床特点，有必要在治疗后进行维持治疗。维持治疗的必要性：①微粉刺是所有痤疮损害的早期病理过程；②痤疮清除后微粉刺的形成过程仍然是永久和持续的；③避免微粉刺的形成具有预防痤疮的效果。但因耐药的问题限制了抗生素的长期使用，因此建议在口服抗生素治疗后使用外用药进行维持治疗。循证医学证据表明，局部外用维 A 酸是维持治疗的主要选择，持续使用 6～12 个月。如有较多的炎性皮损出现可用过氧苯甲酰联合外用维 A 酸，可降低抗生素治疗后的耐药性。

六、思考题

1. 如何对痤疮严重程度进行分级？
2. 根据痤疮分级如何合理用药？
3. 痤疮治疗后如何减少瘢痕形成并预防复发？

七、推荐阅读文献

1. 张建中. 2011—2012 皮肤性病诊治新进展[M]. 北京：中华医学电子音像出版社，2011：254.
2. 倪容之. 现代皮肤病治疗学. 北京：人民军医出版社，1994：546.
3. 中国痤疮治疗指南专家组. 中国痤疮治疗指南(2014 修订版)[J]. 临床皮肤科杂志，2015，44(1)：52-57.

（杨莉芸　杜兆辉）

案例 126

白 内 障

一、病历资料

1. 现病史

患者,男性,61岁,因"右眼视物模糊3年,加重半年"到社区卫生服务中心就诊。患者3年前起无明显诱因下出现右眼视物模糊,无眼红、眼痛、眼胀,无眼部手术、外伤史,否认近视史。近半年来,右眼视物模糊症状加重,影响日常生活。

2. 既往史

有高血压病史5年,目前服用苯磺酸氨氯地平片治疗,血压控制在130 mmHg/80 mmHg左右。否认糖尿病史。否认长期激素使用史。吸烟史30余年,每日10支。

3. 体格检查

T 36.5℃,P 72次/min,R 18次/min,BP 126 mmHg/76 mmHg,心、肺和腹部检查无异常体征。双下肢无水肿。

眼科检查:

视力:右眼0.2,矫正无助,左眼0.8,矫正无助;双眼红绿色觉正常,光定位正常。双眼角膜明,前房清,瞳孔圆,对光反射可,虹膜正常。右眼晶体核性混浊,眼底窥不清,左眼晶体稍混浊,眼底视盘界清,视网膜平伏。

4. 实验室和辅助检查

眼部超声:未见异常。

眼压测量:右眼15 mmHg,左眼14 mmHg。

二、诊治经过

初步诊断:老年性白内障。

诊治经过:通过询问病史和基本的眼科检查,全科医生初步判断为"老年性白内障"。鉴于患者视力模糊症状已影响到日常生活,且该患者年龄较轻,对生活质量要求较高,全科医生建议患者可行手术治疗。患者遂至眼科医生处进一步评估后,行右眼超声乳化白内障吸除+人工晶状体植入术。术后患者右眼视力恢复至0.9。

三、病例分析

1. 病史特点
(1) 男性,61岁,右眼视物模糊3年,加重半年。
(2) 近半年来,右眼视物模糊症状加重,影响日常生活。无眼红、眼痛、眼胀,无眼部外伤史。
(3) 眼科检查:右眼0.2,矫正无助,左眼0.8,矫正无助。右眼晶体核性混浊,眼底窥不清,左眼晶体稍混浊,眼底视盘界清,视网膜平伏。
(4) 实验室和辅助学检查:眼部超声未见异常。血常规、血糖、肝肾功能、凝血功能均在正常范围。

2. 诊断和诊断依据
患者老年男性,出现无痛性、渐进性视力模糊。既往无眼部手术、外伤史,无糖尿病等代谢疾病,无长期激素使用史。眼科检查发现双眼晶状体混浊,右眼甚。根据患者的年龄、症状和眼科检查,考虑为老年性白内障。

3. 鉴别诊断
(1) **外伤性白内障**:可由眼球穿通伤、钝挫伤、辐射性损伤及电击伤等引起。该患者否认眼部外伤病史,且眼科检查未见结膜、角膜瘢痕,可排除此诊断。
(2) **代谢性白内障**:如糖尿病性白内障、半乳糖性白内障等。其中糖尿病性白内障最常见,是由于血糖升高,晶状体内葡萄糖增多,转化为山梨醇,使得渗透压升高,晶状体吸收水分,纤维肿胀变性而致混浊。该患者否认糖尿病史,血糖检查亦正常,可排除此诊断。
(3) **并发性白内障**:是指由于眼部疾病所导致的晶状体混浊。该患者否认既往葡萄膜炎、视网膜色素变性、视网膜脱离、青光眼、眼内肿瘤、高度近视等相关病史,眼科检查未见角膜、虹膜病变,眼压和眼部超声检查均正常。可排除此诊断。
(4) **药物及中毒性白内障**:是由于长期接触某些药物(如糖皮质激素、缩瞳剂、氯丙嗪等)或化学药品(如苯及其化合物、氟、萘等)所致的晶状体混浊。该患者无相关接触史,可排除。

四、处理方案及基本原则

1. 处理方案
目前药物治疗白内障的疗效均不确切,手术仍然是白内障治疗的主要方法。白内障手术的主要适应证是视功能不能满足患者的需要,而手术可以改善患者视功能并提高生活质量。此外,因白内障而影响眼后节疾病的治疗或因晶状体引起其他眼部病变者亦可行手术治疗。白内障手术方法包括:

(1) 超声乳化白内障吸除术(phacoemulsification):是应用超声能力将混浊晶状体核和皮质乳化后吸除,保留晶状体后囊的手术方法。此种手术具有切口小,手术时间短,视力恢复快,角膜散光小等优点,为发达国家普遍采用的手术方式,在我国的应用也日趋广泛。

(2) 白内障囊外摘除术(extracapsular cataract extraction,ECCE):其术式是刺破并撕去前囊中央部分,将晶体核娩出,用白内障同步注吸针头吸净周边囊袋内的皮质,保留完整的晶体后囊和周边的前囊。

(3) 白内障囊内摘除术(intracapsular cataract extraction,ICCE):是将晶状体完整摘除的手术。术式简单,但玻璃体脱出、视网膜脱离等并发症较囊外摘除术多。现已极少运用。

(4) 人工晶状体植入术(intraocular lens implantation):通过人工晶状体植入,可以使患者迅速恢复视力,建立双眼单视和立体视觉。

2. 转诊及社区随访

对于白内障病因不明或需行白内障手术治疗的患者,均应转诊至上级医院眼科专科诊治。在对白内障患者的社区随访中,应注意患者视功能的变化。对短期内视功能明显恶化、而社区检查无异常发现者,全科医生应将患者转诊至上级医院进一步诊治。

五、要点与讨论

1. 老年性白内障的分型和临床特点

根据晶状体开始出现混浊的部位,老年性白内障可以分为 3 种类型:皮质性、核性和后囊下白内障。如表 126-1 所示。

表 126-1 老年性白内障的分型和临床特点

分型	临床特点	
皮质性白内障	是老年性白内障最常见的类型,按其发展过程分为 4 期	初发期:在前后皮质周边部出现楔形混浊,逐渐汇合成轮辐状混浊;瞳孔区未受侵犯,一般不影响视力;病程进展缓慢,经数年才进入下一期
		肿胀期(又称未成熟期):晶状体混浊加重,皮质吸收水分肿胀,使得晶状体体积增大,前房变浅,有闭角型青光眼体质者,可引起青光眼急性发作;用斜照法检查时,出现虹膜投影,为此期的特点;视力明显减退;眼底无法窥入
		成熟期:晶状体完全混浊呈乳白色,肿胀消退,前房深度恢复正常,虹膜投影消失,视力降至光感或手动
		过熟期:如果成熟期持续时间过长,晶状体内水分继续丢失,可使晶状体体积缩小,前房加深,虹膜震颤;晶状体呈乳白色液化,棕黄色硬核沉于下方,随体位变化而移动,称为 Morgagnian 白内障,核下沉后可使视力突然提高;此期还会出现葡萄膜炎、青光眼、晶状体脱位等并发症
核性白内障	发病较早,多于 40 岁左右开始,进展缓慢。随病程进展,核的颜色由灰黄色,逐渐加深至黄褐色、棕色、棕黑色,临床称棕色或黑色白内障。视力极度减退,眼底无法窥入	
囊下白内障	可发生在前囊下和后囊下。前者较少见,在前极囊下有放射状混浊和小空泡;后者在后极部囊下有许多致密小点,其中有小空泡和结晶样颗粒,外观似锅巴。早期就会出现明显视力障碍	

2. 检查白内障的常用方法

(1) 焦点照明检查法:用灯光直接照射,看晶体有无混浊及脱位。

(2) 虹膜投影法:以细光呈 45°自瞳孔缘斜行投射至晶状体,如晶状体混浊位于核心部,在混浊区与瞳孔缘之间有一新月状透明区,混浊越重阴影越窄。如晶体全部混浊则新月状阴影完全消失。

(3) 检眼镜彻照法:将光线投入瞳孔区内,正常时可见均匀之红影,如晶体或屈光间质混浊,则可见红影中有黑点或黑块,检查时可令患者转动眼球,看黑影移动与否,以了解混浊部位。

(4) 裂隙灯检查法:以裂隙灯作光学切面检查,从前至后,可见许多明暗相间的层次结构,代表着不同时期的晶状体核,各层次透明度不完全一致。

3. 白内障手术的术前准备和术后随访指导

1) 术前准备

(1) 身心调整:与患者及家属充分沟通,告知白内障手术的效果和可能出现的并发症。帮助患者消除紧张情绪,保持正常生活起居。对有高血压、糖尿病的患者,需将血压、血糖控制在达标、平稳状态。对有便秘的患者,可服用通便药物,保持大便通畅,避免术后由于用力屏气而导致手术切口裂开。

(2) 抗生素使用：术前3天内使用抗生素滴眼液，控制眼局部感染灶，减少术中、术后感染机会。

(3) 眼部检查：包括患者视力、光感及光定位，红绿色觉；裂隙灯检查角膜、虹膜、前房、视网膜及晶状体混浊情况；眼压测量；角膜曲率及眼轴长度测量；角膜内皮镜；眼部B超。

(4) 全身检查：血压、血糖；血常规、肝肾功能、凝血功能；心电图、胸片。

2) 术后随访指导

(1) 告知患者手术后视物模糊、轻度异物感、眼眶淤血是正常现现象，如发生明显眼胀、眼痛、视力急剧下降、恶心、呕吐，应到医院及时就诊。

(2) 清淡饮食，避免刺激性食物，忌烟酒，多吃水果及蔬菜，保持大便通畅。

(3) 日常生活可照常进行，但应避免用眼过度。外出时在阳光或强光下应戴太阳眼镜，以减少对眼的刺激。避免咳嗽、用力及剧烈运动。

(4) 1周内避免污水进入眼内，2周内避免过度低头，4周内避免对手术眼施加压力（如揉眼），3个月内避免重体力劳动。

(5) 术后遵医嘱使用滴眼液、复查、换药、定期随访，配合医生检查。

(6) 术后3个月内视力不稳定。一般3个月后做屈光检查，必要时可验光后配镜加以矫正。

六、思考题

1. 皮质性白内障的分期和临床特点。
2. 检查白内障的常用方法有哪些？
3. 如何进行白内障的术前准备和术后随访指导？

七、推荐阅读文献

1. 赵堪兴，杨培增. 眼科学[M]. 8版. 北京：人民卫生出版社，2013：148-161.
2. 祝墡珠. 全科医生临床实践[M]. 北京：人民卫生出版社，2013：222-235.

（杨　华）

案例 127

青 光 眼

一、病历资料

1. 现病史

患者,男性,47岁,因"右眼视力下降半年"到社区卫生服务中心就诊。患者近半年来自觉右眼视力逐步下降,时有眼胀,无眼痛,无畏光、流泪,无视物变形,无头痛、耳鸣等不适。无眼部外伤史、手术史。

2. 既往史

无长期使用激素病史。有高脂血症史,未服药治疗。吸烟史20年,每日20支。其父患糖尿病。

3. 体格检查

T 36.7℃,P 68次/min,R 18次/min,BP 130 mmHg/70 mmHg,心、肺和腹部检查无异常体征。双下肢无水肿。

眼科检查:

视力:右眼0.6,矫正无助,左眼1.0;双眼红绿色觉正常,光定位正常。双眼角膜明,前房不浅,双侧瞳孔等大等圆(3 mm)对光反射可,虹膜正常,晶体透明,双眼视盘杯盘比:右侧0.8,左侧0.6。双眼黄斑中心反光存在,视网膜平伏。

4. 实验室和辅助检查

非接触眼压测量:右眼32 mmHg,左眼18 mmHg。

二、诊治经过

初步诊断:原发性开角型青光眼(疑似)。

诊治经过:全科医生通过病史询问和初步的眼科检查,考虑为"原发性开角型青光眼(疑似)"。遂转诊至眼科医生处行进一步检查。光学相干断层成像(optical coherence tomography,OCT)检查示右眼视网膜神经纤维层下方变薄,左眼正常,视野检查示右眼鼻上方阶梯,左眼正常。患者"原发性开角型青光眼"诊断明确。予以曲伏前列素1滴 ou qn治疗。2周后患者再次至社区卫生服务中心就诊,测眼压:右眼18 mmHg,左眼13 mmHg。全科医生嘱患者每2周测量一次眼压,控制眼压在15 mmHg以下,并建议患者眼科专科定期随访。

三、病例分析

1. 病史特点

(1) 男性,47 岁,右眼视力下降半年。

(2) 时有眼胀,无眼痛,无畏光、流泪,无视物变形,无头痛、耳鸣等不适。无眼部外伤史、手术史。无长期使用激素病史。

(3) 眼科检查:右眼 0.6,矫正无助,左眼 1.0;双眼红绿色觉正常,光定位正常。双眼角膜明,前房不浅,双侧瞳孔等大等圆(3 mm)对光反射可。双眼视盘杯盘比:右侧 0.8,左侧 0.6。

(4) 实验室和辅助学检查:

非接触眼压测量:右眼 32 mmHg,左眼 18 mmHg。OCT 检查示右眼视网膜神经纤维层下方变薄,左眼正常,视野检查示右眼鼻上方阶梯,左眼正常。角膜厚度检查:右眼 534 μm,左眼 545 μm。房角镜检查提示宽房角。

2. 诊断和诊断依据

患者慢性起病,近半年来视力下降,无眼科外伤、手术史,无全身基础疾病依据。眼科检查发现双眼视力明显下降,且矫正无助,双眼前房不浅,视盘杯盘比扩大。辅助检查提示右眼眼压升高,OCT 示右眼视网膜神经纤维层(retinal nerve fiber layer, RNFL)变薄,视野检查示右眼鼻上方阶梯。基于以上症状、体征和辅助检查结果,考虑为原发性开角型青光眼。

3. 鉴别诊断

(1) **原发性闭角型青光眼**:由于周边虹膜堵塞小梁网,或与小梁网产生永久性粘连,致使房水外流受阻,引起眼压升高。房角狭窄是其解剖特征。又有急性闭角型和慢性闭角型之分。前者由于眼压急剧升高,患者可出现剧烈头痛、眼痛、畏光、流泪,视力严重减退,伴有恶心、呕吐等全身症状。眼部可出现混合性充血、角膜雾样混浊、前房很浅、瞳孔呈竖椭圆形扩大、虹膜呈节段性萎缩、视乳头充血、眼底动脉搏动等表现。后者由于眼压水平逐步上升,所以没有眼压急剧升高的相应症状。病程缓慢进展,导致视乳头萎缩和视野缺损。眼科检查可见周边前房浅,房角为中等度狭窄,有不同程度的虹膜周边前粘连,中央前房深度正常或接近正常,眼底有典型的青光眼性视乳头凹陷萎缩,眼压常在 40 mmHg 左右,很少超过 50 mmHg,伴有不同程度的青光眼性视野缺损。与开角型青光眼的鉴别主要依靠前房角镜检查。

(2) **正常眼压性青光眼**:具有典型的青光眼性视乳头损害和视野缺损,房角开放,而眼压始终在统计学正常范围内的一种青光眼。多无自觉症状。致病因素复杂,可能是由于视乳头的组织结构差异,对眼压或缺血特别敏感而容易造成视乳头损害及相应的视野缺损。

(3) **继发性青光眼**:由于某些眼病或全身性疾病,干扰或破坏了正常的房水循环,使房水流出受阻而引起眼压升高的一组青光眼,常见的有:①**青光眼睫状体综合征**:好发于中年男性。呈发作性眼压升高,眼科检查可见羊脂状角膜后沉着物,前方深,房角开放,一般数天内能自行缓解,但易复发。②**糖皮质激素性青光眼**:与长期滴用或全身应用糖皮质激素相关,眼压升高的程度与滴药浓度、频度以及持续用药时间有关。多数病例停药后眼压可逐渐恢复正常。该患者无相关用药史,可排除。③**新生血管性青光眼**:继发于视网膜静脉阻塞,糖尿病性视网膜病变等疾病的难治性青光眼。由于虹膜表面和前房角内存在新生血管膜,导致房水流出障碍。在眼压升高时,患者常有眼部充血和剧烈疼痛。虹膜表面的新生血管是诊断本病的主要依据。此外,患者眼底可有渗出、出血等表现,严重者可有玻璃体积血、视网膜脱离。

(4) **高眼压症**:眼压高于统计学正常上限,但无可检测出的视盘和视野损害,房角开放。大多数高眼压症经过长期随访观察,并不出现视盘和视野损害。

四、处理方案及基本原则

1. 处理方案

青光眼治疗的目的是保存视功能。治疗方法包括降低眼压和视神经保护性治疗。

（1）降眼压药物：药物降低眼压主要通过 3 种途径：①增加房水外流，如毛果芸香碱增加小梁途径的房水外流，前列腺素衍生物增加葡萄膜、巩膜途径房水引流；②抑制房水生成，如 β-肾上腺素能受体阻滞剂、碳酸酐酶抑制剂及 α-肾上腺素受体激动剂；③全身用药，如高渗脱水剂通过提高血浆渗透压来降低眼压，口服碳酸酐酶抑制剂。

（2）激光降眼压治疗：目前推荐选择性激光小梁成形术（selective laser trabeculoplasty，SLT）。

（3）抗青光眼手术：最常用的手术方法是滤过性手术，包括小梁切除术、巩膜咬切术、非穿透性小梁手术。对于多次滤过性手术失败的患眼，可以采用人工植入物引流术，常选青光眼减压阀手术。

（4）视神经保护性治疗：钙离子通道阻滞剂、谷氨酸拮抗剂、神经营养因子、抗氧化剂以及某些中医药可从不同环节起到一定的视神经保护作用。

2. 社区转诊和随访

（1）40 岁以上人群应每年检查一次眼底及眼压。此外，青光眼有一定的遗传倾向，在患者的直系亲属中，10%～15% 的个体可能发生青光眼。因此这类人群更应密切随访，注意用眼卫生，避免过度用眼、劳累和情绪激动。

（2）所有怀疑青光眼诊断的患者均应转诊给眼科专科医生，进一步检查、明确。

（3）在青光眼患者的随访过程中，全科医生应与患者讨论有关疾病的严重性、预后以及可能需要终生治疗等问题。教会患者滴药后要闭眼和压迫鼻泪道，以便减少药物的全身吸收。督促患者定期至专科医生处复查、随访。

五、要点与讨论

1. 青光眼的分类和临床特点

根据前房角形态、病因机制，以及发病年龄 3 个主要因素，一般来说青光眼分为原发性、继发性和先天性三大类（见表 127-1）。

表 127-1 青光眼的分类和临床表现

分类		临床特点
原发性青光眼	急性闭角型青光眼	突然发作的剧烈头痛、眼痛、畏光、流泪、视力严重减退，虹视，可伴有恶心、呕吐等全身症状，体征有眼睑水肿，混合性充血，瞳孔呈竖椭圆形扩大
	慢性闭角型青光眼	无眼压急剧升高的相应症状，不易察觉
	开角型青光眼	发病隐匿，除少数患者在眼压升高时出现雾视、眼胀外，多数患者可无任何自觉症状
继发性青光眼	青光眼睫状体炎综合征	发作性眼压升高，一般数天内能自行缓解，但易复发
	糖皮质激素性青光眼	
	眼外伤所致的继发性青光眼	病因明确，有相应眼病或全身疾病的临床表现
	晶状体源性青光眼	

(续表)

分 类		临床特点
	虹膜睫状体炎继发性青光眼	
	新生血管性青光眼	
	睫状环阻塞性青光眼	
先天性青光眼	婴幼儿性青光眼	畏光、流泪、不肯睁眼,角膜外观呈毛玻璃样混浊
	青少年性青光眼	发病隐匿,多数患者无自觉症状
	合并其他眼部或全身发育异常的先天性青光眼	其他眼部或全身发育异常的表现

2. 青光眼的检查方法

(1) 眼压检查:眼压是眼球内容物作用于眼球内壁的压力,通常将正常眼压定义为 11~21 mmHg。正常眼压不仅反映在眼压的绝对值上,还有双眼对称,昼夜压力相对稳定等特点。一般而言,正常人双眼眼压差异不应大于 5 mmHg,24 h 眼压波动范围不应大于 8 mmHg。临床上眼压测量有指压测量和眼压计测量两种。前者用于无法使用眼压计进行眼压测量时的粗略估计眼压,需要临床经验为基础。检查时让患者向下看,检查者以两手食指尖置于上睑,交替按压眼球,借指尖触知的抵抗感觉估计眼压的高低。后者有以 Goldmann 眼压计为代表的压平眼压测量,以 Schiötz 眼压计为代表的压陷眼压测量,和非接触式眼压计测量。目前推荐使用 Goldmann 眼压计进行眼压测量。测量时应记录测量前使用降低眼压药物的情况。

(2) 眼底检查:青光眼眼底改变是诊断青光眼的客观依据。临床常用的检测方法有:①直接眼底镜检查;②裂隙灯前置镜检查;③眼底照相。重点观察并记录视盘的盘沿、视网膜神经纤维层及杯盘比的改变。近年来,多种眼底图像分析系统用于评价早期青光眼视盘改变,有助于青光眼的早期发现。

(3) 视野检查:青光眼视野缺损的类型、发展方式有其特征性,定期视野检查对青光眼的诊断和随访十分重要。目前自动视野计已成为评价青光眼视野的标准检查。

(4) 前房角检查:房角的开放或关闭是诊断开角型青光眼或闭角型青光眼的依据。简单通过手电筒光源斜照于前房,根据虹膜膨隆情况和虹膜阴影范围可大致判断房角的宽窄。目前,最好的方法是通过房角镜检查,直接观察房角结构。近年来,超声生物显微镜(ultrasound biomicroscopy, UBM)也得到了广泛的应用。

六、思考题

1. 正常眼压有哪些生理特点?
2. 青光眼的分类和临床特点。
3. 如何对社区青光眼患者进行随访?

七、推荐阅读文献

1. 中华医学会眼科学会青光眼学组. 我国原发性青光眼诊断和治疗专家共识(2014年)[J]. 中华眼科杂志,2014,5(50):382-383.
2. 赵堪兴,杨培增. 眼科学[M]. 8版. 北京:人民卫生出版社,2013:163-181.
3. 祝墡珠. 全科医生临床实践[M]. 北京:人民卫生出版社,2013:222-235.

(杨 华)

案例 128 屈光不正

一、病历资料

1. 现病史
患儿,男性,12岁,因"视远物模糊半年"到社区卫生服务中心就诊。患儿近半年来逐渐出现双眼视远物模糊,视近物清晰,喜眯眼视物。平素阅读时间久,做作业、看书距离过近。患儿双眼无充血、畏光、流泪、疼痛,无复视、视物变形,无眼前黑影、闪光感,无头痛、头胀、恶心、呕吐。无眼部外伤史。

2. 既往史
患儿足月产,出生体重3.6 kg。无眼部外伤史。其父母均有近视。

3. 体格检查
T 36.8℃,P 68次/min,R 18次/min,BP 110 mmHg/68 mmHg,心、肺和腹部检查无异常体征。双下肢无水肿。

眼科检查:

裸眼视力:右眼0.4,可矫正至1.0,左眼0.5,可矫正至1.0;双眼红绿色觉正常,光定位正常。双眼眼位正,眼球运动可,角膜明,前房清,瞳孔圆,对光反射可,虹膜正常。双眼晶体清,眼底视盘界清,视网膜平伏。

4. 实验室和辅助检查(表128-1)

表128-1 验光结果

	球镜 D	柱镜 D	轴位	矫正视力	瞳距/mm
右眼(O.D)	-1.50	-1.50	180	1.0	57
左眼(O.S)	-1.00	-1.00	175	1.0	

二、诊治经过

初步诊断:屈光不正(近视、散光)。

诊治经过:全科医生通过视力表检查和验光,考虑患儿有近视眼可能,建议患儿至眼科专科进一步检查。眼科医生给予患儿散瞳验光,即阿托品眼凝胶每日3次,连续点眼3天后至医院验光。验光结果如表128-1所示。3周后,患儿再次复诊验光,结果同前,眼科医生建议其配镜。全科医生告诉患儿要养成良好用眼习惯,控制用眼时间,避免视力疲劳。

三、病例分析

1. 病史特点

(1) 患儿,12岁,视远物模糊半年。

(2) 患儿近半年来逐渐出现双眼视远物模糊,视近物清晰,喜眯眼视物。平素阅读时间久,做作业、看书距离过近。无眼部外伤史。其父母均有近视。

(3) 体格检查:BP 110 mmHg/68 mmHg,心、肺和腹部检查无异常体征。视力:右眼0.4,可矫正至1.0,左眼0.5,可矫正至1.0;双眼红绿色觉正常,光定位正常。双眼眼位正,眼球运动可,角膜明,前房清,瞳孔圆,对光反射可,虹膜正常。双眼晶体清,眼底视盘界清,视网膜平伏。

(4) 实验室和辅助学检查:散瞳验光结果如表128-1所示。

2. 诊断和诊断依据

诊断:屈光不正(近视、散光)。

患儿12岁,双眼视远物模糊,视近物清晰,平素阅读时间久,做作业、看书距离过近。散瞳验光提示双眼近视、散光,故诊断明确。

3. 鉴别诊断

假性近视:多见于青少年学生,由于近距离用眼时间过长,引起调节紧张或调节痉挛,看远时不能放松调节,导致视力下降。这种由于眼的屈光力增强,使眼球处于近视状态,称为假性近视。假性近视属于功能性改变,眼球前后径没有变长,只是调节痉挛,经睫状肌麻痹剂点眼后,多数可转为远视或正视眼。该患儿已行散瞳验光,可排除该诊断。

四、处理方案及基本原则

(1) 合理营养,平衡膳食,经常参加户外活动。

(2) 培养良好的用眼习惯,在良好的照明环境下看书、写字,避免阳光照射或暗光环境,桌椅高度合适,握笔、写字姿势正确,眼与读物保持25~30 cm距离,不在乘车、走路或卧床的情况下看书,用眼1 h后应休息10 min左右并远眺。

(3) 验光配镜:原则是选用使患者获得最佳矫正视力的最低度数镜片。儿童需要散瞳验光。在配镜时,根据验光结果,结合儿童的年龄、屈光性质、眼位情况以及孩子的主观感觉等因素综合分析,最后确定镜片度数,以保证孩子戴上眼镜后无任何不适感。

① 近视眼:用凹镜片矫正。对于病理性近视,则需要对眼底病变的具体情况进行相应的处理。

② 远视眼:用凸镜片矫正。轻度远视如无症状则不需矫正,如有视疲劳和内斜视,即使远视度数低也应戴镜。

③ 散光:用柱镜矫正。轻度规则散光如无视疲劳或视物模糊,可不必矫正,反之如有上述不适,虽然度数不高也应矫正。

(4) 角膜塑形术:是通过使用特殊设计的一系列角膜接触镜,逐步使角膜的弯曲度变平,从而降低近视度数,提高裸眼视力的一种可逆性非手术方法。适用的人群包括:有自理能力,双眼除近视外无其他异常或疾病,近视可矫正范围在-0.25 D~-6.00 D,顺规散光≤1.50 D,逆规散光≤0.75 D,且均≤1/2近视度数,近视度数发展较快的少年儿童、依从性好者。其不良反应包括结膜炎、角膜炎、干眼症等。

(5) 激光角膜屈光手术:包括准分子激光原位角膜磨镶术(laser in situ keratomileusis, LASIK)、准分子激光上皮瓣下角膜磨镶术包括乙醇法的 LASEK(laser-assisted subepithelial keratomileusis)和微型上皮刀法的 Epi-LASIK(Epipolis-laser in situ keratomileusis)、飞秒激光瓣 LASIK、飞秒小切口基质透镜切除术(small incision lenticule extraction, SMILE)等。手术对象年龄不宜过小,一般要求在 18 周岁以上,手术前两年屈光度数稳定,合适的屈光不正范围:+6 D~-12 D,柱镜<6 D,角膜厚度合适,排除圆锥角膜,排除眼部活动性疾病和全身严重疾病,近视在-1.00~-12.00 D,角膜曲率在 39.00~48.00 D。

(6) 转诊与社区随访:对于社区发现的初诊屈光不正患者,尤其是儿童,应转诊至上级医院眼科专科进一步检查,以排除眼部器质性疾病。对已诊断明确的屈光不正患者,全科医生应进行社区随访,内容包括眼部保健宣教、定期视力检查、督促已行手术治疗的患者定期至眼科专科随访。

该患儿最终选择了佩戴框架眼镜,并每半年进行视力检查。

五、要点与讨论

1. 正视、屈光不正、老视的概念

(1) 正视:当眼球在调节松弛状态下,来自 5 m 外的平行光线,经过眼的屈光系统后恰好在视网膜黄斑中心凹聚集,这种屈光状态称为正视。

(2) 屈光不正:又称为非正视,即眼在调节松弛状态下,平行光线经过眼的屈光系统屈折后不能在视网膜黄斑中心凹聚集,不能产生清晰像,包括近视、远视、散光。

① 近视:在调节放松状态时,平行光线经眼球屈光系统后聚焦在视网膜之前。

② 远视:在调节放松状态时,平行光线经眼球屈光系统后聚焦在视网膜之后。

③ 散光:由于眼球各径线的屈光力不同,平行光线经过该眼球屈光系统后不能在视网膜上形成焦点而形成焦线。

(3) 老视:是一种生理现象,由于年龄增长,晶状体逐渐硬化,弹性下降,睫状肌的功能也逐渐变弱,从而引起眼的生理性调节功能减弱。通常在 40~45 岁开始,逐渐出现视近物困难、视疲劳。未行矫正的远视眼者老视症状出现较早,近视眼者出现较晚。用凸镜片补偿调节的不足。

2. 视力检查法

视力是指分辨细小的或遥远的物体及细微部分的能力。分为远、近视力,后者通常指阅读视力。视力检查通过视力表进行。常用的有国际标准视力表、对数视力表、近视力表。远视力检查的初始距离为 5 m,近视力检查为 30 cm。以国际标准视力表检查为例,正常远视力标准为 1.0,检查步骤如下:

(1) 视力表 1.0 行高度应与受检者双眼高度水平,视力表的光照度为 500 勒克斯。

(2) 检查时一眼遮挡,但勿压迫眼球,按照先右后左的顺序,单眼进行检查。自上而下辨认视标,直到不能辨认的一行时为止,其前一行即记录为被检者视力。如在 5 m 处不能辨识视标,则嘱患者逐步向视力表走近,直到能够辨识为止。然后根据 $V = d/D$ 的公式计算,如在 3 m 才看清 50 m(0.1 行)的视标,其实际视力应为 $V = 3\,m/50\,m = 0.06$。

(3) 对 4 岁视力≤0.6,5 岁及以上视力≤0.8 的儿童,或两眼视力相差两行及以上的儿童,应当在 2 周~1 个月复查一次。

(4) 在被检者视力低于 1.0 时,须加针孔板或小孔镜检查,如视力有改进则可能有屈光不正;如患者本戴有眼镜应加查戴镜矫正视力。

(5) 如走到距离视力表 1 m 处仍不能辨认最大视标,则改查指数。从 1 m 开始,逐渐移近,直到能正确辨认为止,并记录该距离,如"指数/30 cm"。

(6) 如在手指据眼 5 cm 处仍不能正确数指,则改查手动。在被检者眼的前方摆动手,并逐渐移近,直到能正确判断手是否在摆动为止,并记录该距离,如"手动 1/2 m"。

(7) 如即使在靠近被检者眼前摆手也不能正确判断手动,则改查光感。在暗室中用手电照射受试眼,另一眼严密遮盖不让透光,测试患者受试眼是否感觉光亮,记录"光感"或"无光感",并记录看到光亮的距离,一般到 5 m 为止。

(8) 近视力检查:远视力检查联合近视力检查可以大致了解患者的屈光状态,同时还可以正确评估患者的活动和阅读能力。在充足照明下,将近视力表放在距眼 30 cm 处检查,看能否分辨字体。

3. 不同年龄阶段近视的防控

(1) 第一道防线,幼儿 3 岁前:是远视储备期,约需＋3.0 D,需建立眼健康档案,排除眼病。

(2) 第二道防线,学龄前 3～5 岁:是隐性近视或近视发病期,晶状体屈光度潜在性补偿眼轴的增长;完善视觉认知,充足远视储备;区分近视与视力、年龄的关系;鉴别远视、近视、弱视、散光、视力的关系。

(3) 第三道防线,小学低年级 6～9 岁:是近视快速增长期;晶状体屈光度补偿;隐性近视、假性近视的鉴别;突现近视的预知;眼底早期改变。

(4) 第四道防线,小学高年级 10～12 岁:是近视快速突增期,近视控制。

(5) 第五道防线,初中 13～15 岁:是近视快速突增期,青春发育期近视控制。

(6) 第六道防线,高中 16～18 岁:是持续缓慢增长期,可能发生近视相关并发症;近视程度控制和并发症先兆,包括眼底后极部改变、视网膜周边改变、视盘改变。

(7) 第七道防线,大学 19～23/24 岁:仍有－1.0 D 近视的进展;可能发生原发性孔源性视网膜脱离、近视性开角型青光眼、近视性黄斑病变;特别关注角膜屈光手术后的隐性青光眼、进行性近视;近视控制和并发症预防性治疗。

(8) 第八道防线,研究生 24～29 岁:近视度数－6.0 D 以上的高度近视可能发生近视性多种并发症,以及眼组织的过早退行性病变;近视控制和并发症预防性治疗。

(9) 第九道防线,30～60 岁:高度近视可能终生持续进展,发生退行性病变;近视控制和并发症治疗,退行性病变的预防。

(10) 第十道防线,60 岁以上:近视控制和并发症治疗,挽救视功能。

六、思考题

1. 什么是屈光不正,如何分类?
2. 请叙述如何进行视力检查。
3. 小学低年级儿童近视防控需要注意哪些情况?

七、推荐阅读文献

1. 赵堪兴,杨培增.眼科学[M].8 版.北京:人民卫生出版社,2013:242-263.
2. 石一宁,方严.中国儿童青少年近视防控流程的建议(六)——近视防控共识(讨论稿)[J].临床眼科杂志,2014,6(22):574-576.
3. 祝墡珠.全科医生临床实践[M].北京:人民卫生出版社,2013:222-235.

(杨 华)

# 案例 129
眼外伤

一、病历资料

1. 现病史

患者,男性,37 岁,因"左眼拳击伤 2 h"到社区卫生服务中心就诊。患者 2 h 前与人争执后左颜面部受拳击,随即出现左眼眶周围淤血、肿胀,自觉左眼球疼痛明显,无畏光、流泪,无头晕、恶心、呕吐等不适。

2. 既往史

吸烟史 10 余年,每日 20 支。

3. 体格检查

T 36.7℃,P 72 次/min,R 18 次/min,BP 120 mmHg/70 mmHg,心、肺和腹部检查无异常体征。

眼科检查:

视力:右眼 1.0,左眼 0.3,矫正无助;双眼红绿色觉正常,光定位正常。右眼外无殊,结膜未见明显充血,角膜明,前房不浅;左眼上下睑皮肤肿胀,淤血青紫,结膜充血,角膜明,前房细胞漂浮,Tyn(+),下方可见少量积血;双侧瞳孔等大等圆(3 mm),对光反射可,虹膜正常,晶体透明。双眼底视盘界清,视网膜平伏。

4. 实验室和辅助检查

非接触眼压测量:右眼 13 mmHg,左眼 18 mmHg。

二、诊治经过

初步诊断:左眼钝挫伤(前房积血)。

诊治经过:全科医生通过病史询问和初步的眼科检查,考虑患者为前房积血。给予患者左眼冷敷,并迅速将患者转诊给眼科医生。急诊行头颅 CT 检查,未见眼眶骨折。眼部 B 超检查提示玻璃体少量混浊,余眼球内结构未见异常。眼科医生给予患者安络血 5 mg tid 口服,并嘱咐其取半卧位卧床休息,制动眼球,次日来院监测眼压,观察积血吸收情况。

三、病例分析

1. 病史特点

(1) 男性,37 岁,左眼拳击伤 2 h。

(2) 2 h 前与人争执后左颜面部受拳击，随即出现左眼眶周围淤血、肿胀，自觉左眼球疼痛明显，无畏光、流泪，无头晕、恶心、呕吐等不适。

(3) 视力：右眼 1.0，左眼 0.3，矫正无助。左眼上下睑皮肤肿胀，淤血青紫，结膜充血，角膜明，前房细胞漂浮，Tyn(＋)，下方可见少量积血。双侧瞳孔等大等圆(3 mm)，对光反射可，虹膜正常，晶体透明。双眼底视盘界清，视网膜平伏。

(4) 实验室和辅助学检查：

非接触眼压测量：右眼 13 mmHg，左眼 18 mmHg。

头颅 CT：未见明显异常。

眼部 B 超：玻璃体少量混浊，余无殊。

2. 诊断和诊断依据

诊断：左眼钝挫伤（前房积血）。

诊断依据：患者中年男性，急性起病，左眼受拳击伤后出现左眼眶周围淤血、肿胀，自觉左眼球疼痛明显，无畏光、流泪，无头晕、恶心、呕吐等不适。眼科检查左眼视力下降，前房下部可见积血，故诊断明确。

3. 鉴别诊断

(1) **自发性前房积血**：较少见，可由眼内肿瘤、血液病及血管病、出血性虹膜炎、虹膜红变、药物（如阿司匹林）等引起。该患者有明确外伤史，暂不考虑。

(2) **玻璃体出血**：多见于外伤后。少量出血时，患者无自觉症状，或仅有"飞蚊症"；较多出血时，患者可有眼前暗影飘动，或似有红玻璃片遮挡。眼科检查，出血较少、不致影响裂隙灯观察时，可以看到红细胞聚集于玻璃体凝胶的支架中，呈柠檬色尘状；中等量的新鲜出血可呈致密的黑色条状混浊；大量出血致眼底无红光反射。超声检查可见低度到中度振幅的散在回声。根据该患者的症状、体征和眼部超声检查，可排除。

四、处理方案及基本原则

对眼外伤的患者，全科医生应掌握以下救治原则：

1. 评估患者生命体征

有休克或重要器官损伤时，应先抢救生命。待生命体征平稳后，再行眼科检查处理。

2. 眼外伤的紧急处理原则

(1) 存在明显的眼球穿通伤或眼球破裂，应立即就地用硬纸板一类的物品（如纸杯的 1/3 底部）遮盖固定，以暂时性保护眼球。

(2) 眼球上的异物和血痂，不应随便清除，应由眼科医生在手术室内检查和处理。

(3) 酸碱化学伤，应分秒必争地在现场用清水彻底冲洗眼部。冲洗时应翻转眼睑，转动眼球，暴露穹窿部，至少持续冲洗 30 min。

(4) 开放性眼外伤应注射破伤风抗毒素。

3. 转诊和社区随访

眼外伤的检查应根据轻重缓急和患者就诊时的条件，在不延误急救、不增加损伤和痛苦的前提下，及时转诊至眼科专科救治，同时要避免遗漏重要伤情而造成病情贻误，如眼球穿孔、球内异物等。在转诊前，全科医生需完成病史采集，内容包括：询问致伤原因、部位、时间、以往视力状况及眼病史，全身疾病史等，并进行简要的视力、外眼和眼球检查。对于眼科专科救治后返回社区的患者，全科医生应根据病情需要，督促患者按时专科复诊。

五、要点与讨论

1. 眼外伤的特点
（1）患者多为男性，青少年或壮年，多数为一眼外伤。
（2）眼球钝挫伤、眼球穿孔伤、球内异物、化学伤等是常见的、后果严重的眼外伤，可以造成眼球屈光间质的混浊或光感受器神经组织的变性坏死，引起视力丧失。
（3）眼外伤可同时造成眼的多种组织或结构的损伤，会出现伤情非常复杂的情况。
（4）伤后并发症多见，如创伤后眼内炎症、感染、增殖性病变，可继续威胁视功能和结构的康复。
（5）一眼伤后对侧健眼可发生交感性眼炎。
（6）正确的初期救治对挽救伤眼极为重要。
（7）眼球对药物的透入性有限，对神经组织的损伤目前尚无有效的治疗方法。

2. 眼外伤的分类
（1）根据眼外伤的致伤因素，可分为机械性和非机械性眼外伤两大类。前者包括挫伤、穿通伤、异物伤等；后者包括热烧伤、化学伤、辐射伤和毒气伤等。
（2）根据眼外伤的损伤程度，可分为轻、中、重三类。
① 轻伤：包括眼睑擦伤及瘀血，结膜下出血，结膜及角膜浅表异物及擦伤，眼睑Ⅰ度热烧伤，刺激性毒气伤，雪盲，电光性眼炎等。
② 中等伤：包括眼睑、结膜较重的撕裂伤，眼外肌伤，泪器撕裂伤，眼睑Ⅱ度热烧伤，角膜多个异物及角膜实质浅层异物等。
③ 重伤：包括眼睑较大面积复杂的撕裂伤，眼睑Ⅲ度热烧伤，眼球穿通伤，眶骨骨折，角膜深层异物，眼内及球后异物存留，冲击性眼外伤，眼球挤压伤，化学烧伤，光辐射伤等。

3. 眼外伤的预防
大多数眼外伤是可以预防的，也是全科医生日常健康宣教工作的重要组成部分之一。加强卫生安全的宣传教育，严格执行操作规章制度，完善防护措施，能有效减少眼外伤。
（1）儿童眼外伤的预防：选择适合年龄的玩具或游戏，避免尖锐、弹射性、爆炸性的玩具，避免接触烟火、爆竹等危险物品，教导儿童对于危险物品，如剪刀及铅笔的正确使用方法，防范宠物对眼的伤害。
（2）日常生活中眼外伤的预防：使用杀虫剂、清洁剂等喷雾剂时，避免喷头对准颜面部；使用清洁剂、洗衣粉、氨等化学制品时掌握其正确使用方法，使用后立刻彻底洗手，避免污染的手接触眼睛；使用油锅时要用遮蔽物来减少其喷溅。
（3）工作中眼外伤的预防：在工作中，许多物体可能意外地飞入眼睛，所以在工作之前，要心存保护眼睛之道，工作中更须随时提高警觉，必要时佩戴安全眼镜。
（4）运动中眼外伤的预防：一些危险性高的运动，如：曲棍球、击剑、标枪、铁饼、链球等运动，要注意配戴保护帽、钢盔、和脸护盔等。运动员周遭的人亦要注意，不可太靠近，避免误伤。

六、思考题

1. 眼外伤有哪些特点？
2. 请叙述眼外伤的紧急处理原则。
3. 如何预防眼外伤？

七、推荐阅读文献

1. 赵堪兴,杨培增.眼科学[M].8版.北京:人民卫生出版社,2013:301-318.
2. 祝墡珠.全科医生临床实践[M].北京:人民卫生出版社,2013:222-235.

(杨　华)

案例 130
鼻 出 血

一、病历资料

1. 现病史

患者,女性,68岁,文盲,家庭主妇,因"**反复鼻出血9天**"就诊。患者近9天来反复出现左侧鼻孔出血,多发生在早晨5~6点或用力咳嗽后,每次出血量约20~50 ml,颜色为鲜红色。不伴头痛、鼻塞、流脓涕、嗅觉减退、听力下降、耳鸣等。曾急诊行左侧前鼻孔填塞,血止。此次半小时前,在做家务过程中连续打数个喷嚏后再次出现左侧鼻孔出血,自行用冷毛巾捂住口鼻,至社区卫生服务中心就诊。

2. 既往史

高血压病史10年,血压最高180/100 mmHg,不规律服用珍菊降压片5年,血压控制在160/90 mmHg左右。2年前曾患腔隙性脑梗塞,无后遗症,口服阿司匹林肠溶片100 mg 2年。否认家族遗传性鼻出血史,否认牙龈出血、皮肤黏膜出血史。

3. 体格检查

全身检查:T 36.8℃,P 90次/min,R 21次/min,BP 178 mmHg/96 mmHg。神志清,面色无苍白,口唇颜色红润。未见皮肤黏膜瘀斑、瘀点。心、肺、腹部、四肢检查无异常体征。

耳鼻咽喉科检查:鼻外观正常,未见鼻腔内占位,左侧鼻腔中、下鼻甲前端黏膜糜烂,左侧鼻中隔前段黏膜糜烂,右侧鼻腔未见异常,鼻中隔未见偏曲、穿孔。口咽部检查见少量渗血从左侧咽后壁流下。间接鼻咽镜检查鼻咽部窥及不全。

4. 实验室和辅助检查

血常规:RBC $3.8×10^{12}$/L, Hb 115 g/L, PLT $187×10^9$/L, WBC $9.4×10^9$/L, N 74.5%, LY 16.4%, MO 5.1%, E 0.7%, B 0.4%。

凝血功能:白陶土凝血活酶21 s,TT 15 s,PT 11 s,INR 0.9。

肝肾功能:TB 5.4 μmol/L,DB 1.6 μmol/L,TP 65 g/L,ALB 44 g/L,ALT 76 IU/L,AST 31 IU/L,γ-GT 37 IU/L,BUN 5.2 mmol/L,Cr 52 μmol/L,UA 236 μmol/L。

尿常规:黄色,微浊;比重1.015;pH 7.00;蛋白(一);葡萄糖(一);酮体(一);尿胆原正常;胆红素(一);红细胞(一);白细胞(一);透明管型未找到;颗粒管型未找到。

心电图:窦性心律。

副鼻窦CT(外院):未见鼻腔鼻窦占位。

二、诊治经过

初步诊断：鼻出血（左）；高血压病 3 级（很高危）。

诊治经过：全科医师接诊时立即嘱患者用手指捏紧两侧鼻翼，询问病史得知有高血压病史，测量血压 178 mmHg/96 mmHg，立即给予"卡托普利片"12.5 mg 舌下含服，嘱患者半坐位休息，前额予以湿毛巾冰敷，并与患者及家属沟通缓解紧张情绪。局部压迫止血 10 min 后，用 1% 麻黄碱浸润棉片收缩左侧鼻腔，前鼻未见明显出血点，间接鼻咽镜鼻咽部窥视不全，口咽部检查少量渗血从左侧咽后壁流下。经过仔细询问病史，评估患者的出血量虽然不大，但是考虑患者为反复鼻出血，尚不能排除鼻腔后部出血可能，向患者及家属解释病情，嘱患者暂停服用阿司匹林肠溶片，调整降压治疗方案改服用贝那普利 10 mg 每天一次。40 min 后复测血压为 128 mmHg/80 mmHg，将患者转诊到上一级医院耳鼻咽喉科专科医师处。

在专科医师处进一步完善鼻内镜检查，明确鼻腔内出血点位置，行低温等离子射频止血，血止后未再进行填塞。

患者按医嘱一个月、三个月和六个月后复诊，随访血压在 140/90 mmHg 以下，未再发生鼻出血。全科医师建议患者继续接受规范的降压治疗，并监测血压，血压控制目标为 140 mmHg/90 mmHg 以下，同时避免各种加重病情的因素，如情绪激动、便秘等。

三、病例分析

1. 病史特点

（1）女性，68 岁，反复鼻出血 9 天。

（2）曾急诊行左侧前鼻孔填塞。

（3）既往有高血压病史 10 年，血压控制欠佳。2 年前曾患腔隙性脑梗塞，口服阿司匹林肠溶片 100 mg qd，2 年。

（4）体格检查：BP 178 mmHg/96 mmHg。面色无苍白，未见皮肤黏膜瘀点、瘀斑。心、肺、腹部、四肢检查无异常体征。耳鼻咽喉科检查：鼻外观正常，未见鼻腔内占位，左侧鼻腔中、下鼻甲前端黏膜糜烂，左侧鼻中隔前段黏膜糜烂，右侧鼻腔未见异常，鼻中隔未见偏曲、穿孔。口咽部检查见少量渗血从左侧咽后壁流下。间接鼻咽镜检查鼻咽部窥及不全。

（5）实验室和辅助学检查：血常规、凝血功能、肝肾功能、尿常规均未发现明显异常。心电图：窦性心律。副鼻窦 CT（外院）：未见鼻腔鼻窦占位。

2. 诊断和诊断依据

诊断：①鼻出血（左）；②高血压病 3 级（很高危）。

鼻出血（左）：患者反复左侧鼻腔出血 9 天，多发生在早晨 5～6 点或用力咳嗽后，曾急诊行左侧前鼻孔填塞，此次连续打数个喷嚏后再次出现左侧鼻腔出血。否认有头面部外伤。鼻部查体左侧鼻腔中、下鼻甲前端黏膜糜烂，左侧鼻中隔前段黏膜糜烂，鼻中隔未见偏曲、穿孔。口咽部检查见少量渗血从左侧咽后壁流下。患者既往有高血压病史，此次测血压 178 mmHg/96 mmHg。考虑鼻出血与长期高血压有关，打喷嚏诱发血压波动导致鼻腔黏膜下小血管破裂出血。

高血压病 3 级（很高危）：患者有血压升高史 10 年，血压最高 180 mmHg/100 mmHg，根据高血压分级为高血压病 3 级。患者 2 年前曾患腔隙性脑梗塞，属于并存临床状况，根据高血压病的危险分层为很高危组。

3. 鉴别诊断

鼻出血的原因较为复杂，局部因素多与鼻腔本身疾病有关，如鼻腔黏膜干燥、鼻外伤、鼻中隔偏曲、鼻内肿瘤、鼻腔异物等，该患者无外伤、异物病史，鼻部体格检查未见鼻黏膜干燥，未见鼻中隔偏曲，未见鼻腔内占位，外院副鼻窦CT可排除鼻腔鼻窦肿瘤，因此局部因素导致的鼻出血可以不考虑。

鼻出血全身因素与血液病、急性发热性传染病、心血管疾病、肝肾疾病、维生素缺乏、化学药物中毒等有关。该患者有高血压病、腔隙性脑梗塞病史，口服肠溶阿司匹林2年，此次鼻出血的原因不能排除与服用药物有关。但患者无皮肤黏膜出血，凝血功能未见异常，目前依据不足。

四、处理方案及基本原则

鼻出血的治疗原则：对活动性出血患者应立即止血，并积极对症治疗，待病情稳定后再进行病因治疗；对于非活动性鼻出血应明确病因后进行病因治疗。治疗活动性出血时首要任务是找到出血点，根据出血部位和性质选用合适的止血方法或转诊。社区常见的一般处理和局部处理如下：

（1）一般治疗：根据患者的出血程度、性质和检查结果，作出初步诊断并及时处置。鼻出血量不大者可让患者采取坐位，头保持正直或稍前倾，出血量大者可采取半卧位或平卧位，头偏向一侧，注意保持呼吸道通畅。如有休克征象，必要时抗休克治疗并及时转诊。

（2）局部简易止血：常用的简易止血法包括指压鼻翼法、局部冷敷法，也可两者配合应用。指压鼻翼法是以拇指及食指捏紧两侧鼻翼，稍向后用力压迫约10～15 min。局部冷敷法可用毛巾浸湿冷水或用冰袋置于前额、鼻根部降温，或口含冰块降温。

（3）局部药物止血：常见的局部用药有1%麻黄碱、0.1%肾上腺素、凝血酶、金霉素软膏和中药制剂等，通过药物与鼻黏膜出血部位直接接触，产生促进血管收缩血液凝固等作用，从而达到止血的目的，应用时应注意药物使用的禁忌症。

（4）烧灼法：一般在鼻内窥镜引导下进行，用于鼻出血位置明确的点状出血。包括微波、激光、射频、化学法等，可在有条件的社区开展。

（5）填塞法：用于出血较剧烈，经烧灼、局部药物止血无效、出血部位不明等情况。包括前鼻孔填塞、后鼻孔填塞、前后鼻孔联合填塞、鼻咽填塞，可在有条件的社区开展。

（6）心理治疗：鼻出血患者大多伴有焦虑、恐惧，尤其反复出血者，消除心理紧张和顾虑尤为重要。接诊时要全科医师应沉着冷静、亲切地安慰患者。千万不要惊慌失措，以免给患者造成心理上的不良影响。

（7）转诊及社区随访：在社区诊疗中遇到以下鼻出血情况时，全科医师应及时将患者转诊至专科医师处：①反复鼻出血尤其是后鼻孔出血，局部处理无效。②严重鼻出血各种填塞方法无效。③严重鼻出血伴有贫血和休克。④严重全身疾病所致的鼻出血。⑤病因诊断不明的鼻出血。该案例患者属于反复鼻出血，且有后鼻孔出血可能，局部处理效果不佳，应考虑及时转诊。

局部因素导致的鼻出血一般在局部原因消除后鼻出血症状可消除，社区随访以鼻出血的预防宣教为主，避免再次发生鼻出血。全身因素导致的鼻出血一般需要积极治疗全身性疾病，社区随访以控制全身性疾病为主，必要时进行治疗，并给予健康宣教，预防鼻出血的再次发生。该案例中患者的鼻出血与长期高血压病血压波动有关，因此降压治疗是该患者鼻出血治疗的重要组成部分。随访中应通过健康宣教让患者接受规范的降压治疗。

针对鼻出血的原因采取相应的措施可有效地预防鼻出血的发生，①避免鼻创伤，不挖鼻，不用力擤鼻，不将异物置入鼻腔内；②预防感冒，减少剧烈咳嗽、打喷嚏；③保持鼻腔湿润；④饮食结构搭配合理，必要时适当补充维生素C和维生素K；⑤保持大便通畅，避免便秘；⑥保持情绪稳定；⑦合理用药，杜绝药物滥用；⑧加强鼻出血相关全身性疾病的治疗，如中老年高血压病患者，应积极控制血压，保持血压稳定，定期监测血压。

五、要点与讨论

鼻出血是耳鼻咽喉科最常见的急诊之一，全科医师应具备在短时间内确定出血部位、估计出血量及判断出血原因的能力，结合自身社区条件做出恰当而有效的诊疗或者转诊。

鼻出血可由鼻腔本身的疾病引起，如创伤、炎症、肿瘤、鼻腔异物等，也可以是全身疾病的局部表现，如血友病的鼻出血，高血压动脉硬化的鼻出血。可通过询问病史、全身体格检查、鼻科检查、必要的实验室检查等协助诊断。询问病史应迅速、抓重点，检查过程应轻柔，同时让患者的紧张情绪稳定下来，使患者能积极主动地配合医师进行治疗。

正确估计出血量对病人的康复有重要意义，在进行局部有效止血的同时应初步判断出血量。可通过患者及家属病史的描述，面色、唇色、血压、脉搏的动态观察及结合实验室检查指标等来估计大致失血量。

鼻出血的部位多在鼻中隔前下方的易出血区(利特尔区，Little area)，小儿及青少年的鼻出血大多发生在该区。中老年人的鼻出血大多发生在鼻腔后部。动脉性出血多为蝶腭动脉的分支，静脉性出血多为曲张的鼻-鼻咽静脉丛。

六、思考题

1. 鼻出血的治疗原则是什么？
2. 什么情况下鼻出血需要转诊？
3. "预防鼻出血"的健康宣教有哪些内容？

七、推荐阅读文献

1. 祝墡珠.全科医师临床实践[M].北京：人民卫生出版社，2013：235-242.
2. 韩德民.耳鼻咽喉头颈外科疾病临床诊疗思维[M].北京：人民卫生出版社，2009：72-74.
3. 黄选兆，汪吉宝.实用耳鼻咽喉科学[M].北京：人民卫生出版社，2006：180-188.

（冯　洁　易春涛）

案例 131

中 耳 炎

一、病历资料

1. 现病史

患者,女性,62岁,退休工人,因"**左耳反复流脓伴听力下降30年,加重1周**"到社区卫生服务中心就诊。患者30年前开始左耳流脓,量时多时少,多为黏液性和黏脓性,无明显臭味,听力有所下降,偶有耳鸣,每2~3年发作1次,经治疗后症状好转,甚至干耳。近2年来,未再流脓,听力也无明显改变。1周前,因感冒和洗浴时不洁水入耳后又出现流脓,伴听力明显下降,无明显眩晕和头痛,自服抗生素后症状无明显缓解。

2. 既往史

患者15岁时曾因感冒后出现双耳闷,无分泌物,无听力下降,当时诊断"分泌性中耳炎"。否认其他慢性疾病史。

3. 体格检查

T 36.8℃,P 72次/min,R 20次/min,BP 138/70 mmHg,心、肺、腹部和四肢检查无异常体征。

耳鼻喉科检查:面部无异常。左耳外耳道可见脓性分泌物,量多稍黏,无明显臭味。吸除脓液后见外耳道皮肤稍红,鼓膜紧张部大穿孔,残余鼓膜充血稍肿,鼓室内有脓液积聚,鼓室黏膜光滑呈粉红色,锤骨柄裸露。右耳检查无异常。双下鼻甲暗红、肥大,中鼻道清洁。鼻咽部黏膜光滑、对称。

4. 实验室和辅助检查

血常规:RBC 4.6×10^{12}/L, Hb 128 g/L, PLT 178×10^9/L, WBC 8.5×10^9/L, N 65.5%, LY 27.4%, MO 5.6%, B 0.8%, E 0.5%。

言语测试:左耳听力较右耳差。

音叉试验:提示左耳传导性聋。

二、诊治经过

初步诊断:慢性化脓性中耳炎(左侧)。

诊治经过:全科医师仔细询问了患者耳流脓的诱因、时间、发作频次、治疗史,有无头痛、眩晕等情况。了解到患者有左耳中耳炎病史多年,伴有听力下降,每2~3年发作1次,每次发作时不伴有发热、头痛、头晕等症状,用抗生素口服或抗生素滴耳、双氧水清洗等处理后症状可改善。近2年未再流脓,听力无明显改变。1周前洗浴时不洁水入耳出现流脓伴听力下降,自服抗生素后症状无明显缓解。全科医师进行颜面部视诊、外耳和耳廓的触诊，电子耳镜的外耳道和鼓膜的检查以及鼻、咽喉部的常规检查，做血常规检查、音叉试验。初步诊断为"慢性化脓性中耳炎"，给予局部清理后予氧氟沙星滴耳液局部用药。基于患者起病来均未定期随访和检查评估中耳情况，结合患者的治疗预期，建议患者转诊至上级医院专科医师处完善检查明确诊断，制订合适的治疗方案。

经专科医师诊治，完善纯音测听、咽鼓管功能、颞骨 CT 等专科检查，明确诊断为"慢性化脓性中耳炎"。予以局部对症治疗，停止流脓 3 月后行鼓室成形术。术后专科定期随访，术后 3 月、半年时评估左耳骨导听力较术前提高。

三、病例分析

1. 病史特点

（1）女性，62 岁，左耳反复流脓伴听力下降 30 年，加重 1 周。

（2）每 2～3 年发作 1 次，每次发作时不伴有发热、头痛、头晕等症状，口服或静脉抗生素治疗，抗生素滴耳或双氧水清洗等处理后症状可改善。近 2 年未再流脓，听力无明显改变。1 周前因感冒和洗浴时不洁水入耳出现流脓，听力下降加重，自服抗生素后症状无明显缓解。

（3）既往有分泌性中耳炎病史。

（4）体格检查：T 36.8℃，P 72 次/min，R 20 次/min，BP 138 mmHg/70 mmHg，心、肺、腹部和四肢检查无异常体征。专科情况：左耳外耳道可见脓性分泌物，量多稍黏，无明显臭味。吸除脓液后见外耳道皮肤稍红，鼓膜紧张部大穿孔，残余鼓膜充血稍肿，鼓室内有脓液积聚，鼓室黏膜光滑呈粉红色，锤骨柄裸露。右耳检查无异常。

（5）实验室和辅助学检查：血常规无异常。言语测试左耳听力较右耳差，音叉试验提示左耳传导性聋。纯音测听（外院）：左耳中度传导性聋。颞骨 CT（外院）：鼓室听小骨完整，乳突气化良好，未见骨质破坏。

2. 诊断和诊断依据

诊断：慢性化脓性中耳炎（左侧）。

诊断依据：患者有 30 多年左耳反复流脓伴听力下降病史，此次 1 周前因感冒和洗浴时不洁水入耳出现流脓、听力下降加重。根据病史、专科检查初步诊断左耳慢性化脓性中耳炎，转至专科医师处行听力、颞骨 CT 检查进一步明确诊断。

3. 鉴别诊断

慢性化脓性中耳炎主要需与中耳癌和结核性中耳炎鉴别。

（1）**中耳癌**：好发于中年以上人群，一般有长期流脓史，检查耳内可见血性分泌物及肉芽，伴有耳痛，出现张口困难。早期可见周围性面瘫，晚期有脑神经受损。外耳道、鼓室检查可见新生物，触后易出血，影像学检查可发现局部骨质破坏，确诊需新生物活检。

（2）**结核性中耳炎**：多继发于肺结核或其他部位的结核。该病起病隐袭，脓液稀薄，听力损害明显，早期可出现面瘫。鼓膜可为紧张部中央或边缘穿孔，可见苍白肉芽。影像学检查提示骨质破坏或死骨形成。根据肉芽组织活检或分泌物涂片培养及结核菌素试验可确诊。

四、处理方案及基本原则

慢性化脓性中耳炎的治疗原则为消除病因、控制感染、清除病灶、通畅引流及尽可能恢复听力。治疗包括局部药物治疗和手术治疗。

（1）病因治疗：积极治疗上呼吸道慢性疾病，如慢性扁桃体炎、慢性鼻窦炎等。彻底治疗急性化脓性中耳炎，促使鼓膜愈合。

（2）局部药物治疗：用药前先彻底清洗外耳道及鼓室内脓液，通常用3%过氧化氢溶液洗耳，棉签拭干或吸引器吸净，再滴入抗生素药液。滴耳液使用方法：取坐位或卧位，患耳朝上，将耳廓向后上方轻牵拉，向外耳道内滴入药液3~5滴。然后用手指轻按耳屏数次，促使药液通过鼓膜穿孔处流入中耳，5~10 min后变换体位。要保持滴耳液温度与体温接近，以免引起眩晕不适。使用滴耳液时应根据不同病变情况选择药物。粉剂因可堵塞穿孔，妨碍引流甚至引起严重的并发症而不主张用；有色药液不利于局部观察也应避免用，忌用氨基糖苷类抗生素和含酚类、砷类腐蚀剂。

（3）手术治疗：一般耳流脓停止，耳内完全干燥后，小的鼓膜穿孔可能自愈。若鼓膜穿孔不愈合应及时转诊。如颞骨CT证实无中耳乳突腔病变应及时行鼓膜成形术，以彻底治疗中耳慢性病变，保留或改善听力。若中耳引流不畅，鼓室有肉芽或息肉，颞骨CT证实有骨质破坏，局部药物治疗无效者应尽早进行乳突根治术，根据病情行一期或者二期听力重建术。

（4）转诊及社区随访：全科医师在社区遇到以下情况时应及时转诊：怀疑或已证实的胆脂瘤型慢性化脓性中耳炎或中耳胆脂瘤；急性中耳炎处理不彻底；发生在急性中耳炎后的持续3个月的中耳渗液；怀疑或已证明的急性乳突炎或其他严重的并发症；慢性化脓性中耳炎频繁复发（例如1年发作4次）等情况。该案例中患者初步诊断为慢性化脓性中耳炎，社区缺乏全面评估中耳鼓室情况的条件，结合患者的治疗预期故转诊至专科医师处诊治。

由于慢性化脓性中耳炎病变局限，不会妨碍一般生活，社区居民往往不予重视，导致病程迁延反复，甚至出现并发症，影响生活质量以及疾病的预后。因此在社区接诊慢性化脓性中耳炎病人时全科医师应加强健康宣教，培养患者定期随访意识，并采取综合治疗方法。接受手术治疗者随访应注意复发情况，建议在专科医师处术后最初半年内每月随访，术后6个月至1年内每3个月随访，以后根据病情需要随访。

五、要点与讨论

慢性化脓性中耳炎常与慢性乳突炎合并存在，有反复流脓、鼓膜穿孔、听力下降等症状。如出现眩晕、呕吐、面瘫、剧烈头痛、寒战、高热等症状时多提示已有并发症发生，应引起足够重视。

耳源性并发症包括颅内和颅外并发症。常见颅内并发症有硬脑膜外脓肿、硬脑膜下脓肿、耳源性脑膜炎等，颅外并发症有耳后鼓膜下脓肿、耳下颈深部脓肿、迷路炎、周围性面瘫等。

抗生素的应用对耳源性并发症有掩蔽作用，使临床表现变得不典型，应结合病史、症状、检查以及影像学检查综合分析诊断。

耳内镜检查结合CT检查是目前诊断慢性化脓性中耳炎最可靠的检查方法，适时应用可以发现早期病变，从而及早处理，提高患者生活质量。

六、思考题

1. 什么情况下慢性化脓性中耳炎患者要转诊？
2. 慢性化脓性中耳炎患者局部药物治疗要注意什么？
3. 社区接诊慢性化脓性中耳炎患者如何健康宣教？

七、推荐阅读文献

1. 祝墡珠.全科医师临床实践[M].北京：人民卫生出版社，2013：248-251.

2. 韩德民. 耳鼻咽喉头颈外科疾病临床诊疗思维[M]. 北京:人民卫生出版社,2009:29-33.
3. 田勇泉. 耳鼻咽喉头颈外科学[M]. 北京:人民卫生出版社,2013:319-331.
4. 黄选兆,汪吉宝. 实用耳鼻咽喉科学[M]. 北京:人民卫生出版社,2006:837-860.

(冯　洁　易春涛)

案例 132 变应性鼻炎

一、病历资料

1. 现病史

患者,男性,25岁,公司职员,因"反复打喷嚏、流涕10年,加重3年,再发8天"就诊。患者10年前开始遇到灰尘、粉尘时经常打喷嚏,连续5~20个不等,伴流清水鼻涕,偶有鼻塞、眼痒。自服"克感敏"或"日夜百服宁",使用"呋嘛滴鼻液"症状可改善。近3年间断打喷嚏、流清涕频率明显增多,伴间歇性鼻塞,影响工作和睡眠。8天前因遇天气变化再发打喷嚏、流清水鼻涕,无脓涕,无血涕,无头晕头痛,无嗅觉减退,无寒战发热,遂至社区卫生服务中心就诊。

2. 既往史

幼年有支气管哮喘史。否认鼻息肉、鼻窦炎、中耳炎等病史。否认外伤、手术史,否认输血史,按计划预防接种,否认药物、食物过敏史。否认烟酒嗜好,否认有毒有害物质接触史。父亲有变应性鼻炎病史。母亲体健。未婚未育。

3. 体格检查

T 36.5℃,P 70次/min,R 20次/min,BP 120 mmHg/70 mmHg。双肺呼吸音清晰,未闻及明显啰音,HR 68次/min,律齐。腹软,未及压痛反跳痛,肝脾肋下未及。外鼻无畸形,鼻前庭皮肤无疖肿、无皲裂,双侧下鼻甲肥大黏膜水肿,双侧中鼻甲黏膜苍白水肿,鼻道内可见水样分泌物,鼻中隔居中,鼻道内无明显新生物生长。双侧耳廓对称,无畸形,无牵拉痛,双侧外耳道皮肤无红肿,未见脓性分泌物流出,鼓膜透明,标志清。

4. 实验室和辅助检查

血常规:RBC 4.5×10^{12}/L,Hb 124 g/L,PLT 168×10^9/L,WBC 6.5×10^9/L,N 55.5%,LY 21.4%,MO 5.1%,E 0.5×10^9/L,E 6.4%,B 0.4%。

CRP 4 mg/L。

血清IgE(外院):血清总IgE阳性;血清特异性IgE尘螨(IgE)3级,屋尘(IgE)3级,猫毛皮屑(IgE)2级,蟹(IgE)2级。

皮肤点刺试验(外院):屋尘螨(++++),粉尘螨(++++),猫毛(++),柳树花粉(++)。

间接鼻咽镜:后鼻孔黏膜光滑对称。

二、诊治经过

初步诊断：变应性鼻炎。

诊治经过：全科医师接诊后询问病史得知患者打喷嚏、流清水样涕、鼻塞有10年，近3年来上述症状由间歇性发展为持续性，程度由轻到重，影响日常生活。鼻部用减充血剂（呋麻滴鼻液）、口服抗组胺药（克感敏含马来酸氯苯那敏）或口服减充血剂合剂（日夜百服宁片含盐酸伪麻黄碱）后症状能改善。8天前因天气变化再次出现症状。全科医师结合病史和体格检查考虑患者为"变应性鼻炎"。从打喷嚏、流清涕、鼻塞三个方面按视觉模拟量表（visual analogue scale，VAS）评估，分别为：打喷嚏中度，流清涕中重度，鼻塞中重度。给予鼻用激素（曲安奈德喷鼻剂）、短效减充血剂（盐酸羟甲唑啉喷鼻剂）、口服抗组胺药物（开瑞坦）等对症治疗，并做好个人护理，定期用温生理盐水鼻腔冲洗。同时建议患者可至上级专科医院进一步查过敏原，从而有针对性地避免接触过敏原。

1个月后随访，患者症状较前改善，仍有鼻塞，在停用抗组胺药物后于上级专科医院查血清总IgE：阳性。血清特异性IgE：尘螨(IgE)3级，屋尘(IgE)3级，猫毛皮屑(IgE)2级，蟹(IgE)2级。皮肤点刺试验：屋尘螨(＋＋＋)，粉尘螨(＋＋＋＋)，猫毛(＋＋)，柳树花粉(＋＋)。考虑患者"变应性鼻炎"诊断明确，建议患者避免过敏原接触，如屋尘螨、粉尘螨、猫毛、蟹、柳树等。加强个人防护，继续定期鼻腔冲洗。必要时进行免疫治疗。

2个月后随访，患者按中重度持续性变应性鼻炎方案进行治疗效果欠佳，流涕、鼻塞症状仍存在，影响睡眠和工作。转至专科医院处进一步评估后接受皮下注射变应原特异性免疫治疗，已进行免疫治疗起始阶段的治疗一月。

6个月后随访，患者已进行免疫治疗5个月，进入免疫治疗维持阶段，VAS评估：打喷嚏轻度、流清水鼻涕轻度、鼻塞轻度，均较免疫治疗前明显改善，生活质量得到改善。

三、病例分析

1. 病史特点

(1) 患者，男性，25岁，公司职员，反复喷嚏、流涕10年，加重3年，再发8天。

(2) 患者反复打喷嚏、流清涕、鼻塞10年，虽经局部药物治疗后症状能改善，但近3年来症状反复且进行性加重，感觉生活质量下降。

(3) 既往有哮喘病史，父亲有变应性鼻炎病史，否认鼻息肉、鼻窦炎、中耳炎等疾病史。

(4) 体格检查：心、肺和腹部检查无异常体征。双侧下鼻甲肥大黏膜水肿，双侧中鼻甲黏膜苍白水肿，鼻道内可见水样分泌物。

(5) 实验室和辅助检查：RBC $4.5×10^{12}/L$，Hb 124 g/L，WBC $6.5×10^9/L$，N 55.5%，E $0.5×10^9/L$，B 6.4%，PLT $168×10^9/L$。CRP 4 mg/L。血清IgE（外院）：血清总IgE阳性；血清特异性IgE尘螨(IgE)3级，屋尘(IgE)3级，猫毛皮屑(IgE)2级，蟹(IgE)2级。皮肤点刺试验（外院）：屋尘螨(＋＋＋)，粉尘螨(＋＋＋＋)，猫毛(＋＋)，柳树花粉(＋＋)。

2. 诊断和诊断依据

诊断：变应性鼻炎。

诊断依据：患者有反复打喷嚏、流清水样鼻涕、鼻塞症状10年，3年前开始为持续性，中重度，近8天再发。既往有哮喘病史，父亲有变应性鼻炎病史。鼻部查体：双侧下鼻甲肥大黏膜水肿，双侧中鼻甲黏膜苍白水肿，鼻道内可见水样分泌物。外院实验室检查提示血清总IgE阳性；血清特异性IgE尘螨(IgE)3级，屋尘(IgE)3级，猫毛皮屑(IgE)2级，蟹(IgE)2级。皮肤点刺试验（外院）：屋尘螨(＋＋＋

+),粉尘螨(+++),猫毛(++),柳树花粉(++)。考虑患者"变应性鼻炎"诊断明确。

3. **鉴别诊断**

变应性鼻炎主要与非变应性鼻炎和血管运动性鼻炎鉴别。

非变应性鼻炎患者一般有鼻涕倒流、鼻痒喷嚏、流涕、鼻塞等鼻部症状,查体可见鼻黏膜苍白,其鼻分泌物涂片及外周血嗜酸性粒细胞可增多,但血清特异性IgE正常,皮肤点刺试验阴性,无个人及家族病史。该患者有变应性鼻炎家族史,实验室检查提示有过敏原,外周嗜酸性粒细胞未见增多,可除外非变应性鼻炎。

血管运动性鼻炎是鼻黏膜慢性炎症反应之一,一般认为与血管反应性增强有关。喷嚏、流涕、鼻塞等症状与季节性无明显关联但与刺激因素有关(如干冷空气),鼻分泌物涂片及外周血中嗜酸性粒细胞不增多,血清IgE检测阴性,皮肤点刺试验阴性。该病诊断需除外感染性、变应性、结构性鼻炎,本患者有明确的变应原,故可排除。该患者该诊断依据不足。

四、处理方案及基本原则

治疗基本原则:避免接触过敏原;对症药物治疗;对因免疫治疗;中医治疗以及鼻腔冲洗辅助治疗;上述治疗不理想且伴鼻腔解剖异常,功能障碍者在排除禁忌证下可酌情考虑手术治疗。

(1) 避免接触过敏原:是变应性鼻炎的基础治疗,常见的变应原有屋尘螨、宠物毛屑、蟑螂、花粉、真菌等。对未明确过敏原者可进一步完善相关检查明确,或经验性避免可能的过敏原。经过皮肤点刺试验或者特异性IgE检测已明确过敏原者,应注意避免接触。

(2) 药物治疗:根据变应性鼻炎的分类和程度,按病情轻重,循序渐进采用阶梯式治疗方案(见图132-1)。

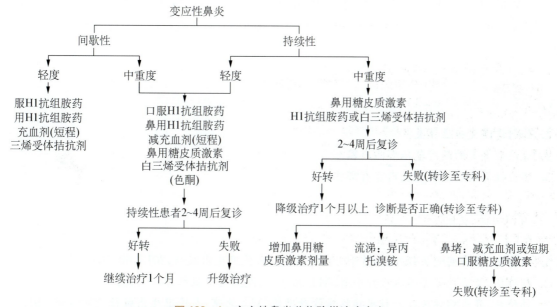

图132-1 变应性鼻炎药物阶梯治疗方案

(3) 免疫治疗:也称变应原特异性免疫治疗,通过对过敏者逐渐增加变应原疫苗剂量,以达到对致敏过敏原的耐受。免疫治疗的途径有皮下注射和舌下含服。例如选择皮下注射疫苗"安脱达",初始阶段的治疗从100 SQ/ml的浓度级,剂量从0.2 ml开始,每周注射1次,一般在15周后达最高的浓度级

100 000 SQ/ml,剂量 1.0 ml;维持阶段的治疗保持剂量不变,逐步延长每次注射的间隔时间至直到最后每 6 周注射 1 次,视疗效连续治疗 2~3 年。总疗程一般不少于 2 年。

(4) 中医治疗:根据患者临床表现辨证施治:肺气虚寒型,治以温补肺脏、散寒通窍,可选辛芩颗粒或玉屏风颗粒;脾气虚弱型,治以健脾利湿、益气通窍,可选参苓白术散或补中益气汤等;肾阳虚型,治以温补肾阳,可选右归饮、肾气丸加减。另外还可配合针灸、穴位敷贴等辅助治疗。

(5) 鼻腔冲洗:用生理盐水清洗鼻腔,可清除聚集在鼻黏液中的污物、病原体、变应原及各种炎性组织,恢复鼻黏膜的功能。

(6) 转诊及社区随访:变应性鼻炎出现以下情况应及时转诊至专科医师处:无法明确变应性鼻炎诊断者;阶梯式药物治疗效果不佳者;合并存在鼻息肉、鼻窦炎需要手术治疗者;合并分泌性中耳炎治疗不彻底者;合并哮喘急性发作期或慢性持续期者;需行特异性免疫治疗者。

变应性鼻炎患者社区随访内容有:鼻部症状可采用视觉模拟量表(VAS)对治疗前后进行临床疗效评定及生活质量改善情况、药物使用情况、个人护理情况(如避免接触变应原、鼻腔冲洗情况)评定等。

五、要点与讨论

变应性鼻炎是在鼻黏膜上发生的变态反应性疾病,普通人群的患病率为 10%~25%。变应性鼻炎按病程分为间歇性(症状发生的天数<4 天/周,或病程<4 周)和持续性(症状发生的天数>4 天/周,或病程>4 周),按严重程度分为轻度(睡眠正常,日常活动、体育和娱乐正常,工作、学习正常,无令人烦恼的症状)和中重度(不能正常睡眠,日常活动、体育锻炼、娱乐等受影响,不能正常工作或学习,有令人烦恼的症状)。间歇性或持续性和严重程度是阶梯方式治疗方案的选择依据。

变应性鼻炎的药物治疗中,鼻用皮质类固醇的临床应用应注意严格执行药物的推荐剂量;减充血剂连续使用不超过 7 天,长期使用将引起药物性鼻炎。

老年变应性鼻炎患者有多项生理机能衰退,并可能同时合并心、脑血管疾病,在药物选择方面应慎重。应注意避免使用口服第一代抗组胺药物和口服减充血剂。老年变应性鼻炎患者不推荐特异性免疫治疗。

六、思考题

1. 如何诊断变应性鼻炎?
2. 变应性鼻炎的治疗包括哪些内容?
3. 变应性鼻炎的健康宣教内容有哪些?

七、推荐阅读文献

1. 田勇泉.耳鼻咽喉头颈外科学[M].8 版.北京:人民卫生出版社,2013:60-63.
2. 韩德民.变应性鼻炎临床诊疗手册[M].北京:人民卫生出版社,2007:122-185.
3. 韩德民.耳鼻咽喉头颈外科疾病临床诊疗思维[M].北京:人民卫生出版社,2009:86-91.
4. 黄选兆,汪吉宝.实用耳鼻咽喉科学[M].北京:人民卫生出版社,2006:255-264.

(冯　洁　易春涛)

案例 133

鼻窦炎

一、病历资料

1. 现病史

患者,男性,63岁,退休工人,因"复鼻塞伴脓涕5年"就诊。患者5年前感冒后出现双侧鼻腔阻塞,左侧尤为明显,伴脓涕。每于感冒后加重,偶有头痛,头痛多发生在额部和颌面部。曾在专科医院诊断为"急性鼻窦炎",给予抗炎对症治疗后症状改善。近2年鼻塞流涕呈持续性,自觉嗅觉稍减退,无血涕,无鼻痒、喷嚏,无耳闷、听力下降。平时自备鼻用激素、鼻用减充血剂、促排痰药物、中成药等对症治疗,今为继续配药来社区卫生服务中心就诊。

2. 既往史

否认哮喘、鼾症、中耳炎等病史,否认高血压、糖尿病、冠心病等疾病史。否认外伤、手术史,否认输血史,预防接种史不详,否认药物、食物过敏史。否认烟酒嗜好,否认有毒有害物质接触史。妻和子女健康。

3. 体格检查

T 36.8℃,P 72次/min,R 20次/min,BP 130 mmHg/68 mmHg。双肺呼吸音清晰,未闻及明显啰音,HR 68次/min,律齐。腹软,未及压痛反跳痛,肝脾肋下未及。外鼻无畸形,鼻前庭皮肤无疖肿、无皲裂,双侧鼻腔黏膜慢性充血,双侧下鼻甲充血肿大,鼻中隔不规则偏曲,可见少量脓性分泌物积聚在左侧中鼻道,鼻道狭窄。间接鼻咽镜见鼻咽部黏膜慢性充血。

4. 实验室和辅助检查

血常规:RBC $4.3×10^{12}$/L, Hb 121 g/L, PLT $178×10^9$/L, WBC $6.8×10^9$/L, N 65.5%, LY 25.4%, MO 6.1%, E 1.6%, B 0.5%。

CRP 5 mg/L。

硬管鼻镜(外院):双侧鼻腔黏膜慢性充血,双侧下鼻甲肥大,中鼻甲稍大,左侧钩突肥大,中、总鼻道内可见黏性分泌物,鼻中隔轻度左偏。

鼻窦 CT(外院):双侧上颌窦、筛窦黏膜增厚,鼻中隔轻度左偏,双侧下鼻甲轻度肥大。

二、诊治经过

初步诊断:慢性鼻窦炎。

诊治经过:全科医师接诊后围绕患者的主诉进一步询问病史,得知患者最早出现鼻塞流涕症状是

5年前,感冒是患者症状加重的诱因,双侧鼻塞伴脓性分泌物,无臭味,无血性分泌物,偶有头痛,多发生在双侧额顶部,鼻塞时头痛加重,嗅觉稍减退。否认喷嚏、流清涕,否认哮喘、鼾症、中耳炎等病史。患者近2年常用鼻用激素、促排痰药物、鼻用减充血剂、中成药等对症治疗,症状可控制。全科医师给予前鼻镜检查,采用视觉模拟量表(visual analogue scale, VAS)进行病情评估,VAS:鼻塞5分;流涕5分;头痛3分;嗅觉减退2分;耳痛/闷胀0分;鼻痒/喷嚏0分。继续配用鼻用激素、促排痰药物、中成药对症治疗,嘱患者自备的鼻用减充血剂连续使用不超过7天,可用生理盐水每日1～2次鼻腔冲洗。必要时到专科医院随访硬管鼻镜。

三、病例分析

1. 病史特点

（1）患者,男性,63岁,退休工人,反复双侧鼻塞伴脓涕5年。

（2）5年前开始进行性出现感冒后鼻塞、脓涕,偶有头痛。近2年鼻塞流涕呈持续性,嗅觉稍减退,无血涕,无鼻痒、喷嚏,无耳闷、听力下降。应用鼻用激素、鼻用减充血剂、促排痰药物、中成药对症治疗,症状可控制。

（3）否认鼻部手术史,否认哮喘、鼾症、中耳炎等病史。

（4）体格检查:心、肺和腹部检查无异常体征。鼻腔黏膜慢性充血,双侧下鼻甲充血肿大,鼻中隔不规则偏曲,可见少量脓性分泌物积聚在左侧中鼻道,鼻道狭窄。鼻咽部黏膜慢性充血。

（5）实验室和辅助学检查:RBC $4.3 \times 10^{12}/L$, Hb 121 g/L, WBC $6.8 \times 10^9/L$, N 65.5%, PLT $178 \times 10^9/L$。CRP 5 mg/L。辅助检查:硬管鼻镜(外院):双侧鼻腔黏膜慢性充血,双侧下鼻甲肥大,中鼻甲稍大,左侧钩突肥大,中、总鼻道内可见黏性分泌物,鼻中隔轻度左偏。鼻窦 CT(外院):双侧上颌窦、筛窦黏膜增厚,鼻中隔轻度左偏,双侧下鼻甲轻度肥大。

2. 诊断和诊断依据

诊断:慢性鼻窦炎。

患者反复双侧鼻塞伴脓涕5年。否认鼻部手术史,否认哮喘、鼾症、中耳炎等病史。鼻部查体:鼻腔黏膜慢性充血,双侧下鼻甲充血肿大,鼻中隔不规则偏曲,可见少量脓性分泌物积聚在左侧中鼻道,鼻道狭窄。鼻咽部黏膜慢性充血。外院硬管鼻镜提示中鼻甲稍大,左侧钩突肥大,中、总鼻道内可见黏性分泌物,未见息肉。外院副鼻窦 CT 提示双侧上颌窦、筛窦黏膜增厚。根据病史、体征和辅助检查考虑患者"慢性鼻窦炎"诊断成立。

3. 鉴别诊断

慢性鼻窦炎主要与慢性鼻炎和鼻腔鼻窦肿瘤鉴别。

（1）**慢性鼻炎**:多见双侧交替性鼻塞,下鼻甲病变为主,中鼻道、嗅裂处一般无脓涕,无息肉形成,鼻窦检查阴性。

（2）**鼻腔鼻窦肿瘤**:慢性鼻窦炎伴鼻息肉者需与鼻腔鼻窦肿瘤的鉴别,特别慢性鼻窦炎患者病情迁延不愈时,全科医生要考虑到该可能。一般鼻腔鼻窦肿瘤可见单侧进行性鼻塞,反复少量鼻出血或血性脓涕伴有臭味,有头痛、头胀,局部检查可见鼻腔内新生物,确诊需病理。

四、处理方案及基本原则

1. 治疗基本原则

对于慢性鼻窦炎不伴息肉型患者以药物治疗为主,药物治疗无效可考虑手术治疗。对于慢性鼻窦炎伴息肉型患者或者鼻腔解剖结构异常(如严重鼻中隔偏曲)患者首选手术治疗。

(1) 药物治疗:①鼻内糖皮质激素:具抗炎、抗水肿作用,按推荐剂量使用,疗程不低于12周;②大环内酯类药物:14元环大环内酯类药物具有抗炎和免疫调节作用,主要用于非变应性慢性鼻窦炎患者,推荐小剂量(即常规剂量的1/2)口服,如克拉霉素0.125 g(常规剂量0.25 g),每日1次,疗程不低于12周;③抗菌药物:慢性鼻窦炎伴急性感染时可常规剂量应用抗菌药物治疗,疗程不超过2周;④黏液溶解促排剂:促进黏液排出和改善鼻腔鼻窦生理功能;⑤抗过敏药物:对伴有变应性鼻炎和(或)哮喘的患者使用,可选口服或鼻用抗组胺药物(如口服抗组胺药物开瑞坦,10 mg,每日1次,鼻用抗组胺药物氮卓斯汀鼻喷雾剂,每鼻孔2喷/次,每日2次)、口服白三烯受体拮抗剂(如孟鲁司特,10 mg,每日1次),疗程不低于4周;⑥减充血剂:不推荐常规使用,持续性严重的鼻塞可短期使用,疗程小于7天。

(2) 中医药治疗:根据患者的病情辨证施治:肺经风热型,治以疏风清热,可选银翘散。胆腑郁热型,治以清胆泻热,利湿通窍,可选龙胆泻肝汤、鼻窦炎口服液、藿胆滴丸。脾胃湿热型,治以清热利湿,化浊通窍,可选甘露消毒丹。肺气虚型,治以补益肺气,益气通窍,可选温肺止流丹。脾气虚型,治以健脾益气,利湿通窍,可选参苓白术散。也可辅助针灸、推拿、敷贴等治疗。

(3) 鼻腔冲洗:鼻腔冲洗可清除鼻腔内分泌物,有助于鼻腔的通气和引流,是治疗慢性鼻窦炎的有效手段,也是鼻内镜术后辅助治疗的常用方法。

(4) 手术治疗:根据手术适应症转诊至专科医师处进行鼻腔、鼻窦手术。功能性内镜鼻窦手术是慢性鼻窦炎外科治疗的主要手术方式。

2. 转诊及社区随访

慢性鼻窦炎遇到以下情况时应转诊至专科医师处:诊断不明确者;不伴息肉型药物治疗病情未控制者;伴息肉型需要手术治疗者;难治性鼻窦炎患者;并发眶内或颅内并发症者;怀疑或已证实的真菌性鼻窦炎患者;术后疗效评定需专科检查者;综合治疗1年病情部分控制或未控制者;合并多种疾病无法确诊者或治疗效果不佳者。

慢性鼻窦炎患者社区随访内容有:针对鼻塞、流脓涕、头痛、嗅觉减退等症状,采用视觉模拟量表(VAS)对药物治疗、鼻腔冲洗辅助治疗前后进行临床疗效评定。鼻内镜术后的随访也是慢性鼻窦炎治疗流程中非常重要的环节,接受鼻内镜手术治疗的患者还应定期至专科医师处随访进行疗效评定,近期疗效评定不少于3月,远期疗效评定不少于1年。

五、要点与讨论

鼻窦黏膜与鼻腔黏膜相连续,各窦口彼此毗邻,鼻腔的炎症可累及鼻窦黏膜,一窦发病可累及他窦。由于窦口小,鼻道狭窄曲折等解剖特点可使窦口及邻近鼻道的引流和通气障碍,最终造成鼻腔鼻窦黏膜的慢性炎症改变。由于鼻炎和鼻窦炎的发病机制和病理生理过程相同且相辅相成,鼻炎和鼻窦炎统称为"鼻-鼻窦炎",学界正趋向于将"鼻窦炎"的病名改为"鼻-鼻窦炎"。

慢性鼻窦炎的头痛常表现为钝痛和闷痛,鼻塞时头痛加重,多白天重夜间轻。前组鼻窦炎者疼痛部位多在前额部,后组鼻窦炎者疼痛部位多在枕部。

伴有息肉的慢性鼻窦炎单纯保守治疗疗效甚微,首选手术治疗。功能性鼻内镜手术使窦口及邻近鼻道保持通畅,满足引流和通气的功能,达到治疗的目的。

抗炎与抗感染是两个不同的概念。研究显示14元环大环内酯类类药物(主要有红霉素、罗红霉素、克拉霉素)具有抗炎和免疫调节作用。对于非变应性不伴息肉的慢性鼻窦炎患者长期(大于12周)小剂量(常规剂量的1/2)应用是发挥该类药物的抗炎作用,但长期使用(4~6周)应随访肝功能。对于慢性鼻窦炎合并急性感染时短期(疗程不超过2周)常规剂量应用抗菌药物是发挥药物的抗感染作用,推荐首选抗菌药物为阿莫西林+克拉维酸钾、二代头孢菌素类抗菌药物,也可以选择大环内酯类或喹诺酮类。

六、思考题

1. 慢性鼻窦炎有哪些诊断要点?
2. 慢性鼻窦炎的社区转诊及随访有哪些内容?
3. 慢性鼻窦炎的治疗包括哪些方面?

七、推荐阅读文献

1. 田勇泉. 耳鼻咽喉头颈外科学[M]. 8版. 北京:人民卫生出版社,2013:76-92.
2. 韩德民. 耳鼻咽喉头颈外科疾病临床诊疗思维[M]. 北京:人民卫生出版社,2009:92-111.
3. 黄选兆,汪吉宝. 实用耳鼻咽喉科学[M]. 北京:人民卫生出版社,2006:208-220.

(冯 洁 易春涛)

案例 134 扁桃体炎

一、病历资料

1. 现病史

患者,男性,28岁,公司职员,因"反复咽痛、发热4年,复发2天"就诊。患者4年前开始每年发作一次咽痛伴发热,多于感冒或劳累后出现,给予抗感染及对症治疗后症状可消失。2天前因受凉后出现咽痛,咽痛为双侧烧灼痛,吞咽时疼痛明显,伴发热、寒战,体温最高38.5℃,并有头痛、乏力症状。无咳嗽、咳痰,无鼻塞、耳痛,无声音嘶哑,无心慌、胸闷、气急等。为进一步诊治,遂至社区卫生服务中心就诊。

2. 既往史

否认中耳炎、慢性鼻炎病史,否认糖尿病、冠心病、反流性食管炎等疾病史,否认家族遗传性疾病史。否认外伤、手术史,否认输血史,按计划预防接种,否认药物、食物过敏史。否认烟酒嗜好,否认有毒有害物质接触史。已婚,妻子体检,未育。

3. 体格检查

T 37.8℃,P 86次/min,R 21次/min,BP 138 mmHg/80 mmHg,急性面容,精神可,双侧颌下淋巴结肿大、压痛。无皮疹、黄疸,无贫血貌。双肺呼吸音清晰,未闻及明显啰音,HR 78次/min,律齐,各瓣膜区未闻及杂音。腹软,未及压痛反跳痛,肝脾肋下未及,肝区、肾区未及叩痛。四肢活动可,未见水肿。

专科检查:口咽部黏膜弥漫性充血,扁桃体及两腭弓充血明显,双侧扁桃体Ⅱ度,双侧扁桃体表面白色点状分泌物覆盖。间接喉镜下:喉黏膜充血,会厌光滑无肿大,声带浅红色,运动可,闭合佳,声门窥及不全。间接鼻咽镜:鼻咽部黏膜光滑对称。

4. 实验室和辅助检查

血常规:RBC 4.8×10^{12}/L,Hb 151 g/L,PLT 183×10^9/L,WBC 10.5×10^9/L,N 79%,LY 22%,MO 6.1%,E 1.7%,B 0.5%。

CRP 50 mg/L。

二、诊治经过

初步诊断:慢性扁桃体炎急性发作。

诊治经过:全科医师接诊后,仔细询问病史了解到患者既往发病情况。无鼻窦炎、中耳炎、胃食管反流、血尿等病史,此次2天前再发,无明显心肺、腹部异常。结合病史、体格检查,考虑诊断慢性扁桃体炎急性发作。询问患者无青霉素过敏史,既往应用青霉素治疗效果明显。青霉素皮试阴性后,给予青霉素抗感染,复方氯已定漱口水漱口,银翘片清热解毒对症治疗。嘱患者注意休息,多饮水,进食流质饮食。经抗感染治疗一周后,患者体温恢复正常,咽痛症状消失。

三、病例分析

1. 病史特点
(1) 男性,28岁,咽痛伴发热2天。
(2) 2天前因受凉后出现咽痛,吞咽时疼痛明显,伴发热、头痛、乏力,无气道梗阻症状。
(3) 近4年每年发作1次,每次发作多有感冒或劳累等诱因,以咽烧灼痛伴发热为主要症状,经门诊抗感染治疗症状可消失。否认中耳炎、慢性鼻炎等病史。
(4) 体格检查:T 37.8℃,P 86次/min,R 21次/min,BP 138 mmHg/80 mmHg,急性面容,精神可,双侧颌下淋巴结肿大、压痛。心、肺、腹部和四肢检查无异常体征。口咽部黏膜弥漫性充血,扁桃体及两腭弓充血明显,双侧扁桃体Ⅱ度,双侧扁桃体表面白色点状分泌物覆盖。间接喉镜下:喉黏膜充血,会厌光滑无肿大,声带浅红色,运动可,闭合佳,声门窥及不全。间接鼻咽镜:鼻咽部黏膜光滑对称。
(5) 实验室和辅助学检查:RBC 4.8×10^{12}/L,Hb 151 g/L,WBC 10.5×10^9/L,N 79%,PLT 183×10^9/L。CRP 50 mg/L。

2. 诊断和诊断依据
诊断:慢性扁桃体炎急性发作。
患者既往4年每年发作一次咽痛伴发热,近2日再发。体格检查急性病面容,双侧颌下淋巴结肿大、压痛,口咽部黏膜弥漫性充血,扁桃体及两腭弓充血明显,双侧扁桃体Ⅱ度,双侧扁桃体表面白色点状分泌物覆盖。实验室检查显示白细胞、中性粒细胞比例、CRP增高,提示细菌感染。根据病史、体检、实验室检查,考虑患者"慢性扁桃体炎急性发作"诊断成立。

3. 鉴别诊断
急性发作扁桃体炎需要与咽白喉、溃疡膜性咽峡炎、血液病引起的咽峡炎鉴别。
(1) 咽白喉:多见于小儿,咽痛轻,灰白色假膜常超出扁桃体范围,假膜不易擦除,强剥易出血,颈部淋巴结时有肿大呈"牛颈"状。多伴低热,面色苍白,精神萎靡、脉搏微弱。血常规白细胞一般无变化,血涂片查得"白喉杆菌"可诊断。该患者目前依据不足。
(2) 溃疡膜性咽峡炎(樊尚咽峡炎):多见单侧咽痛,一侧扁桃体可见灰色或黄色假膜覆盖,擦去后可见下面有溃疡,牙龈也可见类似病变。患侧颈部淋巴结可见肿大,全身症状轻,血常规白细胞稍增多,血涂片可见"梭形杆菌及樊尚螺旋体",该患者症状与此不符,可排除。
(3) 白血病性咽峡炎:一般无咽痛,早期可见一侧扁桃体浸润肿大,继而表面坏死,灰白色假膜覆盖,可常伴有口腔黏膜肿胀、溃疡或坏死,全身淋巴结可及肿大,急性期可见体温升高,早期出现全身性出血、衰竭,血液学检查可见白细胞增多,分类以原始白细胞和幼稚白细胞为主,血涂片阴性或找到一般细菌。该患者症状不符,可不考虑。

四、处理方案及基本原则

1. 处理方案
急性发作扁桃体炎患者有气道梗阻或一般情况较差者应及时转诊治疗,无呼吸道梗阻、一般情况较好的患者可行以下治疗:

(1) 一般治疗：注意休息，多饮水，进流质饮食，加强营养，保持大便通畅。高热或咽痛较剧烈时，可口服解热镇痛药对症处理。病毒性感染者可适当隔离。

(2) 抗生素应用：是主要治疗方法，首选青霉素（成人静脉滴注，每日200～2 000万IU，分2～4次给药）。如治疗2～3天后无效，可改用其他抗生素。根据病情轻重采用不同的给药途径。病情程度较重时还可酌情使用糖皮质激素。

(3) 局部治疗：可采用漱口水漱口，咽部涂药、含片、雾化吸入等方式。

(4) 中医中药：根据病情辨证施治，内有痰热，外感风火者，治以疏风清热，消肿解痛，可选用银翘解毒片或清咽滴丸。

(5) 手术治疗：本病如反复发作，或已有并发症者，可在急性炎症消退后实施扁桃体切除。

2. 转诊及社区随访

急性发作扁桃体炎遇到以下情况应转诊至专科医院：合并存在急性会厌炎者；有气道梗阻情况者；一般情况较差需紧急处理者；怀疑为全身性疾病或恶性疾病需要进一步明确者；需专业器械处理者（如并发扁桃体周围脓肿需切排引流）；治疗效果不佳或病人不配合治疗者。

急性发作扁桃体炎可局部并发扁桃体周围脓肿，引起急性中耳炎、急性鼻炎及鼻窦炎、急性淋巴结炎、急性喉炎、咽旁脓肿等疾病，也可引起全身各系统疾病，如急性风湿热、心肌炎、急性肾炎、急性关节炎、急性骨髓炎等。急性扁桃体炎反复发作或因扁桃体隐窝引流不畅，窝内细菌、病毒滋生感染可演变为慢性扁桃体炎。随访中除了观察局部症状，还需关注有无局部及全身并发症的可能，是否符合手术治疗的指征，必要时及时转诊。

预防扁桃体炎发作的健康宣教内容有：合理饮食，多饮水，加强锻炼，增强体质和抗病能力；开窗通风，保持室内清洁；保持良好的情绪；戒烟酒，合理用嗓，保持咽部、口腔清洁。

五、要点与讨论

咽痛主诉的患者，要明确是口咽部的原发疾病，还是其他疾病在咽部的表现，一般通过详细的病史询问、病情观察、体格检查和辅助检查可明确诊断，诊断不明时应及时转诊。中老年患者的咽痛特别要注意是否有消化系统疾病、扁桃体肿瘤或其他恶性疾病。

对可能造成呼吸道梗阻的情况，如合并急性会厌炎，需特别引起重视。会厌发生急性炎症时可引起会厌肿胀，且肿胀到一定程度可堵塞呼吸道导致窒息甚至死亡。有可能发生此种情况时要及时告知患者及家属病情的严重性，同时密切观察病情，及时转诊。

扁桃体作为一个免疫器官，有其正常生理功能，特别是对于儿童而言，手术摘除应慎重，必须严格掌握手术适应症：①慢性扁桃体炎反复急性发作（≥3次/年）或多次伴发扁周脓肿；②妨碍吞咽、呼吸及发声功能的过度扁桃体肥大；③扁桃体病灶引起风湿热、肾炎、关节炎、风湿性心脏病者；④因肥大的扁桃体组织影响咽鼓管功能造成分泌性中耳炎，保守治疗无效者；⑤白喉带菌者保守治疗无效者；⑥各种扁桃体良性肿瘤。

急性炎症期不宜实施手术，需等炎症消退2～3周后再行扁桃体切除。扁桃体的血供丰富，如果采取手术治疗，为减少手术风险，需排除造血系统及凝血机制障碍等情况，妇女应避免月经期或月经前期，其他手术禁忌证需至专科医师处进一步检查评估。

六、思考题

1. 什么情况下急性扁桃体炎患者要转诊？
2. 急性扁桃体炎患者如何治疗？

3. 社区医生如何对扁桃体炎患者进行健康宣教?

七、推荐阅读文献

1. 祝墡珠. 全科医师临床实践[M]. 北京:人民卫生出版社,2013:242-247.
2. 韩德民. 耳鼻咽喉头颈外科疾病临床诊疗思维[M]. 北京:人民卫生出版社,2009:161-163.
3. 田勇泉. 耳鼻咽喉头颈外科学[M]. 8版. 北京:人民卫生出版社,2013:130-134.
4. 黄选兆,汪吉宝. 实用耳鼻咽喉科学[M]. 北京:人民卫生出版社,2006:361-371.

(冯　洁　易春涛)

案例 135
神经性耳聋

一、病历资料

1. 现病史

患者,女性,66岁,退休工人,因"双耳听力下降伴耳鸣4年"就诊。患者4年前开始出现接听电话听不清楚,看电视或听广播需要大音量情况,偶伴双耳间歇性蝉鸣声,无眩晕,无恶心呕吐,无明显耳痛,无脓性分泌物。3年前曾至上级医院耳鼻咽喉科就诊,查"纯音听阈电测试"示"双耳中度感音神经性耳聋",查声导抗示"双耳鼓室A型",考虑"双耳感音神经性耳聋",给予银杏叶胶囊、甲钴胺片对症治疗。近2月患者自觉听力仍有下降,伴双耳非搏动性蝉鸣声,白天晚上持续存在,夜间或安静环境下更明显,患者间断使用活血化瘀、营养神经药物对症支持治疗效果不佳,今为进一步诊治来社区卫生服务中心就诊。

2. 既往史

否认高血压、糖尿病、高血脂等疾病史,否认甲状腺疾病、颈椎病史,否认头部外伤史,否认先天听力下降史,否认家族遗传性疾病史,否认噪声暴露工作史。否认药物过敏史,否认特殊药物使用史。无烟、酒嗜好,睡眠欠佳。父母已故,妻子体健,子女体健。

3. 体格检查

T 37℃,P 70次/min,R 20次/min,BP 128 mmHg/72 mmHg,神志清楚,步态协调,双侧瞳孔等大等圆,对光反射灵敏。双肺呼吸音清晰,未闻及明显啰音,HR 68次/min,律齐。腹软,未及压痛反跳痛,肝脾肋下未及。四肢活动可,未见水肿。

专科检查:面部无异常,未查及眼震,双侧耳廓无畸形,无牵拉痛,双侧外耳道干燥,皮肤未见红肿,鼓膜完整,标志清。

4. 实验室和辅助检查

血常规:RBC 4.8×10^{12}/L,Hb 126 g/L,PLT 188×10^9/L,WBC 6.5×10^9/L,N 55.5%,LY 21%,MO 6.1%,E 0.6%,B 0.5%。

音叉试验C256:提示双耳感音神经性聋。

纯音听阈电测听(3年前,外院):双耳中度感音神经性耳聋。

声导抗(3年前,外院):双耳鼓室图"A"型。

二、诊治经过

初步诊断:双耳感音神经性耳聋。

诊治经过：全科医师接诊后详细询问患者听力下降的特点、诱因，伴随耳鸣的特点，并询问患者既往有无头部外伤、耳毒性药物使用史等。患者对自己的症状很担心，全科医师对患者的担心表示理解并给予安慰，同时对患者进行相关体格检查、耳镜检查、音叉试验，查看患者专科医院的检查报告。评估患者目前的耳聋分级为：双耳中重度耳聋。耳鸣的评估：响度2级，严重程度中度。耳鸣为双耳持续高调（蝉鸣声），音叉试验提示双耳感音神经性耳聋。综合以上资料帮助患者寻找耳聋及耳鸣的原因。根据外耳的检查可排除外耳道异物、耵聍、慢性中耳炎等情况引起的耳鸣，无眩晕可排除梅尼埃病引起的耳鸣，无单侧搏动性耳鸣可排除颈静脉球体瘤引起的耳鸣，无耳毒性药物使用史可排除药物性因素。患者睡眠欠佳，详细追问病史得知患者6年前起入睡较困难，睡眠不深，易早醒，一天睡眠3~5 h左右。考虑睡眠不足可能为耳鸣诱因或加重因素。给予患者继续使用银杏叶提取物、甲钴胺等药物对症，加用安神助睡眠的中成药改善睡眠。建议患者定期随访，如突发一侧或双侧耳聋应及时至上级专科医院就诊确诊突发耳聋的程度和性质，采取积极对症治疗以挽救听力，如耳聋进行性加重影响交流或耳鸣无改善影响日常生活，可至上级医院完善双中耳、内耳、乳突CT，头颅MRI等相关检查，进一步排除听神经瘤、小脑脑桥角占位等病变可能。如排除器质性疾病，结合患者年龄可考虑为老年性神经性耳聋，必要时可选配助听器。

三、病例分析

1. 病史特点

（1）女性，66岁，双耳听力下降伴耳鸣4年。

（2）患者4年前起感接听电话听不清楚，电视或广播的音量声很大才能听见，偶伴双耳间歇性蝉鸣声，3年前曾至上级医院专科就诊，考虑"双耳感音神经性耳聋"，给予活血化瘀、营养神经药物对症治疗。近2月仍有听力下降及双耳蝉鸣声，白天晚上持续存在，夜间或安静环境下更明显，耳鸣非搏动性。

（3）睡眠欠佳6年，表现为睡眠不深，易早醒，一天睡眠3~5 h左右。否认头部外伤、耳毒性药物使用及噪声暴露史，否认家族遗传性疾病史。

（4）体格检查：面部无异常。未查及眼震。双侧耳廓无畸形，无牵拉痛，双侧外耳道干燥皮肤未见红肿，鼓膜完整，标志清。

（5）实验室和辅助学检查：血常规无异常；音叉试验提示双耳感音神经性聋；纯音听阈电测听（3年前）：双耳中度感音神经性耳聋；声导抗（3年前）：双耳鼓室图"A"型。

2. 诊断和诊断依据

诊断：双耳感音神经性耳聋。

诊断依据：患者4年前起感接听电话听不清楚，看电视或听广播需要大音量，偶伴双耳间歇性蝉鸣声，3年前曾至上级医院专科就诊，给予活血化瘀、营养神经药物对症治疗。近2月听力仍有下降，双侧高调耳鸣持续存在。目前患者双耳中重度耳聋。耳鸣响度2级，严重程度中度。音叉试验提示双耳感音神经性耳聋。专科查体未见前庭功能障碍体征，外耳道未见异常，鼓膜完整，标志清。外院辅助检查纯音听阈电测听示"双耳感音神经性耳聋"，声导抗示双耳鼓室图"A"型。根据病史、症状、体征及辅助检查，考虑患者"双耳感音神经性耳聋"诊断成立。

3. 鉴别诊断

患者的耳聋耳鸣症状需与传导性耳聋、颈静脉球体瘤鉴别。

（1）**传导性耳聋**：常见于外耳道异物、耵聍栓塞、胆脂瘤；外伤累及中耳、鼓膜外伤、听骨链中段；急慢性化脓性中耳炎、急慢性分泌性中耳炎等。对应的专科查体可见外耳道异物或耵聍堵塞，或鼓膜有外伤穿孔，或化脓穿孔，或鼓室积液表现等。声导抗可见平坦型或负压型，音叉试验和纯音测听可提示传导性耳聋，CT检查也可协助诊断。该患者结合病史、专科检查可排除传导性耳聋。

(2) **颈静脉球体瘤**：多见于中年女性患者，症状可见单侧与脉搏一致的搏动性耳鸣，长期传导性耳聋病史，查体可见鼓膜呈深红色或蓝色，或伴耳内出血，或外耳道内可见触之易出血的息肉样或肉芽组织。颈内静脉孔断层摄片、CT、MRI 及 DSA 等可确诊。该患者病史与此不符，依据不足。

四、处理方案及基本原则

耳聋患者的处理包括：对突发性耳聋患者以积极恢复听力为原则，转诊至专科医院进行专科评估后制定治疗方案，对原因不明的耳聋应积极寻找病因对因治疗，此外包括药物对症治疗，个性化综合治疗，生活指导。

1. 处理方案

（1）病因治疗：去除诱因，避免耳毒性药物，降低噪声刺激。针对病因如感染、高血压病、糖尿病等的治疗。该案例中，患者睡眠不佳可能是诱因之一，应积极改善睡眠质量。

（2）药物治疗：常用的药物有血管扩张剂（如西比灵（每晚 1 粒，疗程小于 2 月）、敏使朗（6～12 mg，每日 3 次，饭后口服）、丹参注射液（10～20 ml 用 5％葡萄糖注射液 100～500 ml 稀释后使用，每日 1 次，疗程小于 2 周）、长春西汀注射剂（20 mg 加入到适量的 5％葡萄糖或 0.9％氯化钠注射液中缓慢滴注，每日 1 次）、降低血液黏稠度和溶解血栓的药物（如活血通脉胶囊（2～4 粒，每日 3 次）、注射用血塞通（一次 200～400 mg 以 5％或 10％葡萄糖注射液 250～500 ml 稀释后缓慢滴注，每日 1 次，15 天为一疗程，停药 1～3 天后可进行第二疗程）、银杏叶片（2 片，每日 3 次）、神经营养药物（如甲钴胺片 0.5 mg，每日 3 次）、改善内耳代谢（茴拉西坦 0.1～0.2 g，每日 3 次，疗程 4～8 周），必要时加用糖皮质激素等。一般选用 1～2 种，注意药物使用的禁忌证。

（3）个性化综合治疗：对合并耳鸣者进行耳鸣的综合治疗和心理治疗；药物治疗无效者可选配助听器；对合适的耳聋患者可根据适应症植入人工耳蜗。

（4）生活指导：包括对患者及患者家属的教育与指导，例如如何正确选配助听器、如何对助听器进行保养，如何与耳聋患者交流等。

2. 转诊及社区随访

全科医师在社区遇到以下耳鸣或耳聋情况时应及时转诊：怀疑或已证实的突发性耳聋者；患有中耳疾病伴耳聋者，尤其是儿童；严重或复杂的听觉系统疾病引起的耳鸣需要进一步检查者；严重或复杂的其他系统疾病引起的耳鸣，如鼻咽癌、甲状腺疾病、中枢神经或血管性疾病者；伴有严重心理障碍需要心理治疗者；耳鸣药物治疗效果不佳或需要选配助听器、人工耳蜗植入者；不能明确原因的耳聋。

耳聋伴耳鸣患者社区随访的内容有：耳聋、耳鸣的性质、程度，伴随的症状（是否伴随眩晕、头痛、耳痛等），必要的全身检查、专科检查和辅助检查，是否需要转诊治疗等。同时应做好预防耳聋、耳鸣的健康宣教；清除耳内异物；避免耳毒性药物的使用；戒烟限酒；合理饮食；对儿童还应尽早进行听力筛查。

五、要点与讨论

耳聋患者的病史采集对耳聋的诊断十分重要，病史询问要点包括诱因、症状表现、伴随症状、疾病进程、加重及缓解因素、既往史、家族史等。

耳聋按照病变部位可分为传导性耳聋、感音神经性耳聋和混合性耳聋。感音神经性耳聋如病变部位在耳蜗，称为感音性耳聋或耳蜗性聋。感音神经性耳聋如病变部位在耳蜗以后的部位，称为神经性耳聋或蜗后聋。

病史询问中应特别注意患者有无耳毒性药物使用史。目前常见的具有耳毒性的药物包括氨基糖苷类药物(阿米卡星、庆大霉素、链霉素、妥布霉素)、利尿剂(呋塞米、依他尼酸)、化疗药物(卡铂)、水杨酸类药物(阿司匹林)、抗疟药(奎宁)、麻醉药及化学物质铜、磷、砷、苯和酒精等。临床使用时应严格掌握适应证,避免一线应用或预防性应用耳毒性药物。如遇到必须使用时应避免大剂量、长时间使用,可加用维生素 B_1、维生素 B_2、维生素 A、腺苷三磷酸保护内耳末梢感受器或丹参注射液、低分子右旋糖酐等改善微循环,也可选用具清肝泻火、解毒通窍、养血平肝作用的中成药如补中益气丸、人参归脾丸等配合治疗。对接受耳毒性药物治疗者还要经常询问是否出现眩晕、耳鸣等先兆症状,有条件者治疗前进行听力及前庭功能检查,用药后复查。

期望改善语音交流能力的有残余听力的耳聋患者,在药物或手术治疗无效,病情稳定后可选配助听器。一般中度听力损伤者使用助听器后获益最大。选配助听器应该在耳科医师和有助听器验配资质的听力师指导下选择合适的助听器,患者选配前首先应进行双耳的医学评估,排除助听器验配禁忌证。对于极重度及全聋且经过专科检查和评价的患者,可选择植入人工耳蜗,以帮助获得听力,获得或保持语言功能。

六、思考题

1. 接诊耳聋患者,询问病史时需要注意什么?
2. 耳毒性的药物有哪些?
3. 关于耳聋患者选配助听器应注意什么?

七、推荐阅读文献

1. 祝墡珠.全科医师临床实践[M].北京:人民卫生出版社,2013:251-263.
2. 韩德民.耳鼻咽喉头颈外科疾病临床诊疗思维[M]北京:人民卫生出版社,2009:48-58.
3. 田勇泉.耳鼻咽喉头颈外科学[M].北京:人民卫生出版社,2013:353-367.
4. 黄选兆,汪吉宝.实用耳鼻咽喉科学[M].北京:人民卫生出版社,2006:985-1037.

(冯　洁　易春涛)

案例 136

焦虑症

一、病历资料

1. 现病史

患者,女性,31岁,因"反复发作性胸闷、心悸1月"就诊。患者1月前受凉后出现发热、咳嗽并全身酸痛,前去就诊途中被出租车司机拒载,与司机发生口角。患者即刻出现胸闷、心悸及四肢发麻,自己感到"心脏病发了",惊恐万分,就近至某综合医院急诊。血常规、电解质、心肌酶谱未见异常;心电图提示窦性心动过速,HR 115次/min,T 波倒置,医生诊断为"病毒性心肌炎待排",予补液支持治疗,1 h后患者症状缓解。此后,患者无明显诱因下反复出现发作性胸闷、心悸,伴强烈的濒死感,无胸痛,无头晕、黑矇,无恶心、呕吐,每次发作症状持续半小时以上。患者多次在综合性医院急诊,心电图示窦性心动过速,血常规、电解质、甲状腺功能、心肌酶谱均未见异常,予静脉补液后症状可迅速缓解。类似症状每1~2天发作1次,甚至1天之内出现2次,患者对先前的"心肌炎"诊断和治疗提出质疑,多次前往心内科就诊,行心肌酶谱、24 h动态心电图、运动平板、心脏彩超等检查,均未见异常。近1周,患者出现入睡困难、食欲减退,担心自己"心脏要出大问题",遂至社区医院就诊,要求补液治疗。

2. 既往史及家族史

既往体健。否认慢性疾病史和传染病史。否认烟酒等不良嗜好。丈夫和一子健康,父母均患高血压。

3. 体格检查

T 36.8℃,P 92次/min,R 22次/min,BP 120 mmHg/80 mmHg。体格检查无异常发现。

4. 精神检查

意识清,接触主动,思维顺畅,对健康状况较多担心,诉"每次发作时都觉得快要死了,不发的时候又提心吊胆,不知道什么时候再次发作",表情忧虑,情绪紧张、焦虑,语速快,求治欲望强烈。

5. 实验室和辅助检查

血常规、血糖、肝、肾功能、电解质、甲状腺功能均正常。
心电图:正常。

二、诊治经过

初步诊断:惊恐障碍。

诊治经过：全科医生仔细询问了患者的病史和近期的工作、家庭生活情况，是否有过度疲劳、生活压力过大等情况，发现患者目前的生活和工作都较为平顺，没有重大生活事件的应激。但患者的舅舅1年前突发心肌梗死，抢救无效死亡。此后，患者对心脏疾病较为恐惧。鉴于此，全科医生先表达了对患者躯体不适及由此带来苦恼的理解；然后肯定地告诉患者，她的心脏目前没有器质性病变，其心血管系统症状是植物神经功能紊乱的表现；最后，在患者的知情同意下将其转诊到上级医院的心理科门诊。专科医生诊断患者系惊恐障碍，嘱其服用帕罗西汀10 mg qd，1周后加至20 mg qd，早餐后顿服；睡前服用唑吡坦10 mg，以改善睡眠。

1月后，患者至全科门诊随访，症状明显好转，胸闷、心悸偶有发作，频率不超过1次/周，焦虑情绪明显改善，食欲、夜眠可。全科医生建议其继续服用帕罗西汀20 mg qd，唑吡坦则可逐渐减量至停用。同时，对患者加强疾病教育，嘱其注意劳逸结合，坚持每天体育锻炼；并给患者讲解了渐进性肌肉放松训练的方法和注意事项，嘱其回家后每天练习。考虑到规范化治疗至少持续9个月，全科医生反复叮嘱患者切勿擅自停药或减药，每月定期至心理专科随访。

三、病例分析

1. 病史特点
（1）女性，31岁，反复发作性胸闷、心悸1月。
（2）既往体健，无吸烟、饮酒等不良嗜好，无运动习惯。
（3）体格检查：心、肺和腹部以及神经系统检查无异常体征。
（4）精神检查：意识清，接触主动，思维顺畅，对健康状况较为担心，诉"每次发作时都觉得快要死了，不发的时候又提心吊胆，不知道什么时候再次发作"，语速快，表情忧虑，情绪紧张焦虑，求治欲望强烈，有自知力。
（5）实验室和辅助检查：
血常规、血糖、肝、肾功能、电解质、心肌酶谱、甲状腺功能均正常。
心电图：窦性心动过速。
24 h动态心电图、运动平板试验、心脏彩超均未见异常。

2. 诊断和诊断依据
诊断：惊恐障碍。
根据国际疾病分类第10版（ICD-10）诊断标准，惊恐障碍的诊断依据：1个月内至少有3次惊恐发作，每次不超过2 h；发作时明显影响日常活动；两次发作的间歇期，除害怕再发作外，没有明显症状。并具有以下特点：
（1）发作的情境中没有真正的危险。
（2）并不局限在已知或可预料的情境中。
（3）在惊恐发作间歇期几乎无焦虑症状（尽管常会担心下次发作）。
（4）不是由于生理疲劳、躯体疾病（如甲状腺功能亢进）或物质滥用的结果。
此患者完全符合以上诊断标准。

3. 鉴别诊断
首先进行常规医疗评估，排除躯体疾病引起的焦虑症状（如心脏病、甲亢）。表136-1简要列出了惊恐发作和心脏病发作的鉴别。

表136-1 惊恐发作和心脏病发作的鉴别

症状	心脏病发作	惊恐发作
胸痛的性质	压迫、发闷或紧缩性,也可有烧灼感,非针刺或刀扎样锐性痛	感到锋利、剧烈的疼痛
胸痛的部位	主要在胸骨体中段或上段之后,可波及心前区;常放射至左肩、左臂内侧达无名指和小指,或至颈、咽或下颌部	可位于整个心前区,多无放射痛
诱因	常由体力劳动或情绪激动(如愤怒、焦急、过度兴奋等)所诱发,饱食、寒冷、吸烟、心动过速、休克等亦可诱发	可在活动后出现,也可在静息状态下出现
加重或缓解因素	一般在停止原来诱发症状的活动后即可缓解;舌下含用硝酸甘油也能在数分钟内使之缓解	呼吸或按压胸口常会加重疼痛
疼痛持续时间	在3～5 min内渐消失	一般5～20 min可自行缓解
刺麻感	如有刺麻感常出现在左上肢	可出现在全身
呼吸	不会造成过度换气	过度换气是常见的惊恐反应

注意:如果在心脏病发作后出现惊恐,患者也会感到气短,这种情况下,过度换气是惊恐的症状而不是心脏病发作。

本例患者曾拟诊为"心肌炎",但临床表现、体格检查、实验室和辅助检查均无客观证据支持。此外,根据检查资料也基本排除甲状腺功能亢进、甲状旁腺功能亢进、心律失常、冠状动脉供血不足、嗜铬细胞瘤、低血糖症、药物戒断或酒精戒断症状等。

惊恐发作可同时出现在其他恐惧症中,如社交恐惧症(当向一群人讲话时)或特定的恐惧症(如看到蜘蛛时)。在这些恐惧障碍中惊恐发作是可以预测的,其仅发生于特定的刺激或情境中。这种情况就不属于惊恐障碍,只有不可预测的惊恐发作才能诊断为惊恐障碍。

在抑郁障碍的病程中也可出现反复的惊恐发作,并担心再次发作。在部分患者中,抑郁可以继发于惊恐障碍(即惊恐障碍的体验使患者变得抑郁)。须注意,惊恐发作是相对短暂的,形容自己"整天惊恐"的患者临床上表现出非常焦虑的心情,并非惊恐发作。

四、处理方案及基本原则

1. 惊恐障碍的治疗目标

(1) 降低惊恐发作的发生频率和发作严重度,即达到"零惊恐发作",缓解预期性焦虑、恐惧性回避,治疗相关的抑郁症状。

(2) 最大限度地降低共病率,减少病残率和自杀率。

(3) 恢复患者的功能,提高生存质量。

2. 治疗原则

(1) 综合治疗,包括心理治疗和药物治疗。近年来许多国家的防治指南建议药物合并心理治疗在某些情况下疗效优于单一药物治疗或心理治疗。

(2) 长期治疗,包括急性期治疗和维持期治疗;急性期治疗药物应当足量、足疗程,控制患者的精神症状,长期维持治疗,减少复发,恢复社会和职业功能。

(3) 个体化治疗,根据疗效和耐受性,调整药物剂量,个体化治疗。

在处理初次惊恐发作时,应向患者说明由焦虑导致的躯体症状貌似可怕其实是无害的;耐心解释焦虑导致的认知障碍——担心失去自我控制或死去,会使焦虑进入恶性循环。医生通过解释、指导,防止患者惊恐障碍的进一步形成。同时,应告知患者不要采取回避行为,回避产生惊恐障碍的场所会导致广场恐惧。

惊恐障碍的规范化治疗是一个长期的过程,急性期治疗通常为12周,维持和巩固治疗需要6~12个月。所以对患者进行健康教育是非常必要的,有助于提高治疗依从性。惊恐障碍的规范化治疗程序如图136-1所示。

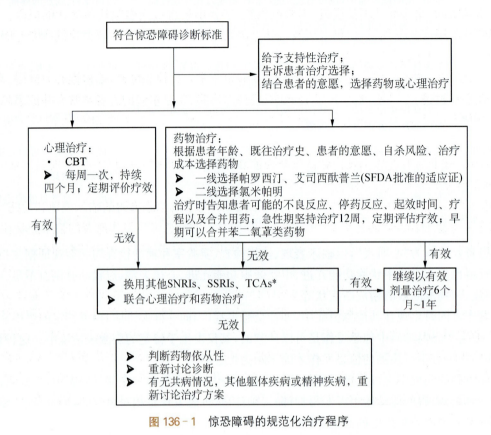

图 136-1 惊恐障碍的规范化治疗程序

注:5-羟色胺再摄取抑制剂(SSRIs),5-羟色胺和去甲肾上腺素双重再摄取抑制剂(SNRIs),三环类抗抑郁药(TCAs),认知行为治疗(CBT)。

3. 转诊及社区随访

如果全科医生识别出或高度怀疑患者系惊恐障碍,需要转诊至心理/精神专科确诊,予以药物和心理治疗。如果患者在社区全科医生处随访,一旦出现病情反复或任何无法处理的情况,都需要转诊至心理/精神专科机构。

五、要点与讨论

惊恐障碍的规范化治疗和随访方案的制定应由上级医院心理/精神专科医生负责,而全科医师应协助上级医院进行惊恐障碍患者的管理,进行健康教育的同时,指导患者进行自我情绪监测;指导患者用药,告诉患者下次随访的时间及服药期间的注意事项等。

对于惊恐障碍,全科医生重在识别,并且说服患者前往心理/精神专科就诊。很多患者忌讳去精神专科就诊,尤其以躯体症状为主要表现的患者,很难接受非躯体疾病的诊断。患者到社区卫生服务中心就诊,常因泛化的躯体症状提出过度的检查或治疗要求,全科医生如何做到合理诊疗,同时说服患者前往心理/精神科就诊,是工作的难点。

首先,全科医生要根据手头现有的检查结果和患者讨论他们的症状,在排除器质性疾病的诊断后,医学会谈的要点包括:①对体格检查及辅助检查的结果进行解释;②着重说明未发现有威胁生命的症状存在;③认可患者的症状体验是真实的;④当地从生理角度对症状进行解释(如:"肌肉紧张常引起疼痛——想一想长时间提很重的购物袋后你的手臂会有怎样的感觉")。

如果患者拒绝去心理/精神科就诊,全科医生在接诊中可以从下述几方面入手:①承认患者躯体症状的体验是真实的,这些症状不是说谎、虚构或想象;②找出患者认为引起这些症状的原因。通常需要说明引起症状的原因尚不知道,但可以谈及是什么因素促使这一问题存在;③讨论既往专业医疗人员对这些症状的诊疗,使患者"感觉被倾听"。

另外,需要注意的是许多心血管和呼吸系统疾病也常常合并惊恐障碍,如慢性心力衰竭、高血压、阵发性室上性心动过速、二尖瓣脱垂、哮喘、慢性阻塞性肺疾病、美尼尔病的患者常常合并惊恐障碍。惊恐障碍往往会加重原发疾病,延长病程,对患者的康复不利,因此及时地识别和处理惊恐障碍是非常必要的。

需要指出,并非所有的惊恐发作会被诊断为惊恐障碍,躯体疾病,例如甲状腺功能亢进症、嗜铬细胞瘤、癫痫的部分复杂发作也会呈现典型的惊恐发作。

全科医生可以从以下几点来提高对惊恐障碍的识别:①了解惊恐障碍的临床表现和发病特点,以便日后遇到典型惊恐发作的年轻患者时,可以很快想到此病;②惊恐障碍发作患者的临床症状往往累及多个系统,多伴有自主神经功能紊乱。如果临床上发现患者的主诉多而重,但检查结果难以解释,特别是不能用某一系统疾患解释时,也应想到该病的可能;③惊恐障碍多为青年发病,但也可见于老年人,当老年人主诉胸闷、胸痛时不要轻易下冠心病、心绞痛等诊断,应行详细的体格检查及必要的辅助检查。如果诊断依据不足,应想到非器质性疾病的可能;④全科医生应加强与患者的沟通,从问诊中发现可能相关的心理、社会诱因。因为该症患者在发病前的半年内多有亲人突然病故或其他不良生活事件的应激,从而引发了患者对疾病的恐惧;⑤可以采用一些临床心理量表(如焦虑自评量表)协助识别患者的焦虑症状,甚至简单询问一个问题:"在过去的4周内,您是否有特别的紧张焦虑,比如突然间感到恐惧和害怕?"这些均有助于识别惊恐障碍的高危人群;⑥对可疑患者,应及时转诊专科医生,避免漏诊、误诊,使患者及时得到规范治疗。

六、思考题

1. 全科医生如何说服患者精神专科就诊?
2. 惊恐障碍的疾病健康教育主要内容有哪些?
3. 惊恐障碍患者如何进行综合管理?

七、推荐阅读文献

1. 吴文源.中国焦虑障碍防治指南[M].北京:人民卫生出版社,2010:136-149.
2. 季建林,吴文源.精神医学[M].2版.上海:复旦大学出版社,2009:207-211.
3. 刘文娟,季建林.惊恐障碍的识别[J].中国全科医学杂志:医生读者版,2010:48-49

(刘文娟 寿 涓)

案例 137
抑 郁 症

一、病历资料

1. 现病史

患者,男性,65岁,因"全身多处疼痛、体重明显下降6个月"就诊。患者半年前无明显诱因下出现全身多处疼痛,疼痛部位不固定,以头痛或肩背部疼痛为主,呈持续性钝痛,间或有其他部位的疼痛,如胸部、腰部或髋部。此后患者出现体重进行性下降,6个月内体重减轻10 kg。患者及其家人因担心患肿瘤,多次前往综合性医院就诊,肿瘤标志物、胸、腹部CT、胃镜、肠镜以及同位素骨扫描均未见异常。患者随后在中医科就诊,先后服用汤剂近2个月,症状无明显改善,并逐渐出现乏力,出门散步都感到疲乏。目前除去医院就诊,患者在家以卧床休息为主,食欲较前减退,大小便如常。本次至社区卫生服务中心就诊,要求医生给予"止痛"治疗。

2. 既往史

高血压病史16年,血压最高160 mmHg/96 mmHg,服用络活喜5 mg qd,血压控制在130 mmHg/80 mmHg左右。否认烟酒等不良嗜好。妻和一子健康,父亲患高血压,因脑溢血已去世,母亲患糖尿病,尚健在。

3. 体格检查

T 36.8℃,P 72次/min,R 20次/min,BP 130 mmHg/80 mmHg。心、肺、腹部及神经系统检查无异常体征。胸骨、肋骨、肩背部、脊柱、髋部等均无明显压痛。

4. 精神检查

意识清,接触合作,思维顺畅,情绪较为紧张,对健康状况较为担心,反复问医生自己到底患何病。患者表情忧虑,兴趣明显减退,诉"做什么都没意思",食欲也明显减退,"不知道饿",失眠、早醒,每晚只能睡3~4 h,并且这些情况都出现在疼痛和体重下降之前。未引出消极观念,智能检查尚可,自知力存在。

5. 实验室和辅助检查

血常规、血糖、肝、肾功能、电解质、甲状腺功能、肿瘤标志物均正常。

心电图、胸、腹部CT、胃镜、肠镜均未见异常。

同位素骨扫描(一)。

二、诊治经过

初步诊断:抑郁症。

诊治经过：全科医生耐心倾听了患者的诉说和疑虑，仔细询问患者近期的家庭生活情况，未发现不良生活事件的应激。结合患者的检查报告，医生对其病情给予进一步的解释，告诉患者情绪低落、兴趣减退及失眠、早醒往往是抑郁症的表现，抑郁症不但会有这些表现，也会有很多躯体症状，如食欲减退、乏力、疼痛、体重减轻等，会非常难受，但客观检查没有任何异常。这个疾病和高血压、糖尿病一样是可以治疗的，只要规律用药，大多数患者都能康复。在患者的知情同意下，全科医生将其转诊到上级医院心理专科医生处。专科医生诊断其为抑郁症，予舍曲林 50 mg qd，早餐后顿服，睡前服用艾司唑仑 1 mg 以改善睡眠。

1 个月后，患者至全科门诊随访，诉疼痛症状明显减轻。患者情绪大为改善，食欲和睡眠也较前改善。全科医生嘱其继续舍曲林 50 mg qd 治疗，同时建议艾司唑仑可逐渐减量并停用。建议患者劳逸结合，积极参加社区活动，增加与他人的交流，坚持每天体育锻炼。并且反复叮嘱患者继续在心理专科随访，切勿擅自停药或减药。

三、病例分析

1. 病史特点

（1）男性，65 岁，全身多处疼痛、体重明显下降 6 个月。

（2）既往高血压病史 16 年，服用络活喜 5 mg qd，血压控制尚可。

（3）体格检查：心、肺和腹部以及神经系统检查无异常体征。

（4）精神检查：意识清，接触合作，思维顺畅，情绪较紧张，对健康状况较为担心，反复问医生自己到底是什么怪病，表情忧虑，兴趣明显减退，诉"做什么都没意思"，食欲也明显减退，"不知道饿"，失眠、早醒，每晚只能睡 3~4 h，并且这些情况都出现在疼痛和体重下降之前。未引出消极观念，智能检查尚可，自知力存在。

（5）实验室和辅助检查：血常规、血糖、肝、肾功能、电解质、甲状腺功能、肿瘤标志物均正常。心电图、胸、腹部 CT、胃镜、肠镜及同位素骨扫描均未见异常。

2. 诊断和诊断依据

诊断：抑郁症。

根据中国精神障碍分类与诊断标准第 3 版（Classification and Diagnostic Criteria of Mental Disorders in China-Third-Revised Edition，CCDM - 3），抑郁发作的诊断标准为：以心境低落为主，与其处境不相称，可以从闷闷不乐到悲痛欲绝，甚至发生木僵。严重者可出现幻觉、妄想等精神病性症状。

（1）症状标准以心境低落为主，并且至少有下列 9 项中的 4 项：①兴趣丧失、无愉快感；②精力减退或疲乏感；③精神运动性迟滞或激越；④自我评价过低、自责，或有内疚感；⑤联想困难或自觉思考能力下降；⑥反复出现想死的念头或有自杀、自伤行为；⑦睡眠障碍，如失眠、早醒，或睡眠过多；⑧食欲降低或体重明显减轻；⑨性欲减退。

（2）严重标准：社会功能受损，或给本人造成痛苦或不良后果。

（3）病程标准：①符合症状标准和严重标准，至少已持续 2 周；②可存在某些精神病性症状，但不符合精神分裂性症的诊断。若同时符合精神分裂性症的症状标准，在精神分裂性症缓解后，满足抑郁发作标准至少 2 周。

（4）排除标准：排除器质性精神障碍，或精神活性物质和非成瘾物质等所致的抑郁。

3. 鉴别诊断

抑郁症患者尤其是老年患者常出现较多的躯体症状，此外，确实有许多躯体方面的问题或障碍可以产生抑郁症状。绝大多数抑郁症状的原因通过系统询问病史、全面体格检查和神经系统检查以及标准的实验室检查可以鉴别。

> 几乎所有其他的精神障碍都可以出现抑郁症状。但是，如果抑郁发作是双相障碍或分裂情感障碍的一部分，则不可诊断为抑郁症。

四、处理方案及基本原则

1. 抑郁障碍的治疗目标

（1）提高抑郁障碍治疗的显效率和临床治愈率，最大限度减少病残率和自杀率，成功治疗的关键在于彻底消除临床症状，减少复发风险。

（2）提高生存质量，恢复社会功能，达到真正意义的治愈，而不仅是症状的消失。

（3）预防复发。因为抑郁症为高复发性疾病（>50%），抑郁复发可影响大脑生化过程，增加对环境应激的敏感性和复发的风险；药物虽非病因治疗，却可通过减少发作和降低基因激活的生化改变而减少复发，尤其对于既往有发作史、家族史、女性、产后、慢性躯体疾病、生活负担重、精神压力大、缺乏社会支持和物质依赖的高危人群。

抗抑郁药是当前治疗原发和各种类型抑郁障碍的主要药物，能有效解除抑郁心境及伴随的焦虑、紧张和躯体症状，有效率为 60%~80%。常用抗抑郁药有：

（1）5-羟色胺再摄取抑制剂（Selective Serotonin Reuptake Inhibitors，SSRIs）：氟西汀、帕罗西汀、舍曲林、西酞普兰、氟伏沙明、艾司西酞普兰。

（2）5-羟色胺和去甲肾上腺素双重再摄取抑制剂（Serotonin-Norepinephrine Reuptake Inhibitors，SNRIs）：文拉法辛、度洛西汀。

（3）去甲肾上腺素能与特异性5-羟色胺能抗抑郁药（Norepinephrine and Specific Serotonin Antidepressants，NaSSA）：米氮平。

（4）三环类抗抑郁药（Tricyclic Antidepressants，TCAs）：阿米替林等。

（5）单胺氧化酶抑制剂（Monoamine Oxidase Inhibitor，MAOI）等。

国外推荐前3类为一线抗抑郁药物，国内《抑郁障碍防治指南》推荐一线抗抑郁药物为前4类。

2. 抗抑郁药的治疗原则

（1）诊断要确切。

（2）全面考虑患者的症状特点、年龄、躯体状况、药物的耐受性及有无合并症，因人、因药而异地个体化合理用药。

（3）剂量逐步递增，尽可能采用最小有效量，使不良反应减至最少，以提高服药依从性。

（4）小剂量疗效不佳时，根据不良反应和耐受情况，增至足量和足够疗程（大于4~6周）。

（5）如仍然无效，可考虑换药（同类另一种或作用机制不同的另一类药），应注意氟西汀需停药5周才能换用MAOI，其他SSRI需2周；MAOI停用2周后才能换用SSRI。

（6）尽可能单一用药，足量、足疗程治疗和换药无效时可考虑两种抗抑郁药联合使用，一般不主张联用两种以上抗抑郁药。

（7）治疗前向患者及其家人阐明药物性质、作用和可能发生的不良反应及对策，争取他们的主动配合，遵嘱按时、按量服药。

（8）治疗期间密切观察病情变化和不良反应，并及时处理。美国FDA警告部分包括18~24岁成人首次治疗在最初的1~2个月内可能引起自杀（自杀念头和自杀行为）的风险增加；同时指出，目前研究未表明超过24岁的成年人使用抗抑郁药的自杀风险会升高，65岁及以上的老年患者使用抗抑郁药自杀风险降低。美国食品及药物管理局（Food and Drug Administration，FDA）强调抗抑郁药和其他严重精神疾病本身可能导致自杀。

(9) 根据"生物-心理-社会"医学模式,心理应激因素在本病的发生发展中起到重要作用,因此,在药物治疗基础上辅以心理治疗,可望取得最佳效果。

(10) 积极治疗与抑郁伴随的躯体疾病和物质依赖。抑郁症治疗的临床思维过程如图 137-1 所示。

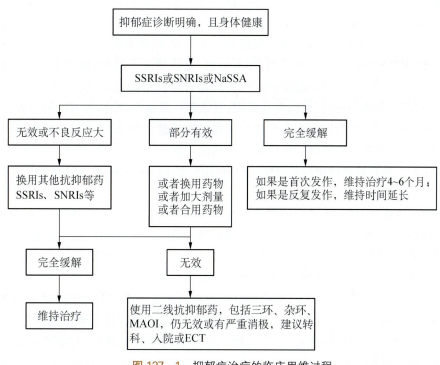

图 137-1 抑郁症治疗的临床思维过程

注:ECT:electroconvulsive therapy,电休克治疗。

3. 抑郁症的治疗

抑郁症为高复发性疾病,目前主张全程治疗,分为以下三个阶段。

(1) 急性期的治疗:控制症状,尽量达到临床症状完全缓解。根据症状特点及既往治疗情况来选择药物;对原有躯体疾患的患者应选用无该方面不良反应的药物;有严重自杀倾向的患者选用危险性较小的药物,以防患者过量服药。治疗严重抑郁症时,一般药物治疗 2~4 周开始起效,治疗的有效率与时间呈线性关系,"症状改善的半减期"为 10~20 天。如果患者药物治疗 6~8 周无效,改用不同作用机制的药物可能有效。

(2) 巩固期治疗:至少 4~6 个月。患者病情不稳定,如果停药极易复燃,应继续原剂量使用急性期治疗有效的药物。

(3) 维持期治疗:抑郁症为高复发性疾病,需要维持治疗以防止复发。有 2 次以上的复发,特别是近 5 年内有 2 次发作者应维持治疗。一般倾向维持的时间至少 2~3 年,对多次复发者主张长期维持治疗。有资料表明,以急性期治疗剂量作为维持治疗,能更有效地防止复发。新一代抗抑郁药不良反应少,耐受性好,服用简便,为维持治疗提供了方便。终止维持治疗时应缓慢(数周)减量,以便观察有无复发迹象,以减少撤药综合征。

4. 转诊及社区随访

如果全科医生识别出或高度怀疑抑郁,需要转诊至精神专科确诊,予以药物和心理治疗。如果患者在全科医生处随访,一旦出现病情反复或其他任何无法处理的情况,尤其是患者有自杀念头或自杀行为,必须要转诊至精神专科机构。

五、要点与讨论

抑郁症的规范化治疗和随访方案的制定应由上级医院心理/精神专科医生负责,全科医生应协助上级医院进行抑郁症患者的管理,进行健康教育的同时,指导患者进行自我情绪监测;指导患者用药,告诉患者下次随访的时间及服药期间的注意事项等。

对于抑郁症,全科医生重在识别,并且说服患者前往心理/精神专科就诊。但是抑郁症,尤其是老年抑郁症,常常存在"四不"情况:表现不典型,治疗不情愿,躯体情况不简单,随访不容易。对以躯体症状就诊的抑郁症患者,全科医生需要详细询问病史,尤其是否存在情绪低落、快乐感缺失、兴趣减退等,这是抑郁症的核心症状。具体问诊时,可以先从睡眠、食欲等一般情况问起,接着了解患者是否有乏力、精力减退、思考力下降的情况,然后明确有无情绪低落和兴趣减退,如果确认有这些症状,最后再询问自杀念头和行为。患者更容易接受这样的问诊顺序。在临床工作中,全科医生也可以借助一些症状评定量表来筛查抑郁,比如9条目患者健康问卷(Patient Health Questionnaire-9,PHQ-9),是常用的抑郁症自评工具。

如果患者对"抑郁症"的诊断和药物治疗有抵触,全科医生需要进一步了解患者的具体顾虑。如果患者对精神障碍有强烈的病耻感,医生可以弱化诊断标签,对患者强调解决他的痛苦和问题。如果患者认为"心理障碍就要靠自己去克服,不能吃药",对于轻、中度抑郁者,可以尝试心理治疗或者运动锻炼、理疗等非药物手段,而对于重度抑郁者,必须予以药物治疗。

很多老年抑郁症患者伴有一种以上的慢性躯体疾病,因此在抗抑郁药物治疗时,必须考虑药物对患者躯体疾病的影响,以及药物之间的相互作用,尽可能避免药物的交叉作用和不良反应。

多数抗抑郁药物要2周以上才能起效,而且服用第1周内可能有恶心、头痛等不良反应;治疗通常需要6个月以上,而且撤药时需要逐渐减量,否则会引起撤药反应或疾病复燃。因此,全科医生随访和管理抑郁症患者的过程中,一定要与患者建立良好的医患关系,耐心倾听,适时的支持和指导,及时打消其顾虑,从而增加患者的治疗依从性。

六、思考题

1. 抑郁症的问诊内容包括哪些?
2. 老年抑郁症有哪些特点?
3. 抑郁症的治疗目标?

七、推荐阅读文献

1. 朱紫青,季建林,肖世富.抑郁障碍诊疗关键[M].南京:江苏科技出版社,2004:194-203.
2. 季建林,吴文源.精神医学[M].2版.上海:复旦大学出版社,2009:136-145.
3. 叶尘宇,季建林.谨记"四不"话抑郁——抑郁症的识别和治疗[J].中国全科医学杂志:医生读者版,2010:46-47.

(刘文娟 寿 涓)

案例 138

脑卒中康复

一、病史资料

1. 现病史

患者,女性,76岁,因"右侧肢体活动不利,感觉减退2月"就诊。患者2个月前无明显诱因下在家突然昏倒,意识丧失,伴口角右歪,家属急送至本市综合性医院急诊,查头颅CT(2014年6月30日)示:左侧额颞叶梗死灶,予以溶栓治疗,溶栓后复查头颅CT示(2014年7月1日):左侧颞顶叶梗死灶,部分见溶栓后出血改变,及继续予以依达拉奉、甘露醇等对症治疗,24 h后神志转清,复测血压150 mmHg/80 mmHg,遗留右侧肢体感觉、运动障碍,继续控制血压,保护脑细胞,抑制血小板凝集治疗,患者病情平稳。复查头颅CT(2014年7月15日):左侧大脑半球出血吸收期改变,脑内少许缺血梗死灶。头颅及颈椎CTA(2014年7月18日):双侧颈动脉多发斑块伴局部管腔轻度狭窄。出院后患者曾先后于多家医院进行对症及康复治疗,患侧肢体功能逐渐改善,复查头颅CT(2014年8月5日):左侧额颞顶叶梗死灶,部分趋于软化,多发性腔隙性脑梗死。目前患者一般情况可,无头痛,口齿尚清,右侧肢体仍无力,不能抬举,不能站立行走,大、小便可控制,今拟"脑梗死恢复期,右侧肢体活动障碍"收至社区卫生中心康复治疗。

2. 既往史

患者有"高血压病"病史30余年,血压最高160 mmHg/110 mmHg,平素长期服用缬沙坦降压治疗,血压控制在140 mmHg/80 mmHg。已婚,生育2子,其配偶及子女均体健,母亲有食管癌病史,病逝;父亲因胃癌病逝,妹妹有高血压病、2型糖尿病病史。

3. 体格检查

T 36.6℃,BP 150 mmHg/90 mmHg,神志清楚,推入病房,自主体位,无贫血貌,查体合作,对答切题,口齿含糊,双侧额纹基本对称,无偏盲,眼球各方向运动正常,辐辏反射正常,双瞳孔等大等圆,对光反射灵敏,角膜反射存在,右侧颜面部感觉减退,伸舌基本居中,咽反射存在,悬雍垂略右偏,软腭上提试验右侧减弱。颈软,气管居中,两肺呼吸音清,未闻及干湿啰音。HR 80次/min,律齐,无杂音,无心包摩擦音。腹平软,无压痛,无反跳痛,无肿块,肝脾肋下未触及,肝肾区无叩击痛。右侧上肢远端肌力Ⅱ级,近端Ⅲ级,右侧下肢肌力Ⅲ级,左侧肌力Ⅴ级,双侧肌张力正常。生理反射:角膜反射、腹壁反射存在,右侧肱二头肌反射、桡骨膜反射、膝跟腱反射亢进。病理反射:右侧Babinski征、Hoffmann阳性,Oppenheim征、Gordon征、Chaddock征阴性,左侧病理征阴性。脑膜刺激征:Kerning征、Brudzinski征阴性。右侧痛觉、精细触觉减退,左侧正常,左Brunnstrom分级:上臂Ⅳ级,手Ⅳ级,下肢Ⅳ级,ADL评分50分,坐位平衡1级,站位平衡0级。

4. 实验室和辅助检查

血常规：WBC $5.37×10^9$/L，LY 15.8%，MO 4.7%，N 78.9%，LY $0.85×10^9$/L，N $4.24×10^9$/L，RBC $4.11×10^{12}$/L，Hb 116 g/L，Hct 34.3%，MCV 83.5 fL，MCH 28.2 Pg，MCHC 338 g/L，PLT $269×10^9$/L，E $1.01×10^9$/L，E 0.2%，B $0.02×10^9$/L。

肾功能：BUN 5.20 mmol/L，Cr 45 μmol/L，UA 320.0 μmol/L。

血脂：TC 3.32 mmol/L，TG 1.35 mmol/L，HDL 0.92 mmol/L，LDL 1.90 mmol/L，ALB 53.8 nmol/L，GLU 5.2 mmol/L，K^+ 3.8 mmol/L，Na^+ 141 mmol/L，Cl^- 100 mmol/L，HbA1c 4.2%。

肝功能：TB 15.5 μmol/L，DB 4.7 μmol/L，TP 65.9 g/L，ALB 43.2 g/L，GLB 22.7 g/L，A/G 1.9，ALT 33 IU/L，AST 35 IU/L。

24 h 动态心电图：窦性心律，平均心率 77 次/min，最小心率 55 次/min(22:33)，最大心率 127 次/min(08:03)，室性早搏 4 次/min，房性早搏 926 次/min。

二、诊治经过

初步诊断：脑梗死（左侧前循环），恢复期；高血压3级，很高危。

诊治经过：患者 2 个月前突然发病，梗死面积较大，当时神志不清，遗留右侧肢体感觉运动障碍，患者家属及时发现后将其送至三级医院行溶栓治疗，其后继续控制血压，抗凝，待患者病情稳定后转入康复治疗，予以控制血压（坎地沙坦 8 mg qd po），抑制血小板聚集（拜阿司匹林 100 mg qd po），降脂、稳定斑块（阿托伐他汀钙片 20 mg qn po），营养神经（腺苷钴胺 1.5 mg qd im），康复训练予中低频、红外线、关节松动、运动疗法，平衡治疗，作业训练康复锻炼。

2 个月后患者一般情况好，无头痛，呕吐，右上肢可抬举，手精细活动不能，不能持物，可借助步行器行走，自行床椅转移，大小便可控制，右侧上肢远端肌力 3 级，近端 4 级，右侧下肢肌力 4^- 级，左侧肌力 5 级，双侧肌张力正常，右侧 Brunnstrom 分级：上臂 V^- 级，手 V^- 级，下肢Ⅳ级，ADL 评分 70 分。

三、病例分析

1. 病史特点

（1）患者，老年女性，有高血压病史，右侧肢体活动不利，感觉减退 2 月。

（2）2 月前无明显诱因下在家突然昏倒，意识丧失，伴口角右侧歪斜，急查头颅 CT 示：左额颞顶叶脑梗死，并以溶栓治疗，次日复查头颅 CT 示：左侧颞顶叶脑梗死灶，周围见溶栓后改变，予以依达拉奉、甘露醇等对症治疗，后复查头颅 CT(7.15)：左侧大脑半球脑梗死吸收期改变。

（3）体格检查：言语清晰，双侧额纹基本对称，无偏盲，眼球运动度可，伸舌基本居中，咽反射存在，悬雍垂略右偏，软腭上提试验右侧减弱，颈软，气管居中，两肺呼吸音清，未闻及干湿啰音，HR 80 次/min，律齐，无杂音，无心包摩擦音。腹平软，无压痛，无反跳痛，无肿块。肝脾肋下未触及，肝肾区无叩击痛。右侧上肢远端肌力Ⅱ级，近端Ⅲ级，右侧下肢肌力Ⅲ级，左侧肌力Ⅴ级，双侧肌张力正常。生理反射：角膜反射、腹壁反射存在，右侧肱二头肌反射、桡骨膜反射、膝跟腱反射亢进。病理反射：右侧 Babinski 征、Hoffmann 阳性，Oppenheim 征、Gordon 征、Chaddock 征未引出，左侧病理征阴性。脑膜刺激征：Kerning 征、Brudzinski 征阴性。右侧针刺觉、精细触觉减退，左侧正常。左 Brunnstrom 分级：上臂Ⅳ级，手Ⅳ级，下肢Ⅳ级，ADL 评分 50 分，坐位平衡 1 级，站位平衡 0 级。

（4）实验室和辅助学检查：详见现病史。

2. 诊断及诊断依据

诊断：①脑梗死（左侧前循环），恢复期；②高血压病3级，很高危。

诊断依据：

（1）脑梗死（左侧前循环）恢复期：根据患者有高血压病史，发病后右侧中枢性面瘫，右侧肢体感觉运动障碍，右侧 Babinski 征、Hoffmann 阳性，结合 CT 检查：左侧额顶颞叶脑梗死灶，左额颞顶叶脑梗死诊断明确，目前生命体征稳定，病程已达 2 月，分期为恢复期。

（2）高血压病 3 级，很高危：患者老年女性，发现血压升高病史 30 年，最高血压 160 mmHg/110 mmHg，无慢性肾小球肾炎、醛固酮增多症等继发性高血压因素，故考虑原发性高血压病 3 级，结合年龄、脑靶器官损害、危险性分层为很高危。

3. 鉴别诊断（表 138-1）

表 138-1 鉴别诊断

	脑血栓	脑栓塞	脑出血	蛛网膜下腔出血
常见病因	动脉硬死	心脏病	高血压动脉硬死	动脉瘤、血管畸形
发病缓急	较缓（h）	最急（s, min）	急（min, h）	急（min）
意识障碍	较少	较少	多见	常一过性
偏瘫	有，轻重不一	有	有	少见
脑膜刺激征	多无	多无	偶有	明显
脑脊液	清	清	压力度，血性	压力高，血性
CT	脑内低密度区	脑内低密度区	脑内高密度区	蛛网膜下腔或脑室内高密度区

四、处理方案及理由

1. 处理原则

1）一般治疗

（1）镇静、卧床休息，避免情绪激动或用力。

（2）保护呼吸道通畅，防止痰液，呕吐物误吸造成窒息。

（3）勤翻身、拍背，防止压疮和肺部感染发生。

（4）注意热量补充和水、电解质及酸碱平衡。

（5）出现感染的依据，如肺部感染和泌尿道感染或明显的意识障碍，应予抗感染治疗。

（6）控制体温：发热影响卒中的预后，高热时应及时给予退热药物，一般认为应尽快将体温降至 37.5℃以下。

2）康复治疗

（1）急性期康复措施：

① 床上正确体位的摆放：早期的康复治疗中，正确体位能预防和减轻偏瘫典型的屈肌或伸肌痉挛模式的出现和发展。

② 被动活动关节：对昏迷或不能做主动运动的患者，应做患肢关节的被动活动，以利于防治关节挛缩和变形。

③ 床上活动：早期床上活动时脑卒中康复的重要内容之一。要使患者尽快从被动活动过渡到主动的康复训练程序上来。急性期主动训练都是在床上进行的，目的是使患者独立完成各种床上的早期训练后达到独立完成从仰卧位到坐位的转移。上肢自助被动运动：Bobath 握手，利用健侧上肢进行患侧上肢的被动运动，注意肘关节要充分伸展；桥式运动。

④ 按摩：按摩对患侧肢体是一种运动感觉刺激，并可促进血液和淋巴回流。对防治深静脉血栓形成有一定作用。按摩动作应轻柔、缓慢而有规律。

(2) 恢复期康复措施：脑卒中恢复期一般为1年，言语和认知功能的恢复可能需要一两年，康复目标包括改善步态，恢复步行能力；增强肢体协调性和精细运动，提高和恢复日常生活活动能力；适时应用辅助器具，以补偿患肢的功能；重视心理、社会及家庭环境改造，使患者重返社会。

① 床上活动：牵伸患者的躯干肌，髋控制能力的训练，仰卧及俯卧位屈膝运动，治疗者应帮助控制因屈膝时易产生的足内翻和屈髋。

② 起立床训练：早期的起立床训练能预防直立性低血压，通过患肢负重，获得直立的感觉刺激，并通过反射机制诱发肌张力。

③ 翻身和起坐训练：治疗者站在患者转向的一侧，患者双上肢 Bobath 握手伸肘，头转向侧方，肩上举约90°，健侧上肢带动患肢伸肘向前送，用力转动躯干向翻身侧，同时摆膝，完成肩胛带、骨盆带的共同摆动而达到侧卧。向患侧翻身时应防患肩受损。训练患者起坐时，由侧卧位开始，健足推动患足，健手掌支撑于腋下，用力推动躯干，手掌边推边后撤，同时躯干用力侧屈坐起，治疗者可在膝和小腿部推压以助坐起。

④ 平衡训练：坐位平衡训练：应尽早进行坐起训练，从仰卧位到床边坐，从患者能无支撑坐在椅子上达到一级静态平衡，到让患肢能做躯干各方向不同摆幅的摆动活动的"自动态"的二级平衡，最后能完成抵抗他人外力的"他动态"的三级平衡。站立的平衡训练：先站起立于床边，然后逐步进入扶持站立，平行杆间站立，让患者逐渐脱离支撑，重心移向患侧，训练患者的持重能力，能徒手站立后，再实施站立平衡训练，最后达到站立位的三级平衡。

⑤ 步行训练：恢复步行是康复治疗的基本目标之一。先进行扶持步行或平行杠内步行，再到徒手步行，改善步态的训练，重点是纠正划圈步态。手杖和扶持下的步行：对不能恢复独立步行或老年稳定性差的患者，可给予使用手杖的训练。上、下楼梯的训练：正确的上下楼梯的训练方法是上楼先上健腿，后上患腿；下楼先下患腿，再下健腿。

⑥ ADL训练：ADL包括床椅转移、穿衣、进食、上厕所、洗澡、行走、上下楼梯、个人卫生等，通过作业治疗，使者尽可能实现生活自理。

2. 转诊及社区随访

社区医师应充分认识脑卒中是一种严重的、可威胁生命的急性临床事件，建立"时间就是大脑"的观念，掌握脑卒中的危险因素、脑卒中发作的诱因和早期的临床表现，能及时筛检识别脑卒中患者，完成或指导脑卒中患者的快速和正确转运，社区全科医生应采取全方位脑卒中干预措施，根据不同阶段采取不同康复手段，并定期进行康复评定。

五、要点与讨论

目前国内适合推广应用三级康复网。"一级康复"是指患者早期在医院急诊室或神经内科的常规治疗及早期康复治疗；"二级康复"是指患者在康复病房或康复中心进行的康复治疗；"三级康复"是指在社区或家中的继续康复治疗。一级康复多在发病后14天以内开始。此阶段多为卧床期，主要进行良肢位摆放，关节被动活动，早期床边坐位保持和坐位平衡训练。如果患者能够痊愈，或者出院后只需康复指导即可在家庭或社区进行康复训练，就可以直接出院回家。如果患者日常生活大部分需要他人帮助，建议患者转移至康复医学科或专业的康复中心继续进行康复。

二级康复一般在康复中心和综合医院中的康复医学科进行。患者转入康复中心和综合医院的康复医学科后，首先由康复医生采集病史，对患者进行全身查体和功能评价，综合患者的情况，制定康复计划并开始实施治疗。此阶段的训练内容主要是坐位平衡、移乘、站立、重心转移、跨步、进食、更衣、排泄等以及全身协调性训练、立位平衡、实用步行、手杖使用及上下楼梯等。经过一段时间的训练,再对患者康复效果进行评价。如果效果不好,需要查找无效原因,以便决定下一步措施。如果患者治疗有效且为进入社区康复做好了准备,就可以进入社区进行康复。如果不能回归社区生活,建议继续住院康复治疗。

　　三级康复一般在社区康复。患者经过一段时间专业康复后,如果可以进行社区生活,就可以考虑让患者出院。康复医生应当准备一份患者诊治经过的总结,明确出院后的康复治疗计划。社区康复医生在二级康复的基础上,根据患者居住环境制定康复计划并负责实施训练,社区全科医师应成为脑卒中治疗的重要环节,目前绝大多数患者只能做到急性期的药物支持治疗,正规的康复治疗占少数,至于能够接受职业训练、语言训练、神经心理治疗的患者更少,所以努力创建脑卒中急救社区网络,积极开展卒中的一、二级预防是我们当前的工作重点。预防为主、重视"时间窗"和康复治疗极其重要。

六、思考题

1. 缺血性脑卒中的高危人群有哪些?社区全科医师如何识别早期症状?
2. 全科医师如何对缺血性脑卒中稳定期患者进行合理的康复治疗?
3. 全科医师如何对脑卒中恢复期患者进行功能评定?

七、参考文献

1. 中华医学会神经病学分会脑血管病学组缺血性脑卒中二级预防指南撰写组.中国缺血性脑卒中和短暂性脑缺血发作二级预防指南2010[J].中华神经科杂志,2010,43(2):154.
2. 王少石.我国急性卒中治疗模式的发展趋势[J].脑血管疾病杂志,2003,1(3):3-4.
3. 王宁华,华桂茹,刘宏亮,等.康复医学[M].4版.北京:人民卫生出版社,2008:205-209.
4. 祝墡珠,江孙芳.社区全科医师临床诊疗手册[M].上海:华东师范大学出版社,2010:70-71.
5. 于健君,胡永善.从上海市社区康复的经验谈社区层面康复治疗服务模式的建立[J].中国康复医学杂志,2009,24(1):72-73.

(陈　嵘　汪志良)

案例 139
腰椎间盘突出症

一、病历资料

1. 现病史

患者,女性,63岁,因"腰痛2年余,加重伴行走受限3周"就诊。患者2年前出现腰背部疼痛不适,伴有右侧大腿外侧皮肤麻木,无间歇性跛行,未曾诊治,3周前患者腰痛加重、呈持续性钝痛,伴右侧大腿麻木感逐渐加重,出现间歇性跛行,坐位或直立位时疼痛及麻木感加重明显,卧位时有所缓解,无大小便困难,遂至社区卫生服务中心就诊。全科医生经体检发现患者 $L_{4\sim5}$ 部位压痛明显,右侧直腿抬高试验阳性,拟诊"腰椎间盘突出症",予卧床休息、腰部低频脉冲电、红外线等治疗,并转诊至上级医院行腰椎 MRI 检查进一步诊治。

2. 既往史

患者无外伤史,无糖尿病、骨质疏松症及骨折病史。否认传染性疾病史,否认食物及药物过敏史,无激素及其他特殊药物使用史。无烟酒嗜好。

3. 体格检查

T 36.3℃,P 72次/min,R 20次/min,BP 120 mmHg/80 mmHg,Ht 158 cm,Wt 68 kg,BMI 27.2 kg/m²。心、肺和腹部检查无异常体征。脊柱正常无畸形,棘突无压痛、叩痛,活动度检查不配合。腰部见正中切口手术缝合瘢痕,伤口周围无红肿、积液、渗出,双下肢直腿抬高试验及加强试验阴性,双下肢肌力Ⅴ级,肌张力正常,双下肢无痛触觉减退。双上肢肌力Ⅴ级,肌张力正常。膝跟腱反射存在,双侧 Babinski 征、Oppenheim 征、Gordon 征、Chaddock 征、Hoffmann 征阴性。脑膜刺激征:Kerning 征、Brudzinski 征阴性。无肌肉压痛、萎缩,无感觉异常。

4. 实验室和辅助检查

腰椎 MRI(2014年4月2日外院)示:$L_{4\sim5}$ 椎间盘突出,$L_{3\sim4}$、$L_5\sim S_1$ 椎间盘膨隆,L_3、L_4 椎体轻度向前滑脱,腰椎退变。

二、诊治经过

初步诊断:$L_{4\sim5}$ 椎间盘突出症。

诊治经过:全科医生拟诊"腰椎间盘突出症"转诊至外院行腰椎 MRI 检查示:$L_{4\sim5}$ 椎间盘突出,$L_{3\sim4}$、$L_5\sim S_1$ 椎间盘膨隆,L_3、L_4 椎体轻度向前滑脱,腰椎退变。于2014年4月15日在上级医院行"全麻下行后路减压+植骨融合内固定术",术后摄片内固定放置良好,于2014年4月24日收入社区卫生服务中心进行术后康复治疗。入院予腺苷钴胺营养神经，制定康复方案，予氦氖（He-Ne）激光照射治疗，中频脉冲电治疗，低频脉冲电治疗，运动疗法，患者疼痛明显减轻，活动能力明显提高，治疗45天后好转出院。

三、病例分析

1. 病史特点
（1）女性，63岁，腰痛及右侧大腿外侧皮肤麻木2年，加重伴行走受限3周。
（2）腰痛，一侧下肢麻木，卧床有所缓解，后因症状加重行手术治疗，入院行术后康复治疗。
（3）无外伤及其他疾病病史。
（4）体格检查：BP 120 mmHg/80 mmHg，脊柱正常无畸形，棘突无压痛、叩痛，活动度检查不配合，双下肢直腿抬高试验及加强试验阴性，双下肢肌力Ⅴ级，肌张力正常，双下肢无痛触觉减退，双上肢肌力Ⅴ级，肌张力正常。
（5）辅助检查：2014年4月2日腰椎MRI示，$L_{4\sim 5}$椎间盘突出，$L_{3\sim 4}$、$L_5\sim S_1$椎间盘膨隆，L_3、L_4椎体轻度向前滑脱，腰椎退变。
（6）2014年4月15日行"全麻下行后路减压+植骨融合内固定术"。

2. 诊断和诊断依据
诊断：$L_{4\sim 5}$椎间盘突出症。
诊断依据：患者2年前出现腰背部疼痛不适，伴有右侧大腿外侧皮肤麻木，3周前腰痛加重、呈持续性钝痛，伴右侧大腿麻木感逐渐加重，出现间歇性跛行，坐位或直立位时疼痛及麻木感加重明显，卧位时有所缓解，全科医生经体检发现患者$L_{4\sim 5}$部位压痛明显，右侧直腿抬高试验阳性，转诊至上级医院行腰椎MRI检查。2014年4月2日腰椎MRI示：$L_{4\sim 5}$椎间盘突出，$L_{3\sim 4}$、$L_5\sim S_1$椎间盘膨隆，L_3、L_4椎体轻度向前滑脱，腰椎退变。于4月15日在"全麻下行后路减压+植骨融合内固定术"。查体：脊柱正常无畸形，棘突无压痛、叩痛，活动度检查不配合。腰部见正中切口手术缝合瘢痕，伤口周围无红肿、积液、渗出，双下肢直腿抬高试验及加强试验阴性，双下肢肌力5级，肌张力正常，双下肢无痛触觉减退。

3. 鉴别诊断
（1）**腰椎结核及肿瘤**：患者可有低热、盗汗或消瘦症状，病情逐渐加重，X线检查常见骨质破坏，该患者影像检查未见明显骨质破坏，目前可排除。
（2）**梨状肌出口综合征**：梨状肌因外伤，先天异常或炎症而增生，肥大，粘连，均可在肌收缩过程中刺激或压迫坐骨神经而出现症状，病人臀部和下肢痛为主要表现，症状出现或加重常与活动有关，休息即明显缓解，体检时可见臀肌萎缩，臀部深压痛及直腿抬高试验阳性，但神经定位体征多不太明确，髋关节外展，外旋位抗阻力时可诱发症状，根据患者体检时该检查阴性，可排除。

四、处理方案及理由

1. 处理方案及原则
1）治疗原则
（1）椎间盘纤维环未破裂型以非手术治疗为主。
（2）椎间盘纤维破裂型以手术治疗为主。
2）社区康复治疗
（1）卧床休息：卧床休息的时间以4~7天为宜，时间过长，可造成肌肉废用性萎缩、心血管疾病和骨质疏松等。床铺以硬板床,床上铺褥垫为宜,患者卧床后可使脊椎得到充分放松。

(2) 腰椎牵引:①慢速牵引,适用于腰椎间盘突出症、腰椎退行性变引起的腰腿痛。慢速牵引由于牵引重量小,作用缓慢,不良反应比快速牵引少,但由于牵引时间长,胸腹部压迫明显导致呼吸运动受到明显的限制,所以对老年人特别是有心肺疾病的患者应特别谨慎。②快速牵引,适用于腰椎间盘突出症、腰椎小关节紊乱、腰椎假性滑脱、早期强直性脊柱炎。禁忌证:重度腰椎间盘突出症、腰脊柱结核和肿瘤、急性化脓性脊柱炎、重度骨质疏松症等。牵引方法:快速牵引以中医的人工拉压复位法最为典型。牵引重量为体重的 2~3 倍,牵引的持续时间 1~3 s,每次重复 3 次。

(3) 物理治疗:适用于各类型腰椎间盘突出症患者,主要的目的是镇痛、消炎、促进组织再生、兴奋神经肌肉和松解粘连,促进腰部及患肢功能恢复。常用物理因子有:超短波、干扰电、低频调制的中频电、红外线、紫外线坐骨神经区分野照射等。

(4) 经皮阻滞疗法:骶裂孔硬膜外注射药物主要适用于下腰椎的椎间盘突出症。

(5) 手法治疗:①推拿,适用于初次发作,病程短(3 个月以内),症状和体征较轻者;由于全身性疾病或局部皮肤疾病,不能施行手术者。禁忌证:巨大中央型腰椎间盘突出;伴较严重椎管狭窄、椎体滑脱,以及有脊椎骨质疏松者。②Mckenzie 疗法。治疗原则是姿势综合征需矫正姿势。功能不良综合征出现力学变形时用屈曲或伸展原则。

(6) 运动疗法,腰椎间盘突出症患者应积极配合运动疗法,其治疗目的是提高腰背肌张力,改变和纠正异常力线,增强韧带弹性,活动椎间关节,维持脊柱正常形态。腰背肌训练有助于防止肌肉萎缩,使肌强度和耐力增加,并有助于纠正小关节功能紊乱,减少结缔组织粘连,恢复关节的活动度。

2. 转诊及社区随访

(1) 转诊指征:保守治疗无效或保守治疗暂时有效,但反复发作坐骨神经疼痛超过 3 次;明显运动功能障碍;有神经根牵拉试验阳性;腰椎管狭窄;椎间盘突出明显;疼痛剧烈,各种体位都难以缓解,直接影响睡眠。

(2) 社区随访:注意腰部、下肢保暖、防寒、防潮;保持正确姿势的坐、走、站及举物;站时挺胸,脊背挺直,收缩小腹,半年内禁止脊椎扭转,提重物运动或劳动。

五、要点与讨论

椎间盘退变是腰椎间盘突出症的基本因素,但导致腰椎间盘突出症的诱发因素十分复杂,常见的因素有腰椎的发育性骨化不良,脊柱畸形或生理曲度的改变造成腰脊柱解剖结构变异;腰部过度负荷,长期从事重体力劳动和负重运动会造成腰椎间盘早期发生退变;腰部的急性外伤,外伤后腰部过度伸屈及旋转易造成软骨板破裂、髓核突出或脱出;体位及姿势不当,在日常的学习工作和生活中长期姿势不当,或当腰部处于前屈的状态下,突然旋转腰部容易诱发椎间盘突出。吸烟,对椎间盘细胞的营养供应有十分重要的影响;糖尿病,也会影响到营养椎间盘的周围动脉壁结构,使得血流降低,椎间盘组织的代谢需求减少。

腰椎间盘突出症的康复评定包括临床医学评定和运动功能评定两方面,前者包括临床表现、体征、直腿抬高试验和影像学检查;后者包括腰椎活动度、腰背肌力、步行和日常生活活动能力评定。大多数腰椎间盘突出症患者经非手术治疗可缓解或治愈,其康复治疗包括卧床休息、腰椎牵引、物理因子治疗、运动治疗和手法治疗等。

六、思考题

1. 腰椎间盘突出症社区康复治疗原则及方法有哪些?

2. 全科医生如何正确使用相关评分量表进行腰椎间盘突出症患者康复评定?
3. 全科医生如何掌握腰椎间盘突出症患者的转院指征?

七、推荐阅读文献

1. 岳寿伟.腰椎间盘突出症的非手术治疗[M].3版.济南:山东科学技术出版社,2006:193-321.
2. 岳寿伟.腰椎间盘突出症的常见症状体征调查[J].中华物理医学与康复杂志,2002,24(5):284.
3. 王宁华,华桂茹,刘宏亮,等.康复医学[M].4版.北京:人民卫生出版社,2008:225-230.
4. 王颖,王乐民,王惠芳,等.康复医学岗位培训教程[M].上海:复旦大学出版社,2010:171-17.
5. 丁建新,王茂斌,王善澄,等.康复治疗处方手册[M].北京:人民卫生出版社,2007:13-14.

(曾国庆 汪志良)

常用医学缩略语

一、临床常用缩略语

T	体温	Sig	乙状结肠镜检查术
P	脉搏	CG	膀胱造影
HR	心率	CAG	心血管造影,脑血管造影
R	呼吸	IVC	下腔静脉
BP	血压	RP	逆行肾盂造影
BBT	基础体温	RUG	逆行尿路造影
Wt	体重	UG	尿路造影
Ht	身长,身高	PTC	经皮肝穿刺胆管造影
AC	腹围	GA	胃液分析
CVP	中心静脉压	LNP	淋巴结穿刺
VE	阴道内诊	LP	肝穿刺,腰穿刺
ECG	心电图	Ca	癌
EEG	脑电图	LMP	末次月经
EGG	胃电图	PMB	绝经后出血
EMG	肌电图	PPH	产后出血
LS	腹腔镜手术	HSG	子宫输卵管造影术
MRI	磁共振成像	CS	剖宫产术
UCG	超声心动图	AID	异质(人工)授精
UT	超声检测	AIH	配偶间的人工授精
SEG	脑声波图	EPS	前列腺按摩液
BC	血液培养	DC	更换敷料
Bx	活组织检查	ROS	拆线
Cys	膀胱镜检查	KUB	尿路平片
ESO	食管镜检查	BB	乳房活检

二、实验室检查常用缩略语(1)

自动血液分析仪检测项目	WBC		白细胞计数		APTT	部分活化凝血活酶时间	
	RBC		红细胞计数		CRT	血块收缩时间	
	Hb		血红蛋白浓度		TT	凝血酶时间	
	HCT		红细胞比容		3P试验	血浆鱼精蛋白副凝固试验	
	MCV		红细胞平均体积		ELT	优球蛋白溶解时间	
	MCHC		红细胞平均血红蛋白浓度		FDP	纤维蛋白(原)降解产物	
	MCH		红细胞平均血红蛋白量		HbEP	血红蛋白电泳	
	RDW		红细胞分布宽度		ROFT	红细胞渗透脆性试验	
	PLT		血小板计数	尿液分析仪检查项目	pH	酸碱度	
	MPV		血小板平均体积		SG	比重	
	LY		淋巴细胞百分率		PRO	蛋白质	
	MO		单核细胞百分率		GLU	葡萄糖	
	N		中性粒细胞百分率		KET	酮体	
	LY#		淋巴细胞绝对值		UBG	尿胆原	
	MO#		单核细胞绝对值		BIL	胆红素	
	N#		中性粒细胞绝对值		NIT	亚硝酸盐	
DC	白细胞分类计数	GR 粒细胞	N	中性粒细胞	尿沉渣显微镜检查	WBC	白细胞	
			E	嗜酸性粒细胞		RBC/BLD	红细胞/隐血	
			B	嗜碱性粒细胞		Vc, VitC	维生素C	
		LY		淋巴细胞		GC	颗粒管型	
		MO		单核细胞		HC	透明管型	
Rt	常规检查	B		血		WC	蜡状管型	
		U		尿		PC	脓细胞管型	
		S		粪		UAMY	尿淀粉酶	
	EOS		嗜酸性粒细胞直接计数		EPG	粪便虫卵计数	
	Ret		网织红细胞计数		OBT	粪便隐血试验	
	ESR		红细胞沉降率		OCT	催产素激惹试验	
	MP		疟原虫		LFT	肝功能检查	
	Mf		微丝蚴		TB	总胆红素	
	LEC		红斑狼疮细胞		DB	结合胆红素,直接胆红素	
	BG		血型		IB	未结合胆红素,间接胆红素	
	BT		出血时间				
	CT		凝血时间		TBA	总胆汁酸	
	PT		凝血酶原时间		II	黄疸指数	
	PTR		凝血酶原时间比值		CCFT	脑磷脂胆固醇絮状试验	

三、实验室检查常用缩略语(2)

RFT	肾功能试验	β-LP	β-脂蛋白
BUN	尿素氮	ALT	丙氨酸氨基转移酶
SCr	血肌酐	AST	天门冬氨酸氨基转移酶
BUA	血尿酸	γ-GT	γ-谷氨酰转肽酶
Ccr	内生肌酐清除率	ALP/AKP	碱性磷酸酶
UCL	尿素清除率	ACP	酸性磷酸酶
NPN	非蛋白氮	ChE	胆碱酯酶
PFT	肺功能试验	LDH	乳酸脱氢酶
TP	总蛋白	AMY，AMS	淀粉酶
ALB	白蛋白	LPS	脂肪酶,脂多糖
GLB	球蛋白	LZM	溶菌酶
A/G	白蛋白球蛋白比值	CK	肌酸激酶
Fib	纤维蛋白原	RF	类风湿因子
SPE	血清蛋白电泳	ANA	抗核抗体
HbAlc	糖化血红蛋白	ASO	抗链球菌溶血素"O"
FBG	空腹血糖	C_3	血清补体 C_3
OGTT	口服葡萄糖耐量试验	C_4	血清补体 C_4
BS	血糖	RPR	梅毒螺旋体筛查试验
HL	乳酸	TPPA	梅毒螺旋体确证试验
PA	丙酮酸	WT	华氏反应
KB	酮体	KT	康氏反应
β-HB	β-羟丁酸	NG	淋球菌
TL	总脂	CT	沙眼衣原体
TC	总胆固醇	CP	肺炎衣原体
TG	甘油三酯	UU	解脲脲原体
FFA	游离脂肪酸	HPV	人乳头状瘤病毒
FC	游离胆固醇	HSV	单纯疱疹病毒
PL，PHL	磷脂	MPn	肺炎支原体
HDL-C	高密度脂蛋白胆固醇	TP	梅毒螺旋体
LDL-C	低密度脂蛋白胆固醇	HIV	人类免疫缺陷病毒
LPE	脂蛋白电泳		

四、实验室检查常用缩略语(3)

Hp	幽门螺杆菌	CEA	癌胚抗原
AFP	甲胎蛋白	PSA	前列腺特异抗原

(续表)

TGF	肿瘤生长因子	HLA	组织相容性抗原
PRL	催乳素	CO_2CP	二氧化碳结合力
LH	促黄体生成素	$PaCO_2$	二氧化碳分压
FSH	促卵泡激素	TCO_2	二氧化碳总量
TSTO,T	睾酮	SB	标准碳酸氢盐
E_2	雌二醇	AB	实际碳酸氢盐
PRGE,P	孕酮	BB	缓冲碱
HPL	胎盘泌乳素	BE	碱剩余
TT_4	总甲状腺素	PaO_2	氧分压
PTH	甲状旁腺激素	SaO_2	氧饱和度
ALD	醛固酮	AG	阴离子间隙
RI	胰岛素	BM-DC	骨髓细胞分类
Apo	载脂蛋白	CSF	脑脊液
EPO	促红细胞生成素	Ig(A,G,M,D,E)	免疫球蛋白
GH	生长激素	PA	前白蛋白

五、处方常用缩略语

ac	饭前	qn	每晚一次
am	上午	qod	隔日一次
aj	空腹时	sos	需要时(限用一次)
bid	1天二次	st	立即
cm	明晨	tid	1天三次
dol urg	剧痛时	prn	必要时(可多次)
hn	今晚	pc	饭后
hs	临睡前	aa	各
int.cib	饭间	ad us ext	外用
qm	每晨一次	ad us int	内服
q10 min	每10分钟一次	co	复方的
pm	下午	dil	稀释的
qd	每天一次	dos	剂量
qh	每小时一次	D.S.	给予,标记
q4h	每4小时一次	g	克
q6h	每6小时一次	ivgtt	静脉滴注
q8h	每8小时一次	id	皮内注射
q12h	每12小时一次	ih	皮下注射

六、部分常用药品名缩写

青霉素	PEN	头孢曲松	CRO, CTR
氨苄青霉素	AMP	头孢他啶	CAZ
阿莫西林	AMO, AMX, AML	头孢哌酮	CFP, CPZ
甲氧西林(新青Ⅰ)	MET	头孢甲肟	CMX
苯唑西林(新青Ⅱ)	OXA	头孢匹胺	CPM
羧苄西林	CAR	头孢克肟	CFM
替卡西林	TIC	头孢泊肟	CPD
哌拉西林	PIP	第四代头孢菌素:	
阿帕西林	APA	头孢匹罗	CPO
阿洛西林	AZL	头孢吡肟	FEP
美洛西林	MEZ	其 他:	
美西林	MEC	头孢西丁	FOX
第一代头孢菌素:		头孢美唑	CMZ
头孢噻吩(先锋Ⅰ)	CEP	头孢替坦	CTT
头孢噻啶(先锋Ⅱ)	CER	头孢拉宗	CE
头孢来星(先锋Ⅲ)	CEG	拉氧头孢	MOX
头孢氨苄(先锋Ⅳ)	CEX	舒巴坦	SUL
头孢唑啉(先锋Ⅴ)	CFZ	克拉维酸	CLAV
头孢拉定(先锋Ⅵ)	RAD	氨曲南	ATM
头孢乙腈(先锋Ⅶ)	CEC, CAC	亚胺培南	IMI, IMP
头孢匹林(先锋Ⅷ)	HAP, CP	他唑巴坦	TAZ
头孢硫脒(先锋18)	CSU		
头孢羟氨苄	CFR, FAD	链霉素	STR
头孢沙定	CXD	卡那霉素	KAN
头孢曲秦	CFT	阿米卡星	AMK
第二代头孢菌素:		庆大霉素	GEN
头孢呋辛	CFX, CXM	妥布霉素	TOB
头孢呋辛酯	CXO	奈替米星	NET
头孢孟多	CFM, FAM	西索米星	SIS
头孢磺啶	CFS	地贝卡星	DBK
头孢替安	CTM	异帕米星	ISP, ISE
头孢克洛	CEC	新霉素	NEO
第三代头孢菌素:		大观霉素	SPE, STP
头孢噻肟	CTX	红霉素	ERY
头孢唑肟	CZX	螺旋霉素	SPI, SPM

(续表)

罗红霉素	ROX	四环素	TET, TCY
阿奇霉素	AZI, AZM	多西环素（强力霉素）	DOX
交沙霉素	JOS	米诺环素（美满霉素）	MIN, MNO
氯霉素	CMP	环丙沙星	CIP, COFX, CPLX
林可霉素	LIN	培氟沙星	PEF, PEFX
克林霉素	CLI	依诺沙星	ENO, ENX, ENOX
甲硝唑	MNZ	芦氟沙星	RUFX
替硝唑	TNZ	氨氟沙星	AMFX
利福平	RFP	妥苏沙星	TFLX
甲哌利福素	RFP	加替沙星	GTFX
利福定	RFD	洛美沙星	LOM, LFLX
异烟肼	INH	新三代喹诺酮类抗菌药：	
乙胺丁醇	EMB	氟罗沙星	FLE
吡嗪酰胺	PZA	左氧氟沙星	LEV, LVX, LVFX
磷霉素	FOS	司帕沙星	SPX, SPFX
褐霉素	FD	司巴沙星	SPA
对氨基水杨酸	PAS	短效磺胺药：	
杆菌肽	BAC	磺胺二甲嘧啶	SMZ
万古霉素	VAN	磺胺异噁唑	SIZ
壁霉素	TEC	磺胺二甲异嘧啶	SIMZ
原始霉素	PTN	中效磺胺药：	
曲古霉素	TSA	磺胺嘧啶	SD, SDI
丰加霉素	TMC	磺胺甲噁唑	SMZ
卷须霉素	CPM	磺胺苯唑	SPP
粘杆菌素	COM	长效磺胺药：	
争光霉素	BLM	磺胺邻二甲氧嘧啶	SDM
第一代喹诺酮类抗菌药：		磺胺对甲氧嘧啶	SMD
萘啶酸	NAL	磺胺间甲氧嘧啶	SMM
恶喹酸	OXO	磺胺甲氧嗪	SMP, SMPZ
西诺沙星	CIN	磺胺二甲氧嗪	SDM
第二代喹诺酮类抗菌药：		甲氧苄胺嘧啶	TMP
吡哌酸	PPA		
第三代喹诺酮类抗菌药：		两性霉素 B	AMB
诺氟沙星	NOR, NFLX	制霉菌素	NYS
氧氟沙星	OFL, OFX, OFLX	咪康唑	MIC

(续表)

益康唑	ECO	利巴韦林	RBV
酮康唑	KET	干扰素	IFN
氟康唑	FCZ，FLU	胸腺肽	XXT
伊曲康唑	ICZ，ITC	肌酐	HXR
阿昔洛韦	ACV	γ-氨酪酸（γ-氨基丁酸）	GABA
更昔洛韦	GCV	乙烯雌酚	DES
泛昔洛韦	FCV	6-氨基己酸	EACA
伐昔洛韦	VCV	破伤风抗毒素	TAT